W0255338

14 Fortschritte der praktischen Dermatologie und Venerologie

Vorträge und Dia-Klinik der XIV. Fortbildungswoche der Dermatologischen Klinik und Poliklinik der Ludwig-Maximilians-Universität München in Verbindung mit dem Berufsverband der Deutschen Dermatologen e.V.

Herausgegeben von

G. Plewig und H.C. Korting

Mit 234 zum Teil farbigen Abbildungen und 62 Tabellen

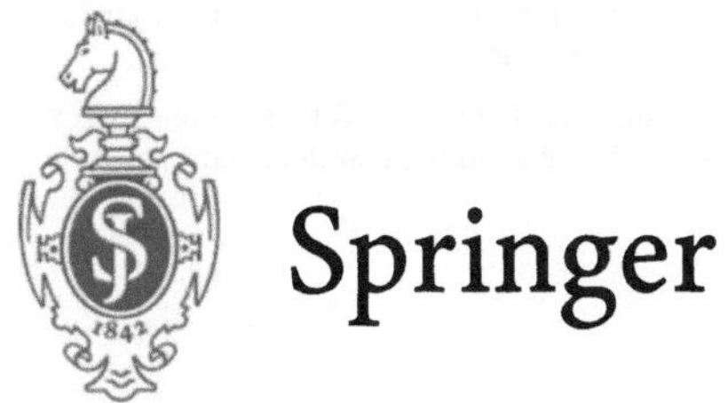

Springer

Gerd Plewig, Prof. Dr.

Hans Christian Korting, Prof. Dr.

Dermatologische Klinik und Poliklinik
der Ludwig-Maximilians-Universität München
Frauenlobstrasse 9–11

D-80337 München

ISBN 978-3-642-79157-4 ISBN 978-3-642-79156-7 (eBook)
DOI 10.1007/978-3-642-79156-7

Die Deutsche Bibliothek – CIP-Einheitsaufnahme
Fortschritte der praktischen Dermatologie und Venerologie : Vorträge der ... Fortbildungswoche der Dermatologischen Klinik und Poliklinik der Ludwig-Maximilians-Universität München / in Verbindung mit dem Berufsverband der Deutschen Dermatologen e.V. –
Berlin ; Heidelberg ; New York ; London ; Paris ; Tokyo ; Hong Kong ; Barcelona ; Budapest : Springer.
ISSN 0071-7932
NE: Dermatologische Klinik und Poliklinik <München>
14. Vom 26. bis 31. Juli 1994. – 1995

Layout und Herstellung: W. Bischoff, Heidelberg
Satz: Mitterweger, Plankstadt

SPIN: 10470477 23/3134 – 5 4 3 2 1 0 – Gedruckt auf säurefreiem Papier

Vorwort

Seit 1951 führt die Dermatologische Klinik und Poliklinik der Ludwig-Maximilians-Universität regelmäßige Fortbildungen durch. Begründet wurde diese Tradition mit einem Fortbildungskurs 1951 von Alfred Marchionini, der 5 solche Veranstaltungen bis 1964 durchführte. 1976 übernahm Otto Braun-Falco diesen Fortbildungskurs, wobei mit der 8. Veranstaltung eine Fortbildungswoche daraus wurde. Die XIII. Fortbildungswoche markierte erneut den Übergang in der Tagungsleitung. Seit 1992 wird die Fortbildungswoche regelmäßig alle 2 Jahre (in den geraden Jahren) stattfinden und wechselt damit im festen Rhythmus mit den Tagungen der Deutschen Dermatologischen Gesellschaft, die ebenfalls alle 2 Jahre (in den ungeraden Jahren) abgehalten werden.

Die ursprünglichen Fortbildungskurse und späteren Fortbildungswochen haben ihre Besonderheit auch in den Fortbildungsbänden gefunden. Diese sind zu Standardreferenzen unseres Faches geworden.

An der letzten Fortbildungswoche nahmen etwa 1250 deutschsprachige Dermatologen teil und machten damit die hohe Akzeptanz der Veranstaltung deutlich. Der größte Teil der Teilnehmer kam aus dem Bereich der in Praxen tätigen Dermatologen.

Die Fortbildungsbände sind nicht eine der üblichen Kongreßpublikationen, sondern sorgfältig ausgewählte Themen unseres breit angelegten Faches. Die Beiträge sind von den Autoren in besonders gut verständlicher Form verfaßt. Die Fortbildungsbände werden immer wieder von Ärzten konsultiert, die aus der Dermatologie kommen oder die unserem Fach nahestehen.

Die Fortbildungsbände werden mit dem vorliegenden Band 14 auch ein äußerlich geändertes Aussehen bekommen. Das Format wurde geringfügig verändert, um es dem übrigen Programm des Springer-Verlages anzugleichen. Titel, Einband und Gestaltung wurden ebenfalls ansprechend geändert. Die bewährte Dia-Klinik wird ungekürzt mit allen Farbabbildungen eingegliedert und durch fortlaufende Numerierung und Sachverzeichnis ein fester Bestandteil des Buches.

Ganz besonderer Wert wurde dieses Mal darauf gelegt, den Band so rasch wie möglich nach der Veranstaltung vorzulegen. Dieses war nur möglich durch die Mitarbeiter aller Autoren. Die Herausgeber freuen sich, mit dem vorliegenden Band nun eine umfassende und aktuelle Kombination des in Klinik und Praxis relevanten dermatologischen Wissens vorzulegen.

Viele haben zum Gelingen der XIV. Fortbildungswoche und des vorliegenden Berichtsbandes beigetragen. Ihnen allen gilt unser herzlicher Dank. Besonders gilt er Herrn Professor Dr. Dr. h. c. mult. Otto Braun-Falco, der die große Tradition der Fortbildungswoche und der Fortbildungsbände bis dahin so sicher gesteuert hat, dem Präsidenten des Bundesverbandes der Deutschen Dermatologen e.V., Herrn Dr. Rüdiger Fritz, sowie dem Springer-Verlag, insbesondere Herrn Dr. Josef Wieczorek und Herrn Dr. Dr. Volker Gebhardt, die die größtmögliche Unterstützung für die Realisation des Fortbildungsbandes gegeben haben.

München, im Frühjahr 1995

Gerd Plewig
Hans Christian Korting

Inhaltsverzeichnis

Bedrohliche Krankheitsbilder in der Dermatologie

Hautkrankheiten im Wandel

Photodermatologie

Fehldiagnose, Differentialdiagnose, Diagnose

Neue Diagnostikverfahren

Apparative Diagnostik und Therapie

Dermatotherapie 1994

Kontroverse Medizin

Autorenverzeichnis

Abeck, D., Priv.-Doz. Dr. med.
Hautklinik
Universitätskrankenhaus
Hamburg-Eppendorf
Martinistraße 52
D-20251 Hamburg

Altmeyer, P., Prof. Dr. med.
Dermatologische Klinik
Ruhr-Universität Bochum
St. Josef-Spital
Gudrunstraße 56
D-44791 Bochum

Anemüller, W., Dr. med.
Klinik für Dermatologie und Venerologie
Medizinische Universität zu Lübeck
Ratzeburger Allee 160
D-23538 Lübeck

Bahmer, F. A., Prof. Dr. med.
Dermatologische Klinik
Zentralkrankenhaus
St.-Jürgen-Straße
D-28205 Bremen

Barth, J., Prof. Dr. med.
Dermatologische Klinik
Medizinische Fakultät der
Technischen Universität Carl Gustav Carus
Fetscherstraße 74
D-01307 Dresden

Bergmann, M., Dr. med.
Dermatologische Klinik der Universität
Erlangen-Nürnberg
Hartmannstraße 14
D-91052 Erlangen

Bieber, T., Prof. Dr. med.
Dermatologische Klinik und Poliklinik
Ludwig-Maximilians-Universität
Frauenlobstraße 9–11
D-80337 München

Bittorf, A., Dr. med.
Dermatologische Klinik der
Universität Erlangen-Nürnberg
Hartmannstraße 14
D-91052 Erlangen

Blecher, P., Dr. med.
Dermatologische Klinik und Poliklinik
Ludwig-Maximilians-Universität
Frauenlobstraße 9–11
D-80337 München

Breit, R., Prof. Dr. med.
Dermatologische und Allergologische
Abteilung des Städtischen Krankenhauses
München-Schwabing
Kölner Platz 1
D-80804 München

Brockmeyer, N. H., Dr. med.
Klinik und Poliklinik für Dermatologie,
Venerologie und Allergologie der Universität
Gesamthochschule Essen
Hufelandstraße 55
D-45147 Essen

Burg, G., Prof. Dr. med.
Dermatologische Klinik
Universitätsspital Zürich
Gloriastraße 31
CH-8091 Zürich

Christophers, E., Prof. Dr. med.
Abteilung Dermatologie und Venerologie
Christian-Albrechts-Universität
Schittenhelmstraße 7
D-24105 Kiel

Diepgen, T. L., Priv.-Doz. Dr. med.
Dermatologische Klinik der
Universität Erlangen-Nürnberg
Hartmannstraße 14
D-91052 Erlangen

Drasch, G., Prof. Dr. rer. nat.
Institut für Rechtsmedizin
Ludwig-Maximilians-Universität
Frauenlobstraße 7 a
D-80337 München

Eichler, G., Dr. med.
Hautklinik der Medizinischen Fakultät
der RWTH Aachen
Pauwelsstraße 30
D-52074 Aachen

Forth, W., Prof. Dr. med.
Walther-Straub-Institut
für Pharmakologie und Toxikologie
Ludwig-Maximilians-Universität
Nußbaumstraße 26
D-80336 München

Fratila, A., Dr. med.
Röttgener Straße 125a
D-53127 Bonn

Frosch, P. J., Prof. Dr. med.
Hautklinik der Städtischen Kliniken
Beurhausstraße 40
D-44137 Dortmund

Goos, M., Prof. Dr. med.
Universitäts-Hautklinik
Hufelandstraße 55
D-45122 Essen

Gross, G., Prof. Dr. med.
Universitäts-Hautklinik Hamburg-Eppendorf
Martinistraße 52
D-20246 Hamburg

Grosshans, E., Prof. Dr. med.
Directeur Clinique Dermatologique
Université Louis Pasteur
1, place de l'Hopital
F-67091 Strasbourg Cedex

Haen, E., Priv.-Doz. Dr. med.
Walther-Straub Institut für Pharmakologie
und Toxikologie
Ludwig-Maximilians-Universität
Nußbaumstraße 26
D-80336 München

Haneke, E., Prof. Dr. med.
Hautklinik
Ferdinand-Sauerbruch-Klinikum
Arrenberger Straße 20–56
D-42117 Wuppertal

Hintner, H., Prof. Dr. med.
Dermatologische Klinik
Städtische Krankenanstalten Salzburg
Müllner Hauptstraße 48
A-5020 Salzburg

Hoegl, L., Dr. med.
Dermatologische Klinik und Poliklinik
Ludwig-Maximilians-Universität
Frauenlobstraße 9–11
D-80337 München

Hohenleutner, U., Dr. med.
Dermatologische Klinik und Poliklinik
Universität Regensburg
Franz-Josef-Strauß-Allee 11
D-93052 Regensburg

Hölzle, E., Prof. Dr. med.
Hautklinik im Universitätskrankenhaus
Hamburg-Eppendorf
Martinistraße 52
D-20251 Hamburg

Holzschuh, J.
Universitäts-Hautklinik
Liebermeisterstraße 25
D-72076 Tübingen

Hönigsmann, H., Prof. Dr. med.
Abteilung für Spezielle Dermatologie
Universität Wien
Währinger-Gürtel 18–20
A-1180 Wien

Hornstein, O. P., Prof. Dr. med.
Dermatologische Klinik der
Universität Erlangen-Nürnberg
Hartmannstraße 14
D-91052 Erlangen

Jansen, T., Dr. med.
Dermatologische Klinik und Poliklinik
Ludwig-Maximilians-Universität
Frauenlobstraße 9–11
D-80337 München

Jung, E. G., Prof. Dr. med.
Hautklinik am Klinikum der Stadt Mannheim
Theodor-Kutzer-Ufer
D-68167 Mannheim

Kaudewitz, P., Priv.-Doz. Dr. med.
Dermatologische Klinik und Poliklinik
Ludwig-Maximilans-Universität
Frauenlobstraße 9–11
D-80337 München

Kind, P., Prof. Dr. med.
Dermatologische Klinik und Poliklinik
Ludwig-Maximilians-Universität
Frauenlobstraße 9–11
D-80337 München

Kleinhans, D., Prof. Dr. med.
Hautklinik Stuttgart-Bad Cannstatt
Prießnitzweg 24
D-70374 Stuttgart

Klövekorn, W., Dr. med.
Hautarzt
Römerstraße 4
D-82205 Gilching

Konz, B., Dr. med.
Dermatologische Klinik und Poliklinik
Ludwig-Maximilians-Universität
Frauenlobstraße 9–11
D-80337 München

Korting, H. C., Prof. Dr. med.
Dermatologische Klinik und Poliklinik
Ludwig-Maximilians-Universität
Frauenlobstraße 9–11
D-80337 München

Krieg, T., Prof. Dr. med.
Klinik und Poliklinik
für Dermatologie und Venerologie
Universität Köln
Joseph-Stelzmann-Straße 9
D-50931 Köln

Landthaler, M., Prof. Dr. med.
Klinik und Poliklinik für Dermatologie
Universität Regensburg
Franz-Josef-Strauß-Allee 11
D-93053 Regensburg

Lehmann, P., Prof. Dr. med.
Universitäts-Hautklinik
Heinrich-Heine-Universität
Moorenstraße 5
D-40001 Düsseldorf

Löscher, T., Prof. Dr. med.
Abteilung für Infektions- und Tropenmedizin
Klinikum Innenstadt
Ludwig-Maximilians-Universität
Leopoldstraße 5
D-80802 München

Luger, T. A., Prof. Dr. med.
Klinik und Poliklinik für Hautkrankheiten
Westfälische Wilhelms-Universität
von-Esmarch-Straße 56
D-48149 Münster

Meigel, W., Prof. Dr. med.
Dermatologische Abteilung
Allgemeines Krankenhaus St. Georg
Lohmühlenstraße 5
D-20099 Hamburg

Merk, H. F., Prof. Dr. med.
Hautklinik der Medizinischen Fakultät
der RWTH
Pauwelsstraße 20
D-52074 Aachen

Meurer, M., Prof. Dr. med.
Dermatologische Klinik und Poliklinik
Ludwig-Maximilians-Universität
Frauenlobstraße 9–11
D-80337 München

Mockenhaupt, M., Dr. med.
Hautklinik der Albert-Ludwigs-Universität
Hauptstraße 7
D-79104 Freiburg

Mrowietz, U., Priv.-Doz. Dr. med.
Abteilung Dermatologie und Venerologie
Christian-Albrechts-Universität
Schittenhelmstraße 7
D-24105 Kiel

Nachbar, F., Dr. med.
Dermatologische Klinik und Poliklinik
Ludwig-Maximilians-Universität
Frauenlobstraße 9–11
D-80337 München

Näher, H., Priv.-Doz. Dr. med.
Hautklinik
Ruprecht-Karls-Universität
Voßstraße 2
D-69115 Heidelberg

Neubert, U., Dr. med.
Dermatologische Klinik und Poliklinik
Ludwig-Maximilians-Universität
Frauenlobstraße 9–11
D-80337 München

Nüchel, C., Dr. med.
Dermatologische Klinik
Ruhr-Universität Bochum
St.-Josef-Spital
Gudrunstraße 56
D-44791 Bochum

Nußbaum, G., Dr. med.
Universitäts-Hautklinik
Hufelandstraße 55
D-45147 Essen

Ockenfels, H. M., Dr. med.
Universitäts-Hautklinik
Hufelandstraße 55
D-45147 Essen

Ortel, B., Dr. med.
Abteilung für Spezielle Dermatologie
und Umweltdermatosen
Universität Wien
Währinger-Gürtel 18–20
A-1090 Wien

Petzoldt, D., Prof. Dr. med.
Hautklinik
Ruprecht-Karls-Universität
Voßstraße 2
D-69115 Heidelberg

Pilz, B., Dr. med.
Hautklinik der Städtischen Kliniken
Beurhausstr. 40
D-44137 Dortmund

Plewig, G., Prof. Dr.
Dermatologische Klinik und Poliklinik
Ludwig-Maximilians-Universität
Frauenlobstraße 9–11
D-80337 München

Pohla-Gubo, G., Dr. med.
Dermatologische Abteilung
Landeskrankenanstalten Salzburg
Müllner Hauptstraße 48
A-5020 Salzburg

Przybilla, B., Prof. Dr. med.
Dermatologische Klinik und Poliklinik
Ludwig-Maximilians-Universität
Frauenlobstraße 9–11
D-80337 München

Rassner, G., Prof. Dr. med.
Universitäts-Hautklinik
Liebermeisterstraße 25
D-72076 Tübingen

Reichhart, W., Dr. med.
Hautarzt
Pasinger Bahnhofplatz 1
D-81245 München

Ring, J., Prof. Dr. Dr.
Hautklinik im Universitäts-Krankenhaus
Hamburg-Eppendorf
Martinistraße 52
D-20246 Hamburg

Röcken, M., Priv.-Doz. Dr. med.
Dermatologische Klinik und Poliklinik
Ludwig-Maximilians-Universität
Frauenlobstraße 9–11
D-80337 München

Ruëff, F., Dr. med.
Dermatologische Klinik und Poliklinik
Ludwig-Maximilians-Universität
Frauenlobstraße 9–11
D-80337 München

Ruzicka, T., Prof. Dr. med.
Hautklinik der Heinrich-Heine-Universität
Moorenstraße 5
D-40001 Düsseldorf

Rzany, B., Dr. med.
Universitäts-Hautklinik
Hauptstraße 7
D-79104 Freiburg i. Brsg.

Sander, C., Dr. med.
Dermatologische Klinik und Poliklinik
Ludwig-Maximilians-Universität
Frauenlobstraße 9–11
D-80337 München

Scharffetter-Kochanek, K., Priv.-Doz. Dr. med.
Klinik und Poliklinik für Dermatologie
und Venerologie Universität Köln
Joseph-Stelzmann-Straße 9
D-50924 Köln

Schmid, P., Dr. med.
Dermatologische Klinik
Universitätsspital Zürich
Gloriastraße 31
CH-8091 Zürich

Schöpf, E., Prof. Dr. med.
Universitäts-Hautklinik
Hauptstraße 7
D-79104 Freiburg im Breisgau

Schwarz, T., Dr. med.
Klinik und Poliklinik für Hautkrankheiten
Westfälische-Wilhelms-Universität
von-Esmarch-Straße 56
D-48149 Münster

Sebastian, G., Prof. Dr. med.
Klinik und Poliklinik für Hautkrankheiten
Universitätsklinikum Carl Gustav Carus
Fetscherstraße 74
D-01307 Dresden

Stein, A., Dr. med.
Klinik und Poliklinik für Hautkrankheiten
Universitätsklinikum Carl Gustav Carus
Fetscherstraße 74
D-01307 Dresden

Sterry, W., Prof. Dr. med.
Dermatologische Universitätsklinik
und Poliklinik
Universitätsklinikum Charité Berlin
Schumannstraße 20/21
D-10098 Berlin

Thoma-Greber, E., Dr. med.
Dermatologische Klinik und Poliklinik
Ludwig-Maximilians-Universität
Frauenlobstraße 9–11
D-80337 München

Thomas, P., Dr. med.
Dermatologische Klinik und Poliklinik
Ludwig-Maximilians-Universität
Frauenlobstraße 9–11
D-80337 München

Trautner, B., Dr. med.
Dermatologische Klinik und Poliklinik
Ludwig-Maximilians-Universität
Frauenlobstraße 9–11
D-80337 München

Uerlich, M., Dr. med.
Haut- und Poliklinik der Universität
Sigmund-Freud-Straße 25
D-53105 Bonn

Volkenandt, M., Dr. med.
Dermatologische Klinik und Poliklinik
Ludwig-Maximilians-Universität
Frauenlobstraße 9–11
D-80337 München

Wagner, S. N., Dr. med.
Universitäts-Hautklinik
Hufelandstraße 55
D-45147 Essen

Weber, K., Dr. med.
Hautarzt
Rosenstraße 6
D-80331 München

Wolff, H. H., Prof. Dr. med.
Klinik für Dermatologie und Venerologie
Medizinische Universität zu Lübeck
Ratzeburger Allee 160
D-23538 Lübeck

Wolff, K., Prof. Dr. med.
Abteilung für Allgemeine Dermatologie
Universität Wien
Währinger Gürtel 18–20
A-1090 Wien

Umweltdermatosen

Einfluß der Umwelt auf das Abwehrsystem der menschlichen Haut

Thomas A. Luger und Thomas Schwarz

Einleitung

Die Haut als Grenzorgan des Organismus gegenüber der Umwelt stellt nicht nur eine einfache mechanische und thermoregulatorische Barriere dar, sondern ist auch ein hochentwickeltes Immunorgan. Da Umwelteinflüsse primär die Epidermis betreffen, kommt dem Immunsystem der Epidermis eine besondere Bedeutung zu. Wir wissen heute, daß die Epidermis ein vollständiges Immunorgan darstellt, welches die wesentlichen Komponenten zur Initiierung einer Immunantwort enthält. Demnach befinden sich in normaler Epidermis antigenpräsentierende dendritische Zellen und Lymphozyten [22]. Darüber hinaus sind die meisten Zellen der Epidermis mit der Fähigkeit ausgestattet, Zytokine zu produzieren [19]. Die Funktion des epidermalen Immunsystems kann durch Umweltfaktoren chemischer, physikalischer und biologischer Natur sowie durch Mikroben nachhaltig beeinflußt werden. Im Hinblick auf die Zunahme von Überempfindlichkeitsreaktionen und Lichtdermatosen ist der Einfluß von toxischen bzw. allergischen Noxen sowie von UV-Licht von besonderer Bedeutung.

Exogene Noxen toxischer bzw. allergischer Natur

Kontakt mit chemischen sowie biologischen Agenzien kann die Entstehung eines Kontaktekzems zur Folge haben. Wegen der rapiden Zunahme dieser häufig berufsbedingten Hauterkrankung ist die Erforschung der zugrundeliegenden Mechanismen von großer Bedeutung. Man unterscheidet im wesentlichen zwei durch exogene Noxen ausgelöste Formen des Kontaktekzems. Die Entzündungsreaktion im Rahmen des allergischen Kontaktekzems entsteht spezifisch nach Sensibilisierung durch Kontaktallergene, während beim toxisch-irritativen Kontaktekzem keine Sensibilisierung vorliegt. Die unspezifische Entzündungsreaktion im Verlaufe eines toxischen Kontaktekzems wird durch Freisetzung von Entzündungsmediatoren wie z.B. Zytokine, Chemokine oder Eicosanoide hervorgerufen. Die Sekretion dieser Mediatoren erfolgt aus sämtlichen am Entzündungsgeschehen beteiligten Zellen durch antigenunspezifische Stimuli toxischer bzw. irritativer Natur. Diese unspezifische Entzündungsreaktion entsteht auch im Rahmen der Effektorphase einer Kontaktallergie und ist wahrscheinlich für die Eliminierung des Antigens verantwortlich [23]. Außerdem mehren sich die Hinweise, daß es in späteren Stadien dieser unspezifischen Entzündungsreaktion auch zur Bildung von Inhibitoren kommt, welche dann eine entscheidende Bedeutung für die Beendigung sowohl antigenspezifischer als auch unspezifischer Entzündungsreaktionen haben [19, 23].

Das allergische, antigenspezifische Kontaktekzem ist eine zellvermittelte Immunreaktion, wobei man zwischen einer Sensibilisierungsphase (Induktionsphase) und einer Auslösephase (Effektorphase) unterscheiden kann. Voraussetzung für den Sensibilisierungsvorgang sind funktionstüchtige Langerhans-Zellen, welche das Antigen erkennen, aufnehmen und in geeigneter Form in Assoziation mit HLA-Klasse-II-Molekülen T-Lymphozyten, die den antigenspezifischen T-Zell-Rezeptor-Komplex tragen, präsentieren [22]. Während im Rahmen der Effektorphase für die Aktivierung von »Memory-T-Zellen« die Interaktion zwischen antigenpräsentierenden Zellen und T-Lymphozyten ausreicht, sind für die Stimulierung von naiven T-Zellen bei der Induktionsphase zusätzlich andere kostimulatorische Signale wie B7-Antigen, Adhäsionsmoleküle und membrangebundene Zytokine (IL-1α) von entscheidender Bedeutung [26]. Interessanterweise führt die Präsentation eines Antigens an naive T-Zellen in Abwesenheit eines der kostimulatorischen Signale nicht nur zum Ausbleiben einer Sensibilisierung, sondern sogar zur Entstehung einer antigenspezifischen Toleranz [15]. Neueste Untersuchungen haben ergeben, daß im Rahmen dieser Toleranzinduktion wahrscheinlich Zytokine wie Interleukin-10 (IL-10) und in der Haut produzierte neuroendokrine Hormone wie zum Beispiel Proopiomelanocortinpeptide (α-Melanozytenstimulierendes Hormon, αMSH) eine entscheidende Rolle spielen [3, 8]. Da die Hem-

mung der Effektorphase und insbesondere der Sensibilisierungsphase bei der steigenden Inzidenz von Intoleranzreaktionen von großer Bedeutung ist, haben sich zahlreiche Untersuchungen mit der Aufklärung der zugrundeliegenden Mechanismen beschäftigt. Es stellte sich dabei heraus, daß ein anderes Zytokin, Tumornekrosefaktor α (TNFα), eine wichtige Rolle bei der Auslösephase einer Kontaktallergie spielt. Dies beruht auf Beobachtungen, wonach Injektion von TNFα-Antikörpern bzw. Pentoxifyllin, einem Inhibitor der Freisetzung von TNFα, im Tiermodell eine Hemmung der Auslösephase einer Kontaktallergie zur Folge hat [2, 20]. Eine ähnliche Wirkung haben auch IL-10 und αMSH, welche zusätzlich in der Lage sind, eine antigenspezifische Toleranz zu induzieren [3, 11, 21]. Die vermutete immungenetische Kontrolle einer Sensibilisierung konnte erstmals im Tiermodell bestätigt werden und dürfte auf einen Polymorphismus im TNFα-Gen zurückzuführen sein [24].
Ein weiteres für den Verlauf einer Kontaktallergie entscheidendes Zytokin ist Interleukin 1β (IL-1β), welches ein kostimulatorisches und chemotaktisches Signal für Langerhans-Zellen darstellt und auch für deren Überlebensfähigkeit in Kultur verantwortlich ist [6]. In vivo konnten nach intradermaler Injektion von IL-1β die gleichen morphologischen und funktionellen Veränderungen von Langerhans-Zellen beobachtet werden, wie sie nach topischer Applikation von Kontaktallergenen gefunden werden. Demnach kam es zu einer Auswanderung von Langerhans-Zellen in die regionalen Lymphknoten sowie zu einer Retrahierung der Dendriten und einer Induktion von HLA-Klasse-II-Antigenen. Diese Veränderungen an Langerhans-Zellen sind spezifisch für IL-1β und können mit IL-1α nicht bewirkt werden. Die Bedeutung dieser Befunde wird auch dadurch erhärtet, daß im Tierversuch durch die Injektion von Antikörpern gegen IL-1β eine Sensibilisierung gegen Kontaktallergene verhindert werden konnte [10].
Da die Sekretion von verschiedenen Zytokinen sowohl bei der Entstehung eines allergischen als auch eines toxisch-irritativen Kontaktekzems eine wichtige Rolle spielt und Zytokine nicht nur die Auslösephase beeinflussen, sondern auch für eine Toleranzinduktion verantwortlich sein können, wurde das Zytokinmuster nach Applikation von Allergenen im Vergleich zu toxisch-irritativen Substanzen untersucht. Im Tiermodell stellte sich heraus, daß die Induktion der Zytokine IL-1α, IL-1β, IL-10, γ-IP10 und des chemotaktischen Faktors macrophage inflammatory protein 2 (MIP-2) nur nach Applikation von Allergenen zu beobachten war. Die Zytokine TNFα, Interferon γ (IFNγ) und Granulozyten-Makrophagen-Kolonien-stimulierender Faktor (GM-CSF) wurden sowohl durch Allergene als auch durch Irritanzien induziert. Außerdem konnte gezeigt werden, daß die Interleukin-1β-Produktion hauptsächlich in Langerhans-Zellen stattfindet [9, 10]. Demnach werden durch Allergene selektiv Zytokine wie IL-1β in Langerhans-Zellen induziert.
Diese Befunde deuten darauf hin, daß von Langerhans-Zellen produziertes IL-1β und von Keratinozyten freigesetztes IL-10 die Sensibilisierungsphase entscheidend beeinflussen können. Außerdem geben diese Untersuchungen erstmals einen Hinweis darauf, daß die Entzündungsreaktion, welche durch Allergene ausgelöst wird, sich von der durch Irritanzien induzierten Entzündungsreaktion unterscheidet. Die Aufklärung dieser molekularen Mechanismen bietet möglicherweise auch einen neuen Ansatz für die Entwicklung von therapeutischen Modalitäten zur effektiven Behandlung und vielleicht sogar zur Prävention von Kontaktallergien.

Ultraviolettes Licht

In den letzten Jahrzehnten führten geänderte Lebensgewohnheiten wie intensives Sonnenbaden und eine Schädigung der Ozonschicht in der Stratosphäre zu einer zunehmenden Belastung der Haut mit ultraviolettem (UV-)Licht. In der Folge kam es zu einer deutlichen Zunahme von Hauterkrankungen, die durch Sonnenlicht hervorgerufen bzw. verschlimmert werden. Insbesondere die infolge der abnehmenden Ozonschicht zu erwartende vermehrte Einstrahlung von UVB-Licht (290–320 nm) könnte in Zukunft zu einer noch stärker steigenden Inzidenz von Hauttumoren beitragen. Neuere Untersuchungen weisen darauf hin, daß auch UVA-Licht (320–400 nm) im Tiermodell Hauttumoren induzieren kann [4]. Zusätzlich zu der karzinogenen Wirkung besitzt UV-Licht auch eine starke immunmodulatorische Wirkung, wodurch unter anderem die Immunüberwachung gegenüber Tumoren der Haut beeinträchtigt wird [13].
Die Untersuchungen der immunmodulierenden Funktion von UV-Licht konzentrierten sich in den letzten Jahren auf die Aufklärung der Wirkung von UVB auf das epidermale Immunsystem. Da UVB nur zu einem geringen Grad die Epidermis zu durchdringen vermag, war ein direkter Effekt auf die Funktion epidermaler Zellen naheliegend [14]. So führt zum Beispiel Bestrahlung mit UV-Licht zu

einer erheblichen Beeinflussung der komplexen immunologischen Funktionen der Epidermis. Demnach sind UVB-exponierte Langerhans-Zellen in vitro nicht mehr in der Lage, antigenspezifische, syngene und allogene T-Lymphozyten zu stimulieren oder die Generation von zytotoxischen T-Zellen zu induzieren [4]. In vivo führt Bestrahlung mit UVB zu einem Verlust von Oberflächenmarkern an Langerhans-Zellen [1]. Außerdem werden Keratinozyten durch UVB-Bestrahlung sowohl in vitro als auch in vivo zu einer vermehrten Synthese und Freisetzung von proinflammatorischen Zytokinen wie z. B. IL-1, IL-6, IL-8, TNFα und kolonienstimulierende Faktoren (IL-3, GM-CSF) stimuliert [19].

Bestrahlung mit UV-Licht führt sowohl beim Versuchstier als auch beim Menschen zu einer lokalen sowie zu einer systemischen Immunsuppression [4]. Diese systemische UV-bedingte Wirkung ist wahrscheinlich durch die Induktion der Freisetzung zirkulierender, immunsuppressiver Faktoren bedingt. Viele Befunde sprechen dafür, daß diese Inhibitoren in der Epidermis produziert werden, da Keratinozyten in vitro nach UV-Exposition verschiedene antiinflammatorische und immunsuppressive Faktoren wie transforming growth factor β (TGFβ), IL-10 und Interleukin-1-receptor-antagonist (IL-1-RA) produzieren können [19]. Neueren Untersuchungen zufolge besitzen auch verschiedene unter dem Einfluß von UVB in der Haut vermehrt gebildete Hormone wie z. B. das POMC-Peptid αMSH eine starke entzündungshemmende Wirkung [7, 18].

Die Vermutung, UV-induzierte Mediatoren der Epidermis könnten auch für den Verlauf von systemischen Entzündungsreaktionen verantwortlich sein, wird durch verschiedene Befunde unterstützt. Zum Beispiel findet man nach UV-Bestrahlung deutlich erhöhte Serumspiegel von IL-1, IL-6 und TNFα [19]. Da UV-Licht nur zu einem geringen Grad die Epidermis zu durchdringen vermag, dürften diese erhöhten Zytokinwerte in der Zirkulation zumindest teilweise auf die vermehrte UV-bedingte Synthese in der Epidermis zurückzuführen sein. Da Zytokine wie IL-1, IL-6 und TNFα Fieber verursachen und zu einer vermehrten Produktion von Akutphaseproteinen führen, könnten diese Zytokine im Serum nach UV-Bestrahlung für die systemische Sonnenbrandreaktion verantwortlich sein [25]. Erhöhte IL-6-Werte im Serum wurden auch bei Patienten mit Autoimmunerkrankungen gefunden [17]. Aufgrund der stimulierenden Wirkung von IL-6 auf die Antikörperproduktion sowie der vermehrten IL-6 Produktion unter dem Einfluß von UV-Licht wäre es denkbar, daß IL-6 für die Bildung von Autoantikörpern mitverantwortlich ist und somit bei der UV-bedingten Exazerbation eines Lupus erythematodes eine Rolle spielt [12, 16].

In vitro stimuliert UVB auch die Produktion von kolonienstimulierenden Faktoren wie IL-3 und GM-CSF in Keratinozyten [19]. Einige Befunde sprechen auch dafür, daß die Bildung dieser Faktoren, welche die Knochenmarksstammzellen stimulieren, auch in vivo unter dem Einfluß von UV-Licht erfolgt. Im Tierversuch führte Bestrahlung mit UVB von durch 5-Fluorouracil komplett myelosupprimierten Mäusen zu einer Induktion der Bildung von GM-CSF in der Haut. Im Vergleich zu unbehandelten Tieren war diese vermehrte GM-CSF Produktion auch mit einer deutlich weniger anhaltenden Neutropenie verbunden [5].

Schlußfolgerung

Diese Untersuchungen zeigen, daß Umweltfaktoren wie Irritanzien, Allergene oder Bestrahlung mit UV-Licht einen entscheidenden Einfluß auf das Immunsystem der Epidermis haben. Diese proinflammatorischen sowie immunregulatorischen Effekte sind mit großer Wahrscheinlichkeit für den Verlauf entzündlicher, allergischer, autoimmunologischer und neoplastischer Erkrankungen der Haut von entscheidender Bedeutung. Zukünftige Untersuchungen sind notwendig, um die komplexen molekularen Wechselwirkungen zwischen physikalischen, chemischen und biologischen Noxen einerseits und der Epidermis andererseits weiter aufzuklären, um in der Folge ein gezieltes therapeutisches Eingreifen zu ermöglichen.

Literatur

1. Aberer W, Stingl G, Stingl-Gazze LA, Wolff K (1982) Langerhans cells as stimulator cells in the murine primary epidermal cell-lymphocyte reaction: alteration by UV-B irradiation. J Invest Dermatol 79: 129–135
2. Adolf GR, Grell M, Scheurich P (1993) Tumor necrosis factor. In: Luger TA, Schwarz T (eds) Epidermal growth factors and cytokines. Marcel Dekker, New York, pp 63–88
3. Bhardwaj RS, Luger TA (1995) Proopiomelanocortin production by epidermal cells: evidence for an immune neuro-endocrine network in the epidermis. Arch Dermatol Res (in press)
4. Bickers DR, Harber LC, Kopf A (1989) Non-melanoma skin cancer and melanoma. In: Harber LC, Bickers DR (eds) Photosensitivity diseases, principles of diagnosis and treatment. BC Decker, Toronto, pp 315–330

5. Birchall N, Gamba C, Kupper TS (1988) Cutaneous UVB irradiation enhances recovery from bone marrow suppression. Clin Res 36: 801A
6. Cork MJ, Duff GW (1993) Interleukin one. In: Luger TA, Schwarz T (eds) Epidermal growth factors and cytokines. Marcel Dekker, New York, pp 19–48
7. Daynes RA, Robertson BA, Cho BH, Burnham DK, Newton R (1987) Alpha-melanocyte-stimulating hormone exhibits target cell selectivity in its capacity to affect interleukin l-inducible responses in vivo and in vitro. J Immunol 139: 103–109
8. Enk AH (1993) Interleukin 10. In: Luger TA, Schwarz T (eds) Epidermal growth factors and cytokines. Marcel Dekker, New York, pp 113–130
9. Enk AH, Katz SI (1992) Early molecular events in the induction phase of contact sensitivity. Proc Natl Acad Sci USA 89: 1398–1402
10. Enk AH, Angeloni VL, Udey MC, Katz SI (1993) An essential role for Langerhans cell-derived IL-1 beta in the initiation of primary immune responses in the skin. J Immunol 150: 3698–3704
11. Enk AH, Saloga J, Becker D, Mohamadzadeh M, Knop J (1994) Induction of hapten-specific tolerance by interleukin 10 in vivo. J Exp Med 179: 1397–1402
12. Finck BK, Chan B, Wofsby D (1994) Interleukin 6 promotes murine lupus in NZB/NZWF1 mice. J Clin Invest 94: 585–591
13. Grabbe S, Granstein RD (1994) Mechanisms of ultraviolet radiation carcinogenesis. In: Granstein RD (ed) Mechanisms of immune regulation. Karger, Basel, pp 291–313
14. Harber LC, Bickers DR, Lamola A (1989) Principles of light absorption and photochemistry. In: Harber LC, Bickers DR (eds) Photosensitivity diseases, principles of diagnosis and treatment. BC Decker, Toronto, pp 25–35
15. Jenkins MK, Miller RA (1992) Memory and anergy: challenges to traditional models of T-lymphocyte differentiation. FASEB J 6: 2428–2433
16. Kirnbauer R, Kock A, Neuner P et al (1991) Regulation of epidermal cell interleukin-6 production by UV light and corticosteroids. J Invest. Dermatol 96: 484–489
17. Linker-Israeli M, Deans R (1989) Dysregulated lymphokine production in systemic lupus erythematosus (SLE). Ann N Y Acad Sci 557–567
18. Schauer E, Trautinger F, Köck A et al (1994) Proopiomelanocortin derived peptides are syntesized and released by human keratinocytes. J Clin Invest 93: 2258–2262
19. Schwarz T, Urbanski A, Luger TA (1993) Ultraviolet light and epidermal cell derived cytokines. In: Luger TA, Schwarz T (eds) Epidermal cytokines and growth factors. Marcel Dekker, New York, pp 303–324
20. Schwarz A, Krone C, Trautinger F et al (1993) Pentoxifylline suppresses irritant and contact hypersensitivity reactions. J Invest Dermatol 101: 549–552
21. Schwarz A, Grabbe S, Riemann H et al (1994) In vivo effects of interleukin-10 on contact hypersensitivity and delayed-type hypersensitivity reactions. J Invest Dermatol 103: 211–216
22. Stingl G, Tschachler E, Groh V, Wolff K, Hauser C (1989) The immune functions of epidermal cells. In: Norris DA (ed) Immune mechanisms in cutaneous disease. Marcel Dekker, New York, pp 3–72
23. Streilein JW (1993) Immunobiology of the skin. In: Luger TA, Schwarz T (eds) Epidermal growth factors and cytokines. Marcel Dekker, New York, pp 1–16
24. Streilein JW, Taylor JR, Vincek V et al (1994) Immune surveillance and sunlight induced skin cancer. Immunol Today 15: 174–179
25. Urbanski A, Schwarz T, Neuner P et al (1990) Ultraviolet light induces increased circulating interleukin-6 in humans. J Invest Dermatol 94: 808–811
26. Weaver CT, Unanue ER (1990) The costimulatory function of antigen presenting cells. Immunol Today 11: 49–55

Kontaktallergene 1994*

Beate Pilz und Peter J. Frosch

In den 2 Jahren seit der Fortbildungswoche 1992 und unserem Bericht über dieses Thema [21] sind auf dem Gebiet von Kontaktallergien eine Reihe von Neuerungen eingetreten [24], die im folgenden kurz zusammengefaßt werden sollen.

Standardreihe

Die Reihenfolge in der Häufigkeit positiver Reaktionen von Patienten des dermatologischen Krankengutes hat sich innerhalb der IVDK-Kliniken nicht wesentlich geändert (Tabelle 1). Es liegt jetzt eine Auswertung an über 18 000 Patienten vor. Führend ist nach wie vor Nickel, gefolgt vom Duftstoffmix, Perubalsam, Kaliumdichromat und p-Phenylendiamin. Zunehmende Tendenz im Vergleich zum Zeitraum 1989–1991 – ohne bisherige statistische Sicherung – ist erkennbar für den Duftstoffmix und Thiomersal, abnehmende Tendenz für IPPD und p-tert-Butylphenol-Formaldehydharz.

Als Hauptursachen kommen Änderungen in der Allergenexposition in Frage. Es bleibt abzuwarten, ob beim Nickel in den nächsten Jahren eine Trendwende eintritt als Folge verbesserter Modeschmucklegierungen mit niedrigerem Nickelgehalt. In diesem Zusammenhang möchten wir auf Untersuchungen an Friseuren hinweisen, die wir in Zusammenarbeit mit dem Institut für Umweltschutz der Universität Dortmund durchgeführt haben. Wie bei der letzten Fortbildungswoche schon betont, ist es bisher unklar gewesen, ob Nickel heute noch als Berufsallergen bei Friseuren zu werten ist; dies führt immer wieder zu Kontroversen bei Gutachten. Nach den Untersuchungen von Gammelgaard et al. [26] ist der Nickelgehalt in Fingernägeln ein zuverlässiger Indikator für berufliche Exposition gegenüber diesem Metall. Wir konnten mit einer ähnlichen Methode bei Friseuren keine Erhöhung der Nickelkonzentration in distalen Fingernagelanteilen im Vergleich zu einem Kontrollkollektiv (Büroarbeiter, Krankenpflegepersonal) feststellen (Pilz, persönliche Mitteilung). In mehreren untersuchten Schampoos und Haarfarben waren die Nickelkonzentrationen ebenfalls sehr gering und nur unwesentlich über den WHO-Grenzwerten für Trinkwasser. Eine Ausnahme bildete lediglich eine »Bio-Farbe« mit relativ hohem Nickelgehalt (134 μg/l). Bei Metallarbeitern eines großen Getriebewerkes waren nur geringfügig höhere Nickelwerte in Fingernägeln festzustellen, dagegen eine fast 10fache Erhöhung bei Galvanikern. Untersuchungen dieser Art bieten die Möglichkeit, Rückschlüsse auf berufliche Allergenexposition zu ziehen und könnten auch für die Prophylaxe eingesetzt werden (z. B. Überprüfung von Sicherheitsmaßnahmen zur Reduktion von Schadstoffexpositionen).

Kaliumdichromat

Kaliumdichromat ist noch immer das führende Berufsallergen bei Arbeitern in Bauberufen. Auf der Basis der Untersuchungen von Avnstorp [5], der eine deutliche Abnahme der Handekzemprävalenz durch die Verwendung von chromatarmem Zement nachweisen konnte, ist auf Initiative der GISBAU jetzt eine Technische Regel für Gefahrstoffe (TRGS) für den Umgang mit Zement erlassen worden. Wesentliche Punkte des TRGS 613 betreffen Sicherheitsaspekte im Umgang mit Zement und Empfehlungen für die Verwendung von chromatarmem Zement. Dies wird durch die Verwendung von Eisen(II)-sulfat erreicht. Chromatarme Fliesenkleber werden bereits von mehreren Herstellern angeboten (Bauzement zur Zeit noch nicht). Durch eine vermehrte Beachtung der TRGS 613 und eines zunehmenden Einsatzes von chromatarmen Zementen, vor allem bei Fliesenle-

* Dr. Carmen Matthies (Hermal, Reinbek), Dr. J. Geier, Dr. A. Schnuch (IVDK, Göttingen), Dr. Beate Pflug (BG Feinmechanik und Elektrotechnik, Köln), Dr. T. Rustemeyer (Dortmund) und E. Voß (Dortmund) waren bei der Erstellung des Manuskriptes sehr behilflich. Die Angaben zu den Testreihen beziehen sich auf das Programm der Fa. Hermal.

Tabelle 1. Häufigkeit positiver Reaktionen der Standardreihe; IVDK-Daten 1/90–12/93 (n = 18 000 Patienten)

Allergen	1/92–12/93 (in %)			1/90–12/91 (in %)		
	Gesamt	Frauen	Männer	Gesamt	Frauen	Männer
Nickelsulfat	17,2	23,2	6,1	16,2	23,8	4,9
Duftstoffmix	11,2	11,6	10,3	7,7	8,5	6,6
Perubalsam	7,2	7,6	6,6	6,1	6,5	5,6
Kaliumdichromat	6,0	5,2	7,6	6,1	4,9	7,9
p-Phenylendiamin	5,8	5,8	5,8	5,3	5,2	5,4
Kobaltchlorid	5,4	6,4	3,4	6,4	7,6	4,4
Thiomersal[a]	4,8	5,1	4,3	2,7	2,9	2,4
Kolophonium	3,7	4,2	3,0	3,8	3,8	3,9
Kathon CG	3,2	3,0	3,5	3,0	3,2	2,8
Thiurammix	3,2	3,4	2,7	3,0	2,8	3,3
Neomycinsulfat	3,0	2,9	3,1	3,8	3,9	3,6
Quecksilberamidchlorid	2,8	2,8	2,8	2,7	2,6	2,9
Wollwachsalkohole	2,7	2,8	2,6	3,0	3,4	2,5
Zink-Diethyldithiocarbamat[a]	2,7	1,6	1,9	1,9	1,0	2,9
Formaldehyd	2,6	2,7	2,3	2,9	2,9	2,9
Parabenmix	2,5	2,3	2,8	2,6	2,1	2,4
Cetylstearylalkohol[a]	2,2	2,4	1,8	2,7	3,7	1,2
Euxyl K 400[a]	1,9	1,8	1,9	1,3	1,3	1,4
Benzocain	1,9	2,1	1,5	2,1	2,3	2,0
N-Isopropyl-N-Phenyl-p-Phenylendiamin	1,3	0,9	2,0	1,6	0,7	1,8
p-tert.-Butylphenol-Formaldehydharz	1,2	0,8	1,9	2,3	1,1	3,8
Mercaptomix	1,1	1,2	0,9	1,0	1,0	0,9
Quinolinmix[a]	0,9	0,7	1,3	0,8	0,6	1,0
Mercaptobenzothiazol[a]	0,8	0,7	1,0	0,9	0,6	1,2
Clioquinol	0,8	0,6	1,0	0,8	0,6	1,0
Terpentin	0,7	0,7	0,9	0,8	0,6	1,0
Ethylendiamindihydrochlorid	0,3	0,3	0,4	0,7	0,5	1,0

[a] Nicht in der DKG-Standardreihe.

gern und Fugern, dürfte bald eine Abnahme des beruflichen Chromatekzems zu erkennen sein.

Duftstoffe

Reaktionen auf den Duftstoffmix stehen in den meisten publizierten »Hitlisten« heute nach Nickel an zweiter Stelle. Viele Reaktionen sind nur einfach positiv und ohne klinische Relevanz. Genaue Zahlen konnten wir innerhalb der EECDRG kürzlich ermitteln. Bei 709 getesteten Patienten ließ sich bei 14/49 (28,6%) Patienten, die auf den Duftstoffmix oder einen Inhaltsstoff allergisch reagierten, anamnestisch keine Unverträglichkeit auf Parfums, Deos oder andere parfümierte Produkte eruieren; bei 20,4% war der Bezug fraglich und nur bei 51% bestand ein eindeutiger Zusammenhang zu früheren oder jetzigen Reaktionen auf Duftstoffe [22]. Der Anwendungstest nach Hannuksela und Salo (ROAT) [28] mit dem Mix oder einem seiner Einzelkomponenten war in keinem von 12 Fällen mit negativer Anamnese falsch positiv. Der ROAT war negativ bei 11/31 (35,5%) Patienten mit positiver Anamnese in bezug auf Duftstoffunverträglichkeit. Dies bedeutet, daß Reaktionen im Epikutantest auf den zur Zeit ausschließlich als Screening verwendeten 8-%-Duftstoffmix in etwa 1/3 falsch positiv sind. Einerseits dürfte es hier zu Irritationen durch die Kombination der 8 Einzelsubstanzen kommen, zum anderen könnte es sich um Niedrigsensibilisierte handeln, die auf normale Konzentrationen von Duftstoffen bei nicht okklusiver Anwendung nicht reagieren. Für beide Hypothesen gibt es in der Literatur Hinweise [17, 37, 39].

Ein weiteres Ziel dieser Studie war die Bewertung des Emulgators Sorbitansesquioleat (SSO) als Zusatz für die Einzelkomponenten des Duftstoffmixes. Nach einer Untersuchung von Enders et al. [20] soll

dadurch die Aufschlüsselung drastisch von 51% auf 97% ansteigen. Wir konnten in unserem Krankengut im Rahmen einer prospektiven Studie diese Ergebnisse nicht bestätigen: Der Anstieg war zwar signifikant, betrug aber nur 42% positive Ergebnisse auf eine der Einzelsubstanzen ohne SSO, 55% positive Ergebnisse auf eine der Einzelsubstanzen mit SSO.
Ein wichtiges Ergebnis dieser Auswertung war, daß häufig irritative Reaktionen auf die Duftstoffeinzelsubstanzen, die Testpräparationen mit SSO und Reaktionen auf den Emulgator selbst beobachtet worden sind (1% allergisch, 0,6% irritativ). Daraus schließen wir, daß der Emulgator alleine mitgetestet werden sollte, wenn mit dem Duftstoffmix getestet wird, insbesondere wenn eine Aufschlüsselung erfolgt. SSO wird als Emulgator nur von der Firma Hermal für den Duftstoffmix verwendet (5% im Mix und 1% für die Einzelkomponenten). Chemotechnique empfiehlt in Anlehnung an de Groot et al. [17] die Testung der Einzelkomponenten in höheren Konzentrationen und stellt die Materialien dafür in 2%igen Konzentrationen zur Verfügung.
Auch wenn der 8-%-Duftstoffmix für das Screening von Duftstoffallergien nicht ideal ist, gibt es zur Zeit keine bessere Alternative. Eine große Studie der EECDRG mit insgesamt 48 Duftstoffen, die weltweit häufig in Parfums, Seifen und Haushaltsprodukten eingesetzt werden, ergab keinen besseren Marker.

Empfehlung für die Praxis bei der Testung mit dem Duftstoffmix:

1. Sorgfältige Anamnese;
2. In unklaren Fällen Anwendungstest mit dem Duftstoffmix oder mit dem verdächtigen Produkt in der Ellenbeuge (1 Woche lang 2mal tägliche Applikation);
3. Die Aufschlüsselung mit den Einzelkomponenten ist sinnvoll und bei hochgradiger Sensibilisierung meist positiv;
4. Eine nur einfach positive Reaktion auf den Mix mit einer negativen Aufschlüsselung sowie ein negativer ROAT machen eine Duftstoffallergie sehr unwahrscheinlich;
5. Der Duftstoffmix kann falsch negativ sein, da er nur 8 Duftstoffe enthält, die allerdings zu den Basiskomponenten gehören und auch noch heute in vielen Parfums in unterschiedlichen Konzentrationen enthalten sind.

Wegen der komplexen und als Firmengeheimnis streng gehüteten Zusammensetzung der Parfums (100–300 Einzelkomponenten) ist es wichtig, die vom Patienten verwendeten parfümierten Produkte zu testen, insbesondere wenn es sich um Duftöle, Balsame oder ähnliches handelt.
Im Rahmen der »biologischen Medizin« werden Duftstoffe zunehmend verwendet. Zum Teil handelt es sich um wenig gereinigte Rohextrakte in hohen Konzentrationen. Möglicherweise werden wir bald mehr Sensibilisierungen davon in unserer täglichen Praxis sehen.
Zum 1.1. 1994 wurden folgende *Änderungen für die Standardreihe* von Seiten der DKG aufgrund von Literaturmitteilungen und von IVDK-Daten empfohlen:

1. *Parabenmix* jetzt 16% (4 Parabene zu je 4% unter Weglassen von Benzyl-4-hydroxybenzoat, das wegen möglicher Karzinogenität nicht mehr eingesetzt wird; DKG-Studie, M. Agathos, pers. Mitteilung);
2. *Mercaptobenzothiazol 2% zusätzlich* zum Mercaptomix (die Einzelsubstanz soll der zuverlässigere Indikator für Gummisensibilisierungen sein [3]);
3. *Zink-diethyldithiocarbamat 1%* (anstelle des Carba-Mix; wichtiges Allergen in Gummiprodukten, vor allem in Handschuhen [29]);
4. *Cetylstearylalkohol 20%* (Neuaufnahme in den Standard, da Hauptallergen in den Salbengrundlagen bei weiter Verbreitung, insbesondere in dermatologischen Externa [43].
5. *Chloramphenicol 5%, Chlorocresol 1%, Propipocainhydrochlorid 1%* (Neuaufnahme nur für die neuen Bundesländer, da dort häufig noch von klinischer Relevanz).

Entfallen sind im Standard die folgenden Allergene wegen zu geringer Frequenz positiver Reaktionen: Ethylendiamindihydrochlorid, Terpentin, Clioquinol.
Bezüglich weiterer Änderungen in den *speziellen Testreihen* sei auf die Mitteilungen der Firma Hermal (»Kontaktallergie aktuell«) verwiesen. In Zusammenarbeit mit DKG, IVDK und EECDRG wurden umfangreiche Aktualisierungen vorgenommen. Besonders hingewiesen sei auf die neuen Reihen »Kortikoide«, »augenspezifische Wirkstoffe«, »Kosmetik/Haushalt«, »Metallverarbeitende Industrie/ Technische Öle« und »Zahnprothesen II/Acrylate«. Auch wenn Testreihen in der Praxis sehr zeitsparend sind, sollte man auf keinen Fall auf die Testung der patientenspezifischen Substanzen verzichten. Darauf haben Daecke et al. [14] kürzlich hingewiesen. Bei 2460 Testungen des IVDK-Krankengutes waren

bei 208 Patienten nur die vom Patienten mitgebrachten/verwendeten Substanzen (289) positiv. In 129 von 289 Fällen (44%) waren die positiven Reaktionen im Allergietest nur durch Testung patienteneigener Substanzen zu finden, in 160 von 289 Fällen (56%) ließen sich die positiven Reaktionen mit Epikutantestreaktionen in DKG-Blöcken korrelieren.

Euxyl K 400

Dieses Konservierungsmittel wird zunehmend als Ersatz für Kathon CG in Körperpflegemitteln eingesetzt. Als Folge dessen scheint die Sensibilisierung stark anzusteigen. In der Publikation der DKG wurden bei 3726 Patienten (getestet 6/89 bis 5/90) 1% positive Reaktionen beobachtet (davon in 19 Fällen (0,5%) klinische Relevanz) [25]. In der jüngsten Auswertung des IVDK waren bei 5613 Patienten 2,5% positiv. In der Hautklinik Dortmund wurde ebenfalls ein Anstieg registriert (1992 1,3%/610 Patienten, 1993 2,7%/523 Patienten). In den meisten Fällen ist Dibromdicyanobutan und nicht der zweite Inhaltsstoff, das 2-Phenoxyethanol, positiv. Bei Verdacht auf Kontaktdermatitis durch Kosmetika (Hautcremes verschiedener Art, Schampoos, Massagelotionen, feuchtes Toilettenpapier, Lichtschutzmittel) sollte dieses Konservierungsmittel getestet werden.

Amalgam, Gold

Bezüglich der Testung von Amalgam wird auf die Ausführungen anläßlich der letzten Fortbildungswoche verwiesen [21]. Ein weiterer Beitrag zu diesem Thema ist im jetzigen Programm vorgesehen. Es sei nur kurz auf eine offizielle Stellungnahme der DKG im Namen der DDG hingewiesen, soeben publiziert in „Der Hautarzt" [23]. Demnach wird die Testung als sinnvoll erachtet bei Patienten mit Amalgamfüllungen und Stomatitis (Lichen ruber mucosae, lichenoide Hyperkeratosen, aphthöse Veränderungen). In der Zahnprothesenstoffreihe I sind Amalgam 5% (Vaseline) und die »Partnermetalle« Silber, Kupfer, Zinn 20% enthalten. Bei einer positiven Reaktion auf Amalgam und/oder das im Standard enthaltene Quecksilberamidchlorid besteht die *Möglichkeit*, daß ein kausaler Zusammenhang zu den Mundveränderungen besteht. Wichtig ist dabei der zeitliche und topographische Zusammenhang mit neuen oder alten Amalgamfüllungen. Es wird die Ausstellung einer ärztlichen Bescheinigung unter Berücksichtigung der Epikutantestung zur Vorlage beim Kostenträger empfohlen. Patient, Kostenträger und Zahnarzt müssen dann individuell unter Abwägung aller Faktoren, insbesondere in Anbetracht des Befundes und des Leidensdruckes sowie der therapeutischen Alternativen, eine Entscheidung treffen.

Allergische Kontaktekzeme durch *Gold* sind ausgesprochen selten. Im Gegensatz dazu stehen relativ häufige Reaktionen auf Natriumthiosulfatoaurat 0,5% (Vaseline), das sich ebenso wie Kaliumdicyanoaurat 0,002% (Wasser) in der Zahnprothesenstoffreihe I befindet. In den meisten Fällen kann kein klinisches Korrelat entdeckt werden, selbst bei zweifach positiver Epikutantestung. Es handelt sich entweder um atypische toxische Reaktionen oder um allergische Reaktionen bei sehr gering sensibilisierten Personen, die beim normalen Tragen von Goldschmuck keine klinische Reaktion entwickeln infolge zu geringer Mengen von penetrierten Goldsalzen. Das gleiche dürfte auch für Goldlegierungen im Mund gelten. In einer 1994 veröffentlichten Studie hat Björkner 823 Patienten konsekutiv mit Natriumthiosulfatoaurat 0,5% in Vaseline getestet und 8,6% positive Reaktionen gesehen [9]. Die Nachtestung an 38 positiven Patienten mit verschiedenen Goldzubereitungen zeigte folgende Ergebnisse: 27 Patienten reagierten positiv auf eine 0,5% wäßrige Verdünnung des Natriumthiosulfatoaurates. Alle bis auf 3 Patienten reagierten auch positiv auf Kaliumdicyanoaurat. Gold-Natriumthiomalat 0,36% zeigte bei 2 Patienten positive Reaktionen, Natriumthiosulfat 0,31% keine positiven Reaktionen. Bei 16 Patienten wurde metallisches Gold ohne eine einzige positive Reaktion getestet.

Konkrete Angaben zur Relevanz der Sensibilisierungen wurden in dieser Publikation nicht gemacht. Es findet sich aber ein Hinweis, daß offenbar in den meisten Fällen Goldschmuck und Goldfüllungen problemlos getragen wurden.

Laijendecker und Joost [23] publizierten eine Studie an 200 Patienten mit Lichen ruber mucosae, »burning mouth syndrome« oder Verdacht auf allergische Kontaktstomatitis. 8,5% (17 Patienten) reagierten positiv auf 1% bzw. 0,5% Goldtrichlorid. Keine positiven Reaktionen wurden auf Natriumtetrachloroaurat und Kaliumdicyanoaurat gesehen. Bei 8 der 17 positiven Patienten kam es nach Ersetzen des Zahngoldes zu einer deutlichen Befundbesserung bzw. vollständigen Abheilung.

Die Testung mit Goldsalzen ist als problematisch einzustufen. Offenbar gibt es keine geeignete Markersubstanz; toxische und allergische Reaktionen ohne klinisches Korrelat sind möglich. Eine DKG-Studie zu diesem Thema ist angelaufen. Bis zu einem anderslautenden überzeugenden Beweis sollte man sich an der Empfehlung von Cronin [13] orientieren: Ein Patient kann als goldsensibilisiert diagnostiziert werden, wenn er eine eindeutige Reaktion auf mindestens 2 der 5 getesteten Salze zeigt und ein sicherer anamnestischer Bezug gegeben ist.

Zahnprothesenstoffe

Neben dem bekannten Methylmethacrylat (MMA) sind es insbesondere die jetzt vermehrt eingesetzten unter UV-Licht schnell härtenden Kunststoffe, die Sensibilisierungen verursachen: Triethylenglykol-dimethacrylat (TEGDMA), Ethylenglykol-dimethacrylat (EGDMA) und (2-Hydroxyethyl)-methacrylat (HEMA). Nach den Beobachtungen von Kanerva et al. [30] haben wir im Rahmen von Begutachtungen bei 44 Zahntechnikern mit Handdermatosen folgende Sensibilisierungshäufigkeiten gefunden: MMA 18%, HEMA 14%, EGDMA 12%, TEGDMA 4,5% (Rustemeyer, persönliche Mitteilung). Gefährdet sind fast ausschließlich Zahntechniker in den Labors, die mit den Monomeren Umgang haben. Ist das Material vollständig ausgehärtet, besteht für den Patienten praktisch kein Risiko der Sensibilisierung. Bei ungenügender Kalthärtung oder Prothesenreparaturen können noch höhere Konzentrationen von Monomeren einige Tage abdiffundieren und so zu Sensibilisierung und Unverträglichkeit führen. Ein Prothesenkunststoff auf der Basis von Vinylchlorid und Vinylacetat mit sehr niedrigen Restmonomeranteil von MMA ist das Luxene (Vertrieb in Deutschland: Dental-Vertriebsgesellschaft mbH KG, Göttingen). Ein weiterer Vorteil des Luxene-Materials ist, daß ähnlich wie beim IVOCAP-System (Ivoclar, Liechtenstein) durch die spezielle Verarbeitungstechnik mit Containern der Zahntechniker mit den Monomeren kaum noch in Berührung kommt.

Nagelklebstoffe

In den Nagelstudios werden zunehmend künstliche Nägel aufgeklebt. Dabei handelt es sich bei den Klebstoffen auch in erster Linie um Acrylate. Es liegen mehrere Fallbeobachtungen vor [78, 44]. In Dortmund hatten wir kürzlich bei einer Patientin eine Sensibilisierung auf Clearlite festgestellt (Hauptbestandteil Urethanmethacrylat, UV-härtend). Für die Testung dieser im flüssigen Zustand irritierenden Substanz empfehlen wir den »Semi-Open-Test« (Dooms-Goossens, persönliche Mitteilung): Das flüssige Material wird auf die Haut mit einem Watteträger aufgebracht und nach dem Antrocknen mit semiokklusivem Pflaster (Micropore) abgedeckt; Ablesung nach 24, 48 und 72 h.

Pflasterreaktionen

Während früher Unverträglichkeiten von Pflaster in erster Linie auf Kolophonium zurückzuführen waren, sind es jetzt die Acrylate, die – wenn auch selten – zu Sensibilisierungen führen können. Wir haben selbst einen Fall mit Butylacrylat beobachtet, enthalten in Fixomull (Beiersdorf). Daecke et al. [14] berichteten kürzlich ebenfalls über Sensibilisierungen durch n-Butylacrylat, 2-Ethylenhexylacrylat und Dibenzoylperoxid. Dooms-Goossens et al. [18] stellten Sensibilisierungen durch Kolophonium mit Epoxid-Bisphenol fest (enthalten in Hansaplast, Beiersdorf). Untenstehend sind Pflaster aufgelistet, die frei von Kolophonium und Epoxidharzen sind. Bemerkenswert in diesem Zusammenhang ist, daß nachgewiesene Allergien auf das Scanpor-Pflaster, womit die Finn-Kammern aufgeklebt werden, bisher nicht bekannt geworden sind. Beim Klebstoff handelt es sich um ein vollständig durchkondensiertes Polyacrylat ohne Restmonomeranteil.

Das Gebiet der Kunststoffchemie ist für einen Mediziner schwer durchschaubar. Eine hilfreiche Übersicht ist die von Björkner [8]. Es sollte nach Möglichkeit gezielt getestet werden, nachdem man sich erkundigt hat, welche Kunststofftypen bei dem betreffenden Patienten in Frage kommen. Ausgehärte-

Pflaster ohne Kolophonium und Epoxidharze (Auswahl)[a]; Adhäsivmassen ohne Kolophonium und Epoxidharze enthalten Acrylate

Hansamed	Omnifix elastic
Cutifilm	Omnimed
Cutiplast	Omnipor
Hansapor	Omniflex
Leukofix	Cosmopor steril
Leukosilk	Mikropore
Fixomull	Duropore
Leukopor	Transpore
Hansamed	Cosmo med
Hansaplast transparent	Cosmoplast strips

[a] *Hersteller:* Beiersdorf AG, Hamburg; Hartmann AG, Heidenheim; 3 M, Borken.

te Kunststoffe sind ausgesprochen selten Auslöser einer Kontaktdermatitis. Es ist wenig sinnvoll, bei einem Patienten mit Handekzem im Sinne der »Schrotschußdiagnostik« neben den Zahnprothesenreihen noch die Lack-, Plastik- und Klebstoffreihe mit 23 Allergenen aufzulegen; diese Reihe ist jetzt sinnvoll in 4 Gruppen unterteilt und ermöglicht einen gezielteren Einsatz.

Kosmetika

Kosmetika werden heute wie nie zuvor hinsichtlich Verträglichkeit und Qualität geprüft. Demzufolge ist trotz des steigenden Verbrauches keine deutliche Zunahme von unerwünschten Wirkungen festzustellen, wenn nicht sogar eine Abnahme. Interessante Fallmitteilungen bei Verbrauchern und zum Teil bei den Arbeitern in der Herstellung sind in der Zeitschrift »Contact Dermatitis« im Jahr 1993 erschienen.

Reproduzierbarkeit der Epikutantestung

Mit diesem kontrovers diskutierten Thema hat sich eine Reihe von Autoren auseinandergesetzt (Tabelle 2). Die Ergebnisse der DKG-Studie hat Brasch zusammengefaßt [10]. Hierbei ist im Simultanver-

Fallmitteilungen: Kontaktallergien durch Kosmetika (Aus: Contact Dermatitis 1993, Vol. 28, 29)

- Kalbsplazenta (»Complexes Celluare no. 2«) [19]
- Natrium-Benzoat (Zahnpasta) [2]
- p-tert. Butylphenol (Lip-Liner mit Depigmentierung) [4]
- Duftstoff (Deodorant, Hyperpigmentierungen axillär) [40]
- Eucalyptol (Tea tree oil; »Alternativmedikament«) [15]
- Glyzeryldiisostearat (Make-up-Grundierung) [45]
- Glyzerylmonostearat (Lotion) [16]
- Euxyl K 400 (Gurkenaugengel) [38]
- Sorbitol, Cocamid, Myristinsäure, Propylparaben, Paraformaldehyd (multiple Sensibilisierungen bei einem HIV-Patienten) [46]
- Bronopol und Duftstoffe (2 Arbeiter in der Herstellung) [42]
- Cocamid-diethanolamid (berufsbedingte Hautschutzcreme, Flüssigseife, Kühlschmiermittel) [41]

Tabelle 2. Reproduzierbarkeit der Epikutantestung; *oben:* Simultantestung im Rechts-Links-Vergleich, *unten:* Wiederholungstestung nach unterschiedlichen Intervallen

Autor/Jahr	Anzahl/Patient	Positive Reaktion	Methode	Reproduzierbarkeit (%)[a]
Gollhausen et al. 1987 [27]	35	32	R/L	56
Lachapelle et al. 1988 [31]	698	464	True/FCS	67
Lachapelle u. Antoine 1989 [32]	100	70	R/L Epiquick	96
Lindelöf 1990 [34]	220	keine Angaben	R/L	90
Breit u. Agathos 1992 [11]	121	166	R/L	79
Brasch et al. 1994 [10]	1285	1857	R/L	54

[a] Mittel 73,67%; Bereich 54%–96%.

Autor/Jahr	Anzahl/Patient	Positive Reaktion	Intervall	Reproduzierbarkeit (%)[b]
Bandmann u. Agathos 1981 [6]	55	196	1–5 Wochen	92
Luderschmidt et al. 1982 [35]	15	182	keine Angaben	42
Maibach et al. 1982 [36]	56	112	1–2 Wochen	71
Bruynzeel et al. 1983 [12]	61	79	3 Wochen	56
Gollhausen et al. 1987 [27]	41	70	1 Woche	60
Agathos u. Mily 1994 [1]	25	73	9 Monate–6 Jahre	70

[b] Mittel 65,17%; Bereich 42%–92%.

gleich, das heißt, zwei Allergene werden an verschiedenen Orten des Rückens gleichzeitig aufgeklebt, die Reproduzierbarkeit deutlich abhängig vom Allergen. Von 10 Allergenen der Standardreihe war diese am höchsten bei Nickel (74,6%) und am niedrigsten bei Formaldehyd (28,1%). Dies bestätigen auch andere Untersuchungen [11, 32].
Soeben ist eine wertvolle Arbeit zur Reproduzierbarkeit nach längerem zeitlichem Intervall erschienen (Wiederholungstestung). Agathos und Mily [1] fanden bei 25 Gutachtenpatienten, die mehrfach getestet worden sind, zum Teil nach einem Zeitraum von 6 Jahren, eine Bestätigung der vorherigen Testungen in etwa 70%. Nicht reproduzierbar waren vorwiegend solche Substanzen, die sich nach entsprechender Aufklärung und beruflicher Umorientierung vermeiden ließen. Immer reproduzierbar waren weitverbreitete und relativ starke Allergene wie Nickel, Dichromat und Epoxidharz. In 13 dort zitierten Arbeiten zu dieser Thematik schwankte die Reproduzierbarkeit zwischen 41% (Lanolin) und 96% (Nickel) (Mittelwert 73%). Bedenkt man, daß die Methode der Epikutantestung hier nicht einheitlich war, kann man von einer befriedigenden Reproduzierbarkeit ausgehen. Dies gilt insbesondere für das heute weltweit verbreitetste System, Finn-Kammern auf Scanpor-Pflaster.

Zusammenfassung

Aktuelle Anpassungen an das sich ständig verändernde Allergiespektrum beinhalten die Neuaufnahme in die Standardreihe von Cetylstearylalkohol, Zinkdiethyldithiocarbamat und Mercaptobenzothiazol als Einzelsubstanz (bisher nur im Mix); Terpentin, Ethylendiamindihydrochlorid und Clioquinol entfallen. Sensibilisierungen auf Duftstoffe und das Konservierungsmittel Euxyl K 400 (Hauptallergen Dibromdicyanobutan) nehmen zu. Positive Testreaktionen auf Amalgam sind häufig nicht relevant, können jedoch in Einzelfällen mit Mundschleimhautbefunden assoziiert sein. Das gleiche gilt für die Testung mit Goldsalzen, wo die Unsicherheit in bezug auf Methode und Testinterpretation noch größer ist. Zahntechniker können sich leicht sensibilisieren auf die schnell härtenden Acrylate (HEMA, EGDMA, TEGDMA). Reaktionen auf Heft- und Verbandpflaster sowie Klebstoffe für künstliche Nägel können ebenfalls auf Acrylate zurückzuführen sein (Butylacrylat u.a.). Die Reproduzierbarkeit der Epikutantestung hängt stark vom Allergen ab; bei der Wiederholungstestung nach zeitlich unterschiedlichen Intervallen beträgt sie im Mittel 65%, bei der Simultantestung (Rechts-Links-Vergleich) 72%.

Literatur

1. Agathos M, Mily H (1994) Epikutantestreaktionen im Spiegel wiederholter Begutachtung. Dermatosen 42: 97–99
2. Aguirre A, Izu R, Diaz-Pérez JL (1993) Edematous allergic contact dermatitis from a tooth paste. Contact Dermatitis 28: 42
3. Andersen D, Burrows D, Cronin E et al (1988) Recommended changes to standard series. Contact Dermatitis 19: 389–390
4. Angelini E, Marinaro C, Carozzo AM et al (1993) Allergic contact dermatitis of the lip margins from p-tert. Butylphenol in a lip liner. Contact Dermatitis 28: 146–148
5. Avnstorp C (1989) Prevalence of cement eczema in Denmark before and since addition of ferrous sulfate to Danish cement. Acta Dermato Venereol 69: 151–155
6. Bandmann J, Agathos M (1981) Das »Angry-back-Syndrom« - Untersuchungsergebnisse mit Sequenztestungen, Wiederholungstestungen und dem Cocarden-(Target)Test. Hautarzt 32 (Suppl V): 97–104
7. Belsito DV (1987) Contact dermatitis to ethyl-cyanoacrylate-containing glue. Contact Dermatitis 7: 234–236
8. Björkner B (1992) Plastic materials. In: Rycroft RJG, Menné T, Frosch PJ, Benezra C (eds) Textbook of contact dermatitis. Springer, Berlin, pp 540–572
9. Björkner B, Bruze M, Möller H (1994) High frequence of contact allergy to gold sodium thiosulfate. Contact Dermatitis 30: 144–151
10. Brasch J, Henseler T, Aberer W et al (1995) Reproducibility of patch tests. J Am Acad Dermatol (in press)
11. Breit R, Agathos M (1992) Qualitätskontrolle der Epikutantestung - Reproduzierbarkeit im Rechts-Links-Vergleich. Hautarzt 43: 417–421
12. Bruynzeel DP, van Ketel WG, von Blomberg-van der Flier M, Scheper R (1983) Angry back or the excited skin syndrome. J Am Acad Derm 8: 392–397
13. Cronin E (1980) Contact Dermatitis. Churchill Livingstone, Edinburgh, pp 328–334
14. Daecke C, Schaller J, Goos M (1994) Der Stellenwert patienteneigener Testsubstanzen bei der Epikutantestung. Hautarzt 45: 292–298
15. De Groot AC, Weyland AJ (1992) Systemic contact dermatitis from tea tree oil. Contact Dermatitis 27: 279–280
16. De Groot AC, van de Meeren HCM, Weyland JW (1988) Cosmetic allergy from stearic acid and glyceryl stearate. Contact Dermatitis 19: 77–78
17. De Groot AC, Van der Kley AMJ, Bruynzeel DP et al (1993) Frequency of false-negative reactions to the fragrance mix. Contact Dermatitis 28: 139–140
18. Dooms-Goossens A, Boden G, Aupaix F, Bruze M (1993) Allergic contact dermatitis from adhesive plaster due to colophony and epoxy resin. Contact Dermatitis 28: 120–121

19. Driesch P von den, Fartasch M, Diepgen T, Peters KD (1993) Protein contact dermatitis from calf placenta extracts. Contact Dermatitis 28: 46
20. Enders F, Przybilla B, Ring J (1991) Patch testing with fragrance mix and its constituents. Contact Dermatitis 24: 238–239
21. Frosch PJ, Pilz B (1993) Kontaktallergene 1992. In: Braun-Falco O, Plewig G, Meurer M (Hrsg). Fortschritte der praktischen Dermatologie. Springer, Berlin 110–117
22. Frosch PJ, Pilz B Burrows D (1995) Testing with the fragrance mix – is the addition of sorbitan sesquioleate to the constituents useful? Contact Dermatitis (in press)
23. Fuchs Th (1994) Stellungnahme der Deutschen Kontaktallergiegruppe (DKG) der Deutschen Dermatologischen Gesellschaft zur Amalgamallergie. Hautarzt 45: 415
24. Fuchs Th (1994) Deutsche Kontaktallergiegruppe (DKG) Hautarzt (im Druck)
25. Fuchs Th, Enders F, Przybilla B et al (1991) Contact Allergy to Euxyl K 400. Dermatosen 39: 151–153
26. Gammelgaard B, Peters K, Menné T (1991) Reference values for nickel concentration in human finger nails. J Trace Elem Electrolytes Health Dis 5: 121–123
27. Gollhausen R, Przybilla B, Ring J (1987) Reproducibility of patch testing. Proceedings of the XVII Congressus Mundi Dermatologiae, 24–29 May, Vol of Abstracts, Berlin p 59
28. Hannuksela M, Salo H (1986) The repeated open application test. Contact Dermatitis 14: 221–227
29. Hintzenstern J von, Heese A, Koch HU, Peters KP, Hornstein OP (1991) Frequency, spectrum and occupational relevance of type IV allergies to rubber chemicals. Contact Dermatitis 24: 244–252
30. Kanerva L, Estlander T, Jolanki R, Kyllikki T (1993) Occupational allergic contact dermatitis caused by exposure to acrylates during work with dental protheses. Contact Dermatitis 28: 268–275
31. Lachapelle JM, Bruynzeel DP, Ducombs G et al (1988) European multicenter study of the TRUE Test. Contact Dermatitis 19: 91–97
32. Lachapelle JM, Antoine JL (1989) Problems raised by the simultaneous reproducibility of positive allergic patch test reaction in man. J Am Acad Dermatol 21: 850–854
33. Laeijendecker R, van Joost T (1994) Oral manifestation of gold allergy. J Am Acad Dermatol 30: 205–209
34. Lindelöf B (1990) A left versus right side comparative study of Epiquick TM patch test results in 100 consecutive patients. Contact Dermatitis 22: 288–289
35. Luderschmidt C, Heilgemeir G, Ring J, Burg G (1982) Polyvalente Kontaktallergie versus »Angry Back«: Zur Problematik falsch-positiver Epikutantestreaktionen. Allergologie 5: 262–264
36. Maibach H, Fregert S, Magnusson B et al (1982) Quantification of the excited skin syndrome (the »angry back«). Retesting one patch at a time. Contact Dermatitis 8: 78
37. Mc Lelland J, Shuster S (1990) Contact dermatitis with negative patch tests: the additive effect of allergens in combination. Br J Dermatol 122: 623–630
38. O'Donnell BF, Foulds IS (1993) Contact dermatitis due to dibromdicyanobutane in cucumber eye gel. Contact Dermatitis 29: 99–100
39. Peter C, Hoting E (1993) Anwendungstest mit parfümierten Kosmetika bei Patienten mit positivem Epikutantest auf Duftstoff-Mischung. Dermatosen 41: 237–241
40. Pincelli C, Magni R, Motolese A (1993) Pigmented contact dermatitis from deodorant. Contact Dermatitis 28: 305–307
41. Pinola A, Estlander T, Jolanki R, Tarvainein K, Kanerva L (1993) Occupational allergic contact dermatitis due to coconut diethanolamide (cocamide DEA). Contact Dermatitis 29: 262–265
42. Rudzki E, Rebandel P, Grzywa Z (1993) Occupational dermatitis from cosmetic creams. Contact Dermatitis 29: 210
43. Schnuch A, Arnold R, Bahmer F et al (1993) Epikutantestung mit der Salbengrundlagenreihe – Ergebnisse des Informationsverbundes Dermatologischer Kliniken (IVDK). Dermatosen 41: 176–183
44. Schubert HJ, Lindner K, Prater E (1992) Kontaktallergie im Nagelstudio. Zeitschr Hautkr 67: 1067–1069
45. Tanaka M, Shinizu S, Miyakawa SJ (1993) Contact dermatitis from glyceryl di-isostearate. Contact Dermatitis 28: 41–42
46. Vilaplana J, Ledia M, Romaguera C et al (1993) A polysensitized HIV-positive patient. Contact Dermatitis 29: 101–102

Überempfindlichkeitsreaktionen auf Latex

Dieter Kleinhans

Einleitung

Unter Latex ist in diesem Zusammenhang Naturlatex zu verstehen; eine Dispersion von Naturkautschuk in Wasser, aus der Pflanze Hevea brasiliensis, mit 30–40% Kautschukanteil, 5–8% Nichtkautschukbestandteilen und davon etwa 1% Proteinen. Diese Latexmilch wird durch Zentrifugieren eingeengt, meist mit Ammoniak (0,7% hochammoniakalisch) stabilisiert.

Klinisches Bild

Klinisch manifestiert sich die Latexallergie meist als Kontakturtikaria mit Quaddeln oder abortiv mit einem Erythem an den Kontaktstellen. Über eine Allergenresorption können sich Quaddeln in entfernten Hautpartien entwickeln. Eine Schleimhautbeteiligung mit Konjunktivitis, Rhinitis und unter Umständen Asthma bronchiale wird als Stadium 3 des von Maibach so genannten Kontakturtikariasyndroms bezeichnet. Bei intensiver Allergeneinwirkung und hohem Sensibilisierungsgrad kann sich eine anaphylaktische Reaktion entwickeln mit Kreislaufschwäche, Bewußtseinstrübung und Schock. Zum klinischen Bild einer Latexallergie an der Haut gehört in manchen Fällen auch ein Ekzem, das man der Proteinkontaktdermatitis zuordnen kann [8].

Pathogenese

Die Latexallergie ist eine Immunglobulin-E-vermittelte Allergie vom Soforttyp [2]. Sie richtet sich gegen Proteine im Latex [7]. Die Proteine sind zum Teil löslich, können aus der Gummioberfläche heraustreten, besonders durch Reibung, an den Händen durch Schwitzen begünstigt. Sie dringen in die Haut ein, reagieren an Mastzellen mit IgE-Antikörpern und bewirken so die klinische Reaktion.
Manche Patienten reagieren beim Benutzen von Latexhandschuhen kaum oder nicht an der Haut, sondern in erster Linie mit einer Rhinokonjunktivitis und z.T. einem Bronchialasthma gelegentlich schon dann, wenn sie sich in Klinik- oder Praxisräumen, in denen andere mit Latexhandschuhen arbeiten, aufhalten. Die Ursache: Handschuhpuder adsorbiert Latexproteine, die beim Anziehen und Ausziehen der Handschuhe in die Raumluft geraten und die Rhinitis und das Bronchialasthma verursachen [1].

Latexekzem: Für eine allergische Kontakturtikaria gilt, daß das ursächliche Allergen auch ein Ekzem verursachen kann. Am Anfang steht dabei möglicherweise eine an Langerhans-Zellen ablaufende IgE-vermittelte Reaktion mit dem Latexprotein, gefolgt von einer zellulären Entzündung mit dem klinischen Bild eines Ekzems.

Epidemiologie

Die Latexallergie betrifft überwiegend Personen, die in der Medizin, Zahnmedizin, Veterinärmedizin, Biologie und in ähnlichen Berufen Latexhandschuhe tragen [3, 5]. Etwa 80% dieser Latexhandschuhallergien entfallen auf solche Berufe. Haushaltshandschuhe, bei Hausarbeiten getragen, sind für etwa 10% dieser Fälle verantwortlich, die restlichen 10% verteilen sich auf andere Berufe. Außer Latexhandschuhen sind zahlreiche andere Latexprodukte mehrfach oder gelegentlich als auslösend beschrieben worden (Tabelle 1, 2). Epidemiologische Daten zur Latexallergie in der Medizin sind eindrucksvoll, die wichtigsten sind in Tabelle 3 aufgeführt [6, 9, 11].

Diagnostik

Anamnese, Hauttest, serologischer Nachweis latexspezifischer IgE-Antikörper und, wenn nötig, ein Expositionstest sind die klassischen Säulen der Diagnostik.
Zur Anamnese: Hautveränderungen beim Tragen von Latexhandschuhen müssen gezielt erfragt werden: schnell auftretende Quaddeln, abortive Reak-

Tabelle 1. Latexprodukte

Haushaltshandschuhe
Luftballons
Kondome
Pessare
Vibratoren
Gummiringe
Gummigriffe
Gummischuhe
Tauchkleidung
Schwimmbrillen
Squashbälle
Radiergummi
Spielzeug

Tabelle 2. Latexprodukte (Medizin)

Handschuhe
Fingerlinge
elastische Binden
Gummiunterlagen
Beatmungsmasken
Katheter
Tuben
Drainagen
Darmrohre
Gummianteile in Infusionsbestecken
Dental Dam (Kofferdam)

Tabelle 3. Latexallergie in medizinischen Berufen

Testpersonen	Allergiefälle	Literatur
108 Ärzte (Krankenhaus)	7 (6,5%)	[11]
54 Chirurgen	4 (7,4%)	
71 OP-Schwestern	4 (5,6%)	
197 OP-Schwestern	21 (10,7%)	[9]
110 Zahnmediziner 7.–10. Semester	16 (14,5%)	[6]
96 Zahnmediziner 2.–6. Semester	2 (2,1%)	

tion mit Rötung und Juckreiz, schnelle Rötung in schon vorhandenen Ekzempartien, Fließschnupfen oder Asthmasymptome. Erythematös-urtikarielle Haut- oder Schleimhautreaktionen, die bei ärztlichen oder zahnärztlichen Eingriffen auftreten, sind auf eine Latexallergie verdächtig.

Der Hauttest ist ein Pricktest mit einer Latexmilch. In unserer Klinik wird ein Rohlatexextrakt der Firma Mapa (ein Hersteller von Haushaltshandschuhen) benutzt. Jede Latexmilch hat einen Nachteil: Der Proteingehalt ist je nach Gewinnung und Zentrifugieren unterschiedlich, also nicht standardisiert. Sinnvoll ist ein Test mit dem angeschuldigten und vom Patienten mitgebrachten Gummiprodukt in folgender Weise: Man schneidet aus einem Handschuh 12–15 kleine Stückchen mit einer Kantenlänge von etwa 1 cm und legt sie für etwa 30 min in 10 ml physiologische Kochsalzlösung. Latexproteine lösen sich aus dem Handschuhgummi und von den Puderpartikeln. Das Eluat enthält eine ausreichende Menge von Latexproteinen; man erzielt damit in der Regel einen positiven Pricktest. Der serologische Nachweis latexproteinspezifischer IgE-Antikörper ist immer die ergänzende Untersuchung zum Pricktest, in der Praxis wird diese Untersuchung meist am Anfang stehen. Der serologische IgE-Nachweis gelingt in etwa 20% der eindeutigen Latexfälle nicht. Mitentscheidend dafür ist außer dem Sensibilisierungsgrad, gegen welche Latexproteine der jeweilige Patient allergisch ist und ob diese Proteine im RAST-Reagenz ausreichend vorhanden sind.

Der bei einem Latexekzem (Proteinkontaktdermatitis) neben dem Pricktest indizierte Epikutantest mit Latex bleibt zum Teil negativ; gelegentlich wird er nur sehr schwach positiv, selten sieht man deutlich positive Reaktionen.

Prophylaxe

Der Latexallergiker sollte naturgemäß Latexkontakte mit der Haut oder Schleimhaut so strikt wie möglich vermeiden. Im täglichen Leben gelingt das meist problemlos. Bei Kondomen ist die einzig sichere Alternative ein in den USA entwickeltes Kondom aus dem synthetischen Material Tactylon, das jedoch noch nicht auf dem Markt ist. Besonders wichtig ist, daß Latexallergiker bei diagnostischen und therapeutischen Eingriffen keine Latexkontakte an der Haut und besonders an der Schleimhaut haben. Der Untersucher oder Operateur muß in solchen Fällen Handschuhe aus einem synthetischen Material tragen (Tabelle 4). In der Praxis ist man meist mit der Prophylaxe bei latexallergischen Ärztinnen/Ärzten, Krankenschwestern und Arzthelferinnen befaßt. Das Problem läßt sich so lösen, daß die Betroffenen bei bestimmten Tätigkeiten z.B. PVC-Handschuhe tragen, bei anderen Tätigkeiten innen kunststoffbeschichtete Latexhandschuhe (Tabelle 5), so daß der direkte Latexkontakt mit der Haut unterbleibt. Sollte die Innenbeschichtung bei einem längeren Tragen des Handschuhs keinen ausreichenden Schutz bieten, müssen latexfreie Handschuhe, die sehr teuer sind, verwandt werden (Tabelle 4). Für einen Latex-

Tabelle 4. Latexfreie OP-Handschuhe

Elastyren	(Thiele)
Neolon	(Becton-Dickinson)
Manex neoderm	(Beiersdorf)
dermaprene	(Ansell)
Sympren	(Medimex)

Tabelle 5. Handschuhe für Latexallergiker

PVC-Handschuhe	(zahlreiche Hersteller)
Regent Biogel (Latex, innen beschichtet)	(Regent)

Tabelle 6. Puderfreie Latexuntersuchungshandschuhe. Zahlreiche Hersteller, beispielsweise

Sempermed Exam glove PF
Flexam powder-free, Baxter
Ansell No Powder Exam
soft-hand, Servoprax

allergiker mit einer Rhinokonjunktivitis oder einem Asthma bronchiale muß gewährleistet sein, daß in seinem Arbeitsbereich keine Latexallergene über Handschuhpuderpartikel in der Raumluft einwirken. Puderfreie Latexhandschuhe sind zunächst die in Tabelle 5 genannten, wegen der Innenbeschichtung aber relativ teuren Handschuhe. Es gibt inzwischen auch puderfreie, nicht innenbeschichtete und deswegen billigere Latexhandschuhe. Es sind meist chlorinierte Handschuhe, deren Gummi durch die Chlorinierung glatter und etwas rutschiger wird, so daß man die Handschuhe auch ungepudert problemlos an- und ausziehen kann (Tabelle 6). Bei einem Latexallergiker mit respiratorischen Symptomen müssen gepuderte Latexhandschuhe aus dem Arbeitsbereich verbannt werden, oder der Betroffene muß diesen Bereich verlassen.
An der Prophylaxe wird noch auf einer anderen Ebene gearbeitet: Latexproteine und damit auch allergene Proteine lassen sich aus dem Latex herauswaschen. Mehrfaches Waschen und das Chlorinieren führen zu einem proteinarmen, allergenreduzierten Latex.

Schlußbetrachtung

Vor 15 Jahren konnte man meinen, mit der Latexallergie etwas Neues entdeckt zu haben. Dabei hat es die Latexallergie sicher auch in den vorhergehenden Jahrzehnten gegeben. Im eigenen Patientengut ließen sich noch vor den im Jahre 1981 gesehenen ersten beiden Patienten [4] im nachhinein Fälle aufspüren, bei denen die Diagnose der Latexallergie verfehlt wurde. Der möglicherweise erste Fall einer Latexallergie wurde schon 1927 publiziert [10]: Bei einer 48 Jahre alten Frau verursachte eine Oberkieferprothese aus Kautschuk ein massives Quincke-Ödem mit einer Aussaat von Quaddeln. Diese Beobachtung ist deswegen leicht aufzufinden, weil sie im Allergielehrbuch von Urbach [12] beschrieben wird, einer Fundgrube für seltene oder vermeintliche neue Allergien.

Literatur

1. Baur X, Jäger D, Engelke T, Rennert S, Czuppon AB (1992) Latexproteine als Auslöser respiratorischer und systemischer Allergien. Dtsch Med Wochenschr 117: 1269–1273
2. Frosch PJ, Wahl R, Bahmer FA, Maasch HJ (1986) Contact urticaria to rubber gloves is IgE-mediated. Contact Dermatitis 14: 241–245
3. Fuchs T, Wahl R (1992) Allergische Soforttypreaktionen auf Naturlatex unter besonderer Berücksichtigung von Operationshandschuhen. Med Klinik 87: 355–363
4. Galinsky T, Kleinhans D (1982) Kontakt-Urtikaria durch Gummihandschuhe. Dermatosen 30: 118–120
5. Heese A, Hintzenstern J v., Peters K-P, Koch HU, Hornstein OP (1991) Allergic and irritant reactions to rubber gloves in medical health services. J Am Acad Dermatol 25: 831–839
6. Heese A, Peters KP, Stahl J, Koch HU, Hornstein OP (1995) Häufigkeit und Zunahme von Typ-I-Allergien gegen Gummihandschuhe bei Zahnmedizinstudenten. Hautarzt (im Druck)
7. Jaeger D, Kleinhans D, Czuppon AB, Baur X (1992) Latex-specific proteins causing immediate-type cutaneous, nasal, bronchial, and systemic reactions. J Allergy Clin Immunol 89: 759–768
8. Kleinhans D (1984) Soforttyp-Allergie gegen Latex: Kontakt-Urtikaria und Ekzem. Akt Dermatol 10: 227–228
9. Lagier F, Vervloet D, Lhermet I, Poyen D, Charpin D (1992) Prevalence of latex allergy in operation room nurses. J Allergy Clin Immunol 90: 319–322
10. Stern G (1927) Überempfindlichkeit gegen Kautschuk als Ursache von Urticaria und Quinckeschem Ödem. Klin Wochenschr 6: 1096–1097
11. Turjanmaa K (1987) Incidence of immediate allergy to latex gloves in hospital personnel. Contact Dermatitis 17: 270–275
12. Urbach E (1935) Klinik und Therapie der allergischen Krankheiten. Maudrich, Wien

Meeresdermatologie

Friedrich A. Bahmer

Einleitung

Der Massentourismus hat inzwischen auch die fernsten Gestade erreicht, Tauch- und Schwimmvergnügen kennen keine Grenzen, weshalb Dermatologen zunehmend mit eingeschleppten, oft unbekannten Dermatosen konfrontiert werden. Engagierte Dermatologinnen und Dermatologen verfügen deshalb über ein gewisses Minimum an notfallmedizinischen Kenntnissen, um Erste Hilfe leisten zu können. Vorteilhaft ist es auch, mit den wichtigsten Dermatosen, die durch Baden oder Tauchen entstehen können, vertraut zu sein. Ausführliche Darstellungen von Meeresdermatosen und aquatischen Gifttieren finden sich in mehreren Monographien [1, 2 und 5].

Dermatosen

Allgemeine Dermatosen

Für Menschen mit einer *Kälteurtikaria* kann der plötzliche Kontakt mit kaltem Meerwasser innerhalb kürzester Zeit zu einem Schock führen. In seltenen Fällen kann plötzliches Eintauchen in sehr kaltes Wasser auch bei Menschen ohne Kälteurtikaria innerhalb von Minuten zum Tod führen. Dagegen ist der *aquagene Pruritus* harmlos, wenngleich sehr lästig. Eine *Kontaktdermatitis* durch Badebekleidung oder durch Neopren-Anzüge kommt vor, ist aber erfreulicherweise sehr selten [3].

Süßwasser- und Salzwasser-Dermatosen

Schwimmbadgranulome durch Mycobacterium marinum, einer weit verbreiteten Spezies atypischer Mykobakterien, werden am häufigsten von Menschen erworben, die Zierfische in Aquarien halten, gelegentlich aber auch durch Baden in unzureichend desinfizierten Schwimmbädern, seltener durch Baden in Binnengewässern und sehr selten durch Baden im Meer [6]. In der Regel sind kleine Verletzungen Voraussetzung für das Eindringen der Erreger. Die Inkubationszeit liegt bei wenigen Wochen bis zu mehreren Monaten. Schwimmbadgranulome heilen zumeist innerhalb einiger Monate, manchmal aber auch erst nach 1–3 Jahren unbehandelt ab. Falls doch therapiert wird, werden Tetrazykline, Trimethoprim-Sulfamethoxazol-Kombinationen und Rifampicin, eventuell kombiniert mit Ethambutol, empfohlen [4]. *Pilzinfektionen* und *Warzen* sind keine eigentlichen Meeresdermatosen, sie werden deshalb hier nicht abgehandelt. Die nur in Binnengewässern vorkommende *Zerkariendermatitis* durch Larven von Hakenwürmern, die im Gastrointestinaltrakt von Wassergeflügel (z.B. Enten) leben, ist dagegen differentialdiagnostisch interessant. Die juckenden Hautveränderungen, die kurz nach dem Bad in mit Zerkarien kontaminierten Gewässern auftreten, finden sich praktisch ausschließlich an den nicht von Badebekleidung bedeckten Körperstellen (Abb. 1).

Dermatosen durch Baden und Tauchen. (Modifiziert nach [4])

Allgemeine
Kälteurtikaria
Aquagener Pruritus
Kontaktdermatitis (Badeanzug, Maske etc.)

Süßwasser
Schwimmbadgranulom
Pilzinfektion
Warzen
Zerkariendermatitis
Onchozerkose

Meerwasser
Algendermatitis
Dermatitis durch Quallen, Seeanemonen, Polypen
Seabather's eruption
Verletzungen durch Seeigelstacheln und Korallen

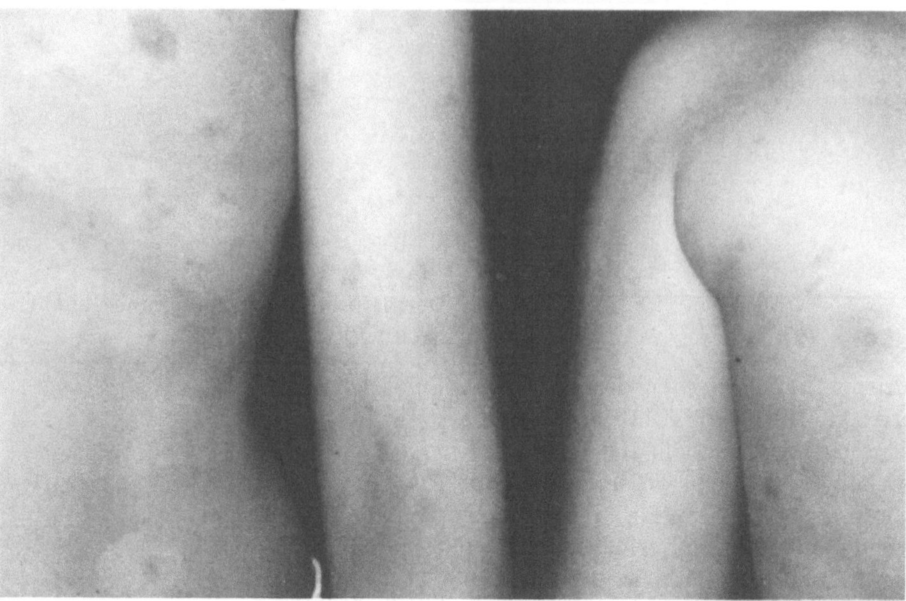

Abb. 1. Zerkariendermatitis bei einem Geschwisterpaar nach Baden in einem kleinen See mit zahlreichen Enten in Thüringen. Die Hautveränderungen finden sich fast ausschließlich an Stellen, die nicht von der Badebekleidung bedeckt sind

Meerwasser-Dermatosen

Algen können, vor allem bei massenhaftem Auftreten, bei hautempfindlichen Personen gelegentlich zu einer juckenden Dermatitis führen. Mit zu den artenreichsten Meerestieren gehören *Quallen, Seeanemonen* und *Polypen.* Diese Nesseltiere kommen in Meeren aller Klimazonen vor, auch in der Nord- und Ostsee (Feuer- oder Leuchtqualle). In subtropischen und tropischen Gewässern sind die Staatsquallen (z. B. Portugiesische Galeere) und die Würfelquallen besonders gefürchtet. Der Giftapparat dieser Quallen besteht aus extrem vielen Nesselkapseln, die mit hochwirksamen Toxinen (zytolytisch und neurotoxisch) gefüllt sind. Bei Kontakt wird der Inhalt der Kapseln explosionsartig entleert. Die Nesselkapseln verursachen einen intensiven Schmerz, der - je nach Ausmaß des Kontaktes - von einer lokal begrenzten oder einer systemischen Reaktionen begleitet wird. Nachfolgende urtikarielle und ödematöse entzündliche Hautveränderungen können lange persistieren und zu Hyper- und Hypopigmentierungen führen. Als chronische Schäden sind Muskelspasmen und Durchblutungsstörungen bis hin zur Gangrän beschrieben [5]. Systemische Reaktionen können, vor allem bei Kindern, bedrohlich sein und zu Herzstillstand, Atemlähmung und Nierenversagen führen. In diesen Fällen ist die Schnelligkeit und Art der Ersten Hilfe entscheidend. Unter allen Umständen muß verhindert werden, daß noch aktive Nesselkapseln (Nematozysten) entleert werden. Am besten ist es, diese durch reichliche Mengen üblichen Haushaltsessigs (Würfelquallen und Portugiesische Galeere), oder durch angerührtes Backpulver (Haar- oder Nesselquallen) zu inaktivieren. Verboten sind Alkohol und Süßwasser, da dadurch auch die letzten Nematozysten aktiviert werden. Da Essig oder gar Backpulver nur selten zur Verfügung stehen, kann man auch vorsichtig Sand auftragen und dann die Nematozysten abschaben. Nachgespült wird mit Meerwasser, auf keinen Fall mit Süßwasser. Nachstehend sind einige wenige Vorsichtsmaßnahmen für Schwimmer, Schnorchel- und Gerätetaucher aufgelistet. Die von Tauchern verwendeten Neopren-Anzüge schützen recht zuverlässig vor Nesselkapseln.

Hinweise für Schwimmer, Schnorchel- und Gerätetaucher. (Modifiziert nach [5])

- Menschenleere Strände meiden, nicht alleine baden
- Auf Quallen achten (nicht immer sichtbar)
- Turnschuhe tragen (knöchelhoch)
- Nächtliches Baden wegen Seeigeln besonders gefährlich
- Hinweise Einheimischer auf Gifttiere beachten

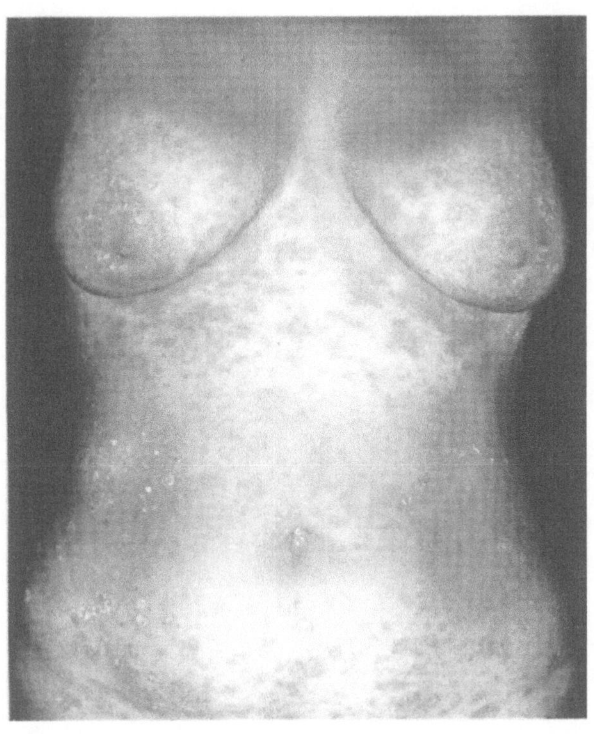

Abb. 2. Seabather's eruption bei einer 30jährigen Frau nach einem Urlaub in der Karibik. Zahlreiche erythematös-urtikarielle Effloreszenzen an Körperstellen, die nicht vom Badeanzug bedeckt werden

Die sogenannte *Meerschwimmereruption (Seabather's eruption)* zeigt an den von der Badekleidung nicht bedeckten Stellen relativ große, erythematös-urtikarielle, teils auch papulöse Hautveränderungen (Abb. 2). Diese jucken oft extrem, verschwinden in der Regel aber nach 1–3 Wochen. Die Eruptionen treten in manchen Jahren endemisch auf. Bis in jüngster Zeit wurden verschiedene Ursachen vermutet [4]. Kürzlich konnten Freudenthal und Joseph [3] nachweisen, daß die 2–3 mm großen Larven der Seeanemone Edwardsiella lineata für die Hautveränderungen der vor der Küste von Long Island auftretenden »seabather's eruption« verantwortlich waren. Gelegentlich führen die Stacheln von *Seeigeln* oder die Spitzen von *Korallen* zu Hautveränderungen. Vor allem die verkalkten Stachel der Seeigel brechen nach dem Eindringen in die Haut sehr leicht ab. Dadurch kommt es zu unangenehmen, schlecht heilenden Wunden. Gelegentlich bildet sich an der Verletzungsstelle nach mehreren Monaten auch ein Granulom aus. Empfohlen wird die Exzision des Granuloms oder, falls röntgenologisch keine Stachelreste nachweisbar sind, auch die intrafokale Anwendung von Kortikosteroiden [2].

Zusammenfassung

Gemessen an der riesigen Zahl von Touristen, die ihren Urlaub am Meer verbringen, ganz gleich ob in gemäßigten, subtropischen oder tropischen Breiten, ist die Zahl unerwünschter Hautreaktionen und systemischer Reaktionen erfreulich gering. Durch die gezielte Aufklärung besonders exponierter Gruppen wie Tauchern und Schnorchlern läßt sich die Zahl dieser Reaktionen noch weiter vermindern. Trotzdem ist es nicht unwichtig für Dermatologinnen und Dermatologen, die wichtigsten maritimen Dermatosen zu kennen, um so mehr, als es sich um ein faszinierendes medizinisches Randgebiet handelt.

Literatur

1. Cleland JB, Southcott (eds) (1965) Injuries to man from marine invertebrates. Commonwealth Government Printers, Canberra
2. Fisher AA (1978) Atlas of aquatic dermatology. Grune & Stratton, New York
3. Freudenthal AR, Joseph PR (1993) Seabather's eruption. New Engl J Med 329: 542–544
4. Kennedy CTC (1992) Reactions to mechanical and thermal injury. In: Champion RH, Burton JL, Ebling FJG (eds) Textbook of Dermatology (Rook/Wilkinson/Ebling) Blackwell, Oxford, pp. 806–808
5. Mebs D (1992) Gifttiere. Ein Handbuch für Biologen, Toxikologen, Ärzte, Apotheker. Wissenschaftliche Verlagsgesellschaft, Stuttgart
6. Zeligman I (1972) M. marinum granuloma. A disease acquired in the tributaries of the Chesapeake Bay. Arch Dermatol 106: 26–31

Atopisches Ekzem und allergisches Kontaktekzem: Sind sie verwandt?

Pathogenese des atopischen Ekzems und des allergischen Kontaktekzems

Thomas Bieber

Einleitung

Atopisches Ekzem und allergisches Kontaktekzem stellen zwei entzündliche Reaktionsformen des Hautorgans dar. Beide Erkrankungen zeichnen sich klinisch durch Erythem, Vesikulation, Papeln und heftigen Pruritus aus und sind somit klinisch sehr oft nicht zu unterscheiden [14]. Während das atopische Ekzem bestimmte Prädilektionsstellen bevorzugt, treten die ekzematoiden Veränderungen der allergischen Kontaktekzeme vorwiegend an der Kontaktstelle der Noxe auf. Beim atopischen Ekzem liegt im Gegensatz zum allergischen Kontaktekzem eine besondere Diathese mit vermehrter IgE-Produktion vor.

Histologisch sind beide Erkrankungen kaum zu unterscheiden, da in beiden Fällen das klassische Bild einer lymphozytären Reaktion mit mehr oder weniger ausgeprägter Spongiose vorherrscht [18]. Immunhistologisch jedoch zeichnet sich das atopische Ekzem dadurch aus, daß zahlreiche IgE-tragende Zellen sowohl im dermalen als auch im epidermalen Kompartiment anzutreffen sind [1, 2, 4]. Sie sind ein erster Hinweis auf die mögliche Bedeutung von IgE-Molekülen bei der Entstehung dieser Erkrankung.

Atopie: Immundefekt oder Immundeviation?

Die Fortschritte der Immunologie und Molekularbiologie haben in den letzten Jahren gezeigt, daß man die T-Helfer-Zellen in 4 Subpopulationen einteilen kann [17]. Die T-Helfer-Vorläuferzellen (Thp) sind Zellen, die noch keine Differenzierungssignale erhalten haben. Diese Thp-Zellen werden durch antigenpräsentierende Zellen so stimuliert, daß sie sich entweder in Richtung Th1-Zellen oder in Richtung Th2-Zellen weiter differenzieren (Abb. 1). Diese Dichotomie der T-Helfer-Zellen entsteht aufgrund bestimmter Signale, die bei der Antigenpräsentation von den antigenpräsentierenden Zellen oder ihrer Umgebung ausgesandt werden. Ausgehend von Untersuchungen am Mausmodell [8] wird vermutet, daß auch humane epidermale antigenpräsentierende Zellen, wie z.B. Langerhans-Zellen, Th2-Zellen induzieren können. Th1- bzw. Th2-Zellen unterscheiden sich klassischerweise durch ein unterschiedliches Zytokinmuster, das in Tabelle 1 zusammengefaßt wird. Th0-Zellen sind T-Lymphozyten, die die Charakteristika von Th1 und Th2 aufweisen. Wichtig erscheint hier die Tatsache, daß Th1-Zellen im wesentlichen für die Sekretion von IgG 2a und IgG 3 sowie die Entstehung von klassischen Spättypreaktionen, z.B. dem allergischen Kontaktekzem, verantwortlich sind. Im Gegensatz hierzu regulieren Th2-Zellen mit ihrer Produktion von Interleukin-4 die IgE-Synthese, die von Th1 durch IFN-γ gegengesteuert wird. Somit stellte sich in den letzten Jahren heraus, daß Th1-Zellen im wesentlichen für die Abwehr gegen intrazelluläre Pathogene und Haptene eingesetzt werden, während Th2-Zellen bei der Bekämpfung von extrazellulären Pathogenen die dominante Rolle spielen (Abb. 2). In Anbetracht dieser neuen Erkenntnisse kann man das seit Jahrzehnten

Tabelle 1. Die funktionelle Dichotomie der T-Helfer-Zellen

	Th0	Th1	Th2
Zytokine			
IL-2	+	++	–
IFN-γ	+	++	–
TFN-β	+	++	–
TNF-α	+	++	+
GM-CSF	+	++	++
IL-3	+	++	++
IL-4	+	–	++
IL-5	+	–	++
IL-6	+	–	++
IL-9	+	–	++
IL-10	+	–	++
IL-13	+	–	++
Funktion			
Zytotoxizität		++	–
Ig-Synthese		IgG 2a, IgG 3 D.T.H.	IgE, IgG 1

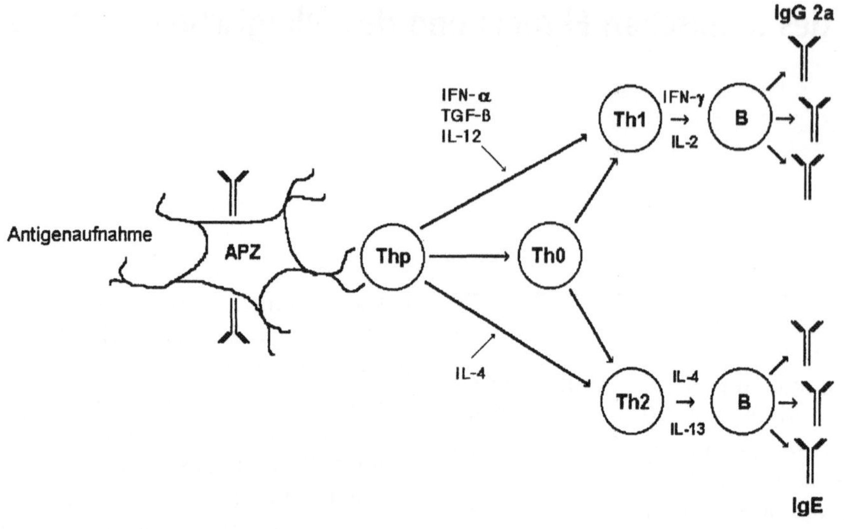

Abb. 1. Die Aktivierung der Thp-Zellen entscheidet über ihre Differenzierung in Th0-, Th1- oder Th2-Zellen

geltende Postulat der atopischen Diathese als besondere Form eines Immundefektes in Frage stellen. Viel wahrscheinlicher haben wir es bei der atopischen Diathese mit einer Immundeviation zugunsten der Th2-Zellen zu tun, bei der die Schwerpunkte der Abwehrreaktionen gegen extrazelluläre Umweltnoxen meist von hochmolekularem Gewicht ausgerichtet sind.

Atopisches Ekzem: Eine IgE-vermittelte allergische Kontaktdermatitis?

Zahlreiche hervorragende Abhandlungen der Pathophysiologie des allergischen Kontaktekzems wurden

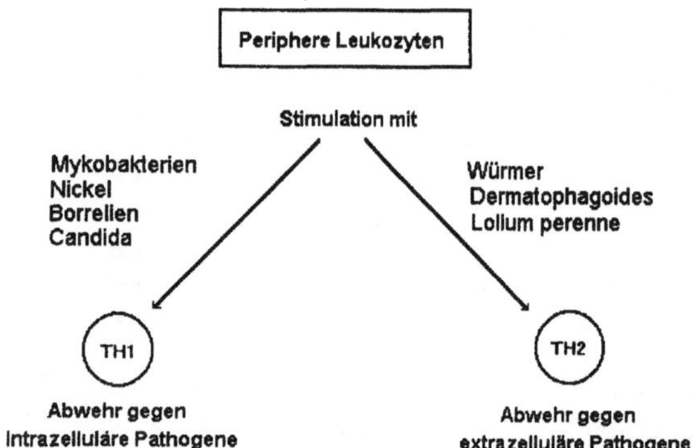

Abb. 2. Th1- und Th2-Zellen sind auf die Abwehr gegen bestimmte Antigene spezialisiert

in den letzten Jahren veröffentlicht. Eine nochmalige Darstellung der wesentlichen Pathomechanismen, die das allergische Kontaktekzem regieren, wäre an dieser Stelle überflüssig. Ganz anders scheint es jedoch im Bereich des atopischen Ekzems zu sein, bei dem gerade in den letzten Jahren zahlreiche wichtige Fortschritte bei der Aufklärung der zugrundeliegenden Mechanismen erzielt wurden. Eingangs wurde erwähnt, daß das allergische Kontaktekzem und das atopische Ekzem sich klinisch, histologisch und immunhistologisch kaum unterscheiden lassen. Daher stellt sich die Frage, inwieweit das atopische Ekzem möglicherweise eine allergische Reaktion darstellt, bei der IgE-Moleküle eine gewisse Rolle spielen könnten. In der Tat sprechen einige Argumente für eine wesentliche Rolle von IgE in der Pathogenese dieser Erkrankung [16]. So ist bekannt, daß der IgE-Spiegel mit dem Schweregrad der Erkrankung meist korreliert und daß nach Abheilung des Ekzems der IgE-Spiegel sich weitgehend normalisiert. Zudem scheint eine massive IgE-Erhöhung auf eine schlechte Prognose der Erkrankung hinzudeuten. Ganz besonders wichtig scheint daher die Beobachtung, daß der IgE-Spiegel in der unbefallenen Haut von Patienten mit atopischem Ekzem den zweifachen Wert des zirkulierenden IgE erreicht und in der befallenen Haut der Wert sogar bis zu dreimal höher ist als im Blut. Da solche IgE-Moleküle auch besondere Spezifitäten gegen Aeroallergene aufweisen, liegt es nahe, auch den Stellenwert solcher Allergene bei der Entstehung des atopischen Ekzems zu betrachten [15]. So stellt sich heraus, daß Patienten mit atopischem Ekzem in bis zu 85% spezifische IgE-Moleküle gegen Aeroallergene aufweisen. Zudem haben neuere Untersuchungen zeigen können, daß in 50%

der Patienten auch spezifisches IgE gegen Staphylokokken und Staphylokokkenexotoxine (Superantigene) vorhanden sind [9]. Neben der Tatsache, daß die Elimination bzw. Vermeidung dieser Aeroallergene bei vielen Patienten zu einer Besserung des Ekzems führt, scheint die Beobachtung der positiven Atopiepatchtests in bis zu 45% der Patienten mit atopischem Ekzem ein ganz wesentliches Argument für die pathophysiologische Rolle dieser Allergene und von deren spezifischen IgE-Molekülen darzustellen [19]. Aufgrund solcher Beobachtungen wird nun vermutet, daß diese Erkrankung wohl eine Kombination einer Typ-I und Typ-IV-Reaktion darstellt, wobei IgE-tragende antigenpräsentierende Zellen in der Haut das Bindeglied zwischen beiden Reaktionstypen darstellen (Abb. 3).

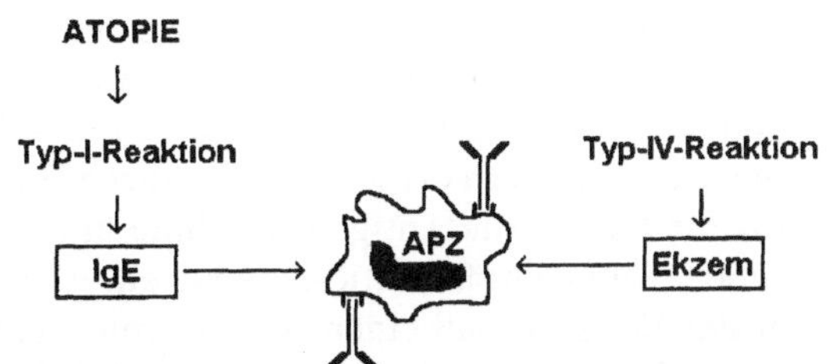

Abb. 3. Das atopische Ekzem: eine IgE-vermittelte allergische Reaktion

Fc_εRI-positive Langerhans-Zellen: Das Bindeglied zwischen Typ-I- und Typ-IV-Reaktion?

Die pathophysiologische Rolle IgE-tragender epidermaler Langerhans-Zellen beim atopischen Ekzem ist Gegenstand intensivster Forschung. In den letzten Jahren konnte gezeigt werden, daß normale Langerhans-Zellen den hochaffinen IgE-Rezeptor Fc_εRI exprimieren [3, 7, 20]. Dieser Rezeptor ist klassischerweise für die Freisetzung der Mediatoren der Anaphylaxie bei Mastzellen und Basophilen verantwortlich. Um so erstaunlicher war, daß ein gleicher Befund auf Langerhans-Zellen und vor kurzem auch auf Monozyten erhoben werden konnte [11], da diese Zellen über keinerlei präformierte Mediatoren verfügen, sondern klassische antigenpräsentierende Zellen darstellen. Zahlreiche Untersuchungen haben zeigen können, daß die Expression von Fc_εRI auf Langerhans-Zellen sehr stark von der entzündlichen Umgebung dieser Zellen bestimmt wird. Während Langerhans-Zellen in der normalen »Nichtatopikerhaut« eine relativ schwache Expression aufweisen, zeigen Langerhans-Zellen in der nicht befallenen Haut von Patienten mit atopischem Ekzem bereits eine erhöhte Expression dieses Rezeptors (Wollenberg et al., Manuskript zur Veröffentlichung eingereicht). In der läsionalen Haut des atopischen Ekzems ist die Expression von Fc_εRI am stärksten heraufreguliert. Dieser Befund scheint für diese Erkrankung spezifisch zu sein und könnte in Zukunft von diagnostischer Bedeutung sein (Abb. 4). Interessant ist auch die Tatsache, daß diese Expression eine gewisse Korrelation zu dem zirkulierenden IgE-Spiegel aufweist. Dies deutet darauf hin, daß Mediatoren, die die IgE-Sekretion regulieren, möglicherweise auch bei der Regulation der Fc_εRI-Expression auf Langerhans-Zellen beteiligt sind.

Welche Funktion übt dieser Rezeptor auf Langerhans-Zellen aus? Neuere Untersuchungen konnten zeigen, daß Langerhans-Zellen Fc_εRI- und IgE-Moleküle zur Internalisierung, das heißt, zur Antigenaufnahme nutzen können. Darüber hinaus scheinen die Zellen die so aufgenommenen Aeroallergene auch antigenspezifischen T-Zellen zu präsentieren und diese T-Zellen zu stimulieren [12, 13]. Ganz besonders interessant ist die Tatsache, daß sich normale Langerhans-Zellen von denen der Patienten mit atopischem Ekzem funktionell unterscheiden. So konnte gezeigt werden, daß die Stimulation der Langerhans-Zellen über den Rezeptor nur bei Patienten mit atopischem Ekzem zur Aktivierung der Langerhans-Zellen mit Kalziummobilisierung führt (Bieber et al., Manuskript zur Veröffentlichung eingereicht).

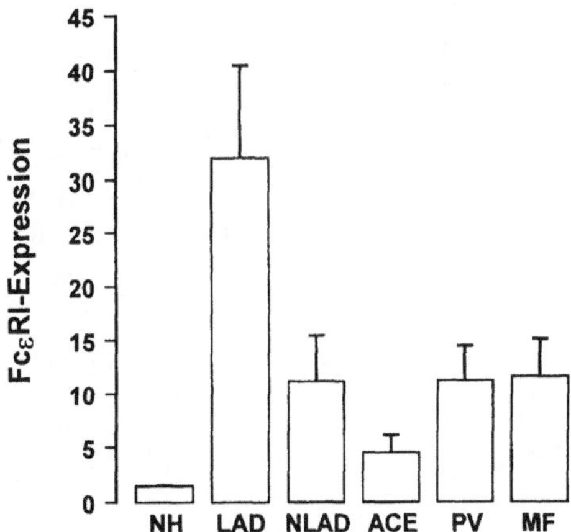

Abb. 4. Eine hohe Expression von Fc_εRI auf Langerhans-Zellen ist spezifisch für das atopische Ekzem. Die Expression des Rezeptors auf Langerhans-Zellen wurde bei Biopsien verschiedener Erkrankungen mittels Durchflußzytometrie bestimmt. *NH* normale Haut, *LAD* befallene Atopikerhaut, *NLAD* unbefallene Atopikerhaut, *ACE* allergisches Kontaktekzem, *PV* Psoriasis vulgaris, *MF* Mycosis fungoides

Ob sie sich auch im Sinne einer Genaktivierung und nachfolgender Zytokinfreisetzung umsetzen läßt, ist Gegenstand aktueller Untersuchungen. Somit läßt sich sagen, daß Langerhans-Zellen den hochaffinen Rezeptor für IgE für die Antigenaufnahme und anschließende Antigenpräsentation benutzen. Daher entsteht das Konzept, daß einem signifikanten Prozentsatz der Fälle von atopischem Ekzem möglicherweise eine IgE-vermittelte allergische Reaktion zugrunde liegt.

Eine In-vivo-Provokation eines atopischen Ekzems stellt der Atopiepatchtest dar [19]. Dieser Test, für den zur Zeit intensive Bemühungen für eine Standardisierung stattfinden, liefert auch ein interessantes In-vivo-Modell für die Untersuchung des T-Zell-Infiltrates. Dabei konnten T-Zell-Klonierungsexperimente aus Atopiepatchtestläsionen zeigen, daß in den ersten Stunden der Reaktion allergenspezifische Th2-Zellen in der Haut vorhanden sind. Erstaunlicherweise jedoch werden diese Th2-Zellen nach 24 h oder im Verlauf der Läsion von unspezifischen Th1-Zellen abgelöst [6] (Abb. 5). Diese Beobachtung einer Zweiphasenreaktion könnte auf eine intrinsische fehlende Retrokontrolle der atopischen Haut hindeuten und die Chronizität der Läsionen erklären.

Spielen Neurohormone eine Rolle in der Pathogenese des atopischen Ekzems?

Das atopische Ekzem gehört wie viele andere entzündliche Dermatosen zu den Erkrankungen, bei denen eine psychische Komponente nicht abstreitbar ist. Bislang waren jedoch die möglichen Einflüsse der Psyche und des zentralnervösen Systems auf das atopische Ekzem sehr unklar definiert. Neuere Untersuchungen haben erbracht, daß epidermale Zellen durchaus in der Lage sind, das Proopiomelanocortin und seine Derivate β-Endorphin, α-MSH und ACTH unter bestimmten Bedingungen zu produzieren [10]. Es wurde ebenfalls nachgewiesen, daß diese Substanzen in der Lage sind, das Th1-Th2-Verhältnis stark zu beeinflussen und somit auch bei der Regulation der IgE-Synthese eine Rolle spielen. Die Zukunft wird zeigen, ob ein möglicher extrinsischer oder intrinsischer Defekt der Atopikerhaut die Keratinozyten dazu führt, solche Hormone in entsprechender Menge freizusetzen. Diese Substanzen könnten wiederum für die bekannte subklinische Entzündungsreaktion beim Patienten mit atopischem Ekzem verantwortlich sein und möglicherweise auch bei der Exazerbation der Läsionen eine

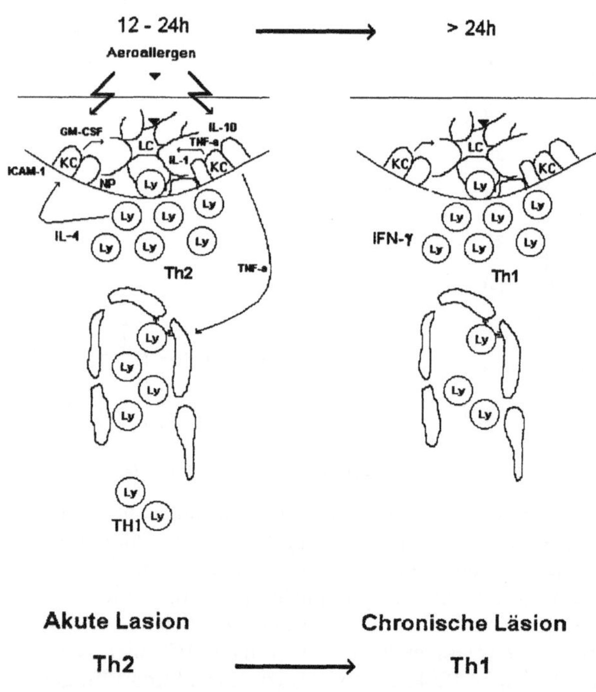

Abb. 5. Das atopische Ekzem: eine Zweiphasenreaktion

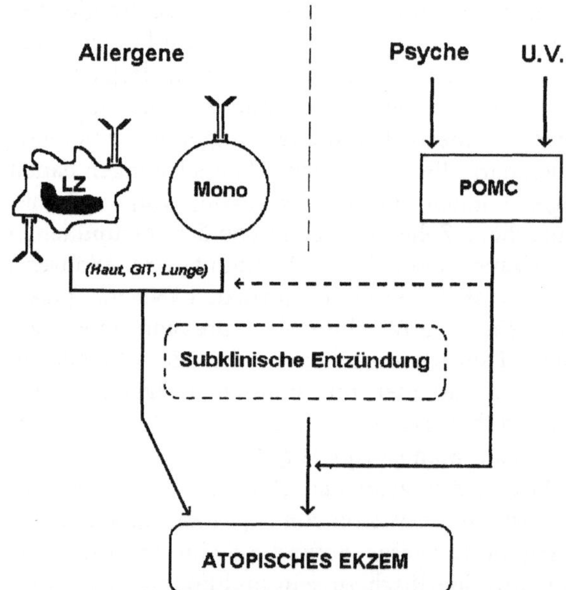

Abb. 6. Das Zusammenspiel von Immunsystem und Neurohormone bestimmt die Entstehung des atopischen Ekzems. (POMC = Proopiomelanokortin und seine Metaboliten β-Endorphin, ACTH und α-MSH)

Rolle spielen (Abb. 6). Darüber hinaus kann nicht ausgeschlossen werden, daß solche Neuropeptide bei der Auslösung bzw. Exazerbation der Läsionen bei der intrinischen Form des atopischen Ekzems [21] involviert sind.

Zusammenfassung und Ausblick

Zusammenfassend läßt sich sagen, daß das allergische Kontaktekzem und das atopische Ekzem Reaktionen vom Spättyp sind, bei denen antigenpräsentierende Zellen eine wichtige Rolle spielen. Daher sind sie pathophysiologisch eng verwandt, beide stellen allergische Reaktionsformen im Grenzorgan Haut dar. Die klinisch sichtbare Entzündungsreaktion erfolgt dann aufgrund einer Infiltration von sogenannten Th1-Zellen (allergisches Kontaktekzem) oder Th2-Zellen (atopisches Ekzem). Insbesondere beim atopischen Ekzem scheint eine neurohormonelle Komponente entscheidende regulierende Wirkungen sowohl auf das Immunsystem als auch auf die Entzündungsreaktion zu haben.

Literatur

1. Barker JNW, Alegre VA, MacDonald DM (1988) Surface-bound immunoglobulin E on antigen presenting cells in cutaneous tissue of atopic dermatitis. J Invest Dermatol 90: 117–121
2. Bieber T, Dannenberg B, Prinz JC et al (1989) Occurrence of IgE-bearing epidermal Langerhans cells in atopic eczema: a study of the time course of the lesions and with regard to the IgE serum level. J Invest Dermatol 93: 215–219
3. Bieber T, Salle H de la, Wollenberg A et al (1992) Human epidermal Langerhans cells express the high affinity receptor for immunoglobulin E (Fc epsilon RI). J Exp Med 175: 1285–1290
4. Bruynzeel-Koomen C, Wichen DF van, Toonstra J, Berrens L, Bruynzeel PL (1986) The presence of IgE molecules on epidermal Langerhans cells in patients with atopic dermatitis. Arch Dermatol Res 278: 199–205
5. Bruynzeel-Koomen C, Mudde G, Bruynzeel P, Bieber T (1992) IgE receptors on Langerhans cells: Their significance in the pathophysiology of atopic eczema. In: Ruzicka T, Ring J, Przybilla B (eds) Handbook of Atopic Eczema. Springer, Berlin, pp 154–165
6. Grewe M, Gyufko K, Schöpf E, Krutmann J (1994) Lesional expression of interferon-g in atopic eczema. Lancet 343: 25–26
7. Haas N, Hamann K, Grabbe J, Cremer B, Czarnetzki BM (1992) Expression of the high affinity IgE-receptor on human Langerhans cells. Acta Derm Venereol (Stockh) 72: 271–272
8. Hauser C, Snapper CM, Ohara J, Paul WE, Katz SI (1989) T helper cells grown with hapten-modified cultured Langerhans' cells produce interleukin 4 and stimulate IgE production by B cells. Eur J Immunol 19: 245–251
9. Leung DYM, Harbeck R, Bina P et al (1993) Presence of IgE antibodies to staphylococcal exotoxins on the skin of patients with atopic dermatitis. J Clin Invest 92: 1374–1380
10. Luger TA (1993) UV-Licht und Neuropeptide. In: Braun-Falco O, Plewig G, Meurer M (Hrsg) Fortschritte der praktischen Dermatologie und Venerologie, Bd 13. Springer, Berlin, pp 364–368
11. Maurer D, Fiebiger E, Reininger B (1994) Expression of functional high affinity immunoglobulin E receptors (Fc epsilon ri) on monocytes of atopic individuals. J Exp Med 179: 745–750
12. Mudde GC, Hansel TT, Van Reijsen FC, Osterhoff B, Bruynzeel-Koomen CAFM (1990) IgE: An immunoglobulin specialized in antigen capture. Immunol Today 11: 440–443
13. Mudde GC, Van Reijsen FC, Boland GJ et al (1990) Allergen presentation by epidermal Langerhans' cells from patients with atopic dermatitis is mediated by IgE. Immunology 69: 335–341
14. Neumann C, Marghescu S (1992) Allergic contact eczema and atopic eczema. In: Ruzicka T, Ring J, Przybilla B (eds) Handbook of Atopic Eczema. Springer, Berlin, pp 98–106
15. Platts-Mills TAE, Chapman MD, Mitchell B, Heymann PW, Deuell B (1992) Role of inhalant allergens in atopic eczema. In: Ruzicka T, Ring J, Przybilla B (eds) Handbook of Atopic Eczema. Springer, Berlin, pp 192–203
16. Rajka G (1989) Essential aspects of atopic dermatitis. Springer, Berlin
17. Romagnani S (1992) Human TH1 and TH2 subsets: regulation of differentiation and role in protection and immunopathology. Int Arch Allergy Immunol 98: 279–285
18. Sterry W (1990) Histologie des atopischen Ekzems. In: Braun-Falco O, Ring J (Hrsg) Fortschritte der praktischen Dermatologie und Venerologie, Bd 12. Springer, Berlin, pp 114–119
19. Vieluf D, Kunz B, Bieber T, Przybilla B, Ring J (1993) »Atopy Patch Tests« with aeroallergens in patients with atopic eczema. Allerg J 2: 9–12
20. Wang B, Rieger A, Kilgus O et al (1992) Epidermal Langerhans cells from normal human skin bind monomeric IgE via Fc epsilon RI. J Exp Med 175: 1353–1365
21. Wüthrich B (1983) Neurodermitis atopica sive constitutionalis. Ein pathogenetisches Modell aus der Sicht der Allergologen. Akt Dermatol 9: 1–7

Atopisches Ekzem und Kontaktekzem – Gemeinsamkeiten, Unterschiede und praktische Konsequenzen

Johannes Ring, Dietrich Abeck und Dieter Vieluf

Zusammenfassung

Atopisches Ekzem (Neurodermitis, endogenes Ekzem) und Kontaktekzem sind die beiden häufigsten Vertreter der Gruppe der Ekzemerkrankungen. Bei vielen Gemeinsamkeiten im klinischen und histologischen Bild bestehen eindeutige Unterschiede in der genetischen Disposition, der Hautbeschaffenheit, der pathophysiologischen Rolle von T-Zell-Subpopulationen und den relevanten Allergenen bzw. Auslösefaktoren. Dabei beschreibt der Begriff Kontaktekzem unglücklicherweise nur den Auslösungsweg und nicht den eigentlichen Gegensatz zum atopischen Ekzem, welches ebenfalls durch exogenen Kontakt ausgelöst und unterhalten werden kann. Dies konnte durch epikutane Applikation von IgE-induzierenden Aeroallergenen und die Induktion einer ekzematösen Hautveränderung durch den Atopie-Patch-Test gezeigt werden. Es wird deshalb vorgeschlagen, dem Begriff Eczema atopicum das Eczema vulgare gegenüberzustellen; beide können sowohl systemisch als auch durch äußeren Kontakt ausgelöst werden. Auch können beide über allergische (extrinsische) oder nicht-allergische (kryptogen-intrinsische oder irritativ-toxische) Mechanismen unterhalten werden. Der pathophysiologisch bedeutsamste Unterschied ist die Beteiligung von TH 2-Zellen und IgE-Antikörpern beim Eczema atopicum, während das allergische Eczema vulgare über TH 1-Zellen vermittelt wird. Die relevanten Allergene sind beim atopischen Ekzem vorwiegend Proteine, während beim Eczema vulgare kleine Chemikalien (Haptene) die größte Rolle spielen. Die bekannten Unterschiede zwischen den Ekzemformen müssen sich in Diagnostik und Therapie niederschlagen. Für dieses Gesamtkonzept bevorzugen wir den Begriff Patienten-Management.

Einleitung

Unter Ekzem verstehen wir eine nicht-kontagiöse Epidermodermitis mit typischem klinischem (Juckreiz, Erythem, Papel, Seropapel, Bläschen, Krusten, Lichenifikation im Sinne von synchroner oder metachroner Polymorphie) und dermatohistologischem (Spongiose, Akanthose, Parakeratose, lymphozytäre Infiltration) Erscheinungsbild zumeist auf der Grundlage einer Überempfindlichkeit [38]. Im nordamerikanischen Schrifttum wird hierfür häufig der Begriff Dermatitis bevorzugt [35].

In den Lehrbüchern der Dermatologie werden verschiedene Arten von Ekzem/Dermatitis unterschieden, deren häufigste das Kontaktekzem und das atopische Ekzem sind [2, 9, 13].

In der historischen Entwicklung der Dermatologie haben sich für die verschiedenen Arten von Ekzemen unterschiedliche Begriffe gebildet, die nicht nur von historischem Interesse sind, sondern auch ein Licht auf die ätiopathophysiologischen Anschauungen der jeweiligen Autoren geben (s. unten).

Bei vielen Gemeinsamkeiten zwischen atopischem Ekzem und Kontaktekzem bestehen dennoch eindeutige Unterschiede, die kurz skizziert und im Hinblick auf die nötigen praktischen Konsequenzen diskutiert werden sollen.

Historische Begriffe für verschiedene Kontaktekzemformen

- **Kumulativ-toxisches Ekzem**
  - Empfindlichkeitsekzem (Carrié)
  - Degeneratives Ekzem (Schreus)
  - Traumiteratives Ekzem (Hagermann)
  - Abnutzungsdermatose (Bering)
- **Allergisches Kontaktekzem**
  - Toxikodermie (Jadassohn)
  - Ektogenes allergisches Ekzem (Schreus)
  - Allergodermie (Perutz)
  - Dermatitis venenata (White)
  - Intoleranzreaktion (Darier)
  - Kontaktdermatitis (Ayres und Anderson)
  - Contact eczematous dermatitis (Sulzberger)

Klinische Symptomatik

Es gibt Fälle, bei denen ohne die Kenntnis der äußeren Umstände (Anamnese, Auslöser etc.) durch die reine Morphologie eine Unterscheidung schwerfällt. Dabei sind wesentliche klinische Unterschiede die typische Prädilektion bestimmter Lokalisationen beim atopischen Ekzem in verschiedenen Lebensaltern sowie die gleichzeitig vorhandenen Stigmata [36] als Ausdruck einer veränderten Hautbeschaffenheit (Sebostase). Auffällig ist auch die häufiger zu beobachtende psychosomatische Beeinflussung der ekzematösen Veränderungen beim atopischen Ekzem und der oft einfacher zu ermittelnde Auslösungsweg über die Einwirkung von außen beim Kontaktekzem (Tabelle 1).

Die familiäre Belastung ist ein typisches diagnostisches Zeichen des atopischen Ekzems [46], während die des allergischen Kontaktekzems noch kontrovers diskutiert wird [17]. An bestimmten Lokalisationen (z.B. Handekzem) läßt sich ein atopisches Ekzem häufig nur schwer von einem Kontaktekzem unterscheiden.

Während man früher vielfach die beiden Ekzeme quasi einander ausschließend gegenüberstellte (es gibt Arbeiten, nach denen Kontaktallergien beim atopischen Ekzem signifikant seltener auftreten sollen), besteht heute kein Zweifel mehr, daß bei demselben Individuum sowohl ein atopisches wie auch ein allergisches Kontaktekzem vorliegen können. In einer groß angelegten Untersuchung fanden wir sowohl bei Atopikern als auch bei sonstigen Ekzematikern eine Häufigkeit von 40% positiver Epikutantestreaktionen [12], wobei allergenspezifische Unterschiede zu beobachten waren: Metallsalze waren häufiger positiv als Atopikern, Lanolin und Antibiotika bei Kontaktallergikern.

Tabelle 1. Unterschiede zwischen atopischem Ekzem und Kontaktekzem: Klinik

	Atopisches Ekzem	Kontaktekzem
Genetik	+	-
Spezielle Hautbeschaffenheit	+	-
Klinik	?	?
Psychosomatik	+	-
Auslösungsmechanismus	?	+

Ätiopathophysiologie

In der Ätiologie des Kontaktekzems werden seit langem ein allergisches und ein irritativ-toxisches Ekzem unterschieden.

Die Pathophysiologie des allergischen Kontaktekzems ist seit den Arbeiten von Macher und Chase [25], Stingl et al. [50] und Knop et al. [18] einer weitgehenden Klärung nähergebracht worden. Die Kontaktallergene (zumeist kleine Chemikalien: Haptene) werden - nach Bindung an körpereigene Strukturen - von Langerhans-Zellen in der Epidermis aufgenommen und an T-Lymphozyten präsentiert, welche dann bei wiederholtem Antigenkontakt über die Freisetzung von Zytokinen die entzündliche Reaktion auslösen (klassische zellvermittelte Immunität, delayed type hypersensitivity DTH) [16].

Demgegenüber war die Pathophysiologie des atopischen Ekzems lange Zeit unklar, insbesondere bestand das Dilemma, daß die so charakteristisch erhöhten Immunglobulin-E-Antikörper mit der klinischen Symptomatik einer Urtikaria (Quaddel/Erythemreaktion), nicht aber mit der lymphozytären Entzündung der Ekzemreaktion kongruent erschienen [41]. Auch wurde lange Zeit die Bedeutung allergischer Reaktionen überhaupt für die Entstehung und Unterhaltung eines atopischen Ekzems vernachlässigt. Begriffe wie endogenes Ekzem oder Neurodermitis wiesen auf intrinsische bzw. nervale Mechanismen hin [7, 19, 27].

Erst durch die Entdeckung von Immunglobulin E und verschiedenen IgE-Rezeptoren auf der Oberfläche von epidermalen Langerhans-Zellen sowie durch das Konzept der Dichotomie von T-Helfer-Zellen gelang es, die Bedeutung von IgE-Antikörpern über Langerhans-Zellen und die Aktivierung von TH 2-Zellen beim atopischen Ekzem herauszuarbeiten [10, 32, 36, 49]. Die relevanten Allergene beim atopischen Ekzem sind klassischerweise Proteine bzw. Peptide, als amplifizierende Zellen der Entzündung stehen eosinophile Granulozyten und

Tabelle 2. Unterschiede zwischen atopischem Ekzem und Kontaktekzem: Ätiopathophysiologie

	Atopisches Ekzem	Kontaktekzem
Antikörper	IgE	?
T-Lymphozyten	TH 2	TH 1
Amplifizierende Zellen	Eos, Mastzellen	PMN?
Allergene	Proteine	Haptene

Mastzellen im Vordergrund, während beim Kontaktekzem möglicherweise den neutrophilen Granulozyten eine gewisse Bedeutung zukommt (Tabelle 2).

Diagnostik

Entsprechend den ätiopathophysiologischen Überlegungen (Tabelle 2) sind die diagnostischen Schritte bei beiden Ekzemformen unterschiedlich (Tabelle 3). Bei den Hauttesten stehen Pricktest und Intrakutantest beim atopischen Ekzem und klassischer Epikutantest beim Kontaktekzem im Vordergrund. Möglicherweise können durch die Etablierung des Atopie-Patch-Tests, wobei IgE-induzierende Proteinallergene auf die unbefallene Haut appliziert werden, eventuelle ekzematöse Hautveränderungen evaluiert werden [11, 53]. Dabei handelt es sich um eine weitere diagnostische Methode, die die Relevanz einer IgE-vermittelten Sensibilisierung für das atopische Ekzem beurteilen läßt.
Unter den Provokationstesten kommt beim atopischen Ekzem der oralen Provokation mit Nahrungsmitteln eine größere Bedeutung zu, während diese beim allergischen Kontaktekzem auf die seltenen Fälle eines hämatogenen Kontaktekzems beschränkt bleibt (z.B. Perubalsam). Hier hat der »repeated open application test« (ROAT) größere Bedeutung.
In der Anamnese stellen sich die Fragen nach der Natur der auslösenden Allergene unterschiedlich. Beim allergischen Kontaktekzem sind vorwiegend Chemikalien und Berufsstoffe sowie Kosmetika als Auslöser zu bedenken, während beim atopischen Ekzem Fremdstoffe aus allen Bereichen der Umwelt (Luft, Nahrung, Kontakt etc.) relevant sein können [3, 4, 42].
Ein weiterer Unterschied besteht in der offenbar stark zunehmenden Prävalenz des atopischen Ekzems in den letzten Jahrzehnten [39, 45], während eine solche Tendenz für das allergische Kontaktekzem nicht eindeutig faßbar ist. Die Ursachen hierfür sind unbekannt. Umweltschadstoffe als mögliche Einflußfaktoren sind aufgrund epidemiologischer, tierexperimenteller und In-vitro-Untersuchungen jedoch denkbar [4, 22, 23, 26, 39].

Tabelle 3. Unterschiede zwischen atopischem Ekzem und Kontaktekzem: Diagnostik

	Atopisches Ekzem	Kontaktekzem
Äußere Auslöser (Anamnese)	?	+
Hauttest	Prick, Atopie-Patch-Test?	ECT
Provokation	oral?	ROAT

Therapie

Die oben aufgeführten Unterschiede führen zwangsläufig zu Unterschieden in der Therapie, sowohl innerlich als auch äußerlich (Tabelle 4).
Systemische Glukokortikoide werden im akuten Schub eines allergischen Kontaktekzems durchaus ihren Platz haben, während sie beim atopischen Ekzem nur ganz schweren Fällen vorbehalten sein sollten.
Antihistaminika entfalten beim Kontaktekzem eine geringe Wirkung, können jedoch beim atopischen Ekzem juckreizstillend und adjuvant wirken. Immunsuppressiva sind theoretisch und auch experimentell beim Kontaktekzem wirksam [1], werden jedoch selten indiziert sein. Beim atopischen Ekzem kann in schweren Fällen Cyclosporin A versucht werden [31, 49], allerdings sind Rebound-Reaktionen nach dem Absetzen nicht selten.
Hoffnung besteht, daß durch den topisch einsetzbaren Wirkstoff FK 506 ein »Kortison des Jahres 2000« gefunden werden könnte. Dieses Immunphyllin hat sich in Tierexperimenten als außerordentlich potentes Antipruriginosum erwiesen (persönliche Mitteilung, Firma Sandoz, Wien).

Tabelle 4. Unterschiede zwischen atopischem Ekzem und Kontaktekzem: Therapie

	Atopisches Ekzem	Kontaktekzem
Therapie äußerlich:		
Galenik	fett	trocken
Kortikosteroide	+	+
Antiseptika	+	–
Hautpflege	+	±
Hautschutz	±	+
Therapie innerlich:		
Antihistaminika	+	±
Kortikosteroide	–	+
Immunsuppressiva	±	–
Immunmodulatoren	+	–
UV	±	–
Hyposensibilisierung	?	?
Alternative Verfahren	+	–
Psychosomatik	+	–

Unter den Immunmodulatoren kommt dem γ-Interferon eine Bedeutung beim atopischen Ekzem zu [14]. Dies paßt gut zu dem Konzept der TH1- und TH2-Zellen, wonach γ-Interferon als Zytokin der TH1-Zellen die über Interleukin 4 angeregte IgE-Bildung zu hemmen scheint [37]. Allerdings sei nicht verschwiegen, daß nach eigenen Erfahrungen γ-Interferon keineswegs als Wundermittel betrachtet werden sollte, auch wenn in Einzelfällen gute Besserungen zu verzeichnen sind. Neben γ-Interferon scheint α-Interferon deutlich schwächer wirksam; hier sind sogar einzelne deutliche Verschlechterungen beobachtet worden.

Der Einsatz einer Phototherapie mit langwelligen UV-Strahlen kann adjuvant beim atopischen Ekzem sinnvoll sein. Über die Stellung der UVA-1-Behandlung (sogenanntes Kaltlicht) ist noch kein abschließendes Urteil möglich [20, 21].

Eine spezifische Hyposensibilisierung ist bislang beim Ekzem nicht routinemäßig erfolgreich gewesen. Es gibt Berichte über orale Hyposensibilisierungen beim allergischen Kontaktekzem [28, 48].

Demgegenüber sind nach klassischen Hyposensibilisierungen beim atopischen Ekzem Verschlechterungen beschrieben worden. Von einigen Autoren wird das Vorliegen eines Ekzems als Kontraindikation für eine Hyposensibilisierung betrachtet. Allerdings wird nach Durchsicht der Literatur klar, daß weder die Wirkung noch die Nebenwirkungen dieser Behandlungsart beim atopischen Ekzem ausreichend bekannt sind [55]. Hier sind dringend sorgfältig geplante und kontrollierte Studien notwendig. Es besteht kein Zweifel, daß die psychosomatische Beeinflussung beim atopischen Ekzem eine wesentlich größere Rolle spielt als beim Kontaktekzem. Dies muß sich in der Führung der Patienten und in der eventuellen Zusammenarbeit mit psychosomatisch orientierten Kollegen niederschlagen [8].

Überraschend ist – und häufig beschwerlich für den praktizierenden Hautarzt – die Fülle der zum Teil »verrückten« alternativen Verfahren, die von Patienten mit atopischem Ekzem begeistert aufgenommen werden. Dies kann zu erschreckenden Fehlbehandlungen mit Mangelernährung und schwersten Exazerbationen der Hauterkrankung mit Superinfektionen führen. Erwachsene mögen mit ihrem Körper Experimente machen. Wenn jedoch Eltern aus ideologischen Gründen derartige Prozeduren ihren Kindern zumuten, liegt eigentlich eine Kindesmißhandlung vor, bei der der Hautarzt aufgefordert ist, mit großem Einfühlungsvermögen und Einsatz einzugreifen.

Die beim atopischen Ekzem veränderte Hautbeschaffenheit (gestörte Barrierefunktion?), die sich klinisch vorwiegend als Trockenheit äußert und durch einen übermäßigen Wasserverlust durch die oberen Hautschichten – meßbar in Form des transepidermalen Wasserverlustes, der für die Patienten mit atopischem Ekzem signifikant erhöht ist [52] – sowie den Mangel an Fett gekennzeichnet ist, kann mittels verschiedener Verfahren behandelt werden. Dies kann erreicht werden durch Okkludieren der Hautoberflächen mit Lipiden zur Verhinderung der Wasserabgabe oder durch die Einschleusung von Moisturizers wie Harnstoff, dem bedeutendsten natürlichen Moisturizer. Eine Modulation des Omega-6-Fettsäure- und Eikosanoidstoffwechsels wird durch die orale Gabe von γ-Linolensäure zu erreichen versucht, da verschiedene In-vitro- und In-vivo-Untersuchungen bei Patienten mit atopischem Ekzem Störungen in diesem Bereich mit entsprechenden Auswirkungen auf die Reifung und Funktion des Immunsystems aufzeigen konnten [24, 30, 44]. Im Widerspruch zu den überzeugenden theoretischen Überlegungen stehen jedoch die unter der oralen Gabe von γ-Linolensäure erzielten klinischen Erfolge [5].

Mastzellblocker können bei Patienten mit atopischem Ekzem und nachgewiesener Nahrungsmittelallergie unter Umständen unterstützend wirksam sein.

In der äußerlichen Therapie besteht der wesentlichste Unterschied in der Galenik, die bei der Vehikelauswahl zu beachten ist: Während beim Kontaktekzem, insbesondere bei akutem Verlauf trockene Zubereitungen im Vordergrund stehen, sind beim atopischen Ekzem eher fette Emulsionen und Pasten vorzuziehen. Allerdings entsteht der Eindruck, daß durch zu fette Präparate nicht selten auch Reizungen hervorgerufen werden können.

Unter den topischen Glukokortikoiden kommen stark wirksame (z.B. Clobetasolpropionat, Betamethasondipropionat etc.) vorwiegend beim Kontaktekzem zum Einsatz, während das atopische Ekzem die Domäne der schwächer wirksamen und insbesondere nebenwirkungsarmen Glukokortikosteroide der neueren Generation (z.B. Prednikarbat, Mometason etc.) darstellt.

Individuelle Hautpflege ist die Basis der Prävention beim atopischen Ekzem. Hautschutz, insbesondere im Berufsleben, stellt die wichtigste vorbeugende Maßnahme beim Kontaktekzem dar.

Insgesamt erscheint es wichtig, nicht nur akute Hauterscheinungen zu behandeln, sondern dem ekzemkranken Patienten ein Gesamtkonzept anzubieten, das von der Diagnostik bis zur Rehabilitation

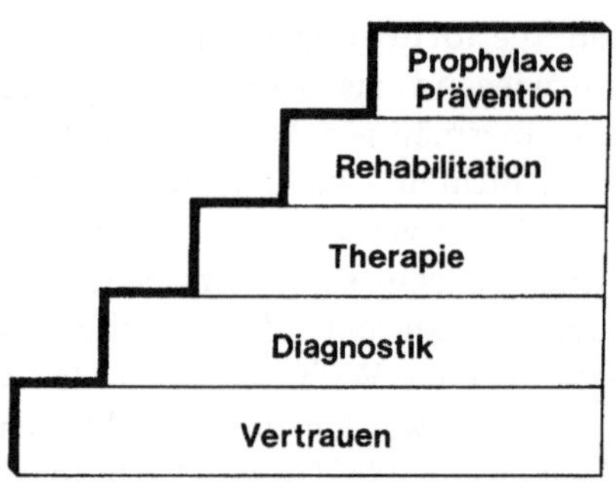

Abb. 1. Stufenschema eines erfolgreichen Patientenmanagements bei Ekzemerkrankungen

bzw. Prävention reicht (Abb. 1) und nur auf der Basis eines vertrauensvollen Arzt-Patienten-Verhältnisses möglich ist. Wir bevorzugen hierfür den Begriff Patientenmanagement.

Kritische Betrachtung

In der kritischen Betrachtung der Gemeinsamkeiten und Unterschiede von atopischen Ekzem und Kontaktekzem wird es klar, daß der Begriff Kontaktekzem sich zwar praktisch durchgesetzt hat, jedoch logisch nicht ganz glücklich einseitig nach dem Auslösungsweg bestimmt worden ist.

Die neueren Erkenntnisse haben gezeigt, daß auch ein atopisches Ekzem durch exogenen Kontakt (Atopie-Patch-Test) [53] ausgelöst werden kann. Der Begriff atopisches Kontaktekzem wurde schon früher vorgeschlagen [38].

Ferner können beide Formen von Ekzemen sowohl innerlich (Nahrungsmittel beim atopischen Ekzem, hämatogenes Kontaktekzem durch Nickel oder Perubalsam beim Kontaktekzem) ausgelöst werden [28, 29, 34].

Ähnlich, wie beim Kontaktekzem zwischen einem allergischen und einem irritativ-toxischen Ekzem zu unterscheiden ist, kann man beim atopischen Ekzem ein extrinsisches von einem mehr intrinsischen abtrennen. Es steht außer Zweifel, daß für eine große Anzahl von Patienten mit atopischem Ekzem exogene Allergene (aus der Luft, Nahrung etc.) eine auslösende und unterhaltende relevante Rolle spielen [34, 42]. Die eigentlichen Unterschiede zwischen beiden Ekzemformen liegen demnach in der Ätiopathophysiologie, insbesondere bei den allergischen Varianten, wo die TH 1-Antwort im Sinne einer DTH das allergische Kontaktekzem vermittelt, während die TH 2-Antwort mit IgE-Antikörpern eine Bedeutung beim atopischen Ekzem besitzt. Man könnte dementsprechend versuchen, die Ekzeme als TH 2- und TH 1-Ekzem abzugrenzen. Hornstein hat von einem Typ-I-Kontaktekzem und von einem Typ-IV-Kontaktekzem gesprochen [15].

Solange unser Wissen noch so begrenzt ist, schlagen wir vor, den bereits früher verwendeten Begriff Eczema vulgare (beinhaltet sowohl allergisches, als auch irritativ-toxisches Kontaktekzem) dem des atopischen Ekzems gegenüberzustellen (Tabelle 5). Es wird dann keine logischen Schwierigkeiten in der weiteren Unterteilung der Vielfalt ekzematöser Veränderungen geben. Was heute allergische Kontaktdermatitis heißt, entspräche dann einem allergischen vulgären Kontaktekzem, während ein allergisches systemisches vulgäres Ekzem auch hämatogenes Kontaktekzem genannt wird. In ähnlicher Weise gibt es ein akutes allergisches atopisches Ekzem (entsprechend der Proteinkontaktdermatitis oder einem Ekzemschub nach Katzenkontakt beim Katzenallergiker) und ein chronisches nichtallergisches atopisches Ekzem, bei dem keine relevante Allergie nachweisbar ist.

Tabelle 5. Verschiedene Dimensionen der Terminologie von Eczema atopicum versus Eczema vulgare

Kinetik	akut	chronisch
Pathophysiologie	allergisch	nichtallergisch
Allergietyp	Typ 1 (TH_2)	Typ IV (TH_1)
Lokalisation	Hand	Unterschenkel
Auslösungsweg	systemisch	Kontakt
Ekzemtypen	atopisches Ekzem	Eczema vulgare

Ausblick

Durch die Fortschritte der modernen Allergologie und Immunologie steht die Lösung des Dilemmas der Einordnung des atopischen Ekzems in eine pathogene Immunreaktion zwischen IgE-Reaktion und zellulärer Überempfindlichkeit vor der Tür. Eine saubere Begriffsbildung mit Unterscheidung zwischen atopischem Ekzem und Eczema vulgare erlaubt die Einordnung aller möglichen Formen, sowohl klinisch als auch pathophysiologisch.

Die eindeutig existierenden Unterschiede in Hautbeschaffenheit, immunologischem Reaktionsmuster, Allergennatur und psychosomatischer Beeinflussung müssen sich in dem Patientenmanagement von Diagnostik, Therapie und Prävention niederschlagen, damit eine erfolgreiche Behandlung des Ekzems langfristig möglich wird.

Literatur

1. Aldridge RD, Thomson AW, Sewell HF (1986) Topical cyclosporine in alopecia areata and nickel contact dermatitis. Lancet 327: 971–972
2. Bandmann HJ, Dohn W (1967) Die Epikutantestung, 2. Aufl. Bergmann, München
3. Behrendt H, Friedrichs KH, Kainka-Stänicke F et al (1991) Allergens and pollutants in the air: a complex interaction. In: Ring J, Przybilla B (eds) New trends in allergy III. Springer, Berlin, pp 467–478
4. Behrendt H, Friedrichs KH, Krämer U et al (1994) The role of indoor and outdoor air pollution in allergic diseases. In: Proceedings of the International Congress of Allergy and Clinical Immunology, Stockholm
5. Berth-Jones J, Graham-Brown RAC (1993) Placebo-controlled trial of essential fatty acid supplement in atopic dermatitis. Lancet 341: 1557–1560
6. Bieber T, De la Salle H, Wollenberg A et al. (1992) Human Langerhans cells express the high affinity receptor for immunoglobin E (FcERı). J Exp Med 175: 1285–1290
7. Borelli S (1980) Gewerbedermatosen, einschließlich Begutachtung. In: Korting, G W (Hrsg) Dermatologie in Praxis und Klinik, Bd. II. Thieme, Stuttgart
8. Bosse K (1991) Atopic eczema as psychomotoric disease: a model for integrated treatment. In: Ruzicka T, Ring J, Przybilla B (eds) Handbook of atopic eczema. Springer, Berlin, pp. 117–126
9. Braun-Falco O, Plewig G, Wolff HH (1985) Dermatologie und Venerologie, 3. Aufl. Springer, Berlin
10. Bruijnzeel-Koomen C, Mudde G, Bruijnzeel P, Bieber T (1991) IgE receptor in Langerhans cells: their significance in the pathophysiology of atopic eczema. In: Ruzicka T, Ring J, Przybilla B (eds) Handbook of atopic eczema. Springer, Berlin, pp. 154–165
11. Darsow U, Vieluf D, Ring J (1995) Atopy patch test with different vehicles and allergen concentrations-approach to standardization. J Allergy Clin Immunol
12. Enders F, Przybilla B, Ring J, Burg G, Braun-Falco O (1989) Epikutantestung mit einer Standardreihe. Ergebnisse bei 12026 Patienten. Hautarzt 39: 779–786
13. Halter S (1959) Das vulgäre Ekzem. In: Gottron A, Schönfeld W (Hrsg) Dermatologie und Venerologie, B III/1. Thieme Stuttgart
14. Hanifin JM, Schneider LC, Leung DYM et al (1993) Recombinant interferon gamma therapy for atopic dermatitis. J Amer Acad Dermatol 28: 189–197
15. Hornstein OP (1992) Ätio-pathogenetisch begründete Klassifikation der Ekzemkrankheiten – Basis für rationale Therapie und Dokumentation. Festvortrag im Rahmen der 12. Alfred-Marchionini-Gedächtnisvorlesung am 11. Januar 1992 in Hamburg, Alfred-Marchionini-Stiftung, Reinbek
16. Kalish R (1991) Recent developments in the pathogenesis of allergic contact dermatitis. Arch Dermatol 127: 1558–1563
17. Karvonen J, Silvennoinen-Kassinen S (1991) Genetics of contact allergy. In: Ring J, Przybilla B (eds) New trends in allergy III. Springer, Berlin, pp 405–408
18. Knop J, Malorny U, Macher E (1984) Induction of T effector and T suppressor lymphocytes in vitro by haptenized bone marrow-derived macrophages. Cell Immunol 88: 411–420
19. Korting GW (1954) Zur Pathogenese des endogenen Ekzems. Thieme, Stuttgart
20. Kowalzick L, Kleinheinz A, Neuber K et al (1995) Elevated levels of solubile adhesion molecules ICAM-1 and ELAM-1 in patients with severe eczema and influence of UV-A1 treatment. Dermatology
21. Krutmann J, Czech W, Diepgen T et al (1992) High-dose UVA1 therapy in the treatment of patients with atopic dermatitis. J Am Acad Dermatol 26: 225–230
22. Kunz B, Ring J, Dirschedl B et al. (1991) Innenraumluftbelastung und atopische Erkrankungen bei Kindern. In: Ring J (Hrsg) Epidemiologie allergischer Erkrankungen, MMV-Medizin, München, S 202–220
23. Larrick JW, Buckley CE, Machamer CE (1983) Does hyperimmunoglobulinemia-E protect tropical populations from allergic disease? J Allergy Clin Immunol 71: 184–188
24. Lindskov R, Holmer G (1992) Polyunsaturated fatty acids in plasma, red blood cells and mononuclear phospholipids in patients with atopic dermatitis. Allergy 47: 517–521
25. Macher E, Chase MW (1969) Studies on the sensitization of animals with simple chemical compounds. XI. The fate of labeled picryl chloride and dinitrochlorobenzene after sensitizing injections. J Exp Med 129: 81–86
26. Magnussen H, Jörres R, Wagner HM, Nieding G v (1990) Relationship between the airway response to inhaled sulfur dioxide, isocapnic hyperventilation and histamine in asthmatic subjects. Int Arch Occup Environ Health 62: 485–488
27. Marchionini A (1960) Neue Untersuchungen über die Neurodermititis constitutionalis. In: Marchionini A, Röckl M (Hrsg) Fortschritte der praktischen Dermatologie und Venerologie, Bd. 3. Springer, Heidelberg S 42–62
28. Marghescu S (1971) Die Behandlung der akuten allergischen Kontaktdermatitis. Dtsch Med Wschr 96: 756–759
29. Menne T, Maibach H (1987) Systemic contact allergy reactions. Semin Dermatol 6: 108–118
30. Melnik B, Plewig G (1991) Atopic dermatitis and disturbances of essential fatty acid in prostaglandin E metabolism. J Am Acad Dermatol 25: 859–860
31. Munro CS, Higgins EM, Marks JM (1991) Cyclosporin A in atopic dermatitis: therapeutic response is dissociated from effects on allergic reactions. Br J Dermatol 124: 43–48
32. Neumann CH, Marghescu A (1991) Allergic contact eczema and atopic eczema. In: Ruzicka T, Ring J, Przybilla B (eds) Handbook of atopic eczema. Springer, Berlin pp 107–116
33. Przybilla B (1991) Stigmata of the atopic constitution. In: Ruzicka T, Ring J, Przybilla B (eds) Handbook of atopic eczema. Springer, Berlin pp 31–42

34. Przybilla B, Ring J (1990) Food allergy and atopic eczema. Semin Dermatol 9: 220–225
35. Rajka G (1989) Essential aspects of atopic dermatitis. Springer, Berlin
36. Ramb-Lindbauer CH, Feldmann A, Rotte M, Neumann CH (1990) Characterization of grass pollen reactive T-cell lines derived from lesional atopic skin. Arch Dermatol Res 283: 71–76
37. Reinhold U (1991) Interferon-gamma. A potential role in the treatment of severe atopic dermatitis. Int J Dermatol 30: 477–478
38. Ring J (1988) Angewandte Allergologie, 2. Aufl. MMV-Vieweg, München
39. Ring J (ed.) (1991) Epidemiologie allergischer Erkrankungen. MMV-Vieweg, München
40. Ring J (1993) Umweltschadstoffe und Allergien. In: Braun-Falco O, Plewig G, Meurer M (Hrsg) Fortschritte der praktischen Dermatologie und Venerologie, Bd. 13. Springer, Berlin S 99–109
41. Ring J, Bieber T, Vieluf D, Kunz B, Przybilla B (1991) Atopic eczema. Langerhans cells and allergy. Int Arch Allergy Immunol 94: 194–201
42. Ring J, Abeck D, Neuber K (1992) Atopic eczema: role of microorganisms on the skin surface. Allergy 47: 265–269
43. Ruzicka T, Ring J (1991) Role of inflammatory mediators in atopic eczema. In: Ruzicka T, Ring J, Przybilla D (eds) Handbook of atopic eczema. Springer, Berlin pp 245–255
44. Schäfer L, Kragballe K (1991) Abnormalities in epidermal lipid metabolism in patients with atopic dermatitis. J Invest Dermatol 96: 10–15
45. Schäfer T, Vieluf D, Ring J (1993) Epidemiology of atopic eczema. Allerg J 2: 99–100
46. Schultz-Larsen F (1991) Genetic aspects of atopic eczema. In: Ruzicka T, Ring J, Przybilla B (eds). Handbook of atopic eczema. Springer, Berlin pp 15–26
47. Schnyder UW (1960) Neurodermitis, Asthma, Rhinitis. Eine genetisch allergologische Studie. Karger, Basel
48. Sjövall P, Christensen OB (1990) Oral hyposensitization in allergic contact dermatitis. Semin Dermatol 9: 206–209
49. Stingl G, Wolff-Schreiner EC, Pichler W et al (1977) Epidermal Langerhans cells bear Fc and C3 receptors. Nature (London) 268: 245
50. Stingl G, Katz SI, Clement LM, Green I, Shevach EM (1978) Immunological functions of Ia-bearing epidermal Langerhans cells. J Immunol 121: 2005–2013
51. Taylor RS III, Cooper KD, Headington JT et al (1989) Cyclosporine therapy for severe atopic dermatitis. J Am Acad Dermatol 21: 580–583
52. Thune P (1989) Evaluation of the hydration and the water-holding capacity in atopic skin and so-called dry skin. Acta Derm Venerol (Stockh) 144 (Suppl) : 133–135
53. Vieluf D, Kunz B, Bieber T, Przybilla B, Ring J (1993) Atopy patch test with aeroallergens in patients with atopic eczema. Allerg J 2: 9–12
54. Wüthrich B (1975) Zur Immunpathologie der Neurodermitis constitutionalis. Huber, Bern
55. Zachariae H (1991) Immunomodulation in the treatment of atopic eczema. In: Ruzicka T, Ring J, Przybilla B (eds) Handbook of atopic eczema. Springer, Berlin pp 445–451

Psoriasiserkrankungen

Pathogenese der Psoriasis

Ulrich Mrowietz und Enno Christophers

Einleitung

Die Pathogenese der Psoriasis ist trotz großer Fortschritte vor allem auf immunologischem Gebiet nach wie vor unklar. Bei der Diskussion möglicher pathogenetischer Faktoren stehen die beiden wichtigen Charakteristika der psoriatischen Gewebereaktion, Entzündung und epidermale Hyperproliferation, im Vordergrund. Zusätzlich können Auslösefaktoren wie etwa die Provokation der Psoriasis im Anschluß an streptogene Entzündungen wichtige Hinweise liefern.

Die Beschreibung der Pathogenese der Psoriasis soll im folgenden zelluläre Elemente, Mediatoren und Auslösefaktoren gesondert betrachten. Dabei muß selbstverständlich betont werden, daß alle diskutierten Prozesse eng miteinander verknüpft sind und keinesfalls isolierte Phänomene darstellen.

Genetik

In unserer Bevölkerung wird für die Psoriasis eine Inzidenz von etwa 2% angenommen. Eine Geschlechtsbetonung besteht nicht, Frauen und Männer sind gleich häufig betroffen. Eine genetische Disposition der Psoriasis gilt heute als gesichert. So lassen sich zwei Psoriasistypen definieren, die sich hinsichtlich familiär gehäuften Auftretens, Beginnalter und Assoziation zum HLA-System unterscheiden. Die Typ-1-Psoriasis zeigt einen Gipfel des Erstmanifestationsalters um das 16.–22. Lebensjahr, die Typ-2-Psoriasis um das 57.–60. Lebensjahr. Bei der Typ-1-Psoriasis besteht in der Regel eine positive Familienanamnese, die bei der Typ-2-Psoriasis meist nicht vorhanden ist. Die genetische Prädisposition der Typ-1-Psoriasis wird durch den Nachweis assoziierter HLA-Faktoren bestätigt. Die Typ-1-Psoriasis zeigt eine hohe Assoziation zu den HLA-Faktoren Cw6, B13, Bw57 und DR7. Bei der Typ-2-Psoriasis kann dagegen nur eine schwache Ausprägung von HLA-Cw2 nachgewiesen werden [6, 7].

Erst kürzlich wurde ein Gen auf dem langen Arm des Chromosoms 17q erkannt, das in Familien mit starker Ausprägung der Psoriasis vermehrt zu finden ist und möglicherweise für das Auftreten der Erkrankung prädisponiert [26].

Umweltfaktoren scheinen bei der phänotypischen Ausprägung der Psoriasis eine wichtige Rolle zu spielen. Hierzu zählen unter anderem bakterielle Infekte vor allem der oberen Luftwege und emotionale Streßfaktoren, die das Erscheinungsbild der Psoriasis in klinischer Form und Ausprägung sowie bezüglich des Auftretens von Erkrankungsschüben bestimmen können.

Zelluläre Elemente der psoriatischen Gewebereaktion

Ortsständige Zellen (z.B. Keratinozyten, Langerhans-Zellen, Endothelzellen) und Infiltratzellen (z.B. neutrophile Granulozyten, T-Lymphozyten, Monozyten/Makrophagen) weisen bei der Psoriasis besondere Charakteristika auf. Dem Zusammenspiel von beiden Populationen wird große Bedeutung für die Pathogenese zugeschrieben.

Ortsständige Zellen

Keratinozyten. Die klinisch charakteristische Schuppung ist die direkte Folge einer abnormal gesteigerten Hyperproliferation der Keratinozyten. Die Zeit eines Zellzyklus ist bei der Psoriasis etwa 8fach kürzer als in der gesunden Haut. Zusätzlich zur Hyperkeratose ist bei der Psoriasis eine gestörte Differenzierung zu beobachten, es entsteht eine Hyperparakeratose. Die Ursache für die hyperproliferative Aktivität der Keratinozyten ist unbekannt.

Keratinozyten in läsionärer Psoriasishaut exprimieren eine Reihe von Adhäsionsmolekülen wie ICAM-1 und die »very late antigens 3, 5, 6« (VLA 3, VLA 5, VLA 6) [1]. Auch das HLA-DR ist auf psoriatischen Keratinozyten zu finden. Besonders T-Zellen scheinen sich über diese Adhäsionsstrukturen an die Ke-

ratinozyten zu binden [1]. Das von aktivierten T-Zellen gebildete IFNγ ist ein wichtiger Induktor beispielsweise der ICAM-1 Expression [2].
Keratinozyten sind in hohem Maße sekretorisch aktive Zellen. Nach geeigneter Stimulation (z.B. IL-1, TNFα) produzierten und sezernieren Keratinozyten u.a. IL-1 und IL-8 [14]. Über IL-8 können damit T-Zellen und neutrophile Granulozyten chemotaktisch angelockt werden, IL-1 ist ein wichtiges kostimulatorisches Signal für T-Zellen [20].

Mastzellen. Morphologische Veränderungen an ortsständigen Gewebemastzellen sind die ersten nachweisbaren Zeichen einer beginnenden psoriatischen Gewebereaktion [22]. In erster Linie handelt es sich hierbei um die Degranulation dieser Zellen, die zur Freisetzung einer Vielzahl von aktiven Mediatoren wie Histamin und anderen biogenen Aminen, aber auch von Tumornekrosefaktor α (TNFα) führt [29]. In aktiven Psoriasisläsionen ist die Zahl der Mastzellen erhöht, in chronisch-stationären Plaques kann sie dagegen vermindert sein [4].
Von Mastzellen freigesetztes Histamin könnte unter anderem für die Weitstellung der Gefäße verantwortlich sein. TNFα ist ein sehr wichtiger Induktor zahlreicher Prozesse in anderen Zielzellen. So können die den Mastzellen benachbarten Endothelzellen der papillären Gefäße unter TNFα-Stimulation Adhäsionsmoleküle exprimieren, die zur Haftung zirkulierender Leukozyten in diesem Gefäßabschnitt führen. Auch kann TNFα Endothelzellen zur Sekretion von Interleukin 8 (IL-8) stimulieren, das wiederum am Endothel haftende neutrophile Granulozyten zur Emigration in das Gewebe veranlassen kann [24].

Endothelzellen
Adhäsionsfunktion. Die Kapillaren in den elongierten dermalen Papillen eines psoriatischen Plaques sind dilatiert und verlaufen geschlängelt. Die Endothelzellen im Bereich dieser Kapillaren zeigen eine gesteigerte Proliferationsrate und eine erhöhte Permeabilität. Insbesondere bei initialen Psoriasiseffloreszenzen weisen die Endothelzellen ultrastrukturell Zeichen metabolischer (prominenter Golgi-Apparat) und sekretorischer (»coated pits« und »coated vesicles«) Aktivierung auf [23]. Endothelzellen stellen eine wichtige Barriere für Blutzellen bei deren Auswanderung in das Gewebe dar. Der Übertritt von Leukozyten aus dem peripheren Blut in das Gewebe ist ein aktiver Prozeß, der durch intakte Endothelzellen in spezifischer Weise gesteuert wird. Voraussetzung für den Übertritt von Blutleukozyten aus dem Gefäß in das Gewebe ist die Anhaftung dieser Zellen an das Endothel. Diese Anhaftung erfolgt in der Hauptsache durch spezifische Strukturen, die Adhäsionsmoleküle. Auf den Endothelzellen luminal exprimierte Adhäsionsmoleküle funktionieren als eine Art Anker, mit dem vorbeirollende Leukozyten durch entsprechend exprimierte Partnermoleküle festgehalten werden [8]. Untersuchungen bei Psoriasispatienten haben gezeigt, daß die Expression der Adhäsionsmoleküle ICAM-1 und E-Selektin auf den Endothelzellen der Gefäße in den elongierten dermalen Papillen im Vergleich zu gesunder Haut stark erhöht ist [17, 18]. Auch zeigen Lymphozyten und Monozyten von Psoriasispatienten eine erhöhte Adhärenz an normale Endothelzellen [15]. Diesen Befunden wird eine große Bedeutung für das prominente entzündliche Infiltrat bei der Psoriasis zugeschrieben.

Sekretorische Funktion. Endothelzellen sind sekretorisch aktive Zellen. Nach Stimulation mit Lipopolysaccharid oder IL-1 können sie IL-8 freisetzen. Auch das Monozyten-chemotaktische Peptid 1 (MCP-1) kann von Endothelzellen nach Stimulation synthetisiert und freigesetzt werden [19]. Die Aktivierung der Endothelzelle mit Sekretion von Zytokinen führt bei den nur locker am Endothel haftenden Leukozyten zu einer Stimulation, die zur Expression weiterer Adhäsionsmoleküle führt. Hierdurch wird die Bindung an das Endothel fest, und die Leukozyten können das Gefäß durch die Endothelzellen verlassen [5, 12]. Dieser Prozeß führt zur schnellen Ausbildung eines leukozytären Gewebeinfiltrates in der Umgebung der aktivierten Gefäßendothelien. Die bei der Psoriasis erhöhte Expression von ICAM-1 und E-Selektin auf Endothelzellen von Gefäßen dermaler Papillen könnte eine erste Kaskade der Einwanderung dieser Leukozyten in die Psoriasishaut regulieren.

Infiltratzellen

T-Lymphozyten, vornehmlich vom Helfer/Memory Subtyp (CD4/CD45RO-positiv), finden sich prominent im mononukleären Infiltrat perivaskulär, im Bereich der dermoepidermalen Junktionszone und auch epidermal. Phänotypische Untersuchungen zeigen, daß die in der Psoriasishaut vorhandenen T-Helfer-Zellen zumeist in einem aktivierten Zustand sind, was sich in der Expression des HLA-DR-Antigens und des IL-2-Rezeptors an ihrer Oberfläche ausdrückt [13]. Untersuchungen an T-Zellen, die aus

Psoriasishaut isoliert und kloniert wurden, zeigen daß diese Zellen ein bestimmtes Muster an Zytokinen (IFN-γ, TNFβ, IL-2 und IL-5) freisetzen können. Dieses Muster scheint charakteristisch für T-Zellen aus der Psoriasishaut zu sein. Die psoriatischen T-Zellen stellen somit einen Mischtyp zwischen Th1-Zellen und Th2-Zellen dar, die als „Th3-Zellen" bezeichnet werden könnten (J. Prinz, persönliche Mitteilung).

Monozyten/Makrophagen. Monozyten aus dem peripheren Blut sind die ersten Infiltratzellen, die in einer initialen Psoriasisläsion nachgewiesen werden können [22]. Besonders perivaskulär und im Bereich der dermoepidermalen Junktionszone sind diese Zellen zu finden. Neuere Untersuchungen konnten zeigen, daß Monozyten auch als »lining cells« unterhalb der Basalzellschicht an der Basalmembran nachweisbar sind [28]. Elektronenmikroskopisch konnten Protrusionen dieser Zellen durch die Basalmembran mit Kontakt zu den basalen Keratinozyten nachgewiesen werden. Da Monozyten zu den stärksten Produzenten wichtiger immunologisch aktiver Zytokine wie TNFα und Interleukin 1, 6 und 8 gehören, können diese Zellen weitere Gewebereaktionen modulieren.

Neutrophile Granulozyten. Im Bereich des Papillarkörpers, in der Epidermis und im Stratum corneum finden sich besonders bei eruptiven und pustulösen Formen sowie bei der aktiven Psoriasis vulgaris massenhaft neutrophile Granulozyten. Intraepidermal führen Ansammlungen dieser Zellen zur Bildung spongiformer Pusteln (Kogoj), in der Hornschicht kommt es zu Mikroabszessen (Munro). Neutrophile Granulozyten des peripheren Blutes sind im Vergleich zu Zellen Gesunder vermehrt chemotaktisch aktiv und zeigen eine erhöhte Freisetzung lysosomaler Enzyme und toxischer Sauerstoffmetaboliten [25]. Im Schuppenmaterial und in der Haut von Psoriasispatienten lassen sich mit IL-8, dem Komplementspaltprodukt C5a, und Leukotrien B_4 (LTB_4) potente Chemotaxine für neutrophile Granulozyten nachweisen [10, 21].

Mediatoren

Zytokine

Einer Vielzahl von Zytokinen wird heute eine wichtige Rolle in der Pathogenese der Psoriasis zugeschrieben. Dabei orientiert sich die Bedeutung einzelner Substanzen vor allem an ihrer vermehrten Nachweisbarkeit in der Psoriasiseffloreszenz und an ihren bekannten biologischen Effekten.

Interleukin 6 (IL-6) ist ein wichtiges Akutphasezytokin, daß insbesondere die Antwort des Immunsystems auf Infektionen und Verletzungen moduliert. In der Psoriasishaut wird IL-6 vermehrt exprimiert. Eine mögliche wichtige Funktion besteht in der Steigerung der Proliferation von Keratinozyten, die in vitro nachgewiesen werden konnte [11].

Interleukin 8. Das Zytokin mit der vermutlich größten Bedeutung für die Psoriasis ist das Interleukin 8 (IL-8) und das hiermit verwandte MGSA/gro. Große Mengen von IL-8 können in Schuppenmaterial von Psoriasispatienten nachgewiesen werden. IL-8 vereinigt proinflammatorische und mitogene Aktivität für Zellen, die an der psoriatischen Gewebereaktion beteiligt sind. Durch die chemotaktische Wirkung auf neutrophile Granulozyten und T-Zellen kann die Zusammensetzung des charakteristischen, besonders epidermalen Infiltrates erklärt werden. Zudem besitzt IL-8 mitogene Eigenschaften für Keratinozyten, die bei der Psoriasis eine abnorm gesteigerte Proliferation zeigen. IL-8 wird insbesondere von Monozyten und Endothelzellen, aber auch von Fibroblasten und Keratinozyten nach Stimulation mit IL-1 oder TNFα gebildet [20].

Tumornekrosefaktor α(TNFα) kann im Gegensatz zu gesunder Haut vermehrt in läsionärer Psoriasishaut nachgewiesen werden. Dieses Zytokin ist ein sehr wichtiger Modulator der Entzündung. TNFα kann in einer Reihe verschiedener Zielzellen die Expression und Freisetzung von Zytokinen und Adhäsionsmolekülen induzieren [9].

Interferon-γ. Aktivierte T-Zellen sind die Hauptquelle von Interferon-γ (IFNγ), das in der Psoriasishaut im Vergleich zu gesunder Haut vermehrt vorkommt.

Eine wichtige Wirkung von IFNγ ist die Induktion der Expression von ICAM-1 auf Keratinozyten. ICAM-1 ist ein Ligand für das Adhäsionsmolekül LFA-1 auf T-Lymphozyten. Es konnte gezeigt werden, daß die Zahl intraepidermaler Lymphozyten mit der Expression von ICAM-1 auf Keratinozyten korreliert. Ferner kann IFNγ auf Keratinozyten die Expression des HLA-DR induzieren.

In vitro besitzt IFNγ proliferationshemmende Eigenschaften für normale humane Keratinozyten, dieser Effekt ist bei psoriatischen Keratinozyten

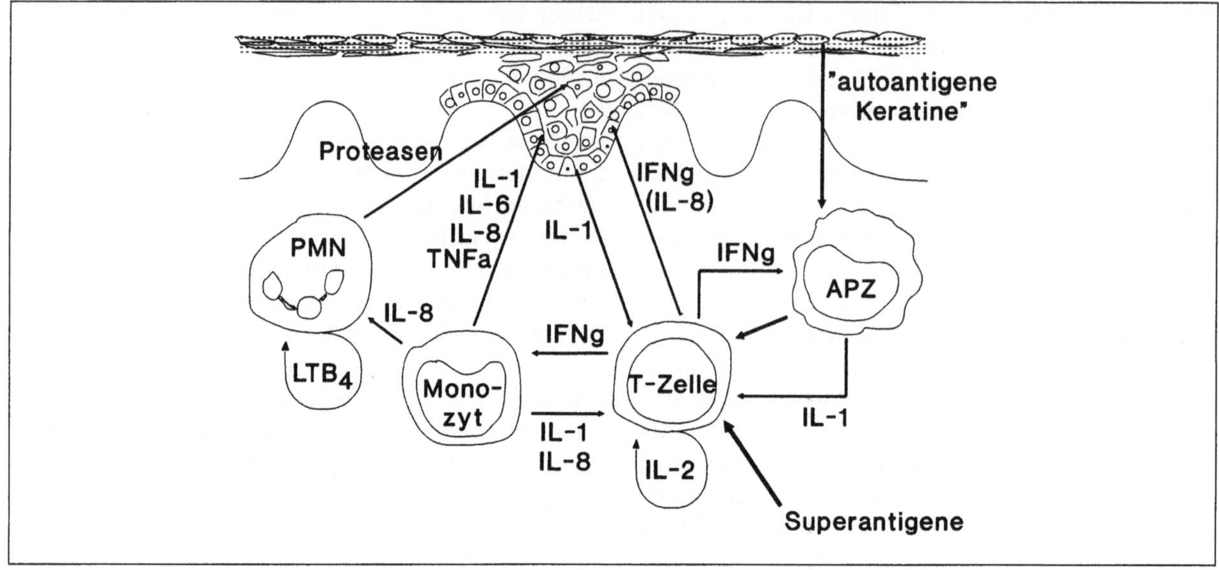

Abb. 1. Schematische Darstellung des Zusammenwirkens an der psoriatischen Gewebereaktion beteiligter Mediatoren (*APZ* = antigenpräsentierende Zelle)

nicht vorhanden. Möglicherweise wird über IFNγ besonders das epidermale T-Zell-Infiltrat bei der Psoriasis reguliert [13].

Komplementfaktoren

Bei der Psoriasis lassen sich im Gewebe und auch in den Schuppen der Patienten Komponenten der aktivierten Komplementkaskade nachweisen. Besondere Bedeutung kommt dabei dem Komplementspaltprodukt C5a zu. C5a ist ein biologisch hochaktives Molekül, das vor allem starke chemotaktische Aktivität für neutrophile Granulozyten und Monozyten besitzt. Aber auch die Freisetzung lysosomaler Enzyme, die Produktion reaktiver Sauerstoffmetaboliten und die Aktivierung der Arachidonsäurekaskade werden aktiviert. Große Mengen von C5a, dessen N-terminale Aminosäure Arginin enzymatisch abgespalten wurde ($C5a_{desarg}$), wurden in psoriatischen Schuppen nachgewiesen [3]. Diese desarginierte Form ist für neutrophile Granulozyten weniger aktiv als C5a, jedoch scheint es für Monozyten keinen Unterschied in der stimulatorischen Potenz in bezug auf diese beiden Formen von C5a zu geben. C5a und $C5a_{desarg}$ kommt bei der psoriatischen Gewebereaktion ein wichtiger Verstärkermechanismus zu. Beide Substanzen können neben der Stimulierung von neutrophilen Granulozyten und Monozyten Mastzellen zur Degranulation bringen. Aus den Mastzellen freigesetzte Mediatoren wie TNFα führen ihrerseits dann zur Aktivierung weiterer Zellen, beispielsweise von Endothelzellen [3].

Metabolite der Arachidonsäure

Metaboliten der Arachidonsäure wird schon lange eine wichtige Rolle für die Pathogenese der Psoriasis zugeschrieben. Insbesondere die Produkte der Lipoxygenasen bewirken zahlreiche biologische Effekte auf neutrophile Granulozyten und Keratinozyten, die sich in der psoriatischen Gewebereaktion widerspiegeln. Produkte der Arachidonsäure können als Verstärker des Einstroms von PMN dienen.

Leukotriene. Leukotriene entstehen über die Umsetzung von Arachidonsäure durch das Enzym 5-Lipoxygenase. Besonders aktiv ist das Leukotrien B_4 (LTB_4). Dieser Metabolit ist stark chemotaktisch wirksam für neutrophile Granulozyten. LTB_4 wird in der Hauptsache von neutrophilen Granulozyten selbst gebildet, die hiermit, im Sinne eines Verstärkermechanismus, weitere Zellen in das Gewebe hinein locken können. LTB_4 kann in der Psoriasishaut nachgewiesen werden [10]. Interessant ist die Beobachtung, daß nach Auftragen von LTB_4 auf die Haut die Entstehung einer Pustel hervorgerufen werden kann [27].

Superantigene

Besonders bei jüngeren Patienten kann eine Psoriasis nach Infektionserkrankungen exazerbieren. Infektionen der oberen Luftwege durch Streptokokken sind als potenter Triggerfaktor bekannt. Zumeist kommt es nach einer solchen Infektion zu Ausbildung einer Psoriasis guttata, aber auch die Verschlechterung einer Psoriasis vulgaris vom Plaque-Typ in eine pustulöse Form kann möglich sein. In diesem Zusammenhang wird die Bedeutung von bakteriellen Peptiden diskutiert, die nach Antigenpräsentation durch Langerhans-Zellen eine Reaktion auslösen könnten, die an der Haut zum Bild der Psoriasis führt. Es ist möglich, daß bakterielle Peptide antigene Verwandtschaft zu Strukturen der Haut, z.B. zu Keratinen, besitzen (»antigenes Mimikry«), durch die eine autoaggressive Immunreaktion entsteht. Ferner könnten die Superantigene besonders der Streptokokken eine Rolle spielen, die T-Zellen potent ohne Antigenspezifität zu aktivieren vermögen [16]. Jedoch sind abschließende und schlüssige Vorstellungen zur pathogenetischen Bedeutung dieser bakteriellen Triggerfaktoren für die Psoriasis noch nicht erarbeitet.

Zusammenfassung

Das Zusammenspiel aller an der psoriatischen Gewebereaktion beteiligten Elemente scheint charakteristisch für diese Dermatose. Dabei kommt der Regulation der einzelnen Komponenten besondere Bedeutung zu. Ein Versuch, das Zusammenwirken von zellulären Elementen und Mediatoren schematisch darzustellen, ist in der Abb. 1 ohne den Anspruch auf Vollständigkeit unternommen worden.

Literatur

1. Barker JNWN, Sarma V, Mitra RS, Dixit VM, Nickoloff BJ (1990) Marked synergism between tumor necrosis factor-α and interferon-γ in regulation of keratinocyte-derived adhesion molecules and chemotactic factors. J Clin Invest 85: 605–608
2. Barker JNWN, Groves RW, Allen MH, Macdonald DM (1992) Preferential adherence of T lymphocytes and neutrophils to psoriatic epidermis. Br J Dermatol 127: 205–211
3. Bergh K, Iversen O-J, Lysvand H (1993) Surprisingly high levels of anaphylatoxin C5a des arg are extractable from psoriatic scales. Arch Dermatol Res 285: 131–134
4. Brody I (1984) Mast cell degranulation in the evolution of acute eruptive guttate psoriasis vulgaris. J Invest Dermatol 82: 460–464
5. Butcher EC (1991) Leukocyte-endothelial cell recognition: three (or more) steps to specificity and diversity. Cell 67: 1033–1036
6. Christophers E, Henseler T (1990) Psoriasis type I and type II as subtypes of nonpustular psoriasis. In: Roenigk HH, Maibach H (eds) Psoriasis. Marcel Dekker, New York, pp 15–21
7. Christophers E, Sterry W (1993) Psoriasis. In: Fitzpatrick TB, Eisen AZ, Wolff K, Freedberg IM, Austen KF (eds) Dermatology in general medicine. McGraw-Hill, New York, pp 489–514
8. Detmar M (1992) Mechanismen der Interaktion von Leukozyten und dermalen Endothelzellen in der kutanen Entzündung. Hautarzt 43: 679–686
9. Gearing AJH, Fincham NJ, Bird CR et al (1990) Cytokines in skin lesions of psoriasis. Cytokine 2: 68–75
10. Grabbe J, Czarnetzki B, Rosenbach T, Mardin M (1984) Identification of chemotactic lipoxygenase products of arachidonate metabolism in psoriatic skin. J Invest Dermatol 82: 477–479
11. Grossman RM, Krueger J, Yourish D et al (1989) Interleukin 6 is expressed in high levels in psoriatic skin and stimulates proliferation of cultured human keratinocytes. Proc Natl Acad Sci USA 86: 6367–6371
12. Hogg N (1992) Roll, roll, roll your leukocyte gently down the vein... Immunol Today 13: 113–115
13. Kägi MK, Wüthrich B, Montano E et al (1994) Differential cytokine profiles in peripheral blood lymphocyte supernatants and skin biopsies from patients with different forms of atopic dermatitis, psoriasis and normal individuals. Int Arch Allergy Immunol 103: 332–340
14. Kristensen MS, Paludan K, Larsen CG et al (1991) Quantitative determination of IL-1α-induced IL-8 mRNA levels in cultured human keratinocytes, dermal fibroblasts, endothelial cells, and monocytes. J Invest Dermatol 97: 506–510
15. LeRoy F, Brown KA, Greaves MW et al (1991) Blood mononuclear cells from patients with psoriasis exhibit an enhanced adherence to cultured vascular endothelium. J Invest Dermatol 97: 511–516
16. Leung DYM, Walsh P, Giorno R, Norris DA (1993) A potential role for superantigens in the pathogenesis of psoriasis. J Invest Dermatol 100: 225–228
17. Petzelbauer P, Stingl G, Wolff K, Volc-Platzer B (1991) Cyclosporin A suppresses ICAM-1 expression by papillary endothelium in healing psoriatic plaques. J Invest Dermatol 96: 362–369
18. Rohde D, Schlüter-Wigger W, Mielke V et al (1992) Infiltration of both T cells and neutrophils in the skin is accompanied by the expression of endothelial leukocyte adhesion molecule-1 (ELAM-1): an immunohistochemical and ultrastructural study. J Invest Dermatol 98: 794–799
19. Rollins BJ, Yoshimura T, Leonard EJ, Pober JS (1990) Cytokine-activated human endothelial cells synthesize and secrete a monocyte chemoattractant, MCP-1/JE. Am J Pathol 136: 1229–1233

20. Schröder J-M (1992) Interleukin 8. Adv Neuroimmunol 2: 109–124
21. Schröder J-M, Christophers E (1986) Identification of C5a des arg and an anionic neutrophil activating peptide (ANAP) in psoriatic scales. J Invest Dermatol 87: 53–58
22. Schubert C, Christophers E (1985) Mast cells and macrophages in early relapsing psoriasis. Arch Dermatol Res 277: 352–358
23. Schubert C, Christophers E, Swensson O, Isei T (1989) Transendothelial cell diapedesis of neutrophils in inflamed human skin. Arch Dermatol Res 281: 475–481
24. Sticherling M, Hetzel F, Schröder J-M, Christophers E (1993) Time- and stimulus-dependent secretion of NAP-1/IL-8 by human fibroblasts and endothelial cells. J Invest Dermatol 101: 573–576
25. Ternowitz T (1986) Monocyte and neutrophil chemotaxis in psoriasis. J Am Acad Dermatol 15: 1191–1199
26. Tomfohrde J, Silverman A, Barnes R et al (1994) Gene for familial psoriasis susceptability mapped to the distal end of human chromosome 17q. Science 264: 1141–1145
27. Van de Kerkhof PCM, Peereboom-Stegeman JHJC, Boeijen J (1991) An ultrastructural study of the response of normal skin to epicutaneous application of leukotriene B_4. J Dermatol 18: 271–276
28. Van den Oord JJ, Wolf-Peeters C de (1994) Epithelium-lining macrophages in psoriasis. Br J Dermatol 130: 589–594
29. Walsh LJ, Trinchieri G, Waldorf HA, Whitaker D, Murphy GF (1991) Human dermal mast cells contain and release tumor necrosis factor alpha, which induces endothelial leukocyte adhesion molecule 1. Proc Natl Acad Sci USA 88: 4220–4224

Neue Entwicklungen in der Psoriasistherapie

Thomas Ruzicka und Percy Lehmann

Einleitung

Wie kaum ein anderes Gebiet der Dermatologie machte die Therapie der Psoriasis in den letzten Jahren eine explosionsartige Entwicklung durch. Diese Entwicklung betrifft einerseits die Verbesserung bestehender Therapieverfahren, z.B. die Einführung neuartiger Ultraviolettbestrahlungsmodalitäten und Kombinationstherapien, andererseits die Einführung neuartiger Substanzgruppen für die innerliche und äußerliche Behandlung der Krankheit. Einige wesentliche Entwicklungen werden in der nachfolgenden Aufstellung behandelt.

Neue Entwicklungen in der Psoriasistherapie

UV-Bestrahlungen	311 nm UVB PUVA-Bad-Therapie Balneo-Phototherapie
Vitamin-D3-Derivate	Kombinationsschemata mit Calcipotriol Neue Derivate (Tacalcitol)
Neue Substanzklassen	Liarazol Leflunomid
Immunsuppressiva	FK 506 (Tacrolimus)

UV-Bestrahlungen

Die Einführung der Schmalspektrum-UVB-Phototherapie mit Lampen, die ein schmales Emissionsspektrum bei 311 nm haben, ist als wichtiger Fortschritt in der Therapie generalisierter mittelschwerer bis schwerer Psoriasis anzusehen [4, 6, 28, 29]. Diese Therapie zeichnet sich einerseits durch eine hohe therapeutische Effizienz aus, die an diejenige der PUVA-Bestrahlungen heranreicht, andererseits ist sie für den Patienten weniger belastend, da sie in der üblichen therapeutischen Dosierung kaum erythematogen ist (Abb. 1).

Die Wirksamkeit der 311-nm-UVB-Phototherapie läßt sich durch Kombination mit topischen Antipsoriatika weiter steigern. So konnte eine wesentliche Wirksamkeitssteigerung durch Dithranol, insbesondere aber Calcipotriol, erzielt werden [8, 9, 26, 27]. Die letztgenannte Kombination muß als eine der wirksamsten und nebenwirkungsärmsten Modalitäten in der Psoriasistherapie zum heutigen Zeitpunkt gelten.

In Anlehnung an unsere früheren Untersuchungen mit Breitspektrum-UVB [22] ist anzunehmen, daß auch die Kombination mit Retinoiden bei schwerer und generalisierter Psoriasis günstige Therapieergebnisse erbringen wird. Formale, doppelblind

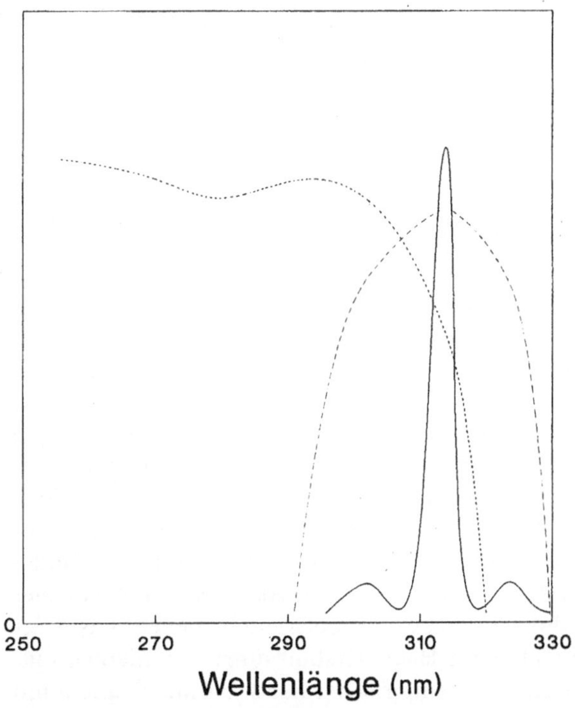

Abb. 1. Relative Aktionsspektren für die Psoriasistherapie und das UVB-Erythem und Emissionsspektrum des Philips-Strahlers TL 01. Im Vergleich zu konventionellen UVB-Strahlern zeichnet sich die TL 01-Lampe durch ein besseres antipsoriatisches Spektrum bei geringerer erythematogener Potenz aus. — — — Erythem-Aktionsspektrum; ····· Psoriasis-Aktionsspektrum; ——— Philips TL 01, Emissionsspektrum

durchgeführte Studien hierzu fehlen jedoch zum jetzigen Zeitpunkt.
Die äußerliche PUVA-Therapie hat in letzter Zeit in Form der PUVA-Bad-Therapie eine Renaissance erfahren. Ihre Vorteile bestehen im Fehlen systemischer Nebenwirkungen, in niedrigen UV-Dosen und damit geringerem Karzinomrisiko [2, 10, 18]. Die Gefahr phototoxischer bullöser Reaktionen ist bei der PUVA-Bad-Therapie wesentlich geringer als bei der konventionellen externen PUVA-Therapie mit 8-Methoxypsoralen-Lösung (Meladinine), sollte jedoch beachtet werden, und die Therapie sollte nur von speziell in dieser Behandlungsform trainierten Ärzten angewandt werden. Als Indikationen der PUVA-Bad-Therapie können gelten [10]:

- Psoriasis
- chronische Hand-Fuß-Dermatosen
- kutane T-Zell-Lymphome
- Mastozytosen
- Granuloma anulare
- generalisierte Morphaea
- akute Graft-versus-host-disease

Als besonders vorteilhaft hat sich die PUVA-Bad-Therapie bei chronischen Palmoplantardermatosen, insbesondere Psoriasis palmoplantaris erwiesen [9]. Diese Therapieform mit oder ohne Gabe oraler Retinoide (Acitretin) wird von uns für die Psoriasis palmoplantaris derzeit bevorzugt.

Vitamin-D3-Derivate

In der äußerlichen Psoriasistherapie kann Calcipotriol als die wichtigste Entwicklung der letzten Jahre angesehen werden. Mehrere Übersichten sind zu diesem Thema erschienen [1, 13, 14, 15], so daß nur einige wichtige neue Aspekte Erwähnung finden sollten. Wenngleich das Calcipotriol eine gute antipsoriatische Wirksamkeit aufweist, führt es doch selten zur vollständigen Abheilung der Hautveränderungen, so daß Kombinationstherapien mit anderen Antipsoriatika sinnvoll erscheinen [1, 8, 13]. Dies und die Tatsache, daß Calcipotriol bei etwa 25% der Patienten zur Hautirritation führt, veranlaßten uns, zunächst auf empirischer Basis das Medikament mit topischen Glukokortikosteroiden zu kombinieren. Diese Therapie erbrachte in Pilotuntersuchungen so günstige Ergebnisse, daß derzeit mehrere multizentrische Doppelblindstudien angelaufen sind, um ihre Wirksamkeit und Nebenwirkungsrate im Vergleich zu Calcipotriol allein zu überprüfen. Sollten sich in diesen Studien die initial guten Ergebnisse bestätigen lassen, so kann diese Therapieform als die zur Zeit ideale Behandlung der lokalisierten, umschriebenen Psoriasis angesehen werden. Auch eine Dreifachkombination aus Calcipotriol, Glukokortikosteroiden und niedrigdosiertem Dithranol kann auf ambulanter Basis eingesetzt werden. Für die generalisierte, mittelschwere bis schwere Psoriasis ist die oben erwähnte Kombination mit 311-nm-UVB-Bestrahlungen als sinnvoll anzusehen [8, 9, 13]. Auch die Kombination mit systemischen Antipsoriatika (Retinoiden, Cyclosporin) und systemischer PUVA-Therapie hat eine Wirkungssteigerung ergeben [25].
Ein neuartiger Aspekt der Calcipotriolanwendung ist die Behandlung der Psoriasis inversa. Wenngleich nach Angaben der Hersteller Calcipotriol nicht in den intertriginösen Arealen angewandt werden sollte, zeigte sich für uns gerade in diesem Bereich eine sehr gute Wirksamkeit des Calcipotriols. Größere Studien zu dieser Frage sind derzeit im Gange. Zukünftige Untersuchungen werden zeigen, ob neue Vitamin-D3-Derivate wie das Tacalcitol eine weitere Verbesserung der Nutzen-Risiko-Relation bringen werden.

Immunsuppressiva

Als ein weiterer Durchbruch in der Psoriasistherapie kann die Einführung der Makrolidimmunsuppressiva vom Typ des Cyclosporins angesehen werden. Da auch hierzu zahlreiche Übersichten erschienen sind [23], sollen nur einige ausgewählte Aspekte behandelt werden.
Neben der Psoriasis vulgaris scheint die Psoriasis arthropathica eine besonders günstige Indikation darzustellen [23]. Bei dieser Krankheit zeigt Cyclosporin sowohl antipsoriatische als auch antiarthritische Eigenschaften; dies im Gegensatz zu allen anderen verfügbaren Antipsoriatika und Antirheumatika mit Ausnahme des Methotrexat. Das letztgenannte Medikament kann jedoch bei zahlreichen Psoriasis-arthropathica-Patienten aufgrund der bestehenden Hepatopathie und der maximalen kumulativen Dosis von 1,5 g oft nicht eingesetzt werden, so daß therapeutische Alternativen dringend erforderlich sind. Cyclosporin sollte bei schwerer Psoriasis arthropathica als Mittel der ersten Wahl zum Einsatz kommen.
Auch bei den pustulösen Formen der Psoriasis, insbesondere auch der Acrodermatitis continua suppurativa Hallopeau [21] ist Cyclosporin gut wirksam. In einer eigenen Studie zeigte das Medikament auch

bei der Psoriasis pustulosa palmoplantaris hervorragende Wirksamkeit.
Möglicherweise ist die Einführung des Cyclosporins ein erster Schritt in eine neue pharmakologische Richtung. Ob neue Substanzen eine weitere Verbesserung der Nutzen-Risiko-Relation bringen werden, bleibt abzuwarten. Das Interesse konzentriert sich derzeit auf FK 506 (Tacrolimus), das in Pilotstudien eine überzeugende antipsoriatische Wirksamkeit bei Psoriasis vulgaris und arthropathica zeigt [5]. Ob das Nebenwirkungsprofil tatsächlich günstiger als bei Cyclosporin ist, bleibt abzuwarten. In Kürze werden auch die Ergebnisse der ersten europäischen multizentrischen Doppelblindstudie mit FK 506 bei schwerer Psoriasis vom Plaque-Typ vorliegen (J. Bos et al., Manuskript in Vorbereitung). Bei dieser Doppelblindstudie konnte die therapeutische Wirksamkeit des FK 506 im Vergleich zu Plazebo bei oraler Gabe bestätigt werden. Allerdings konzentrieren sich die weiteren Bemühungen auf den topischen Einsatz des Medikaments, da bei einigen Entzündungsmodellen der Haut FK 506 in topischer Form wirksam war [17, 19].

Wirkungsmechanismus von Antipsoriatika

Als möglicher Ansatzpunkt des FK 506 und anderer Antipsoriatika hat sich das Interleukin-8/Interleukin-8-Rezeptorsystem der Epidermis erwiesen. So konnten wir zeigen, daß IL-8 und sein Rezeptor in der psoriatischen Haut massiv überexprimiert sind und FK 506 einen inhibierenden Effekt aufweist [24]. Auch andere Antipsoriatika beeinflussen den Interleukin-8-Rezeptor [7].
Als interessanter neuer Wirkungsmechanismus des Antipsoriatikums FK-506 hat sich die Induktion des zellzykluskontrollierenden Gens p 53 erwiesen. In kürzlich durchgeführten Untersuchungen konnte man eine inverse Regulation von IL-8 und p 53 durch FK 506 nachweisen.

Zukunftsperspektiven

Neben den geschilderten Therapieprinzipien befinden sich neue Substanzen in der Entwicklung bzw. im Stadium der klinischen Testung. Dazu gehören beispielsweise Leflunomid und Liarazol als neuartige pharmakologische Prinzipien.
Große Hoffnungen müssen jedoch in die Fortschritte der Grundlagenforschung gesetzt werden. Hier ist zu erwarten, daß molekularbiologische Techniken, die zur Aufklärung der Pathogenese vieler Krankheiten in den letzten Jahren geführt haben, auch auf dem Gebiet der entzündlichen Dermatosen neue pathophysiologische Einblicke gewähren werden.
So wurde kürzlich das Enzym induzierbare NO-Synthase (iNOS), die den Entzündungsmediator Stickoxid (NO) produziert, in großen Mengen in psoriatischer Haut mit molekularbiologischen Methoden nachgewiesen [12]. Die Identifizierung von Genen, deren Expression bei der Psoriasis aberrant verläuft, sollte neue Ansatzpunkte für eine gezielte pharmakologische Beeinflussung der Psoriasis bringen.

Literatur

1. Berth-Jones J, Chu A, Dodd W (1992) A multicentre, parallel-group comparison of calcipotriol ointment and short contact dithranol therapy in chronic plaque psoriasis. Br J Dermatol 127: 266–277
2. Collins P, Rogers S (1992) Bath water compared with oral delivery of 8 MOP PUVA therapy for chronic plaque psoriasis. Brit J Dermatol 127: 392–395
3. Cunliffe W, Berth-Jones J, Claudy A et al (1992) Comparative study of calcipotriol (MC 903) ointment and betamethasone 17-valerate ointment in patients with psoriasis vulgaris. J Amer Acad Dermatol 26: 736–743
4. Diffey B, Farr P (1987) An appraisal of ultraviolet lamps used for the phototherapy of psoriasis. Brit J Dermatol 117: 49–56
5. Jegasothy BV, Ackerman CD, Todo S et al (1992) Tacrolimus (FK 506) – a new therapeutic agent for severe recalcitrant psoriasis. Arch Dermatol 128: 781–785
6. Karvonen J, Kokkonen E, Routsalainen E (1989) 311 nm UVB lamps in treatment of psoriasis with the Ingram regimen. Acta Derm Venereol (Stockh) 69: 82–85
7. Kemény L, Kenderessy AS, Olasz E et al (1994) The interleukin-8 receptor: a potential target for antipsoriatic therapy. Eur J Pharmacol 258: 269–272
8. Kerscher M, Volkenandt M, Plewig G, Lehmann P (1993) Combination phototherapy of psoriasis with calcipotriol and narrow band UVG-light. Lancet 342: 923
9. Kerscher M, Plewig G, Lehmann P (1993) Kombinationstherapie der Psoriasis vulgaris mit einem Schmalspektrum UVB-Strahler (Philips TL 01, 311 nm) und Calcipotriol. Akt Dermatol 19: 151–154
10. Kerscher M, Plewig G, Lehmann P (1994) PUVA-Bad-Therapie mit 8-MOP zur Behandlung von palmoplantaren Dermatosen. Z Hautkr 69: 110–112
11. Kerscher M, Plewig G, Lehmann P (1994) PUVA-Bad-Therapie: Indikationen und praktische Durchführung. Hautarzt 45: 126–139
12. Kolb-Bachofen V, Fehsel K, Michel G, Ruzicka T (1994) Epidermal keratinocyte expression of inducible nitric oxide synthase in skin lesions of psoriasis vulgaris. Lancet 344: 139

13. Kragballe K (1990) Combination of topical calcipotriol (MC 903) and UVB radiation for psoriasis vulgaris. Dermatol 181: 211–214
14. Kragballe K, Wildfang I (1989) Calcipotriol (MC 903), a novel vitamin D analogue stimulates terminal differentiation and inhibits proliferation of cultured human keratinocytes. Arch Dermatol Res 282: 164–167
15. Kragballe K, Gjertsen B, Hoope D de et al (1991) Double blind, right left comparison of calcipotriol and betamethasone valerate in treatment of psoriasis vulgaris. Lancet 337: 193–196
16. Larkö O (1989) Treatment of psoriasis with a new UVB lamp. Acta Derm Venereol (Stockh) 69: 357–359
17. Lauerma AI, Maibach HI (1994) Topical FK 506 – clinical potential or laboratory curiosity? Arch Dermatol 188: 173–176
18. Lowe N, Weingarten D, Bourgert T, Moy L (1986) PUVA therapy for psoriasis: comparison of oral and bathwater delivery of 8-methoxypsoralen. J Am Acad Dermatol 14: 754–760
19. Meingassner JG, Stütz A (1992) Immunosuppressive macrolides of the type FK 506: a novel class of topical agents for treatment of skin diseases? J Invest Dermatol 98: 851–855
20. Parrish J, Jaenicke K (1981) Action spectrum for phototherapy of psoriasis. J Invest Dermatol 76: 359–362
21. Peter RU, Ruzicka T, Donhauser G, Braun-Falco O (1990) Acrodermatitis continua suppurativa Hallopeau responds to low-dose treatment with Cyclosporin A. J Am Acad Dermatol 23: 515–516
22. Ruzicka T, Sommerburg C, Braun-Falco O et al (1990) Efficiency of acitretin in combination with ultra-violet B in the treatment of severe psoriasis. Arch Dermatol 126: 482–486
23. Ruzicka T, Arenberger P, Wagner S, Peter RU, Kemény L (1993) Psoriasis arthropathique. Ann Dermatol Venereol 120: 5–13
24. Schulz BS, Michel G, Wagner S et al (1993) Increased expression of epidermal interleukin-8 receptor in psoriasis. Downregulation by FK-506 in vitro. J Immunol 151: 4399–4406
25. Speight EL, Farr PM (1994) Calcipotriol improves the response of psoriasis to PUVA. Br J Dermatol 130: 79–82
26. Storbeck K, Hölzle E, Lehmann P, Schürer N, Plewig G (1991) Die Wirksamkeit eines neuen Schmalspektrum-UVB-Strahlers (Philips TL 01/100 W, 311 nm) im Vergleich zur konventionellen UVB-Phototherapie der Psoriasis. Z Hautkr 66: 108–112
27. Storbeck K, Lehmann P, Hölzle E, Schürer N, Plewig G (1993) Comparison of narrow band (311 nm) to broad band conventional UVB-phototherapy of psoriasis. J Am Acad Dermatol 28: 227–231
28. Weelden H van, Baart de la Faille H, Young E, Leun J van der (1988) A new development in UVB phototherapy of psoriasis. Br J Dermatol 119: 11–19
29. Weelden H van, Baart de la Faille H, Young E, Leun J van der (1990) Comparison of narrow-band UVB phototherapy and PUVA photochemotherapy in the treatment of psoriasis. Acta Derm Venereol (Stockh) 70: 212–215

Akne

Wann ist eine Hormonbestimmung sinnvoll?

Wilhelm Meigel

Einleitung

Die Pathogenese der Akne ist multifaktoriell, und viele Zusammenhänge sind nach wie vor unklar. Seit über 50 Jahren ist aber bekannt, daß Akne eine androgenabhängige Erkrankung ist [11] und daß Androgene die Sebumsynthese der Talgdrüsen in der Haut steigern [23]. Akne kommt im Normalfall vor der Pubertät nicht vor, sondern bildet sich erst aus, wenn die Androgenwerte ansteigen. Tritt Akne beim weiblichen Geschlecht in starker Ausprägung auf und ist sie noch mit anderen Erscheinungen von Hyperandrogenismus vergesellschaftet, ist es naheliegend, an eine abnorme Androgenproduktion als Ursache zu denken. Während in solchen Fällen die Durchführung von Hormonanalysen angezeigt ist, wird in anderen Fällen, z.B. bei der persistierenden Akne der erwachsenen Frau, zu oft und in zu großem Umfang zu aufwendigen Hormonbestimmungen gegriffen. Die Unsicherheit wird noch dadurch gesteigert, daß in der Literatur über Art und Ausmaß notwendiger Hormonbestimmungen bei Akne sehr unterschiedliche Empfehlungen bestehen. Das Spektrum reicht von der Forderung nach einer generellen Bestimmung sowohl ovarieller als auch adrenaler Hormone bei jeder Aknepatientin zum Ausschluß eines Hyperandrogenismus [22] bis hin zur weitgehenden Ablehnung der Notwendigkeit dieser Untersuchungen bei Akne, es sei denn, andere klinische Zeichen eines Hyperandrogenismus wie Hirsutismus oder androgenetische Alopezie ließen eine Hormonbestimmung sinnvoll erscheinen [7]. Da Hormonbestimmungen zudem teuer sind, ist auch aus Kostengründen eine sinnvolle Beschränkung erforderlich. Im folgenden soll daher versucht werden, die Bedingungen aufzuzeigen, unter denen eine Hormonbestimmung bei Akne notwendig und sinnvoll ist.

Androgene der Frau: Herkunft und biologische Wertigkeit

Für das Verständnis der zu diskutierenden Fragen ist es unumgänglich, wenigstens kurz auf den komplexen Stoffwechsel der androgenen Hormone einzugehen. Eine detaillierte Erörterung aller Aspekte würde jedoch den Rahmen dieser Darstellung sprengen, weshalb auf einige Übersichtsartikel zu diesem Thema verwiesen wird [17, 19, 26, 27].

Androgene werden bei der Frau sowohl in den Ovarien als auch in der Nebenniere gebildet. Daneben können auch Zielorgane wie die Haut und ihre Anhangsgebilde, aber auch das Fettgewebe und andere Organe wie die Leber aufgrund ihrer Enzymausstattung biologisch potente Androgene aus schwach androgenen Vorläufermolekülen bilden. Obwohl für die Androgenbildung in Ovar und Nebennierenrinde (NNR) weitgehend identische Schritte der Steroidbiosynthese genutzt werden, ist der Mechanismus der Produktion und Kontrolle unterschiedlich [26].

Das Ovar ist Teil der Hypothalamus-Hypophysen-Gonaden-Achse. Die Androgenbildung in den Thekazellen des Ovars steht dabei unter der Kontrolle des Corpus-luteum-Hormons (LH), wobei überwiegend Adrostendion und zu einem kleineren Teil Testosteron produziert wird. Die entstehenden Androgene werden sodann in den Granulosazellen des Ovars unter der Kontrolle des follikelstimulierenden Hormons (FSH) enzymatisch durch Aromatase in Östrogene umgewandelt. Ohne die Stimulation durch FSH funktioniert diese Umwandlung nicht oder nur sehr eingeschränkt [3, 6]. Die Östrogene hemmen die hypophysäre Gonadotropinausschüttung über einen negativen Feedbackmechanismus und beeinflussen damit durch die Verminderung der LH-Ausschüttung indirekt auch die ovarielle Androgenproduktion. Die Androgenproduktion in den Thekazellen selbst wirkt jedoch auf diese Achse nicht ein. Dies gilt sowohl für den Normalfall als auch für pathologische Zustände, z.B. bei Endokrinopathien. Beim Übertritt der Androgene aus den

Theka- in die Granulosazellen gelangen Androgene in die Zirkulation und werden damit Teil des Androgenpools. Bei bestimmten Endokrinopathien (polyzystisches Ovar-Syndrom, s. unten) ist die Konversion der Androgene zu Östrogenen gestört. Damit wird der Androgenpool stark erhöht [6].

Die Androgenproduktion der NNR wird durch das adrenokortikotrope Hormon (ACTH) der Hypophyse gesteuert. Die Hauptaufgabe der NNR ist die Produktion von Mineralo- und Glukokortikoiden. Dabei besteht über das Kortisol ein negatives Feedback auf die Hypophyse (Kontrolle der hypophysären ACTH-Ausschüttung). Androstendion und Dehydroepiandrosteron (DHEA) werden wie Kortisol in Abhängigkeit vom ACTH-Spiegel gebildet und unterliegen einem zirkadianen Rhythmus. DHEAS, der Sulfatester des DHEA hat eine relativ hohe Halbwertszeit, weshalb sein Spiegel konstant und nicht von bestimmten Abnahmezeitpunkten abhängig ist [6, 25]. Die Produktion der Androgene in der NNR bleibt während der gesamten Lebensspanne weitgehend konstant. Zu Beginn der Pubertät jedoch wird die Synthese in der NNR jedoch infolge einer erhöhten Enzymaktivität erheblich gesteigert, und es entsteht vermehrt Androstendion und DHEA [1, 28]. Diese Steigerung der NNR-abhängigen Androgenproduktion noch vor dem Einsetzen der Regelblutung wird als Adrenarche bezeichnet und ist u.a. für die Ausbildung der sekundären Geschlechtsbehaarung verantwortlich. Neuere Untersuchungen sprechen dafür, daß die gesteigerte Androgensynthese zur Zeit der Andrenarche auch für die Initiierung einer Akne von Bedeutung ist [18].

Die wichtigsten zirkulierenden Androgene der Frau sind Testosteron (T), Dihydrotestosteron (DHT), Androstendion, Dehydroepiandrosteron (DHEA) und dessen Sulfatester DHEAS. Das stärkste Androgen ist DHT mit einem Faktor von 2,5 gegenüber Testosteron, das komplett in der Peripherie durch die Aktivität der 5-α-Reduktase gebildet wird [13]. Androstendion, DHEA und DHEAS sind deutlich schwächer androgen wirksam, werden jedoch enzymatisch zu biologisch potenteren Androgenen umgewandelt [12, 20]. Ungefähr 50% des Testosterons stammen aus Ovar und NNR (je ca. 25%), der Rest wird durch Konversion von Androstendion und zu einem geringeren Teil aus DHEA gebildet [21]. Androstendion entsteht überwiegend in den Ovarien, während DHEA (zu 80%) und DHEAS (zu 95%) aus der Androgenproduktion der NNR stammen [1]. Die Bestimmung von DHEAS ist deshalb eine gute Screeningmethode zur Abschätzung der adrenalen Androgene.

Akne und Androgene: Gibt es typische Steroidmuster?

Die Entwicklung immer feinerer Bestimmungsmethoden für androgene Hormone hat es mit sich gebracht, daß eine Vielzahl von Untersuchungen mit dem Ziel angestellt wurden, bestimmte Konstellationen von Androgenen zu finden, die mit einer Auslösung oder mit dem Schweregrad einer Akne in Verbindung zu bringen waren. Dabei wurden überwiegend weibliche Aknekollektive untersucht, hauptsächlich wohl auch deshalb, weil nur in diesem Fall eine therapeutische Initiative in Form einer antiandrogenen Therapie möglich schien. Die zur Zeit vorliegenden Ergebnisse sind widersprüchlich. Während zum einen erhöhte Serumtestosteronwerte bei weiblichen Aknepatienten gefunden wurden [9, 14, 29] wurden in anderen Kollektiven Normalwerte für Testosteron festgestellt [16, 30]. Adrenale Androgene waren bei Aknepatientinnen ohne weitere Zeichen von Androgenisierung nur in knapp einem Drittel der Fälle pathologisch erhöht [15], andere Autoren konnten für DHEAS bei Akne keine Abweichungen von der Norm feststellen [4]. Für andere Androgene wie freies Testosteron, Dihydrotestosteron oder Androstendion gibt es bisher ebensowenig für Akne typische Hormonkonstellationen [19, 26, 27]. Wie ist nun der Widerspruch zu erklären, daß einerseits die Entwicklung einer Akne unzweifelhaft androgenabhängig ist, andererseits aber typische und reproduzierbare Veränderungen der androgenen Steroidmuster bei Akne nicht gefunden werden können? Eine Erklärung dafür ist sicherlich, daß neben einer gesteigerten Produktion von Androgenen in Ovar und/oder NNR eine erhöhte Empfindlichkeit der Zielorgane in der Haut infolge eines höheren Rezeptorgehaltes, eine erhöhte Enzymaktivität in den Zielorganen, z.B. 5-α-Reduktase, mit der Folge einer gesteigerten Umwandlung niedrigpotenter Androgene in biologisch aktivere Formen und schließlich erhöhte Mengen von freien, nicht an Plasma gebundenen und damit potenteren Hormonen für die Androgenisierungserscheinungen im allgemeinen und für die Akne im besonderen verantwortlich sein können [19, 21]. Derartige Störungen können aber zur Zeit entweder noch nicht erfaßt werden, bzw. sind die Methoden zu aufwendig und teuer, um in der Routine Anwendung zu finden. Zum anderen aber liegt der Widerspruch auch darin begründet, daß in den Hormonstudien bei Akne meist adäquate Kontrollen fehlen oder aber die »normale« Aknepatientin nicht untersucht wurde

[7]. Auch wird in den Untersuchungen meist keine Korrelation zwischen der Schwere der Akne und dem Ausmaß der festgestellten Störungen der Sexualhormone hergestellt. Zum gegenwärtigen Zeitpunkt gibt es deshalb bei der unkomplizierten Akne der Frau keinen Anlaß, Sexualhormone zu bestimmen, da es keine typischen Hormonmuster gibt, die diagnostisch oder therapeutisch verwertbar wären.

Akne als Teilsymptom einer Androgenisierung durch Tumoren oder Endokrinopathien

Akne kann neben Hirsutismus und androgenetischer Alopezie Symptom einer Androgenisierung bei Frauen sein. Deshalb ist es für den Dermatologen, der nicht selten gerade wegen des plötzlichen Auftretens einer Akne konsultiert wird, besonders wichtig, diejenigen Erkrankungen zu kennen, die mit einer androgenen Symptomatik verbunden sind. Im wesentlichen sind dies androgenproduzierende Tumoren von Ovar oder Nebenniere und einige Funktionsstörungen im Stoffwechsel der Sexualhormone. Die folgende Aufstellung umfaßt nur die wichtigsten Krankheitsbilder, weshalb auch hier noch einmal auf größere Übersichten verwiesen wird [21, 22, 26, 27].

Androgenproduzierende Tumoren und Akne

Die Frage, ob ein androgenproduzierender Tumor für das Aknegeschehen verantwortlich ist, läßt sich relativ einfach klären. In der Praxis genügt es völlig, eine Bestimmung von Testosteron und DHEAS vorzunehmen. Diese Hormondiagnostik ist unabhängig von der Zyklusphase, der Abnahmezeitpunkt sollte für Testosteron bei 8.00 Uhr liegen, DHEAS kann zu jeder Tageszeit bestimmt werden. Testosteronwerte über 1,5 ng/ml sprechen für einen ovariellen Tumor, bei DHEAS-Werten über 700 μg/dl liegt mit großer Sicherheit ein androgenproduzierender Tumor der NNR vor. Für eine weitergehende Differenzierung sollten solche Patienten dann aber in jedem Fall an einen Endokrinologen oder Gynäkologen überwiesen werden.

Cushing-Syndrom

Akne, hier natürlich bei beiden Geschlechtern, kann auch ein Hinweis auf ein Cushing-Syndrom sein. Dabei ist der eigentliche Morbus Cushing, nämlich das Hypophysenadenom mit erhöhten Werten für ACTH und konsekutiv erhöhter Kortisol- und Androgenproduktion der NNR vom primären Cushing-Syndrom zu unterscheiden, bei dem ein adrenaler Tumor vorliegt. Zeichen einer Androgenisierung treten in diesem Fall nur auf, wenn der Tumor auch Androgene produziert. In diesem Fall ist der ACTH-Wert durch die hemmende Wirkung des Kortisols auf die Hypophyse niedrig. Beim sekundären Cushing-Syndrom, dem ein extrahypophysär gelegener ACTH-produzierender Tumor zugrunde liegt, ist die adrenale Androgenproduktion immer erhöht. Die orientierende Labordiagnostik besteht in einer Bestimmung von Kortisol (pathologischer Wert über 200 pg/ml bei Normalwerten zwischen 75 und 185 pg/ml). Außerdem kann noch der Dexamethason-Kurzzeittest angeschlossen werden (3 mg Dexamethason um 22.00 Uhr, Blutprobe zur Kortisolbestimmung am nächsten Tag um 8.00 Uhr [21]). Über 90% der Patienten ohne Cushing-Syndrom zeigen bei diesem Test wegen des Feedbackmechanismus einen niedrigen Kortisolwert [5]. 60–80% der Patienten mit Cushing-Syndrom entwickeln eine Androgenisierung. Akne ist dabei das häufigste Symptom, Hirsutismus kommt eher seltener vor. Zusätzlich bestehen auch regelmäßig Stigmata des Hyperkortisolismus wie Striae rubrae distensae und die typischen Fettverteilungsstörungen wie Mondgesicht und Stiernacken und häufig auch eine diabetische Stoffwechsellage [10].

Akne und Endokrinopathien

Polyzystisches Ovar-Syndrom (PCO-Syndrom). Die häufigste Endokrinopathie bei Frauen im gebärfähigen Alter ist das PCO-Syndrom. Die klassische Definition von Stein und Leventhal umfaßte Oligomenorrhö, Hirsutismus, Fettsucht und vergrößerte sklerotische Ovarien [19]. Akne stellt jedoch ebenso ein häufiges Symptom dar. In einer Untersuchung von 66 Patientinnen mit PCO-Syndrom war Akne in moderater bis schwerer Form als einziges Symptom bei allen Frauen vorhanden, Zyklusstörungen fanden sich in 88% und Hirsutismus nur in 73% der Fälle [8]. Das PCO-Syndrom beginnt in der Pubertät mit einer exzessiven Produktion von adrenalen Androgenen. Diese Androgene werden im Fettgewebe zu Östrogenen aromatisiert. Die Östrogene führen zu einer Steigerung der LH-Produktion der Hypophyse [1]. LH stimuliert wiederum die Androgenproduktion im Ovar, das nun die Hauptrolle bei der Androgenproduktion übernimmt. Die entstehenden Androgene können wegen des niedrigen FSH (negatives Feedback durch die Östrogene) nicht im Ovar aromatisiert werden und entweichen in die Zirkulation. Im Fettgewebe werden sie zum Teil aromatisiert, und der Circulus vitiosus beginnt von neuem. In diesem hormonellen Milieu kommt es nicht zu einer regelrechten Follikelausreifung und damit zu den bekannten Veränderungen des Ovars mit Zysten und Atresie [19]. Der Verdacht auf das Vorliegen eines PCO-Syndroms wird dadurch erhärtet, daß der Quotient der hypophysären Hormone LH zu FSH, der normalerweise unter 2 liegt, auf den Faktor 3:1 ansteigt [3, 21].

Adrenogenitales Syndrom (AGS). Hierbei handelt es sich um einen rezessiv-erblichen Enzymdefekt der Kortisolbiosynthese in der NNR, wobei mehrere Enzyme betroffen sein können und Früh- und Spätmanifestationen möglich sind. Die durch den Enzymdefekt zu niedrige Kortisolproduktion in der NNR bewirkt wegen des fehlenden Feedbacks eine Steigerung der ACTH-Produktion in der Hypophyse und damit eine gesteigerte Synthese an Kortisolvorstufen, vor allem 17-α-Hydroxyprogesteron. Diese können nicht enzymatisch in Kortisol umgewandelt werden. Die vor dem Enzymblock angestauten Vorstufen werden dann in Richtung auf die Androgensynthese (Androstendion und DHEA) abgedrängt, deren Enzyme nicht gestört sind. Die klassischen Formen des AGS manifestieren sich bereits in der Kindheit und spielen für die Frage Akne und Hormone keine Rolle. Partielle Enzymdefekte oder funktionelle Störungen der Enzyme können sich jedoch auch in der Pubertät und im Erwachsenenalter noch realisieren und werden in Einzelfällen auch mit einer spätmanifesten Akne bei Frauen in Zusammenhang gebracht [2, 24]. Das AGS und eine dadurch bedingte Akne sind durch eine Kortikoidsubstitution gut zu therapieren, da hierdurch der negative Feedbackmechanismus auf die Hypophyse wieder in Gang gebracht wird und die NNR nicht mehr durch ACTH überstimuliert wird.
Weitere Endokrinopathien mit androgenisierender Symptomatik sind die Hyperprolaktinämie (Galaktorrhö-Amenorrhö-Syndrom) sowie der Hyperandrogenismus mit Insulinresistenz und Akanthosis nigricans (HAIR-AN Syndrom). Hier steht jedoch das Symptom Akne nicht im Vordergrund, so daß der Dermatologe mit dieser Problematik nicht konfrontiert werden dürfte [27, 30]

Akne und Androgene: Welche Hormone wann bestimmen?

In der Regel wird man zur ersten Abklärung einer Akne als möglichem Symptom eines hyperandrogenen Zustands mit sehr wenigen Hormonbestimmungen auskommen. Diese sind in Tabelle 1 zusammengefaßt. Die Normalwerte können je nach Laboratorium etwas unterschiedlich sein. Wichtig sind bei Abnahme für zyklusabhängige Hormone Angaben zum Zyklustag und zu zyklusbeeinflussenden Hormonen sowie die Tageszeit der Abnahme, wobei für die meisten Hormone die morgendliche Abnahme (8.00 Uhr) vorgeschrieben ist. Zur Kostenabschätzung sind die Punkte nach EBM angegeben.
Vor jeder Hormonbestimmung aber muß die sorgfältige Anamnese und die körperliche Untersuchung stehen, die sich nicht nur auf die Feststellung der Akne beschränken darf, sondern die Suche nach weiteren androgenen Symptomen mit einschließen muß. Extrakutane Zeichen des Hyperandrogenismus mit Virilisierung und Zyklusstörungen erfordern die fachärztliche Abklärung. Bezüglich der Durchführung von Hormonanalysen bei der unkomplizierten Akne der Frau ohne weitere hyperandrogene Symptomatik kann man sich der Ansicht von Cunliffe [7] anschließen, der eine routinemäßige Hormonbestimmung nicht für erforderlich hält.

Ausblick

Lucky et al. [18] haben in einer erst kürzlich erschienenen Untersuchung die Diskussion um das »typische« Aknehormon neu entfacht. Die Gruppe bestimmte eine ganze Batterie verschiedenster Sexualhormone bei einem Kollektiv präpubertaler Mädchen zur Zeit der Adrenarche, wobei eine Gruppe mit Akne einer zweiten ohne Akne gegenübergestellt wurde. Dabei zeigte sich, daß DHEAS als einziges Hormon in der Aknegruppe signifikant erhöht war. Die Autoren schließen daraus, daß DHEAS mehr als alle anderen Androgene mit einer initialen Akneentwicklung zu korrelieren ist. Longitudinale und prospektive Untersuchungen sind nun erforderlich, um die Frage zu klären, ob eine präpubertale DHEAS-Erhöhung ein brauchbarer Prognosepara-

Tabelle 1. Hormonbestimmungen bei Akne. (Modifiziert nach [21])

Hormon	Normwerte für Frauen	Beeinflussung	Aussagewert	EBM-Punkte
Testosteron gesamt	0,25-0,95 ng/ml	Tages- und Zyklusschwankungen 8.00-Uhr-Wert	> 1,5 ng/ml ovarieller Tumor > 0,9 ng/ml weitere endokrinologische Abklärung	350
DHEAS	> 50 a: 35–430 µg/dl < 50 a: 32–204 µg/dl	Keine Tages- oder Zyklusschwankung	> 700 µg/dl adrenaler Tumor > 400 µg/dl NNR-abhängige Hydroandrogenämie	600
Kortisol	75–185 pg/ml	Streß 8.00-Uhr-Wert	> 200 pg/ml Ausschluß Cushing-Syndrom	600
LH	basal Follikelphase < 10 mIE/ml Ovulationsphase > 20 mIE/ml Lutealphase 8 mIE/ml Postmenopause 20–75 mIE/ml	Pulsatile und Zyklusschwankungen	Erhöht bei PCOS	350
FSH	basal Follikelphase 2–10 mIE/ml Ovulationsphase 8–20 mIE/ml Lutealphase 2–8 mIE/ml Postmenopause > 20 mIE/ml	Pulsatile und Zyklusschwankungen	Erniedrigt bei PCOS	350
LH/FSH	< 2		> 3 bei PCOS	

meter ist, um eine schwere und deshalb frühzeitig behandlungsbedürftige Akne rechtzeitig erfassen zu können.

Literatur

1. Bailey-Pridham DD, Sanfilippo J (1989) Hirsutism in the adolescent female. Pediatr Clin North Am 36: 581–599
2. Birnbaum MD, Rose LI (1984) Late onset adrenocortical hydroxylase deficiencies associated with menstrual dysfunction. Obstetr Gynecol 63: 445–451
3. Cheung AR, Chang RJ (1990) Polycystic ovary syndrome. Clin Obstetr Gynecol 33: 655–667
4. Chrousos GP, Pecta GL, Gross EG, Cutler, GB Jr, Loriaux L (1982) Adrenal function in women with idiopathic acne. J Invest Dermatol 78: 468–471
5. Cronin C, Igoe D, Duffy MJ, Cunningham SK, McKenna TY (1990) The overnight dexamethasone suppression test is a worthwhile screening procedure. Clin Endocrinol 33: 27–33
6. Cummings DC (1990) Androgenesis and androdynamics in normal women. Cleve Clin J Med 57: 161–167
7. Cunliffe WJ (1989) Acne. Martin Dunitz, London
8. Falsetti L, Galbignani E (1990) Long-term treatment with the combination ethinylestradiol and cyproterone acetate in polycystic ovary syndrome. Contraception 42: 611–619
9. Forstrom L, Mustakallio KK, Dessypris A, Uggendahl P.-E, Adlercreutz H (1974) Plasma testosterone levels and acne. Acta Derm Venereol (Stockh) 54: 369–371
10. Freinkel RK (1993) Cutaneous manifestations of endocrinic diseases. In: Fitzpatrick TB, Eisen AZ, Wolff K, Freedberg JM, Austen KF (eds) Dermatology in general medicine. McGraw Hill, New York, St. Louis, San Francisco, pp 2112–2131
11. Hamilton JB (1941) Male hormon substance – a prime factor in acne. J Clin Endocrinol 1: 570–592
12. Hay JB, Hodgins MB (1974) Metabolism on androgens by human skin in acne. Br J Dermatol 91: 123–133
13. Killinger DW (1986) The role of peripheral metabolism in androgen action. Semin Reprod Endocrinol 4: 101–108
14. Lee PA (1976) Acne and serum androgens during puberty. Arch Dermatol 112: 482–484
15. Lemay A, Dewailly SD, Grenier R, Huard J (1990) Attenuation of mild hyperandrogenic activity in postpubertal acne by a triphasic oral contraceptive containing low doses of ethinylestradiol and d,l-norgestrel. J Clin Endocrinol Metab 71: 8–14

16. Levell MJ, Cawood ML, Burke B, Cunliffe WJ (1989) Acne is not associated with abnormal plasma androgens. Brit J Dermatol 120: 649–654
17. Lucky AW (1983) Endocrine aspects of acne. Ped Clin North Am 30: 495–499
18. Lucky AW, Biro FM, Huster GA et al (1994) Acne vulgaris in premenarcheal girls: an early sign of puberty associated with rising levels of dehydroepiandrosterone. Arch Dermatol 130: 308–314
19. Neumann F (1994) The antiandrogen cyproterone acetate: discovery, chemistry, basic pharmacology, clinical use and tool in basic research. Exp Clin Endocrinol 102: 1–32
20. Price V (1975) Testosterone metabolism in the skin. Arch Dermatol 111: 1496–1502
21. Rabe T, Grundwald K, Runnebaum B (1992) Androgenisierung. Diagnostik und Therapie in der Praxis. Diesbach, Berlin
22. Redmond GR, Bergfeld WF (1990) Diagnostic approach to androgen disorders in women: acne, hirsutism, and alopecia. Cleve Clin J Med 57: 423–427
23. Rony HR, Zakon SJ (1943) Effect of androgen on the sebaceous glands of human skin. Arch Dermatol Syphilol 48: 601–604
24. Rose LI, Newmark SR, Strauss JS, Pochi PE (1976) Adrenocortical hydroxylase deficiencies in acne vulgaris. J Invest Dermatol 66: 324–326
25. Rosenfeld RS, Rosenberg BJ, Fukushima DK, Hellman L (1975) 24-hour secretory pattern of dehydroisoandrosterone and dehydroisoandrosterone sulfate. J Clin Endocrinol Metab 40: 850–855
26. Sperling LC, Heimer WL (1993) Androgen biology as a basis for the diagnosis and treatment of androgenic disorders in women I. J Amer Acad Dermatol 28: 669–683
27. Sperling LC, Heimer WL (1993) Androgen biology as a basis for the diagnosis and treatment of androgenic disorders in women II. J Amer Acad Dermatol 28: 901–916
28. Schiebinger RJ, Albertson BD, Cassorla FG et al (1981) The developmental changes in plasma and adrenal androgens during infancy and adrenarche are associated with changing activities of adrenal microsomal 17-hydroxylase and 17,20-desmolase. J Clin Invest 67: 1177–1182
29. Steinberger E, Rodriguez-Rigau LJ, Smith KD et al (1981) The menstrual cycle and plasma-testosterone levels in women with acne. J Amer Acad Dermatol 4: 54–58
30. Sultan CH, Oliel V, Audran F, Meynadier J (1986) Free and total plasma testosterone in men and women with acne. Acta Dermato Venereol (Stockh) 66: 301–304

Akne im Erwachsenenalter: Was steckt dahinter?

Gerd Plewig und Thomas Jansen

Einleitung

Akne tritt in der Pubertät bei fast jedem Menschen in unterschiedlicher Schwere auf, um im frühen Erwachsenenalter wieder abzuklingen. Gelegentlich persistiert sie bis zum 30. Lebensjahr und darüber hinaus. Selten manifestiert sie sich erst im Erwachsenenalter. Die Ursachen hierfür sind vielfältig, daher stellt Akne im Erwachsenenalter eine besondere diagnostische Herausforderung dar [1, 10, 13]. Eine geringfügige persistierende Gesichtsakne bei Frauen ist häufig auf die Verwendung komedogener Kosmetika zurückzuführen (Acne cosmetica). Abgesehen von der persistierenden Acne conglobata und Acne inversa finden sich andere Akneformen bei erwachsenen Männern nur selten. Bei beiden Geschlechtern können Medikamente bei entsprechender Prädisposition eine Akne provozieren (Acne medicamentosa). In dieser Arbeit wird auf einige häufige Ursachen für Akne im Erwachsenenalter eingegangen.

Acne cosmetica

Die Acne cosmetica ist eine Variante der Acne venenata (Kontaktakne) [1, 6, 7, 13]. Fast ausschließlich sind Frauen mit hohem Kosmetikverbrauch betroffen. Eine persistierende geringfügige Gesichtsakne bei Frauen ist bis zum Beweis des Gegenteils auf Kosmetika zurückzuführen. Der Begriff Kosmetika wird im weiteren Sinne für alle zur Reinigung und Pflege der Haut eingesetzten Präparate wie Feuchtigkeitscremes, Basiscremes, Gesichtswasser, Abdeckcremes, Schälmittel, Antifaltencremes, Sonnencremes und Rouge verwendet. Die akneigene Potenz dieser Präparate ist allerdings gering im Vergleich zu den Substanzen, die zu einer Berufsakne führen, wie Teere, Schneidöle und chlorierte Naphthaline, daher sind die Hautveränderungen gewöhnlich gering ausgeprägt. Den meisten Patientinnen ist der Zusammenhang zwischen dem Kosmetikverbrauch und den Gesichtsläsionen nicht bewußt. Auf der Suche nach hautverträglichen Kosmetika wechseln sie rasch die Präparate. Zur Abdeckung der Hautveränderungen werden immer wieder Kosmetika aufgetragen, die komedogene Substanzen enthalten, so daß eine ausweglose Situation entsteht. Die Patienten haben oft zahlreiche Hautärzte konsultiert und in mehreren Apotheken und Drogerien um Rat gefragt. Auf den ersten Blick ähnelt die Acne cosmetica einer Acne vulgaris (Abb. 1). Die Lokalisation der Hautveränderungen entspricht dem Gebiet der hauptsächlichen Anwendung der Kosmetika. Gewöhnlich handelt es sich um die mittleren Gesichtspartien. Prädilektionsstellen sind Kinn, Wangen und Stirn. Klinisch finden sich überwiegend dichtstehende kleine geschlossene Komedonen mit vereinzelten Papulopusteln und Papulovesikeln, an eine Pseudofollikulitis erinnernd. Dagegen sind offene Komedonen nur selten vorhanden. Grundlage für den Behandlungserfolg ist eine genaue Aufklärung der Patientinnen über den Zusammenhang zwischen Kosmetikverbrauch und Gesichtsläsionen. Der wichtigste, aber auch schwierigste Schritt besteht im Absetzen der Kosmetika. Allein das Absetzen komedogener Kosmetika genügt meist als Behandlungsmaßnahme, wenn auch 6–8 Monate bis zur völligen Abheilung vergehen können. Es gelingt allerdings nur selten, die Patientinnen von der Notwendigkeit dieser Maßnahme zu überzeugen. Als medikamentöse Therapie genügt für die meisten Patientinnen wegen der nur gering irritierenden Wirkung eine lokale Behandlung mit Isotretinoin; weiterhin kommen Vitamin-A-Säure und Azelainsäure in Betracht. Antibiotika sind normalerweise nicht erforderlich. Bei besonders hartnäckigen Verläufen ist eine niedrigdosierte innerliche Isotretinointherapie in einer Dosierung von 0,2–0,5 mg/kg Körpergewicht täglich für 3–5 Monate zu erwägen. Die besonderen Vorsichtsmaßnahmen bei diesem Medikament sind zu beachten.

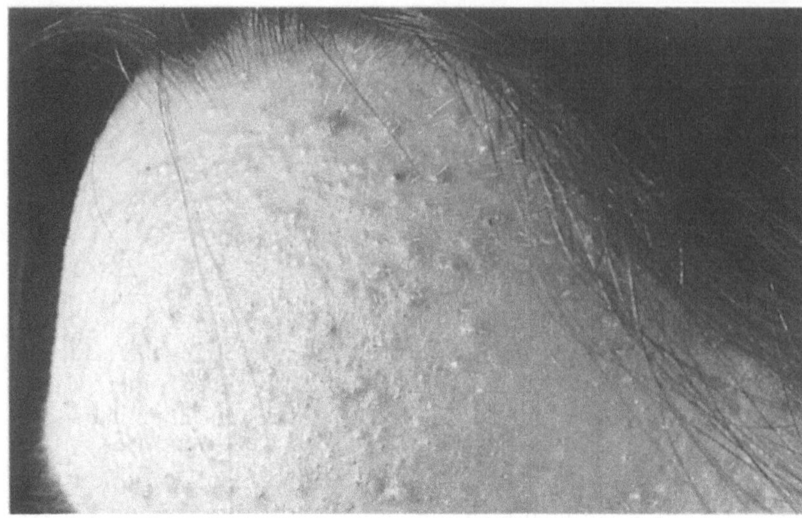

Abb. 1. Acne cosmetica; geschlossene Komedonen und vereinzelte Papulopusteln als Folge hohen Kosmetikverbrauchs

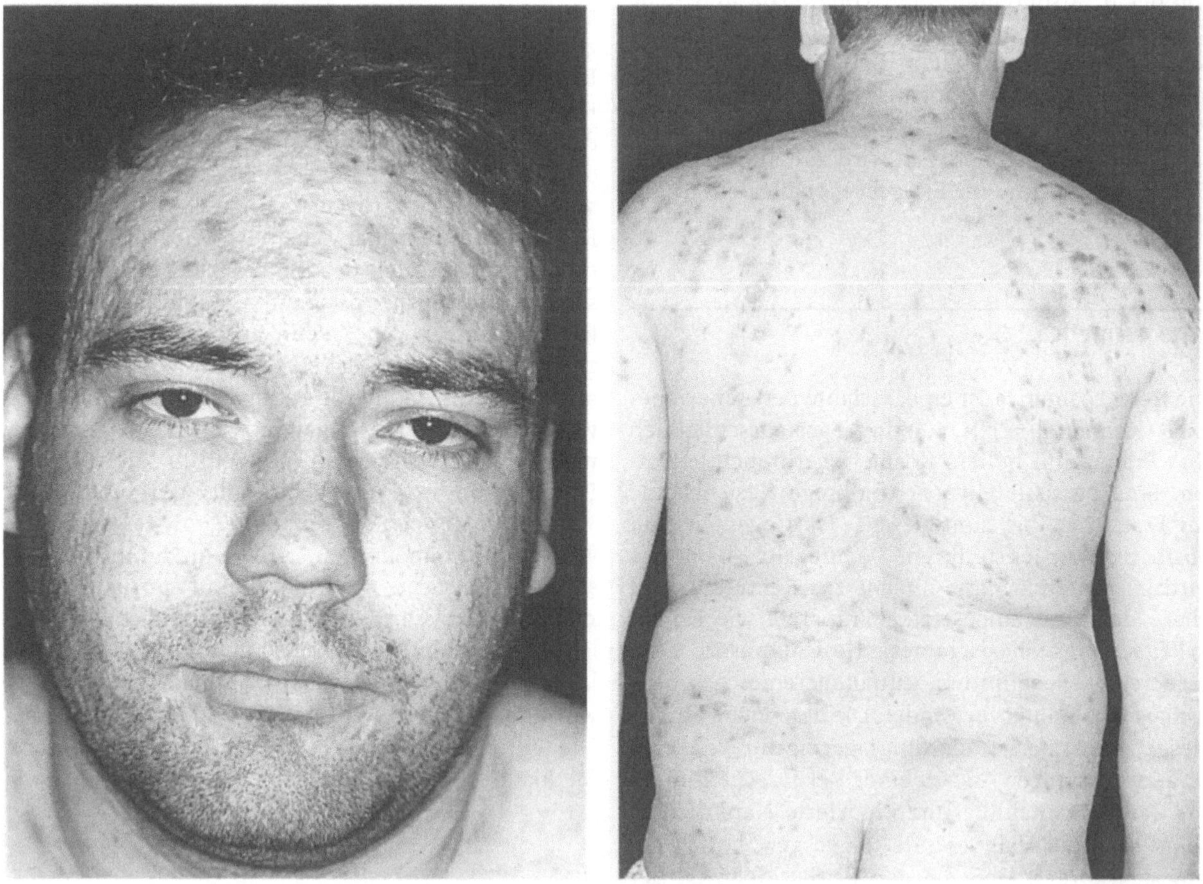

Abb. 2. Acne medicamentosa; ausgedehnte Acne conglobata nach Einnahme von Lithium

Acne medicamentosa

Man gewinnt den Eindruck, daß Acne medicamentosa zunehmend häufiger beobachtet wird. Eine Vielzahl an Medikamenten kann eine Akne auslösen, unterhalten oder verschlimmern [1, 3, 9, 10, 12, 13]. Bei topischer oder systemischer Applikation entfalten sie ihren aknefördernden Effekt über eine Steigerung der Talgsekretion, Förderung der Follikelkeratose oder Reizung der Follikelwand. Dazu zählen Kortikosteroide, Azathioprin, Cyclosporin A, Androgene, orale Kontrazeptiva, Disulfiram (Antabus), Halogene (Jod- und Bromverbindungen), Lithium (Abb. 2), 8-Methoxypsoralen, Phenobarbiturate, Tetrazykline, Streptomycin, Antikonvulsiva (Trimethadion, Diphenylhydantoin), Thyreostatika (Thioharnstoff, Thiouracil), Tuberkulostatika (Isonikotinsäurehydrazid, Ethionamid, Rifampicin) sowie Vitamin B_1, B_6 und B_{12}. Beginn nach der Pubertät, ausgedehnter Befall und ungewöhnliche Lokalisation weisen auf die Diagnose einer Acne medicamentosa hin. Es liegt immer eine andere Erkrankung zugrunde, oder es wird exzessiver Medikamentenverbrauch angegeben. Im Gegensatz zur Acne vulgaris ist der Verlauf zumeist akut oder subakut. Klinisch findet sich meist ein monomorphes Bild mit zahlreichen Papulopusteln. Gelegentlich handelt es sich um Acne universalis, wobei der Schweregrad einer Acne conglobata entspricht, wie man sie bei der Chlorakne beobachtet. Komedonen sind ungewöhnlich und folgen, wenn überhaupt, erst sekundär. In den 80er Jahren berichteten französische Dermatologen über das Auftreten von ungewöhnlich schwerer Akne nach Einnahme von Amineptin, einer Substanz aus der Gruppe der trizyklischen Antidepressiva (Abb. 3) [16, 17]. Auch wir haben diese schwere Akneform nach Einnahme von Lithium beobachtet. Die Diagnose einer Acne medicamentosa gründet sich im wesentlichen auf den anamnestischen Hinweis auf die Einnahme von aknefördernden Medikamenten, die meist in Zusammenhang mit einer Grundkrankheit steht. Die Abbauprodukte mancher Medikamente können im Blut oder Urin nachgewiesen werden. Die Hautveränderungen heilen nach Absetzen oder Umsetzen der auslösenden Medikamente ab. Die Pharmakotherapie entspricht in schweren Fällen der bei Acne conglobata.

Body-Building-Akne

Es handelt sich um Dopingakne nach Einnahme von anabolen Steroiden, Abkömmlingen des Testosterons, zur Steigerung der Muskelmasse, der Kraft oder des Gewichts [2, 5, 11]. Body-Building-Akne ist damit eine besondere Variante der androgeninduzierten Akne. Im Laufe der Jahre führten Anwendung und Kenntnis über die Wirkung anaboler Steroide in Richtung auf eine Hypertrophie der Muskulatur als Grundlage der Kraftentwicklung zu einer weiten Verbreitung im Sport. Body-Building erfreut sich einer großen Beliebtheit bei Männern und Frauen, insbesondere im Leistungssport, etwa in der Leichtathletik, bei Kraft- und Kampfsportarten. Der Mißbrauch anaboler Steroide geschieht aber nicht nur zur Entwicklung sportlicher Höchstleistungen, auch von Freizeitsportlern werden diese Präparate zur Steigerung der Muskelmasse verwen-

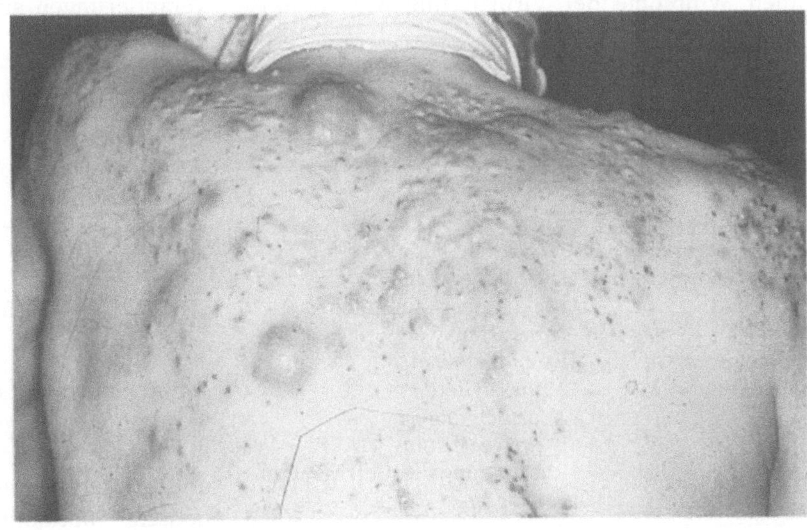

Abb. 3. Acne medicamentosa; schwere Acne conglobata nach Einnahme des trizyklischen Antidepressivums Amineptin. (Mit freundlicher Genehmigung von Dr. Patrick Vexiau, Paris, Frankreich)

det. Die Unkenntnis der mit der Einnahme verbundenen Risiken bei manchen Ärzten führt gelegentlich zur Ausstellung von Gefälligkeitsrezepten, die nicht nur gegen die Medikamentenabgabeordnung verstoßen, sondern unmittelbar Gesundheitsschäden, besonders Leberschäden, provozieren. Erschwerend kommt hinzu, daß der Mißbrauch anaboler Steroide meist gekoppelt ist mit einem polypragmatischen und kritiklosen Konsum zahlreicher meist indikationslos verwendeter Pharmaka. Der Vertrieb anaboler Steroide erfolgt im wesentlichen über den grauen Markt, der der kriminellen Drogenszene nahesteht. Die therapeutischen Dosen der anabolen Steroide werden oral mit 5–25 mg/Tag, für die parenterale Zufuhr mit 40–50 mg/Woche angegeben. Sportler dosieren oft erheblich höher, wobei orale und parenterale Mischapplikationen vorgenommen werden. Die Patienten hatten bislang meist eine glatte Haut. Durch die Einnahme anaboler Steroide kommt es, in Analogie zu hormonproduzierenden Tumoren, bei Männern und Frauen zu einer nochmaligen Steigerung der Talgsekretion. Es hat sich gezeigt, daß die Talgdrüsen bei Männern in der Pubertät nicht ihre maximale Größe erreichen, sondern sich bei entsprechender Androgenstimulation auch danach noch vergrößern können [13]. Die Sebumproduktion nimmt rasch zu und führt zu einer erheblichen Seborrhö im Gesicht, an Kopfhaut, Brust und Rücken. Bei der körperlichen Untersuchung findet sich eine unterschiedlich stark ausgeprägte Akne, wobei das Spektrum von Acne vulgaris bis zu Acne conglobata oder Acne fulminans reicht (Abb. 4). Die Wirkungen anaboler Steroide bestehen nicht nur in den anabolen Effekten, sondern vor allem bei chronischem Abusus in anhaltender hormoneller Dysregulation (Tabelle 1). Frauen zeigen schnell Symptome der Virilisierung wie Hirsutismus, Senkung der Stimmhöhe und Amenorrhö. Bei Männern stellen sich feminisierende Effekte wie Gynäkomastie und Oligo- bis Azoospermie ein. Die Veränderungen sind nur teilweise reversibel. Viele Patienten streiten die Einnahme von anabolen Steroiden ab; die Verdachtsdiagnose wird dann durch den Nachweis der Substanzen im Urin (Dopingtest) gesichert. Manche Präparate bleiben jahrelang im Organismus nachweisbar. Nach Absetzen der anabolen Steroide wird eine dem Schweregrad der Akne angemessene Therapie eingeleitet.

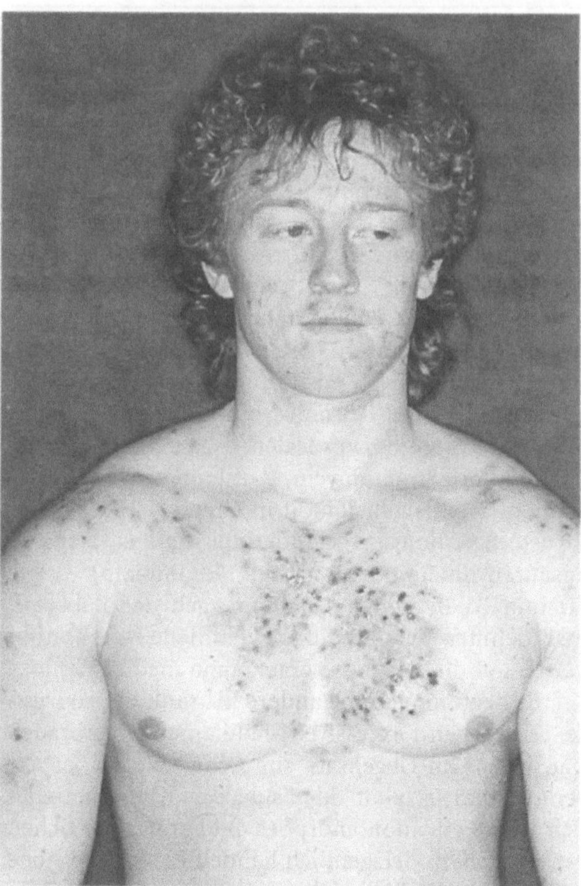

Abb. 4. Body-Building-Akne; Acne conglobata nach Einnahme von anabolen Steroiden und Vitamin-B-Komplex-haltigen Präparaten

Tabelle 1. Nebenwirkungen anaboler Steroide

Mann	Frau
Akne	Akne
Gonadenatrophie	Klitoriswachstum
Libido-, Potenzverlust	Libidosteigerung
Oligo-, Azoospermie	Dys-, Amenorrhö
Gynäkomastie	Senkung der Stimmhöhe
Haarausfall	Hirsutismus
Exophthalmus	Exophthalmus
Aggressivität	Aggressivität
	Abortneigung
	Breitenwachstum
	Rückbildung des Unterhautfettgewebes

Acne inversa

Die Acne inversa ist eine chronisch-entzündliche Erkrankung der Talgdrüsen- und Terminalhaarfollikel, die sich in Regionen außerhalb von Gesicht, Brust und Rücken manifestiert [8, 13, 14, 15]. Der pathogenetische Mechanismus ist identisch mit dem der

Acne vulgaris. Die Erkrankung ist nicht selten, die Diagnose wird aber häufig nicht gestellt, weil der Zusammenhang mit Akne nicht erkannt wird. Es handelt sich um eine schwere Akne bei Männern und Frauen, die den Patienten sehr zusetzen kann. Im englischen Sprachgebrauch haben wir dafür den Ausdruck »disabling acne« gewählt. Familiäre Häufung kommt vor. Klinisch verläuft die Acne conglobata unter einem inversen Bild. Die sonst erkrankten Partien wie Gesicht, Brust und Rücken sind wenig oder gar nicht betroffen, dafür um so auffälliger die intertriginösen Areale. Eine oder beide Achselhöhlen, der Inguinalraum, meist mit Übergang auf Skrotum, Labien, Dammgegend und Gesäß, werden von ausgedehnten, brettharten und an mehreren Stellen einschmelzenden Veränderungen durchzogen (Abb. 5). Axillär bilden sich dermatogene Kontrakturen aus. Die inguinalen, perigenitalen und perianalen Infiltrate weisen zahlreiche epithelausgekleidete Gänge auf. Eitrige, blutige oder oft auch durch gramnegative Bakterienbesiedlung fötide Sekretion aus zahlreichen Fistelöffnungen läßt die Erkrankung zu einem großen hygienischen, pflegerischen und psychosozialen Problem werden. In der oberen Analfalte oder über dem Steißbein entstehen trichterartig eingezogene Narben, aus denen Terminalhaare herausragen (Pilonidalsinus). An Nacken und Kopfhaut kommt es zu Büschelhaaren durch Follikulitis und Perifollikulitis, sekundär zu atrophisierendem Haarausfall und keloidiformen Narben. Die Entzündung kann auf die gesamte Kopfhaut übergreifen. Serologisch finden sich Sturzsenkung, Leukozytose, erniedrigtes Serumeisen und auf Entzündung hinweisende Verschiebungen der Serumeiweiße in der Elektrophorese. Die Acne inversa ist eine schwere, gelegentlich sogar lebensbedrohliche Erkrankung. Bakterielle Meningitis und sekundäre Amyloidose sind gefürchtete Komplikationen. Selten kann sich ein spinozelluläres Karzinom auf dem Boden der chronischen Entzündung entwickeln (Marjolin-Ulkus). Differentialdiagnostisch ist an Lymphogranuloma inguinale, Morbus Crohn, vegetierende Pyodermie, Furunkel, Aktinomykose, Tuberculosis subcutanea et fistulosa und bei Kopfhautbefall an tiefe Trichophytie zu denken. Die Behandlung der Acne inversa unterscheidet sich weitgehend von der bei Acne conglobata [4, 14, 15]. Zur Sanierung der intertriginösen Gänge und Narbenstränge steht das chirurgische Vorgehen im Vordergrund. In den Axillen werden die befallenen Hautareale bis zum Fettgewebe exzidiert und durch plastisch-chirurgische Maßnahmen gedeckt. Die operative Sanierung der inguinalen Bereiche umfaßt Exzision und

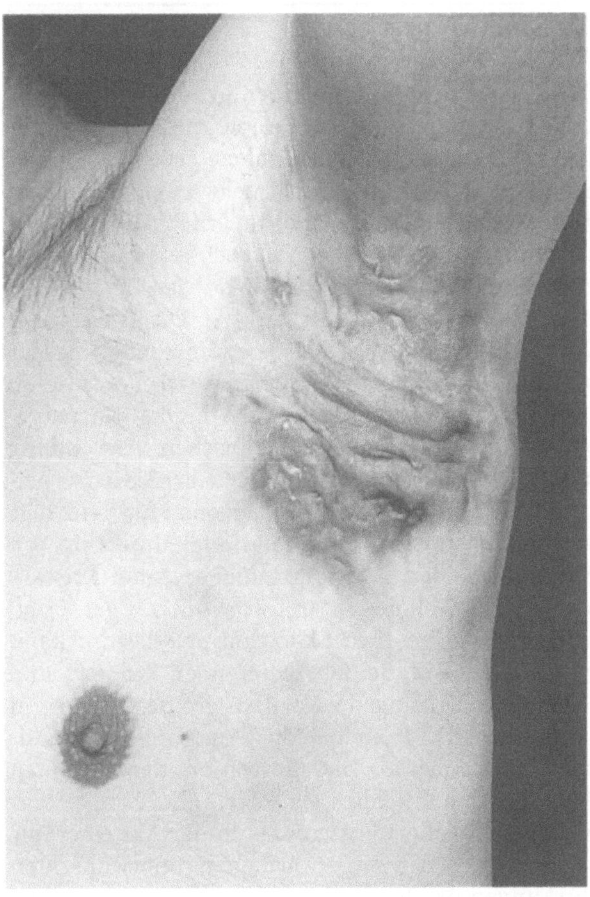

Abb. 5. Acne inversa; abszedierende Fistelgänge und dermatogene Kontrakturen in der linken Axilla

anschließende Deckung durch Rotationslappen oder freie Transplantate. Auch durch sekundäre Wundgranulation lassen sich zufriedenstellende Ergebnisse erzielen. Häufig wird vor der Operation eine Behandlung mit Isotretinoin, Antibiotika oder Kortikosteroiden durchgeführt, um die entzündliche Komponente zu reduzieren. Die Versorgung der Patienten gehört in spezialisierte dermatologische Zentren. In der Münchener Hautklinik liegen seit über 20 Jahren Erfahrungen mit der Behandlung dieser schweren Akneform vor [4]. Grundlage für den Behandlungserfolg ist ein beherztes Vorgehen von Arzt und Patient. Die Erstellung eines Operationsplanes zum frühestmöglichen Zeitpunkt ist erforderlich. Die Patienten müssen über jeden Schritt der Behandlung genau aufgeklärt werden. Auf die Möglichkeit wiederholter Operationen ist hinzuweisen. Eine erfolgreiche chirurgische Behandlung führt zur Rehabilitation und Resozialisation der oft erheblich beeinträchtigten Patienten.

Akne und Kortikosteroide

In vergangenen Zeiten wurden grundsätzliche Vorbehalte gegen eine Aknetherapie mit Kortikosteroiden, auch im Erwachsenenalter, geäußert. Dieser Standpunkt ist heute nicht mehr uneingeschränkt haltbar. Die innerliche und äußerliche Anwendung von Kortikosteroiden kann bei schweren entzündlichen Verlaufsformen (Acne conglobata, Acne fulminans) kurzfristig indiziert sein [13]. Die Therapie ist vor, während oder nach Isotretinoin möglich. Zur systematischen Behandlung eignet sich Prednisolon in einer Dosierung von 0,5–1,0 mg/kg Körpergewicht für 10–14 Tage. Zur topischen Anwendung sollten potente Kortikosteroide der Klasse IV, beispielsweise Clobetasol-17,21-Propionat, für 7–10 Tage verwendet werden. Die intraläsionale Injektion von Kortikosteroiden (Triamzinolonazetonid-Kristallsuspension: Volon A 10, mit Kochsalz 1:4 verdünnt, Injektionsmenge etwa 0,1–0,3 ml pro Läsion) kann gute Ergebnisse bei abszedierenden Knoten und Fistelgängen bringen. Kortikosteroide führen in kürzester Zeit zu einer Reduzierung der entzündlichen Komponente. Die Motivation der Patienten wird dadurch erheblich gefördert. Eine Langzeitanwendung von Kortikosteroiden in der Aknetherapie sollte wegen der zu erwartenden unerwünschten Wirkungen nicht erfolgen.

Literatur

1. Cunliffe WJ (1993) Akne. Hippokrates, Stuttgart
2. Heydenreich G (1989) Testosterone and anabolic steroids and acne fulminans. Arch Dermatol 125: 571–572
3. Hitch JM (1967) Acneform eruptions induced by drugs and chemicals. JAMA 200: 879–880
4. Karge HJ, Konz B (1977) Chirurgische Therapie der Akne-Tetrade. Hautarzt 28 (Suppl 2): 335–336
5. Király CL, Collan Y, Alén M (1987) Effect of testosterone and anabolic steroids on the size of sebaceous glands in power athletes. Am J Dermatopathol 9: 515–519
6. Kligman AM (1988/89) A critical look at acne cosmetica. J Cutan Aging Cosmet Dermatol 1: 109–114
7. Kligman AM, Mills OH Jr (1972) »Acne cosmetica«. Arch Dermatol 106: 843–850
8. Küster W, Rödder-Wehrmann O, Plewig G (1991) Acne inversa. Pathogenese und Genetik. Hautarzt 42: 2–4
9. Lantis SH (1969) Acneform eruptions. J Am Med Wom Assoc 24: 305–309
10. Meinhof W (1978) Acne vulgaris und ähnliche Erkrankungen. Perimed, Erlangen
11. Merkle T, Landthaler M, Braun-Falco O (1990) Acne-conglobata-artige Exazerbation einer Acne vulgaris nach Einnahme von Anabolika und Vitamin-B-Komplex-haltigen Präparaten. Hautarzt 41: 280–282
12. Plewig G (1986) Akneiforme Arzneireaktionen und provozierte Akne. In: Braun-Falco O, Schill WB (Hrsg) Fortschritte der praktischen Dermatologie und Venerologie, Bd 11. Springer, Berlin, S 272–279
13. Plewig G, Kligman AM (1994) Akne und Rosazea. Springer, Berlin
14. Plewig G, Steger M (1989) Acne inversa (alias acne triad, acne tetrad or hidradenitis suppurativa). In: Marks R, Plewig G (eds) Acne and related disorders. Dunitz, London, pp 345–357
15. Rödder-Wehrmann O, Küster W, Plewig G (1991) Acne inversa. Diagnose und Therapie. Hautarzt 42: 5–8
16. Thioly-Bensoussan D, Edelson Y, Cardinne A, Grupper C (1987) Acné monstrueuse iatrogène provoquée par le Survector: première observation mondiale à propos de deux cas. Nouv Dermatol 6: 535–537
17. Vexiau P, Gourmel B, Castot A et al. (1990) Severe acne due to chronic amineptine overdose. Arch Dermatol Res 282: 103–107

Topische Antibiotikatherapie: Was wirkt? Gefährliche Resistenzentwicklung?

Dietrich Abeck

Die Ätiologie der Acne vulgaris ist multifaktoriell (Abb. 1). Der Einsatz eines Antibiotikums bei der Acne vulgaris, unabhängig davon, ob topisch oder systemisch, setzt sich mit einem ganz bestimmten Teilfaktor auseinander, nämlich der mikrobiellen Besiedelung der Talgdrüsenfollikel.

Angriffsziel antibiotischer Behandlung

Die Akne ist eine Erkrankung der Talgdrüsen, deren bakterielle Besiedelung sich im Bereich des Akroinfundibulums deutlich von der im Infrainfundibulum unterscheidet. Während im oberen Anteil die Staphylokokken, vor allem Staphylococcus epidermidis (S. epidermidis), zahlenmäßig dominieren und Propionibakterien nur in geringen Zahlen vorkommen, bieten die im Infrainfundibulum vorherrschenden mikroaerophilen bis anaeroben Bedingungen den Propionibakterien ideale Wachstumsbedingungen und begründen ihr in diesem Bereich zahlenmäßig dominierendes Vorkommen. Die Bedeutung der Propionibakterien für die Acne vulgaris ergibt sich zum einen daraus, daß die prädisponierten Regionen für Acne vulgaris diejenigen mit den quantitativ höchsten Populationen von Propionibakterien sind und zum anderen aus der seit Jahrzehnten bekannten und durch zahlreiche klinische Studien belegten therapeutischen Erfahrung, daß eine positive Korrelation besteht zwischen Keimreduktion und Besserung der vorwiegend entzündlichen Akneveränderungen.

Propionibakterien, wobei mittels biochemischer Methoden neben Propionibacterium acnes (P. acnes) noch 2 weitere Spezies unterschieden werden, nämlich P. avidum und P. granulosum, sind fakultative Anaerobier. Von diesen 3 Spezies ist P. acnes der sowohl aus Akneläsionen sowie auch von der Gesichtshaut bzw. den Talgdrüsenfollikeln gesunder Personen am häufigsten nachgewiesene Keim. Untersuchungen über den Mechanismus der Initiierung der entzündlichen Veränderungen durch P. acnes konnten vom Erreger gebildete, als Entzündungsmediatoren wirkende biologisch aktive Peptide und prostaglandinartig wirkende Substanzen mit chemotaktischer Wirkung auf Leukozyten verantwortlich machen [15, 16].

Indikationen für eine antibiotische Behandlung

Die prinzipiellen Indikationen für die Anwendung von Antibiotika in der Aknebehandlung sind die Acne papulopustulosa sowie Formen der Acne conglobata, bei denen eine systemische Behandlung mit Isotretinoin kontraindiziert ist bzw. nicht durchgeführt wird.

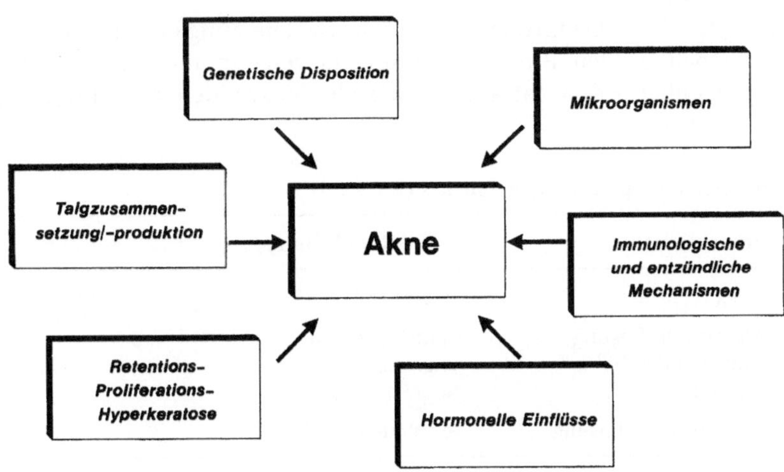

Abb. 1. Multifaktorielle Genese der Acne vulgaris

Antibiotikabehandlung der Akne: topische versus systemische Behandlung

Der seit über 40 Jahren praktizierte Einsatz von Antibiotika in der Behandlung der Acne vulgaris beschränkte sich in den ersten 20 Jahren auf deren systemische Gabe. Der Stellenwert der oralen Antibiotika hat jedoch mit der Einführung wirksamer topisch einzusetzender Antibiotika ab dem Beginn der 70er Jahre einen Wandel erfahren. Beide Therapieverfahren sind als gleichwertig anzusehen, der Beweis für eine Überlegenheit der systemischen Behandlung fehlt bis heute, was die zusammenfassende Auswertung verschiedener Vergleichsuntersuchungen ergab [13].

In der topischen Behandlung eingesetzte Substanzen und aktuelle Resistenzsituation

Tetrazyklin, das zu den Makroliden zählende Erythromycin und das zu den Lincosamiden zählende Clindamycin sind diejenigen Antibiotika, die derzeit in der topischen Behandlung der Akne eingesetzt werden und in verschiedenen Konzentrationen und Darreichungsformen zur Verfügung stehen (Tabelle 1). 1976 veröffentlichte Leyden die Ergebnisse einer Multicenter-Untersuchung, in der über 1000 P.-acnes-Isolate hinsichtlich möglicher bestehender Resistenzen untersucht worden waren und keine derartigen aufgezeigt werden konnten [11]. Diese überaus günstige Situation hat sich heute nach Jahren des intensiven Einsatzes von Antibiotika in der Aknebehandlung grundlegend geändert. In einer von Frau Eady durchgeführten Untersuchung zur aktuellen Resistenzsituation konnten bei 178 von insgesamt 468 untersuchten Patienten Propionibakterien isoliert werden, die gegenüber mindestens einem Antibiotikum unempfindlich waren [6]. Das Resistenzverhalten von 171 Isolaten hat Tabelle 2 zum Inhalt. 153 Isolate waren resistent gegenüber Trimethoprim oder Erythromycin allein oder wiesen Kreuzresistenzen gegenüber Tetrazyklin und Doxyzyklin oder Erythromycin und Clindamycin auf. 13 Isolate waren resistent gegenüber 3 oder mehr Antibiotika. Diese Zahlen zur Resistenzsituation sind auch auf die Situation in Deutschland zu übertragen, wobei tetrazyklinresistente Propionibakterien bei 14% und erythromycinresistente Propionibakterien bei 12% der Patienten vor Behandlungsbeginn isoliert werden konnten [8].
Die Problematik des topischen Einsatzes von Antibiotika soll nachfolgend am Beispiel des Erythromycins, des zur Zeit am häufigsten in Deutschland verwendeten topischen Antibiotikums in der Behandlung der Akne, verdeutlicht werden.

Tabelle 2. Untersuchungen zur derzeitigen Resistenzsituation bei Propionibakterien. [Ergebnisse aus Br Med J 306: 27 (1993)]

Resistenzphänotyp	Anzahl der Isolate
Trimethoprim	21
Erythromycin	28
Tetrazyklin, Doxyzyklin	40
Erythromycin, Clindamycin	64
Trimethoprim, Erythromycin	5
Tetrazyklin, Doxyzyklin, Erythromycin	4
Tetrazyklin, Doxyzyklin, Erythromycin, Clindamycin	7
Trimethoprim, Erythromycin, Clindamycin	2
	171

Erythromycin – nicht nur antibakterielle Wirkung

Erythromycin wirkt durch Hemmung der ribosomalen Proteinsynthese und zeigt in therapeutischen Konzentrationen wie alle Makrolide eine bakterio-

Tabelle 1. Topisch eingesetzte Antibiotika in der Behandlung der Acne vulgaris (Auswahl)

Wirkstoff	Konzentration	Präparatename	Preis (Rote Liste 1994)
Tetrazyklin	3%	Imex	20 g/32,12 DM
Erythromycin	2%	Aknemycin Lösung	25 ml/14,29 DM
		Akne Cordes Gel	30 g/17,16 DM
	4%	Clinofug Gel	30 g/22,39 DM
Clindamycin	1%	Sobelin Akne Lösung	30 ml/28,07 DM

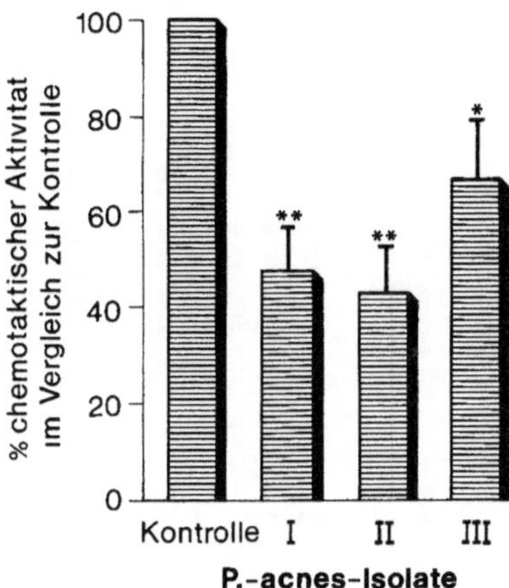

Abb. 2. Minderung der Chemotaxisaktivität von Propionibacterium-acnes-Isolaten unter subinhibitorischen Erythromycinkonzentrationen [2]

statische Wirkung. Neben ihrem antibakteriellen Effekt verfügt diese Substanz jedoch noch über zusätzliche antiinflammatorische Wirkungen. So kommt es beispielsweise bereits bei subinhibitorischen Erythromycinkonzentrationen zu einer Hemmung der Chemotaxis von neutrophilen Granulozyten [2] (Abb. 2), was auf eine Verringerung der inflammatorischen Potenz der Erreger im Rahmen der Entzündungsvorgänge rückschließen läßt. Gleichartige Wirkungsweisen wurden auch für Tetrazyklin und Clindamycin beschrieben [1, 7].

Topische Erythromycinbehandlung ist wirksam unabhängig von der Anwesenheit erythromycinresistenter P.-acnes-Isolate. Während für die orale Erythromycinbehandlung eine Korrelation zwischen Therapieversagen und dem Vorhandensein erythromycinresistenter P.-acnes-Isolate aufgezeigt werden konnte [5], gilt gleiches für den topischen Einsatz von Erythromycin nicht. Die topische Anwendung einer 4%igen Erythromycinzubereitung führte zu einem wirksamen therapeutischen Ansprechen, auch wenn vor Therapiebeginn erythromycinresistente P.-acnes-Isolate nachgewiesen werden konnten [3]. Während der 12wöchigen Anwendung zeigte sich klinisch nach 4, 8 und 12 Wochen eine statistisch signifikante Besserung der Hautveränderungen im Gesamtaspekt sowie einzeln aufgeschlüsselt für die nichtentzündlichen und entzündlichen Veränderungen.

Bezüglich der Dauer des topischen Einsatzes von Antibiotika wird empfohlen, die Behandlung lediglich so lange fortzusetzen, wie eine Besserung der Hautveränderungen beobachtet werden kann, d.h. im allgemeinen über einen Zeitraum von 3 bis zu 6 Monaten. Die in derselben Arbeit durchgeführten umfangreichen In-vitro-Untersuchungen konnten innerhalb der ersten 8 Wochen eine signifikante Verringerung sowohl der Gesamtzahl als auch speziell der erythromycinresistenten Propionibakterien aufzeigen mit einem leichten Wiederanstieg beider Erregergruppen nach weiteren 4 Wochen der kontinuierlichen Behandlung. Im Falle der erythromycinresistenten Propionibakterien konnten nach 8 Wochen nur bei 4 von ehemals 18 Patienten erythromycinresistente Propionibakterien isoliert werden, wobei nach weiteren 4 Wochen diese Erreger bei 3 weiteren Patienten nachgewiesen wurden. Diese Untersuchung zeigte somit, daß der topische Einsatz von Erythromycin in der eingesetzten Konzentration in der Lage ist, erythromycinresistente Propionibakterien in vivo zu hemmen, wobei diese Hemmung vermutlich auf dem Aufbau von follikulären Wirkstoffkonzentrationen, die um ein Vielfaches über den minimalen Hemmkonzentrationen (MHK) der Erreger gegenüber Erythromycin liegen, beruht. Obgleich derartige Messungen zur aktuellen Konzentration im Follikel im Falle des Erythromycins bislang nicht vorgenommen wurden, scheint diese Annahme wahrscheinlich, da analog für Clindamycin gezeigt werden konnte, daß die in offenen Komedonen nach topischer Anwendung nachgewiesenen Konzentrationen um den Faktor 1000 höher lagen als die gegenüber Clindamycin bestimmten MHK-Werte von P. acnes [9]. Die sich während des letzten Monats der Anwendung zeigende geringfügige Zunahme sowohl der Propionibakterien insgesamt als auch der erythromycinresistenten Erreger im speziellen führen die Autoren auf nachlassende Compliance zurück, infolge derer die für die Bakterienhemmung notwendigen follikulären Konzentrationen nicht mehr erreicht wurden.

Topische Erythromycinbehandlung – Gefahr der Induktion weitreichender Resistenz der residenten Hautflora. Die topische Erythromycinbehandlung hat auch weitreichende Konsequenzen auf das Resistenzverhalten der übrigen Hautflora. Am Beispiel der koagulasenegativen Staphylokokken vor allem für Staphylococcus epidermidis, konnte wiederholt gezeigt werden, daß es unter einer topischen Behandlung zu einer kontinuierlichen Zunahme dieser die Erythromycinresistenzinformation tragenden Erreger kommt [9, 10], wobei dieser Selektionsvorteil ausschließlich für S. epidermidis zu gelten scheint, da andere koagulasenegative Spezies durch topische Erythromycinanwendung gehemmt werden [10].

Die zunehmende Resistenzentwicklung der residenten Hautflora unter einer antibiotischen Behandlung, die für alle Antibiotika unabhängig von ihrer Applikationsweise gilt, könnte auch ein Problem für die Zukunft darstellen. Besorgnis über das Auftreten multiresistenter Staphylokokkenisolate ist aus mehreren Gründen berechtigt. Zum einen kann S. epidermidis als Verursacher nosokomialer Infektionen ein therapeutisch schwierig in den Griff zu bekommender Erreger werden. Zudem konnte gezeigt werden, daß die koagulasenegativen Staphylokokken via Plasmidtransfer ihre Resistenzinformation auf die stärker pathogenen Staphylococcus-aureus (S. aureus)-Isolate übertragen können [12]. Untersuchungen zur bakteriellen Populationskinetik nach Beendigung einer antibiotischen Behandlung fehlen derzeit, sind jedoch für die Einschätzung der Gefährdung durch die Induktion resistenter Erreger der residenten Hautflora zwingend erforderlich.

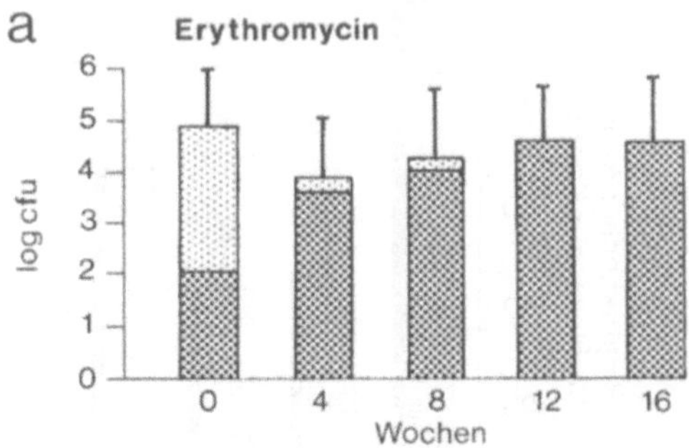

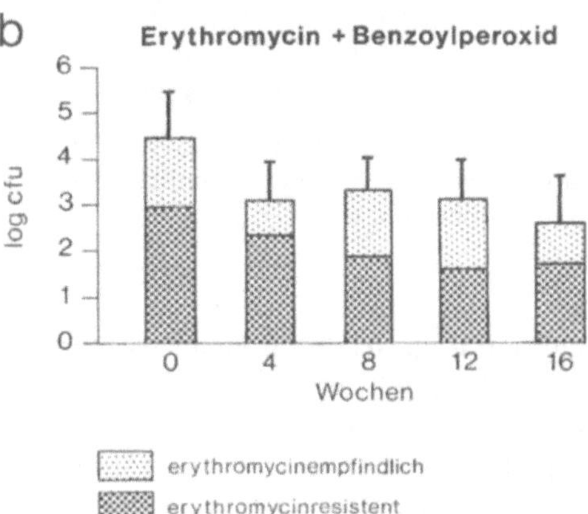

Abb. 3 a, b. Keimzahl- und Resistenzentwicklung gegenüber Erythromycin der koagulase-negativen Staphylokokken unter einer topischen Erythromycinmonotherapie (**a**) im Vergleich zu einer Erythromycin-Benzoylperoxid-Kombinationstherapie (**b**) [10]

Kombination von antibiotischer und antiseptischer Behandlung verhindert wirksam Resistenzausbildung der residenten Hautflora

Den unter einer topischen Behandlung mit Erythromycin sich unausweichlich entwickelnden Resistenzen, besonders der koagulasenegativen Staphylokokken, kann durch den kombinierten Einsatz mit einem Antiseptikum wirksam begegnet werden. Neben der erst seit kurzem zur Verfügung stehenden Azelainsäure wird Benzoylperoxid, dessen antibakterielle Aktivität durch Sauerstoffabgabe über Radikalbildung erfolgt, seit den 60er Jahren erfolgreich in der Behandlung der Akne eingesetzt. Während es nach der 16wöchigen, 2mal täglich erfolgten Anwendung eines 3%igen Erythromycinpräparates unter der aeroben residenten Flora zu einer Dominanz der koagulasenegativen Staphylokokken gekommen war, die zudem vollständig erythromycinresistent waren, zeigte der kombinierte Einsatz eines 5% Benzoylperoxid und 3% Erythromycin enthaltenden Kombinationspräparates eine signifikante Reduktion der Anzahl der aeroben Bakterien ohne eine Änderung des Resistenzverhaltens gegenüber Erythromycin [10]; (Abb. 3). Zusätzlich ergaben die Untersuchungen bezüglich des Resistenzverhaltens der koagulasenegativen Staphylokokken bei der ausschließlichen topischen Erythromycinbehandlung eine gleichzeitige verstärkte Resistenzausbildung gegenüber Clindamycin und Tetrazyklin, die bei der Kombinationsbehandlung nicht zu verzeichnen war [10]. Klinisch zeigte sich zudem eine Überlegenheit der Kombinationsbehandlung im Vergleich zur Monotherapie, wobei neben Erythromycin auch für Clindamycin diese synergistische Wirkung einer Kombination mit Benzoylperoxid gezeigt werden konnte [4, 14].

Zusammenfassende Bewertung und praktische Hinweise

Antibiotika haben ihren festen Platz im für die Behandlung der Akne zur Verfügung stehenden therapeutischen Arsenal. Voraussetzung für ihren Einsatz ist jedoch die Kenntnis der durch Antibiotika hervorgerufenen Auswirkungen auf das Resistenzverhalten sowohl der Propionibakterien als auch der übrigen residenten Hautflora und der bestehenden Möglichkeiten ihrer Vermeidung. Für den sachgemäßen Einsatz von Antibiotika bei der Acne vulgaris gelten folgende Regeln:

- Zunächst versuchen, ob eine topische Behandlung mit einem der zur Verfügung stehenden leistungsfähigen Antiseptika ausreicht.
- Falls Antibiotika eingesetzt werden, niemals länger als notwendig einsetzen, d.h. im Falle der topischen Anwendung so lange, wie eine Verbesserung der Hautveränderungen zu verzeichnen ist, bei systemischen Einsatz in der Regel für ein halbes Jahr.
- Falls eine systemische Behandlung vorgesehen ist, ist Minozyklin heute das Mittel der Wahl (Dosierung: 100 mg/Tag).
- Bei einer topischen Antibiotikabehandlung besteht die Gefahr der Resistenzentwicklung von P. acnes sowie der residenten Hautflora.
- Eine Vermeidung der Antibiotikaresistenz ist durch die Kombination von Antibiotika mit Antiseptika möglich.
- Niemals unterschiedliche orale und topische Antibiotika gleichzeitig kombinieren (Multiresistenzentwicklung).

Literatur

1. Akamatsu H, Niwa Y, Kurokawa I et al (1991) Effects of subminimal inhibitory concentrations of minocycline on neutrophil chemotactic factor production in comedonal bacteria, neutrophil phagocytosis and oxygen metabolism. Arch Dermatol Res 283: 524–528
2. Akamatsu H, Kurokawa I, Nishijima S, Asada Y (1992) Inhibition of neutrophilic chemotactic factor production in comedonal bacteria by subminimal inhibitory concentrations of erythromycin. Dermatologica 185: 41–43
3. Bojar RA, Eady EA, Jones CE, Cuncliffe WJ, Holland KT (1994) Inhibition of erythromycin-resistant propionibacteria on the skin of acne patients by topical erythromycin with and without zinc. Br J Dermatol 130: 329–336
4. Chalker DK, Shalita A, Smith JG, Swann RW (1983) A double-blind study of the effectiveness of a 3% erythromycin and a 5% benzoyl peroxide combination in the treatment of acne vulgaris. J Am Acad Dermatol 9: 933–936
5. Eady EA, Cove JH, Holland KT, Cuncliffe WJ (1989) Erythromycin resistant propionibacteria in antibiotic treated acne patients: association with therapeutic failure. Br J Dermatol 121: 51–57
6. Eady EA, Jones CE, Tipper JL et al (1993) Antibiotic resistant propionibacteria in acne: need for policies to modify antibiotic usage. Br Med J 306: 555–556
7. Esterly NB, Furey NL, Flanagan LG (1978) The effect of antimicrobial agents on leukocyte chemotaxis. J Invest Dermatol 70: 51–55
8. Forssman T (1993) Antimikrobielle Akne-Therapie. Antibiotika-Resistenzen beachten. TW Dermatol 23: 414–419
9. Guin JD, Lummis WL (1982) Comedonal levels of free clindamycin following topical treatment with a 1% solution of clindamycin phosphate. J Am Acad Dermatol 7: 265–268
10. Harkaway KS, McGinley KJ, Foglia AN et al (1992) Antibiotic resistance patterns in coagulase-negative staphylococci after treatment with topical erythromycin, benzoyl peroxide, and combination therapy. Br J Dermatol 126: 586–590
11. Leyden JJ (1976) Antibiotic resistant acne. Cutis 17: 593–596
12. Naidoo J, Noble WC (1987) Skin as a source of transferable antibiotic resistance in coagulase-negative staphylococci. Zbl Bakt Suppl 16: 225–234
13. Noble WC (1990) Topical and systemic antibiotics: is there a rationale? Sem Dermatol 9: 250–254
14. Tucker SB, Tausend R, Cochran R, Flannigan SA (1984) Comparison of topical clindamycin phosphate, benzoyl peroxide, and a combination of the two for the treatment of acne vulgaris. Br J Dermatol 110: 487–492
15. Webster GF, Leyden JJ (1980) Production of serum-independent polymorphonuclear leukocyte chemotactic factors by Propionibacterium acnes. Inflammation 4: 261–269
16. Webster GF, Leyden JJ (1982) Mechanisms of Propionibacterium acnes mediated inflammation in acne vulgaris. Semin Dermatol 1: 299–304

Bullöse Dermatosen

Pathogenese bullöser Autoimmunkrankheiten

Klaus Wolff

Einleitung

Vor mehr als 25 Jahren beschrieben Jordon und Beutner [2] zirkulierende Autoantikörper bei Pemphigus vulgaris und bullösem Pemphigoid, denen aufgrund ihrer In-vivo-Fixation an Epidermis bzw. Basalmembranzone und damit dem Ort der für diese Krankheiten typischen Läsionen eine pathogenetische Relevanz zuzukommen schien. Es wurde damit eine Entwicklung in Gang gesetzt, die heute zu der Erkenntnis geführt hat, daß die meisten der bekannten erworbenen blasenbildenden Dermatosen antikörpermediierte, organspezifische Autoimmunkrankheiten darstellen [32]. Der Verlust der Gewebskohärenz und die daraus resultierende Blasenbildung beruht bei diesen Krankheiten auf einem Verlust der Adhäsionskräfte entweder zwischen den Epidermalzellen oder zwischen Epidermalzellen und Basalmembran oder zwischen Basalmembran und diese in der Dermis verankernden Gewebskomponenten. Da die meisten der dafür verantwortlichen molekularen Strukturen bekannt sind, verstehen wir nun, warum z.B. die akantholytische Blasenbildung bei Pemphigus vulgaris suprabasal in der Epidermis und die Spaltbildung bei Epidermolysis bullosa acquisita im obersten Korium erfolgen. Wir können also heute zwischen klinischem Bild und der molekularen Zielstruktur des Autoimmunprozesses einen Bogen spannen und haben damit ein wesentlich klareres Verständnis der Pathogenese dieser Erkrankungen, als das noch vor wenigen Jahren der Fall war.

Da es aus zeitlichen Gründen nicht möglich ist, auf sämtliche derzeit bekannte bullösen Autoimmunkrankheiten einzugehen, möchte ich im folgenden einzelne Krankheiten herausgreifen, um an ihnen modellhaft die Fortschritte in unserem Verständnis ihrer Pathogenese darzulegen.

Pemphigus vulgaris

Der Pemphigus vulgaris ist klinisch durch ausgedehnte Blasen und Erosionen, histologisch durch suprabasale Akantholyse und immunpathologisch durch zirkulierende IgG-Autoantikörper, die in vivo an den Oberflächen der Epidermalzellen gebunden werden (interzelluläres Immunfluoreszenzmuster, Pemphigus-Muster), charakterisiert. Immunelektronenmikroskopisch konnten wir bereits 1973 zeigen [34], daß die Pemphigus-Autoantikörper an der Oberfläche der Keratinozyten binden, neuere Untersuchungen mit verfeinerten Methoden lokalisieren das Antigen, gegen welches sich die Autoantikörper richten, vorwiegend in den Desmosomen der Epidermalzellen, und zwar in ihrem extrazellulären Anteil, in der Desmoglea [13]. Die zelluläre Zielstruktur ist daher der Keratinozyt, die subzelluläre Zielstruktur das Desmosom ([13]; Abb. 1) und das Antigen ein 130-kD-Glykoprotein, das eine große Homologie mit Desmoglein (Bestandteil der Desmoglea) besitzt und damit zur Cadherinsuperfamilie gehört ([33]; Abb. 1). Cadherine sind transmembrane Glykoproteine, die dem Prinzip der homophilen Interaktion folgen und die Aggregation von Zellen eines Typs bzw. von Zellen mit gleichem Besatz an Cadherinen untereinander ermöglichen [7]. Das immundominante Epitop des Pemphigus-vulgaris-Antigens (PV-AG) befindet sich seiner aminoterminalen extrazellulären und damit an der für die homophile Adhäsion der Cadherine kritischen Domäne. Das PV-AG ist ferner über Disulfidbindungen mit einem 85-kD-Peptid (Plakoglobin, ebenfalls ein Desmosombestandteil) komplexiert [19], und das entsprechende Gen ist am Chromosom 18 lokalisiert [33]. Der Pemphigus vulgaris ist somit eine Cadherinautoimmunkrankheit, und es wird damit verständlich, daß bei einer autoantikörpermediierten Zerstörung oder Inaktivierung des für die interzelluläre Adhäsionsfunktion offenbar wichtigen PV-AG eine Spaltung der Desmosomen, Verlust der interzellulären Adhäsion und damit Akantholyse resultiert.

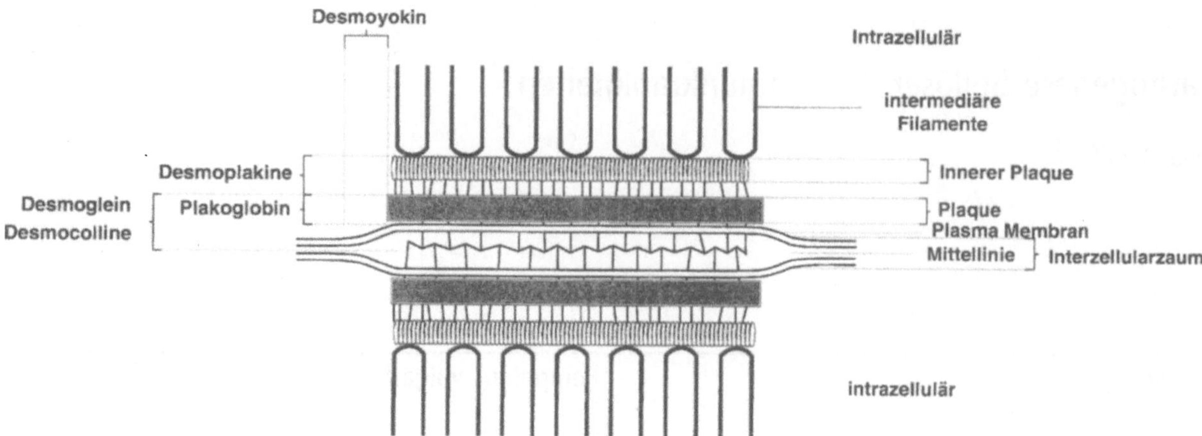

Abb. 1. Schematische Darstellung eines Desmosoms; *rechts* sind ultrastrukturell identifizierbare Strukturen, *links* die diese aufbauenden Glykoproteine und Proteine angeführt [13]

Welche Hinweise oder Beweise sprechen nun für eine pathogenetische Relevanz der Pemphigus-Autoantikörper (PV-AK)? Hierfür lassen sich sechs Argumente anführen:

1. Der Titer der PV-AK korreliert (oft allerdings nicht exakt) mit dem Verlauf der Krankheit;
2. die PV-AK binden am Ort der Pathologie, das heißt, an der Desmoglea der epidermalen Desmosomen, die bei Akantholyse gespalten werden;
3. durch diaplanzentaren Transfer von PV-AK kommt es zu einem (transienten) Pemphigus vulgaris des Neugeborenen;
4. PV-AK induzieren Akantholyse in der Epidermis in vitro [30];
5. der Transfer von PV-AK in neugeborene Mäuse führt zu ihrer Bindung in der Epidermis, zur Akantholyse und klinisch zum Nikolski-Phänomen und zu Blasen [3];
6. affinitätsgereinigte PV-AK gegen die aminoterminale extrazelluläre Domäne des PV-AG führen bei Injektion in neugeborene Mäuse zur Desmosomentrennung und Akantholyse [1, 18].

Als Mechanismen, die letztlich für die autoantikörpermediierte Zellseparation verantwortlich sind, sind folgende zwei Varianten denkbar:

PV-AK binden an das PV-AG, und es kommt dadurch zu einer direkten Interferenz mit der homophilen Zell-Zell-Adhäsion.
Bei der Antikörperbindung an Keratinozyten in vitro werden Proteasen freigesetzt (Plasminogenaktivator → Plasminogen → Plasmin), die zur Akantholyse führen [14, 23].

Ob diese Proteasenfreisetzung Folge der AK-mediierten Interferenz mit der interzellulären Haftfunktion der PV-AG ist oder ein sekundäres (Verstärker-)Phänomen darstellten, ist derzeit noch nicht geklärt.
Ähnlich ungeklärt ist derzeit auch die Rolle von Komplement bei diesen molekularen Interaktionen. Komplement wird beim Pemphigus vulgaris in vivo am Ort der Antikörperbindung fixiert, in der Blasenflüssigkeit läßt sich Komplementverbrauch nachweisen [17], jedoch ist Komplement zumindest in vitro nicht erforderlich, um Akantholyse auszulösen [8, 30], es verstärkt sie aber.

Pemphigus foliaceus

Pemphigus foliaceus (PF) und seine Varianten (Pemphigus erythematosus und Fogo selvagem) sind klinisch durch oberflächliche Blasen und verkrustende Erosionen, histologisch durch eine subkorneale Akantholyse im Stratum granulosum und immunpathologisch durch zirkulierende und in der Haut an der Oberfläche von Epidermalzellen bindende Autoantikörper charakterisiert [32]. Das immunmorphologische Muster ist von dem des PV nicht unterscheidbar. Immunelektronenmikroskopisch ist das Antigen ebenfalls in der Desmoglea der Desmosomen lokalisiert [26]. Das PF-Antigen (PF-AG) ist wie das PV-AG ein transmembranöses Glykoprotein mit einer großen Homologie zu Desmoglein – es gehört daher ebenfalls in die Cadherinsuperfamilie – und bildet ebenfalls mit 85-kD-Plakoglobin, also einem weiteren desmosomalen Protein, einen durch Disulfidbrücken gesicherten Komplex [33]. Es unterscheidet sich aber vom PV-AG durch sein Molekulargewicht von 160 kD und ist von diesem distinkt [33]. Wie beim PV ist beim PF die Zielstruktur des pathologischen Prozesses das epidermale Desmosom.

Die Autoantikörper des PF (PF-AK) korrelieren ebenfalls nur teilweise mit dem Verlauf der Krankheit, sie induzieren in vitro Akantholyse und führen nach intraperitonealem Transfer in neugeborene Mäuse zu einer Bindung in der Epidermis, zu Akantholyse, zu einem positiven Nikolski-Phänomen und zu Blasen [27].

Der Vergleich von Pemphigus vulgaris und Pemphigus foliaceus zeigt, wie unterschiedlich der klinische Phänotyp einer bullösen Dermatose bei zwar ähnlichen, aber distinkten Antigenen im Bereich der desmosomalen Strukturen ausfallen kann.

Folgende Fragen sind bezüglich der Pathogenese der Pemphigus-Gruppe unbeantwortet:

1. Was macht PV-AG und PF-AG zu Autoantigenen?
2. Welche Bedeutung kommt der Immungenetik zu? Studien an Klasse-II-MHC-Genen bei Pemphigus vulgaris deuten darauf hin, daß bestimmte Haplotypen zur Autoantikörperbildung gegen das PV-AG prädisponieren. PV ist stark mit den DR4- und DRw6-Allelen assoziiert, wobei die serologisch definierten Haplotypen in der HLA-D-Region eine gewisse Heterogenität aufweisen. Patienten mit PV und dem HLA-DR4-Serotyp haben eine bestimmte Sequenz in der die DR-β-Kette kodierenden Region, die häufiger ist als bei DR4-positiven Kontrollen [29]. Umgekehrt haben DRw6-Pemphigus-Patienten eine Sequenz in der DQ-Region, die die DQ-β-Kette kodiert und mit der Neigung, PV zu bekommen, assoziiert ist [31]. Möglicherweise ist dies die Voraussetzung, daß T-Zellen bestimmte spezifische Antigene im Zusammenhang mit spezifischen Klasse-II-HLA-Molekülen erkennen.
3. Welche Rolle spielen exogene Faktoren? Ein Beispiel dafür wäre die überzeugende Assoziation des Fogo selvagem, der sich sonst durch nichts vom Pemphigus foliaceus unterscheidet, mit bestimmten epidemiologischen und geographischen Faktoren, vor allem dem Vorkommen der schwarzen Fliege Simulium pruinosum [9], von der angenommen wird, daß sie das ätiologische Agens des Fogo selvagem überträgt.
4. Es ist sicher noch genauer zu klären, ob die Autoantikörper den Verlust der zellulären Adhäsion auf direktem Wege mediieren und schließlich, welche Epitope für die autoantikörpermediierte Pathologie verantwortlich sind.

Bullöses Pemphigoid

Das bullöse Pemphigoid (bP) ist folgendermaßen charakterisiert: klinisch durch Blasen im Zusammenhang mit einer beträchtlichen inflammatorischen Komponente (papulourtikarielle Effloreszenzen), histologisch durch subepidermale (junktionale) Blasen und immunpathologisch durch zirkulierende (nicht in allen Fällen durch indirekte Immunfluoreszenztechniken, wohl aber durch Immunpräzipitation nachweisbare) IgG-Autoantikörper, die in vivo an die Basalmembranzone binden. Zielstruktur ist bei dieser blasenbildenden Krankheit das Hemidesmosom [13], also jene Haftstruktur, die die Verankerung der Basalzelle an die Basalmembran gewährleistet (Abb. 2).

Beim bP werden zwei Antigene von den Autoantikörpern (BP-AK) erkannt:

1. Das BP-AG1 ist ein 230-kD-Glykoprotein, dessen Gen am kurzen Arm von Chromosom 6 (6p 11–12) liegt [28] und das eine deutliche Homologie zu Desmoplakin I/II, einem Bestandteil von Desmosomen und Hemidesmosomen aufweist [33]. Dieses Antigen ist im Plaque des Hemidesmosoms lokalisiert, liegt also intrazellulär [16].
2. Das BP-AG2 ist ein transmembranöses 180-kD-Polypeptid, das aus einer kollagenähnlichen und einer nichtkollagenösen Domäne besteht [22]. Das immundominante Epitop ist an der BP-AG2-Ektodomäne lokalisiert und liegt proximal von der Kollagenkomponente, die mit der extrazellulären Matrix der Lamina lucida interagiert. Das BP-AG2-Gen ist am langen Arm des Chromosom 10 lokalisiert [22], somit sind BP-AG1 und BP-AG2 distinkte Genprodukte. Während frühe immunelektronenmikroskopische Untersuchungen das BP-AG entlang der Unterfläche der basalen Keratinozyten in der Lamina lucida lokalisierten [15], zeigen neuere Studien ein differenzierteres Bild: Während das BP-AG1 streng auf den hemidesmosomalen Plaque beschränkt ist, läßt sich das extrazelluläre immundominante Epitop von BP-AG2 entlang der gesamten Zellmembran auch in den interhemidesmosomalen Bereichen nachweisen [16]. Die Autoantikörper gegen das 230-kD-BP-AG1 lassen sich bei fast allen Patienten erfassen, gegen das 180-kD-BP-AG2 jedoch nur in ungefähr 50%, wobei bei einem beträchtlichen Prozentsatz Antikörper gegen beide Antigene gefunden werden können [33].

Folgende Beobachtungen bzw. Experimente können zum Beweis der Pathogenität der BP-AK herangezo-

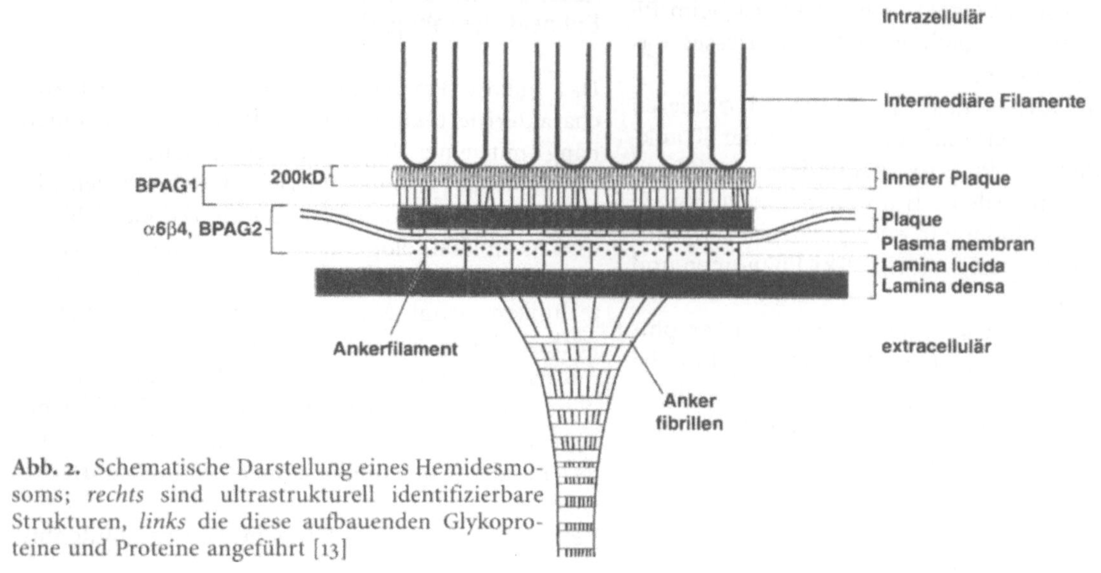

Abb. 2. Schematische Darstellung eines Hemidesmosoms; *rechts* sind ultrastrukturell identifizierbare Strukturen, *links* die diese aufbauenden Glykoproteine und Proteine angeführt [13]

gen werden: Wie von Gammon et al. [12] gezeigt werden konnte, führt die Überschichtung von Kryostatschnitten mit BP-IgG und Komplement zu einer Akkumulation von ebenfalls auf den Schnitt aufgebrachten Neutrophilen an der dermoepidermalen Junktionszone und in der weiteren Folge zu einer dermal-epidermalen Separation. Die intrakorneale Injektion von BP-IgG führt beim Kaninchen zur Fixierung von IgG und C3 an der Basalmembranzone, Entzündung und einer dermoepidermalen Separation [2]. Kürzlich ist es der Arbeitsgruppe von Diaz gelungen, durch intraperitonealen Transfer von Kaninchen-Antimaus-BP-180-IgG in neonatale Balb/c-Mäuse eine dermal/epidermale Separation, Blasenbildung und neutrophile Infiltration zu induzieren [21].

Den Pathomechanismus der Blasenbildung beim bP kann man sich etwa so vorstellen, daß BP-AG1- und BP-AG2-Antikörper an die entsprechenden Antigene binden und, nachdem es sich um komplementbindende Antikörper handelt, zur Komplementbindung, Komplementaktivierung und in der weiteren Folge zur Mastzelldegranulation, Neutrophilenchemotaxis, Freisetzung proteolytischer Enzyme und damit zur Blase führen. Auch hier sind eine Reihe von Fragen noch ungeklärt; vor allem, was macht ein normales Strukturprotein wie BP-AG1 und BP-AG2 zum Antigen? Wie wird ein intrazelluläres Protein (230-kD-BP-AG1) immunogen, und wie gelangt der BP-AG1-Antikörper an sein intrazelluläres Zielantigen? Warum erkennen BP-IgG fast aller BP-Patienten das (intrazelluläre) 230-kD- und nur 50% das extrazelluläre Epitop des 180-kD-Antigens?

Paraneoplastischer Pemphigus

Der paraneoplastische Pemphigus (PNP) ist eine relativ neue, erst vor wenigen Jahren beschriebene und abgegrenzte bullöse Dermatose, die durch folgende Kriterien definiert ist [4]: Klinisch kommt es zu Schleimhautblasen und Erosionen und einem ausgedehnten polymorphen (Erythema exsudativum multiforme-artigen) Exanthem, histologisch zu suprabasaler Akantholyse, basaler Vakuolisierung und individueller Keratinozytennekrose. Bei der direkten Immunfluoreszenzuntersuchung finden sich IgG ± Komplement in der Epidermis nach einem Pemphigusmuster und in linearer und granulärer Anordnung an der Basalmembranzone abgelagert, wobei sich diese zirkulierenden Autoantikörper nicht nur an geschichteten Plattenepithelien, sondern auch an simplen, zylindrischen und Übergangsepithelien sowie im Myokard (lokalisiert an den intercalated discs, die Desmoplakin enthalten) gebunden werden. Assoziiert ist diese Dermatose mit Neoplasmen, vor allem Lymphom, chronisch lymphatischer Leukämie, Sarkom, Waldenström-Makroglobulinämie, Castleman-Tumor, Bronchialkarzinom und Thymom [4]. Bisher sind fünf verschiedene Antigene, gegen die sich die beim PNP auftretenden Autoantikörper richten, identifiziert [24]: Ein 250-kD-Glykoprotein, das mit Desmoplakin I sowie ein 210-kD-Molekül, das mit Desmoplakin II komigriert; ein 230-kD-Molekül, das mit dem BP-AG1 komigriert sowie zwei noch nicht identifizierte Moleküle vom Molekulargewicht 190 kD und

170 kD. Die Heterogenität der identifizierten Antigene erklärt die Heterogenität des Immunfluoreszenzmusters (Pemphigus, BP-Muster) und die Tatsache, daß Desmoplakin in allen Desmosomen, also auch in simplen Epithelien und in den intercalated discs des Myokards und nicht nur in geschichteten Plattenepithelien erkannt wird. Die Bindung an Desmosomen in den Übergangsepithelien wird übrigens als diagnostischer Test (Immunfluoreszenz an der Rattenblase) herangezogen. Den Autoantikörpern kommt pathogenetische Relevanz zu, da sie beim Transfer in neugeborene Mäuse Akantholyse in der Epidermis und im Ösophagus, ein Nikolski-Phänomen und Blasen hervorrufen [4].

Erythema exsudativum multiforme major

Diese Entität möchte ich aufgrund gewisser pathogenetischer Ähnlichkeiten zum PNP anführen. Wir haben zeigen können, daß beim Erythema exsudativum multiforme major (EEMM), nicht jedoch beim Erythema exsudativum multiforme minor, Autoantikörper auftreten, die sich gegen 250-kD- und 210-kD-Antigene richten, die mit Desmoplakin I und Desmoplakin II komigrieren [10]. Die Antikörper richten sich gegen geschichtete Plattenepithelien und einfache Epithelien (sowie Myokard) und werden hier ebenso in einem interzellulären (Pemphigus-)Muster gebunden, wobei bei hoher Auflösung wieder eine punktierte, desmosomale Lokalisation erkennbar ist. Ultrastrukturell lokalisieren sich diese Autoantikörper an den desmosomalen Plaques – das Antigen liegt also intrazellulär – und binden nach Transfer in neugeborene Mäuse an basale und suprabasale Keratinozyten [10]. Es ist durchaus denkbar, daß es bei EEMM durch zytotoxische T-Zellen zu einer Schädigung der Keratinozyten, damit Permeabilisierung und dem Eindringen von Desmoplakin-Autoantikörpern kommt, die dann durch Interferenz mit der Keratinfilamentassemblierung im desmosomalen Plaque zu der beschriebenen Keratinfilamentverklumpung, Abrundung der Zellen und ihrer Nekrose führen.

Epidermolysis bullosa acquisita (EBA)

Dieses ursprünglich außerordentlich heterogene und erst seit der Entdeckung von gegen die Basalmembranzone gerichteten Autoantikörpern besser definierte Krankheitsbild [35] ist klinisch entweder durch aphlegmasische, traumainduzierte Blasen oder/und durch entzündliche papulourtikarielle Effloreszenzen mit Blasen gekennzeichnet, histologisch durch eine subepidermale (entzündliche oder nicht entzündliche) Spaltbildung, in der Immunfluoreszenz durch die Ablagerung von IgG (auch > IgA, IgM) und Komplement an der Basalmembranzone in Form eines linearen Bandes [6].

In der indirekten Immunfluoreszenz lassen sich diese Autoantikörper in 30–50% der Patienten (häufiger bei der entzündlichen Variante) nachweisen, immunelektronenmikroskopisch sind sie in und unterhalb der Lamina densa der Basalmembran abgelagert [6]. Das Autoantigen besteht aus einem 290-kD- und 145-kD-Protein, das 290-kD-Protein aus einer kollagenen und einer nichtkollagenen 145-D-Domäne, wobei kürzlich nachgewiesen wurde, daß das EBA-Antigen der globulären C-terminalen Domäne des Typ-VII-Kollagen entspricht [36]. Die die Lamina densa der Basalmembran der Dermis verankernden Ankerfibrillen bestehen aus Typ-VII-Kollagen, das aus antiparallel angeordneten helikalen Dimeren in lateraler Aggregation aufgebaut ist, wobei die globulären Domänen in der Lamina densa zu liegen kommen ([6]; Abb. 3). Da sich die Autoantikörper

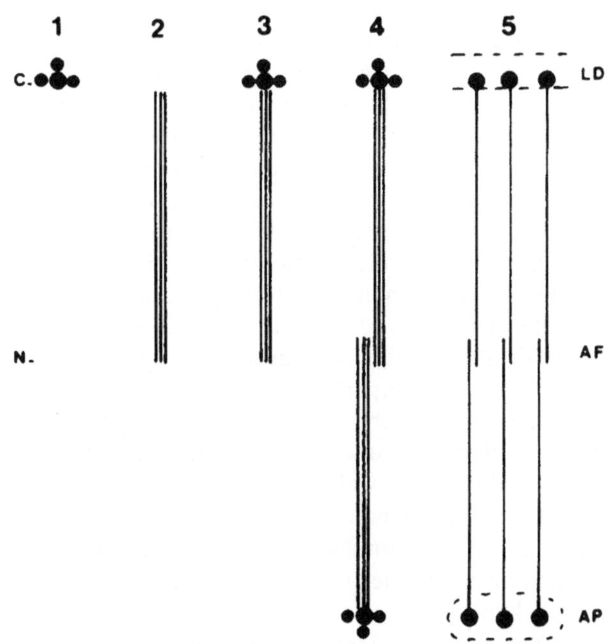

Abb. 3. Molekulare Organisation von Typ-VII-Kollagen. *1* Globuläre C-terminale Domäne; *2* helikale Domäne, bestehend aus 3 α-Ketten des Typ-VII-Kollagens; *3* monomere Form des Typ-VII-Prokollagens; *4* antiparallel angeordnete Dimere; *5* laterale Aggregation der mit den globulären Domänen in der Lamina densa (LD) und im Ankerplaque lokalisierten Typ-VII-Dimere, die dadurch die Ankerfibrillen bilden (AF) [6]

bei EBA gegen diese globuläre C-terminale Domäne des Typ-VII-Kollagens richten, wird verständlich, daß ihre Bindung ultrastrukturell in der Lamina densa und in der sublaminären Zone nachweisbar ist, daß die Spaltbildung in diesem Bereich, also unterhalb der Lamina densa, zustande kommt und daraus eine dermolytische Blase resultiert.
Bei der EBA besteht eine starke Assoziation mit HLA-DR2 [6]. Die Pathogenese könnte man sich so vorstellen, daß Autoantikörper gegen Typ-VII-Kollagen gebildet werden und diese komplementbindenden EBA-Autoantikörper in vivo an ihrem Epitop an den Ankerfibrillen binden. Durch Komplementaktivierung käme es zu einer Migration von Neutrophilen an die Bindungsstelle und in der Folge zur Gewebsdestruktion. Da bei Patienten mit nicht entzündlichen Läsionen keine nachweisbaren komplementbindenden Autoantikörper in der Zirkulation gefunden werden, wäre für diese Variante eine andere Pathogenese anzunehmen.

Bullöse Eruption bei systemischem Lupus erythematodes

Dieses Syndrom möchte ich deswegen anführen, weil es auch hier zur Ausbildung von Anti-Typ-VII-Kollagen-Autoantikörpern kommt [11]. Klinisch charakterisiert wird das Krankheitsbild durch einen nach ARA-Kriterien definierten systemischen Lupus erythematodes und ausgedehnte bullöse, zum Teil auch multiforme-artige kutane Eruptionen; histologisch durch Neutrophileninfiltration entlang der Basalmembranzone und eine subepidermale Blase, bei der elektronenmikroskopisch die Spaltbildung ebenfalls unterhalb der Lamina densa liegt; immunpathologisch ist die Eruption charakterisiert durch ein lineares Band von IgG und Komplement, zum Teil auch granulär, an der Basalmembranzone, wobei in Split-skin-Präparaten das IgG an der dermalen Seite der Spaltbildung zu finden ist und immunelektronenmikroskopisch tatsächlich unterhalb der Lamina densa nachgewiesen werden kann [26].
Auch bei diesen Patienten liegt wie bei EBA eine starke Assoziation mit HLA-DR2 vor [6], die Autoantikörper sind gegen ein 290-kD- und ein 145-kD-Protein gerichtet, das Antigen ist am Kollagen-Typ-VII und damit in den Ankerfilamenten lokalisiert [11]. Die Pathogenese ist offenbar ähnlich wie bei EBA, wobei diese bullösen Exantheme offenbar ein Epiphänomen bei systemischem Lupus erythematodes darstellen. Interessant ist die Tatsache, daß diese Eruptionen auch unter immunsuppressiver Therapie (Prednisolon, Azathioprin) auftreten und im Gegensatz zu den SLE-Symptomen auf die Gabe von Sulfonen prompt ansprechen.

Schlußbemerkung

Die hier gezeigten Beispiele sollen demonstrieren, daß das Verständnis der Pathogenese von bullösen Autoimmunkrankheiten der Haut seit der Entdekkung der bei diesen Krankheiten vorkommenden Autoantikörper, durch Definition der relevanten Antigene, durch teilweise Klonierung der entsprechenden Gene und die partielle Aufklärung entzündlicher und gewebsdestruierender, durch diese Autoantikörper ausgelöster Prozesse entscheidende Fortschritte gemacht hat. Die Erforschung krankheitsspezifischer Autoantikörper-Antigen-Interaktionen hat aber auch zu einem wesentlich klareren Verständnis der Biochemie und Funktion von Strukturmolekülen der normalen Haut geführt, die unsere Vorstellung der Physiologie der Haut bereichert haben. Damit sind sie ein Beispiel dafür, daß das Studium von Krankheitsprozessen zum Verständnis der Funktion des normalen Gewebes beiträgt. Erstmals sind wir heute auf dem Gebiet der bullösen Autoimmunkrankheiten in der Lage, den Bogen von der Klinik zum pathologisch relevanten Molekül und dem dafür verantwortlichen Gen zu spannen, und es besteht Berechtigung zur Hoffnung, daß sich aus diesem Verständnis in Zukunft subtilere, auf den individuellen Krankheitsprozeß abgestimmte therapeutische Ansätze ergeben werden.

Literatur

1. Amagai M, Karpati S, Prussick R, Klaus-Kovtun V, Stanley JR (1992) Autoantibodies against the aminoterminal cadherin-like binding domain of pemphigus vulgaris antigen are pathogenic. J Clin Invest 90: 919–926
2. Anhalt GJ, Bahn CF, Labib RS et al (1981) Pathogenic effects of bullous pemphigoid autoantibodies on rabbit corneal epithelium. J Clin Invest 68: 1097–1101
3. Anhalt GJ, Labib RS, Voorhees JJ, Beals TF, Diaz LA (1982) Induction of pemphigus in neonatal mice by passive transfer of IgG from patients with the disease. N Engl J Med 306: 1189–1196
4. Anhalt GJ, Kim SC, Stanley JR et al (1990) Paraneoplastic pemphigus. An autoimmune mucocutaneous disease associated with neoplasia. N Engl J Med 323: 1729–1735

5. Beutner EH, Jordon RE, Chorzelski TP (1968) The immunopathology of pemphigus and bullous pemphigoid. J Invest Dermatol 51: 63–80
6. Briggaman RA, Gammon WR (1991) Epidermolysis bullosa acquisita and other acquired blistering diseases manifesting autoimmunity to type VII collagen. Curr Probl Dermatol 3: 47–74
7. Buxton RS, Cowin P, Franke WW et al (1993) Nomenclature of the desmosomal cadherins. J Cell Biol 121: 481–483
8. Diaz LA, Marcelo CL (1978) Pemphigoid and pemphigus antigens in cultured epidermal cells. Br J Dermatol 98: 631–637
9. Diaz LA, Sampaio SAP, Rivitti EA et al (1989) Endemic pemphigus foliaceus – »Fogo Selvagem«: 1. Clinical features and immunopathology. J Am Acad Dermatol 20: 657–669
10. Födinger D, Anhalt G, Boecskoer B et al (1995) Autoantibodies to desmoplakin I and II in patients with erythema multiforme. J Exp Med 181: 169–175
11. Gammon WR, Briggaman RA (1993) Bullous SLE: A phenotypically distinctive but immunologically heterogeneous bullous disorder. J Invest Dermatol 100: 28s–34s
12. Gammon WR, Merritt CC, Lewis DM et al (1982) An in vitro model of murine complex-mediated basement membrane zone separation caused by pemphigoid antibodies, leukocytes and complement. J Invest Dermatol 78: 285–290
13. Garrod DR (1993) Desmosomes and hemidesmosomes. Curr Opin Cell Biol 5: 30–40
14. Hashimoto K, Shafran KM, Webber PS, Lazarus GS, Singer KH (1983) Anti-cell surface pemphigus autoantibody stimulates plasminogen activator activity of human epidermal cells. J Exp Med 157: 259–272
15. Holubar K, Wolff K, Konrad K, Beutner EH (1975) Ultrastructural localization of immunoglobulins in bullous pemphigoid skin. Employment of a new peroxidase-antiperoxidase multistep method. J Invest Dermatol 64: 220–227
16. Ishiko A, Shimizu H, Kikuchi A et al (1993) Human antibodies against the 230-kD bullous pemphigoid antigen (BPAG1) bind only to the intracellular domain of the hemidesmosome whereas those against the 180-kD bullous pemphigoid antigen (BPAG2) bind along the plasma membrane of the hemidesmosome in normal human and swine skin. J Clin Invest 91: 1608–1615
17. Jordon RE, Bushkell LL (1979) The complement system in pemphigus, bullous pemphigoid and herpes gestationis. Int J Dermatol 18: 271–281
18. Karpati S, Amagai M, Prussick R, Cehrs K, Stanley JR (1993) Pemphigus vulgaris antigen, a desmoglein type of cadherin is localized within keratinocyte desmosomes. J Cell Biol 122: 409–415
19. Korman NJ, Eyre RW, Klaus-Kovtum V, Stanley JR (1989) Demonstration of an adhering-junction molecule (plakoglobin) in the autoantigens of pemphigus foliaceus and pemphigus vulgaris. N Engl J Med 321: 631–635
20. Li K, Sawamura D, Giudice GJ et al (1991) Genomic organization of collagenous domains and chromosomal assignment of human 180-kDa bullous pemphigoid antigen-2, a novel collagen of stratified squamous epithelium. J Biol Chem 266: 24 064–24 069
21. Liu Z, Diaz LA, Troy JL et al (1993) A passive transfer model of the organ-specific autoimmune disease, bullous pemphigoid, using antibodies generated against the hemidesmosomal antigen, PB180. J Clin Invest 92: 2480–2488
22. Liu Z, Diaz LA, Giudice GJ (1994) Autoimmune response against the bullous pemphigoid 180 autoantigen. Dermatology 189 (Suppl 1): 34–37
23. Morioka S, Lazarus GS, Jensen PJ (1987) Involvement of urokinase-type plasminogen activator in acantholysis induced by pemphigus IgG. J Invest Dermatol 89: 474–477
24. Oursler JR, Labib RS, Ariss-Abdo L et al (1992) Human autoantibodies against desmoplakins in paraneoplastic pemphigus. J Clin Invest 89: 1775
25. Rappersberger K, Tschachler E, Tani M, Wolff K (1989) Bullous disease in SLE. J Am Acad Dermatol 21: 745–752
26. Rappersberger K, Roos N, Stanley JR (1992) Immunomorphological and biochemical identification of the pemphigus foliaceus autoantigen within desmosomes. J Invest Dermatol 99: 323–330
27. Roscoe JT, Diaz L, Sampaio SA et al (1985) Brazilian pemphigus foliaceus autoantibodies are pathogenic to BALB/c mice by passive transfer. J Invest Dermatol 85: 538–541
28. Sawamura D, Nomura K, Sugita Y et al (1990) Bullous pemphigoid antigen (BPAG): cDNA cloning and mapping of the gene to the short arm of human chromosome 6. Genomics 8: 722–726
29. Scharf SJ, Friedmann A, Brautbar C et al (1988) HLA class II allelic variation of susceptibility to pemphigus vulgaris. Proc Natl Acad Sci USA 85: 3504–3508
30. Schiltz JR, Michel B (1976) Production of epidermal acantholysis in normal human skin in vitro by the IgG fraction from pemphigus serum. J Invest Dermatol 67: 254–260
31. Sinha AA, Brautbar C, Szafer F et al (1988) A newly characterized HLA DQ beta allele associated with pemphigus vulgaris. Science 239: 1026–1029
32. Stanley JR (1989) Pemphigus and pemphigoid as paradigms of organ-specific, autoantibody-mediated diseases. J Clin Invest 83: 1443–1448
33. Stanley JR (1993) Cell adhesion molecules as targets for autoantibodies in pemphigus and pemphigoid, bullous diseases due to defective epidermal cell adhesion. Adv Immunol 53: 291–323
34. Wolff K, Schreiner E (1971) Ultrastructural localization of pemphigus auto-antibodies within the epidermis. Nature 229: 59–60
35. Woodley DT, Briggaman RA, O'Keefe EJ et al (1984) Identification of the skin basement membrane autoantigen in epidermolysis bullosa acquisita. N Engl J Med 310: 1007–1013
36. Woodley DT, Burgeron RE, Lundstrum G (1988) The epidermolysis bullosa acquisita antigen is the globular carboxy terminus of type VII procollagen. J Clin Invest 81: 683–687

Die Therapie der bullösen Dermatosen

Michael Meurer

Einleitung

Die Behandlung der erworbenen blasenbildenden Autoimmunkrankheiten stellt nach wie vor eine Herausforderung für den in der Klinik oder praktisch tätigen Hautarzt dar, vor allem wegen des bei Diagnosestellung unvorhersehbaren, meist hochchronischen und schubweisen Verlaufs einiger Erkrankungen und den möglichen Komplikationen und Nebenwirkungen der heute verfügbaren Therapiemaßnahmen. Nicht zuletzt die Angst der Patienten vor diesen Nebenwirkungen und ihre wachsende Bereitschaft, sogenannte alternative Behandlungsformen zu erproben, zwingen uns, die Behandlungsmöglichkeiten immer wieder zu überdenken und durch neue - wenn möglich - nebenwirkungsärmere Maßnahmen zu ergänzen. Unabdingbar ist eine optimale äußerliche Therapie, die schmerzstillend, infektionsverhütend und heilungsfördernd sein muß, und die umfassende allgemeinmedizinische Betreuung in Zusammenarbeit mit anderen Fachdisziplinen zur Stabilisierung des Allgemeinzustandes und zur frühzeitigen Erkennung und Prävention therapiebedingter Nebenwirkungen.

Bei der *äußerlichen Therapie* des Pemphigus vulgaris und des bullösen Pemphigoids ist besonders auf Infektionen der häufig großflächigen Erosionen mit Bakterien, Candida albicans oder Herpesviren zu achten. So können bei Pemphiguspatienten in schlecht heilenden Erosionen kulturell oder mit der Polymerasekettenreaktion (PCR) nicht selten Herpesviren nachgewiesen werden. Eine entsprechende systemische antivirale Therapie kann in diesen Fällen, bei Fortführung der immunsuppressiven und antientzündlichen Theorie, zu einer wesentlich rascheren Abheilung der erosiven Veränderungen führen.

Pemphigus vulgaris

Bei etwa der Hälfte der Pemphiguspatienten beträgt die durchschnittliche Gesamtkrankenhausverweildauer mehr als 80 Wochen [35]. Die Ursache dafür ist vor allem die hohe Rezidivrate des Pemphigus, die in den ersten Krankheitsjahren zwischen 40–70% liegt, insbesondere bei Patienten mit Mundschleimhautbefall [29]. Auch die heutigen Therapiemöglichkeiten können nur bei etwa einem Fünftel der Patienten mit Pemphigus vulgaris eine vollständige Remission erzielen [1, 24]. Neuere Untersuchungen weisen darauf hin, daß eine negative direkte Immunfluoreszenzuntersuchung (DIF) nach Therapieende als Indikator für eine Remission gewertet werden kann [32].

Faktoren in der Therapieplanung des Pemphigus
Ausmaß des Haut/Schleimhautbefalls
Alter und Allgemeinzustand
Krankheitsphase (Ersterkrankung/Rezidiv)
Vorbehandlung
Begleiterkrankungen (Steroidkontraindikationen)

Die *systemische Therapie* des Pemphigus vulgaris (PV) und des Pemphigus foliaceus (PF) mit Glukokortikosteroiden (Steroiden) allein oder in Kombination mit adjuvanter Therapie muß, abhängig von den in Übersicht 1 aufgeführten Faktoren, stationär über viele Wochen und ambulant sogar über Jahre und Jahrzehnte durchgeführt werden.

Dabei können drei Phasen unterschieden werden:

I Kontrolle des Blasenschubs (Dauer 2–3 Wochen)
II Stabilisierung (Dauer 1–3 Wochen)
III Einleitung der Remission (Dauer Wochen bis Monate)

Therapie des Pemphigus mit Glukokortikosteroiden

Bei der Therapie des Pemphigus mit Glukokortikosteroiden (Steroiden) ist eine angemessene Standardisierung anzustreben, auch im Hinblick auf vergleichende Therapiestudien und zur Beurteilung der Wirkung neuer oder adjuvanter Therapieformen. Die anfänglichen Steroiddosen (0,5–1 mg/kg KG/Tag) können bei ausschließlichem Hautbefall in der Regel niedriger als bei gleichzeitigem Haut- und Schleimhautbefall gewählt werden (1,0–2,0 mg/kg KG/Tag Prednisonäquivalent) [9, 18, 24]; in der ersten Phase erfolgt eine Dosissteigerung um etwa 50% pro Woche so lange, bis keine neuen Blasen auftreten. Die dazu erforderliche Steroidhöchstdosis, die 2–3 mg/kg KG/Tag Prednisonäquivalent nicht überschreiten soll, wird in der zweiten Phase fortgeführt, bis eine Stabilisierung und Abheilung von etwa 80% der Blasen eingetreten ist. Die anschließende Erhaltungstherapie wird eingeleitet durch die Reduzierung der Höchstdosis um etwa 25% pro Woche, bis Steroidtagesdosen von etwa 2,5 mg erreicht sind, die, wenn keine neuen Blasen auftreten, in etwa 2–3 Monaten abgesetzt werden können. Kommt es in dieser dritten Behandlungsphase zu einem Rezidiv, wird die letzte Tagesdosis schrittweise alle 7 Tage um 50% erhöht, bis eine erneute Stabilisierung eingetreten ist [9].

Adjuvante Therapie des Pemphigus

Die Kombination von Steroiden mit anderen Medikamenten wird als Adjuvanstherapie bezeichnet [8]. Bei Pemphigus vulgaris ist eine akute adjuvante Therapie in der ersten oder zweiten Behandlungsphase erforderlich, wenn hohe Steroiddosen keine Kontrolle der Blasenbildung ermöglichen (Steroidresistenz) oder wenn akute, steroidbedingte Komplikationen auftreten oder ernsthafte Kontraindikationen vorliegen. Dazu gehören vor allem systemische virale und bakterielle Infektionen, auch die Tuberkulose, sowie Magen-Darm-Ulzerationen mit Gefahr einer Perforation und thromboembolische Komplikationen, auf die bei bettlägerigen Patienten besonders geachtet werden muß. Die langfristig durchgeführte Adjuvanstherapie des Pemphigus soll steroideinsparend und remissionsverlängernd sein. Die heute zur Verfügung stehenden Formen der akuten bzw. Langzeitadjuvanstherapie sind in Übersicht 2 zusammengefaßt.

Adjuvanstherapie des Pemphigus vulgaris und Pemphigus foliaceus

Akute Adjuvanstherapie:	Pulstherapie Plasmapherese I. v.-IgG
Langzeitadjuvanstherapie:	Immunsuppressiva Gold DADPS

Akute Adjuvanstherapie des Pemphigus vulgaris

Pulstherapie. Bei schweren Pemphigusformen mit ausgedehnter Haut- und Schleimhautbeteiligung ist zuerst in Indien [22], in jüngerer Zeit auch in Deutschland [3, 11] die Puls- oder Stoßtherapie mit Cyclophosphamid (Endoxan) in Kombination mit intravenös verabreichten hohen Steroiddosen eingesetzt worden. Am ersten Zyklustag werden dabei 500 mg Cyclophosphamid langsam intravenös verabreicht, die vorherige Gabe von Mesna (Uromitexan) zur Verhütung einer endoxanbedingten hämorrhagischen Zystitis kann erwogen werden. Am ersten bis dritten Zyklustag wird gleichzeitig Dexamethason in der Dosierung von 100 mg intravenös verabreicht; ein Umsetzen der Steroidmedikation auf Prednisolonpräparate ist möglich. Der Infusionszyklus wird je nach Ansprechen und Verlauf in 2 bis 10wöchigen Abständen wiederholt; die Erhaltungstherapie zwischen zwei Zyklen wird in der Regel mit Cyclophosphamid 50 mg/Tag p.o. und in Kombination mit Steroiden (30–40 mg/Tag Prednisonäquivalent) durchgeführt. Da die Pulstherapie zu schwerwiegenden Nebenwirkungen wie Anaphylaxie, Sepsis, Hypertonie, Flüssigkeitsretention und Herzinfarkt führen kann, sollte der Einsatz auf die akute Krankheitsphase des Pemphigus vulgaris beschränkt und nicht mehr als 2–10 Zyklen insgesamt verabreicht werden. Nach Literaturangaben kann nach etwa 6monatiger Therapiedauer bei der Mehrzahl der Patienten eine klinische Remission erreicht werden, allerdings liegen keine Langzeitnachbeobachtungen vor [3, 22]. Vorteil der Pulstherapie ist das schnelle Ansprechen, das in wenigen Tagen zur Rückbildung und Abheilung der Blasen führen kann, sowie die kurzen Krankenhausaufenthalte. Nachteile liegen in den möglichen schweren Nebenwirkungen der Endoxantherapie, die auch zur Sterilität führen können, so daß die Indikation bei jüngeren Pemphiguspatienten sehr streng gestellt werden muß.

Plasmapherese. Eine weitere Möglichkeit der akuten Adjuvanstherapie stellt die Plasmapherese dar, die heute überwiegend mit Blutzellseparatoren unter Verwendung von Doppelfiltern durchgeführt wird, welche die zellulären Blutbestandteile von den Makroglobulinen und Immunglobulinen im Serum trennen können. Diese Verfahren sind relativ aufwendig und setzen besondere technische, räumliche und personelle Ausstattung voraus. Möglich ist damit der Austausch von etwa 2 l antikörperhaltigem Plasma 3mal pro Woche [8, 34]. Durch etwa 12 Plasmapheresen innerhalb von 3–4 Wochen läßt sich eine Abnahme der Blasenbildung und Heilung bestehender Blasen erreichen. Die Plasmapheresetherapie wird in der Regel von einer niedrigdosierten Steroidtherapie begleitet (0,25–0,5 mg/kg KG/Tag Prednisonäquivalent) in Kombination mit einem immunsuppressiv wirksamen Medikament (meist Azathioprin oder Endoxan). Die gleichzeitige Verabreichung von Immunsuppressiva ist zur Unterdrükkung eines *Rebound-Phänomens* wichtig. Darunter versteht man den kompensatorischen Anstieg der Pemphigusantikörpertiter infolge des raschen Absinkens der Serumspiegel nach Plasmapherese [8, 34]. Die Indikation zur Plasmapherese als akute Adjuvansmaßnahme ist vor allem bei Pemphiguspatienten gegeben, die auf Steroidhöchstdosen (von mehr als 1,5–2,0 mg/kg KG/Tag) in der ersten Behandlungsphase nicht ansprechen. Ein deutlicher Vorteil der Plasmapheresetherapie ist das Fehlen schwerwiegender akuter oder langfristiger Nebenwirkungen; ein Nachteil muß vor allem in dem technischen Aufwand und den damit verbundenen Kosten gesehen werden.

Intravenöse Immunglobulintherapie. Eine neue Form der akuten Adjuvanstherapie bei Pemphigus vulgaris stellt die hochdosierte intravenöse Therapie mit Immunglobulin G dar. Diese neue Therapie, die sich bei Autoimmunkrankheiten wie Myasthenia gravis und Dermatomyositis bereits bewährt hat [12, 13], wurde seit 1985 auch bei Patienten mit bullösen Autoimmunkrankheiten vereinzelt eingesetzt [10, 21]. Die Therapie wird zyklisch durchgeführt, wobei über 3–5 Tage lösliche Immunglobulinpräparate in einer Dosierung von 250–400 mg/kg KG/Tag infundiert werden. Ein Infusionszyklus kann in 3- bis 4wöchigen Abständen insgesamt 3- bis 6mal wiederholt werden. Wie bei der Plasmapherese ist eine gleichzeitige orale Medikation mit Immunsuppressiva allein oder in Kombination mit niedrigdosierten Steroiden erforderlich (s. oben); als Monotherapie sind hochdosierte intravenöse Immunglobuline bei Pemphigus wohl nicht wirksam [36]. Der Wirkungsmechanismus dieser Therapie ist noch nicht genau bekannt. Diskutiert werden die Wirkung von antiidiotypischen Antikörpern in den IgG-Präparationen, Hemmung der B-Zell-Aktivierung und der Effektorfunktion aktivierter T-Lymphozyten und eine Blockade der Fc-Rezeptorfunktion auf Makrophagen [13, 27]. Die Therapie hat keine schwerwiegenden akuten oder chronischen Nebenwirkungen, die Virussicherheit (HIV, Hepatitis) der heutigen Gammaglobulinpräperationen ist gewährleistet. Aufgrund der hohen Kosten ist die Therapie nur in solchen Fällen indiziert, in denen in der Akutphase aufgrund von Kontraindikationen bzw. bereits eingetretenen Komplikationen (schwere Infektionen, thromboembolische Komplikationen, entgleister Diabetes) eine hochdosierte Steroidtherapie nicht möglich ist. Möglicherweise können in dieser Situation durch die Zufuhr von polyklonalem IgG in hohen Dosen auch steroidinduzierte systemische Infektionen vermieden bzw. besser kontrolliert werden. Eigene Erfahrungen zeigen [27], daß in kritischen Pemphigusfällen mit der hochdosierten intravenösen Immunglobulintherapie innerhalb weniger Tage ein Blasenschub abgefangen werden kann.

Hochdosierte intravenöse Immunglobuline: Akute Adjuvanstherapie bei Pemphigus vulgaris und Pemphigus foliaceus

Indikation	Akute Adjuvanstherapie Therapiekomplikationen Progredienter Verlauf
Durchführung	7S-IgG[a] (250–400 mg/kg KG/Tag) i.v. für 3–5 Tage Wiederholung nach 3–4 Wochen Insgesamt 3–6 Zyklen
Zusatztherapie	Immunsuppressiva eventuell Glukokortikosteroide niedrig dosiert

[a] Intraglobulin F, Serapharm, Purimmun, Venimmun, Endobulin.

Langzeitadjuvanstherapie des Pemphigus vulgaris

In der Behandlung des Pemphigus vulgaris und auch anderer bullöser Dermatosen stellt nicht nur die Kontrolle des Blasenschubes und die Einleitung der Remission, sondern die Aufrechterhaltung der Remission und die Vermeidung von Rezidiven häufig ein Problem dar [1, 9, 24, 35]. Dies zu erreichen ist mit Steroiden allein häufig nicht möglich oder aufgrund der erforderlichen hohen Steroiddosen den Patienten nicht zumutbar. 1969 wurde von Wolff und Schreiner [38] Azathioprin in die Therapie des Pemphigus vulgaris eingeführt. Heute sind die in Tabelle 1 aufgeführten Immunsuppressiva gebräuchlich. Die pharmakologischen Angriffspunkte dieser Immunsuppressiva bei Pemphigus vulgaris sind un-

Tabelle 1. Therapie des Pemphigus mit Immunsuppressiva

Medikament	Dosierung
Azathioprin (Imurek)	50–150 mg/Tag
Cyclophosphamid (Endoxan)	50–150 mg/Tag
Methotrexat (»Lederle«)	15– 50 mg/Woche
Cyclosporin A (Sandimmun)	3– 8 mg/kg KG/Tag

terschiedlich [23]: Während Cyclophosphamid vor allem antikörperbildende B-Zellen hemmt, wirkt Methotrexat eher glukokortikosteroidähnlich, das heißt antiinflammatorisch; Azathioprin und auch Cyclosporin beeinflussen die Funktion von aktivierten T-Zellen, überwiegend die Interleukin-2- und Interferon-γ-Freisetzung. Der immunologische Wirkmechanismus von Azathioprin bei Pemphigus vulgaris ist daher wahrscheinlich indirekt und liegt möglicherweise in der Blockierung der T-Zell-Hilfe für die spezifische Antikörperproduktion [4, 23]. Die klinische Wirksamkeit von Azathioprin bei Pemphigus vulgaris ist durch mehrere große Studien belegt [1, 18, 35]. In der Regel wird Azathioprin erst in der zweiten Therapiephase, d.h. Stabilisierungsphase, eingesetzt. Die Dosis beträgt zwischen 50–150 mg/Tag. Diese täglichen Dosen werden auch in der dritten Phase, der Erhaltungsphase, bei gleichzeitiger schrittweiser Reduzierung der Steroiddosen beibehalten und erst einige Monate nach Abheilung aller Blasen, also später als Glukokortikosteroide, abgesetzt.

Nicht alle Patienten sprechen auf Azathioprin an, so daß ein Umsetzen der Langzeitadjuvanstherapie auf andere immunsuppressive Medikamente erforderlich ist. Dazu gehören vor allem Cyclophosphamid (Endoxan 50–150 mg/Tag p.o.) und Methotrexat (15–50 mg/Woche p.o.). Patienten, die längerfristig mit einem dieser Immunsuppressiva behandelt werden, müssen engmaschig kontrolliert werden, um mögliche interkurrente Infekte und Blutbildveränderungen rechtzeitig zu erkennen [23].

Über den Einsatz von Cyclosporin (Sandimmun) bei Pemphigus vulgaris liegen einige kasuistische Mitteilungen vor [19]. Als Monotherapeutikum ist Cyclosporin in der Frühphase des Pemphigus vulgaris nicht wirksam, in Kombination mit Steroiden und als Langzeitadjuvans ist seine Wirkung mit der von Azathioprin gleichzusetzen. Bei fehlendem Ansprechen auf Azathioprin kann auch eine Therapie mit Goldpräparaten versucht werden, die intramuskulär und heute vorzugsweise peroral verabreicht werden [31, 37]. Die orale Goldtherapie, zum Beispiel mit Auranofin (Ridaura, 6 mg/Tag p.o.), wird heute bevorzugt, da sie besser verträglich ist. Gold hat eher antientzündliche als immunsuppressive Wirkungen und hemmt unter anderem die Freisetzung lysosomaler Enzyme aus Leukozyten und Phagozyten sowie die Aktivierung epidermaler Enzyme [37]. Etwa ein Drittel der Patienten, die mit Goldpräparaten behandelt werden, entwickeln mukokutane oder systemische Nebenwirkungen, von denen etwa 10% so schwerwiegend sind, daß die Goldtherapie abgebrochen werden muß. Dazu gehören schwere toxische Arzneiexantheme bis hin zu einem Lyell-Syndrom, hämorrhagische Kolitis, nephrotisches Syndrom, Neutropenie, aplastische Anämie und Hornhautulzerationen [31]. Das Risiko derartiger Nebenwirkungen scheint an den HLA-Phänotypus gebunden zu sein, vor allem an HLA-B8 und HLA-DR3, sowie bei mukokutanen Nebenwirkungen an HLA-Bw35 [37].

Bullöses Pemphigoid

Bei der Therapieplanung des bullösen Pemphigoids sind das meist hohe Alter der Patienten, der häufig damit verbundene schlechte Allgemeinzustand und möglicherweise auslösende Medikamente (Furosemid, Diazepam, Antibiotika), die vor Beginn der spezifischen Therapie abgesetzt werden sollten, zu berücksichtigen [2, 18]. Selten können auch lokale Provokationsmechanismen wie Röntgenbestrahlung und PUVA-Therapie vorliegen. Bei etwa 10–15% der Patienten kann ein Zusammenhang zwischen dem bullösen Pemphigoid und einer Krebserkrankung vermutet werden, nur in wenigen Fällen allerdings kann eine kurative operative Entfernung des Malignoms zu einer Abheilung des bullösen Pemphigoids führen.

Die Hautbeteiligung bei bullösem Pemphigoid ist häufig ausgedehnter als bei Pemphigus vulgaris und erfordert eine besonders sorgfältige äußere Therapie und Krankenpflege. Auf der anderen Seite ist die Schleimhautbeteiligung, insbesondere in der Mundhöhle und in den Genitalregionen, seltener und die Rezidivneigung geringer [2].

Therapie des bullösen Pemphigoids mit Glukokortikosteroiden

Bei der Standardtherapie des bullösen Pemphigoids mit Steroiden können ebenfalls 3 Phasen unterschieden werden. Die initialen Steroiddosen werden meist etwas niedriger als bei Pemphigus vulgaris gewählt (0,5–1,0 mg/kg KG/Tag Prednisonäquivalent), und mit einer Reduzierung der Steroiddosis kann häufig früher (nach etwa 3–5 Wochen) begonnen werden. Zur Vermeidung einer kortikotropen Insuffizienz nach wochen- bis monatelanger Steroidmedikation sollte das Ausschleichen ab einer täglichen Dosis von 10–20 mg Prednisonäquivalent in 2,5- bis 5-mg-Schritten, die jeweils 2–4 Wochen beibehalten werden, erfolgen. Mittels des Kortisoltagesprofils oder des Metopirontests kann abschließend entschieden werden, ob die Nebennierenrindenfunktionsreserve ausreichend ist [39].

Adjuvanstherapie des bullösen Pemphigoids

Eine akute Adjuvanstherapie zum Beispiel mit Plasmapherese oder hochdosierten Immunglobulininfusionen ist bei dem bullösen Pemphigoid in der Regel nicht erforderlich [16, 34]. Eine steroidsparende Langzeitadjuvanstherapie kann mit Azathioprin (50–100 mg/Tag p.o.) oder mit Erythromycin (500–1500 mg (Tag p.o.) durchgeführt werden. Die Wirksamkeit von Erythromycin, selten auch von Tetrazyklinen, bei bullösem Pemphigoid ist in der Literatur beschrieben [14]. Bei sehr alten Patienten in schlechtem Allgemeinzustand oder bei Patienten mit umschriebenen Formen des bullösen Pemphigoids kommen diese Antibiotika auch in der Anfangsphase anstelle von Steroiden in Betracht. Auch Diaminodiphenylsulfon (DADPS, Dapson) kann bei bullösem Pemphigoid als Monotherapie oder zusammen mit Glukokortikosteroiden eingesetzt werden. Allerdings ist bei den oft alten Patienten besonders auf die durch Methämoglobinbildung bedingten akuten Nebenwirkungen wie Anämie, akute Zyanose, Kopfschmerzen und Dyspnoe und auf die nach langfristiger Einnahme mögliche Polyneuropathie zu achten [6, 15].

Vernarbendes Schleimhautpemphigoid

Diese Erkrankung stellt innerhalb der Pemphigoidgruppe die größten therapeutischen Probleme, vor allem bei Befall der Konjunktiven. Das okuläre vernarbende Schleimhautpemphigoid kann in 4 Stadien unterteilt werden [7, 30]. Leider erfolgt die Diagnosestellung des okulären Schleimhautpemphigoids häufig relativ spät, so daß eine frühzeitige aggressive Therapie, durch die eine Narbenbildung zu verhindern ist, versäumt wird. Nur im Initialstadium eines okulären Schleimhautpemphigoids oder bei ausschließlichem Befall der Mundschleimhaut ist eine Monotherapie mit DADPS sinnvoll [33]. Die Initialdosis kann bei 25 mg/Tag p.o. liegen, innerhalb von 3 Tagen erfolgt schrittweise Steigerung auf 100 mg/Tag, nach einer Woche ist eine weitere Anhebung auf 150–200 mg/Tag möglich. Diese Dosis kann unter Kontrolle der möglichen Nebenwirkungen für etwa 12–24 Wochen beibehalten werden, ehe eine schrittweise Reduzierung in monatlichen Abständen erfolgt. Bei ausgeprägtem Augenbefall ist ein sofortiger systemischer Einsatz von Glukokortikosteroiden in Kombination mit Azathioprin oder Cyclophosphamid in Dosierungen wie bei Pemphigus vulgaris erforderlich [7, 30]. Die Therapie des dritten oder vierten Stadiums des okulären Schleimhautpemphigoids mit bereits eingetretener Vernarbung ist außerordentlich schwierig. Die Durchführung einer entzündungshemmenden und immunsuppressiven Kombinationstherapie ist hier nur sinnvoll, wenn noch klinische Entzündungszeichen vorliegen und im Serum spezifische Antibasalmembranantikörper nachweisbar sind [28]. In der ophthalmologischen Literatur finden sich vereinzelt Berichte über erfolgreiche plastisch-chirurgische Eingriffe mit Keratoplastik, künstlicher Fensterung des Oberlides, Kataraktextraktion und Einsetzen von künstlichen Linsen in die hintere Augenkammer [30]. Von entscheidender Bedeutung in allen Stadien des vernarbenden Schleimhautpemphigoids ist die äußerliche Therapie. In Folge oft langjähriger Steroidanwendungen sind Infektionen des Auges mit Staphylokokken oder Candida albicans nicht selten und müssen spezifisch antibakteriell bzw. antimykotisch behandelt werden. Zum Schutz der Hornhaut ist eine kontinuierliche Substitution der fehlenden Schleim- und Tränensekretion erforderlich. Die Wirksamkeit äußerlich angewandter Vitamin-A-Säure wird zurückhaltend beurteilt [30]. Dagegen liegen Berichte vor, nach denen Cyclosporin in einer 1- bis 2%igen Lösung äußerlich angewendet, bei etwa 50% der Patienten zu einer Rückbildung der Entzündung im Schleimhautbereich geführt hat. Auch langfristig führt die äußerliche Anwendung von Cyclosporinlösung nicht zu systemischen Nebenwirkungen [20].

Klinische Stadien des vernarbenden Schleimhautpemphigoids. (Nach [30])

I	Konjunktivitis, mukoides Sekret
II	Beginnende Bindehautschrumpfung
III	Symblepharon, Trichiasis, Tränenmangel
IV	Ankyloblepharon, Sicca-Syndrom, Keratopathie

Epidermolysis bullosa acquisita (EBA)

Seit der Aufklärung der Immunpathogenese dieser seltsamen bullösen Dermatose ist immer wieder berichtet worden, wie schwierig der schubweise, hochchronisch und zu ausgedehnten Vernarbungen führende Verlauf der EBA mit Glukokortikosteroiden allein oder in Kombination mit Immunsuppressiva zu beeinflussen ist. Bemerkenswerterweise ist die EBA die einzige der autoimmunen bullösen Dermatosen, bei der die systemische Anwendung von Cyclosporin in einigen Fällen zu einer klinischen Remission geführt hat [10]. Allerdings liegen keine Langzeitnachbeobachtungen vor und die eingesetzten Cyclosporindosen waren mit 6–10 mg/kg KG/Tag relativ hoch und im potentiell nephrotoxischen Bereich. Auch über den erfolgreichen Einsatz wiederholter Infusionen mit hochdosiertem Immunglobulin G bei EBA wurde berichtet [26]. Die wesentlich nebenwirkungsärmere Therapie der EBA mit Colchizin ist möglicherweise von großem Interesse. Bisher wurden 3 Patienten über 14 Tage mit 2 mg/Tag Colchizin p.o. behandelt; darunter kam es zu einer dramatischen Besserung mit Abheilung von Hauterosionen und Blasen, die nach vorübergehendem Absetzen der Colchizintherapie rasch rezidivierten; unter einer Erhaltungstherapie von 1 mg Colchizin war eine offenbar dauerhafte Remission zu erzielen [5, 25]. Der Wirkmechanismus von Colchizin bei EBA ist noch unbekannt: Dieses Mitosespindelgift hemmt unter anderem verschiedene Leukozytenfunktionen wie Chemotaxis, Degranulation von lysosomalen Enzymen und beeinflußt die Sekretion von Immunglobulinen und die interferonabhängige HLA-DR-Expression [25].

Dermatitis herpetiformis (Morbus Duhring) und lineare IgA-Dermatosen

Auch bei der Therapie der Dermatitis herpetiformis lassen sich 2 Phasen unterscheiden: In der Initialphase ist DADPS (Dapson-Fatol) Mittel der Wahl. Die Dosierung kann niedrig, mit 25 mg/Tag p.o., begonnen werden und schrittweise bis 100 mg, in Ausnahmefällen auch bis 150 mg oder 200 mg/Tag gesteigert werden [6, 15]. Bei Dosen über 100 mg/Tag sind Nebenwirkungen nicht selten. Dazu gehören urtikarielle oder morbilliforme Exantheme, Erythema nodosum oder sogar das Lyell-Syndrom. Akute systemische Nebenwirkungen sind neben der Methämoglobinbildung, die bei anämischen oder älteren Patienten mit kardialen oder pulmonalen Problemen zu erheblichen Schwierigkeiten führen kann, gastrointestinale Beschwerden, ein nephrotisches Syndrom oder bei langfristiger Anwendung auch eine periphere Neuropathie [6]. So darf DADPS nicht unbedenklich über längere Zeit eingesetzt werden. Wichtig ist daher der möglichst rasche Beginn und die möglichst konsequente Durchführung der zweiten Therapiephase mit glutenfreier Diät, die zur Stabilisierung des Hautzustandes und zur Vermeidung von Rezidiven fast immer erforderlich ist [17]. In denjenigen Fällen von linearer IgA-Dermatose (LAD), die klinisch und immunologisch dem Morbus Duhring nahestehen, ist ebenfalls eine Kombination aus DADPS und glutenfreier Diät anzuraten. Dagegen ist bei denjenigen Fällen von LAD, die immunologisch dem IgA-Pemphigoid oder der chronisch benignen bullösen Dermatose der Kindheit nahestehen [28], häufig eine Kombinationstherapie aus DADPS und Glukokortikosteroiden in niedriger Dosierung erforderlich.

Ausblick

Nach den großen Erfolgen der Glukokortikosteroide und immunsuppressiv wirkenden Medikamente in der Therapie bullöser Autoimmundermatosen stehen heute zum Teil noch experimentell oder in Erprobung polyklonale oder monoklonale Antikörper zur Verfügung, die gezielt T-Zell-Rezeptoren, Interleukine oder Adhäsionsmoleküle funktionell blokkieren. Antikörper gegen die T-Zell-Antigene CD4 oder CD8 können, wie In-vitro- und tierexperimentelle Untersuchungen zeigen, auch toleranzinduzierend wirken [4, 23]. Das Ziel künftiger Therapiestrategien ist die frühzeitige und gefahrlose Induktion von Toleranz gegen spezifische Autoantigene [4] einer bullösen Autoimmunkrankheit, z.B. durch die orale Verabreichung hochgereinigter Autoantigene. Die jüngsten Fortschritte auf dem Gebiet der biochemischen Isolierung und molekularen Charakterisierung von Autoantigenen bei erworbenen bullösen Dermatosen und die Herstellung rekombinanter epitoptragender Peptide können die Grundlage für derartige neue Therapieverfahren bilden [4, 28].

Zusammenfassung

Die Therapie der blasenbildenden Autoimmunkrankheiten muß in Abhängigkeit von Haut- bzw. Schleimhautbefall, Alter und Allgemeinzustand des

Patienten, der Krankheitsphase (Ersterkrankung oder Rezidiv), früher durchgeführten Therapiemaßnahmen und Begleiterkrankungen (insbesondere solchen, die mögliche Kontraindikationen darstellen) geplant werden. Wichtig ist die phasengerechte Durchführung der Therapie, wobei man die Initialphase zum Abfangen eines Blasenschubes, die Stabilisierungsphase und die Erhaltungsphase unterscheiden kann. Bei fast allen erworbenen blasenbildenden Krankheiten, mit Ausnahme der Dermatitis herpetiformis, ist die antiinflammatorische Therapie mit Glukokortikosteroiden nach wie vor unerläßlich. Vor allem bei Pemphigus vulgaris sind Glukokortikosteroide allein häufig nicht wirksam oder führen zu gelegentlich lebensbedrohlichen Komplikationen. In diesen Fällen ist eine Adjuvanstherapie erforderlich: Als Akutadjuvanstherapie stehen heute die Plasmapherese, die hochdosierte Gabe von intravenösem Immunglobulin G und die Cyclophosphamid-Glukokortikosteroid-Pulstherapie zur Verfügung; als Langzeitadjuvanzien kommen immunsuppressiv wirksame Medikamente wie Azathioprin, Cyclophosphamid, Methotrexat und Cyclosporin A zur Anwendung. Beim bullösen Pemphigoid, vor allem bei sehr alten Patienten, kann die Adjuvanstherapie mit Erythromycin oder Sulfonen erfolgen. Diaminodiphenylsulfon kommt auch bei den Fällen von vernarbendem Schleimhautpemphigoid zur Anwendung, die auf die Mundhöhle beschränkt sind oder initial die Konjunktiven betreffen. In fortgeschrittenen Fällen von okulärem vernarbenden Schleimhautpemphigoid ist eine hochdosierte Kombinationstherapie mit Glukokortikosteroiden und Immunsuppressiva erforderlich. Nur in Ausnahmefällen sind plastisch-chirurgische Eingriffe von Erfolg. Die bisher schwierige Therapie der Epidermolysis bullosa acquisita hat durch die Einführung von Colchizin neue Möglichkeiten erhalten. Die Therapie der Dermatitis herpetiformis stellt eine Ausnahmesituation dar, da sie in der Regel lebenslang und in den meisten Fällen mit einer gluten- und jodfreien Diät durchgeführt werden muß. Nur in der anfänglichen entzündlichen Phase kommen Sulfone, insbesondere Diaminodiphenylsulfon, zur Anwendung. Bei der linearen IgA-Dermatose werden Sulfone mit Glukokortikosteroiden in niedriger Dosierung kombiniert, eine glutenfreie Diät ist in diesen Fällen meist nicht erforderlich.

Literatur

1. Aberer W, Wolff-Schreiner EC, Stingl G, Wolff K (1987) Azathioprine in the treatment of pemphigus vulgaris. J Am Acad Dermatol 16: 527–533
2. Ahmed AR, Maize JC, Provost TT (1977) Bullous pemphigoid. Clinical and immunologic follow-up after successful therapy. Arch Dermatol 113: 1043–1046
3. Appelhans M, Bonsmann G, Örge C, Bröcker EB (1993) Dexamethason-Cyclophosphamid-Stoßtherapie bei blasenbildenden Autoimmundermatosen. Hautarzt 44: 143–147
4. Bach JC (1993) Immunosuppressive therapy of autoimmune diseases. Immunol Today 14: 322–326
5. Berbis P, Privat W (1989) Intérèt de la colchicine dans le traitement de l'épidermolyse bulleuse acquise. Ann Dermatol Venerol 116: 301–307
6. Bernstein JE, Lorincz AL (1981) Sulfonamides and sulfones in dermatologic therapy. Int J Dermatol 20: 81–88
7. Böke W (1986) Okulo-muko-kutane Syndrome. Fortschr Ophthalmol 83: 51–64
8. Bystryn JC (1984) Adjuvant therapy of pemphigus. Arch Dermatol 120: 941–951
9. Bystryn JC (1988) Therapy of pemphigus. Semin Dermatol 7: 186–194
10. Crow LL, Finkle JP, Gammon WR, Woodley DT (1988) Clearing of epidermolysis bullosa acquisita with cyclosporine. J Am Acad Dermatol 19: 937–942
11. Euler HH, Löffler H, Christophers E (1987) Synchronization of plasmapheresis and pulse cyclophosphamide therapy in pemphigus vulgaris. Arch Dermatol 123: 1205–1209
12. Dalakas MC, Illa I, Dambrosia JM et al. (1993) A controlled trial of high-dose-intravenous immune globulin infusion as treatment for dermatomyositis. N Engl J Med 329: 1993–2000
13. Dwyer JM (1992) Manipulating the immune system with immune globulin. N Engl J Med 326: 107–116
14. Fox BJ, Odom RB, Findlay RF (1982) Erythromycin therapy in bullous pemphigoid. Possible anti-inflammatory effects. J Am Acad Dermatol 7: 504–510
15. Fry L (1988) Fine points in the management of dermatitis herpetiformis. Semin Dermatol 7: 206–211
16. Godard W, Roujeau JC, Guillot B, Andre C, Rifle G (1985) Bullous pemphigoid and intravenous gammaglobulin. Ann Intern Med 83: 965
17. Hall RP (1987) Dietary management of dermatitis herpetiformis. Arch Dermatol 123: 1378–1380
18. Hintner H, Klein G (1992) Klinik und Therapie der bullösen Autoimmundermatosen. In: Macher E, Kolde G, Bröcker EB (Hrsg) Jahrbuch der Dermatologie 1991/92. Biermann, Zülpich, S 43–57
19. Ho VC, Lui H, McLean DI (1990) Cyclosporine in nonpsoriatic dermatoses. J Am Acad Dermatol 25: 1248–1272
20. Holland EJ, Olsen TW, Ketcham JM et al. (1993) Topical cyclosporin A in the treatment of anterior segment inflammatory disease. Cornea 12: 413–419
21. Humbert P, Derancourt C (1990) Effects of intravenous gammaglobulin in pemphigus. J Am Acad Dermatol 22: 326

22. Kaur S, Kanwar AJ (1990) Dexamethasone-cyclophosphamide pulse therapy in pemphigus. Int J Dermatol 29: 371–374
23. Knop I, Schmidt-Riese L (1992) Immunsuppression. In: Macher E, Kolde G, Bröcker EB (Hrsg) Jahrbuch der Dermatologie 1991/92. Biermann, Zülpich, S 141–154
24. Lever WF, Schaumburg-Lever G (1984) Pemphigus vulgaris. Arch Dermatol 120: 44–47
25. Megahed M, Scharffetter-Kochanek K (1994) Epidermolysis bullosa acquisita – successful treatment with colchicine. Arch Dermatol Res 286: 35–40
26. Meier F, Sönnichsen K, Schaumburg-Lever G et al. (1993) Epidermolysis bullosa acquisita: Efficacy of high-dose intravenous immunoglobulins. J Am Acad Dermatol 29: 334–337
27. Messer G, Sizmann M, Feucht H, Meurer M (1995) Acute therapy of pemphigus vulgaris by high intravenous immunoglobulin. Arch Dermatol (in press)
28. Meurer M, Karpati S (1992) Autoantikörper bei bullösen Dermatosen – Grundlagen und Diagnostik. In: Macher E, Kolde G, Bröcker EB (Hrsg) Jahrbuch der Dermatologie 1991/92. Biermann, Zülpich, S 21–34
29. Meurer M, Millns JL, Rogers RS III, Jordan RE (1977) Oral pemphigus vulgaris. Arch Dermatol 113: 1520–1524
30. Mondino BJ, Brown SI (1981) Ocular cicatricial pemphigoid. Ophthalmology 88: 95–100
31. Penneys NS (1979) Gold therapy. Dermatologic uses and toxicities. J Am Acad Dermatol 1: 315–320
32. Ratnam KV, Pang BK (1994) Pemphigus in remission: Value of negative direct immunofluorescence in management. J Am Acad Dermatol 30: 547–550
33. Rogers RS III, Mehregan D (1988) Dapsone therapy of cicatricial pemphigoid. Semin Dermatol 7: 201–205
34. Roujeau JC (1988) Plasmapheresis therapy of pemphigus and bullous pemphigoid. Semin Dermatol 7: 195–200
35. Smolle J (1985) Zur Therapie der Pemphiguskrankheiten. Hautarzt 36: 96–102
36. Tappeiner G, Steiner A (1989) High-dosage intravenous gammaglobulin: Therapeutic failure in pemphigus and pemphigoid. J Am Acad Dermatol 20: 684–685
37. Thomas I (1987) Gold therapy and its indications in dermatology. J Am Acad Dermatol 16: 845–854
38. Wolff K, Schreiner E (1969) Immunosuppressive Therapie bei Pemphigus vulgaris. Arch Klin Exp Dermatol 235: 63–71
39. Zipf A (1993) Ausschleichende Behandlung mit Kortikosteroiden. Hautarzt 44: 180

Bedrohliche Krankheitsbilder in der Dermatologie

Schwere arzneimittelinduzierte Hautreaktionen: Pemphigus vulgaris, bullöses Pemphigoid, generalized bullous fixed drug eruption, Erythema exsudativum multiforme majus, Stevens-Johnson-Syndrom und toxisch-epidermale Nekrolyse*

Erwin Schöpf, Berthold Rzany und Maja Mockenhaupt

Einleitung

Arzneimittel können eine Vielfalt von Hautreaktionen auslösen, die für den Patienten sehr bedrohlich sein können. Neben anaphylaktischen Reaktionen, Purpura, Vaskulitis, Marcumarnekrose, Embolia cutis medicamentosa und verschiedensten exanthematischen Reaktionen sind Erythrodermie und exfoliative Dermatitis, sklerodermieartige Reaktionen sowie das Eosinophilie-Myalgie-Syndrom zu nennen. Besonders schwer verlaufen die bullösen Hautreaktionen, wie Pemphigus vulgaris (PV), bullöses Pemphigoid (BP), generalized bullous fixed drug eruption (generalisiertes bullöses fixes Arzneiexanthem, GBFDE), Erythema exsudativum multiforme majus (EMMM), Stevens-Johnson-Syndrom (SJS) und toxisch-epidermale Nekrolyse (TEN).
Durch bisher noch nicht vollständig verstandene Pathomechanismen kommt es bei den letztgenannten Erkrankungen zu einer intraepidermalen (PV) bzw. subepidermalen Spaltbildung (BP, GBFDE, EEMM, SJS, TEN).
In dem vorliegenden Beitrag sollen Klinik, Epidemiologie sowie Therapie der bullösen Hautreaktionen besprochen werden, wobei ein besonderes Augenmerk den auslösenden Arzneimitteln gilt. Die immunologisch vermittelten Reaktionen Pemphigus vulgaris und bullöses Pemphigoid werden gesondert von der ätiologisch verwandten Gruppe GBFDE, EEMM, SJS und TEN diskutiert.

Pemphigus vulgaris und bullöses Pemphigoid

Bei den autoimmunologisch bedingten blasenbildenden Dermatosen werden verschiedene klinische Entitäten voneinander abgegrenzt, die sich in Histologie, Immunhistochemie und Pathogenese unterscheiden. Die beiden wichtigsten Vertreter dieser Krankheitsgruppe, der Pemphigus vulgaris und das bullöse Pemphigoid, treten nicht nur idiopathisch auf, sondern können auch durch diverse Medikamente induziert werden.

Pemphigus vulgaris

Das klinische Bild des Pemphigus vulgaris ist gekennzeichnet durch nässende Erosionen besonders an den mechanisch belasteten Arealen der Haut, die durch Wegschieben der Epidermis infolge leichter Reibung zustande kommen. Blasen sind nur selten erkennbar, hängen schlaff und platzen schnell. Das Nikolski-Zeichen (direkt und indirekt) ist auslösbar. Zunächst bestehen keine entzündlichen Begleitveränderungen. Erst sekundär kommt es zur Verkrustung der halskrausenartig die Erosionen umgebenden Epidermisfetzen. Die Mundschleimhaut ist häufig massiv betroffen, bei den medikamenteninduzierten Formen bis zu 50%. Allgemeinsymptome treten zumindest zu Beginn der Erkrankung nicht auf.
In der Histologie sind eine Akantholyse sowie eine suprabasale Spaltbildung erkennbar. Ursache des Kohärenzverlustes der Epidermis sind zirkulierende Antikörper, die im Interzellularraum an Oberflächenantigene der Epidermalzellen (epidermale Proteine mit Molekulargewichten von 210 kD, 130 kD und 85 kD) binden, wobei es aber nicht zur zytotoxischen Schädigung der Epidermiszellen kommt. In der direkten Immunfluoreszenz lassen sich IgG und C3 im Interzellularraum der Epidermis nachweisen,

* Für Ihre Unterstützung bedanken wir uns bei den dermatologischen Experten des »Dokumentationszentrum schwerer Hautreaktionen« für die Begutachtung der Patienten: Profs. Bork (Mainz), Haustein (Leipzig), Przybilla (München), Ring (Hamburg), Ruzicka (Düsseldorf) und Dr. Vieluf (Hamburg); beim Bundesministerium für Forschung und Technologie (BMFT, Förderkennzeichen 0701564) und den folgenden pharmazeutischen Unternehmen: Bayer AG, Boehringer Ingelheim KG, Ciba-Geigy, Cilag GmbH, Gödecke Parke-Davis, Hoechst AG, Hoffmann-La Roche AG, MSD Sharp & Dohme, Pfizer GmbH, Wellcome GmbH; bei der Europäischen Gemeinschaft für die Förderung der Zusammenarbeit im Rahmen der internationalen Fall-Kontroll-Studie schwerer Hautreaktionen (N° BMH-CT92-1320).

Tabelle 1. Medikamente, die als Auslöser von Pemphigus vulgaris und bullösem Pemphigoid in Frage kommen

Pemphigus vulgaris	Bullöses Pemphigoid
Medikamente mit einer Thiolgruppe (etwa 80%)	Furosemid
Penicillamin	Penicillamin
Captopril	Tiobutarit
Pyritinol	Penizillin
Tiopronin	Sulfasalazin
Medikamente ohne Thiolgruppe (etwa 20%)	Salizylazosulfapyridin
Antibiotika	Phenacetin
Penizillin	Novoscabin
Amoxicillin	Fluorouracil
Ampicillin	PUVA-Therapie
Rifampicin	
Cefalexin	
Cefadroxil	
Pyrazolonderivate	
Aminophenazon	
Phenylbutazon	
Sonstige	
Hydantoin	
Phenobarbital	
Piroxicam	

in der indirekten Immunfluoreszenz finden sich die oben genannten zirkulierenden Antikörper.
Als medikamentöse Auslöser eines Pemphigus vulgaris werden in der Literatur vor allem Substanzen mit einer Thiolgruppe genannt. Dazu gehören neben Penicillamin der ACE-Hemmer Captopril und Medikamente mit Disulfidbrücke wie Pyritinol und Tiopronin, aber auch Substanzen mit Schwefel in einer Ringverbindung wie Piroxicam. Penizillin und seine Derivate, manche Cephalosporine sowie Pyrazolonderivate werden als seltenere Ursache eines Pemphigus vulgaris beschrieben (Tabelle 1) [8].

Bullöses Pemphigoid

Das bullöse Pemphigoid zeichnet sich durch unterschiedlich große, prall gefüllte Blasen auf disseminierten konfluierenden Erythemen mit Betonung der Intertrigines und der Extremitätenbeugen aus. Die Blasen befinden sich in verschiedenen Entwicklungsstadien nebeneinander. Das Nikolski-Zeichen ist negativ. Bei einem Drittel der Patienten ist die Mundschleimhaut mitbefallen. Allgemeinsymptome kommen nicht vor.

Histopathologisch findet sich eine im Anfangsstadium völlig unauffällige von der Dermis kontinuitätsgetrennte Epidermis. Im Blasenlumen sowie in der Dermis perivaskulär überwiegen eosinophile Granulozyten. Die für GBFDE, EEMM, SJS und TEN schon im frühen Stadium charakteristischen nekrotischen Keratinozyten liegen nicht vor. In der direkten Immunfluoreszenz lassen sich homogene lineare IgG-Ablagerungen, die gegen ein 230-kD-Antigen der Basalmembranzone gerichtet sind, nachweisen. Die Autoantikörper unterscheiden sich nicht bei den idiopathischen und den arzneimittelinduzierten Formen [18].
Vor allem in Einzelfallberichten sowie Fallserien werden verschiedene Arzneimittel als mögliche Auslöser genannt, wie Furosemid, Penicillamin, das Penicillaminanalogon Tiobutarit, Captopril, Penizilline, Sulfasalazin und Phenazetin (Tabelle 1) [8].
In einer Fall-Kontroll-Studie, die 116 Patienten mit bullösem Pemphigoid und 216 Kontrollen umfaßt, wurde für Aldosteronantagonisten ein erhöhtes relatives Risiko errechnet. Für die in der Literatur als Auslöser bekannten Arzneimittel Penicillamin und Captopril lag kein erhöhtes Risiko vor [3].

Therapie. Besteht der Verdacht auf einen arzneimittelinduzierten Pemphigus bzw. ein arzneimittelinduziertes bullöses Pemphigoid, muß das verdächtige Arzneimittel abgesetzt werden. Des weiteren sollte eine systemische Therapie mit Immunsuppressiva durchgeführt werden. Bei Patienten mit Pemphigus vulgaris, der durch Penicillamin bzw. sulfhydrylgruppenhaltige Substanzen ausgelöst wurde, kam es nach Absetzen des jeweiligen Präparates bei 40–50% der Patienten zur spontanen Abheilung. Wurde der Pemphigus durch andere Medikamente induziert, kam es nach Absetzen nur in etwa 15% zur Spontanremission [21].

Generalized bullous fixed drug eruption (GBFDE), Erythema exsudativum multiforme majus (EMMM), Stevens-Johnson-Syndrom (SJS) und toxisch-epidermale Nekrolyse (TEN)

Kennzeichen dieser Erkrankungen sind mehr oder weniger ausgedehnte Blasen, die auf charakteristischen Hautveränderungen entstehen. So finden sich bei der GBFDE düsterrote livide Erytheme, beim EEMM typische Kokarden sowie bei SJS und TEN kokardenähnliche Hautveränderungen bzw. Maculae. Begleitet werden diese Hautreaktionen von Allgemeinsymptomen wie Fieber und starkem Krankheitsgefühl. In den meisten Fällen liegt eine erosive Mitbeteiligung der Schleimhäute vor, wobei sowohl die Allgemeinsymptomatik als auch die Schleimhautbeteiligung bei der GBFDE geringer ausgeprägt sind.

Generalized bullous fixed drug eruption (GBFDE)

Die GBFDE besteht aus bis zu mehreren Zentimeter großen nummulären, disseminierten düsterroten bis lividen Flecken, auf denen Blasen entstehen. Aus der Anamnese läßt sich meist das frühere Vorliegen einer GBFDE oder eines fixen Arzneiexanthems eruieren. Charakteristisch ist das Auftreten der Rezidive auf denselben Hautarealen, wobei jedoch die Ausdehnung der Hautveränderungen zunehmen kann. Die Allgemeinsymptome der betroffenen Patienten sind gering ausgeprägt, eine Schleimhautbeteiligung ist selten oder nur diskret vorhanden [9, 12].

Erythema exsudativum multiforme majus (EEMM)

Beim EEMM finden sich die charakteristischen Kokarden im Bereich der Extremitäten, bevorzugt an Händen und Füßen, selten als Einzeleffloreszenzen am Stamm oder im Gesicht. Bei der Majorform des EEM liegt immer eine Schleimhautbeteiligung vor. Zu Erosionen und Blasen kommt es nur im Zentrum der Kokarde, weshalb der Anteil an Blasen und Erosionen weniger als 10% der Körperoberfläche beträgt.

Stevens-Johnson-Syndrom (SJS)

Beim Stevens-Johnson-Syndrom imponiert im Gegensatz zum EEMM ein stammbetontes Exanthem aus einzelnen Flecken bzw. kokardenähnlichen Hautveränderungen, auf dem Blasen entstehen. Blasenbildung und Erosionen sind per definitionem auf unter 10% der Körperoberfläche begrenzt. Eine erosive Schleimhautbeteiligung ist immer vorhanden.

Übergangsform Stevens-Johnson-Syndrom/toxisch-epidermale Nekrolyse (SJS/TEN)

Der Übergang vom SJS zur TEN ist fließend. Ein großer Teil der Patienten weist jedoch Erosionen und Blasen von weniger als 30% der Körperoberfläche auf, so daß für Patienten mit Erosionen und Blasen von 10–30% die sogenannte SJS/TEN-Übergangsform definiert wurde. Eine Schleimhautbeteiligung ist immer vorhanden.

Toxisch-epidermale Nekrolyse (TEN)

Bei Blasen und Erosionen von über 30% der Körperoberfläche besteht das Vollbild einer TEN. Die Haut löst sich in großen Fetzen ab. Wie beim SJS und bei der Übergangsform wird auch hier initial ein fleckförmiges oder multiformes Exanthem beschrieben. In seltenen Fällen kann es jedoch zum Auftreten der Blasen auf großflächigen Erythemen kommen. Eine Schleimhautbeteiligung liegt meistens vor [2].

Histopathologie. Bei GBFDE, EEMM, SJS und TEN findet sich ein ähnliches histopathologisches Bild. Charakteristisch sind die teils disseminierten, teils die ganze orthokeratotisch verhornende Epidermis durchsetzenden nekrotischen Keratinozyten. Die Basalmembranzone zeigt eine Vakuolisierung bis hin zur subepidermalen Kontinuitätstrennung. In der oberen und mittleren Dermis fällt ein superfizielles, meist perivaskuläres lymphohistiozytäres Infiltrat auf, das in vielen Fällen eosinophile Granulozyten enthält [7]. Vereinzelt findet sich ein deutliches dermales Ödem. Bei der TEN ist das dermale Infiltrat nur sehr gering, bei der GBFDE dagegen stark ausgeprägt, wobei hier die Zahl der eosinophilen Granulozyten wesentlich höher liegt.

Epidemiologie. Bedingt durch die Seltenheit von GBFDE, EEMM, SJS und TEN überwiegen in der Literatur Kasuistiken und Fallserien [18]. Studiendesigns, die eine große Anzahl von Patienten erfordern, wie z.B. klinische Studien und Kohortenstudien, eignen sich nicht zur Erforschung der schweren Hautreaktionen. Geeignet sind hingegen die retrospektive [14, 19] und prospektive Totalerfassung sowie die Fall-Kontroll-Studie [10].
Die folgenden epidemiologischen Daten zu generalized bullous fixed drug eruption, Stevens-Johnson-Syndrom und toxisch-epidermaler Nekrolyse basieren auf Ergebnissen des Dokumentationszentrums schwerer Hautreaktionen (dZh) an der Universitäts-Hautklinik Freiburg. Das dZh ist ein intensives Erfassungssystem für EEMM, SJS und TEN, das seit dem 1. 4. 1990 mehr als 1500 Abteilungen (106 dermatologische Abteilungen, 34 Verbrennungseinheiten, 241 Kinderkliniken und 1161 internistische Abteilungen und Intensivstationen) in Westdeutsch-

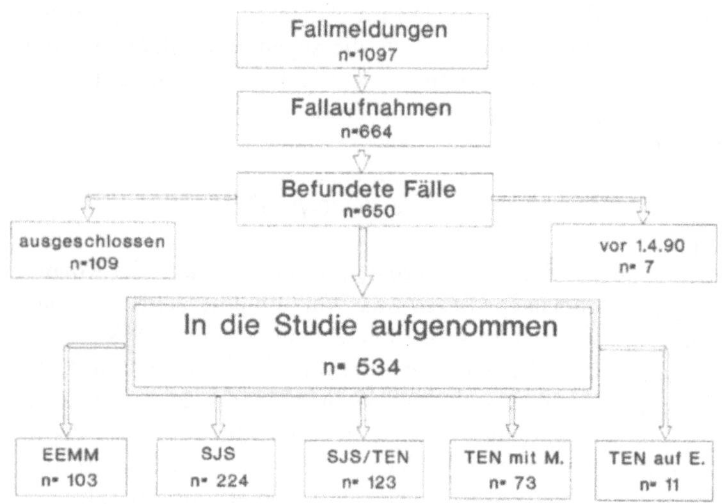

Abb. 1. Übersicht der Fallmeldungen und Fallaufnahmen des dZh

land und Berlin regelmäßig kontaktiert. Bis 31. 12. 1993 erhielt das dZh bei einer geschätzten Erfassungsrate von 95% 1097 Patientenmeldungen, wovon 664 erfaßt, d.h. mit Hilfe eines standardisierten Fragebogens interviewt wurden. 650 Patienten wurden von einem dermatologischen Expertengremium beurteilt, das über die endgültige Aufnahme der Patienten in die Studie, über die Einordnung der schweren Hautreaktion in eine der oben genannten Gruppen, über die Wertigkeit der Erkrankung (möglich, wahrscheinlich, sicher), über den Indextag der Hautreaktion sowie über den Zusammenhang mit einer vorangehenden Medikamenteneinnahme entscheidet. Die Zahl der bislang endgültig in die Studie aufgenommenen Patienten beträgt 534. Von den 534 nach Begutachtung durch das dermatologische Expertengremium in die Studie aufgenommenen Patienten lassen sich 103 dem EEMM, 224 dem SJS, 123 der SJS/TEN-Übergangsform, 73 der TEN mit Maculae und 11 der TEN auf großflächigen Erythemen zuordnen (Abb. 1). Bezogen auf eine durchschnittliche Bevölkerung von etwa 65,9 Mio. in Westdeutschland und Berlin für die Jahre 1991 und 1992 ergibt sich für SJS, SJS/TEN-Übergangsform und TEN mit Maculae zusammengenommen eine durchschnittliche Inzidenz von 1,82 pro eine Mio. Einwohner pro Jahr (für 1991 und 1992) (Abb. 2). Für EEMM beträgt die durchschnittliche Inzidenz 0,37 pro eine Mio. Einwohner pro Jahr (für 1991 und 1992). Die Jahre 1990 und 1993 wurden für die Inzidenzberechnung nicht berücksichtigt, da für 1990 die Patientenerfassung nur 9 Monate betrug und für 1993 die Daten noch nicht komplett sind. Für GBFDE liegen dem Dokumentationszentrum keine Inzidenzberechnungen vor, da Patienten mit dieser Diagnose nicht gezielt erfaßt werden. Insge-

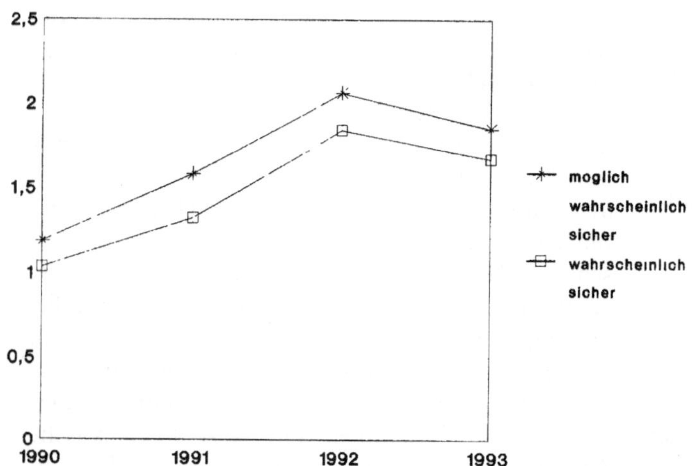

Abb. 2. Inzidenz pro 1 Mio. Einwohner pro Jahr für SJS, die Übergangsform SJS/TEN und TEN

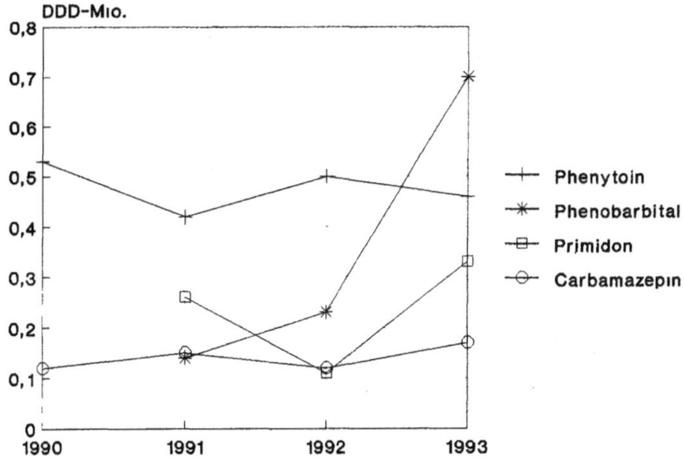

Abb. 3. Inzidenzen pro 1 Mio. definierter Tagesdosen für Antiepileptika

samt wurden jedoch zwischen dem 1. 4. 1990 und 31. 12. 1992 15 Patienten mit GBFDE vom dZh aufgenommen [12].

Bei der Auslösung der GBFDE scheinen Sulfonamide eine herausragende Rolle zu spielen; 10 von 15 Patienten nahmen vor Beginn der Hautreaktion Cotrimoxazol (Trimethoprim/Sulfamethoxazol) ein [12]. Aber auch Phenazonderivate und Barbiturate kommen als induzierende Faktoren in Frage [9].

Als Arzneimittel mit einem erhöhten Risiko für die schweren Hautreaktionen SJS, SJS/TEN-Übergangsform sowie TEN mit Maculae sind Antiepileptika, z.B. Phenytoin, Carbamazepin, Primidon, Phenobarbital (Abb. 3), Allopurinol sowie Antibiotika und antibakterielle Chemotherapeutika zu nennen. Für nichtsteroidale Antiphlogistika (NSAIDS), die in der Literatur häufig als Auslöser genannt werden, läßt sich kein erhöhtes Risiko feststellen (Ergebnisse des dZh).

Zur Risikobeurteilung einzelner Arzneimittel werden auf die Verordnungs- bzw. Verkaufszahlen in definierten Tagesdosen (defined daily doses, DDD) bezogene Inzidenzen errechnet. Diese Methodik wird am Beispiel der Antibiotika bzw. antibakteriellen Chemotherapeutika dargestellt. Die höchsten Inzidenzen ergeben sich in dieser Gruppe für Aminopenizilline sowie Cotrimoxazol (Abb. 4–6). Für 1990 und 1993 sind die Werte aus den genannten Gründen nur bedingt vergleichbar.

Das kontinuierliche Monitoring von Arzneimitteln, die als Auslöser der schweren Hautreaktionen in Frage kommen, ermöglicht es zudem, das Risiko zur Induktion schwerer Hautreaktionen bei neu zugelassenen Arzneimitteln zu evaluieren. Dadurch wird die Arzneimittelsicherheit in der Bundesrepublik Deutschland entscheidend verbessert.

Die gleichzeitig in internationaler Zusammenarbeit durchgeführte Fall-Kontroll-Studie bestätigt im we-

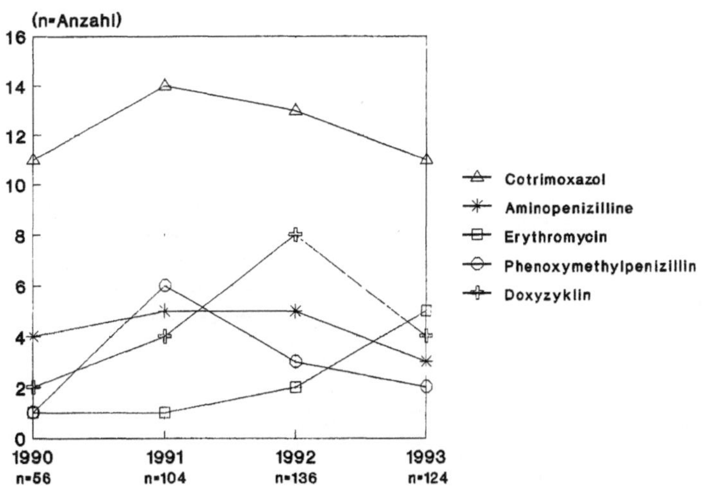

Abb. 4. Absolute Anzahl der Patienten mit SJS, SJS/TEN und TEN, die Antibiotika eingenommen haben

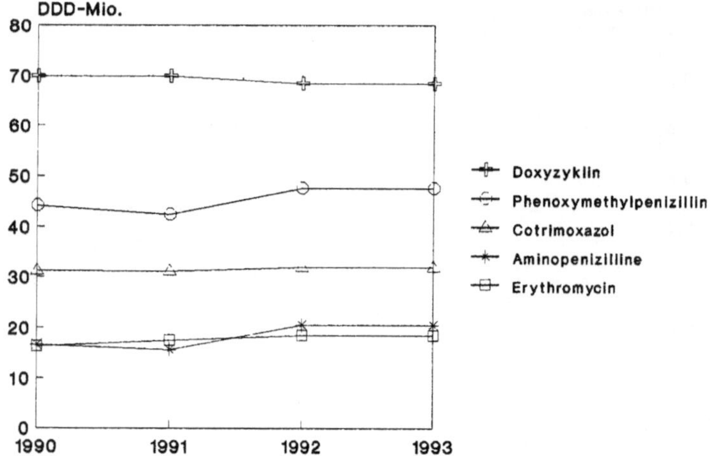

Abb. 5. Verkaufszahlen für Antibiotika in definierten Tagesdosen

sentlichen die Ergebnisse des dZh, wenngleich auch regionale Unterschiede auftreten. Oxicamderivate beispielsweise zeigen in Frankreich ein erhöhtes Risiko für die Auslösung schwerer Hautreaktionen, wohingegen dies in Deutschland, Italien und Portugal nicht beobachtet wird [10].

Therapie [15]. Unabhängig vom Schweregrad der Hautreaktion sollten bei Vorliegen von GBFDE, EEMM, SJS und TEN sofort alle verdächtigen Arzneimittel abgesetzt werden. Primär verdächtig sind Arzneimittel, die innerhalb von 3 Wochen vor Beginn der Hautreaktion eingenommen wurden, und innerhalb dieses Zeitraums (bei einigen Arzneimitteln, z.B. Antiepileptika, auch bis zu 8 Wochen vor der Hautreaktion) neu angesetzt wurden.

Bei SJS, SJS/TEN-Übergangsform und TEN mit ausgeprägter Schleimhautbeteiligung sowie großflächiger Blasenbildung muß eine adäquate Substitutionstherapie mit Elektrolyt- und Albuminlösungen nach intensivmedizinischen Behandlungsschemata erfolgen. In vielen Fällen ist eine künstliche Ernährung über eine Magensonde notwendig.

Die interne Gabe von Glukokortikosteroiden wird nicht einheitlich gehandhabt, da es bei einem Teil der Patienten auch unter hochdosierter Glukokortikosteroidmedikation zu einer schweren Hautreaktion kommen kann [17] und sich widersprechende Arbeiten zur Wirksamkeit der Glukokortikosteroide vorliegen. Neben Publikationen, die über eine Besserung der klinischen Symptomatik unter Glukokortikosteroiden berichten [13], liegen Arbeiten vor, die eine erhöhte Letalität bei Behandlung mit Steroiden [4, 11] bzw. eine niedrigere Letalität bei Verzicht auf Steroide [1, 5, 16] angeben. Da es sich bei den meisten Berichten um Fallserien sowie nicht sicher vergleichbare Patientengruppen handelt, kann die Wirksamkeit der

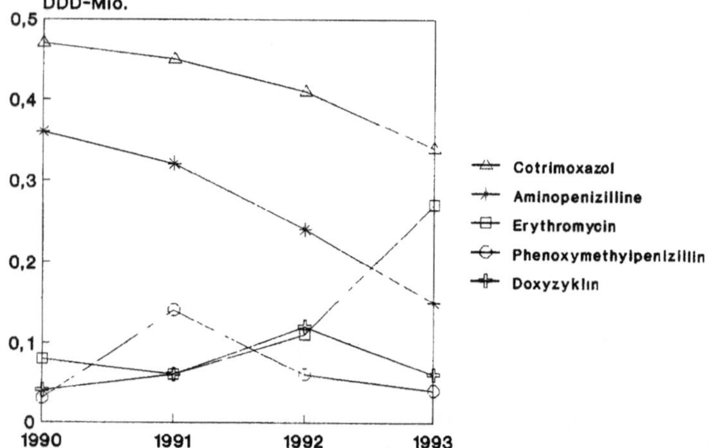

Abb. 6. Inzidenzen pro 1 Mio. definierter Tagesdosen für Antibiotika

Glukokortikosteroide noch nicht abschließend beurteilt werden.

Entschließt man sich zur Gabe von Glukokortikosteroiden, empfiehlt es sich, diese initial, d.h. in den ersten Tagen nach Beginn der Hautreaktion, hochdosiert (bei TEN bis zu 500 mg Prednisolonäquivalent pro Tag) und kurzfristig (nicht mehr als 3–5 Tage) einzusetzen.

Antibiotika sollten nur bei Zeichen einer Sepsis gegeben werden. Zur Vermeidung einer Sepsis sollte die intravenöse Substitutionstherapie möglichst über periphere Zugänge erfolgen. Sedierung sowie eine adäquate Schmerztherapie dürfen nicht vergessen werden.

Bei der Pflege sollten immer Handschuhe getragen werden. Eine antiseptische Lokalbehandlung beispielsweise mit Chlorhexidin oder Polyvidon-Jod wird empfohlen.

Bei Augenbeteiligung ist eine gezielte ophthalmologische Therapie zur Vermeidung von Folgeschäden, wie Symblepharonbildung oder Erblindung, indiziert.

Neuere Therapieansätze wie Plasmapherese, Cyclophosphamid- [6], Cyclosporingabe mit/oder ohne begleitende Steroidmedikation lassen sich noch nicht endgültig bewerten, da sich gerade bei Reaktionen, die vor mehr als 72 h begonnen haben, eine mögliche Wirkung des Therapeutikums nicht vom spontanen Sistieren der Hautreaktion abgrenzen läßt. Für Cyclophosphamid und Cyclosporin gilt wie für Glukokortikosteroide, daß auch unter dieser Therapie schwere Hautreaktionen auftreten können (Ergebnisse des dZh).

Literatur

1. Adzick NS, Kim SH, Bondoc CC, Quinby WC, Remensnyder JP (1985) Management of toxic epidermal necrolysis in a pediatric burn center. AJDC 139: 499–501
2. Bastuji-Garin S, Rzany B, Stern RS, Shear NH, Roujeau JC (1993) Clinical classification of cases of toxic epidermal necrolysis, Stevens-Johnson syndrome, and erythema multiforme. Arch Dermatol 129: 92–96
3. Bastujii-Garin S, Roujeau JC and the Bullous Diseases French Study Group (1993) Drugs inducing bullous pemphigoid. A case-control study. J Invest Dermatol 100: 540
4. Halebian PH, Madden MR, Finklestein JL, Corder VJ, Shires GT (1986) Improved burn center survival of patients with toxic epidermal necrolysis managed without corticosteroids. Ann Surg 204: 503–512
5. Heimbach DM, Engrav LH, Marvin JA, Harnar TJ, Grube BJ (1987) Toxic epidermal necrolysis. A step forward in treatment. JAMA 257: 2171–2174
6. Heng MCY, Allen SG (1991) Efficacy of cyclophosphamide in toxic epidermal necrolysis. J Am Acad Dermatol 25: 778–786
7. Hering O, Mockenhaupt M, Schröder N et al. (1994) Farewell to the dermal type of erythema multiforme. Histopathology of patients with erythema exsudativum multiforme majus, Stevens-Johnson syndrome and toxic epidermal necrolysis. First International Congress on Cutaneous Drug Reactions, Créteil, September 1994 (C23, Abstractband)
8. Hintner H, Breathnach SM (1994) Unerwünschte Arzneimittelwirkungen an der Haut. Blackwell, Berlin 1993, S 126–134
9. Kauppinen K, Stubb S (1985) Fixed eruptions: causative drugs and challenge test. Br J Dermatol 112: 575–578
10. Kelly JP, Auquier A, Rzany B et al. An international collaborative case-control study of severe cutaneous adverse reactions (SCAR). Design and methods. (Zur Veröffentlichung eingereicht)
11. Kim PS, Goldfarb IW, Gaisford JC, Slater H (1983) Stevens-Johnson syndrome and toxic epidermal necrolysis: a pathophysiologic review with recommendations for a treatment protocol. JBCR 4: 91–100
12. Mockenhaupt M, Schupp P, Rzany B et al. (1994) Serious cutaneous adverse reactions: differences in demography and past history of drug intake between Stevens-Johnson syndrome (SJS)/toxic epidermal necrolysis (TEN) and generalized bullous fixed drug eruption (GBFDE). J Invest Dermatol 102: 619
13. Patterson R, Dykewicz MS, Gonzalzles A et al. (1990) Erythema multiforme and Stevens-Johnson syndrome. Descriptive and therapeutic controversy. CHEST 98: 331–335
14. Roujeau JC, Guillaume JC, Fabre JP et al. (1990) Toxic epidermal necrolysis (Lyell's syndrome): incidence and drug etiology in France, 1981–1985. Arch Dermatol 126: 37-42
15. Roujeau JC, Chosidow O, Saiag P, Guillaume JC (1990) Toxic epidermal necrolysis (Lyell's syndrome). J Am Acad Dermatol 23: 1039–1058
16. Ruiz-Maldonado R (1985) Acute disseminated epidermal necrosis types 1, 2, and 3: study of sixty cases. J Am Acad Dermatol 13: 623–635
17. Rzany B, Schmitt H, Schöpf E (1991) Toxic epidermal necrolysis in patients receiving glucocorticosteroids. Acta Derm Venereol (Stockh) 71: 171–172
18. Smith EP, Taylor TB, Meyer LJ, Zone JJ (1993) Antigen identification in drug-induced bullous pemphigoid. J Am Acad Dermatol 29: 879–882
19. Schöpf E, Stühmer A, Rzany B et al. (1991) Toxic epidermal necrolysis and Stevens-Johnson syndrome. An epidemiologic study from West Germany. Arch Dermatol 127: 839–842
20. Stern RS, Chan HL (1989) Usefulness of case report literature in determining drugs responsible for toxic epidermal necrolysis. J Am Acad Dermatol 21: 317–322
21. Wolf R, Tamir A, Brenner S (1991) Drug-induced versus drug-triggered pemphigus. Dermatologica 182: 207–210

Schwere Vaskulitisformen*

Peter Kind

Für die verschiedenen Formen der Vaskulitiden gibt es keine einheitlich akzeptierte Nomenklatur. Dies hat zu einem erheblichen Kommunikationsproblem, nicht nur bei Rheumatologen, sondern auch zwischen Dermatologen und Rheumatologen geführt. Begriffe wie die Hypersensitivitätsvaskulitis werden in anderen Nomenklaturen unter mikroskopischer Polyarteriitis und kutaner leukozytoklastischer Vaskulitis verwendet. Versuche, ein einheitliches Konzept für die Vaskulitiden zu finden, waren insbesondere aus dermatologischer Sicht unbefriedigend. So ist die Einteilung der Vaskulitiden nach Art und Größe der betroffenen Gefäße für den Dermatologen nicht ausreichend. Die meisten betroffenen Gefäße sind sehr klein, und somit ist diese Zuordnung weniger geeignet.

Durch die Entdeckung der antineutrophilen zytoplasmatischen Antikörper bei Vaskulitiden hoffte man, eine bessere Klassifikation zu erhalten.

Unterschieden werden zwei große Gruppen, cANCA mit zytoplasmatischem Muster und pANCA mit einem peripheren Muster (die Abkürzungen c und p stehen für das Fluoreszenzmuster zytoplasmatisch oder perinukleär). Als Antigene für die cANCA-Gruppe konnte Proteinase III und für pANCA Myeloperoxidase identifiziert werden. In letzter Zeit konnten jedoch weitere Antigene wie Lactoferrin, Elastase und α-Enolase identifiziert werden. Bis vor kurzem glaubte man, daß verschiedene ANCA-Muster spezifisch für einige der Vaskulitiden sind. Dies hat dazu geführt, eine Klassifikation nach Vorkommen von antineutrophilen zytoplasmatischen Antikörpern aufzubauen. Durch verfeinerte Nachweismethoden der antineutrophilen zytoplasmatischen Antikörper hat sich gezeigt, daß die ANCA-Muster nicht so spezifisch sind, wie ursprünglich angenommen, und auch überlappend bei verschiedenen Erkrankungen vorkommen können. Die meisten an der Haut vorkommenden Vaskulitiden sind ANCA-negativ, ein positiver ANCA ist jedoch ein guter Indikator für eine zugrundeliegende systemische Beteiligung.

Die Vielfalt der kutanen Manifestationen der Vaskulitiden wie Purpura, Petechien, Ekchymosen, Papeln, Knoten, Urtikaria, Nekrose, Pusteln, Blasen und Pannikulitiden, findet bei den meisten Klassifikationen keine Berücksichtigung.

In dem vorliegenden Beitrag soll ein diagnostischer Algorithmus vorgestellt werden, der als Leitfaden bei der Diagnosefindung bei kutanen Vaskulitiden dient. Der Algorithmus stützt sich auf 3 Bereiche, die Klinik, die Histologie und das ANCA-Muster. Klinik und ANCA-Muster dienen als zusätzliche Kriterien, um die histologische Zuordnung der Vaskulitis weiter einzugrenzen.

Es werden exemplarisch zwei Beispiele von Vaskulitiden an der Haut vorgestellt, bei der die Berücksichtigung dieser Kriterien essentiell ist.

Die Grundprinzipien der systemischen Therapie der Vaskulitiden werden dargestellt, die speziellen Feinheiten in der Therapie bei unterschiedlichen Vaskulitiden bleiben unberücksichtigt und sind der Spezialliteratur vorbehalten.

Die Vaskulitis ist definiert als eine Entzündung der Gefäße, also einem Vorkommen von Entzündungszellen in der Gefäßwand. Aus histologischer Sicht hat die Gefäßwand nur begrenzte Möglichkeiten zu reagieren. Es können unterschiedliche Entzündungszellen in der Gefäßwand vorhanden sein; hier sind zu nennen Lymphozyten, Leukozyten und Histiozyten. Es können Thromben in Gefäßlumina sowie Fibrinablagerungen vorkommen. Verschiedene histologische Reaktionsmuster rufen zum Teil identische klinische Bilder und zum Teil vollkommen unterschiedliche klinische Bilder hervor. Um zu einer Diagnose zu gelangen, ist es daher erforderlich, das an der Haut vorkommende klinische Bild (auch mit weiteren Laborparametern) mit dem histologischen Bild zu kombinieren. Seit einigen Jahren sind antineutrophile zytoplasmatische Antikörper bei Vaskulitiden bekannt, diese sind bei kutanen Vaskulitiden meist der Ausdruck einer systemischen internen Beteiligung und kön-

* Ein besonderer Dank gilt Herrn Prof. Dr. G. Goerz, Dermatologische Klinik der Heinrich-Heine-Universität Düsseldorf, für die Überlassung der klinischen Bilder.

Histologischer Algorithmus bei Vaskulitiden

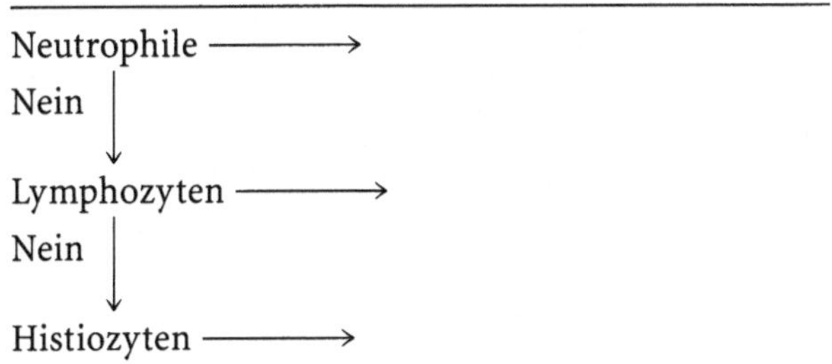

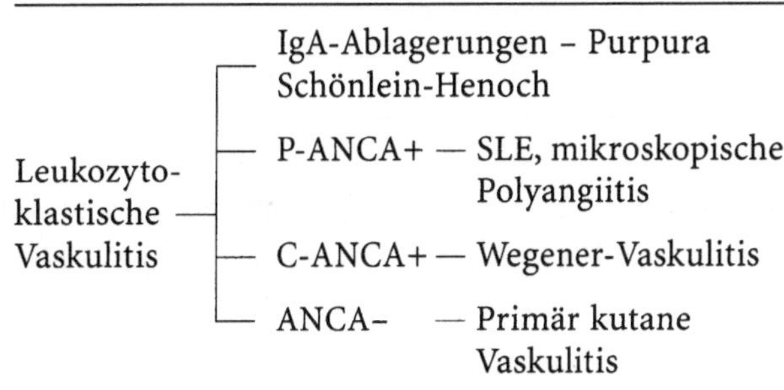

nen somit als zusätzlicher Parameter herangezogen werden.

Bei dem histologischen Algorithmus werden die Art der Entzündungszellen, die Gefäßart, Nekrose und das Vorkommen von Riesenzellen bei der Diagnose einer Vaskulitis berücksichtigt. Um eine Gruppeneinteilung zu finden, muß bei der Beurteilung des Gewebeschnittes zuerst entschieden werden, welche Zellart im Gewebeschnitt überwiegt. Danach folgt eine Einteilung in lymphozytäre, leukozytäre (leukozytoklastische) und histiozytäre (granulomatöse) Vaskulitiden (siehe oben). Dabei muß berücksichtigt werden, daß das histologische Bild einer chronologischen Entwicklung unterliegt. Beispielsweise werden bei einer leukozytoklastischen Vaskulitis am Anfang nicht immer massenhaft Leukozyten nachweisbar sein. Aus didaktischen Gründen wird bei dem Algorithmus immer von einer voll entwickelten Läsion ausgegangen. Nach Abgrenzung von leukozytärer, lymphozytärer oder histiozytärer Vaskulitis wird die Gefäßart (Arterie, Venole, Vene, Kapillare) abgegrenzt. Weitere diagnostische Kriterien sind das Vorkommen von Nekrose und Fibrinablagerungen sowie das Auftreten von Riesenzellen in der Gefäßwand (s. unten). Zu der histologischen Diagnose, beispielsweise einer leukozytoklastischen Vaskulitis, muß nun das klinische Bild korreliert werden, da speziell bei der leukozytoklastischen Vaskulitis das Problem besteht, daß sich hierunter eine Vielzahl

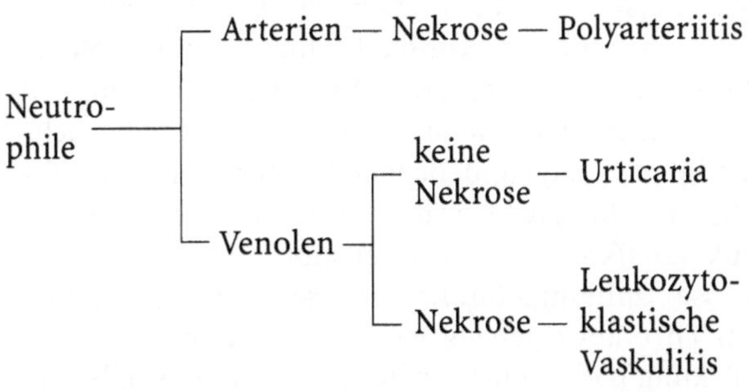

von unterschiedlichen Erkrankungen verbergen kann. Als Beispiele seien hier genannt Kryoglobulinämie, Urtikaria-Vaskulitis, Erythema elevatum et diutinum, Granuloma faciale, Infektionen, Medikamente, Kollagenosen und maligne Erkrankungen. Hierzu müssen unter Umständen auch noch weitere Laborparameter herangezogen werden.

Hat man die beiden ersten Kriterien, das histologische Muster sowie die Klinik berücksichtigt, kann das Vorhandensein von antineutrophilen zytoplasmatischen Antikörpern, gerade bei schweren systemischen Vaskulitiden, eine Hilfe sein (Übersicht 3). Ein negativer ANCA-Titer bei Vorkommen einer histologisch gesicherten leukozytoklastischen Vaskulitis zeigt eine primär kutane Vaskulitis an. Eine cANCA-positive leukozytoklastische Vaskulitis ist hinweisend für eine Wegener-Vaskulitis an der Haut. Eine p-ANCA-positive leukozytoklastische Vaskulitis wird bei einer mikroskopischen Polyangiitis und einem systemischen Lupus erythematodes gesehen. Kürzlich konnten bei der Purpura Schönlein-Henoch auch IgA-ANCAs identifiziert werden (s. oben). Die Abgrenzung granulomatöser Vaskulitiden durch das ANCA-Muster hat noch eine größere Bedeutung, da granulomatöse Vaskulitiden fast immer einen positiven ANCA aufweisen.

Der vorgestellte diagnostische Algorithmus aus Histologie, Klinik und ANCA-Muster kann als Leitschiene verwendet werden und erhebt keinen Anspruch auf Vollständigkeit, berücksichtigt jedoch die Vielfalt der kutanen Manifestationen.

Im folgenden sollen 2 Beispiele für das Spektrum der Vaskulitiden der Haut gegeben werden. Der erste Patient zeigt einen fulminanten Verlauf an der Haut mit geringer interner Beteiligung, der zweite Patient zeigt relativ geringe Hautveränderungen, jedoch schwerste interne Beteiligung.

Kasuistik 1. Ein 9 Monate alter Junge entwickelte innerhalb von Stunden disseminierte Hautveränderungen. Begleitend bestand eine Bronchitis sowie eine Temperaturerhöhung auf 38°C. An den Händen und Füßen entwickelten

Tabelle 1. Merkmale des akuten hämorrhagischen Ödems *(AHÖ)* und der Purpura Schönlein-Henoch *(PSH)*

Merkmal	AHÖ	PSH	
Alter	4–24 Monate	3–7 Jahre	
Purpuraform	Kokardenförmige Ekchymosen	Papulopetechiale Urtikaria	
Prädilektionsstelle	Unterschenkel, Füße, Unterarme, Hände und Gesicht	Untere Extremitäten und Gesäß	
Ödeme	Ausgeprägt (obligat)	Flüchtig	
Innere Beteiligung	Sehr selten	Häufig:	
		Gelenkbeschwerden	84%
		Abdominale Schmerzen	76%
		Nephritis	44%
		Intestinale Blutung	40%
Histologie	Leukozytoklastische Vaskulitis	Leukozytoklastische Vaskulitis	
IgA-Ablagerungen in den Gefäßwänden des Koriums	Fehlen	Obligat	
Rezidive	Selten	Häufig	

sich innerhalb von Stunden massive Schwellung, Druckdolenz und teilweise livide Verfärbung. An den Streckseiten der Arme und Hände fanden sich stecknadel- bis pfenniggroße Ekchymosen, im Zentrum livide veränderte mit rötlichem, zum Teil auch weißlich verfärbtem ödematösen Randsaum. Einzelne kleine Purpuraherde waren an beiden Wangen sowie kleine Erosionen am mittleren harten Gaumen nachweisbar.
Histologisch zeigte sich eine leukozytoklastische Vaskulitis ohne IgA-Ablagerungen in der direkten Immunfluoreszenz an den Gefäßwänden. Aufgrund der Histologie, des klinischen Bildes und des foudroyanten Verlaufes wurde die Diagnose eines akuten hämorrhagischen Ödems gestellt.
Das akute hämorrhagische Ödem tritt vorwiegend bei Kindern unter 2 Jahren auf. Charakteristisch ist das Auftreten von Schwellungen sowie kokardenförmigen Ekchymosen im Bereich der distalen Extremitäten und im Gesicht. In den angelsächsischen Ländern wird es als klinische Variante der Purpura Schönlein-Henoch betrachtet und nur im europäischen Schrifttum als eigene Erkrankung aufgefaßt. Insgesamt ist die Ursache unbekannt. Eine Assoziation mit vorangegangenen Infekten wie bei unserem Patienten, vorzugsweise des Respirationstraktes, lassen eine parainfektiöse Genese vermuten. Einige Autoren diskutieren auch Arzneimittelreaktionen. Klinisch beängstigend ist die rasche Schwellung der Gliedmaßen, auch ist die Diskrepanz zwischen dem Schweregrad der Hautveränderungen und dem Allgemeinbefinden der kleinen Patienten bemerkenswert. Im Gegensatz zur Purpura Schönlein-Henoch ist eine viszerale Beteiligung in Form von abdominalen Schmerzen oder Erbrechen eher selten, geringes Fieber kann auftreten. Es treten keine IgA-Ablagerungen in Gefäßen auf, auch ist keine isolierte IgA-Erhöhung im peripheren Blut nachweisbar. Diese Befunde weisen darauf hin, daß das infantile akute hämorrhagische Ödem gegenüber der Purpura Schönlein-Henoch doch eine eigene Entität darstellt (Tabelle 1). Glukokortikosteroide und Antihistaminika sollen keinen wesentlichen Einfluß auf den Verlauf der Erkrankung haben. Wegen des fulminanten Verlaufes ist man geneigt, unter Antibiotikaschutz systematisch Glukokortikosteroide einzusetzen.

Kasuistik 2. Ein 32jähriger Patient wurde von der Inneren Medizin überwiesen. Am gesamten Integument mit Bevorzugung der Extremitäten bestanden nekrotisierende, zum Teil gruppiert stehende Papeln (Abb. 1).
Histologisch zeigte sich neben einer Ulzeration eine Entzündung der Gefäße (Abb. 2). Die Gefäßwände waren durchsetzt mit überwiegend Histiozyten und wenigen Neutrophilen (Abb. 3). In vielen Bereichen zeigte sich eine Zerstörung der Gefäßwand mit Fibrinablagerungen und Thromben. Histologisch wurde die Diagnose einer granulomatösen Vaskulitis gestellt. Bei der Bestimmung der ANCAs wurde bereits früher ein positiver cANCA gefunden. Somit konnte die Diagnose einer Wegener-Granulomatose an der Haut gestellt werden. Bei diesem Patienten war eine Wegener-Granulomatose bereits vor 2 Jahren mit Lungen- und Nierenbeteiligung gesichert worden. Hautveränderungen bei Wegener-Granulomatose sind insgesamt selten, können nach interner Beteiligung, vor interner Beteiligung oder gleichzeitig auftreten. Histologisch können an der Haut sowohl eine leukozytoklastische als auch eine granulomatöse Vaskulitis beobachtet werden.

Diese Beispiele verdeutlichen, daß bei manchen kutanen Vaskulitiden Klinik, Histologie und ANCA-Muster zusammen erst die Diagnose erbringen.
Die Therapie der systemischen Vaskulitiden berücksichtigt den zugrundeliegenden Mechanismus (Tabelle 2). Für die Entzündungsreaktionen werden Glukokortikosteroide, Immunsuppressiva und intravenöse Immunglobuline eingesetzt. Ferner haben sich Thrombozytenaggregationshemmer zur Unterdrückung pathologischer Plättchenendothelzellinter-

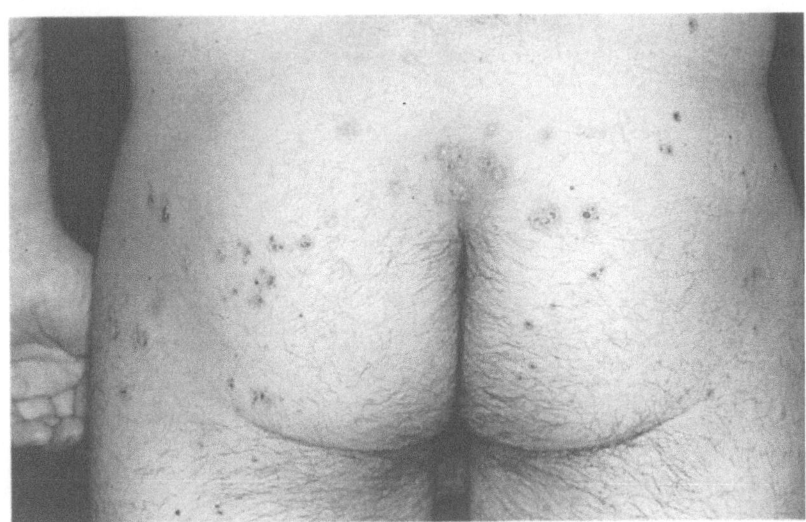

Abb. 1. Wegner-Granulomatose

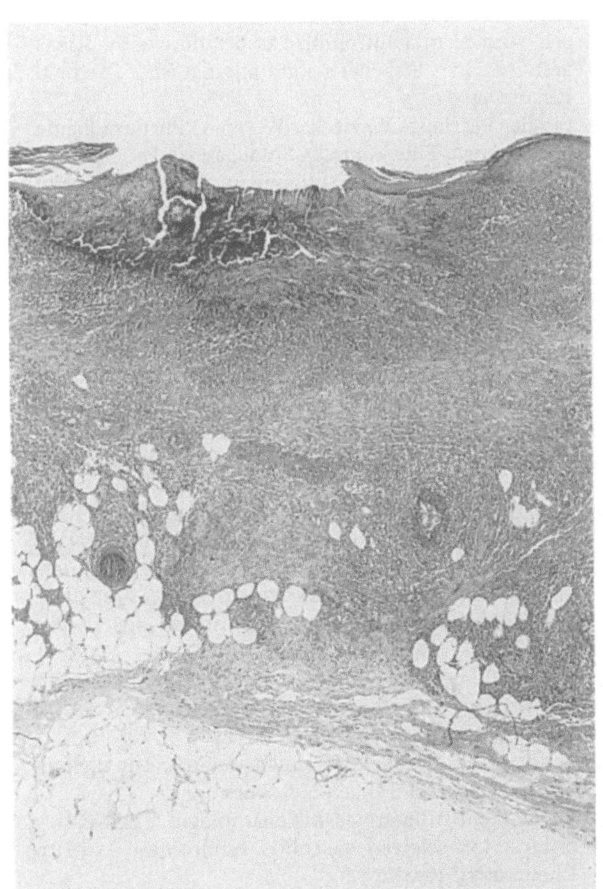

Abb. 2. Wegener Granulomatose. Ulzeration des Epithels. Um die Gefäße dichte lymphohistiozytäre Infiltrate, stellenweise mit wenigen Neutrophilen

aktionen bewährt. Die starke zelluläre Proliferation kann nur durch Immunsuppressiva beeinflußt werden.

Für kutane Vaskulitiden werden primär Dapson, Colchizin, Hydroxychloroquin und insbesondere systemische Glukokortikosteroide eingesetzt. Die besten Erfahrungen liegen sicherlich für systemische Glukokortikosteroide vor.

Kürzlich wurde über gute Effekte in der Kombination von Pentoxifyllin und Dapson in der Behandlung der leukozytoklastischen Vaskulitis berichtet. Diese Therapieform scheint insbesondere für rezidivierende leukozytoklastische Vaskulitiden an der Haut besonders interessant zu sein.

Für schwere systemische Vaskulitiden mit interner Beteiligung kommen Glukokortikosteroide, Azathioprin, Endoxan, Chlorambucil und intravenöse Immunglobuline in Frage. Die besten Erfahrungen

Tabelle 2. Therapie systemischer Vaskulitiden

Mechanismus	Therapeutikum
Entzündung	Prednison, Zytostatika und Immuntherapie
Plättchenendothelzell-interaktionen (Vasospasmus, Plättchenaggregation)	Thrombozyten-Aggregationshemmer, vasodilatierende Medikamente
Zelluläre Proliferationen	Zytostatika

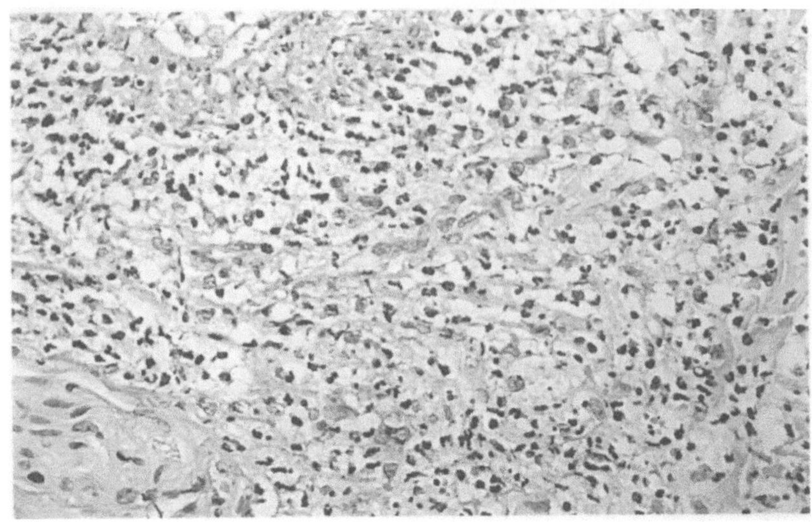

Abb. 3. Wegener Granulomatose. Durchsetzung der Gefäßwand mit überwiegend Histiozyten und wenigen Neutrophilen

liegen in der Kombination von Glukokortikosteroiden und Endoxan vor. Zusätzlich kann bei allen Vaskulitiden Azetylsalizylsäure als Thrombozytenaggregationshemmer eingesetzt werden. Als Verlaufsparameter für Vaskulitiden der Haut eignen sich das klinische Bild, BSG, Nierenwerte und ANCA-Titer. Obwohl ursprünglich angenommen wurde, daß die ANCA-Titer einen guten Parameter für den Therapieverlauf bei systemischen Vaskulitiden darstellen, wird dieser Punkt heute kontrovers diskutiert.

Literatur

1. Allen DM, Diamond LK, Howell D (1960) Anaphylactoid purpura in children (Schönlein-Henoch syndrome). Am J Dis Child 99: 833–854
2. Blanco-Quirós A, Blanco C, Alvarez J et al. (1994) Anti-Immunglobulin antibodies in children with Schönlein-Henoch syndrome. Absence of serum anti-IgA antibodies. Eur J Pediatr 153: 103–106
3. Bloch DA, Michel BA, Hunder GG et al. (1990) The American College of Rheumatology 1990 – criteria for the classification of vasculitis. Patients and methods. Arthritis Rheum 33: 1068–1073
4. Bostic Homas P, David-Bajar KM, Fitzpatrick JE, West SG, Tribelhorn DR (1992) Microscopic polyarthritis. Report of a case with cutaneous involvement and antimyeloperoxidase antibodies. Arch Dermatol 128: 1223–1228
5. Campanelli D, Melchior M, Yu Y et al. (1990) Cloning of cDNA for proteinase 3: a serine protease, antibiotic, and autoantigen from human neutrophils. J Exp Med 172: 1709–1715
6. Celmetti C, Barbagallo C, Cerri D, De Mattia D, Bonofazi E (1985) Acute haemorrhagic oedema of the skin. In infants: clinical and pathogenetic observations in seven cases. Pediatr Dermatol News 4: 23–24
7. Csernok E, Ernst M, Schmitt WH, Bainton D, Gross WL (1991) Translocation of proteinase 3 on the cell surface of neutrophils: association with disease activity in Wegener's granulomatosis. Arthritis Rheum 34: 71–75
8. Fischer PJ, Hagge W, Hecker W (1990) Purpura Schönlein-Henoch. Eine klinische Studie an 119 Patienten unter besonderer Berücksichtigung ungewöhnlicher Komplikationen. Monatsschr Kinderheilkd 138: 128–134
9. Gross WL (ed) (1993) ANCA-associated vasculitides. Immunological and clinical aspects. Plenum Press, New York, pp 336–338
10. Jennette JC, Falk RJ (1991) Diagnostic classification of antineutrophil cytoplasmic autoantibody-associated vasculitides. Am J Kidney Dis 2: 184–187
11. Kallenberg CGM, Mulder AHL, Cohen Tervaert JW (1992) Antineutrophil cytoplasmic antibodies: a still-growing class of autoantibodies in inflammatory disorders. Am J Med 93: 675–682
12. Kerr GS, Fleisher TA, Hallahan CW et al. (1993) Limited prognostic value of changes in antineutrophil cytoplasmic antibody titers in patients with Wegener's granulomatosis. In: Gross WL (ed) ANCA-associated vasculitides. Immunological and clinical aspects. Plenum Press, New York, pp 411–414
13. Legrain V, Lejan S, Taieb A et al. (1991) Infantile acute hemorrhagic edema of the skin: study of ten cases. J Am Acad Derm 24: 17–22
14. LeRoy EC (ed) (1992) Systemic vasculitis. The biological basis. Marcel Dekker, New York
15. Lie JT (1990) Illustrated histopathologic classification criteria for selected vasculitis syndromes. Arthritis Rheumat 33: 1074–1078
16. Nakabayashi I, Yoshizawa N, Kubota T et al. (1993) ANCA associated vasculitis allergica cutis (VAC) and mild proliferative necrotizing glomerulonephritis. Clin Nephrol 40: 265–269

17. Nishino H, DeRemee RA, Rubino FA, Parisi JE (1993) Wegener's granulomatosis associated with vasculitis of the temporal artery: report of five cases. Mayo Clin Proc 68: 115–121
18. Nürnberg W, Grabbe J, Czarnetzki BM (1994) Synergic effects of pentoxifylline and dapsone in leucocytoclastic vasculitis. Lancet 343: 491
19. Ronda N, Esnault VLM, Layward L et al. (1994) Antineutrophil cytoplasm antibodies (ANCA) of IgA isotype in adult Henoch-Schönlein purpura. Clin Exp Immunol 95: 49–55
20. Rostocker G, Desvaux-Belghiti D, Pilatte Y et al. (1994) High-dose immunoglobulin therapy for severe IgA nephropathy and Henoch-Schönlein purpura. Ann Intern Med 120: 476–484
21. Samlaska CP, Winfield EA (1994) Pentoxifylline. J Am Acad Dermatol 30: 603–621
22. Saulsburry FT (1984) Henoch-Schönlein purpura. Pediatric Dermatology 1: 195–201
23. Stevenson JA, Leong LA, Cohen AH, Borden WA (1982) Henoch-Schönlein purpura: simultaneous demonstration of IgA deposits in involved skin, intestine and kidney. Arch Pathol Lab Med 106: 192–195
24. Stögmann W, Blümel P (1987) Kokardenpurpura: a special type of hypersensitivity vasculitis. Pediatr Dermatol News 6: 101–103
25. Wegener F (1939) Über eine eigenartige rhinogene Granulomatose bei besonderer Beteiligung des Arteriensystems und der Nieren. Beitr Path Anat 102: 36

Verätzungen

Günther Sebastian und Annette Stein

Einleitung

Verätzungen werden als Folgen einer durch obligat schädigende, chemisch hochaktive Substanzen hervorgerufenen akuten Zerstörung der Haut und/oder Schleimhaut und tiefer gelegener Strukturen definiert. Die für verschiedene Ätzstoffgruppen typischen klinischen Bilder und Verlaufsformen können den bekannten Verbrennungscharakteristika ähnlich sein oder diesen entsprechen. Nach Curreri [3] existierten bereits Ende der 70er Jahre weltweit 25 000 Produkte, die in der Lage sind, Verätzungen auszulösen.

Verätzungscharakteristika aus klinischer Sicht

Ätiologie von Verätzungen

Verätzungen kommen bei Beschäftigten in Laboratorien und der chemischen Industrie, aber auch bei Fassadenreinigern und bei im Baugewerbe Tätigen vor. Seltener sind Verätzungen bei Hobbyarbeiten oder im Haushalt. Ein kleiner Teil ist für Artefakte verantwortlich oder das Resultat eines tätlichen Angriffs. In unsere Klinik werden jährlich 8–10 Patienten mit Verätzungen eingewiesen. Davon waren in den letzten Jahren 80% arbeitstypische Unfälle, 20% zogen sich Verätzungen während einer Tätigkeit im Haushalt oder bei Hobbyarbeiten zu. Das männliche Geschlecht war gegenüber dem weiblichen Geschlecht doppelt so häufig betroffen. Im Gegensatz zu unseren Erfahrungen berichten Moran et al. [10], daß 52,5% ihrer stationär behandelten Patienten Verätzungen am Arbeitsplatz und 26,9% durch tätliche Angriffe erlitten. Bei 20,6% waren sie Folgen von Hausunfällen. Insgesamt sind berufsbedingte Verätzungen als sogenannte chemische Verbrennungen innerhalb der Verbrennungsgruppe selten. Lyngdorf [8] fand für den Großraum Kopenhagen 1986 unter 371 stationär behandelten berufsbedingten Verbrennungen 24 Verätzungen (6,5%).

Verätzungsschwere

Die Verätzungsschwere wird entscheidend von den Merkmalen des Wirkstoffes, seiner Einwirkungszeit auf die Haut und den spezifischen Charakteristika der betroffenen Hautareale beeinflußt.

Während bei Säuren die typische Eiweißkoagulation mit der Bildung von Säurealbuminaten das rasche Vordringen in die Tiefe selbst begrenzt, sind Schädigungen des Subkutangewebes bei Laugen (gallertartige Alkalialbuminate) mit dem Merkmal der Kolliquationsnekrose typisch. Die Menge des (flüssigen) Ätzmittels bestimmt das Ausmaß der betroffenen Fläche, die Konzentration den Schweregrad der Verätzung. Relativ gut korrespondieren Flußsäurekonzentrationen mit der Verätzungsschwere. Höherkonzentrierte Säuren und Laugen können beim Auftreffen auf die Haut durch die chemische Reaktion mit (wenig) Wasser zusätzlich hohe Temperaturen (exotherme Reaktion) entwickeln, die zu randbetonten Verbrennungen führen [16]. Das Penetrationsvermögen des Ätzmittels wird auch von seiner Lipid-

Faktoren, von der die Verätzungsschwere abhängt

1. Wirkungsmechanismus
   Säure → Koagulationsnekrose = Stop
   Lauge → Kolliquationsnekrose = Vordringen
2. Einwirkungszeit
3. Menge
4. Konzentration
   Schweregrade für Flußsäureverätzungen
   (Nat. Inst. of Health)
   Grad 1 – Verätzung < 20%ige HF
   Grad 2 – Verätzung 20–40%ige HF
   Grad 3 – Verätzung > 40%ige HF
5. Penetrationsvermögen
6. Einwirkungsort
   Schleimhaut/Follikel
   Mikrotraumen
   Hornschicht

Tabelle 1. Häufigkeit unfallverursachender Säuren

Vertreter	Technische Verwendung	Klinik
Schwefelsäure	Gewinnung anderer organischer und anorganischer Säuren Galvanik, Metallgravierung Färbereien Erdölraffinerien	»Verbrennung« weißlich Hämatin dunkelbraun = tiefe Defekte
Flußsäure	Flußmittel in Metallindustrie Ätzmittel in Glasindustrie Glas- und Fassadenreinigung Konservierungsmittel (Anstrich)	Progrediente Kolliquationsnekrose Allgemeine Erscheinungen ab 1% KO möglich
Salzsäure	Metall- und Emaillebeizen Hüttenindustrie	mitteltiefe, weiße Ätzschorfe
Salpetersäure	Galvanik Farbstoff-/Sprengstoffindustrie	tiefe, gelbliche Nekrosen

löslichkeit beeinflußt. Die schmerzhafte Bromverätzung ist dafür typisch. Wir konnten 1993 einen entsprechenden Fall beobachten, bei dem Bromspritzer mitteltiefe Nekrosen entwickelten. Neben dem Durchdringungsvermögen des Ätzmittels spielt für die Schwere der lokalen Schädigung und für resorptiv-toxische Allgemeinerscheinungen die Barrierefunktion der unterschiedlichen Hautregionen eine nicht unbedeutende Rolle. Schleimhäute, follikelreiche Strukturen und bestehende Mikrotraumen bieten im Gegensatz zu einer kräftig ausgebildeten Hornschicht gute Angriffspunkte für alle Ätzmittel.

Häufigkeit unfallverursachender Ätzmittel

Eine retrospektive Analyse unseres Patientengutes der letzten 10 Jahre ergab, daß 50% aller Verätzungen durch Säuren, 40% durch Laugen und 10% durch seltenere Ätzmittel (Phenol, Chromverbindungen, Brom) verursacht wurden. Bei Lyngdorf [8] waren Laugenverätzungen häufiger. Moran et al. [10] fanden, daß für tätliche Angriffe betont Laugen, die u.a. als Haushaltreiniger im Handel sind, eingesetzt wurden. Die Schwefelsäure steht in unserem Krankengut unter den Säuren an der Spitze. In den letzten 2 Jahren nahmen allerdings Flußsäureverätzungen den ersten Platz ein. Deutlich seltener sind Salzsäure und Salpetersäure als Schadstoffe (Tabelle 1). Unter den Laugen (Tabelle 2) sind vor allem Kali- und Natronlauge für schlecht heilende, tiefe Defekte verantwortlich. Ammoniaklauge und Ätz-

Tabelle 2. Häufigkeit unfallverursachender Laugen

Vertreter	Technische Verwendung	Klinik
Kaliumhydroxid (Kalilauge/15% KOH)	Herstellung von Schmierseife, Haushaltsreinigern, Trockenmitteln, Teer-Farbstoff-Fabrikation	unterminierte, gallertartige tiefe Geschwüre, schlechte Heilungstendenz; »Vogelaugen«
Natriumhydroxid (Natronlauge/15% NaOH)	Seifenindustrie Zellstoffindustrie	
Ammoniumhydroxid (Ammoniaklauge/10% NH_3)	Düngemittel	
Kalziumoxid (Ätzkalk = Hauptvertreter der Oxide)	Baustoffindustrie	

kalk als typische Verursacher von Verätzungen bei Beschäftigten in der Landwirtschaft bzw. im Baugewerbe führten in unserem Krankengut in den letzten Jahren nur noch bei 3 Patienten zu Verätzungen.

Lokal- und Allgemeinerscheinungen

Alle Verätzungen weisen an der Haut typische Schädigungen auf, die Verbrennungen imitieren (und gleichzeitig auslösen können) oder für das jeweilige Ätzmittel charakteristische Bilder entwickeln [11]. Klassische Säureschädigungen (exklusive der Flußsäure) führen durch Eiweißfällung zu Koagulationsnekrosen mit trockenen, scharf begrenzten, pergamentartigen Nekrosen. Laugen und Flußsäureverätzungen hingegen bedingen als Eiweißlöser Kolliquationsnekrosen mit schleimig belegten, gequollenen, weichen und transparenten Nekrosen, die nach Nekrektomie als unscharf begrenzte, tiefgehende Substanzdefekte imponieren (Abb. 1). Ätzmittelbedingte lebensbedrohliche Allgemeinerscheinungen sind selten, aber substanztypisch

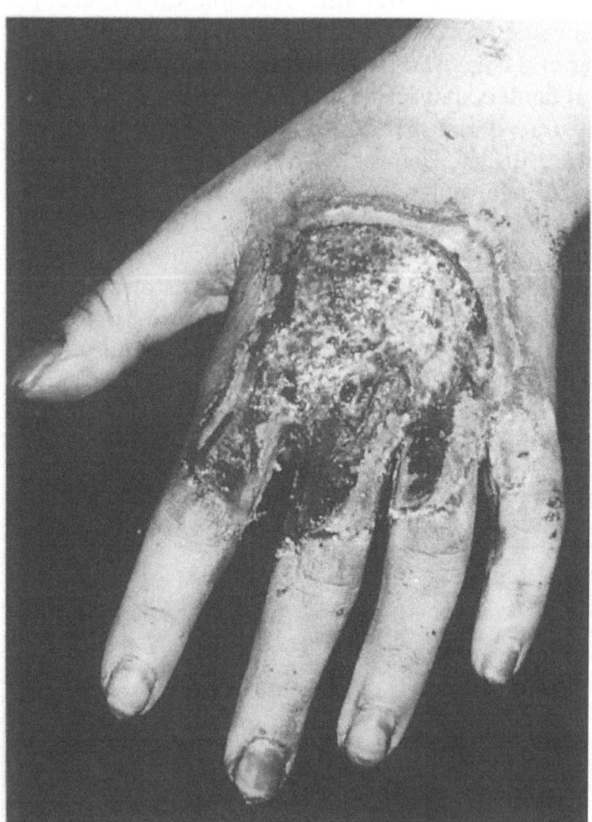

Abb. 1. Drittgradige Verätzung mit Kalilauge (Abflußreiniger) 14 Tage nach dem Unfall

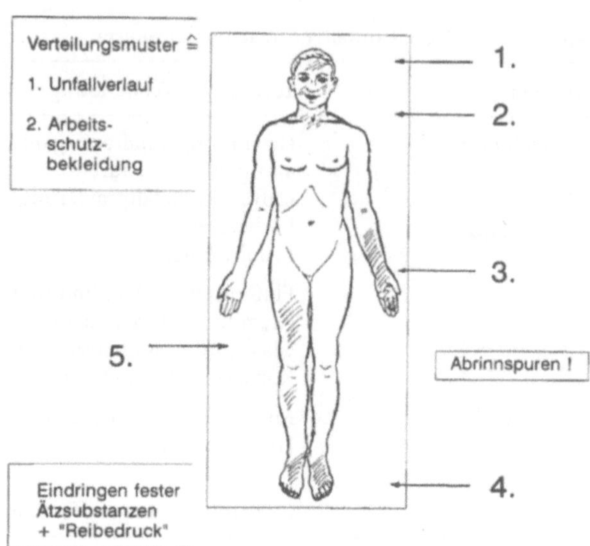

Abb. 2. Lokalisationsmuster unfallbedingter Verätzungen

(Flußsäure, Chromverbindungen) [7, 13]. Entscheidend für den Betroffenen und die behandelnde Einrichtung ist deshalb die exakte Kenntnis des Schadstoffes.

Lokalisationsmuster

Das Verteilungsmuster der Verätzung auf der Haut entspricht dem Unfallereignis, läßt eingeschränkt Schlüsse auf die Schadstoffmenge und den Aggregatzustand zu und gestattet schließlich, im Einzelfall die Wirksamkeit von Arbeitsschutzbekleidungen einzuschätzen. Gesicht und Hals waren in unserem Patientengut am häufigsten betroffen, gefolgt von Händen und Unterarmen (Abb. 2). Ober- und Unterschenkel wiesen z. T. klassische Abrinnspuren auf. An den Füßen (Fußrücken, Knöchelregion) wurden Verätzungen nahezu ausschließlich durch das unbemerkte Eindringen fester Ätzsubstanzen bedingt, wobei lokale Faktoren wie Feuchtigkeit, Reibedruck und langes Verweilen des Ätzmittels für tiefreichende Defekte mitverantwortlich zeichnen dürften.

Maßnahmen zur Verhütung von Verätzungen

Eine wirksame Prophylaxe ist nur dann möglich, wenn dem Gefährdeten am Arbeitsplatz, im Haushalt und bei einer Hobbybeschäftigung das gesamte Ausmaß der Schädigungsmöglichkeit des benutzten Mittels bekannt ist. Eine besonders auffällige Kennzeichnung ist zwingend geboten (Piktogramme). Die Lagerung und der Transport darf nur in dafür vorgesehenen, vollständig geschlossenen, bruchsicheren und laufend überwachten Systemen erfolgen. Beim Arbeiten mit und/oder beim Umfüllen von ätzenden Substanzen ist das Tragen einer Spezialkleidung Pflicht. Das offene Arbeiten mit gewebsaggressiven Substanzen hat hinter einer Plexiglaswand mit eingearbeiteten Handschuharmstulpen zu erfolgen. Bei Arbeiten an mit Ätzmitteln gefüllten Großtanks ist eine komplette Schutzkleidung vorgeschrieben. In allen Abteilungen, die Ätzmittel verarbeiten, sollten Duschanlagen mit einer Einschaltautomatik installiert sein.

Erste Hilfsmaßnahmen am Unfallort

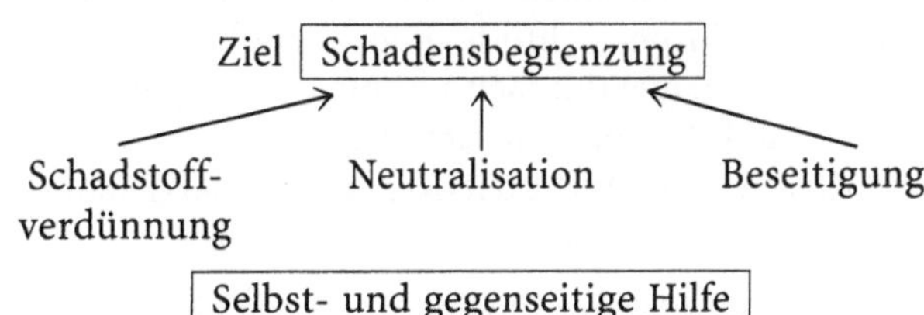

Maßnahmen
Intensive Spülung mit Wasser innerhalb von 3(–10) min
Entfernen kontaminierter Kleidung
Schadstoffspezifische neutralisierende Maßnahmen:

- Phenol/Lithium	- Speiseöl/Mineralöle - Polyethylenglykol
- Chromverbindungen	- Rizinusöl
- Flußsäure	- Wasser, anschließend topische Kalziumtherapie

Behandlung von Verätzungen

Trotz umfangreicher Arbeitsschutzvorschriften treten immer wieder Verätzungsunfälle auf, die die Erarbeitung von aufeinander abgestimmten Hilfs- und Behandlungsmaßnahmen in besonders gefährdeten Bereichen rechtfertigen.
Diese enthalten Maßnahmen

- der Ersten Hilfe am Unfallort,
- der ersten ärztlichen Hilfe und
- zur Einleitung einer spezialisierten ärztlichen Behandlung.

Maßnahmen der Ersten Hilfe am Unfallort

Erste Hilfsmaßnahmen am Unfallort gelten der Schadensbegrenzung mit dem Ziel der Konzentrationsverdünnung, Neutralisation und Beseitigung des Schadstoffes von der Haut. Leonard et al. [7] schlußfolgerten aus den Ergebnissen einer retrospektiven klinischen Analyse, daß die Erste Hilfe am Unfallort mit dem Beginn einer intensiven Wasserspülung, die in den ersten 10 min nach dem Trauma einsetzte und über 15 min durchgeführt wurde, entscheidend die Verätzungstiefe, die Komplikationsrate und die stationäre Verweildauer reduzierte. Neben Bromberg et al. [2] konnten Gruber et al. [6] 1975 im Tierversuch nachweisen, daß pH-Wert-Verschiebungen in der Subkutis von Mäusen bei Beginn der Wasseranwendung innerhalb der ersten 10 min nach Säureverätzungen signifikant geringer ausfielen. Yano et al. [15, 16] veröffentlichten 1993 und 1994 weitere experimentelle Untersuchungen zu Laugenverätzungen an der Rattenhaut, wonach eine innerhalb der ersten posttraumatischen Minuten einsetzende Wasseranwendung den pH-Wert und die Ausdehnung der Nekrose signifikant minimierte. Wurde nach 10 min Wasseranwendung mit einer die Lauge neutralisierenden Substanz (0,35molare Natriumzitratlösung) kontinuierlich weiter gespült, verringerte sich der pH-Wert-Anstieg gegenüber der reinen Wasseranwendung um einen weiteren Punktwert. Erfolgte dagegen sofort nach der Laugenverätzung mit der neutralisierenden 0,35molaren Natriumzitratlösung eine Spülung, verstärkte sich der Verätzungseffekt. Dieser dürfte am ehesten auf einer exothermen Reaktion im Rahmen der überschießend ablaufenden Neutralisation begründet sein. Damit bestätigen sich die positiven klinischen Erfahrungen einer frühzeitigen, intensiven Spülung mit Wasser und einer zusätzlichen Neutralisation frühestens nach 5–15 min für Laugen- und Flußsäureverätzungen [12].

Maßnahmen der ersten ärztlichen Hilfe

Jede noch so harmlos erscheinende Verätzung ist von vornherein als eine Schädigung mit nicht kalkulierbarem Risiko einzustufen. Das gilt für die typischen Säure- und Laugenverätzungen, aber betont für die Flußsäureverätzungen (HF-Verätzungen). Spezielle Richtlinien für die Therapie der progredient fortschreitenden Kolliquationsnekrose und schwerer systemischer Nebenwirkungen bei HF-Verätzungen wurden deshalb erarbeitet [1, 4, 5, 12, 14]. Besondere Maßnahmen werden auch bei Schädigungen mit Brom-, Chrom- und Phenolverbindungen, aber auch metallischen Lithiumeinsprengungen notwendig [7]. Dem an den Unfallort gerufenen Arzt bzw. dem D-Arzt oder Krankenhausarzt fallen folgende Aufgaben zu:

- Beginn oder Weiterführung der Maßnahmen der Ersten Hilfe
- Eruierung des Schadstoffcharakters
- Orientierende Abschätzung der prozentualen Verätzungsfläche
- Falls erforderlich Schockprophylaxe (Schmerz-, Angst-, Kreislaufreaktionen behandeln)
- Beachtung schadstofftypischer resorptiv-toxischer Nebenwirkungen
- Vorstellung bzw. Einweisung (nach telefonischer Voranmeldung) in eine mit der Behandlung chemischer und/oder thermischer Traumen vertrauten Klinik

Spezialisierte ärztliche Behandlung

Die klinische Behandlung der typischen Säure- und Laugenverätzungen orientiert sich am aktuellen Lokalbefund. Aus der Erfahrung ist bekannt, daß die überwiegende Zahl der Patienten verzögert zur stationären Aufnahme kommt. Bereits am Unfallort wird mit den eingeleiteten oder unterlassenen ersten Hilfsmaßnahmen ganz entscheidend über den definitiven Schweregrad der Verätzung entschieden [7, 16]. Deshalb besteht die Aufgabe der Klinik bis auf Ausnahmesituationen (z.B. HF-Verätzung, Chromverätzung) in einer wie bei Verbrennungen üblichen stadiengerechten Nekrosebeseitigung und Wundgrundkonditionierung mit dem Ziel des frühzeitigen definitiven Wundverschlusses. Oberflächlich umschriebene Verätzungen, die den Verbrennungsgraden 1 und 2a entsprechen, dürfen konservativ antientzündlich, desinfizierend und nekrolytisch behandelt werden. Zusätzliche Maßnahmen sind nicht erforderlich.

Im Gegensatz dazu sind Verätzungen mit dem Charakter einer Verbrennung der Grade 2b und 3, wie in der Verbrennungstherapie üblich, chirurgisch begleitend zu behandeln. Im Vordergrund steht dabei die forcierte Nekrektomie, um rasch ein transplantationsfähiges Wundbett zu erzielen. Besteht die Gefahr, daß von der bestehenden Verätzung resorptiv-toxische Nebenwirkungen ausgelöst und weiter unterhalten werden, muß die tangentiale oder vertikale Sofortnekrotomie in das Behandlungskonzept einbezogen werden [4, 5]. Eine engmaschige Diagnostik ist dafür Voraussetzung. Eine systemische Antibiotikabehandlung sollte bei entsprechenden Infektionszeichen als kalkulierte oder gezielte Behandlung eingesetzt, die Tetanusimmunisierung muß durch eine eventuell notwendig werdende Simultanimpfung gesichert werden.

Treten resorptiv toxische Nebenwirkungen auf, ist eine entsprechende, im Bedarfsfall intensivmedizinische Behandlung umgehend einzuleiten [9].

Zusammenfassung

Obwohl Verätzungen nicht zu den häufigen Unfallereignissen gehören und eher selten vom Dermatologen behandelt werden, dürften die Kenntnis der pathogenetischen Abläufe und die daraus abzuleitenden Maßnahmen in der Früh- und Spätphase für ihn von Interesse sein.

Die experimentellen Untersuchungen der letzten Jahre haben unstrittig bewiesen, daß die frühzeitige, kräftige und kontinuierliche Wasseranwendung bei der überwiegenden Zahl der Verätzungen Spätschäden entscheidend zu minimieren vermag. Die Erfahrungen der Klinik belegen, daß es berechtigt ist, alle Verätzungen als eine Schädigung mit primär nicht kalkulierbarem Risiko einzuschätzen und damit den Betroffenen einer auf diesem Gebiet erfahrenen Klinik vorzustellen.

Literatur

1. Barthels H (1984) Experimentelle und klinische Untersuchungen über die Wirksamkeit regionaler intraarterieller Calcium-Bolus-Injektionen als neue Behandlungsform der lokalen Flußsäure-Verätzung. Habilitationsschrift, Medizinische Fakultät, Technische Universität München
2. Bromberg BF, Song IC, Walden RH (1965) Hydrotherapy of chemical burns. Plast Reconstr Surg 35: 85–95
3. Curreri PW (1978) Chemical burns. In: Arzt CW, Moncrief JA, Pruitt BA (eds) Burns: A team approach. Saunders, Philadelphia, pp 362–369
4. Dahl HD, Lehrbass KP, Rommelsheim K (1986) Therapie bei Flußsäureverletzungen. Chirurg 57: 92–95
5. Fechner H, Linke E (1981) Therapie von Flußsäureverätzungen. Chir Praxis 28: 403–405
6. Gruber RP, Laub DR, Vistnes LM (1975) The effect of hydrotherapy on the clinical course and pH of experimental cutaneous chemical burns. Plast Reconstr Surg 55: 200–204
7. Leonard LG, Scheulen JJ, Munster AM (1982) Chemical burns: effect of prompt first aid. J Trauma 22: 420–423

8. Lyngdorf P (1987) Occupational burn injuries. Burns 13: 294–297
9. Mayer TG, Gross PL (1979) Fatal systemic fluorosis due to hydrofluoric acid burns. Ann Emerg Med 14: 149–153
10. Moran KD, O'Reilly T, Munster AM (1987) Chemical burns. A ten year experience. Am Surg 53: 652–653
11. Sebastian G (1973) Laugenverätzungen an der Haut durch chemische Rohrreiniger. Dermatol Monatsschr 159: 825–827
12. Sebastian G (1994) Praxisrelevante Therapieempfehlungen bei Flußsäureverätzungen. Hautarzt 45: 449–453
13. Teppermann PB (1980) Fatality due to acute systemic fluoride poisoning following a hydrofluoric acid skin burn. J Occup Med 22: 691–692
14. Upfal M, Doyle C (1990) Medical management of hydrofluoric acid exposure. J Occup Med 32: 726–731
15. Yano K, Hata Y, Matsuka K, Ito O, Matsuda H (1993) Experimental study on skin alkaline injuries – periodic changes in subcutaneous tissue pH and effects exerted by flushing. Burns 19: 320–324
16. Yano K, Hata Y, Matsuka K, Ito O, Matsuda H (1994) Effects of washing with a neutralizing agent on alcaline skin injuries in an experimental model. Burns 20: 36–39

Anaphylaktoide Reaktionen

Hans F. Merk und Guido Eichler

Einleitung

Anaphylaktoide Reaktionen, ob durch Antigen-Antikörper-Reaktion oder Mediatorfreisetzung anderer Genese, können tödlich verlaufen und jedem klinisch tätigen Mediziner als akutes notfallmedizinisches Krankheitsbild begegnen. Neben Insektenstichreaktionen, Nahrungsmitteln und Arzneimitteln, die als potentielle Auslöser solcher Reaktionen in Frage kommen, kennen wir auch die idiopathische Form der Anaphylaxie (Abb. 1) [4]. Das Beispiel der Kontrastmittelintoleranz in den Bereichen der interventionellen Medizin oder der Volumenersatzmittel wie Dextran bei der Entstehung solcher Reaktionen zeigen die Notwendigkeit der rechtzeitigen Prophylaxe [28, 44]. Entsprechend wichtig ist die Prävention dieser Ereignisse durch Erkennen der Risikopatienten und entsprechende Vorbereitung des Patienten auf medizinische Maßnahmen. Dennoch treten anaphylaktoide Reaktionen auch unerwartet auf und bedürfen raschen Handelns seitens des Arztes und seines Personals. Voraussetzung für eine optimale Therapie ist das Erkennen der anaphylaktoiden Reaktion und die rasche, adäquate Arzneimittelgabe bzw. unterstützende Maßnahmen bis hin zur Reanimation [56].

Der Begriff Anaphylaxie wurde 1902 von Portier und dem späteren Nobelpreisträger Richet für eine unerwünschte Reaktion bei Immunisierungsversuchen eingeführt [42]. Die Autoren beobachteten den plötzlichen Tod von Versuchstieren nach wiederholter Gabe von Fremdproteinen, was nahelegt, daß es sich um IgE-abhängige Reaktionen gehandelt hat. Der Begriff Anaphylaxie oder anaphylaktoide Reaktion in seiner heutigen Bedeutung beschreibt eine akute allergische oder pseudoallergische Reaktion [57]. Aufgrund der Geschichte wird der Begriff Anaphylaxie gelegentlich für die IgE-abhängigen Reaktionen reserviert und aus sprachlichen Gründen anaphylaktoide Reaktionen für die pseudoallergischen Reaktionen [8, 35]. Jedoch wegen der Schwierigkeit der Klärung der Pathophysiologie in allen Fällen – einschließlich der idiopathischen Form – wird von einer solchen Differenzierung abgeraten, zumal vom klinischen Erscheinungsbild Anaphylaxie oder anaphylaktoide Reaktionen nicht zu unterscheiden sind [57].

Anaphylaktoide Reaktionen können jedes Organ betreffen. Vorzugsweise sind die Schleimhäute des Larynx, des Pharynx, die Haut, die Atemwege, der Gastrointestinaltrakt, die Gefäße, das Herz und das ZNS involviert. In ihrer Ausprägung können die Reaktionen sehr variabel sein, was zu einer Einteilung mit 5 Abstufungen geführt hat (Tabelle 1).

Es gibt nur wenige Studien zur Inzidenz von anaphylaktoiden Reaktionen. Nach den vorliegenden Daten erleidet jeder 3000. Patient eine anaphylaktoide Reaktion. Auffallend häufige Ursachen solcher Reaktionen sind Penizillin und Kontrastmittel. Studien haben gezeigt, daß mit einer Wahrscheinlichkeit von 1:5000 mit einer ernsthaften Reaktion nach Anwendung dieser Substanzen gerechnet werden muß [8]. Nach Statistiken aus den USA sterben pro Jahr dort 400–800 Patienten durch all-

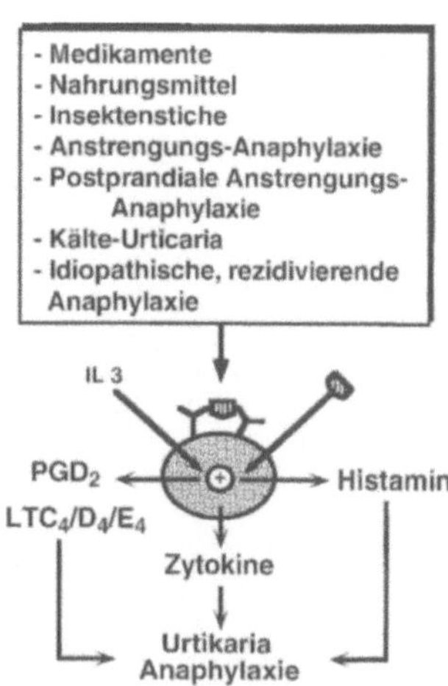

Abb. 1. Verschiedene Auslöser anaphylaktoider Reaktionen und deren Auswirkung auf die Mediatorfreisetzung aus der Mastzelle. Die häufigsten, allergologisch relevanten Nahrungsmittel sind Fische, Steinobst bei Baumpollenallergikern, Nüsse einschließlich Haselnuß, Gewürzmittel. Bei Latexallergien ist an die möglichen Kreuzreaktionen zu Bananen, Avokado und Tomate zu denken

Tabelle 1. Stadieneinteilung der anaphylaktoiden Reaktionen

Stadium	Symptomatik
0 Lokal	Lokale kutane Reaktionen
I Leichte Allgemeinreaktionen	Disseminierte kutane Reaktionen, Schleimhautreaktionen, Allgemeinreaktionen wie Unruhe, Kopfschmerz
II Starke Allgemeinreaktionen	Kreislaufdysregulation, Luftnot, Stuhl- und Urindrang
III Bedrohliche Allgemeinreaktion	Schock, Bronchospasmus, Dyspnoe, Bewußtseinstrübung
IV Vitales Organversagen	Atem- und Kreislaufstillstand

ergische Reaktionen auf Penizillin und 250–1000 durch pseudoallergische Reaktionen auf Kontrastmittel [4].

Pathophysiologie der Anaphylaxie

Im Zentrum der Pathophysiologie dieser Reaktionen stehen die Entzündungsmediatoren der Mastzellen und der Basophilen. Untenstehend werden die verschiedenen pathophysiologischen Mechanismen, die zu einer anaphylaktoiden Reaktion führen, erwähnt. Der allergischen Reaktion geht eine Sensibilisierung und IgE-Produktion gegen ein bestimmtes Antigen voraus, so daß es nach wiederholter Exposition gegen dieses Antigen zur Bindung an die spezifischen IgE-Antikörper kommt [36]. Die Bindung des Antigens an 2 benachbarte Antikörper, die auf einer Mastzelle oder einem basophilen Granulozyten sitzen, nennt man »bridging«. Dieser Vorgang führt zur Degranulation der Zellen, d.h. der Freisetzung verschiedener Mediatoren der allergischen Entzündungsreaktion. Die wichtigsten Mediatoren der Mastzellen und basophilen Granulozyten sind in Tabelle 2 aufgeführt.

Beim Menschen unterscheiden sich mindestens zwei Mastzelltypen nach ihren Proteasen - Tryptase und Chymase [1, 23]. In der Nasenschleimhaut herrschen Mastzellen, die nur Tryptase enthalten, vor (T-Mastzelle), in der Haut kommen vor allem Mastzellen vor, die Tryptase und Chymase enthalten (TC-Mastzelle) [5, 19]. Weitere Enzyme in der Mastzelle sind die Arylsulfatase A und B, N-Azetyl-β-D-Glukosaminidase, β-Glukuronidase, und Hexoseaminidase A. Histamin, der wichtigste Mediator, kann zur Konstriktion der Bronchialmuskulatur, zu Schleimhautödemen des Larynx, Pharynx und der Bronchialwände, zur Tonussteigerung der glatten Muskulatur der Atemwege, zur erhöhten Permeabilität der Gefäßwände und zur Vasodilatation führen. Histamininfusion bei gesunden Probanden erzeugt ein der anaphylaktoiden Reaktion ähnliches Krankheitsbild [35]. Auch ist die häufigste Anaphylaxie auf Nahrungsmittel durch Histaminintoxikation bedingt, da Dosenfisch bei schlechter Lagerung große Mengen

Pathophysiologie und Differentialdiagnose der anaphylaktoiden Reaktion

Anaphylaxie
- IgE-vermittelt
- Nicht-immunologische Mastzelldegranulation
- Histaminintoxikation
- Anstrengungsanaphylaxie
- Idiopathische Anaphylaxie

Differentialdiagnose
- Vasovagale Reaktion
- Hereditäres angioneurotisches Ödem
- Serumkrankheit
- Mastozytose
- Phäochromozytom
- Karzinoidsyndrom

Tabelle 2. Gehalt der Entzündungsmediatoren in den basophilen Granulozyten und Mastzellen der Haut und der Lunge [8]. Weitere Mediatoren sind chemotaktische Faktoren für Neutrophile und Eosinophile, Proteoglykane wie Heparin oder Chondroitinsulfat, proteolytische Enzyme wie Tryptase oder Chymotryptase oder Zytokine wie Interleukin 3, 5, 6 oder TNF-α

Mediatoren	Basophile	Mastzellen	
		Lunge	Haut
Histamin (pg/Zelle)	1	3–4	3–4
Prostaglandine (fg/Zelle)	>1	60	60
Leukotriene C4 (fg/Zelle)	60	60	2–3
Platelet-activating-factor PAF (fg/Zelle)	ND	1	ND

Histamin bilden kann. Der Thrombozyten-aktivierende Faktor (PAF) bewirkt eine Freisetzung von Histamin und Serotonin aus den Thrombozyten. Prostaglandine beeinflussen den Tonus der glatten Muskulatur, insbesondere der Gefäße, und erhöhen die Gefäßpermeabilität. Sie sind wahrscheinlich mehr für sogenannte Spätreaktionen, die mit einer Latenz von bis zu 12 h nach Allergenexposition auftreten, verantwortlich [33, 53]. Das von Basophilen freigesetzte Kallikrein und die Kinine führen zu erhöhter Gefäßwandpermeabilität und Hypotonie.

Der klassische IgE-abhängige allergische Mechanismus wird durch Allergene, wie z.B. Insektengifte [22, 58], Nahrungsmittel (Nüsse, Fischeiweiß) [3, 13, 64], Arzneimittel (z.B. Penizillin) [2, 16, 17] oder bei hochgradiger Sensibilisierung durch Kontaktallergene wie Latex [9, 10, 20, 51, 59] ausgelöst. Auch bei der Gabe von Fremdproteinen wie z.B. Orgotein [24] oder Gammaglobulinen [12] konnten Anaphylaxien beobachtet werden. Selbst Sperma kann Anaphylaxien auslösen, und erfolgreiche Hyposensibilisierungen wurden beschrieben [37]. Auch zyklusabhängige Anaphylaxien mit Bildung von IgE gegen Progesteron wurden beschrieben [31, 52].

Zirkulierende Immunkomplexe aus IgG- und IgM-Antikörpern führen zu einer Komplementaktivierung und zur Mediatorfreisetzung mit resultierender anaphylaktoider Reaktion. Dieser zweite immunologische Mechanismus wird bei Reaktionen gegenüber Dextranen angenommen [41].

Hyperosmolare Lösungen wie z.B. Mannitol oder Kontrastmittel [21, 45] und Substanzen wie Azetylsalizylsäure führen vermutlich über eine direkte Reaktion mit den Mastzellen und basophilen Granulozyten zur Mediatorenfreisetzung. Gerade bei der durch Azetylsalizylsäure ausgelösten Analgetikaintoleranz ist an die mögliche Kreuzreaktion zu allen anderen nichtsteroidalen Antiphlogistika zu denken [34].

Spaltprodukte von C3 und C5, bekannt als C3a und C5a, die auch Anaphylatoxine genannt werden, können direkt Mastzellen degranulieren, die glatte Muskulatur kontrahieren und die Gefäßpermeabilität verstärken. So führt die Injektion dieser Anaphylatoxine schon in pmol-Konzentrationen in der menschlichen Haut zu Erythem, Ödem und Pruritus, der in einigen Fällen durch Vorbehandlung mit Antihistaminika verhindert werden kann.

Auch sind anaphylaktoide Reaktionen ohne bisher identifizierte Klärung der Mediatorenfreisetzung bekannt. Diese Form wird bei der belastungsinduzierten anaphylaktoiden Reaktion beobachtet [40, 49]. Sie tritt bei körperlichen Belastungen auf und ist im Unterschied zur cholinergischen Urtikaria nicht von einer Anhebung der Körpertemperatur abhängig [49]. Gelegentlich tritt sie in Kombination mit einem Nahrungsmittelallergen auf und kann sich als postprandiale Anstrengungsanaphylaxie manifestieren.

Schließlich kennt man auch die idiopathische Form der anaphylaktoiden Reaktion [11, 62, 63]. Es wurde vorgeschlagen, eine Form der idiopathischen Anaphylaxie mit Angiödem (IA-A) von einer solchen mit generalisierter Beteiligung wie Kreislaufversagen und Bronchospasmus (IA-G) zu unterscheiden. Verschiedene denkbare pathophysiologische Ursachen wie vermehrte Histaminausschüttung, Mastzellvermehrung im Knochenmark oder der Haut wie bei der systemischen Mastozytose, veränderte Reaktionen auf IgE-Bindungen an Mastzellen und Basophile oder veränderte Rezeptoreigenschaften in der Haut konnten nicht eruiert werden. Nach Ausschluß bekannter Ursachen einer Anaphylaxie wie physikalische Faktoren, Arzneimittel und Analgetikaintoleranz, Nahrungsmittel, Insektenstiche, anstrengungsinduzierte Anaphylaxie und Differentialdiagnosen zur Anaphylaxie (s. S. 109) geht man von dieser idiopathischen Form aus. Das Erkennen dieser Sonderform, die als eine Maximalvariante der idiopathischen, chronischen Urtikaria aufgefaßt werden kann, ist für die Therapie wichtig. Bei mehr als einem Anfall alle zwei Monate sollte neben dem Notfallset eine Prednisontherapie mit 40–120 mg Prednison eingeleitet werden, die in Abhängigkeit von dem klinischen Verlauf langsam um 5 mg/Monat – eventuell in Form der Prednisongabe jeden 2. Tag – abgebaut werden wird [63]. Vor dem Hintergrund der möglicherweise lebensgefährlichen idiopathischen Anaphylaxie erscheint diese Glukokortikoidgabe vertretbar.

Biphasischer Verlauf der anaphylaktoiden Reaktion

Anaphylaktoide Reaktionen können sich innerhalb von wenigen Minuten oder Stunden nach Exposition mit dem auslösenden Agens manifestieren. Es gilt die Regel, daß Reaktionen, die sich innerhalb kürzester Zeit manifestieren, auch zu schweren Verläufen neigen. Auch können biphasische Verläufe in 5% aller Fälle beobachtet werden [15, 53]. In diesen Situationen folgt auf eine rasch aufgetretene Symptomatik nach mehreren Stunden noch eine Spätreaktion. Diese Spätreaktionen treten nicht nur auf nach erfolgreicher Behandlung der primären Reaktion, sondern auch der Schweregrad der primären Reaktion läßt keine Prognose für den Schweregrad der Spätreaktion zu [15]. Deshalb wird auch bei starken anaphylaktoiden Reaktionen (Grad 2–4) eine Applikation von H_1-, H_2-Antihistaminika und Glukokortikoiden in 8stündigem Intervall empfohlen [57].

Die Diagnose einer anaphylaktoiden Reaktion ergibt sich zumeist aus den genannten typischen Befunden, den häufig wegweisenden Umständen oder anamnestischen Hinweisen des Patienten oder Dritter. Bei Hautbeteiligung finden sich Juckreiz, Flush, Urtikaria, Angioödeme. Bei den Atemwegen steht die Bronchokonstriktion und das Ödem der Bronchialschleimhaut, wie vom Asthma bronchiale bekannt, im Vordergrund. Am Herz-Kreislauf-System manifestiert sich die anaphylaktoide Reaktion in Form von Hypotonie bis hin zum allergischen Schock. Auch Arrhythmien und myokardiale Ischämien wurden im Rahmen einer anaphylaktoiden Reaktion beobachtet. Im Rahmen der Hypoperfusion und Hypoxämie des ZNS kann es zu Bewußtlosigkeit kommen. Übelkeit, Erbrechen, abdominelle Krämpfe und Diarrhöen sind typische Symptome bei Beteiligung des Gastrointestinaltraktes.

Die Differentialdiagnose der Anaphylaxie

Die Differentialdiagnose richtet sich nach den vorherrschenden Symptomen und ist sehr umfangreich. Anaphylaktoide Reaktionen können klinisch wie ein Asthmaanfall, wie eine Lungenembolie, ein Hyperventilationssyndrom, wie ein Myokardinfarkt oder andere kardiologische Erkrankungen, wie eine Fremdkörperaspiration oder ein Kreislaufkollaps in Erscheinung treten. Bei bereits bewußtlosen Patienten gilt die umfangreiche Differentialdiagnose des Komas. Die Bestimmung der von den Mastzellen freigesetzten Tryptase kann in diesen Fällen eine differentialdiagnostische Hilfe sein [47, 48].

An der Haut können anaphylaktoide Reaktionen in Form von urtikariellen Effloreszenzen in Erscheinung treten. Dabei sollten physikalische Ursachen einer Urtikaria bis hin zu einer Urtikariavaskulitis im Rahmen eines Lupus erythematodes differentialdiagnostisch bedacht werden [14, 33]. Die Mastozytose kann neben den typischen Hautveränderungen auch durch anaphylaktoide Reaktionen erstmals klinisch manifest werden und muß ausgeschlossen werden. Wegen der therapeutischen Konsequenzen sollte bei Angioödemen ein hereditärer C1-Inaktivatormangel durch Labordiagnostik ausgeschlossen werden [33]. Hinweisend können hier eigen- und fremdanamnestische Angaben sein. Auch das fehlende Ansprechen einer Therapie mit Antihistaminika und Glukokortikoiden sollte an diese Möglichkeit denken lassen. Bei im Vordergrund stehender Flushsymptomatik muß auch an ein Karzinoidsyndrom gedacht werden [38]. Der Hautbefund kann durch die Urticaria pigmentosa einen Hinweis auf die Mastozytose geben, kann aber gerade bei der systemischen Form fehlen [13, 19, 27]. Neben der Beckenkammbiopsie kann hier auch die Bestimmung der Tryptase im Serum weiterhelfen [47, 48].

Therapie der anaphylaktoiden Reaktion

Trotz einer sorgfältigen Prävention können anaphylaktoide Reaktionen akut und unerwartet auftreten. Die optimale Therapie richtet sich nach dem Schweregrad der Reaktion. Kürzlich wurde ein Konsensusreport zur Behandlung des anaphylaktischen Schocks publiziert, dessen wesentliche Punkte in Abb. 2 zusammengefaßt sind [57].

Wenn die Zeichen der anaphylaktoiden Reaktion nur auf die Haut beschränkt bleiben, kann die Anlage eines großlumigen Zugangs und Gabe eines Antihistaminikums ausreichend sein. Der Patient sollte nach solch einer Reaktion für mehrere Stunden un-

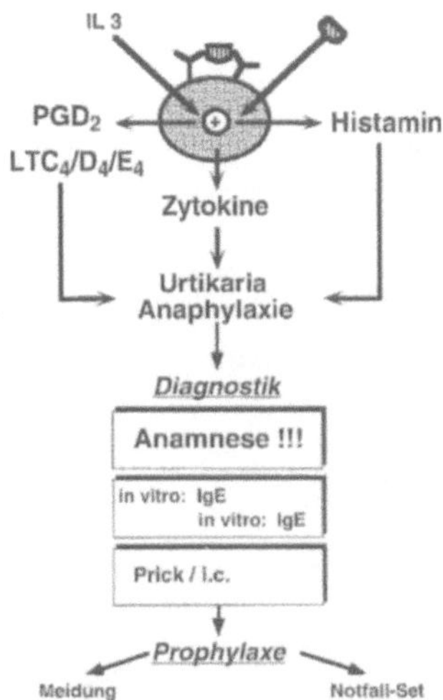

Abb. 2. Mediatorenfreisetzung in der Mastzelle führt zu anaphylaktoiden Reaktionen. Im Vordergrund der Therapie der schweren Anaphylaxie stehen Katecholamine und Volumenersatzmittel. Nach dem kürzlich veröffentlichten Konsensusbericht [57] wurde Hydroxyethylstärkelösung bevorzugt. Erst an 3. Stelle steht die Gabe der Glukokortikoide wegen ihres verzögerten Wirkungsbeginns. Die Gabe von Kalzium ist kontraindiziert [57]

ter ärztlicher Beobachtung bleiben um biphasische Verläufe und später einsetzende Verschlimmerungen der Reaktion rechtzeitig zu behandeln, womit man in etwa 5% aller Reaktionen rechnen muß [15].

Der Schweregrad II der anaphylaktoiden Reaktion ist gekennzeichnet durch Reaktionen des Kreislaufsystems, des Gastrointestinaltraktes und der Atemwege. Bei Blutdruckabfall, Übelkeit, Erbrechen, abdominellen Krämpfen und Bronchokonstriktion sind Katecholamine wie Adrenalin, Antihistaminika und Glukokortikoide und eventuell Theophyllin indiziert (Tabelle 3).

Der Schweregrad III ist durch Schock und Hypoxämie gekennzeichnet. Bei dieser Symptomatik steht die sofortige Adrenalingabe im Vordergrund. Zudem sollte auch Sauerstoff, zumindest über Nasen-

Tabelle 3. Indikation der Notfalltherapeutika nach Schweregrad der anaphylaktischen Reaktion, bei Prophylaxe der Spätreaktionen und Probleme bei der gleichzeitiger Einnahme von β-Blockern

Wirkstoff	Darreichung und Dosierung		
Indikationen nach Schweregrad der anaphylaktischen Reaktion[a]			
Katecholamine			
Adrenalin	Inhalation	(II/III)	bis Tremor/Tachykardie
	Injektion	(III)	1 mg/10 ml → 0,1 mg/min
		(IV)	→ 1,0 mg/min
Dopamin	Injektion	(III)	2,5–5 mg/70 kg/min = 35–70 μg/kg/min = 0,5-1,0 ml der 10-ml-Ampulle (50 mg) nach 10 min
Noradrenalin	Injektion		1 mg/10 ml → 0,01–1 mg/min
Antihistaminika			
H_1-Antagonisten	(I–III)		
Dimetindenmaleat		8 mg	
Clemastin		4 mg	
H_2-Antagonisten	(I–III)		
Cimetidin		400 mg	
Ranitidin		100 mg	
Glukokortikoide			
(Prednisolon-Äquivalent)	Injektion	(I)	→ 50–125 mg (evtl. per os)
		(II)	→ 250–500 mg
		(III)	→ 1000 mg
Prophylaxe der Spätreaktionen			
Glukokortikoide			
(Prednisolon-Äquivalent)	80–100 mg alle 8 h über 24 h		
Antihistaminika			
H_1-Antagonisten			
Dimetindenmaleat	8 mg		
Clemastin	4 mg		
H_2-Antagonisten	(nur gegebenenfalls indiziert)		
Cimetidin	400 mg		
Ranitidin	100 mg		
Probleme bei β-Blockern			
Antihistaminika	Ranitidin statt Cimetidin		
Glukagon	Injektion 5–15 μg/min		

[a] *I–IV* Schweregrad der anaphylaktoiden Reaktion [57].

sonde oder nach Intubation, zugeführt werden. Bei Vorherrschen der Kreislaufsymptomatik wird Dopamin gelegentlich statt Adrenalin bevorzugt, was aber eher für anaphylaktoide Reaktionen während der Narkose von Bedeutung sein dürfte. Bei Problemen mit Patienten, die β-Blocker einnehmen [55, 56], wird neuerdings alternativ auch die Gabe des positivinotrop wirkenden Glukagons empfohlen [35]. In diesen Fällen sollte statt Cimetidin Ranitidin als H_2-Antihistaminikum gegeben werden, da es weniger die Halbwertszeit von β-Blockern verlängert [18].

Trotz rechtzeitiger, adäquater Therapie kann eine anaphylaktoide Reaktion nicht auf die Medikamente ansprechen und bei dem Patienten ein Kreislauf- und Atemstillstand eintreten. In diesen seltenen, aber schweren Fällen, die dem Schweregrad IV nach Ring und Meßmer entsprechen, muß die kardiopulmonale Reanimation nach der ABC-Regel durchgeführt werden.

Besondere Bedeutung kommt der Prävention der anaphylaktoiden Reaktionen zu. Grundlage dafür ist die sorgfältige Anamnese vor Arzneimittelgabe, die eingehende allergologische Diagnostik nach allergischen oder pseudoallergischen Reaktionen vom Frühtyp und die Information der Umgebung, z. B. in Schulen bei bekannter Nahrungsmittelallergie von Kindern.

Bei IgE-vermittelten Reaktionen kann das auslösende Allergen durch Hautteste und Bestimmung des spezifischen IgE im Serum identifiziert werden. Bei Intoleranzreaktionen sind Hauttestungen nicht erfolgreich und dienen dem Ausschluß einer Sensibilisierung. In diesen Fällen kann eine genaue Anamnese und die stationär-kontrollierte Exposition zur Identifizierung der auslösenden Substanz beitragen. Bei der Gabe von Kontrastmitteln ist der Zusammenhang zwischen der Untersuchung und der Reaktion meist eindeutig [21]. In diesen Fällen sind weitere Substanzen, z. B. Medikamente, die im Rahmen der Untersuchung eingenommen wurden, auszuschließen.

Die wichtigste therapeutische Maßnahme ist die Prophylaxe bzw. Karenz, wenn das auslösende Agens durch die allergologische Diagnostik identifiziert wurde. Dazu gehört auch die sorgfältige Aufklärung des Patienten über seine Erkrankung. Da selbst in diesen Fällen, z. B. bei Insektengiftallergien oder Nahrungsmittelallergien, kein absoluter Schutz besteht, muß der Patient mit einem Notfallset ausgestattet werden. Bei Bienen- und Wespengiftallergikern sowie Nahrungsmittelallergikern hat sich die Verschreibung von Notfallsets bewährt. Diese bestehen aus einer Adrenalinspritze oder besser, wegen vereinfachter Applikation, aus einem Adrenalin-Medihaler (Dosieraerosol) sowie einer Flasche mit einer Kortikoidlösung, die vom Patienten im Notfall ausgetrunken und dazu ein H_1-Antihistaminikum eingenommen werden kann.

Bei medizinischen Eingriffen, die z. B. eine Kontrastmittelgabe erfordern, ist die Patientenaufklärung und Befragung zur Ermittlung von sogenannten Risikopatienten sinnvoll. Hat ein Patient bereits bei einer Kontrastmitteluntersuchung in der Vergangenheit eine möglicherweise anaphylaktoide Reaktion gezeigt, ist die prophylaktische Gabe von H_1- und H_2-Antihistaminika und Glukokortikoiden vor einer erneuten Untersuchung sinnvoll, und es sollten nach Möglichkeit niedrigosmolare Kontrastmittel verwendet werden [61]. Auch bei Patienten mit erhöhtem Risiko bei Allgemeinanästhesie – z. B. bei Gabe von histaminfreisetzenden Muskelrelaxanzien – hat sich die prophylaktische Gabe von H_1- und H_2-Antihistaminika bewährt [30].

Im Falle einer anapylaktoiden Reaktion auf Bienen- oder Wespengift mit nachgewiesener Sensibilisierung sollte zudem mit einer Hyposensibilisierung begonnen werden [43]. Wegen der fehlenden Vorhersagbarkeit kommender Reaktionen auf Insektenstiche wird eine großzügige Indikationsstellung empfohlen [22, 43]. Die Hyposensibilisierung ist mit einer Ansprech- und Erfolgsrate von über 90% die Methode der Wahl zur Prophylaxe von anaphylaktoiden Reaktionen auf diese Gifte [59]. Es gibt auch Desensibilisierungsprotokolle bei Sensibilisierung gegenüber Arzneimitteln (z. B. Penizillin). Diese können in Einzelfällen, wenn auf das Medikament nicht verzichtet werden kann, hilfreich sein. Sie geben in der Regel keinen anhaltenden Schutz [61].

Literatur

1. Alter S, Metcalfe DD, Bradford TR, Schwartz LB (1987) Regulation of human mast cell tryptase: effects of enzyme concentration, ionic strength and the structure and negative charge density of polysaccharides. Biochem J 248: 821–828
2. Anderson JA (1986) Cross-sensitivity to cephalosporins in patients allergic to penicillin. Pediatr Infect Dis 5: 557–561
3. Anderson JA (1991) The clinical spectrum of food allergy in adults. Clin Exp Allergy 21 (Suppl 1): 304–315
4. Atkinson TP, Kaliner MA (1992) Anaphylaxis. Clin Allergy 76: 841–855
5. Barrett KE, Metcalfe DD (1987) Heterogeneity of mast cells in the tissues of the respiratory tract and other organ systems. Am Rev Respir Dis 135: 1190–1195

6. Bettman MA (1987) Radiographic contrast agents – a perspective. N Engl J Med 317: 891–893
7. Bielory L, Kaliner MA (1985) Anaphylactoid reactions to radiocontrast materials. Anaesthesiol Clin 23: 97–118
8. Bochner BS, Lichtenstein LM (1991) Anaphylaxis. N Engl J Med 324: 1785–1786
9. Bonnekoh B, Merk HF (1992) Safety of latex prick skin testing in allergic patients. JAMA 267: 2603–2604
10. Bonnekoh B, Merk HF (1993) Anaphylaktische Schock-Reaktionen durch Latex aus medizinischen Schutzhandschuhen. Anästhesiol Intensivmed Notfallmed Schmerzther 28: 330–335
11. Boxer M, Greenberger PA, Patterson R (1987) Clinical summary and course of idiopathic anaphylaxis in 73 patients. Arch Intern Med 147: 269–272
12. Burks AW, Sampson HA, Buckley RH (1986) Anaphylactic reactions after gammaglobulin administration in patients with hypogammaglobulinemia. N Engl J Med 314: 560–564
13. Cherner JA, Jensen RT, Dubois A et al. (1988) Gastrointestinal dysfunction in systemic mastocytosis: a prospective study. Gastroenterol 95: 657–667
14. Czarnetzki BM (1986) Urticaria. Springer-Verlag, Heidelberg
15. Douglas DM, Sukenick E, Andrade P, Brown JS (1994) Biphasic systemic anaphylaxis: An inpatient and outpatient study. J Allergy Clin Immunol 93: 977–985
16. Erffmeyer JE (1986) Penicillin allergy. Clin Rev Allergy 4: 171–188
17. Fellner MJ, Ledesma GN, Miller D (1986) Adverse reactions to antibiotics other than penicillin. Clin Dermatol 4: 142–148
18. Freely J, Wilkinson GR, Wood AJ (1981) Reduction of liver blood flow and propranolol metabolism by cimetidine. N Engl J Med 1: 1031–1034
19. Garriga MM, Friedman MM, Metcalfe DD (1988) A survey of the number and distribution of mast cells in the skin of patients with mast cell disorders. J Allergy Clin Immunol 82: 425–432
20. Gold M, Swartz JS, Braude BM et al. (1991) Intraoperative anaphylaxis: An association with latex sensitivity. J Allergy Clin Immunol 87: 662–666
21. Grammer LC, Patterson R (1986) Adverse reactions to radiographic contrast material. Clin Dermatol 4: 149–154
22. Hunt KJ, Valentine MD, Aobotka AK et al. (1978) A controlled trial of immunotherapy in insect hypersensitivity. N Engl J Med 299: 157–161
23. Irani AM, Schwartz LB (1989) Mast cell heterogeneity. Clin Exp Immunol 19: 143–155
24. Jugert FK, Eichler G, Merk HF (1994) Anaphylaktische Reaktionen durch Orgotein 1995. Nachweis von spezifischem IgE, IgG und IgG-Subklassen mittels Immunoblot. Z Hautkr 69: 465–467
25. Kaliner M, Shelhamer JH, Ottesen EA (1982) Effects of infused histamine: correlation of plasma histamine levels and histamine. J Allergy Clin Immunol 69: 283–289
26. Keffer JM, Bressler RB, Wright R, Kaliner MA, Metcalfe DD (1989) Analysis of the wheal and flare reactions that follow the intradermal injection of histamine and morphine in adults with recurrent, unexplained anaphylaxis and systemic mastocytosis. J Allergy Clin Immunol 83: 595–601
27. Kirshenbaum AS, Kettelhut BV, Metcalfe DD, Garriga MM (1989) Mastocytosis in infants and children: recognition of patterns of skin disease. Allergy Proc 10: 17–21
28. Lieberman P, Siegle RL, Treadwell G (1986) Radiocontrast reactions. Clin Rev Allergy 4: 229–245
29. Lockey RF, Benedict LM, Turkeltaub PC, Bukantz SC (1987) Fatalities from immunotherapy (IT) and skin testing (ST). J Allergy Clin Immunol 79: 660–677
30. Lorenz W, Duda D, Dick W et al. (1994) Incidence and clinical importance of perioperative histamine release: randomised study of volume loading and antihistamines after induction of anaesthesia. Lancet 343: 933–940
31. Meggs WJ, Pescovitz OH, Metcalfe DD et al. (1984) Progesterone sensitivity as a cause of recurrent anaphylaxis. N Engl J Med 311: 1236–1238
32. Meggs WJ, Atkins FM, Wright R et al. (1985) Failure of sulfites to produce clinical responses in patients with systemic anaphylaxis or recurrent anaphylaxis: results of a single-blind study. J Allergy Clin Immunol 76: 840–846
33. Merk HF (1992) Urtikaria, Angioödem und Rhinitis allergica. In: Hornbostel H, Kaufmann W, Siegenthaler W (Hrsg) Innere Medizin in Praxis und Klinik, 4. überarb Aufl. Thieme, Stuttgart
34. Merk HF, Goerz G (1983) Analgetika-Intoleranz. Z Hautkr 58: 535
35. Metcalfe DD (1993) Acute anaphylaxis and urticaria in children and adults. In: Schocket AL (ed) Clinical management of urticaria and anaphylaxis. Marcel Dekker, New York pp 1–20
36. Metzger H, Kinet JP, Blank U, Miller L, Ra C (1989) The receptor with high affinity for IgE. In: Metzger H (ed) IgE, mast cells, and the allergic response, Ciba Foundation Symposium 147, Wiley & Sons New York, Chichester, pp 93–113
37. Mittman RJ, Bernstein DI, Adler TR et al. (1990) Selective desensitization to seminal plasma protein fractions after immunotherapy for postcoital anaphylaxis. J Allergy Clin Immunol 86: 954–960
38. Mooney F (1985) The flushing patient. Int J Dermatol 24: 549–554
39. Moreau JF, Lesavre P, de Luca H et al. (1988) General toxicity of water-soluble iodinated contrast media: pathogenic concepts. Invest Radiol 23 (Suppl 1): 75
40. Novey HS, Fairshter RD, Salness K, Simon RA, Curd JG (1983) Postprandial exercise-induced anaphylaxis. J Allergy Clin Immunol 71: 498–504
41. Paull J (1987) A prospective study of dextran-induced anaphylactoid reactions in 5745 patients. Anaesthesiol Intensive Care Med 15: 163–167
42. Portier P, Richet C (1902) De l'action anaphylactique de certains venins. CR Soc Biol 6: 170–172
43. Przybilla B, Rueff F (1994) Besteht bei einer Insektengift-Allergie immer die Indikation für eine Hyposensibilisierung? Dtsch Med Wschr 119: 1093–1095

44. Ring J (1978) Anaphylaktoide Reaktionen. Springer, Heidelberg
45. Ring J, Rothenberger K-H, Clauss W (1985) Prevention of anaphylactoid reactions after radiographic contrast media infusion by combined H_1- and H_2-receptor antagonists: results of a prospective controlled trial. Int Arch Allergy Appl Immunol 78: 9–14
46. Rosenbaum RC, Frieri M, Metcalfe DD (1984) Patterns of skeletal scintigraphy and their relationship to plasma and urinary histamine levels in systemic mastocytosis. J Nuclear Med 25: 859–864
47. Schwartz LB (1992) Monitoring of mast cell and basophil functions in inflammatory conditions. In: Matsson P, Ahlstedt S, Venge P, Thorell J (eds) Clinical impact of the monitoring of allergic inflammation. Academic Press, New York, pp 109–118
48. Schwartz LB, Metcalfe DD, Miller JS, Earl H, Sullivan T (1987) Tryptase levels as an indicator of mast cell activation in systemic anaphylaxis and mastocytosis. N Engl J Med 316: 1622–1626
49. Sheffer AI, Soter NA, McFadden ER Jr, Austen KF (1983) Exercise-induced anaphylaxis: a distinct form of physical allergy. Monogr Allergy 18: 138–142
50. Simons FER, Simons KJ (1994) The pharmacology and use of H_1-receptor-antagonist drugs. N Engl J Med 330: 1663–1670
51. Slater JE (1989) Rubber anaphylaxis. N Engl J Med 320: 1126–1130
52. Slater JE, Raphael G, Cutler GB Jr et al.(1987) Recurrent anaphylaxis in menstruating women: treatment with a luteinizing hormone-releasing hormone agonist. A preliminary report. Obstet Gynecol 70: 542–546
53. Stark BJ, Sullivan TJ (1986) Biphasic and protracted anaphylaxis. J Allergy Clin Immunol 78: 76–83
54. Stricker WE, Anorve-Lopez E, Reed CE (1986) Food skin testing in patients with idiopathic anaphylaxis. J Allergy Clin Immunol 77: 516–519
55. Toogood JH (1987) Beta-blocker therapy and the risk of anaphylaxis. Can Med Assoc J 136: 929–933
56. Toogood JH (1988) Risks of anaphylaxis in patients receiving beta-blocker drugs. J Allergy Clin Immunol 81: 1–5
57. Tryba M (1994) Akuttherapie anaphylaktoider Reaktionen. Allergo J 3: 211–224
58. Valentine MD, Lichtenstein LM (1987) Anaphylaxis and stinging insect hypersensitivity. JAMA 258: 2881–2885
59. Warpinski JR, Folgert J, Cohen M, Bush RK (1991) Allergic reaction to latex 1991. A risk factor for unsuspected anaphylaxis. Allergy Proc 12: 95–102
60. Watkins J (1988) The relevance of immunologic responses to anaesthesia and surgery. Acta Anaesthesiol Belg 39: 129–132
61. Weiss ME, Adkinson NF (1988) Immediate hypersensitivity reactions to penicillin and related antibiotics. Clin Allergy 18: 515–540
62. Wiggins CA, Dykewicz MS, Patterson R (1988) Idiopathic anaphylaxis: classification, evaluation, and treatment of 123 patients. J Allergy Clin Immunol 82: 849–855
63. Wiggins CA, Dykewicz MS, Patterson R (1989) Idiopathic anaphylaxis: A review. Ann Allergy 62: 1–4
64. Yunginger JW, Sweeney KG, Sturner WQ, Giannandrea LA (1988) Fatal food-induced anaphylaxis. JAMA 260: 1450–1452

Hautkrankheiten im Wandel

STD und HIV

Helmut Näher und Detlef Petzoldt

Einleitung

Wenn man sich unter dem Leitmotiv des Symposiums »Hautkrankheiten im Wandel« dem Thema »STD und HIV« nähert und sich fragt, wo hat es bei den STD (sexually transmitted diseases) und wo bei der HIV-Infektion für den praktisch mit der Sache Befaßten den wesentlichsten Wandel gegeben, so fällt es nicht schwer, bei den STD die Einführung von DNS-Amplifikationsverfahren in die Diagnostik und bei der HIV-Infektion die Veränderung der Therapiestrategie zu nennen. Diese Themen seien deshalb beispielhaft herausgegriffen, um den Wandel bei den STD und der HIV-Infektion aufzuzeigen.

Wandel bei den STD

Bei vielen STD ist der Nachweis des Erregers im Hinblick auf die Sensitivität zufriedenstellend. Eine Einführung von Nukleinsäureamplifikationsverfahren in die Routinediagnostik würde bei diesen Erkrankungen deshalb keinen wesentlichen Wandel bedeuten. Ganz anders verhält es sich mit dem Nachweis der urogenitalen Chlamydieninfektionen, bei deren Diagnostik eine echte Lücke besteht.

Diagnostische Lücke

Eine diagnostische Lücke ist beim Nachweis der urogenitalen Chlamydieninfektionen aufgrund folgender Sachverhalte gegeben: Das bislang leistungsfähigste Verfahren, die Zellkultur, weist, auch wenn sie nach allen Regeln der Kunst durchgeführt wird, nur eine Sensitivität von etwa 85–90% auf [6]. Selbst wenn man sich damit zufrieden gäbe, stehen der breiten Anwendung des Verfahrens Transportprobleme mit dem Abstrichmaterial, hohe technische Anforderungen an die Laborinfrastruktur und die relativ hohen Kosten entgegen. Außerdem dauert es Tage, bis das Ergebnis vorliegt.

Diese praktischen Nachteile der Zellkultur wurden zwar durch die Einführung der Direktnachweisverfahren in Form des Immunfluoreszenztests, des Enzymimmunoassays und der Nukleinsäurehybridisierung überwunden, ein entscheidender Nachteil blieb jedoch: Alle diese moderneren Verfahren sind weniger sensitiv als die Zellkultur, d.h. schätzungsweise ein Viertel aller Chlamydieninfektionen bleibt, obschon der Patient untersucht wird, unentdeckt [5].

Nukleinsäureamplifikationsverfahren

Aufgrund dieses Sachverhaltes wurden insbesondere für den Nachweis der Chlamydieninfektionen die Nukleinsäureamplifikationsverfahren in die Diagnostik eingeführt. Bei diesen neuen Verfahren handelt es sich um die Polymerasekettenreaktion (PCR) und die Ligasekettenreaktion (LCR), beides Verfahren, mit denen sich die sprichwörtliche Stecknadel im Heuhaufen finden läßt.

Beiden Verfahren ist gemeinsam, daß der Erreger anhand eines kurzen, aber erregerspezifischen Nukleinsäurestücks nachgewiesen wird. Das Neue an diesen Verfahren ist, daß das Nukleinsäurestück vor dem Nachweis vermehrt wird, so daß es in einer großen Anzahl vorliegt. Am Anfang des Amplifikationsvorgangs steht die Anlagerung komplementärer Oligonukleotide, die etwa 20 Basenpaare lang sind, an die zuvor durch Denaturierung erhaltenen DNS-Einzelstränge. Die Oligonukleotide, 2 bei der PCR und 4 bei der LCR, sind so gewählt, daß sie bei der PCR auf gegenüberliegenden Strängen ein längeres DNS-Stück flankieren. Bei der LCR wiederum binden je 2 Oligonukleotide an gegenüberliegenden Stellen der Einzelstränge an unmittelbar aufeinanderfolgende Sequenzen. Bei der PCR setzt an den Oligonukleotiden eine Polymerase an und komplettiert den jeweiligen DNS-Strang wieder zum Doppelstrang. Bei der LCR verknüpft eine Ligase die angelagerten Stücke, so daß ein zusammenhängendes, fortlaufendes Nukleinsäurestück entsteht. Diese Vorgänge werden bei beiden Verfahren etwa 30mal durchlaufen und führen jeweils zu einer mehr als millionenfachen Vermehrung eines relativ langen DNS-Stranges bei der PCR und eines kurzen, etwa 40 Basenpaare umfassenden DNS-Stückes bei der LCR. Der Nachweis der vermehrten erregerspezifischen DNS-Stücke erfolgt in beiden Verfahren nach einem modifizierten Enzymimmunoassay.

Überlegenheit der neuen Verfahren

Wie die Evaluierungen von PCR und LCR zeigen, weisen beide Amplifikationsverfahren eine deutliche Überlegenheit gegenüber der Zellkultur, den Antigennachweisverfahren wie dem Immunfloreszenztest oder dem Enzymimmunoassay sowie der Nukleinsäurehybridisierung auf. Eine höhere Empfindlichkeit der PCR und LCR besteht unabhängig davon, ob es sich um den Nachweis von Chlamydien aus der Zervix, aus der Urethra von Mann oder Frau, oder aus dem Mittelstrahlurin handelt [4]. Die Sensitivität, gemessen an einer errechneten absoluten Nachweisrate, liegt je nach Untersucher zwischen 90 und 100%, wobei die Sensitivität der Zellkultur und der Direktnachweisverfahren jeweils 15–20% tiefer liegen. Am auffälligsten ist der Vorteil bei der Untersuchung von Urin, unabhängig davon, ob er von Männern oder von Frauen gewonnen wurde [2]. Hier liegt die Sensitivität der Amplifikationsverfahren zum Teil um 30% höher als die der bisherigen Verfahren. Aufgrund der Möglichkeit, Urin als Untersuchungsmaterial zu verwenden, können in großem Rahmen Screening-Untersuchungen in Risikogruppen durchgeführt werden. Obschon auch durch diese neuen Verfahren eine 100%ige Sensitivität nicht erreicht wird, vollzieht sich hier ein deutlicher Wandel hin zu einer nahezu vollständigen diagnostischen Erfassung der STD, wobei insbesondere die diagnostische Lücke bei der häufigsten STD, der Chlamydieninfektion, geschlossen wird.

Wandel bei der HIV-Infektion

Aus klinischer Sicht hat sich bei der HIV-Infektion der bedeutendste Wandel auf dem Gebiet der antiretroviralen Therapie vollzogen. Dieser Wandel ist zum einen gekennzeichnet durch ein retardierendes Moment, für das die Ergebnisse der Concorde-Studie stehen, und zum anderen durch ein progressives, nach vorne weisendes Moment, für das 2 neu zugelassene Retrovirustatika, Videx und Hivid, stehen.

Concorde-Studie

Im April 1994 wurde die endgültige Auswertung der Concorde-Studie publiziert [1]. Die Publikation bestätigt die auf dem Internationalen Aids-Kongreß in Berlin 1993 vorgetragenen Daten. Außerdem zeigt sie, daß der im Verlaufe der Studie stattgehabte Wechsel von Patienten zwischen den beiden Studiengruppen das Ergebnis kaum verfälscht haben dürfte, was in Berlin diskutiert worden war.
In der Studie wurden 2 Behandlungsstrategien miteinander verglichen: Einerseits der frühe Behandlungsbeginn, d.h. die Gabe von 4mal 250 mg Retrovir bei Abfall der T-Helferzell-Zahl unter 500 Zellen/μl, und andererseits der späte Behandlungsbeginn, d.h. die Gabe von Retrovir in derselben Dosierung erst, wenn die T-Helferzellen auf Werte zwischen 200–300 Zellen/μl sinken und/oder auf einen Immundefekt hinweisende klinische Symptome auftreten.
Im Gegensatz zu den Ergebnissen der ACTG 016- und ACTG 019-Studien, die sich nicht auf die Überlebenszeit als Kriterium stützten und die für die Zulassung von Retrovir für die frühe Behandlung ausschlaggebend waren, zeigten sich in der Concorde-Studie nach 3- bis 4jähriger Laufzeit keine signifikanten Unterschiede hinsichtlich der Überlebenszeit (92 vs. 93%), des Auftretens Aids-definierender Erkrankungen (18 vs. 18%) und des Auftretens von ARC-, Aids-definierender Erkrankungen oder Tod (29 vs. 32%). In Übereinstimmung mit den Ergebnissen der ACTG 016- und ACTG 019-Studie lagen die T-Helferzell-Werte in der früh behandelten Gruppe durchschnittlich um 29/μl höher als in der spät behandelten Gruppe.
Aus dem Ergebnis der Studie sind 3 wesentliche Konsequenzen zu ziehen:
Der frühzeitige Einsatz von Retrovir in der noch asymptomatischen Phase und bei T-Helferzellen über 500/μl führt zu keinem besseren therapeutischen Ergebnis als abzuwarten und erst bei klinischer Symptomatik oder niedrigen T-Helferzell-Zahlen mit der Behandlung zu beginnen.
Durch den frühen Einsatz von Retrovir ergibt sich ein vorübergehender, kurzfristiger progressionsverzögernder Effekt, ablesbar an der T-Helferzell-Zahl. Dieser geht mit einem kurzfristigen Gewinn an Lebensqualität einher, wird allerdings durch Nebenwirkungen teilweise wieder aufgezehrt.
Die T-Helferzell-Zahl ist wie andere Marker für die Beurteilung des längerfristigen Verlaufs nur von begrenzter Bedeutung. Damit wirft die Concorde-Stu-

die auch die Frage nach dem Wert der Kriterien auf, nach denen der Erfolg von Behandlungsstrategien oder neuen Therapeutika zu beurteilen ist.

Neu zugelassene Antiretrovirustatika

Das nach vorne weisende Moment des von uns betrachteten Wandels bei der HIV-Infektion ist die Einführung zweier neuer Antiretrovirustatika, des DDI oder Didanosin mit dem Markennamen Videx und des DDC oder Zalcitabin mit dem Markennamen Hivid [3, 8]. Wie beim Retrovir handelt es sich um Basenanaloga mit einem Wirkungsmechanismus ähnlich von Retrovir. Unterschiede bestehen hinsichtlich der Nebenwirkungen. Eine Knochenmarkstoxizität wie bei Retrovir wird kaum beobachtet. Nebenwirkungen von klinischer Relevanz sind bei Hivid Polyneuropathien und bei Videx Pankreatitiden.

Hinsichtlich der Wirksamkeit geht aus den bisher vorliegenden Studien hervor, daß eine Monotherapie mit Videx oder Hivid nicht besser, aber auch nicht viel schlechter als eine Monotherapie mit Retrovir ist. Umsetzen von Retrovir auf Videx oder Hivid, solange Retrovir noch wirkt und toleriert wird, führt bestenfalls zu mäßig besseren Behandlungserfolgen, wobei die Unterschiede nicht besonders ausgeprägt sind.

Prinzipiell erlaubt die Verfügbarkeit über mehrere Virustatika eine Kombinationstherapie mit den bekannten Vorzügen eines solchen Vorgehens: das verzögerte Auftreten von resistenten Virusstämmen sowie geringere Nebenwirkungen aufgrund niedrigerer Dosierungen und damit bessere Ergebnisse als die Monotherapie. Diese großen Erwartungen an die Kombinationstherapie sind aber durch die derzeit vorliegenden Daten noch nicht zu rechtfertigen; vielmehr scheint durch die derzeit geprüften Kombinationen die Resistenzentwicklung gegen die Nukleosidanaloga Retrovir, Videx und Hivid nicht wesentlich verhindert zu werden. Mehr Aufschluß werden die Resultate größerer, derzeit laufender Kombinationstherapiestudien geben wie die Delta-Studie, in der Retrovir einerseits mit Retrovir und Videx sowie andererseits mit Retrovir und Hivid verglichen wird. Bei allen diesen Studien sollten die Ergebnisse der Concorde-Studie davor bewahren, günstige Effekte auf die Marker überzuinterpretieren.

Aktuelle Behandlungsrichtlinien

Welche Konsequenzen ergeben sich aus der Concorde-Studie und aus der Einführung der beiden neuen Nukleosidanaloga für die aktuellen Behandlungsrichtlinien [7]?

Mittel der Wahl. Zunächst ist die Frage zu klären, welches der verfügbaren Antiretrovirustatika (Retrovir, Videx oder Hivid) primär eingesetzt werden soll. Da die Wirksamkeit des Retrovir in vielen Studien gezeigt ist, insbesondere auch im Hinblick auf eine längere Überlebenszeit und nicht nur im Hinblick auf Marker sowie der Umgang mit den möglichen Nebenwirkungen vertrauter ist, bleibt Retrovir Mittel der Wahl bei der Einleitung einer retroviralen Therapie.

Für den behandelnden Arzt sind bei der virustatischen Therapie 2 Grundkonstellationen gegeben:

- Der Patient hat bisher keine Therapie, und der Beginn der Therapie soll festgelegt werden.
- Der Patient toleriert die Therapie nicht mehr, und/oder die Erkrankung ist progredient.

Der Patient ist bisher ohne Therapie

Keine Symptome und CD4-Zellen > 500/µl. Bei asymptomatischen Patienten mit einer Helferzellzahl von > 500 ist nach heutigem Erkenntnisstand keine Therapie indiziert. Diese Vorstellung wird unterstützt durch die Concorde-Studie, die European-Australian-Collaborative-Group-Protokoll-Studie 020 sowie die ACTG-Studie 019. Bei diesen Patienten sollten lediglich 6monatige Kontrolluntersuchungen durchgeführt werden.

Keine Symptome und CD4-Zellen > 200–300/µl. Bei gleicher Konstellation, aber CD4-Zell-Zahlen zwischen 200 und 300 kann auf eine Therapie verzichtet werden oder aber auf der Grundlage der ACTG-Studie 019, der Concorde-Studie und der Burroughs-Wellcome-Studie 017 die Therapie mit Retrovir begonnen werden.

Symptome und CD4-Zellen > 200–500/µl. Weist diese Patientengruppe mit einem Immundefekt korrelierte Symptome auf, so ist eine Therapie unbedingt indiziert. Für dieses Vorgehen sprechen die ACTG-Studie 016 und die Veterans-Affairs-Cooperative-Study-Group-Studie.

CD4-Zellen < 200/µl. Mit der Therapie sollte auch unbedingt begonnen werden, wenn die CD4-Zell-

Zahlen unter 200 fallen, ob die Patienten asymptomatisch sind oder Symptome des Immundefektes zeigen.

Patient wird antiretroviral behandelt. Wenn bei Patienten, die mit Retrovir behandelt werden und deren T-Helferzell-Zahl unter 500/μl liegt, eine klinische Progredienz der Erkrankung auftritt und/oder die T-Helferzell-Zahl signifikant absinkt und/oder nicht tolerierbare Nebenwirkungen auftreten, ist ein Wechsel des Antiretrovirustatikums angezeigt, d.h. vom Retrovir zu Videx oder vom Retrovir zu Hivid. Die Entscheidung für Videx oder Hivid sollte von den Nebenwirkungen abhängig gemacht werden. Dieses Vorgehen wird insbesondere durch die CPCRA-Studie 002 nahegelegt sowie durch die ACTG-Studien 116 b und 117. Außerdem spricht die Bristol-Myers-Squibb-Studie 454-010 für die Richtigkeit dieser Maßnahme. Die Beibehaltung der Retrovirgabe nach Einsatz eines alternativen Antiretrovirustatikums scheint nach der ausreichend kontrollierten repräsentativen ACTG-Studie 155 wenig erfolgversprechend. Allerdings bezog sich diese Studie auf Patienten, die in relativ fortgeschrittenem Stadium Retrovir erhielten, tolerierten und freiwillig auf ein alternatives Retrovirustatikum wechselten. Vor einer definitiven Stellungnahme zu der Frage der Kombinationstherapie bedarf es des Abschlusses zur Zeit noch laufender Studien.

Schlußbetrachtung zur HIV-Therapie. Insgesamt gesehen besteht der Wandel der HIV-Therapie darin, daß die Behandlungsschemata mehr individualisiert, d.h. mehr auf den einzelnen Patienten abgestellt werden.

Vorbeugung

Keinem Wandel unterworfen ist bei den STD sowie der HIV-Infektion die Vorbeugung. Auf die allseits bekannten Maßnahmen muß mit allem Nachdruck hingewiesen werden.

Literatur

1. Concorde Coordinating Committee (1994) Concorde: MRC/ANRS randomised double-blind controlled trial of immediate and deferred zidovudine in symptom-free HIV infection. Lancet 343: 871–881
2. Jaschek G, Gaydos CA, Welsh LE, Quinn TC (1993) Direct detection of Chlamydia trachomatis in urine specimens from symptomatic and asymptomatic men by using rapid polymerase chain reaction assay. J Clin Microbiol 31: 1209–1212
3. Lambert JS, Seidlin M, Reichmann RC et al. (1990) 2′,3′-dideoxyinosine (ddI) in patients with the acquired immunodeficiency syndrome or AIDS-related complex. N Engl J Med 323: 1333–1340
4. Loeffelholz MJ, Lewinski CA, Silver SR (1992) Detection of Chlamydia trachomatis in endocervical specimens by polymerase chain reaction. J Clin Microbiol 30: 2847–2851
5. Näher H, Petzoldt D (1986) Evaluation of an enzyme immunoassay (Chlamydiazyme) and a direct immunofluorescence technique (Micro Trak) for the detection of Chlamydia trachomatis antigen in urogenital specimens. Eur J Sex Transm Dis 3: 217–222
6. Näher H, Drzoneck H, Wolf J, Knebel Doeberitz M von, Petzoldt D (1991) Detection of C trachomatis in urogenital specimens by polymerase chain reaction. Genitourin Med 67: 211–214
7. Sande MA, Carpenter CCJ, Cobbs CG, Holmes KK, Sanford JP (1993) Antiretroviral therapy for adult HIV-infected patients. JAMA 270: 2583–2589
8. Yarchoan R, Perno CF, Thomas RV et al. (1988) Phase 1 studies of 2′,3′-dideoxycytidine in severe human immunodeficiency virus infection as a simple agent and alternating with zidovudine (AZT). Lancet I: 76–81

Besondere Aspekte HIV-assoziierter Hautkrankheiten

Martin Röcken, Eva Thoma-Greber und Lois Hoegl

Einleitung

Die Haut und die angrenzenden Schleimhäute als physikalische und immunologische Grenze des Körpers zu seiner Umwelt sind Manifestationsort vieler Krankheiten, die mit der Entwicklung der HIV-Krankheit einhergehen. Bekanntestes Beispiel ist das epidemische Kaposi-Sarkom bei jungen homosexuellen Männern, das 1981 mit zur Entdeckung von Aids führte [7]. Neueren Daten zufolge leiden mindestens 80% der HIV-infizierten Patienten sowie alle Aids-Kranken unter einer unterschiedlich großen Zahl verschiedener Krankheiten der Haut und benachbarten Schleimhäute (Tabelle 1, [3]). Wie keine andere Erkrankung stimulierte Aids die Forschung in Klinik und Grundlagenwissenschaften, und innerhalb der ersten 7 Jahre nach der Entdekkung von Aids waren die HIV-assoziierten Hauterkrankungen weitgehend beschrieben [19, 22]. Krankheiten, die erst in den letzten Jahren erkannt wurden, sind neue Arzneimittelnebenwirkungen, Resistenzen gegenüber Chemotherapeutika und die möglicherweise erhöhte Empfindlichkeit gegenüber UV-Strahlung. Auffallend ist bei vielen HIV-assoziierten Hautkrankheiten, daß HIV-infizierte Patienten nicht nur an einer Immunschwäche, sondern auch unter einer abnormen Reagibilität des Immunsystems und der Haut leiden. Die Kombination aus T-Zell-bedingter Immunschwäche und verstärkter Aktivierung der B-Lymphozyten scheint für viele ungewöhnliche Krankheiten verantwortlich.

Eine wichtige klinische Aufgabe der letzten Jahre war die Wertung der zahlreichen Symptome und Krankheiten, die mit HIV assoziiert wurden, sowie die Entwicklung effizienter therapeutischer Strategien. Zu diesem Zweck wurden in der Immunambulanz unserer Klinik während der letzten 10 Jahre bei über tausend HIV-positiven Patienten Verlaufsbeobachtungen erhoben, um die Dynamik HIV-assoziierter Hauterkrankungen genauer zu erfassen und die anfangs oft empirisch festgelegten Therapieansätze rational zu gestalten.

Bedeutung der HIV-Infektion für die Dermatologie

Seit der Entwicklung sensitiver und spezifischer HIV-Tests in der Mitte der 80er Jahre werden in Deutschland jährlich etwa 6000 neue HIV-Infizierte registriert. Neuesten Daten des Bundesgesundheitsamtes zufolge ist auch dieses Jahr mit der gleichen

Tabelle 1. Hautkrankheiten bei HIV-Infektion; relative Häufigkeit (in %) in Abhängigkeit von $CD4^+$-Lymphozyten (1985–1994)

	CD4 > 500	500 ≥ CD4 > 200	CD4 ≤ 200
Zoster	2,3	5,2	8,0
Herpes simplex	8,9	9,8	21,2
Molluscum contagiosum	1,3	3,8	13,5
Condyloma acuminatum	11,5	12,0	8,9
Orale Haar-Leukoplakie	10,8	21,5	46,5
Kandidose	23,2	25,2	53,5
Seborrhiasis	16,4	29,4	40,5
Kaposi-Sarkom	3,8	9,9	26,8

Anzahl an Neuregistrierten zu rechnen. Insgesamt wurden bisher über 60 000 infizierte Personen registriert und etwa ein Zehntel dieser Patienten ist inzwischen an Aids erkrankt [2]. Somit ist die HIV-Infektion in der Bevölkerung etwa so häufig wie der Lichen ruber. Da 80% der HIV-Infizierten schon vor der Entwicklung von Aids-definierenden Krankheiten unter Hautkrankheiten leiden, ist der Dermatologe oft der erste Arzt, an den sich HIV-infizierte Patienten wenden. Tabelle 1 gibt eine Übersicht über die häufigsten Hautkrankheiten zum Zeitpunkt der Erstuntersuchung in unserer Ambulanz sowie den Immunstatus der Patienten. Die häufigsten Krankheiten stellen virale und mykotische Infektionen, die Psoriasis-/Seborrhiasisgruppe, die papulöse Dermatitis und Tumoren dar. Die Prävalenz dieser Erkrankungen nimmt mit der Verringerung der $CD4^+$-T-Lymphozyten stark zu. Besonders deutlich ist die Zunahme der Mollusca contagiosa oder des Kaposi-Sarkoms mit sinkender Zahl von $CD4^+$-T-Lymphozyten. Zum anderen zeigen die Daten, daß selbst relativ gesunde HIV-positive Personen auffallend häufig an Krankheiten leiden, die sonst bei Personen ihrer Altersgruppe, junge Erwachsene, nur sehr selten beobachtet werden. Aus diesen Gründen wird heute allgemein empfohlen, bei jungen erwachsenen Patienten mit Varizella Zoster-Virus-Infektion, Mollusca contagiosa oder auffällig verteilten Verrucae vulgares die Möglichkeit einer HIV-Infektion zu erwägen [20, 23].

Herpes simplex

Neben Kandidosen sind durch Herpes simplex hervorgerufene Erkrankungen die häufigsten und schwerwiegendsten dermatologischen Komplikationen insbesondere der späten HIV-Krankheit. Der Herpes simplex neigt zu sehr häufigen Rezidiven, Persistenz und atypischen Verlaufsformen. Die häufigsten atypischen Verlaufsformen sind der ulzerierende und persistierende periorale oder genitale Herpes simplex. Differentialdiagnostisch muß der ulzerierende Herpes simplex von Zytomegalievirus-bedingten Ulzera abgegrenzt werden. Letztere sind ein sehr wichtiger Hinweis auf eine Systemerkrankung durch Zytomegalieviren und bedürfen einer spezifischen Systemtherapie. Im Bereich der Schleimhäute müssen neben Aphthen, zu denen HIV-Kranke in besonderer Weise neigen, 2 weitere wichtige Differentialdiagnosen beachtet werden, auf die erst in den letzten Jahren vermehrt hingewiesen wurde, da sie bis in die 90er Jahre kaum zu beobachten waren: Infektionen durch azyklovirresistente Herpes-simplex-Stämme, die heute in Europa in der Regel noch auf Foscavir, das derzeit wichtigste Ausweichpräparat, sensibel sind [22], und medikamentös-bedingte Foscavir-induzierte Schleimhautulzera [6]. Diese Differentialdiagnose muß insofern beachtet werden, als Foscavir nicht nur zur Therapie des Herpes simplex, sondern insbesondere von Ophthalmologen, Internisten und Neurologen zur Behandlung von Zytomegalievirusinfektionen eingesetzt wird und die Patienten mit plötzlich auftretenden polyzyklisch begrenzten Ulzera im Genitalbereich den Dermatologen aufsuchen.

Abgesehen von Ulzera in den Schleimhautbereichen und der angrenzenden Haut kann Herpes simplex bei stark immunsupprimierten Patienten auch an jeder anderen Körperstelle Läsionen verursachen, die differentialdiagnostisch Schwierigkeiten bereiten können. Eine relativ häufige Manifestation sind punktförmige Nekrosen an Stamm oder Extremitäten sowie pyodermieartige Krankheitsbilder.

Zu den wichtigsten Differentialdiagnosen eines ulzerierenden periorifiziellen Herpes simplex zählt das sulfonamidinduzierte bullöse Erythema exsudativum multiforme. Bei bis zu 30% aller HIV-Kranken im Stadium Aids treten unter der Prophylaxe mit Sulfonamiden Arzneiexantheme auf, zum Teil vom Typ des Erythema exsudativum multiforme, die bei oraler Manifestation einen Herpes simplex imitieren können. Wegen der sehr unterschiedlichen und schwerwiegenden therapeutischen Konsequenzen müssen in Zweifelsfällen die Viren elektronenmikroskopisch im Negative staining nachgewiesen werden.

Nicht vernachlässigt werden darf der Aspekt, daß eine ganze Reihe von HIV-Positiven lange Zeit um ihre Infektion nicht wissen, wenn HIV-assoziierte Erkrankungen in frühen Stadien nicht aufgetreten sind oder nicht diagnostiziert wurden. Diese Patienten stellen sich dann erstmals mit schweren Aids-assoziierten Krankheiten beim Arzt vor. Wegen der relativen Häufigkeit kann der ulzerierende Herpes simplex ein wichtiges Leitsymptom sein.

Papulöse Dermatitis

Ein sehr geläufiges therapeutisches Problem bei Patienten mit mäßiggradiger bis schwerer Immunsuppression sind die verschiedenen Formen der papulösen Dermatitis. Sie manifestieren sich durch follikulär angeordnete, urtikariell erhabene Knoten besonders am Stamm und sind von unstillbarem Juckreiz begleitet, der auf klassische antiinflammatorische Therapien nicht anspricht. Weder bezüglich der klinischen Einordnung der papulösen Dermatitis noch bezüglich der Therapie konnte bisher ein allgemein anerkanntes Konzept erarbeitet werden [2, 10, 13, 19, 20, 21, 24]. Klinisches Bild und Histologie der verschiedenen Formen von papulöser Dermatitis weisen so große Ähnlichkeit auf, daß angenommen werden muß, daß die verschiedenen Formen von papulöser Dermatitis verwandte oder gar identische Reaktionsformen auf unterschiedliche Noxen darstellen. Klinisch ähnelt die papulöse Dermatitis der Prurigoform einer Dermatitis, ist aber im Gegensatz zur letzteren streng follikulär gebunden und manifestiert sich ganz überwiegend am oberen Stamm. Histologisch findet man zahlreiche perivaskulär angeordnete oder intrafollikuläre monozytäre Zellen und eosinophile Leukozyten, die an eine Iktusreaktion oder antiparasitäre Reaktion oder aber eine eosinophile Pustulose Ofuji denken lassen. Wie bereits die Erstbeschreiber feststellten, enthalten bei vielen Patienten die Follikel im Zentrum dieser Knoten große Mengen an Demodex folliculorum Milben oder Pityrosporum ovale und sind am ehesten als eine entzündliche Reaktion auf die unkontrollierte Ausbreitung von kutanen Saprophyten anzusehen. Das daraus entwickelte Therapiekonzept sieht vor, bei Nachweis von Demodex folliculorum Milben zuerst die Zahl dieser sonst saprophytären Erreger mit antiparasitären Medikamenten wie Lindan (Jacutin) zu reduzieren und anschließend mit Kortikoiden lokal zu behandeln [20]. Wichtig ist, daß die Lindantherapie über einen längeren Zeitraum alle 1–2 Wochen wiederholt wird, da sich die Erreger nur numerisch reduzieren lassen und sonst Rezidive hervorrufen. Bei Nachweis von Demodex folliculorum Milben hat sich dieses am pathogenetischen Konzept orientierte Therapieverfahren bewährt. Bei Nachweis von Pityrosporum-Hefen empfiehlt sich eine spezifisch antimykotische Therapie; bei fehlendem Erregernachweis ist die UVB-Therapie eine wichtige therapeutische Alternative [2, 16].

HIV-assoziierte Photosensitivität

Die HIV-assoziierte Empfindlichkeit gegenüber UV-Strahlen stellt ein Spektrum unterschiedlicher Krankheiten dar, deren genaue Analyse und Zuordnung noch nicht abgeschlossen ist [1, 9, 20]. Derzeit werden die Porphyria cutanea tarda, die chronische aktinische Dermatitis, das photosensitive Granuloma annulare, UV-provozierte Arzneiexantheme und eine UV-induzierte Hyperpigmentierung als mögliche Manifestationsformen einer HIV-assoziierten Photosensitivität angesehen. Daten zur Häufigkeit der HIV-bedingten Photosensitivität liegen nicht vor. Pappert und Mitarbeiter berichteten über eine nicht näher definierte Form der chronisch-aktinischen Dermatitis bei 4 Patienten, die keinerlei Medikamente einnahmen und bei denen auf Grund der anhaltend starken Lichtempfindlichkeit eine HIV-Infektion diagnostiziert wurde. Wie viele HIV-assoziierte Krankheiten trat diese Strahlenempfindlichkeit erst bei sehr niedrigen Zahlen von $CD4^+$-T-Lymphozyten auf [9]. Exemplarisch ist die Krankheitsgeschichte eines südländischen Patienten mit Hauttyp IV, der im Frühjahr eine bis dahin unbekannte Lichtempfindlichkeit bemerkte. Bei der Photosensibilitätstestung lag die Empfindlichkeit gegenüber UVB-Strahlen unter 3 mJ/cm^2 und gegenüber UVA unter 50 J/cm^2. Die Erythemgrenze lag somit weit unter der Grenze, die sonst bei Hauttyp I beobachtet wird, und die Empfindlichkeit gegenüber UV-Strahlung war mindestens um das 50fache angestiegen. Dieser Befund gleicht klinisch jenem, der sonst nur bei der chronisch-aktinischen Dermatitis beobachtet wird. Da UVB- und PUVA-Therapie zur Behandlung der papulösen Dermatitis oder der Psoriasis empfohlen werden [2, 5, 14, 16] und zum anderen ein Teil der HIV-positiven Patienten auch Solarien zur Bräunung aufsucht, ist die HIV-assoziierte Empfindlichkeit gegenüber UV-Strahlen von klinischer Bedeutung. Da in Einzelfällen bei HIV-positiven Patienten nach starker Sonnenexposition eine exfoliative Dermatitis beobachtet wurde, sollte bei HIV-positiven Patienten vor einer UV-Therapie eine sorgfältige Lichttestung durchgeführt werden.

Psoriasis vulgaris und Morbus Reiter

Morbus Reiter und Psoriasis treten bei Patienten mit Aids etwa 2mal häufiger als in der Normalbevölkerung auf. Das Problem stellt jedoch nicht die Häufigkeit der Erkrankung, sondern vielmehr die Behandlung der exsudativen und als weitgehend therapieresistent angesehen Verlaufsformen dar. Immunsuppressiva wie Methotrexat, die zur Behandlung dieser Krankheiten oftmals in Kombination mit Kortikosteroiden in hoher Dosierung eingesetzt werden müssen, können bei HIV-Kranken von schweren Nebenwirkungen, insbesondere dem Auftreten opportunistischer Infektionen, begleitet sein [5, 10, 14, 19, 20, 23]. Die Retinoidtherapie ist bei HIV-positiven Patienten eine wichtige Alternative, die sich insbesondere zur Behandlung weitgehend therapierefraktärer Formen von Morbus Reiter und Psoriasis bei HIV-Kranken eignet, sofern keine spezifischen Kontraindikationen vorliegen. Insbesondere hat sich ein Therapieschema bewährt, nach dem HIV-Positive mit schweren Formen von Morbus Reiter und Palmoplantarpsoriasis anfänglich mit einer Kombination aus Steroiden (0,5 mg/kg KG Methylprednisolon) und Acitretin (1 mg/kg KG) behandelt worden. Das Schema sieht vor, daß nach Ansprechen der Kombinationstherapie auf eine Monotherapie mit Acitretin umgestellt und im weiteren Verlauf das Retinoid auf etwa 25 mg/Tag reduziert wird. Obgleich die Anzahl der so behandelten Patienten noch relativ klein ist, wird nach bisheriger Erfahrung diese Therapie gut vertragen und akzeptiert. Selbst jahrelang bestehende Formen von therapieresistenter Palmoplantarpsoriasis wurden innerhalb kurzer Zeit kontrolliert und blieben langfristig stabil.

Tabelle 2. Therapie des HIV-assoziierten Kaposi-Sarkoms

$CD4^+$-Lymphozyten	Tumorstadium[a]	Therapie
> 500	I + II	Abdecken/ Lokaltherapie Röntgen (fraktioniert)
499–300	I + II	Abdecken/ Lokaltherapie Röntgen (fraktioniert)
	III + IV	Vincaalkaloide Zidovudin + IFN-α
< 300	I + II	Abdecken/ Lokaltherapie Röntgen (fraktioniert)
	III + IV	Liposomal verkapseltes Dauno-/Doxorubicin Polychemotherapie

[a] Stadieneinteilung des Kaposi-Sarkoms nach Mitsujasu: *I* Auf die Haut beschränkt, < 10 Tumoren, eine anatomische Region; *II* auf die Haut beschränkt, > 10 Tumoren, > eine Lokalisation; *III* interne Tumoren; *IV* Tumoren intern und im Bereich der Haut [15].

Therapie des Kaposi-Sarkoms

Unter den HIV-assoziierten Tumoren kommt dem Kaposi-Sarkom die wichtigste Rolle zu. Mit zunehmender Immunschwäche entwickeln etwa 20% aller HIV-positiven homosexuellen Patienten Kaposi-Sarkome, und bei bis zu 3% dieser HIV-positiven Patienten tritt der Tumor bei noch guter Immunitätslage mit > 500 $CD4^+$/μl auf. Daraus folgt, daß diese Patienten oft viele Jahre mit der Angst vor dem Tumor und vor Stigmatisierung leben. Dies gilt um so mehr als das Kaposi-Sarkom bis heute als das wichtigste Stigma der HIV-Infektion angesehen wird. Mehrere unserer Patienten, die keine weiteren Anzeichen einer HIV-induzierten Immunschwäche zeigen, leiden seit über 5 Jahren unter Kaposi-Sarkomen.

Die Biologie dieses Tumors bleibt weiter im unklaren. Bis heute gilt die ursprüngliche Annahme Moritz Kaposis, daß es sich bei dem Tumor um ein allgemeines Leiden des Gefäßsystems handele [11]. Kausale Therapieansätze konnten bisher nicht entwickelt werden, jede Therapie ist als palliativ anzusehen. In den ersten 10 Jahren seit dem Erkennen des HIV-assoziierten Kaposi-Sarkoms wurden sehr viele unterschiedliche Therapiekonzepte erarbeitet. Grundsätzlich können sie in Lokaltherapien und Systemtherapien unterteilt werden, die oftmals als konkurrierende Therapieformen angesehen wurden. Heute kann aus der Vielfalt der Konzepte eine klare Therapieempfehlung für das Kaposi-Sarkom gegeben werden, die sich an der Ausdehnung des Kaposi-Sarkoms und dem Immunstatus des Patienten orientiert (Tabelle 2).

Unabhängig vom Immunstatus der Patienten sollte immer als erstes die Möglichkeit einer Lokaltherapie erwogen werden. Insbesondere bei Patienten mit > 500/μl $CD4^+$-T-Lymphozyten sollte nicht durch eine eingreifende Systemtherapie eine weitgehend stabile Immunlage destabilisiert werden. Unter den verschiedenen Lokaltherapien wie Lasertherapie, Kryotherapie mit N_2 oder Unterspritzen der Tumoren mit Zytostatika sollen nur die kosmetische Abdeckung und die fraktionierte Röntgentherapie hervorgehoben werden. Erstere, sonst bei Tumoren absolut kontraindiziert, ist bei Kaposi-Sarkomen durchaus gerechtfertigt, da das Abdecken den Patienten vor der Stigmatisierung schützt. Der fraktionierten Röntgentherapie kommt aus vieler Sicht eine Sonderstellung zu, da sie eine sehr effiziente Therapieform ist, die selbst bei Patienten mit $CD4^+$-T-Lymphozyten unterhalb der Nachweisgrenze noch erfolgreich eingesetzt werden kann. Weiterhin ist sie die einzige Lokaltherapie, die erlaubt, großflächige Kaposi-Sarkome und Kaposi-Sarkome in funktionell problematischen Regionen wie Händen und Füßen, Gesicht oder Genitalien erfolgreich zu behandeln, ohne funktionelle Störungen hervorzurufen [20, 25, 26].

Die Rolle der Systemtherapien hat in den letzten Jahren einen großen Wandel vollzogen. Patienten, bei denen die $CD4^+$-T-Lymphozyten unter 500/µl liegen, wurden für jene mit mehr und jene mit weniger als 300/µl $CD4^+$-T-Lymphozyten 2 unterschiedliche Therapiekonzepte entworfen. Bei Patienten mit mehr als 300/µl $CD4^+$-T-Lymphozyten können entweder Vincaalkaloide oder die Kombination aus Zidovudin und Interferon-α (IFN-α) erfolgreich zur Behandlung des Kaposi-Sarkoms eingesetzt werden. Obgleich letzterem Verfahren heute in Europa meist der Vorzug gegeben wird, hat bisher keine Studie gezeigt, welches dieser Verfahren das überlegene ist. Bei Patienten mit weniger als 300/µl $CD4^+$-T-Lymphozyten ist mit diesen Behandlungsverfahren kaum noch eine therapeutische Wirkung zu erzielen. Die Indikation einer Systemtherapie sollte besonders vorsichtig erwogen werden, da die in dieser Immunitätslage wirksamen Chemotherapien oft eine deutliche Immunsuppression ausüben, das Auftreten opportunistischer Infektionen provozieren und als Langzeittherapien durchgeführt werden müssen. Häufig wird eine Polychemotherapie bestehend aus Bleomycin, Vincristin/Vinblastin und Adriamycin als die wirksamste empfohlen [8, 12, 17, 20, 23, 26]. Seit 1993 ist für Patienten mit schwerer Immunsuppression und ausgedehnten Tumoren eine wichtige Neuerung in der Chemotherapie entwickelt worden. Durch die Verkapselung von Daunorubicin und Doxorubicin in Liposomen kann in den Tumoren eine 10fache Anreicherung dieser in der Sarkomtherapie wirksamen Chemotherapeutika erreicht werden. Obgleich diese Therapeutika sich auch im retikuloendothelialen System anreichern, scheinen sie auch bei Patienten mit extrem erniedrigten $CD4^+$-T-Lymphozyten eine wirkungsvolle Therapie disseminierter Kaposi-Sarkome zu ermöglichen und dabei besser verträglich zu sein als sonst eingesetzte Polychemotherapien [18].

Literatur

1. Berger TG, Dhar A (1994) Lichenoid photoeruption in human immunodeficiency virus infection. Arch Dermatol 130: 609–613
2. Buchness MR, Lim HW, Hatcher VA, Sanchez M, Soter NA (1988) Eosinophilic pustular folliculitis in the acquired immunodeficiency syndrome. N Engl J Med 318: 1183–1186
3. Bundesgesundheitsamt (1994) BGA-Zahlen. AIDS-Forschung 9: 217–224
4. Coopman SA, Johnson RA, Platt R, Stern RS (1993) Cutaneous disease and drug reactions in HIV infection. N Engl J Med 328: 1670–1674
5. Duvic M, Johnson TM, Rapini DP et al. (1987) Acquired immunodeficiency syndrome-associated psoriasis and Reiter's syndrome. Arch Dermatol 123: 1622–1632
6. Evans LM, Grossman ME (1992) Foscarnet-induced penile ulcer. J Am Acad Dermatol 27: 124–126
7. Friedman-Kien AE (1981) Disseminated Kaposi's sarcoma in young homosexual men. J Am Acad Dermatol 5: 468–471
8. Friedman-Kien AE, Laubenstein LJ, Rubinstein P et al. (1982) Disseminated Kaposi's sarcoma in homosexual men. Ann Intern Med 96: 693–700
9. Gregory N, DeLeo V (1994) Clinical manifestation of photosensitivity in patients with human immunodeficiency virus infection. Arch Dermatol 130: 630
10. Kaplan MH, Sadick N, McNutt NS et al. (1987) Dermatologic findings and manifestations of acquired immunodeficiency syndrome (AIDS). J Am Acad Dermatol 16: 485–506
11. Kaposi M (1894) Zur Nomenklatur des idiopathischen Pigmentsarkoms Kaposi. Arch Dermatol Syphilol 29: 164
12. Krown SE, Gold JWM, Niedwiecki D et al. (1990) Interferon-α with Zidovudine: safety, tolerance, and clinical and virological effects in patients with Kaposi sarcoma associated with the acquired immunodeficiency syndrome (AIDS). Ann Intern Med 112: 812–821
13. Magro CMJ, Crowson AN (1994) Eosinophilic pustular folliculitis reaction: a paradigm of immune dysregulation. Intern J Dermatol 33: 172–178
14. Meola T, Soter NA, Ostreicher R, Sanchez M, Moy JA (1993) The safety of UVB phototherapy in patients with HIV infection. J Am Acad Dermatol 29: 216–220
15. Mitsuyasu RT, Taylor JMG, Glaspy J, Fahey JL (1986) Heterogeneity of Kaposi's sarcoma. Cancer 57: 1657–1661
16. Pardo RJ, Bogaert MA, Penneys NS, Byrne GE, Ruiz P (1992) UVB phototherapy of the pruritic papular eruption of the acquired immunodeficiency syndrome. J Am Acad Dermatol 26: 423–428
17. Plettenberg A, Dettke T, Meigel W (1990) Klinik und Therapie des HIV-assoziierten Kaposi-Sarkoms. Dtsch Med Wschr 115: 106–113
18. Presant CA, Scolaro M, Kennedy P et al. (1993) Liposomal daunorubicin treatment for HIV-associated Kaposi's sarcoma. Lancet 341: 1242–1243

19. Rasokat H (1993) Provozierte Dermatosen bei HIV-Infektion. In: Braun-Falco O, Plewig G, Meurer M (Hrsg) Fortschritte der praktischen Dermatologie und Venerologie, Bd 13. Springer, Berlin, S 78–85
20. Röcken M, Breit R (1989) Dermatologie bei HIV-Infektionen und AIDS. ecomed, Landsberg
21. Rosenthal D, LeBoit PE, Klumpp L, Berger TG (1991) Human immunodeficiency virus-associated eosinophilic pustular folliculititis. Arch Dermatol 127: 206–209
22. Safrin S, Kemmerly S, Plotkin B et al. (1994) Foscarnet-resistent Herpes simplex virus infection in patients with AIDS. J Infect Dis 169: 193–196
23. Schöfer H (1990) Hauterkrankungen bei HIV-Infektion und AIDS. Schwer, Stuttgart
24. Soeprono FF, Schinella RA (1986) Eosinophilic pustular folliculitis in patients with acquired immunodeficiency syndrome. J Am Acad Dermatol 14: 1020–1022
25. Stein ME, Lakier R, Spencer D et al. (1994) Radiation therapy for non-AIDS associated (classic and endemic African) and epidemic Kaposi's sarcoma. Int J Radiation Biol Phys 28: 613–619
26. Tappero JW, Conant MA, Wolfe SF, Berger TG (1993) Kaposi's sarcoma. J Am Acad Dermatol 28: 371–395

Tuberkulosen

Edouard Grosshans

Einleitung

In den letzten Jahrzehnten nahm die jährliche Zahl der Tuberkulosefälle regelmäßig ab. Seit 1986 zeigt die Frequenzkurve in den meisten europäischen Ländern und in den Vereinigten Staaten wieder einen deutlichen Anstieg, und eine »neue Tuberkulose« mit eigentümlichen Merkmalen kommt allmählich zum Vorschein. Mehrere Faktoren spielen eine maßgebliche Rolle: neue Risikofaktoren wie die HIV-Infektion, das Auftreten von nosokomialen Epidemien, das Erscheinen von antibiotikaresistenten Tuberkulosebazillen und schließlich Erkrankungen, die rasch progredient und sehr ansteckend sind und einen tödlichen Verlauf haben können.

Epidemiologische Daten

Ein deutlicher Anstieg der Tuberkulosefälle wurde in allen Ländern der Welt beobachtet, nicht unbedingt nur in Zusammenhang mit der HIV-Infektion. So hat in der Schweiz die Tuberkulose von 1986–1990 um 33% zugenommen, in Dänemark von 1984–1990 um 31%, In Italien von 1988–1990 um 28%, in Österreich von 1985–1991 um 17%, in den USA von 1985–1992 um 18% (aber um 300%, wenn man in New York nur den Stadtbezirk Harlem berücksichtigt) [4]. In Frankreich wurden 1990 etwa 9000 neue Fälle registriert, und 1000 davon hatten einen letalen Verlauf. Fast 95% aller Tuberkulosefälle kommen in der Bevölkerung der Dritten Welt vor. Folgende Schätzungen liegen für 1990 vor: Auf der ganzen Welt gibt es 8 Mio. Tuberkulosekranke; 3% sind HIV-seropositiv; 30% der HIV-seropositiven Patienten sind auch Tuberkelbazillenträger; in Afrika liegt die Seroprävalenz bei Tuberkulosepatienten je nach geographischer Lage zwischen 16 und 55%. In der westlichen Welt mit einem Prozentsatz von 5% (das heißt 400 000 neue Patienten jedes Jahr) sind es die Angehörigen der »Vierten Welt« die zu den häufigsten Opfern dieser Erkrankung zählen.

Häufig betroffen sind Gastarbeiter und Studenten aus Ländern mit hoher endemischer Verbreitung der Tuberkulose, alle einheimischen Menschen mit Tuberkuloseanamnese, chronische Alkoholiker und Drogensüchtige, Patienten unter immunsuppressiver Therapie und schließlich HIV-Patienten. Die letzteren sind bevorzugte Opfer der Tuberkulose und anderer Mykosebakteriosen: Die jährliche Inzidenz ist bei ihnen 100mal höher als in der allgemeinen Bevölkerung ($^2/_{100}$ v. $^2/_{10\,000}$); 40% der Erkrankungen entsprechen akuten Formen mit einer Inkubationszeit von weniger als 100 Tagen nach Ansteckung; die Gefahr der Reaktivierung einer Tuberkulose besteht, sobald die Immundefizienz eintritt (mit einem Blutspiegel der CD4-Lymphozyten zwischen 100 und 300/mm^3). In Frankreich sind 6% der tuberkulösen Patienten HIV-positiv; in Zaire steigt dieser Prozentsatz bis auf 22 [4], in Ruanda bis auf 70%, wenn man nur die extrapulmonalen Tuberkuloseerkrankungen berücksichtigt [7]. Seit dem 1.1. 1993 gehört die Tuberkulose in den Vereinigten Staaten sowie in Europa zu den Kriterien des Aids-Stadiums der HIV-Infektion.

Ansteckung

Die Ansteckung erfolgt in den meisten Fällen aerogen, und Patienten mit Lungentuberkulose, die Tuberkelbazillen ausscheiden, sind für die Mehrzahl der Ansteckungen verantwortlich. Man weiß sicher, daß infektiöse Tröpfchen [5], die einen Durchmesser von 1–3 µm aufweisen, die größte Ansteckungsgefahr darstellen. Sie können direkt die Lungenalveolen erreichen, die Ausgangspunkt der Infektion sind. Größere Tröpfchen haften an der Schleimhaut der Nase und des Rachenraumes und werden abgestoßen. Die Ansteckungsfähigkeit der von Keimträgern verbreiteten Tröpfchen steht in Zusammenhang mit der Geschwindigkeit der Ausatmung [1]: Bei normaler Atmung ist sie gering; sie nimmt zu bei Unterhaltungen, ein einziger Hustenanfall produziert 3500 tuberkelbazillenhaltige Tröpfchen (so viel wie eine 5minütige Unterhaltung mit lauter

Stimme), und ein Niesen führt zur Ausstoßung von 1 000 000 Partikeln. Die kleinsten Tröpfchen können längere Zeit im Flugstaub eines Raumes bleiben, und die Bazillen überleben innerhalb dieser Tröpfchen über 24 h. Die Auslüftung der Krankenzimmer spielt deswegen in der Prophylaxe der Übertragung eine wichtige Rolle. Der direkte mikroskopische Nachweis säurefester Stäbchen ist bei mindestens 10^4 Keimen/ml im Auswurf möglich. Patienten mit Bazillen im Auswurf sind immer ansteckend.

Die Erreger des Mycobacterium-tuberculosis-Komplexes (M. tuberculosis, M. bovis, M. africanum) werden von Mensch zu Mensch übertragen. Rinder und Haustiere sind ansteckungsfähig, aber die Übertragung der Krankheit vom Tier auf den Menschen ist unwahrscheinlich, wenigstens in Westeuropa und Nordamerika. Ansteckungen vom Tier sind selten möglich durch direkten Kontakt (tuberkulöser Primäreffekt der Haut) oder durch Einnahme von verseuchten Speisen (Darmtuberkulosen). Für exponierte Personen spielt der Immunstatus in der Weiterentwicklung der Infektion eine maßgebliche Rolle. Es wurde geschätzt, daß in einem Kollektiv von 100 immunkompetenten Personen nur 1% innerhalb von 100 Tagen nach der Übertragung eine akute Tuberkulose entwickeln, 5% innerhalb von 2 Jahren und vielleicht 5% dem Risiko der Weiterentwicklung der Erkrankung lebenslänglich ausgesetzt bleiben. Die BCG-Impfung vermindert das Risiko bei immunkompetenten Menschen um 30–80%. Bei HIV-Patienten, die einer Ansteckung ausgesetzt sind, offenbart sich die Übertragung in 60% als eine Primärinfektion und in 8–40% durch akutes Auftreten der Tuberkulose innerhalb von 100 Tagen.

Wenigstens 4% der HIV-Infizierten werden pro Jahr eine Tuberkulose entwickeln. Die Häufigkeit der infektiösen Kontakte vermag auch ausschlaggebend zu sein. Für das Pflegepersonal, das mehr als 40 h pro Woche in einer Abteilung mit Lungentuberkulose arbeitet, ist die Gefahr viel bedeutender als bei wechselnder beruflicher Tätigkeit.

Diagnose

Der Anstieg und der Wandel der Tuberkulose haben in kurzer Zeit auch eine stimulierende Wirkung auf die Forschung gehabt [3]. Mit der Kultur auf den üblichen Nährböden und der anschließenden Bestimmung der Antibiotikaempfindlichkeit brauchte man bis vor einigen Jahren routinemäßig 7–12 Wochen. Das neue BACTEC-Verfahren erlaubt die Erregerzüchtung in flüssigem Medium in 12 Tagen. Die Erregeridentifizierung kann in knapp einer Stunde mit einer DNS-Probe für ribosomale RNS (Gene Probe) erfolgen. Für das Antibiogramm rechnet man nochmals 7 Tage. Mit der Bakteriophagenluminometrie ist die Resistenzbestimmung noch beschleunigt worden. Die Entwicklung der Polymerasekettenreaktion (PCR) [9] ermöglicht den Nachweis von Mycobacterium-tuberculosis-DNS auch in Gewebsveränderungen, wo die Anwesenheit von Mycobacterium tuberculosis selten bestätigt wurde oder umstritten war: Ein solcher Nachweis belebt wieder die Diskussion der Nosologie der »Tuberkulide« (Erythema induratum Bazin, Lupus miliaris disseminatus faciei) [2, 8] oder auch der Sarkoidose.

Trotz dieser Fortschritte darf man einfachere diagnostische Verfahren nicht vernachlässigen. Besonders bei Kindern [6] sind die intradermalen Tuberkulinreaktionen für die Diagnose einer Ansteckung bzw. einer tuberkulösen Erkrankung möglich, wenn die entzündliche Papel einen Durchmesser von 15 mm oder mehr aufweist oder bei 2 aufeinanderfolgenden Reaktionen um 10 mm zunimmt. In den Ländern, in denen die BCG-Impfung keine Pflicht ist, und bei nicht BCG-geimpften Individuen entspricht ein positiver Tuberkulintest einer Ansteckung durch Mycobacterium tuberculosis. In den USA wird sogar bei Verdacht auf Tuberkulose ein positiver Tuberkulintest als ausschlaggebend für den Beginn einer Therapie angesehen. In den Ländern, in denen die Impfung im Kindesalter gesetzlich vorgeschrieben ist, wie zum Beispiel Frankreich, gilt bei Erwachsenen, die vor mehr als 10 Jahren geimpft wurden, eine Papel von 10 mm oder mehr als Beweis für den Kontakt mit M. tuberculosis [7]. Bei HIV-Patienten ist der Tuberkulintest nicht zuverlässig: Ein Drittel der nichttuberkulösen HIV-Patienten haben einen positiven Test mit mindestens 10 mm Durchmesser, wenn ihr CD4-Lymphozyten-Blutspiegel über 500/mm^3 liegt; unter 200/mm^3 bleibt der Mantoux-Test bei weniger als 4% der Patienten positiv. Die BCG-Impfung ist selbstverständlich bei diesen Patienten untersagt, aber der Tuberkulintest sollte routinemäßig bei Nachuntersuchungen von HIV-Patienten durchgeführt werden.

Behandlung

Der Wandel der Tuberkulose hat im allgemeinen die üblichen therapeutischen Vorschriften nicht verändert [7]: Viererkombination mit Rifampicin (10 mg/kg), Isoniazid (5 mg/kg), Ethambutol (15 mg/kg) und Pyrazinamid (30 mg/kg) für 2 Monate und anschließend eine Zweierkombination mit Rifampicin und Isoniazid für wenigstens 6 Monate. Diese Tuberkulostatika haben eine schnelle Wirkung auf die Übertragbarkeit der Tuberkelbazillen: schon nach 2 Tagen nimmt die Keimzahl um den Faktor 25 ab, aber nur um den Faktor 10, wenn Pyrazinamid nicht verordnet wird [1]. Nach einer 2wöchigen Behandlung ist ein Patient mit einer Lungentuberkulose als nicht mehr ansteckend zu betrachten.

Die Kosten der Behandlung sind das größte Hindernis für eine effiziente Anwendung der Tuberkulostatika in der Dritten Welt, wo der Tuberkulose jedes Jahr 3 Mio. Personen zum Opfer fallen. Wenn man nur die vermeidbaren Todesfälle berücksichtigt, sind 26% der Tuberkulose zuzuschreiben [7]! Heutzutage zählt man die meisten Todesfälle in Afrika, aber voraussichtlich wird sich in den kommenden Jahren die Mehrzahl in den südostasiatischen Staaten finden. In Tansania wurden für eine Behandlung von einer Dauer von 6 Monaten die Kosten der Arzneimittel auf 46 US$ geschätzt [4]. Das bedeutet, daß eine wirkungsvolle Chemotherapie meist nicht verfügbar ist; kurzfristige Monotherapien sind leider nicht nur für Mißerfolge, sondern auch für Resistenzentwicklungen verantwortlich, die die Therapierbarkeit noch stärker belasten.

Die Resistenz der Bazillen gegenüber den üblichen Tuberkulostatika ist in Europa noch nicht wie in den Vereinigten Staaten zu einem akuten Problem geworden. Es handelt sich nicht nur um sekundäre Resistenzen bei Therapieversagern, sondern auch mehr und mehr um primäre Multiresistenzen durch Mutationen; in diesen Fällen muß man 5–6 verschiedene Tuberkulostatika anwenden und auf Arzneimittel zweiter Wahl zurückgreifen. Nach den Angaben des Pasteur-Instituts in Frankreich weisen nur 6% der isolierten Stämme eine primäre Multiresistenz auf.

Antibiotikaresistente Tuberkelbakterien spielen bei nosokomialen Epidemien eine Rolle. Betroffen sind meistens HIV-Patienten, die stationär behandelt werden, sowie das Pflegepersonal. Die Sterblichkeitsrate in direkter Beziehung zur Tuberkulose erreichte bei einigen Epidemien bis 70% [7].

Prophylaxe

Die vermehrten Übertragungsrisiken zwingen wieder zu drastischen Schutzmaßnahmen, ganz speziell in den Krankenanstalten: Schutz des Pflegepersonals und der Familienangehörigen, Isolierung der ansteckenden Patienten in Unterdruckzimmern, Wiedereinführung der BCG-Impfung in den Ländern, wo sie nicht mehr durchgeführt wird, medikamentöse Prophylaxe bei Risikopatienten und frühzeitige Therapie.

In den Ländern, wo sie gesetzlich im Kindesalter durchgeführt wird, hat die BCG-Impfung die Epidemiologie der Tuberkulose nicht beeinflußt. Sie gewährt den geimpften Jugendlichen einen individuellen Schutz, besonders gegen schwere primäre Formen wie Miliartuberkulose oder Meningitis [1]; sie verhindert nicht die Ansteckung, weder bei Kindern noch bei Erwachsenen, gewährt aber in 80% der angesteckten Personen einen Schutz gegen die Weiterentwicklung zur Krankheit. Solange die jährliche Inzidenz der Tuberkulose $^1/_{10\,000}$ überschreitet ($^3/_{10\,000}$ in Frankreich in 1993) [6], lohnt es sich, die Kinder zu impfen. Die Kosten der Impfung vor dem 6. Lebensjahr und einer wiederholten Impfung von Kindern mit negativen Tuberkulintests sind immer noch geringer als die der Behandlung: Es wurde in Frankreich geschätzt, daß die Kosten der Behandlung von 2 tuberkulösen Meningitiden den Kosten der frühen Impfung sämtlicher Kleinkinder des Landes entsprechen.

Literatur

1. Chrétien J (1993) La lutte antituberculeuse en 1993. Impératifs et aperçus actuels. Bull Acad Natle Méd 177: 893–916
2. Degitz K, Messer G, Schirren H, Classen V, Meurer M (1993) Successful treatment of erythema induratum of Bazin following rapid detection of mycobacterial DNA by polymerase chain reaction. Arch Dermatol 129: 1619–1620
3. Galietti F, Chirillo MG, Gulotta C et al. (1993) Rapid identification of mycobacteria from culture using acridinium-ester-labelled DNA probes. Eur J Med 2: 148–152
4. Marchal G (1993) Le réveil de la tuberculose. La Recherche 253: 380–388
5. Nardell EA (1990) Dodging droplet nuclei. Am Rev Respir Dis 142: 501–503
6. Olivier C (1993) L'enfant et la tuberculose. Press Méd 22: 1721–1723
7. Perronne C (1994) Le couple tuberculose et infection à VIH. Presse Méd 23: 731–733
8. Schneider JW, Geiger DH, Rossouw DJ et al. (1993) Mycobacterium tuberculosis DNA in erythema induratum of Bazin. Lancet 342: 747–748
9. Taniguchi S, Chanoki M, Hamada T (1993) Scrofuloderma: the DNA analysis of mycobacteria by the polymerase chain reaction. Arch Dermatol 129: 1618–1619

Hauterkrankungen nach Organtransplantationen

Manfred Goos, Norbert H. Brockmeyer, Gregor Nußbaum, Hans M. Ockenfels und Stephan N. Wagner

Einleitung

Nachdem 1959 die ersten Versuche unternommen wurden, leukämischen Patienten Knochenmark zu übertragen [28], haben sich Organtransplantationen heute als therapeutische Maßnahme fest etabliert. Die Fortschritte in den letzten 20 Jahren beruhten ganz wesentlich auf der verbesserten Typisierung der HLA-Antigene und der Entwicklung kryobiologischer Techniken zum Einfrieren und Auftauen hämatopoetischer Zellen. E. Donnall Thomas erhielt 1991 für seine Pionierarbeiten auf dem Gebiet der Knochenmarktransplantationen den Nobelpreis.

Die Erfolge mit Knochenmarktransplantationen haben die Transplantation solider Organe in den letzten Jahren ebenfalls erheblich beflügelt. Daß Organtransplantationen lebensrettende Maßnahmen sind, ist heute nicht mehr umstritten. Umstritten sind zur Zeit nur noch die rechtlichen und ethischen Rahmenbedingungen im Zusammenhang mit der Organspende. In der Bundesrepublik wurden 1993 etwa 1000 Knochenmarktransplantationen, 2100 Nierentransplantationen, 580 Lebertransplantationen und 500 Herztransplantationen durchgeführt. Etwa 10 000 Patienten warten zur Zeit auf eine Organtransplantation.

Die Transplantation von Fremdgewebe führt im Organismus des Empfängers naturgemäß zu einer immunologischen Alarmreaktion mit der Gefahr einer Abstoßungsreaktion durch immunologisch kompetente Zellen im Wirtsorganismus. Die deshalb vor der Transplantation durchgeführten konditionierenden Maßnahmen nach Feststellung der HLA-Kompatibilität bestehen – bei Knochenmarktransplantationen – in der Ganzkörperbestrahlung und im Einsatz von Zytostatika (zur Vernichtung neoplastischer Zellen), anschließend erfolgt hochdosierte Immunsuppression (Prednison, Azathioprin, Cyclosporin A). Andererseits kann durch die Auseinandersetzung immunkompetenter Zellen im Transplantat mit Geweben des immunsupprimierten Empfängers als Komplikation eine graft-versus-host disease (GvHD) entstehen.

Nach Knochenmarktransplantationen ist dadurch neben Darm und Leber vor allem die Haut betroffen. Außer den spezifischen immunologischen Reaktionen im Zielorgan Haut sind unspezifische Hautveränderungen infolge der Immunsuppression zu beachten. Der Dermatologe muß also einerseits mit den praktischen Problemen und der Klinik der Hautveränderungen nach Organtransplantationen gut vertraut sein. Andererseits sind die Hautveränderungen sowohl klinisch als auch immunologisch geeignete Modelle, um die Pathogenese von Hautkrankheiten wie Lichen ruber, Sklerodermie und malignen kutanen Lymphomen zu studieren.

Hauterkrankungen nach Knochenmarktransplantationen

Seit der Durchführung allogener Knochenmarktransplantationen gehört die graft-versus-host disease (GvHD) zu den bedrohlichen Komplikationen. Sie tritt in verschiedenen Schweregraden auf und entwickelt sich zweiphasig. Die akute GvHD entwickelt sich in der Regel 10–14 Tage nach der Transplantation, die chronische GvHD tritt erst nach Monaten bis Jahren auf. Über die dermatologischen Bezüge ist schon früh ausführlich [28, 30] und auch kürzlich noch in einer Übersichtsarbeit [39] berichtet worden. Im folgenden werden neuere Erkenntnisse zur Klinik, Pathogenese und Immunpathologie der GvHD besprochen.

Klinik

Seit der Publikation von Saurat 1981 ist gut bekannt, daß die Hautveränderungen bei der chronischen GvHD in der Frühphase einen Lichen-planus-artigen Aspekt bieten und in der Spätphase sklerodermoide Züge aufweisen. Wie beim idiopathischen Lichen ruber planus wurden nun in den letzten Jahren auch bei der chronischen GvHD lokalisierte lichenoide Varianten beschrieben [1, 16].

Die teilweise dermatomartige Ausbreitung wird einerseits als Koebner-Reaktion auf subklinische Virusinfektionen gedeutet [16], andererseits als lokalisierte chronische GvHD auf der Basis eines zellulären Mosaiks, wobei eine letale Mutation eines aberranten Klons von Keratinozyten mit differentem HLA-Antigenmuster postuliert wird, der von immunkompetenten T-Zellen des Spenders erkannt und attackiert werde [1].

Eine subtile klinische Analyse der sklerodermoiden Hautveränderungen bei chronischer GvHD wurde 1992 von Chosidow et al. vorgelegt [7]. Die Autoren haben 14 Jahre lang 196 Patienten untersucht, die allogenes Knochenmark erhalten hatten. Eine sklerodermoide GvHD trat als Komplikation bei 3,6% der Patienten auf. Die sklerodermoiden Hautveränderungen traten durchschnittlich 2 Jahre nach der Transplantation auf, und zwar immer auf präexistenten Läsionen, entweder auf einer vorhergehenden akuten oder einer frühen chronischen lichenoiden GvHD.

Initial fand sich bei der Hälfte der Patienten eine periorbitale lichenoide Eruption, die 75–165 Tage nach Transplantation mit Hyperpigmentierung abheilte, aber der erste Hinweis auf eine chronische GvHD war. Die sklerodermoide Spätmanifestation trat in 2 Formen auf: einmal als Guttata- und Confetti-Typ, als Morphaea ohne Lilac-Ring oder als retikuläres Leukomelanoderm. Diese Patienten hatten eine gute Prognose. Eine schlechte Prognose hatten dagegen Patienten mit der zweiten Form von Hautveränderungen mit ausgedehnter Sklerose und assoziiert auftretenden multiplen atrophischen weißen Plaques und Ulzerationen. Wie bei idiopathischer Sklerodermie traten auch Ösophagusveränderungen auf, jedoch mit submuköser Fibrose ohne Beteiligung der Muskeln und Nerven. Antinukleoläre, Anti-Zentromer- und Anti-Scl70-Antikörper konnten hier nicht nachgewiesen werden.

In einer ausgedehnten Nachuntersuchung an 212 Langzeitüberlebenden nach allogener Knochenmarktransplantation wurde die Lebensqualität in bezug auf das Lebensalter der Patienten bei der Transplantation untersucht [31]. Ältere Patienten (im Durchschnitt 28 Jahre alt) hatten signifikant häufiger chronische GvHD als jüngere Patienten (im Durchschnitt 11 Jahre alt). Auch Hautveränderungen, allerdings nicht näher definiert, waren bei den älteren Patienten signifikant häufiger (18%) als bei jüngeren Patienten (2%).

Pathogenese

Bis Ende der 80er Jahre galt als allgemeine Regel, daß nach Übertragung immunkompetenter histoinkompatibler Lymphozyten in einen immundefizienten Empfänger diese den Wirtsorganismus attackieren und eine GvHD auslösen, wobei die akute GvHD zum Tode führen kann, während die Überlebenden Chimären sind, die eine chronische GvHD entwikkeln. Dieser Regel lagen die 3 Billingham-Postulate zugrunde, wonach eine GvH-Reaktion auftritt, wenn

- zwischen Spender und Empfänger eine genetische Differenz besteht,
- im Transplantat immunkompetente Zellen vorhanden sind,
- der Empfänger unfähig ist, das Transplantat abzustoßen [5].

Bereits 1987 aber wurde ausführlich berichtet, daß der akuten GvHD gleichende Reaktionen in 8% der Fälle auch nach autologer und syngener Knochenmarktransplantation auftreten können [15, 21]. Daraus ist zu folgern, daß das erste Billingham-Postulat für das Auftreten einer GvHD im engen Sinne nicht mehr uneingeschränkt gelten kann [5, 25]. Bis heute ist auch noch nicht hinreichend geklärt, welche zellulären Mechanismen bei der akuten GvHD im einzelnen eine Rolle spielen. Noch komplexer sind die zellulären Mechanismen, die für die Entstehung einer chronischen GvHD verantwortlich sind [5, 25]. Die experimentellen Untersuchungen konzentrieren sich zur Zeit unter anderem auf die Frage, ob ihr die Persistenz alloreaktiver langlebiger Spenderlymphozyten und dendritischer Zellen zugrunde liegt oder ob sie auf Zellen zurückgeht, die zwar aus dem Spenderknochenmark stammen, aber im Wirtsorganismus erst spezifisch erzogen werden. Die Pathogenese der chronischen GvHD erscheint auch in einem neuen Licht dadurch, daß die Applikation von Cyclosporin nach syngener Knochenmarktransplantation paradoxerweise ein T-Zellen-abhängiges Autoimmunsyndrom auslöst, das der GvHD nach allogener Knochenmarktransplantation gleicht [20].

Immunpathologie der Haut

Um die zuvor angeschnittenen, vom Klinischen her noch ungelösten Fragen zu klären, wird zur Zeit die Bedeutung von T-Lymphozyten, Zytokinen, Adhäsionsmolekülen und dendritischen Zellen direkt in Hautläsionen mit immunhistologischen und molekularpathologischen Methoden intensiv untersucht. So konnten bei histologisch bestätigter akuter GvHD aus Hautläsionen vorwiegend CD4-positive T-Lymphozyten isoliert werden, die mit definierten differenten HLA-Antigenen des Empfängers reagierten [18]. Andere Autoren untersuchten die T-Zell-Rezeptor-Variabilität im peripheren Blut und in Hautläsionen von Patienten mit akuter GvHD nach Knochenmarktransplantation. Dabei fanden sich eine Überexpression bestimmter Vβ-Regionen in Lymphozyten des peripheren Blutes und der Hautläsionen und somit Hinweise auf eine selektive klonale Expansion empfängerspezifischer T-Zellen [12]. Daß die Produktion von Zytokinen bei der Ausbildung einer GvHD-Reaktion eine Rolle spielt, ist im Mausmodell schon verschiedentlich untersucht worden. Garside et al. [17] fanden nach Induktion einer murinen GvH-Reaktion, daß INFγ für die frühe proliferative Phase verantwortlich war, während die späte destruktive Phase durch die Produktion von TNFα dominiert wurde. Beim Menschen konnten erstmals Rowbottom et al. [29] nach Knochenmarktransplantation mittels Polymerasekettenreaktion in Haut und Lymphknoten von Patienten mit GvHD eine lokale Zytokinproduktion nachweisen und charakteristische Muster der Zytokingenexpression aufzeigen. Während in Hautgewebe von Patienten ohne GvHD mRNA für IL1, IL6, IL2-Rezeptor und GM-CSF gefunden wurde, waren in den Hautläsionen von Patienten mit GvHD signifikante Mengen von mRNA für TNFα, TNFβ und IL4 nachweisbar. Derartige Untersuchungen sind zweifellos noch präliminär, weisen aber den Weg zum pathogenetischen Verständnis der klinischen Erscheinungsformen der GvHD.

Differentialdiagnose

Chemotherapieinduzierte akrale Erytheme: Echte Graft-versus-host-Reaktionen entsprechend den Billingham-Postulaten lassen sich nur im Tiermodell induzieren. Dabei auftretende Hautreaktionen lassen sich immunpathologisch zweifelsfrei zuordnen. Im menschlichen Organismus werden GvH-Reaktionen durch die genannten konditionierenden Maßnahmen und die post transplantationem langfristig durchgeführte Immunsuppression, vor allem mit Cyclosporin, modifiziert. Die hierbei auftretenden Hautveränderungen können sowohl Zeichen einer GvHD als auch nur chemotherapieinduziert sein. Klinisch kann die Differenzierung schwierig sein. In beiden Situationen können frühzeitig schmerzhafte erythematöse Infiltrate an Handflächen und Fußsohlen auftreten, die chemotherapieinduzierten akralen Erytheme sind aber typischerweise schon Stunden bis wenige Tage nach Knochenmarktransplantation erkennbar, dazu [10, 11] kommen brennend-schmerzhafte Dysästhesien [10, 11]. Die Hautveränderungen der akuten GvHD manifestieren sich meist erst nach 10–14 Tagen.

Hauterkrankungen nach Transplantation solider Organe

Allgemeine Pathophysiologie

Im Gegensatz zur Knochenmarktransplantation, bei der es sich im wesentlichen um eine Infusion einer Zellsuspension handelt, werden bei der Transplantation solider Organe intakte vaskularisierte Organe transplantiert. Dabei spielen die Methoden der Organkonservierung neben der Bestimmung der HLA-Kompatibilität eine große Rolle. Eine explantierte Niere ist mindestens 24 h gut konservierbar, so daß bis zur Transplantation ausreichend Zeit für eine HLA-Typisierung gegeben ist. Dagegen ist bei Transplantation von Herz und Leber wegen der Gefahr ischämischer Nekrosen die Zeitspanne mit maximal 4 h so kurz bemessen, daß auf eine Empfängerauswahl auf der Basis der HLA-Kompatibilität bisher weitgehend verzichtet werden muß. Daß damit dennoch keineswegs eine schlechte Erfolgsrate verbunden ist, ist eines der spannendsten Kapitel in der Pathophysiologie der Transplantation solider Organe. Zwar konnte gezeigt werden, daß bei Herztransplantationen die Transplantatüberlebensrate auch signifikant vom Grad der HLA-Kompatibilität abhing [24], mitentscheidend sind aber ganz offenbar unter dem Schutz der immunsuppressiven Basistherapie ablaufende Mechanismen, die zur Toleranzinduktion führen können [35]. Zugrunde liegt, daß zwischen Transplantat und Empfängerorganismus ein wechselseitiger Zellaustausch stattfindet, vor allem von Lymphozyten und dendritischen Zellen [35], der in erfolgreichen Fällen zu einem langzeitigen gemischten Mikrochimärismus im Empfänger wie auch im Transplantat führt. Die unterschiedlich hohe Konzentration wanderungsfähiger immunkompetenter Zellen in den jeweiligen Organen, die beispielsweise in der Niere und im Herzen wesentlich niedriger ist als in der Leber, hat offenbar auch eine unterschiedliche Anfälligkeit dieser Organe für Abstoßungsreaktionen zur Folge.

Ein wesentlicher Unterschied zwischen Knochenmarktransplantation und Transplantation solider Organe besteht auch darin, daß im letzteren Fall, da es nicht um einen Organersatz zur Behandlung maligner Neoplasien des hämatopoetischen Systems geht, die präparative Konditionierung entfällt und nur die Immunsuppression durchgeführt wird. Diese, das ist das heuristisch so interessante Konzept, erlaubt in der kritischen Frühphase post transplantationem die Ausbildung eines stabilen Mikrochimärismus mit einem Gleichgewicht zwischen Host-versus-graft-Reaktion und Graft-versus-host-Reaktion. Nach diesem Konzept der gegenläufigen Zellmigration zwischen Transplantat und Empfängerorganismus ist eine initiale GvH-Reaktion für die Etablierung eines stabilen Mikrochimärismus geradezu eine Notwendigkeit. Das bedeutet jedoch auch, daß eine GvHD theoretisch immer möglich ist, obwohl diese Bedrohung bei den verschiedenen Organtransplantationen unterschiedlich hoch ist, nach Lebertransplantationen tritt sie beispielsweise in maximal 5% der Fälle auf.

Wenngleich also eine GvHD nach Transplantation solider Organe in der Regel nur subklinisch in Erscheinung tritt, ist eine Labilisierung des beschriebenen Gleichgewichts, etwa nach inadäquater pharmakologischer Therapie, immer zu beachten. Mit der Ausbildung des Mikrochimärismus kommt es nämlich zu einer disseminierten Ausbreitung chimärischer Spenderzellen in verschiedenen Empfängerorganen, auch in der Haut, und zwar mit erstaunlich langer Persistenz. Bei einer 1992 durchgeführten Nachuntersuchung von Patienten, die 1963 eine Nierentransplantation erhalten hatten, konnten mittels der Polymerasekettenreaktion auch nach dieser langen Zeit in der Haut noch spenderspezifische dendritische Zellen nachgewiesen werden. Bei gleichzeitig untersuchten Patienten, die 2–22 Jahre zuvor ein Lebertransplantat erhalten hatten, wurde ebenfalls in allen Fällen ein disseminierter Spenderzellchimärismus nachgewiesen, auch in der Haut, und zwar jeweils mit stärkerer Infiltration als nach Nierentransplantationen [35].

Hautveränderungen nach Transplantation solider Organe sind mithin in aller Regel keine spezifischen immunologischen Reaktionen, sondern Folge der chronischen Immunsuppression.

Hauterkrankungen nach Nierentransplantation

Dabei handelt es sich zunächst um direkte Arzneimittelreaktionen nach Prednison (z.B. Striae atrophicae und Bateman-Purpura) und Cyclosporin A (z.B. Hypertrichose und Gingivahyperplasie [3, 37]. Häufige Infektionen sind wie sonst auch nach Immunsuppression Mykosen (Pityriasis versicolor, Tinea corporis, Candidiasis), Virosen (Herpes simplex, Zoster, HPV-Infektionen) und bakterielle Infektionen [3, 33, 37]. HPV-Infektionen kommen bei den meisten Patienten im Laufe der Zeit vor. In einer Untersuchung an 11 Patienten fand sich auffälligerweise in allen Fällen in verschiedenen Lokalisationen, meist lichtexponierten Arealen, mittels Polymerasekettenreaktion, In-situ-Hybridisierung und Southern blot der Nachweis von HPV 6/11, das bei nicht immunsupprimierten Patienten in der Regel in Larynxpapillomen und Condylomata acuminata nachweisbar ist. Dieser HPV-Typ wurde aber weniger in klinisch typischen vulgären Warzen nachgewiesen als vielmehr in aktinischen Keratosen, Morbus Bowen und echten Plattenepithelkarzinomen [3, 33]. In einer kanadischen Studie an 523 Patienten nach Nierentransplantation wurden maligne Neoplasien bei 7,5% der Patienten aufgedeckt. In 72% handelte es sich um kutane Neoplasien. Im Vergleich zur Allgemeinbevölkerung waren spinozelluläre Karzinome 18,4mal und Basaliome 1,4mal häufiger, wobei auch das Verhältnis von Karzinomen zu Basaliomen umgekehrt war und 2,3:1 betrug (0,2:1 in der Allgemeinbevölkerung) [19]. Es besteht ganz offensichtlich nicht nur eine enge Korrelation zwischen dem Auftreten von malignen kutanen Tumoren und der UV-Exposition, sondern auch mit der Zeitdauer nach Transplantation [19, 27]. Auch bei allen eigenen Patienten, die das Nierentransplantat länger als 4 Jahre haben, bestehen grundsätzlich aktinische Keratosen, Carcinomata in situ und spinozelluläre Karzinome in der Regel in lichtexponierter Lokalisation. Nicht selten entsprechen diese Hautveränderungen nicht dem geläufigen klinischen Bild. Außerdem sahen wir einige Patienten mit Porokeratosis, wie sie auch sonst schon bei immunsupprimierten Patienten beschrieben wurde [2, 22].

Nach Nierentransplantation wird eine erhöhte Inzidenz von Kaposi-Sarkomen beschrieben [6, 26, 27]. Sie entstehen relativ früh nach Transplantation, im Durchschnitt 17 Monate (2,5–101 Monate) danach [27].

Hauterkrankungen nach Herztransplantation

Die dermatologischen Probleme sind im Prinzip die gleichen wie nach Nierentransplantation, obwohl Berichte über Hautveränderungen noch vergleichsweise spärlich sind. Sie weisen aber das gleiche Spektrum auf. Wie nach Nierentransplantation wird über eine Häufung von HPV-induzierten Neoplasien berichtet [13, 33]. Diese treten ebenfalls vorwiegend in lichtexponierten Arealen auf. Neben Verrucae vulgares werden aktinische Keratosen, Morbus Bowen und spinozelluläre Karzinome beschrieben. Auch hier wurden atypischerweise in allen Karzinomen HPV 6/11 [33] oder HPV 1 [13] nachgewiesen.
Kaposi-Sarkome, die von allen Neoplasien nach Transplantationen am frühesten auftreten, wurden auch nach Herztransplantationen beobachtet, bisher aber sehr selten [23]. Über das Auftreten von Lymphomen ist vor allem nach Therapie refraktärer Transplantatabstoßungen mit dem monoklonalen Antikörper OKT 3 berichtet worden. In ähnlicher Weise wurde nach dieser Therapie die Progredienz präexistenter Tumoren, beispielsweise eines Merkel-Zell-Karzinoms, beschrieben [36].

Hauterkrankungen nach Lebertransplantationen

Im Vergleich mit Nieren- und Herztransplantationen sind die klinischen Probleme nach Lebertransplantationen offenbar am geringsten und werden zur Zeit auf die relativ günstige immunologische Situation post transplantationem infolge eines häufig stabilen Spenderzellchimärismus zurückgeführt, so daß auch die Abhängigkeit von der Immunsuppression nicht so ausgeprägt ist. In manchen Fällen ist es offensichtlich sogar möglich, die Immunsuppression ganz abzusetzen. In einer kürzlich veröffentlichten Studie über 44 Patienten, die eine Lebertransplantation zwischen 11–23 Jahren überlebt haben, konnten 6 Patienten jegliche Immunsuppression 1–11 Jahre nach Transplantation aussetzen, mit anschließend klinisch stabilen therapiefreien Intervallen zwischen 5–13 Jahren. Weitere 15 Patienten mit kürzeren Nachbeobachtungszeiten sind ohne jede Therapie in einem stabilen Zustand [35].
Gleichwohl ist infolge der Immunsuppression, die in vielen Fällen noch nötig ist und auch deshalb fortgeführt wird, weil die Kriterien für ein Aussetzen der Therapie noch unscharf sind, auch mit Hautveränderungen zu rechnen. Das Spektrum ist aber verschieden von dem nach Nieren- und Herztransplantationen. Natürlich gibt es einige Berichte über opportunistische Infektionen wie z. B. Mykosen. Über maligne Tumoren wie Kaposi-Sarkome, Lymphome und spinozelluläre Karzinome gibt es auffälligerweise bisher keine Berichte. Von Chu und LeBoit [8] wird ein gutartiges Angioblastom (tufted angioma) 10 Tage nach Lebertransplantation beschrieben, das sich aber innerhalb von 2 Monaten spontan zurückbildete.
Interessant sind Störungen des Porphyrinstoffwechsels mit transienter Erhöhung von Koproporphyrin und Protoporphyrin im Serum bei einem 6jährigen Jungen, der nach Behandlung mit einer Infrarotlampe zwischen 2 Lebertransplantationen in den exponierten Hautarealen ein sonnenbrandähnliches Erythem entwickelte, das sich etwa 2 Wochen nach der zweiten Lebertransplantation zurückbildete [3]. Ein Porphyria cutanea tarda-ähnliches Bild mit geringer Erhöhung der Koproporphyrinwerte im 24-Stunden-Urin wird auch bei einem fünfjährigen Mädchen mitgeteilt, das mehrere Jahre nach Lebertransplantation und langjähriger Gabe von Cyclosporin auftrat [32].
Boldys et al.. [4] untersuchten den Verlauf von Zirrhose-typischen Hautveränderungen nach der Lebertransplantation. Bereits einen Monat nach Transplantation hatten sich alle Spidernävi und Palmarerytheme zurückgebildet, in den folgenden Monaten auch Gynäkomastie und Trommelschlegelfinger. Allein die Dupuytren-Kontrakturen persistierten.

Maligne Lymphome nach Organtransplantationen

Schon 1986 hatte Penn in einer ausführlichen Übersichtsarbeit über das Auftreten maligner Tumoren bei immunsupprimierten Patienten dargelegt, daß bei 14% der Patienten nach Transplantation Lymphome aufträten. Dabei ist aber zu berücksichtigen, daß die Differenzierung zwischen malignen und Pseudolymphomen häufig unscharf ist. Die Inzidenz echter maligner Lymphome ist wohl deutlich niedriger [14]. Teilweise wird ausdrücklich über multiklonale oder oligoklonale B-Zell-Lymphome nach Herztransplantation berichtet [9], teilweise deuten Berichte über die Rückbildung von Lymphomen und lymphoproliferativen Läsionen nach Reduktion oder Absetzen der Immunsuppression [34] darauf hin, daß es sich um Pseudolymphome gehandelt hat. Wichtig ist, daß Lymphoproliferationen meist extranodal, vor allem im Zentralnervensystem, auftreten und überwiegend B-Zell-Lymphome sind. 14% der

Lymphome nach Organtransplantationen sind als T-Zell-Lymphome beschrieben. In einer Übersichtsarbeit von Van Gorp et al.. [38] wird über 25 mit modernen Methoden gesicherte T-Zell-Lymphome berichtet, die meist (18 Fälle) nach Nierentransplantation auftraten. Fünf der 25 Lymphome waren kutane T-Zell-Lymphome, darunter ein Sézary-Syndrom. Ein weiterer Fall eines Sézary-Syndroms trat bei einem Patienten 11 Jahre nach Nierentransplantation auf, dem ein weiteres Jahr später nach zwischenzeitlich erfolgter Zytostase mit Chlorambucil und Etretinat ein nodales immunoblastisches B-Zell-Lymphom folgte [14].

Literatur

1. Beers B, Kalish RS, Kaye VN, Dahl MV (1993) Unilateral linear lichenoid eruption after bone marrow transplantation: An unmasking of tolerance to an abnormal keratinocyte clone? J Am Acad Dermatol 28: 888–892
2. Bencini PL, Crosti C, Sala F (1987) Porokeratosis: immunosuppression and exposure to sunlight. Br J Dermatol 116: 113–116
3. Blemker AL, Dean RA, Weaver DC et al. (1991) Transient porphyrinemia in a liver transplant recipient. Arch Dermatol 127: 704–706
4. Boldys H, Pageaux GP, Larrey D, Michel H (1993) Evolution of cutaneous changes observed in cirrhosis patients before and after liver transplantation. Pol Arch Med Wewn 89: 151–158
5. Bos GMJ, Majoor GD, Breda Vriesman PJC van (1990) Graft-versus-host disease: the need for a new terminology. Immunol Today 11: 433–436
6. Brockmeyer NH (1993) Die Beeinflussung des Wachstums HIV-assoziierter Kaposi-Sarkome durch pleiotrope Zytokine. Habilitationsschrift, Universität Essen
7. Chosidow O, Bagot M, Vernant JP et al. (1992) Sclerodermatous chronic graft-versus-host disease. Analysis of seven cases. J Am Acad Dermatol 26: 49–55
8. Chu P, LeBoit PE (1992) An eruptive vascular proliferation resembling acquired tufted angioma in the recipient of a liver transplant. J Am Acad Dermatol 26: 322–325
9. Cleary ML, Sklar J (1984) Lymphoproliferative disorders in cardiac transplant recipients are multiclonal lymphomas. Lancet I: 489–493
10. Crider MK, Jansen J, Norins AL, McHade MS (1986) Chemotherapy-induced acral erythema in patients receiving bone marrow transplantation. Arch Dermatol 122: 1023–1027
11. Dechaufour F, Dompmartin A, Troussard X et al. (1993) Erythème acral après greffe de moelle osseuse allogenique. Ann Dermatol Venereol 120: 219–222
12. Dietrich PY, Caignard A, Chung V et al. (1993) Analysis of T cell receptor variability in patients with acute graft versus host disease. 19th Annual Meeting of the EBMT. Abstracts. MMV München, S 6, P 212
13. Euvrard S, Chardonnet Y, Dureau G, Hermier C, Thivolet J (1991) Human papillomavirus type 1-associated squamous cell carcinoma in a heart transplant recipient. Arch Dermatol 127: 559–564
14. Euvrard S, Noble CP, Kanitakis J et al. (1992) Successive occurrence of T-cell and B-cell lymphomas after renal transplantation in a patient with multiple cutaneous squamous-cell carcinomas. N Engl J Med 327: 1924–1926
15. Ferrara JLM (1987) Syngeneic graft-vs-host disease. Arch Dermatol 123: 741–742
16. Freemer CS, Farmer ER, Corio RL et al. (1994) Lichenoid chronic graft-vs-host disease occurring in a dermatomal distribution. Arch Dermatol 130: 70–72
17. Garside P, Reid S, Steel M, Mowat McJ (1994) Differential cytokine production associated with distinct phases of murine graft-versus-host reaction. Immunology 82: 211–214
18. Gaschet J, Milpied N, Mahé B (1993) Specificity of T cells invading the skin during acute graft versus host disease after HLA mismatch bone marrow transplantation. 19th Annual Meeting of the EBMT. Abstracts. MMV München, S 5, P 202
19. Gupta AK, Cardella CJ, Haberman HF (1986) Cutaneous malignant neoplasms in patients with renal transplants. Arch Dermatol 122: 1288–1293
20. Hess AD, Fisher AC, Horwitz L, Bright EL, Laulis MK (1994) Characterization of peripheral autoregulatory mechanisms that prevent development of cyclosporin-induced syngeneic graft-versus-host-disease. J Immunol 153: 400–411
21. Hood AF, Vogelsang GB, Black LP, Farmer ER, Santos GV (1987) Acute graft-vs-host disease. Development following autologous and syngeneic bone marrow transplantation. Arch Dermatol 123: 745–750
22. Lederman JS, Sober AJ, Lederman GS (1985) Immunosuppression: A cause of porokeratosis? J Am Acad Dermatol 13: 75–79
23. Micali G, Gasparri O, Nasca MR, Sapuppo A (1992) Kaposi's sarcoma occurring de novo in the surgical scar in a heart transplant recipient. J Am Acad Dermatol 27: 273–274
24. Opelz G, Wujciak T (1994) The influence of HLA compatibility on graft survival after heart transplantation. N Engl J Med 330: 816–819
25. Parkman R (1989) Graft-versus-host disease: an alternative hypothesis. Immunol Today 10: 362–364
26. Penn J (1979) Kaposi's sarcoma in organ transplant recipients. Transplantation 27: 8–11
27. Penn J (1986) The occurrence of malignant tumors in immunosuppressed states. In Progr Allergy, vol 37. Karger, Basel pp 259–300
28. Roujeau JC, Revuz J, Touraine R (1980) Graft versus host reactions. In: Rook A, Savin J (eds) Recent advances in dermatology, 5 edn. Churchill Livingstone Edinburgh London New York
29. Rowbottom AW, Norton J, Riches PG et al. (1993) Cytokine gene expression in skin and lymphoid organs in human graft-versus-host disease. 19th Annual Meeting of the EBMT. Abstracts. MMV München, S 23, P 802
30. Saurat JH (1981) Cutaneous manifestations of graft-versus-host disease. Int J Dermatol 20: 249–256

31. Schmidt GM, Niland JC, Forman SJ et al. (1993) Extended follow-up in 212 long-term allogeneic bone marrow transplant survivors. Issues of quality of life. Transplantation 55: 551–557
32. Sheth AP, Esterly NB, Rabinowitz LG, Poh-Fitzpatrick MB (1994) Cutaneous porphyria-like photosensitivity after liver transplantation. Arch Dermatol 130: 614–617
33. Soler C, Chardonnet Y, Allibert P et al. (1993) Detection of mucosal human papillomavirus types 6/11 in cutaneous lesions from transplant recipients. J Invest Dermatol 101: 286–291
34. Starzl TE, Porter KA, Iwatsuki S et al. (1984) Reversibility of lymphomas and lymphoproliferative lesions developing under cyclosporin-steroid therapy. Lancet I: 583–587
35. Starzl TE, Demetris AJ, Murase N et al. (1993) Donor cell chimerism permitted by immunosuppressive drugs: a new view of organ transplantation. Immunol Today 14: 326–332
36. Stempfle HW, Mudra H, Angerman CE et al. (1993) Rapid growth of cutaneous neuroendocrine (Merkel cell) carcinoma during treatment of refractory cardiac allograft rejection with OKT_3 monoclonal antibody. J Heart Lung Transplant 12: 501–503
37. Strumia R, Perini L, Tarroni G et al. (1992) Skin lesions in kidney transplant recipients. Nephron 62: 137–141
38. Van Gorp J, Doornewaard H, Verdonck LF et al. (1994) Posttransplant T-cell lymphoma. Report of three cases and a review of the literature. Cancer 73: 3064–3072
39. Volc-Platzer B (1992) »Graft-versus-host disease« (GvHD). Hautarzt 43: 669–677

Borreliosen

Klaus Weber

Klinik der Lyme-Borreliose

In Analogie zur Syphilis kann die Lyme-Borreliose (LB) in drei Stadien eingeteilt werden, wobei die Stadien I und II der Frühphase und Stadium III der Spätphase der Erkrankung entsprechen [28]. Frühphasenmanifestationen heilen nach Wochen bis Monaten spontan ab. Die meisten Spätphasenmanifestationen, mit Ausnahme der Arthritis, verlaufen chronisch und weisen keine Spontanheilungstendenz auf.

Erythema migrans (Stadium 1)

Nomenklatur. Die Bezeichnung Erythema migrans statt Erythema chronicum migrans hat sich (nach [17], unterstützt von [15]) im wesentlichen durchgesetzt. Ausschlaggebend dafür war die Vorstellung, daß der Begriff Erythema migrans älter, kürzer und in sich schlüssig ist [17]. Der Begriff Erythema chronicum migrans beschreibt nur die länger als 6 Monate dauernde Sonderform des Erythema migrans [29].

Klinik des Erythema migrans. Das sich nach Inokulation von Borrelia burgdorferi ausbreitende Erythem ist zunächst gewöhnlich homogen (homogenes Erythema migrans). Das ringförmige Erythema migrans entwickelt sich später. Neu ist die Erkenntnis, daß es kleine, bis etwa 4 cm große borrelienbedingte Erytheme gibt, die sich nicht vergrößern (Erythema non-migrans). Wir haben mehrere Patienten mit derartigen Läsionen gesehen und die Diagnose in Zusammenarbeit mit Preac-Mursic durch den kulturellen Nachweis von B. burgdorferi erhärten können [29].

Frühe Begleitsymptome. Mit und ohne Erythema migrans kann es zum Auftreten von Symptomen wie Abgeschlagenheit, Kopfschmerzen und Arthralgien kommen. Die Zahl der Symptome reicht von 1–10. Man kann die Zahl der Symptome als Gradmesser für den Schweregrad der Lyme-Borreliose heranziehen, wie wir das bei unseren kürzlich durchgeführten Therapiestudien getan haben [26, 27]. Patienten mit schwererem Ausprägungsgrad der Erkrankung vor Therapie neigen zu schwereren Verläufen nach antibiotischer Therapie, wie übereinstimmende Erfahrungen der Yale-Gruppe und der deutschen Arbeitsgruppen belegen [12, 24, 26].

Frühe disseminierte Infektion (Stadium 2)

Meningitis. Die Meningoradikuloneuritis ist gekennzeichnet durch oft starke bis extrem starke, bevorzugt nachts auftretende Schmerzen, durch schlaffe Lähmungen (z. B. N. facialis) und durch eine vorwiegend lymphozytäre Meningitis, die meistens nicht mit den typischen Zeichen wie Erbrechen, Übelkeit oder starken Kopfschmerzen einhergeht [11]. Neben der Meningoradikuloneuritis kommen noch die reine Meningitis (besonders bei Kindern), die Meningoenzephalitis und die zerebrale Vaskulitis vor. Die Meningoenzephalitis ist im Gegensatz zu der durch FSME-Viren hervorgerufenen Meningoenzephalitis meistens vergleichsweise mild verlaufend. Die zerebrale Vaskulitis mit lokalen neurologischen Anfällen ist nur in Einzelfällen beobachtet worden [11].

Karditis. Das herausragende Charakteristikum der Lyme-Karditis ist der nicht selten im Schweregrad wechselnde atrioventrikuläre Block. Rhythmusstörungen und diffuse Myokarditis kommen ebenfalls vor. Patienten mit Karditis sollten stationär eingewiesen und betreut werden [16].

Borrelien-Lymphozytom. Der Begriff Borrelien-Lymphozytom (BL) ist neueren Datums [23]. Man versteht hierunter ein Pseudolymphom der Haut, das durch B. burgdorferi hervorgerufen worden ist. Das BL ist nicht identisch mit der Lymphadenosis benigna cutis, weil zu letzterer auch multiple Pseudolymphome gerechnet werden, deren Genese unklar ist. Andererseits sind zu den Lymphozytomen

nicht borrelienbedingte benigne lymphoretikuläre Hyperplasien der Haut zu zählen, wie man sie bei Tätowierung oder Antigeninjektion sehen kann.
Das BL kommt meistens singulär vor. Über multiple Herde ist noch wenig bekannt. Borrelia burgdorferi konnte aus dem BL isoliert [6] und mit Hilfe der PCR identifiziert werden (M. Volkenandt, persönliche Mitteilung). Das BL findet sich häufig am Ohr und an der Brustwarze als livid-rotes Infiltrat. Kinder sind vorwiegend betroffen. Gelegentlich geht dem BL ein Erythema migrans voraus oder begleitet es. So kann sich das Erythema migrans über den Rumpf ausbreiten und in dem Moment, in dem es über die Brustwarze hinwegläuft, an dieser Stelle zum BL entwickeln. Patienten mit BL können auch andere Manifestationen der LB wie Meningitis oder Chorioiditis entwickeln [1, 6].

Multiple erythema-migrans-artige Herde. Schon seit 1923 sind in Europa immer wieder einzelne Fälle mit multiplen erythema-migrans-artigen Herden beschrieben worden. In den USA wurden jedoch seit 1976 zahlreiche Patienten mit multiplen Herden gesehen. Im einzelnen hatten in einer Studie etwa 50 % von 314 Patienten multiple Herde, 13 % mehr als 20 Herde und 2 sogar mehr als 100 Herde (Steere et al., zitiert in [29]) und 25 % von 51 Patienten wiesen in einer anderen Studie 2–36 Herde auf (Berger, zitiert in [29]). Hingegen haben in Europa nur 4–8 % der Patienten multiple Läsionen, wobei meistens 2–10 Herde zu beobachten sind [29]. Bei einem deutschen Patienten traten nach Röntgenbestrahlung 70 Herde auf (Vaillant-Rieder und Hey, zitiert in [29]). Die multiplen erythema-migrans-artigen Läsionen werden dem zweiten Stadium der Lyme-Borreliose zugerechnet. Man kann sie mit den sekundären Syphilisherden vergleichen. Borrelia burgdorferi kann aus den erythema-migrans-artigen Herden isoliert werden [29].

Andere Manifestationen des Stadiums II. Anfangs treten eher Arthralgien und nur gelegentlich Arthritiden mit Schmerz bei Bewegung und Schwellung auf. Ebenso sind Myalgien häufiger als eine echte Myositis. Im Augenbereich kommen Chorioiditis, Iridozyklitis, Vaskulitis der Retina und Konjunktivitis vor. Leichte Leberfunktionsstörungen, selten eine ausgeprägte Hepatitis, regionale und generalisierte Lymphadenopathie, selten Splenomegalie, trockener Husten und Hodenschwellung sind ebenfalls beobachtet worden [28].

Latenzphase

Ähnlich wie bei der Syphilis vergehen oft Monate und Jahre, bis Erscheinungen des Spätstadiums auftreten. Es ist wegen der engen örtlichen Beziehung zwischen dem Erythema migrans einerseits und Manifestationen wie Acrodermatitis chronica atrophicans und Arthritis andererseits anzunehmen, daß der Erreger in der Haut und/oder in den umliegenden Geweben latent verblieben ist (s. Fallbeispiele in [28]). Als Unterstützung für diese These mag die Beobachtung dienen, daß kürzlich die Isolierung von B. burgdorferi aus einem klinisch normal erscheinenden Hautbezirk, in dem zuvor ein Erythema migrans beobachtet wurde, gelang [26]. Aber es gibt auch Entwicklungen von der Früh- in die Spätphase der Lyme-Borreliose, die nicht durch topische Beziehungen gekennzeichnet sind.

Spätmanifestationen

Acrodermatitis chronica atrophicans (ACA). Klinisch gibt es bei der ACA einige Besonderheiten zu beachten. Die ödematöse Schwellung der initialen entzündlichen Phase kann die livid-rote Verfärbung gelegentlich stark überlagern. Nach längerem Verlauf können sich neben der Atrophie Dermatosklerose und Anetodermie, vorzugsweise an den Beinen, und im Durchschnitt 5 Jahre nach Beginn der ACA fibroide Knoten meist an der oberen Extremität entwickeln [2]. Lichen-sclerosus-et-atrophicans-artige Läsionen lassen sich ebenfalls gelegentlich in der von der ACA betroffenen Haut finden ([2]; eigene Beobachtung bei einer 56jährigen Frau).
Die ACA geht in 40–63 % der Patienten mit einer peripheren Neuropathie einher. Sensorische Erscheinungen wie Schmerz und Parästhesie überwiegen im Vergleich zum Ausfall von Reflexen oder zu Paresen [7]. Die Erscheinungen kommen nicht nur in den von der ACA befallenen Arealen vor. Die periphere Neuropathie geht mit einer Entzündung und axonalen Degeneration der Nervenfasern einher. Das Zentralnervensystem ist meist nicht betroffen. Einzelne Patienten weisen jedoch eine Pleozytose oder einen erhöhten Eiweißgehalt im Liquor auf [2, 7].
Bei einigen Patienten läßt sich eine Arthropathie mit Subluxationen besonders der kleinen Gelenke der Hände und Füße feststellen. Eine Periostbeteiligung kommt ebenfalls gelegentlich vor [2].

Arthritis. Die intermittierende Lyme-Arthritis neigt dazu, im Laufe von Jahren spontan mit einer Rückbildungstendenz von 10–20 % pro Jahr abzuheilen [13]. Auch die chronische Lyme-Arthritis heilt nicht selten spontan aus, jedoch gewöhnlich nicht bei Trägern der Merkmale HLA-DR2 und HLA-DR4. Etwa 57 % der Patienten mit chronischer Lyme-Arthritis weisen den HLA-DR4-Typ auf und reagieren kaum auf antibiotische Behandlung [14]. Eine Arthritis kann erst nach Ausschluß anderer Ursachen als Lyme-Arthritis identifiziert werden.

Chronische zentralnervöse Beteiligung. Enzephalomyelitis und zerebrale Vaskulitis sind die vorwiegenden Manifestationen der späten, chronischen zentralnervösen Beteiligung der LB. Es finden sich spastische Paresen, Ataxie, fokale neurologische Ausfälle, neuropsychiatrische und parkinsonähnliche Erscheinungen [9].

Dermatomyositisartiges Syndrom (DMS). Kürzlich haben Detmar und Mitarbeiter 2 Patienten mit einem DMS vorgestellt [4]. Bei beiden Patienten fanden sich diffuse livide Erytheme, Muskelschwäche mit histologischen Zeichen einer Myositis, erhöhte IgG-Antikörper-Titer gegen B. burgdorferi sowie zahlreiche Laborveränderungen. Borrelia burgdorferi konnte in der Haut (kultureller Nachweis bei einem Patienten) und im Muskel (aufgrund einer Silberfärbung) nachgewiesen werden. Die Erscheinungen ließen sich durch eine antibiotische Therapie zur Abheilung bringen. Dieses wichtige, wenn auch seltene Krankheitsbild muß vor allem von der Dermatomyositis abgegrenzt werden.

Lokalisierte Sklerodermie. Vorstellungen, die lokalisierte Sklerodermie als borrelienbedingte Affektion aufzufassen, haben sich größtenteils nicht bestätigt. Dennoch konnte in Einzelfällen ein Zusammenhang hergestellt werden [10]. In einem Fall hat sich aus einem Erythema migrans eine Morphea entwickelt (Büchner, zitiert in [10]). In wenigen Fällen konnten Spirochäten in der Haut nachgewiesen werden (Zitate in [10]). Eine eigene 22jährige Patientin weist seit 5 Jahren am rechten Oberschenkel einen solitären Morpheaherd auf, aus dem B. burgdorferi isoliert wurde (Preac-Mursic), obwohl die Borrelienserologie negativ war (Wilske); der Herd sprach nicht auf Azithromycin und Doxyzyklin an. Die Münchner Arbeitsgruppe von Volkenandt konnte mittels PCR bei keinem von 30 getesteten Patienten mit lokalisierter Sklerodermie einen Hinweis auf eine durch B. burgdorferi verursachte Infektion finden [31].

Der Einfluß der Untergruppen von B. burgdorferi

Seit Jahren sind klinische Unterschiede zwischen der Lyme-Borreliose in Europa und den USA bekannt [18]. Durch unterschiedliches Vorkommen der Untergruppen von B. burgdorferi (B. burgdorferi sensu stricto, B. garinii, Gruppe VS 461) können zumindest teilweise diese klinischen Unterschiede erklärt werden. In Erythema-migrans-Herden deutscher Patienten konnten alle 3 Untertypen gefunden werden [30], während in den USA bisher nur der Untertyp B. burgdorferi sensu stricto beobachtet wurde. Bei 19 deutschen ACA-Patienten wurde nur der Untertyp VS 461 (B. afzelii) eruiert [30], der in den USA kaum – wenn überhaupt – vorkommt.

Therapie der Lyme-Borreliose

Wie aus einer kürzlich veröffentlichten Darstellung hervorgeht, kommt eine parenterale antibiotische Behandlung vorzugsweise für zentralnervöse, kardiale und schwere okuläre Erscheinungen in Betracht, und im übrigen ist eine orale antibiotische Therapie vorzuziehen [21] (Tabelle 1). Die bisherigen Therapiestudien müssen zum Teil kritisch gesehen werden [20].

Therapie des Erythema migrans

a) Neuere Therapiestudien. Bisher wurden 786 Patienten in 8 randomisierten Studien behandelt [21]. Hauptkriterium bei der Beurteilung des Behandlungserfolgs war die Beseitigung bzw. Verhinderung von klinischen Erscheinungen. Bei einem Teil der Patienten stellten sich trotz antibiotischer Therapie Folgeprobleme ein. Schwere Folgeprobleme im Sinne zentralnervöser Erscheinungen entwickelten 1,2 % der Patienten, und bei 1 % der Patienten kam es zu einer Arthritis [21]. Diese Folgeerscheinungen traten nach Erythromycin (bei 14 % von 29 behandelten Patienten), Penizillin (4 % von 134), Doxyzyklin (3 % von 140), Cefuroximeaxetil (1,6 % von 63), Amoxicillin (0,6 % von 162) oder Azithromycin (0,6 % von 179) auf, jedoch nicht nach Ceftriaxon (40 Patienten) oder Tetrazyklin (39 Patienten). Weniger gravierende Folgeprobleme wie Kopfschmerzen, Abgeschlagenheit oder Arthralgien waren häufiger und waren im wesentlichen nur von Belang, wenn sie länger als 3 Wochen bestanden [24]. Diese leichteren Folgeprobleme ließen sich nach Behandlung mit Penizillin V (bei 25 % von 94 Patienten), Azithromycin (23 % von 179), Ceftriaxon (15 % von

Tabelle 1. Empfohlene antibiotische Behandlung der Lyme-Borreliose [21]

Stadium	Antibiotikum	Dosis	Anwendungsart	Anzahl pro Tag	Dauer (Tage)
I	Doxyzyklin	200 mg	p.o.	1	14
	Amoxicillin	500 mg	p.o.	3	14
	Cefuroxim	500 mg	p.o.	2	14
	Ceftriaxon	1 g	i.m.	1	5
	Minozyklin	100 mg	p.o.	2	14
	Azithromycin	500 mg	p.o.	1	10
	Penizillin V	1 g	p.o.	3	14
II	Ceftriaxon	2 g	i.v.	1	14
	Cefotaxim	2 g	i.v.	3	14
	Penizillin G	3 g	i.v.	4	14
	Doxyzyklin oder Amoxicillin wie oben[a]				14
III	Doxyzyklin oder Amoxicillin wie oben[a]				21
	Ceftriaxon	2 g	i.v.[b]	1	21
	Cefotaxim	2 g	i.v.[b]	3	21
	Penizillin G	3 g	i.v.[b]	4	21

[a] Bei leichterer Erkrankung
[b] Bei schwererer Erkrankung

40) Cefuroximeaxetil (14% von 63), Amoxicillin (11% von 162) und Doxyzyklin (10% von 140) beobachten [21]. Nach Behandlung mit Minozyklin bildeten sich bei 21% von 28 in einer nichtrandomisierten Studie behandelten Patienten leichtere Folgeprobleme heraus [22]. Ein direkter Vergleich zwischen den erwähnten Studien ist nur bedingt möglich [20, 21]. Keine Studie konnte bisher einen signifikanten Unterschied zwischen den verwendeten Antibiotika feststellen. Beim Vergleich bestimmter Untergruppen waren jedoch Ceftriaxon gegenüber Penizillin V [26] und Amoxicillin gegenüber Azithromycin (Luft et al., zitiert in [21]) überlegen. Tendenziell war Tetrazyklin besser als Penizillin V und Erythromycin im Gesamtgruppenvergleich [12] und besser als Penizillin V in einer Untergruppe [19].
Wenn die Rückbildung des Erythema migrans vorwiegend gemäß den Angaben der Patienten beurteilt wird, kann dies zu falschen Schlüssen führen [19]. Bei einer unserer randomisierten Studie wurde die Abheilung des Erythema migrans zu im voraus festgelegten Nachschauterminen beurteilt [27]. Überraschenderweise ergab sich dabei eine signifikante Überlegenheit von Azithromycin gegenüber Penizillin V ($p < 0{,}001$).

b) Antikörpertiter und Erreger nach Therapie. Umfangreiches Material bezüglich der Entwicklung der IgM- und IgG-Antikörper-Titer gegenüber B. burgdorferi ist seit 1988 gesammelt worden [19, 25, 26, 27]. Auch wurde erstmals versucht, B. burgdorferi vor und nach Therapie kulturell aus Hautbiopsieproben nachzuweisen [26, 27]. Beide Verfahren eignen sich nicht als Erfolgskriterium.
Allerdings konnte bei jeweils einem Patienten B. burgdorferi auch nach Therapie mit Penizillin [26] oder Azithromycin [27] kulturell nachgewiesen werden. Interessant war auch, daß die IgM-Antikörper-Titer bei einigen Patienten noch nach Therapiebeginn anstiegen und bei einigen anderen Patienten IgM-und IgG-Antikörper-Titer für Monate persistierten [25, 26, 27]. In einigen Fällen mußte ein Behandlungsversager vermutet werden [26, 27].

Therapie der Manifestationen des Stadiums II. Die Meningoradikuloneuritis (Bannwarth-Syndrom) läßt sich derzeit am besten mit 2 g Ceftriaxon behandeln, das als intravenöse Kurzinfusion täglich einmal verabreicht werden kann. Die Karditis macht in fast allen Fällen eine stationäre Aufnahme mit intensiver Überwachung erforderlich; neben der geeigneten intravenösen antibiotischen Therapie ist eine abgestimmte kardiologische Behandlung indiziert. Schwerwiegende Augenveränderungen, z. B. Chorioiditis und Iritis, sollten mit parenteralen Antibiotika behandelt werden. Die meisten übrigen Manifestationen dieses Stadiums lassen sich mit oralen Antibiotika behandeln [21] (Tabelle 1).

Therapie der Spätmanifestationen. Über die klassische Spätmanifestation der LB, die ACA, liegen zwar langjährige Erfahrungen, aber leider keine ausreichend fundierten Vergleichsstudien vor. Die bezüglich der Behandlung der übrigen Manifestationen publizierten Studien sind von fragwürdigem Wert [20]. Zwei Studien erbrachten gewisse Hinweise, daß Ceftriaxon oder Cefotaxim besser als hochdosiertes Penizillin bei Patienten mit Spätmanifestationen sind [3, 5], aber die Zielgruppen waren nicht klar definiert, und eine Arbeit wies eine sehr kleine Patientenzahl im randomisierten Teil auf [3]. Die Arthritis wird nach neueren Erfahrungen in erster Linie mit oralen und erst in zweiter Linie mit parenteralen Antibiotika behandelt [8].

Jarisch-Herxheimer(JH)-Reaktion. Eine JH-Reaktion kann in allen Stadien nach Einsatz der verschiedensten Antibiotika auftreten. Anfangs wurden von Steere et al. Fieber, Schüttelfrost und eine Intensivierung im Bereich des Erythema migrans beobachtet [12]. Der Ablauf wurde im einzelnen bei 4 Patienten beschrieben (Weber, zitiert in [19]) und später zusammen mit Mitarbeitern eine über die 24-Stunden-Grenze hinausgehende verzögerte Reaktion beobachtet [24]. Auch bei der ACA kommt eine JH-Reaktion vor [19].

Therapie bei Kindern. Tetrazykline sind bei Kindern unter 9 Jahren kontraindiziert. Im übrigen werden Kinder mit Äquivalenzdosen wie Erwachsene behandelt [21].

Therapie in der Schwangerschaft. Da auch hier Tetrazykline kontraindiziert sind und sich orales Penizillin nicht eignet (Weber et al., zitiert in [19]), empfehlen sich in erster Linie Amoxicillin 500 mg 4mal täglich oder Cefuroxim 500 mg 2mal täglich. Bei schwerem Verlauf bieten sich intravenöses Penizillin, gegebenenfalls im 2. und 3. Trimenon auch Cefotaxim oder Ceftriaxon an [21].

Therapie des Zeckenstichs. Nach einem Zeckenstich entwickelt sich in etwa 0,5–1% der Patienten eine Lyme-Borreliose, wie Untersuchungen an jeweils etwa 200 Patienten in Deutschland und den USA ergeben haben (Zitate in [21]). Nach einem Zeckenstich braucht daher keine routinemäßige antibiotische Prophylaxe durchgeführt zu werden. Patienten mit Zeckenstich sollten auf Erythema migrans und/oder grippeartige Erscheinungen in den folgenden 4 Wochen achten.
Zeckenstiche lassen sich zum Teil durch (helle) Schutzkleidung, sorgfältiges Absuchen von Kleidung und Haut und Kleiderwechsel nach mutmaßlicher Exposition, gegebenenfalls Tragen permethringetränkter Bänder an den Hosenbeinen (nicht auf der Haut) und andere Schutzmaßnahmen vermeiden. Zecken sollten so rasch wie möglich mit einer feinen Pinzette oder Zeckenzange möglichst dicht an der Haut erfaßt, durch Drehen in oder entgegen dem Uhrzeigersinn und gleichzeitigem vorsichtigen Ziehen intakt entfernt werden. Öl, Äther, Hitze usw. sind zu vermeiden, da bisher ungeklärt ist, was unter diesen Umständen mit den im Zeckendarm befindlichen Borrelien passiert [21].

Literatur

1. Asbrink E, Hovmark A, Olsson I (1989) Lymphadenosis benigna cutis solitaria-borrelial lymphocytoma in Sweden. Zentralbl Bakteriol (Suppl) 18: 156–163
2. Asbrink E, Hovmark A, Weber K (1993) Acrodermatitis chronica atrophicans. In: Weber K, Burgdorfer W (eds) Aspects of Lyme Borreliosis. Springer, Berlin, pp 193–204
3. Dattwyler RJ, Volkman DJ, Halperin JJ, Luft BJ (1988) Treatment of late Lyme borreliosis – randomized comparison of ceftriaxone and penicillin. Lancet I: 1191–1194
4. Detmar U, Maciejewski W (1993) Borrelial dermatomyositis-like syndrome. In: Weber K, Burgdorfer W (eds) Aspects of Lyme Borreliosis. Springer, Berlin, pp 259–266
5. Hassler D, Zöller L, Haude M et al. (1990) Cefotaxime versus penicillin in the late stage of Lyme disease – prospective randomized therapeutic study. Infection 18: 16–20
6. Hovmark A, Asbrink E, Weber K, Kaudewitz P (1993) Borrelial lymphocytoma. In: Weber K, Burgdorfer W (eds) Aspects of Lyme Borreliosis. Springer, Berlin, pp 122–130
7. Kristoferitsch W (1993) Chronic peripheral neuropathy. In: Weber K, Burgdorfer W (eds) Aspects of Lyme borreliosis. Springer, Berlin, pp 219–227
8. Liu NY, Dinerman H, Levin RE et al. (1989) Randomized trial of doxycycline vs. amoxicillin/probenecid for the treatment of Lyme arthritis: treatment of non-responders with i.v. penicillin or ceftriaxone. Arthritis Rheum (Suppl) 32: S 46
9. Martin R, Kohlhepp W, Mertens HG (1993) Chronic central nervous system involvement. In: Weber K, Burgdorfer W (eds) Aspects of Lyme borreliosis. Springer, Berlin, pp 205–218
10. Neubert U, Aberer E, Rufli T (1993) Localized scleroderma and lichen sclerosus et atrophicans: manifestations of a Borrelia burgdorferi infection? In: Weber K, Burgdorfer W (eds) Aspects of Lyme borreliosis. Springer, Berlin, pp 240–247
11. Pfister HW, Kristoferitsch W, Meier C (1993) Early neurological involvement (Bannwarth's syndrome). In: Weber K, Burgdorfer W (eds) Aspects of Lyme borreliosis. Springer, Berlin, pp 152–167
12. Steere AC, Hutchinson GJ, Rahn DW et al. (1983) Treatment of the early manifestations of Lyme disease. Ann Intern Med 99: 22–26

13. Steere AC, Schoen RT, Taylor E (1987) The clinical evolution of Lyme arthritis. Ann Intern Med 107: 725–731
14. Steere AC, Dwyer E, Winchester R (1990) Association of chronic Lyme arthritis with HLA-DR4 and HLA-DR2. N Engl J Med 323: 219–223
15. Thyresson N (1991) Historical notes on skin manifestations of Lyme borreliosis. Scand J Inf Dis (Suppl) 77: 9–13
16. Van der Linde MR, Ballmer PE (1993) Lyme carditis. In: Weber K, Burgdorfer W (eds) Aspects of Lyme borreliosis. Springer, Berlin, pp 131–151
17. Weber K (1986) Remarks on the infectious disease caused by Borrelia burgdorferi. Zentralbl Bakteriol Hyg (A) 263: 206–208
18. Weber K (1989) Clinical differences between European and North-American Lyme borreliosis – a review. Zentralbl Bakteriol (Suppl) 18: 146–155.
19. Weber K (1993) Therapy of cutaneous manifestations. In: Weber K, Burgdorfer W (eds) Aspects of Lyme borreliosis. Springer, Berlin, pp 312–327
20. Weber K, Marget W (1993) Critical remarks on antibiotic therapy. In: Weber K, Burgdorfer W (eds) Aspects of Lyme borreliosis. Springer, Berlin, pp 352–357
21. Weber K, Pfister HW (1994) Clinical management of Lyme borreliosis. Lancet I: 1017–1020
22. Weber K, Thurmayr R (1989) Oral penicillin versus minocycline for the treatment of early Lyme borreliosis. Zentralbl Bakteriol (Suppl) 18: 263–268
23. Weber K, Schierz G, Wilske B, Preac-Mursic V (1985) Das Lymphozytom – eine Borreliose? Z Hautkr 69: 1585–1598
24. Weber K, Neubert U, Thurmayr R (1986) Antibiotic therapy in early erythema migrans disease and related disorders. Zentralbl Bakteriol Hyg (A) 263: 377–388
25. Weber K, Preac-Mursic V, Neubert U et al. (1988) Antibiotic therapy of early European Lyme borreliosis and acrodermatitis chronica atrophicans. Ann NY Acad Sci 539: 324–345
26. Weber K, Preac-Mursic V, Wilske B et al. (1990) A randomized trial of ceftriaxone versus oral penicillin for the treatment of early European Lyme borreliosis. Infection 18: 91–96
27. Weber K, Wilske B, Preac-Mursic V, Thurmayr R (1993) Azithromycin versus penicillin V for the treatment of early Lyme borreliosis. Infection 21: 361–372
28. Weber K, Pfister HW, Reimers CD (1993) Clinical Overview. In: Weber K, Burgdorfer W (eds) Aspects of Lyme borreliosis. Springer, Berlin, pp 93–104
29. Weber K, Neubert U, Büchner SA (1993) Erythema migrans and early signs and symptoms. In: Weber K, Burgdorfer W (eds) Aspects of Lyme borreliosis. Springer, Berlin, pp 105–121
30. Wienecke R, Zöchling N, Neubert U et al. (1994) Molecular subtyping of Borrelia burgdorferi in erythema migrans and acrodermatitis chronica atrophicans. J Invest Dermatol 103: 19–22
31. Wienecke R, Schlüpen E-M, Zöchling N et al. (in press) No evidence for Borrelia burgdorferi-specific DNA in lesions of localized scleroderma. J Invest Dermatol

Maligne Lymphome

Peter Kaudewitz und Christian Sander

Einzelne Formen der malignen kutanen Lymphome, wie die Mycosis fungoides, gehören zu den ältesten Entitäten unseres Fachgebietes und haben ihre Definition ganz überwiegend in einem charakteristischen klinischen Erscheinungsbild. Selten ist aber in der Praxis eine Blickdiagnose mit ausreichender Sicherheit zu stellen. Sie muß durch ergänzende Untersuchungen erhärtet werden. Die dann anlaufende Diagnostik maligner Lymphome liefert Befunde, die vom Hautarzt interpretiert und seinem Patienten verständlich gemacht werden müssen. Die Befunde basieren methodisch auf den Ergebnissen der klinischen und immunologischen Forschung und sind damit das Medium, über das der Wandel innerhalb der Krankheitsgruppe maligne Lymphome für den Dermatologen in der Praxis unmittelbar erlebbar wird. Es erscheint daher sinnvoll, die wesentlichen diagnostischen Methoden und ihre Bedeutung für das gewandelte Verständnis maligner Lymphome der Haut zu erörtern.

Maligne Lymphome der Haut werden nach der Kiel-Klassifikation eingeteilt. Diese berücksichtigt allerdings seltene, aber wesentliche, nur an der Haut zu beobachtende Lymphomtypen wie pagetoide Retikulose oder lymphomatoide Papulose nicht. Die Kiel-Klassifikation hat sich in Europa weitgehend durchgesetzt, nicht aber in den USA. Um die dadurch bedingten Probleme zu beseitigen, wurde inzwischen von amerikanischen und europäischen Hämatopathologen eine in USA und Europa gleichermaßen verständliche neue Klassifikation erarbeitet. Sie wird als REAL (Revised European American Lymphoma)-Klassifikation bezeichnet [8].

Die Kiel-Klassifikation berücksichtigt in erster Linie die zytomorphologischen und immunhistologischen Charakteristika der neoplastischen Zellen eines Lymphomtyps. Sie unterscheidet zwei prognostisch wesentliche Gruppen, die High-grade-, also hochmalignen und die Low-grade-, also niedrigmalignen Lymphomtypen. Die zur Einteilung gebräuchlichen morphologischen Kriterien sind allgemein akzeptiert und reproduzierbar. Ihre Anwendung an kutanen Lymphomen gelingt jedoch nicht immer problemlos. Im Zeitalter der Qualitätskontrolle liegen nunmehr auch Studien zur Treffsicherheit und Reproduzierbarkeit der histologischen Lymphomdiagnostik vor. Waren zunächst kutane T-Zell-Lymphome als hoch- oder niedrigmaligne zu klassifizieren, so wurden von einer Gruppe von 22 Dermatopathologen und Pathologen nur 75 % der Fälle bei hochmalignen und 66 % bei niedrig malignen Lymphomen übereinstimmend diesen Kategorien zugeordnet. Wie schwierig die diagnostische Beurteilung lymphomverdächtiger kutaner Infiltrate auch für erfahrene Histopathologen ist, zeigen die geringen Übereinstimmungsraten selbst bei nichtinitialen Veränderungen. Sie betrugen innerhalb einer Gruppe aus drei Histopathologen gerade 35 %. Die Reproduzierbarkeit einer einmal gestellten Diagnose durch denselben Untersucher lag ausgedrückt als Reklassifikationsrate, bestenfalls bei 65 %, das heißt, gut ein Drittel aller untersuchten Biopsien wurde bei einer zweiten Begutachtung mit einer anderen, von der ursprünglichen Diagnose abweichenden Befundung versehen [2]. Als besonders problematisch erwies es sich, das initiale Stadium einer Mycosis fungoides (Mf) histologisch zu erfassen [16]. Wurden retrospektiv Biopsien aus initialen Hautveränderungen solcher Patienten untersucht, die dann zweifelsfrei an einer ausgedehnten Mf litten oder daran verstarben, so wurden diese von einer Expertengruppe aus Pathologen zu bis zu 40 % als nicht diagnostisch für T-Zell-Lymphom eingeordnet [12]. Diese Untersuchungen zeigen deutlich, daß der ausschließlich histologischen Diagnostik kutaner Lymphome auch bei erfahrenen Histologen enge Grenzen gesetzt sind. Besonders bei der Beurteilung initialer lymphomverdächtiger Infiltrate bestehen erhebliche Schwierigkeiten. Diese liegen jedoch in der Natur der Erkrankung und weniger in der mangelnden Kompetenz des Untersuchers. Oft vage formulierte Befunde und der Wunsch nach wiederholten Biopsien sind Ausdruck dieser Sachlage. Forcierte diagnostische Entscheidungsfreudigkeit überspielt die geschilderte Situation zwar, doch sind die für den Patienten oft nicht nur versicherungsrechtlich erheblichen Konsequenzen zu bedenken. Auch wenn dies häufig nicht einfach ist, sollten die Probleme

dem Patienten klargemacht werden, um seine Kooperation in dieser schwierigen Phase zu sichern.
Die geringe Treffsicherheit der histologischen Diagnostik bei initialen Stadien der Mf weist auf das Fehlen eines typischen histologischen Bildes sowie charakteristischer zytomorphologischer Abweichungen an den Infiltratzellen in diesem Stadium hin. Andererseits sind die morphologischen Atypien der neoplastischen Zellen bei manchen, meist fortgeschrittenen kutanen Lymphomen derart ausgeprägt, daß die zytomorphologischen Charakteristika des physiologischen Äquivalentes nicht mehr zu erkennen sind. Eine histogenetische Zuordnung und damit eine diagnostische Klassifikation auf rein morphologischer Grundlage ist dann nicht mehr möglich.
Trotz weitgehender morphologischer Atypien behalten jedoch die neoplastischen Zellen maligner Lymphome membranständige oder zytoplasmatische Strukturen, die sich als antigen wirksame Determinanten mit Hilfe polyklonaler, besonders aber monoklonaler Antikörper darstellen lassen. Wesentliche Erkenntnisse über die zellulären Komponenten des Immunsystems beruhen auf dem Nachweis solcher immunphänotypischen Markerantigene. Sie sind besonders dann von Interesse, wenn ihre Expression auf bestimmte abgrenzbare Zellpopulationen beschränkt ist. Als Abgrenzungskriterium kann die Differenzierungslinie, also T-, B-, myelomonozytäre Reihe oder eine besondere Funktion (funktionelle Subpopulationen wie Helfer-, Suppressor- oder natürliche Killerzellen) dienen. Auch die Lokalisation der antigenen Determinante auf einer näher bekannten Zellstruktur (Antigenrezeptorkomplex, E-Rosetten-Rezeptor, X-Hapten, HLA-Antigene) wird als Einteilungskriterium benutzt. Die nahezu unüberschaubare Vielzahl solcher durch monoklonale Antikörper definierter Antigene wurde in bisher 4 internationalen Workshops in sogenannte Cluster eingeteilt. Dies sind Gruppen von Antikörpern mit identischem oder sehr ähnlichem Reaktionsverhalten. Sie tragen die Abkürzung CD (cluster designation) und eine Zahl.
Der Nachweis T- oder B-Zell-assoziierter Antigene auch auf morphologisch nicht zu klassifizierenden neoplastischen Zellen erlaubt somit eine Aussage zu deren Histogenese. Neoplastische Zellen können als klonal expandierte Zellen eines bestimmten Differenzierungsstadiums aufgefaßt werden. Sie behalten die immunphänotypischen Eigenschaften der ursprünglich transformierten Ausgangszelle bei. Diese Hypothese gilt mit gewissen Einschränkungen auch für maligne Lymphome. Am Beginn der immunhistologischen Ära in den 70er Jahren standen der Nachweis von Oberflächenimmunglobulinen auf B-Zellen und die Bildung von Rosetten mit Schafserythrozyten (E-Rosetten) durch T-Zellen. Inzwischen sind die wesentlichsten Antikörper kommerziell erhältlich und werden von zahlreichen immunhistologischen Laboratorien verwendet. Dadurch liegen umfangreiche Daten zur immunhistologischen Charakterisierung kutaner Lymphome unter pathophysiologischen und diagnostischen Aspekten vor [13].
Im Verlaufe der T-Zell-Entwicklung erscheint CD7 als erstes T-Zell-assoziiertes Antigen auf den Prothymozyten des Knochenmarkes. Etwa 85 % der reifen peripheren T-Zellen tragen dieses Antigen. Bereits die Prothymozyten beginnen mit der Synthese des CD3-Antigens, das in diesem Stadium intrazytoplasmatisch und auf Thymozyten schließlich membranständig nachweisbar ist. Die vier Glykoproteinketten des CD3 sind nichtkovalent mit dem T-Zell-Antigen-Rezeptor verbunden und sind an der Aktivierung der T-Zelle nach der Antigenbindung durch den Antigenrezeptor beteiligt. Praktisch alle reifen peripheren T-Zellen sind CD3-positiv. Während der intrathymischen Reifung werden CD2 und CD5 als weitere T-Zell-Antigene auf den kortikalen Thymozyten exprimiert. Schließlich bilden sich in der Medulla des Thymus zwei Thymozytenpopulationen aus, die neben den beschriebenen Antigenen CD4- oder CD8-positiv sind. Diese wandern dann als reife T-Zellen in die Peripherie aus. CD4 und CD8 sind funktionell mit einer Helfer/Inducer- bzw. Suppressorfunktion gegenüber der Immunglobulinproduktion der B-Zellen assoziiert, CD8-positive T-Zellen fungieren als zytotoxische Zellen. Die Assoziation zwischen Phänotyp und Funktion ist allerdings nicht immer gegeben. Weiter ist die Antigenklasse des Haupthistokompatibilitätskomplexes (MHC), der mit einem Antigen von der T-Zelle erkannt wird, mit der Expression von CD4 oder CD8 verknüpft. Die CD4-positive Subpopulation läßt sich allerdings nicht nur immunphänotypisch, sondern auch anhand der verschiedenen von den T-Zellen produzierten Zytokine weiter unterteilen. Hier sind die funktionell unterschiedlichen Th1- und Th2-Helferzell-Populationen abzugrenzen.
Neben den T-Zell-assoziierten Antigenen sind für die immunphänotypische Charakterisierung weitere Antigene geeignet, die überwiegend auf peripheren T-Zellen anzutreffen sind, allerdings nur auf funktionellen Subpopulationen. Hierzu gehören die linienassoziierten Isoformen des leukocyte-common-antigens (LCA/CD45), CD45 RO (UCHL-1) und

CD45R (2H4). Mit diesen Antigenen lassen sich zusammen mit CD29, einem Antigen aus der Gruppe der Adhäsionsrezeptoren, zwei immunregulatorische, jeweils CD4-positive Subpopulationen unterscheiden, nämlich $CD29^+$, $CD45RO^+$, $CD45R^-$ antigenkompetente Memory-T-Zellen und $CD29^-$, $CD45RO^-$, $CD45R^+$ naive T-Zellen ohne vorangegangenen Antigenkontakt. In der Haut sind bei entzündlichen Dermatosen solche bereits antigenkompetenten Memory-T-Zellen anzutreffen.

In der Tumorimmunologie wurde lange Zeit nach ausschließlich auf malignen Zellen vorkommenden tumorassoziierten Antigenen gefahndet. Auch auf neoplastischen T-Zellen sind solche Antigene, z.B. BE1 und BE2, beschrieben. Weitere immunhistologische Studien haben jedoch gezeigt, daß auch reaktive T-Zellen entzündlicher Dermatosen, Endothelzellen, glatte Muskulatur und B-Zellen diese Antigene tragen und somit die angenommene Spezifität für maligne T-Zellen nicht gegeben ist.

Ähnlich dem bereits seit langem für B-Zellen diagnostisch verwendeten Immunglobulinnachweis wurden auch gegen die Antigenerkennungsstruktur der T-Zelle, den T-Zell-Antigen-Rezeptor, Antikörper hergestellt. Diese sind entweder gegen die konstante oder die antigenspezifische variable Region des Rezeptormoleküls gerichtet. Da die variable Region für eine einzelne T-Zelle charakteristisch ist und nach deren maligner Transformation auf allen weiteren daraus entstehenden neoplastischen Zellen beibehalten wird, eignet sie sich als klonaler Marker. Zur Zeit sind jedoch nur gegen einen kleinen Teil der möglichen variablen Regionen (TCR-V-Familien) Antikörper verfügbar, so daß auch nur ein geringer Prozentsatz der untersuchten Patienten Infiltrate aufweist, die überhaupt damit reagieren. Die Verwendung in der immunhistologischen Diagnostik setzt eine wesentlich erweiterte Palette solcher Antikörper voraus.

B-Zellen entwickeln sich im Knochenmark aus Vorläuferzellen über Prä-Prä-B-Zellen, Prä-B-Zellen, unreife B-Zellen zu ruhenden, nicht aktivierten B-Zellen, die dann ins periphere Blut und die lymphatischen Organe gelangen. Innerhalb dieser Differenzierung treten auch auf B-Zellen bestimmte Antigene auf, zunächst die B-Zell-assoziierten Antigene CD19 und CD22 auf Prä-Prä-B-Zellen, gefolgt von CD20 auf Prä-B-Zellen. Diese Antigene bleiben auch auf reifen, nicht aktivierten B-Zellen erhalten; erst auf der immunglobulinsezernierenden Plasmazelle fehlen sie. CD19 und CD20 sind somit Pan-B-Zell-Marker, die auf allen peripheren B-Zellen mit Ausnahme der Plasmazellen vorhanden sind. Zusätzlich zu den genannten Antigenen werden intrazytoplasmatisch und oberflächengebundenen schwere Immunglobulinketten nachweisbar, zunächst zytoplasmatische Ketten, dann Oberflächen-IgM und -IgD. Als leichte Ketten werden entweder kappa oder lambda verwendet, das Verhältnis von kappa zu lambda beträgt bei reaktiven B-Zellen etwa 2 : 1.

Maligne Zellen kutaner Lymphome können anhand ihres Antigenprofils ihren dasselbe Profil aufweisenden physiologischen Äquivalenten zugeordnet werden [17]. Die Frage nach der Linienzugehörigkeit ist diagnostisch wichtig, die Klärung der Herkunft der neoplastischen Zelle pathophysiologisch bedeutsam. Oberflächenantigene und zytoplasmatische Antigene auf atypischen Zellen kutaner Lymphome lassen sich immunhistologisch an nativem unfixierten Gefriermaterial, an fixiertem, paraffineingebetteten Gewebe und flowzytometrisch an Zellsuspensionen nachweisen. Für die Diagnostik bedeutsam ist der immunhistologische Nachweis. Durch Fixierung wird die Mehrzahl der diagnostisch bedeutsamen Antigene zerstört. Dennoch läßt sich auch am Paraffingewebe zumindest die Linienzugehörigkeit der neoplastischen Zellen bestimmen [3, 9]. Eine Übersicht über die hierzu geeigneten Antikörper gibt Tabelle 1.

LCA-positive atypische Zellen sind charakteristisch für eine Neoplasie des hämatopoetischen Systems, andere nichthämatopoetische Tumoren wie Karzinome, Melanome oder kutane Metastasen, insbesondere von Seminomen, die morphologisch mit Lymphomen verwechselt werden können, sind LCA-negativ. Etwa 95 % aller Non-Hodgkin-Lymphome sind LCA-positiv; besonders-großzellig anaplastische Lymphome können jedoch bis zu 30 % negativ sein. Der Antikörper UCHL-1 (CD45RO) erkennt die T-Zell-assoziierten Isotypen des LCA. Sie sind überwiegend auf CD4-positiven T-Zellen zu finden,

Tabelle 1. Antikörper für die Diagnostik kutaner Lymphome an paraffinfixiertem Gewebe

CD-cluster	Antikörper	Reaktivität
CD45	LCA	Hämatopoetische Zellen
CD45RO	UCHL-1	T-Zellen (Subpopulation)
CD3	polyklonal anti-CD3	Reife periphere T-Zellen (Pan-T-Zell-Marker)
CD45R	4KB5	B-Zellen
CD20	L26	B-Zellen (Pan-B-Zell-Marker)
CD30	BerH-2	Aktivierte Zellen

kommen aber auch auf Monozyten und Makrophagen sowie auf einer kleinen Subpopulation von B-Zellen vor. Das durch CD45RO (UCHL-1) definierte Antigen kommt somit nicht ausschließlich, sondern überwiegend auf T-Zellen vor und unterscheidet sich dadurch von den oben beschriebenen T-Zell-assoziierten Antigenen wie CD2, CD3 und dem T-Zell-Antigen-Rezeptor. Auch das Reaktionsverhalten auf T-Zell-Neoplasien ist weniger einheitlich. Neoplastische T-Zellen sind bei etwa 90 % der Patienten mit Mf UCHL-1 positiv, höhermaligne, großzellige Lymphome dagegen nur zu etwa 70 %, großzellig-anaplastische Lymphome zu etwa 50 %. Der Anteil der markierbaren T-Zellen innerhalb des neoplastischen Infiltrates kann erheblich schwanken. Vereinzelte höhermaligne B-Zell-Lymphome können UCHL-1-positiv sein.

Ebenfalls überwiegend mit T-Zellen am paraffinfixierten Gewebe reagieren die Antikörper MT-1 und L60 (Leu22) (CD43). Auch diese Antikörper erfassen nicht alle T-Zell-Lymphome und sind nicht spezifisch für diese.

Ausschließlich T-Zellen werden jedoch durch polyklonale Anti-CD3-Antikörper dargestellt, deren Reaktivität mit kutanen T-Zell-Lymphomen bei etwa 90 % liegt. Besonders auf höhermalignen Lymphomen kann jedoch dieses Antigen fehlen.

Die diagnostisch wesentlichen paraffinresistenten B-Zell-Antigene sind Isoformen des LCA (CD45R, Antikörper 4KB5) sowie überwiegend auf B-Zellen vorkommende Antigene (LN-1, LN-2) und streng B-Zell-assoziierte Antigene (CD20, L26). Das Reaktionsverhalten dagegen gerichteter Antikörper ist wie das der oben genauer beschriebenen T-Zell-assoziierten Antikörper komplex. L-26 hat sich in der immunhistologischen Routine als B-Zell-Marker durchgesetzt, etwa 90 % der B-Zell-Neoplasien sind mit diesem Marker zu diagnostizieren.

Die Interpretation immunhistologischer Befunde bedarf also einer genauen Kenntnis des individuellen Reaktionsverhaltens der verwendeten Antikörper. Die diagnostische Treffsicherheit erhöht sich, wenn mehrere Antikörper kombiniert verwendet werden. Auch hängt der Reaktionsausfall entscheidend von der Dauer und Methode der Fixation ab. Überlange Formalinfixierung kann auch paraffinresistente Epitope zerstören und ihren immunhistologischen Nachweis unmöglich machen.

Der immunhistologische Nachweis der beschriebenen Marker verbessert die diagnostische Treffsicherheit und trägt zum erweiterten und gewandelten Verständnis kutaner Lymphome bei. Von den geschilderten histologischen Problemen wie Frühdiagnose der Mf und Artdiagnose großzelliger, höhermaligner Lymphome ist immunhistologisch nur das zweite, nämlich die Herkunft der neoplastischen Zellen, zu lösen. Keines der beschriebenen Markerantigene ist transformationsassoziiert, d.h. tumorspezifisch nur auf neoplastischen Lymphozyten exprimiert. Das T-Zell-Antigen-Profil in der Frühphase der Mf ist von demjenigen entzündlicher Dermatosen nicht zu unterscheiden. Die Infiltratzellen sind also nicht nur morphologisch, sondern auch immunphänotypisch weitgehend identisch. Sie weisen ein Antigenprofil auf, das demjenigen antigenkompetenter Memory-T-Zellen entspricht ($CD4^+$, $CD45RO^+$, $CD45R^-$, $CD27^+$) [18]. Sie weisen ein Zytokinprofil vom Th1-Typ auf [15]. Pathophysiologisch steht dieser Befund zumindest nicht im Widerspruch zu der lange bestehenden Hypothese, eine persistierende Stimulation antigenreaktiver T-Zellen führe zu deren maligner Transformation als Ausgangspunkt einer Mf. Der beschriebene Immunphänotyp sagt jedoch nichts über den Ort (kutan oder extrakutan) der malignen Transformation aus. Auch der Mechanismus der Aktivierung der neoplastischen T-Zellen in Haut oder Lymphknoten, ihre Rekrutierung über das Gefäßendothel in die Dermis und ihre anschließende Expansion im Initialstadium der Mf gleichen weitgehend den pathophysiologischen Vorgängen bei entzündlichen Dermatosen [4]. T-Zellen mit dem oben beschriebenen Memory-Phänotyp exprimieren vermehrt Integrinrezeptoren, die mit Adhäsionsmolekülen dermaler Gefäßendothelien reagieren. Der organspezifische Tropismus wird durch ein ebenfalls weitgehend organassoziiertes Expressionsmuster dieser Homing-Rezeptoren und Adhäsionsmoleküle auf T-Lymphozyten und Gefäßendothelien gesteuert. Dermo- und epidermotrope T-Lymphozyten tragen neben anderen Integrinen das CLA (cutaneous lymphocyte antigen) als selektiven Homing-Rezeptor. Bei Patienten mit kutanen T-Zell-Lymphomen ist die Anzahl der CLA-positiven Lymphozyten im Blut deutlich erhöht und korreliert mit dem Ausmaß der Erkrankung [1]. Intradermal unterliegen die eingewanderten T-Zellen zahlreichen, komplexen Aktivierungs- und Proliferationsreizen durch überwiegend aus Keratinozyten und antigenpräsentierenden Zellen (Langerhans-Zellen, Makrophagen) freigesetzte Lymphokine. Aus dem kutanen Infiltrat einer initialen Mf lassen sich zunächst zahlreiche unterschiedliche antigenreaktive T-Zell-Populationen in vitro klonieren und charakterisieren. Es ist jedoch bisher nicht gelungen, den bei histologisch bereits eindeutiger Mf vorherrschenden und somit vermutlich neoplastischen T-Zell-Klon in vitro zu expandieren [10]. Auch bleibt unbekannt, welche zusätzlichen Faktoren zur malignen Transformation führen. HTLV-I scheint dabei nur bei einer kleinen Subgruppe kutaner T-Zell-Lymphome eine Rolle zu spielen [22]. Das beschriebene Modell mit weitgehender Übereinstimmung zwischen entzündlichen Dermatosen und initialer Mf würde also zunächst ein polyklonales Infiltrat erwarten lassen. Der neoplastische Klon geht entweder aus einem der verschiedenen Klone des polyklonalen Infiltrates hervor oder er macht im initialen Stadium noch zu wenige Zellen aus, um kulturell oder mit molekularbiologischen Methoden nachweisbar zu werden. Der Nachweis klonaler T-Zell-Populationen erfordert molekularbiologische Techniken [11, 14, 19, 20]. Diese werden detailliert an anderer Stelle dieses Bandes dargestellt. Für den routinemäßigen Nachweis monoklonaler T-Zellen in kutanen Infiltraten eignet sich vor allem die Untersuchung uniformer Umlagerungen des TCR-Gamma-Rezeptor-Gens mittels der Polymerasekettenreaktion (PCR) und die Darstellung des Amplifikates durch die Polyakrylgelelektrophorese (PAGE). Die Analyse ekzematoider Infiltrate im Initialstadium der Mf mit dieser Technik zeigt bereits monoklonale, aber auch polyklonale T-Zell-Infiltrate. Wird das Amplifikat der PCR noch durch eine Gradientengelelektrophorese (denaturing gradient gel electrophoresis) aufgetrennt, so erhöht sich die Nachweisrate klonaler Populationen in frühen Mf-Infiltraten auf etwa 75 %. Dies gilt auch für ekzematoide Infiltrate bei Patienten mit gleichzeitig bestehenden, eindeutig Mf-typischen Hauterscheinungen. In einem geringen Prozentsatz initialer Infiltrate bei Mf scheint somit auch mit sehr sensitiven molekularbiologischen Methoden eine neoplastische monoklonale T-Zell-Population nicht sicher erfaßbar zu sein. Andererseits werden, wenn auch selten, in klinisch und histologisch als entzündlich eingestuften Infiltraten klonale T-Zell-Populationen gefunden [21]. Die Frage, ab wann die Mf als klonale T-Zell-Neoplasie zu gelten hat, ist auch durch molekularbiologische TCR-Genanalyse, auch mit der Methode der PCR, nicht eindeutig zu klären. Die diagnostischen Schwierigkeiten im Initialstadium der Mf werden dadurch aber erheblich vermindert, ganz zu beseitigen sind sie jedoch nicht. In fortgeschrittenen Stadien wird der Befund einheitlicher. Etwa 80 % der Patienten im Plaquestadium und 100 % der Patienten im Tumorstadium zeigen klonale T-Zellen im Infiltrat.

Kutane B-Zell-Lymphome treten als extranodale Manifestation systemischer nodaler B-Zell-Lymphome sekundär an der Haut auf. Obwohl eine der oben beschriebenen dermotropen T-Zell-Population entsprechende B-Zell-Population in der Haut bisher nicht eindeutig zu fassen ist, läßt sich auch die primär kutane Entstehung eines B-Zell-Lymphomes pathogenetisch durchaus vorstellen, wobei deutliche Parallelen zur Entstehung der Mf bestehen. Bestimmte B-Zell-abhängige Antigene triggern das Einwandern antigenreaktiver B-Zellen in die Haut. Dabei können Strukturen entstehen, die morphologisch und immunhistologisch den reaktiven Keimzentren des Lymphknoten gleichen. Wir finden solche lymphoiden Hyperplasien oder follikuläre Pseudolymphome als Borrelienlymphozytom, nach Tätowierungen, postzosterisch, nach Hyposensibilisierungen, also nach Exposition gegenüber einer Reihe verschiedener Antigene. Hieraus können sich in seltenen Fällen echte Keimzentrumslymphome entwickeln [6]. Tatsächlich ist der Anteil dieses Lymphomtyps bei den kutanen B-Zell-Lymphomen mit etwa 50 % auffallend hoch.

Diagnostisch muß eine reaktive follikuläre Hyperplasie von einem follikulären Lymphom unterschieden werden. Die zahlreichen in der Literatur beschriebenen morphologischen Kriterien sind zwar in der Mehrzahl der Fälle hilfreich, doch ist ihre alleinige Anwendung nicht absolut zuverlässig. Auch bei B-Zell-Lymphomen der Haut sollte die Diagnose nicht ausschließlich histologisch erfolgen, sondern auch immunhistologisch und molekulargenetisch gesichert werden.

Die Artdiagnose läßt sich häufig durch Nachweis geeigneter Marker stellen. Ein immunhistologisches Zeichen für den malignen Charakter eines B-Zell-Infiltrates ist der Nachweis einer vermehrten Synthese des bcl-2-Genproduktes. Das bcl-2-Gen wird durch Translokation (t 14 : 18) in unmittelbare Nachbarschaft der bei malignen B-Zell-Lymphomen aktivierten Immunglobulingene gebracht. Das Genprodukt wird dadurch vermehrt produziert und wird immunhistologisch nachweisbar. Nicht alle B-Zell-Lymphome der Haut sind jedoch bcl-2-positiv, wobei der tatsächliche Prozentsatz noch nicht feststeht.

Ein Hinweis auf die Klonalität eines B-Zell-Infiltrates ist seine Leichtkettenrestriktion, d.h. ein Verhältnis von Kappa- zu Lambda-Immunglobulinleichtketten von über 1 : 10. Inzwischen gilt jedoch die Beziehung Klonalität ist gleich Malignität auch für B-Zell-Infiltrate nicht mehr uneingeschränkt. Auch in klinisch und histologisch eindeutigen lymphoiden Hyperplasien lassen sich mit stark schwankender Häufigkeit (10–70 %) immunhistologisch monoklonale B-Zell-Infiltrate nachweisen. Die klinisch-prognostische Bedeutung eines solchen Befundes ist zur Zeit unklar. Vorstellbar ist jedoch, daß er das Initialstadium eines primär kutanen B-Zell-Lymphoms darstellt, in dem entweder eine Weiterentwicklung zum eindeutigen, d.h. biologisch malignen B-Zell-Lymphom, oder eine spontane Rückbildung möglich ist. Diese Interpretation wird gestützt durch molekularpathologische Untersuchungen der Umlagerung der Immunglobulingene bei kutanen lymphoiden Hyperplasien (Pseudolymphome). B-Zell-Populationen mit einheitlichem Immunglobulinrearrangement als Ausdruck der Monoklonalität waren bei etwa 20–30 % der auch immunhistologisch als polyklonal angesehenen Infiltrate anzutreffen. Obwohl auch bei etwa 5 % der Patienten mit polyklonalem Infiltrat nach unterschiedlich langem Verlauf eindeutige B-Zell-Lymphome auftreten können, war deren Entwicklung bei Patienten mit monoklonalem Infiltrat mit etwa 25 % deutlich häufiger zu beobachten. Der Nachweis einer klonalen B-Zell-Population bedeutet jedoch nicht zwingend eine ungünstige Prognose, da auch bei Patienten mit klonalen B-Zell-Infiltraten ein klinisch gutartiger Verlauf beschrieben ist [7]. Auffälligerweise traten in der Southern-blot-Analyse Banden als Hinweis auf einheitliche Genumlagerung monoklonaler Zellen auf, die dann im Verlauf wieder verschwanden. Dies könnte als Rückbildung klonaler B-Zell-Populationen interpretiert werden. Am Anfang der Lymphomentwicklung fehlt den zwar klonalen Populationen möglicherweise noch das biologisch maligne Wachstumsverhalten, das erst im weiteren Verlauf durch noch unbekannte Ereignisse von der B-Zelle erworben wird.

Die Ergebnisse dieser neuen Untersuchungen zeigen also für T- und B-Zell-Lymphome, daß insbesondere im Initialstadium diagnostische Probleme bestehen, daß diese aber vor dem pathophysiologischen Hintergrund zu erklären sind. Die derzeit erhebbaren Befunde sind komplex und erlauben bei vielen Patienten mit Lymphomverdacht keine eindeutige Diagnose. Wir verfügen über neue diagnostische Techniken, deren Ergebnisse vielfach noch enger mit den klinischen Verlaufsbeobachtungen korreliert werden müssen, um sie in ihren klinischen Konsequenzen richtig zu interpretieren. Diese Situation ist nicht neu. »Recently I have been in the habit to interprete histological pictures not only in mycosis fungoides only in the light of their clinical behavior« stellte der amerikanische Dermatologe J. Fraser 1925 fest, als es in den 20er Jahren um die Deutung lichtmikroskopischer Befunde bei Mf ging [5]. Heute gilt dies auch für die Wertung immunhistologischer und molekularbiologischer Ergebnisse.

Literatur

1. Borowitz MJ, Weidner A, Olsen EA, Picker LJ (1993) Abnormalities of circulating T-cell subpopulations in patients with cutaneous T-cell lymphoma: cutaneous lymphocyte-associatet antigen expression on T cells correlates with extend of disease. Leukemia 7: 859–863
2. Burg G, Zwingers T, Staegemeir E, Santucci M, EORTC – Cutaneous Lymphoma Project Group (1994) Interrater and intrarater variabilities in the evaluation of cutaneous lymphoproliferative T-cell infiltrates. Dermatol Clin 12: 311–314
3. Clark JR, Williams ME, Swerdlow SH (1990) Detection of B- and T-cells in paraffine embedded tissue sections. Diagnostic utility of commercially obtained 4KB5 and UCHL-1. Am J Clin Pathol 93: 58–69
4. Cooper KD (1992) Skin-infiltrating lymphocytes in normal and disordered skin: activation signals and functional roles in psoriasis and mycosis fungoides-type cutaneous T cell lymphoma. J Dermatol 19: 731–737
5. Fraser IF (1925) Mycosis fungoides: its relation to leukemia and lymphosarkoma. Arch Dermatol Syphil 12: 814–828
6. Garbe C, Stein H, Dienemann D, Orfanos CE (1991) Borrelia burgdorferi associated cutaneous B cell lymphoma: clinical and immunohistological characterisation of four cases. J Am Acad Dermatol 24: 584–590
7. Hammar E, Sangueza O, Suwanjindar P, White CR, Braziel RM (1993) Immunophenotypic and genotypic analysis in cutaneous lymphoid hyperplasia. J Am Acad Dermatol 28: 426–433
8. Harris LH, Jaffe SE, Stein H et al. (1994) A revised European-American classification of lymphoid neoplasms: a proposal from the international lymphoma study group. Blood 84: 1361–1392
9. Hauschild A, Sterry W (1989) Formalin-resistant leukocyte surface antigens in the diagnosis of cutaneous malignant lymphomas. Am J Pathol 135: 177–184
10. Ho VC, Baadsgaard O, Elder TJ et al. (1990) Genotypic analysis of T-cell clones derived from cutaneous T-cell lymphoma lesions demonstrates selective growth of tumor infiltrating lymphocytes. J Invest Dermatol 95: 4–8
11. Lessin RS, Rook A, Rovera G (1991) Molecular diagnosis of cutaneous T-cell lymphoma: polymerase chain reaction amplification of T-cell antigen receptor β-chain gene rearrangements. J Invest Dermatol 96: 299–302
12. Olerud JE, Kulin PA, Chew ED et al. (1992) Cutaneous T-cell lymphoma. Evaluation of pretreatment skin biopsy specimens by a panel of pathologists. Arch Dermatol 128: 501–507
13. Picker LJ, Weiß LM, Medeiros LJ, Wood GS, Warnke R (1987) Immunophenotypic criteria for the diagnosis of non-Hodgkin's lymphoma. Am J Pathol 128: 181–201

14. Preesman AH, Hu HZ, Tilanus MGJ et al. (1992) T-cell receptor Vβ-family usage in primary cutaneous and primary nodal non-Hodgkin's lymphoma. J Invest Dermatol 99: 587–593
15. Saed G, Fivenson DO, Naidu Y, Nickoloff BJ (1994) Mycosis fungoides exhibits a Th1-type cell mediated cytokine profile whereas Sezary syndrome expresses a Th2-type profile. J Invest Dermatol 103: 29–33
16. Santucci M, Burg G, Feller AC (1994) Interrater and intrarater reliability of histologic criteria in early cutaneous T-cell lymphoma. Dermatol Clin 12: 323–327
17. Stein H, Dallenbach F, Dienemann D (1988) Differenzierungslinien physiologischer und maligner Zellen des lymphatischen Systems. Verh Dtsch Ges Pathol 72: 57–85
18. Sterry W, Mielke V (1989) $CD4^+$ cutaneous T-cell lymphomas show the phenotype of helper/inducer cells ($CD45RA^-$, $CDw29^+$). J Invest Dermatol 93: 413–416
19. Volkenandt M, Wienicke R, Koch OM (1993) Conformational polymorphism of cRNA of T-cell receptor genes as a clone specific molecular marker for cutaneous lymphoma. J Invest Dermatol 101: 514–516
20. Weinberg JM, Rook AH, Lessin SR (1993) Molecular diagnosis of lymphocytic infiltrates of the skin. Arch Dermatol 129: 1491–1500
21. Wood GS, Tung M, Haeffner AC et al. (1994) Detection of clonal T-cell receptor γ gene rearrangements in early mycosis fungoides/Sezary syndrome by polymerase chain reaction and denaturing gradient gel electrophoresis (PCR/DGGE). J Invest Dermatol 103: 34–41
22. Zucker-Franklin D, Hooper WC, Evatt BL (1992) Human lymphotropic retroviruses associated with mycosis fungoides: evidence that human T-cell lymphotropic virus type II (HTLV-II) as well as HTLV-I may play a role in the disease. Blood 80: 1537–1545

Photodermatologie

Photoallergie und chronische aktinische Dermatitis – ein neues Konzept

Erhard Hölzle

Einleitung

Photoallergie und chronische aktinische Dermatitis sind Anfangs- und Endzustände in einem Spektrum von Erkrankungen, die mit einer akuten Photosensibilisierung oder einer chronisch persistierenden Photosensitivität einhergehen. Klinisch stehen Lichtempfindlichkeit und ekzematöse Hautveränderungen in lichtexponierter Haut im Vordergrund. In der Literatur sind seit der Erstbeschreibung der persistierenden Lichtreaktionen 1962 durch Wilkinson [25] verschiedene Dermatosen mit chronischer Photosensitivität beschrieben und definiert worden. Hierzu gehören neben der persistierenden Lichtreaktion das aktinische Retikuloid, das photosensitive Ekzem, die chronische photosensitive Dermatitis und die lichtaggravierte atopische Dermatitis. Eine eindeutige Zuordnung anhand der historisch gegebenen Definitionen ist jedoch im Einzelfall nicht immer möglich. 1979 haben daher Hawk und Magnus [7] als zusammenfassendes Konzept die chronische aktinische Dermatitis vorgestellt. Ein auf diesen Vorschlägen aufbauendes erweitertes Konzept und seine Beziehung zur Photoallergie sollen nachfolgend dargestellt werden.

Photoallergie

Sie ist definiert als eine Typ-IV-Reaktion gegen ein Allergen, welches durch Absorption von UVA an einen Photosensibilisator entsteht. Das durch UVA photochemisch angeregte Photoprodukt des Photosensibilisators wird durch Bindung an ein körpereigenes Protein zum Allergen. Dieses führt nach einer Sensibilisierung bei Reexposition zu einer, abhängig von der Applikationsweise topisch oder systemisch ausgelösten, zellvermittelten allergischen Reaktion in der Haut (Abb. 1).

Klinisch entsteht dabei das Bild einer allergischen Kontaktdermatitis an lichtexponierter Haut. Der Verlauf zeigt nach einmaliger Exposition eine Crescendoreaktion, bei weiteren Expositionen ein chronisches Bild. Die Dermatitis ist histopathologisch durch kompakte Hornschicht, fokale Parakeratose und Spongiose in der Epidermis charakterisiert. Weiter bestehen subepidermales Ödem sowie oberflächliches, perivaskuläres und interstitielles lymphozytäres Infiltrat mit wenigen Eosinophilen und ausgeprägter Exozytose. In den Phototestungen zeigen sich bei Unterbrechung der Allergenzufuhr normale Erythemschwellen und normale Reaktionen bei Photoprovokationsversuchen. Im Photopatchtest kann das Photoallergen identifiziert werden.

Die photoallergische Dermatitis könnte als akute aktinische Dermatitis, die auch phototoxische Reaktionen einschließen würde, der nachfolgend beschriebenen chronischen aktinischen Dermatitis gegenübergestellt werden.

Chronische aktinische Dermatitis

Historische Entwicklung

Persistierende Lichtreaktion. Von Wilkinson wurde 1962 [25] der Begriff der persistierenden Lichtreaktion geprägt. Er hatte einen epidemieartigen Ausbruch von Kontakt- und Photokontaktreaktionen

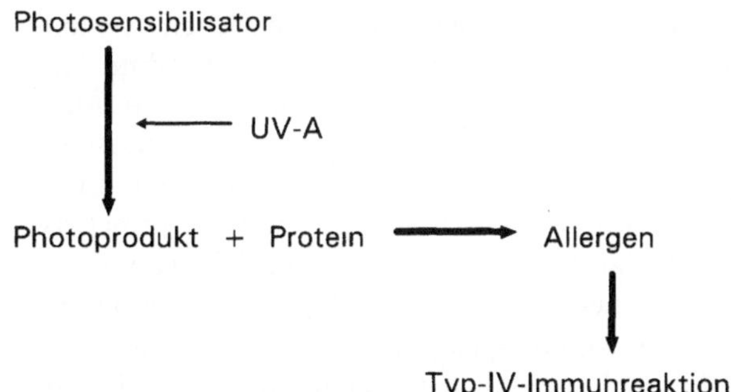

Abb. 1. Mechanismus der Photoallergie. Durch Photoaktivierung eines Photosensibilisators mit UVA entsteht ein Photoprodukt, welches durch Bindung an ein körpereigenes Protein zum Photoallergen wird. Nach einer Sensibilisierung entsteht bei erneuter Exposition eine Typ-IV-Immunreaktion

auf Tetrachlorsalizylanilid bei Beschäftigten eines Betriebes, in dem tetrachlorsalizylanilidhaltige Seifen hergestellt und auch den Mitarbeitern zum Gebrauch zur Verfügung gestellt wurden, beobachtet. Tetrachlorsalizylanilid diente als antimikrobielle Substanz in diesen Deodorantseifen. Bei der Nachbeobachtung der Patienten konnte Wilkinson die Entwicklung einer persistierenden Photosensitivität feststellen, wobei ohne weiteren Kontakt mit den auslösenden halogenierten Salizylaniliden eine Lichtempfindlichkeit fortbestand. Klinisch boten die Patienten das Bild einer chronischen lichenifizierten Dermatitis in den lichtexponierten Hautarealen. Aus diesen Beobachtungen und umfangreichen photobiologischen Untersuchungen entwickelten Wilkinson und Mitarbeiter die folgende Definition der persistierenden Lichtreaktion:

- Vorausgehende akute Photokontaktdermatitis
- chronische ekzematöse Hautveränderungen an lichtexponierter Haut
- Aktionsspektrum im UVB- oder zusätzlich im UVA-Bereich
- Nachweis eines Photoallergens im Photopatchtest

In der Folgezeit wurden weitere Photoallergene, die zu einer persistierenden Lichtreaktion führen können, identifiziert. Sie umfassen neben Tetrachlorsalizylanilid und verwandten Desinfizienzien [21] Thiazide [23], Chlorpromazin und Ambrette Moschus [5, 28]. Es kann hier hinzugefügt werden, daß bei einer Vielzahl derzeit mit chronischer aktinischer Dermatitis beschriebener Patienten eine Photosensibilisierung gegen UV-Filter-Substanzen vorliegt, so daß diese Produkte möglicherweise auch als Auslöser für eine persistierende Lichtreaktion diskutiert werden können.

Aktinisches Retikuloid. 1969 beschrieben Ive und Mitarbeiter [9] ein verwandtes Krankheitsbild, das die Autoren wegen der histopathologischen Ähnlichkeit zu einem T-Zell-Lymphom als aktinisches Retikuloid bezeichneten. Sie beobachteten ältere Männer mit chronisch lichenifizierter Dermatitis, Papeln und infiltrierten Plaques in lichtexponierter Haut mit der erwähnten histologischen Charakteristik. Das Aktionsspektrum lag im UVB und UVA, häufig auch zusätzlich im sichtbaren Licht. Photopatchtestungen erwiesen sich als negativ. Das Krankheitsbild wurde wie folgt definiert:

- Infiltrierte Papeln und Plaques in lichtexponierter Haut
- T-Zell-Lymphom-artiges histologisches Bild
- Aktionsspektrum UVA und UVB, oft zusätzlich sichtbares Licht
- Photopatchtest negativ

Photosensitives Ekzem. Ramsay und Kobza-Black beschrieben 1973 [22] eine weitere Gruppe von Patienten mit dem klinischen Bild einer persistierenden Lichtreaktion, jedoch einem nur auf UVB beschränkten Aktionsspektrum und fehlendem Nachweis eines Photoallergens. Dieses photosensitive Ekzem definierten die Autoren wie folgt:

- Vorausgehende chronische Dermatitis unterschiedlicher Genese
- chronische ekzematöse Dermatitis in lichtexponierter Haut
- Aktionsspektrum ausschließlich im UVB
- Photopatchtest negativ
- Patchtest fakultativ positiv

Chronische photosensitive Dermatitis. Die Situation wurde weiterhin kompliziert, als 1974 Frain-Bell et al. eine chronische photosensitive Dermatitis [4] als Entität vorschlugen. Folgende Kriterien zur Definition wurden aufgestellt:

- Vorausgehende chronische Dermatitis unterschiedlicher Genese
- chronische ekzematöse Dermatitis in lichtexponierter Haut
- breites Aktionsspektrum, neben UVB auch UVA oder sichtbares Licht
- Patch- und Photopatchtest fakultativ positiv

Chronische aktinische Dermatitis. Die Vielzahl dieser diagnostischen Begriffe gab Anlaß zur Verwirrung; im Einzelfall konnte ein Patient aufgrund der historischen und sich häufig überlappenden Definitionskriterien nicht sicher zugeordnet werden. Es ist das Verdienst von Hawk und Magnus 1979 [7], ein Konzept zur Vereinheitlichung vorgeschlagen zu haben. Die Autoren faßten photosensitives Ekzem, chronische photosensitive Dermatitis, aktinisches Retikuloid und persistierende Lichtreaktion in dem Begriff der chronischen aktinischen Dermatitis zusammen. Schon zuvor hatten Frain-Bell und Mitarbeiter [4] die photosensitive Dermatitis und das aktinische Retikuloid als gemeinsame Entität angesehen. Wolf und Hönigsmann [27] vertraten die Ansicht, daß persistierende Lichtreaktion und aktinisches Retikuloid nicht voneinander abgrenzbare eigenständige Entitäten, sondern Minimal- und Maximalvarianten eines gemeinsamen Spektrums, nämlich der chronischen aktinischen Dermatitis,

Definition der chronischen aktinischen Dermatitis

Klinik	Ausgeprägte Lichtempfindlichkeit, chronische Dermatitis in lichtexponierter Haut, Streureaktionen
Histopathologie	Spongiotische Dermatitis, selten T-Zell-Lymphom-artig
Phototestung	Dermatitis experimentell ohne Photosensibilisator provozierbar
Aktionsspektrum	UVB, fakultativ zusätzlich UVA, sichtbares Licht

darstellten. In neuerer Zeit wurde wiederum von Lim et al. [11] und von Norris und Hawk [16] die Meinung vertreten, daß der Begriff chronische aktinische Dermatitis die bisher verwendeten Subklassifikationen vollständig ersetzen sollte. In Anlehnung an diese Vorschläge kann der chronischen aktinischen Dermatitis die folgende Definition zugrundegelegt werden (s. oben):

- *Klinisch* besteht eine ausgeprägte, dem Patienten durchaus bewußte Lichtempfindlichkeit. Es entsteht das Bild einer chronischen Dermatitis in lichtexponierter Haut, wobei Streureaktionen vorkommen.
- *Histopathologisch* sind die Veränderungen durch eine spongiotische Dermatitis gekennzeichnet. Genuine Hautveränderungen weisen eine chronische Dermatitis mit Parakeratose, plumper Akanthose und einem dichten lymphohistiozytären Infiltrat in der oberen Dermis auf. Dieses Bild kann selten auch einer Mycosis fungoides sehr ähnlich sein und es liegt dann das aktinische Retikuloid vor. In einigen Arbeiten [18, 24] wurde auf ein Überwiegen von CD-8-positiven T-Zellen im Infiltrat als einem Charakteristikum für das aktinische Retikuloid hingewiesen. Diese Beobachtung blieb jedoch nicht unwidersprochen [20].
- *Photobiologisch* kann durch provokative Phototestungen an klinisch normaler Haut eine Dermatitis, die sich histologisch als akute spongiotische Dermatitis zeigt, induziert werden. Das Aktionsspektrum liegt bei allen Patienten im UVB und kann fakultativ zusätzlich auch UVA und sichtbares Licht umfassen.

Lichtaggravierte atopische Dermatitis. Die obengenannte Definition stellt den größten gemeinsamen Teiler der bisher beschriebenen einzelnen Entitäten dar. Legt man diese Definition zugrunde, so kann auch die lichtaggravierte atopische Dermatitis der chronischen aktinischen Dermatitis zugeordnet werden. Ihre diagnostischen Kriterien wären die folgenden:

- Atopische Diathese mit lange vorbestehendem atopischen Ekzem
- lichenifizierte chronische Dermatitis in lichtexponierter Haut
- Aktionsspektrum im UVA und/oder UVB
- Patch- und Photopatchtest fakultativ positiv

Diese Kriterien werden durch eigene Untersuchungen an einer Gruppe von 19 Patienten [8] bestätigt.

Das Konzept der chronischen aktinischen Dermatitis

Das hier vorgeschlagene Konzept der chronischen aktinischen Dermatitis entstand aus zahlreichen Fallbeobachtungen und einer Synopsis der bestehenden Literatur [12]. Es verwendet die chronische aktinische Dermatitis als einen Überbegriff unter dem einzelne Diagnosen wie persistierende Lichtreaktion, aktinisches Retikuloid, photosensitives Ekzem, chronische photosensitive Dermatitis und lichtaggravierte atopische Dermatitis eingeordnet werden können. Gemeinsame Charakteristika sind Lichtempfindlichkeit, chronische Dermatitis in lichtexponierter Haut und Reproduzierbarkeit der Dermatitis durch provokative Phototestungen (Übersicht 1). Die einzelnen Subtypen werden dann durch die folgenden Kriterien unterschieden (Tabelle 1).

- *Histologisch* zeigt sich immer eine spongiotische Dermatitis, mit Ausnahme des aktinischen Retikuloids, welches ein Mycosis-fungoides-artiges Bild zeigt.
- Das *Aktionsspektrum* liegt bei allen Subtypen primär im UVB und bleibt beim photosensitiven Ekzem auch auf diesen Bereich beschränkt. Die persistierende Lichtreaktion und die lichtaggravierte atopische Dermatitis zeigen fakultativ zusätzlich eine Photosensitivität im UVA-Bereich. Patienten mit aktinischem Retikuloid und einer photosensitiven Dermatitis können darüber hinaus auch auf sichtbares Licht reagieren.
- Der *Photopatchtest* ist lediglich bei der persistierenden Lichtreaktion wegweisend, es ist dann aber die Identifizierung eines für das Krankheitsbild relevanten Photoallergens notwendig. Bei aktinischem Retikuloid, photosensitivem Ekzem und lichtaggravierter atopischer Dermatitis ist der Photopatchtest

Tabelle 1. Diagnosekriterien zur Identifizierung der Subtypen der chronischen aktinischen Dermatitis

Diagnose	Histologie	Aktionsspektrum	Photopatchtest	Patchtest
Persistierende Lichtreaktion	Spongiotische Dermatitis	UVB, (UVA)	+	+/-
Aktinisches Retikuloid	Mf-artig	UVB, UVA (sichtbares Licht)	-	+/-
Photosensitives Ekzem	Spongiotische Dermatitis	UVB	-	+/-
Photosensitive Dermatitis	Spongiotische Dermatitis	UVB, (UVA) (sichtbares Licht)	+/-	+/-
Lichtaggravierte atopische Dermatitis	Spongiotische Dermatitis	UVA, UVB	-	+/-

negativ. Fakultativ positive Reaktionen kommen bei der chronischen photosensitiven Dermatitis vor.

- *Kontaktallergene* können zusätzlich identifiziert werden, besitzen aber keine diagnostische Relevanz.

Pathogenese der chronischen aktinischen Dermatitis

Ein mögliches pathogenetisches Konzept der chronischen aktinischen Dermatitis (Abb. 2) geht davon aus, daß sich einer vorbestehenden chronischen entzündlichen Dermatose sekundär eine Photosensitivität aufpfropft, die dann chronisch persistiert und die ursprüngliche Dermatose überlagert. Der daraus resultierende Zustand wird als chronische aktinische Dermatitis bezeichnet. Die unterschiedlichen Subtypen lassen sich anhand der genannten Kriterien identifizieren und zumindest hypothetisch unterschiedlichen Vorerkrankungen zuordnen. So ist allgemein akzeptiert, daß sich aus der photoallergischen Dermatitis durch Hinzutreten der chronisch persistierenden Photosensitivität eine persistierende Lichtreaktion entwickelt. Gleiches gilt für die atopische Dermatitis und ihre lichtaggravierte Variante. Ob ein Kontaktekzem schließlich zu einer chronischen photosensitiven Dermatitis oder zu einem photosensitiven Ekzem führen kann, bleibt offen. Auch ist hypothetisch, ob aus einem Prämykosid oder einer Mycosis fungoides schließlich ein aktinisches Retikuloid entsteht. Allerdings sind Fälle von Mycosis fungoides beschrieben, die eine ausgeprägte Photosensitivität aufwiesen [15].

Die pathogenetischen Mechanismen der chronischen aktinischen Dermatitis sind unbekannt. Es wurden unterschiedliche Hypothesen aufgestellt. Willis und Kligman vermuteten 1968 die Persistenz des Photoallergens in der Haut [26] . Dieses mag für seltene umschriebene persistierende Lichtreaktionen zutreffend [1, 3] sein, es kann aber eine generalisierte Lichtempfindlichkeit nicht erklären. Baer und Kopf [2] sowie Kochevar und Harber [10] nahmen eine Autosensibilisierung gegen Photoprodukte in der Haut an. In einer Arbeit von Giannelli et al. [6] wurde in Fibroblastenkulturen von Patienten mit aktinischem Retikuloid eine zelluläre Photosensitivität gezeigt, die möglicherweise durch vermehrte Bildung von Sauerstoffradikalen verursacht wird. Die Autoren verwendeten für ihre Untersuchungen

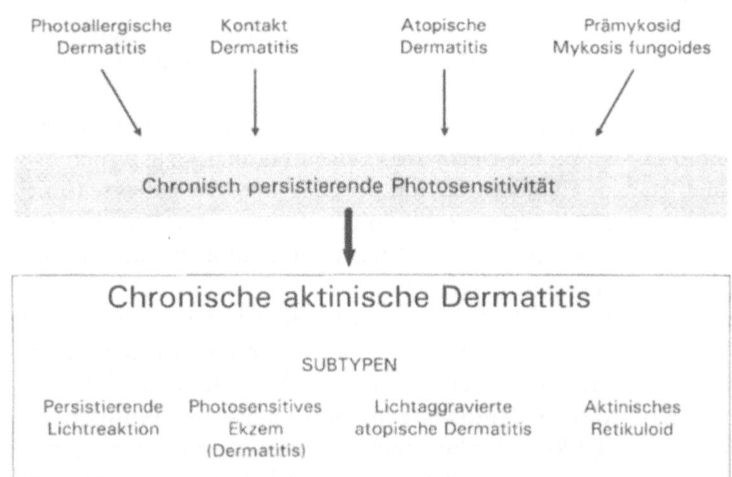

Abb. 2. Hypothetisches Konzept zur Pathogenese der chronischen aktinischen Dermatitis. Zu verschiedenen chronisch-entzündlichen Dermatosen kann sekundär eine persistierende Photosensitivität hinzutreten. Dadurch entsteht die chronische aktinische Dermatitis. Sie kann in unterschiedliche Subtypen, die hypothetisch mit den ursprünglichen Dermatosen in Beziehung stehen, unterteilt werden

jedoch ausschließlich UVA, und eine weitere Bestätigung dieses Konzeptes fehlt. Neuere Untersuchungen machen verstärkte Zellmembranschäden durch oxydativen Streß wahrscheinlich [29, 30].

Differentialdiagnosen der chronischen aktinischen Dermatitis

Die wichtigsten Differentialdiagnosen der chronischen aktinischen Dermatitis umfassen photoallergische Reaktionen, aerogene Kontaktdermatitis (airborne contact dermatitis) und aktinische Prurigo. Die photoallergische Reaktion zeigt einen akuten Verlauf und ist gebunden an die Allergenexposition. Das Aktionsspektrum liegt alleine im UVA. Patienten mit aerogener Kontaktdermatitis weisen normale Photoreaktionen auf. Die Diagnose wird durch den Nachweis des Kontaktallergens, häufig Allergene aus der Pflanzenfamilie der Kompositen, gestellt. Die aktinische Prurigo beginnt, im Gegensatz zur chronischen aktinischen Dermatitis, die das mittlere und höhere Lebensalter bevorzugt, bereits in der Kindheit. Klinisch eindrucksvoll ist das typische pruriginöse Bild.

Therapie der chronischen aktinischen Dermatitis

Die Therapie der chronischen aktinischen Dermatitis ist schwierig, und die Vorschläge hierzu in der Literatur sind uneinheitlich und mannigfach. In unserer Erfahrung hat sich jedoch die Kombination aus konsequentem Lichtschutz, vorübergehender topischer oder systemischer Behandlung mit Kortikosteroiden und einer Photochemotherapie [13, 19] bewährt. Der Einsatz von Kortikosteroiden kann auf die oft schwierige Anfangsphase der Photochemotherapie beschränkt werden. Andere Immunsuppressiva wie Azathioprin [14] und Cyclosporin [17] oder auch Chloroquin [11] können in besonderen Situationen Anwendung finden. Der therapeutische Nutzen von β-Carotin, Nikotinamid, Ketokonazol und systemisch verabfolgten Retinoiden ist nicht allgemein anerkannt und beruht auf anekdotischen Berichten.

Die Photochemotherapie der chronischen aktinischen Dermatitis wird prinzipiell nach den Richtlinien der Photochemotherapie wie bei Psoriasis durchgeführt. Die initialen UVA-Dosen betragen im allgemeinen 0,5 bis 1,0 J/cm². Bei einer Photosensitivität im UVA muß die Anfangsdosis niedriger gewählt werden, wenn möglich unterhalb der vorher bestimmten Erythemschwelle, und es ist hilfreich, Kortikosteroide topisch oder systemisch zusätzlich einzusetzen. Unter dieser zusätzlichen immunsuppressiven Therapie gelingt es, die UVA-Dosen schrittweise auf die dem Hauttyp des Patienten angepaßten, therapeutisch üblichen Dosen zu erhöhen. Es kann dann auf eine weitere medikamentöse Therapie verzichtet werden. Die Erhaltungstherapie orientiert sich nach dem üblichen Schema der Photochemotherapie. Während der sonnenarmen Jahreszeit kann bei vielen Patienten eine Unterbrechung der Behandlung erfolgen. In der Tabelle 2

Tabelle 2. Photochemotherapie der chronischen aktinischen Dermatitis

Alter	Geschlecht	Anzahl der Behandlungen	UVA-Dosis in J/cm² Einzeln	Kumulativ	Klinische Besserung
22	m	37	0,25–0,45	60	++
76	m	37	0,35–3,00	49	+++
53	m	55	0,25–6,00	261	+++
56	w	18	0,30–1,00	20	+++
65	m	14	0,20–3,00	20	--
48	m	32	0,30–7,00	20	+++
75	m	11	0,30–4,00	21	+
65	m	12	0,30–1,50	7	++
81	m	32	0,50–3,50	82	+++
65	w	24	0,50–4,50	30	+++
50	w	48	1,00–6,50	125	+++
59	w	4	0,50–1,00	3	abgebrochen
56	m	56	1,00–6,00	310	+++
76	m	16	0,50–4,00	32	+++

-- keine Wirkung, + geringe Besserung, ++ deutliche Besserung, +++ erscheinungsfrei.

sind unsere Erfahrungen an einer Reihe von Patienten mit chronischer aktinischer Dermatitis zusammengefaßt. Die überwiegende Mehrzahl der Patienten konnte durch die Behandlung Erscheinungsfreiheit erreichen. Die Versagerquote betrug 2 von 14, ein weiterer Patient hatte aus persönlichen Gründen die Therapie abgebrochen.

Zusammenfassung und Ausblick

Die chronische aktinische Dermatitis ist in ihrer Definition ein Überbegriff über ein Spektrum ähnlicher Erkrankungen, die klinisch durch extreme Lichtempfindlichkeit und eine chronische Dermatitis in lichtexponierten Arealen, histologisch durch eine spongiotische Dermatitis und photobiologisch durch experimentelle Reproduzierbarkeit der Dermatitis durch UVB und oft auch längerwellige Strahlung gekennzeichnet sind. Das Spektrum umfaßt persistierende Lichtreaktion, aktinisches Retikuloid, photosensitives Ekzem, chronische photosensitive Dermatitis und lichtaggravierte atopische Dermatitis. Die nosologische Einordnung von Patienten in diese historisch gewachsenen Begriffe ist im Einzelfall manchmal schwierig, und es ist dann hilfreich, lediglich den Überbegriff der chronischen aktinischen Dermatitis als Diagnosebezeichnung zu verwenden. Eine Zuordnung zu den genannten Subtypen ist jedoch immer anzustreben.

Pathogenetisch stellt die chronische aktinische Dermatitis einen Endzustand dar, der sich aus unterschiedlichen entzündlichen Dermatosen durch Hinzutreten einer chronisch persistierenden Photosensitivität ergibt. In diesem Endstadium ist eine Unterscheidung der ursprünglichen Dermatose nicht immer möglich und vielleicht auch nicht sinnvoll. Die beteiligten Pathomechanismen sind nur lückenhaft bekannt.

Die Analyse einer großen Patientenzahl mit modernen standardisierten photobiologischen Testmethoden und eine weitere pathogenetische Aufklärung werden möglicherweise in der Zukunft eine bessere Definition der Subtypen erlauben und damit die Brauchbarkeit dieser Einteilung entweder bestätigen oder widerlegen.

Literatur

1. Allen H, Kaidbey K (1979) Persistent photosensitivity following occupational exposure to epoxy resin. Arch Dermatol 115: 1307–1310
2. Baer RL, Kopf AW (1964) Yearbook of dermatology. Chicago, Year Book Medical Publishers, p 133
3. Burry JN (1970) Persistent light reaction from buclosamide. Arch Dermatol 101: 95–97
4. Frain-Bell W, Lakshmipathi T, Rogers J, Willock J (1974) The syndrome of chronic photosensitivity dermatitis and actinic reticuloid. Br J Dermatol 91: 617–634
5. Galosi A, Plewig G (1982) Photoallergisches Ekzem durch Ambrette Moschus. Hautarzt 33: 589–594
6. Giannelli F, Botcherby PK, Marimo B, Magnus IA (1983) Cellular hypersensitivity to UVA: A clue to the aetiology of actinic reticuloid. Lancet 1: 88–91
7. Hawk JLM, Magnus IA (1979) Chronic actinic dermatitis - an idiopathic photosensitivity syndrome including actinic reticuloid and photosensitive eczema. Br J Dermatol 101 (Suppl 17): 24
8. Hölzle E (1990) Photoprovokation und Photoallergie beim atopischen Ekzem. Dtsch Dermatol 38: 1058–1059
9. Ive FA, Magnus IA, Warin RP, Wilson Jones E (1969) »Actinic reticuloid«; a chronic dermatosis associated with severe photosensitivity and the histologic resemblance to lymphoma. Br J Dermatol 81: 469–485
10. Kochevar IE, Harber LC (1977) Photoreactions of 3,3',4',5-tetrachlorosalicylanilide with proteins. J Invest Dermatol 68: 151–156
11. Lim HW, Buchness MR, Ashinoff R, Soter N (1990) Chronic actinic dermatitis: study of the spectrum of chronic photosensitivity in 12 patients. Arch Dermatol 126: 317–323
12. Milde P, Hölzle E, Neumann N et al. (1991) Chronische aktinische Dermatitis. Konzeption und Fallbeispiele. Hautarzt 42: 617–622
13. Morison WL, White HAD, Gonzalez E, Parrish JA, Fitzpatrick TB (1979) Oral methoxsalen photochemotherapy of uncommon photodermatoses. Acta Derm Venereol (Stockh) 59: 366–368
14. Murphy GM, Maurice PM, Norris PG, Morris RW, Hawk JML (1989) Azathioprine in the treatment of chronic actinic dermatitis: a double blind controlled trial with monitoring of exposure to ultraviolet radiation. Br J Dermatol 121: 639–646
15. Neill SM, Du Vivier A (1985) A case of mycosis fungoides mimicking actinic reticuloid. Br J Dermatol 113: 497–500
16. Norris PG, Hawk JLM (1990) Chronic actinic dermatitis. A unifying concept. Arch Dermatol 126: 376–378
17. Norris PG, Camp RdR, Hawk JLM (1989) Actinic reticuloid: response to cyclosporin. J Am Acad Dermatol 21: 307–309
18. Norris PG, Morris J, Smith NP, Chu AC, Hawk JLM (1989) Chronic actinic dermatitis: An immunohistologic and photobiologic study. J Am Acad Dermatol 21: 966–971

19. Plewig G, Hölzle E, Lehmann P (1986) Phototherapy for photodermatoses. In: Hönigsmann H, Stingl G (eds) Therapeutic photomedicine. Karger, Basel, pp 263–274
20. Ralfkiaer E, Lange Wantzin G, Stein H, Mason DY (1986) Photosensitivity dermatitis with actinic reticuloid syndrome: an immunohistological study of the cutaneous infiltrate. Br J Dermatol 114: 47–56
21. Ramsay CA (1979) Skin responses to ultraviolet radiation in contact photodermatitis due to fentichlor. J Invest Dermatol 72: 99–102
22. Ramsay CA, Kobza-Black A (1973) Photosensitive eczema. Transact St John's Hosp Dermatol Soc 59: 152–158
23. Robinson HN, Morison WL, Hood AF (1985) Thiazide diuretic therapy and chronic photosensitivity. Arch Dermatol 121: 522–524
24. Toonstra J, Putte SCJ van der, Wichen DF van et al. (1989) Actinic reticuloid: immunohistochemical analysis of the cutaneous infiltrate in 13 patients. Br J Dermatol 120: 779–786
25. Wilkinson DS (1962) Further experiences with halogenated salicylanilides. Br J Dermatol 74: 295–301
26. Willis I, Kligman AM (1968) The mechanism of the persistent light reactor. J Invest Dermatol 51: 385–394
27. Wolf C, Hönigsmann H (1988) Das Syndrom der chronisch-aktinischen Dermatitis. Persistierende Lichtreaktion - aktinisches Retikuloid. Hautarzt 39: 635–641
28. Zugerman C (1981) Persistent photosensitivity caused by musk ambrette. Arch Dermatol 177: 432–434
29. Luy H, Frenk E, Applegate LA (1994) Ultraviolet A-induced cellular membrane damage in the photosensitivity dermatitis/actinic reticuloid syndrome. Photodermatol Photoimmunol Photomed 10: 126–133
30. Applegate LA, Frenk E, Gibbs N et al. (1994) Cellular sensitivity to oxidative stress in the chronic actinic dermatitis syndrome. J Invest Dermatol 102: 762–767

Photodiagnostische Testverfahren bei Lichtdermatosen: Polymorphe Lichtdermatose, Lupus erythematodes und Lichturtikaria

Percy Lehmann

Einleitung

Die Diagnostik der Lichtdermatosen beruht auf Anamnese, klinischem Bild, Histopathologie und Ergebnis der Phototestungen. Laborchemische und immunologische Untersuchungen können zur Diagnostik eines Lupus erythematodes oder einer Porphyrie dienen, sind aber bei den meisten primären oder sekundären Lichtdermatosen nicht hilfreich, da entsprechende spezifische Parameter für diese Erkrankungen fehlen. Zusätzliche Bedeutung erlangen Phototestungen, wenn die Patienten sich im erscheinungsfreien Intervall vorstellen, wie es bei polymorpher Lichtdermatose und Lichturtikaria die Regel ist.

1982 wurde an der Universitätshautklinik Düsseldorf ein Labor für photodiagnostische Testverfahren eingerichtet, in dem in der Folgezeit alle Patienten mit Verdacht auf UV-induzierte Dermatosen getestet wurden. Durch die systematisch durchgeführten Phototestungen konnten einheitliche standardisierte Testprotokolle für alle Lichtdermatosen erarbeitet werden.

Im folgenden Beitrag soll die Wertigkeit photodiagnostischer Testverfahren bei der polymorphen Lichtdermatose, dem Lupus erythematodes und der Lichturtikaria erläutert werden.

Polymorphe Lichtdermatose

Die polymorphe Lichtdermatose ist die häufigste Photodermatose und umfaßt mehr als 90 % aller Patienten mit lichtinduzierten Hautveränderungen. Die Prävalenz wird zwischen 10–20 % angegeben [1, 24], wobei die Dunkelziffer recht hoch ist, da viele Menschen durch vernünftige Verhaltensweisen den Umgang mit dieser Dermatose erlernen und einen Arztbesuch vermeiden.

Häufig treten Eruptionen nur nach extremer Sonnenbestrahlung in großer Höhe, im Schnee oder während eines Strandurlaubs auf. Die polymorphe Lichtdermatose ist eine verzögerte Reaktion nach intensiver Sonneneinstrahlung, die wenige Stunden bis Tage nach der Insolation auftritt und spontan innerhalb mehrerer Tage ohne Residuen bei Vermeidung weiterer UV-Expositionen verschwindet. In der Abfolge der Symptome wird von den Patienten zunächst Juckreiz bemerkt, gefolgt von fleckigen Erythemen. Schließlich treten die typischen Effloreszenzen entsprechend der morphologischen Variante der Dermatose auf. Durch provokative Phototestungen kann die Sequenz der Ereignisse experimentell nachvollzogen werden. Papeln, Plaques oder Papulovesikel können bei ansteigender Strahlendosis konfluieren [9, 11].

Die Diagnose der polymorphen Lichtdermatose wird aufgrund der typischen Anamnese und den Phototestungen, gegebenenfalls in Verbindung mit der Histopathologie gestellt, da die Patienten sich meist im erscheinungsfreien Intervall vorstellen und die genuinen Hautveränderungen daher nicht untersucht werden können. Angaben über das Aktionsspektrum der polymorphen Lichtdermatose divergieren in der Literatur. Die Auslösung typischer Hautveränderungen wird sowohl nach Bestrahlung mit UVB, UVA und auch sichtbarem Licht beschrieben [20]. Zahlreiche frühere Berichte, vor allem aus Amerika, beschreiben lediglich UVB als auslösenden Spektralbereich. Erst seit der Entwicklung von Hochintensitätsstrahlern, die es gestatten, innerhalb kurzer Bestrahlungszeiten hohe Dosen von UVA ohne UVB zu applizieren, gelang es in größeren Studien, sowohl das klinische wie auch das histopathologische Bild der polymorphen Lichtdermatose experimentell im Labor zu reproduzieren [10].

Die polymorphe Lichtdermatose zeigte in unserem Labor die häufigsten positiven Testergebnisse durch repetitive Bestrahlungen großer Testfelder an den Prädilektionsstellen mit relativ hohen UVA-(3mal 60–100 J/cm^2), seltener auch durch UVB-Bestrahlungen (3mal 1,5fache MED). Bei 80 % der positiven Testreaktionen war UVA-, bei 8 % UVB- und bei 12 % sowohl UVA- als auch UVB-Strahlung für die Induktion verantwortlich. In 80 % der Fälle konnte eine Dermatose im Testareal reproduziert und somit die Diagnose gesichert werden. Diese Befunde wur-

Morphologische Varianten der polymorphen Lichtdermatose

Papulöser Typ
  Hämorrhagischer Typ
Plaque-Typ
  Erythema-exsudativum-multiforme-artiger Typ
Papulovesikulöser Typ
  Iktus-Typ
  Vesikulobullöser Typ

den nachfolgend durch andere Arbeitsgruppen weitgehend bestätigt, so daß heute UVA als der wesentliche auslösende Spektralbereich gilt [2, 23, 25].
Durch die Induktion typischer Hautveränderungen konnten 3 Hauttypen und 4 Untergruppen der polymorphen Lichtdermatose differenziert werden (s. unten). Am häufigsten kommt der papulöse Typ vor (66 %), gefolgt vom Plaque-Typ (16 %). Der seltene hämorrhagische Typ (1 %) kann als Variante des papulösen Typs aufgefaßt werden, der Erythema-exsudativum-multiforme-artige Typ (2 %) als Untergruppe des Plaque-Typs. Die vesikulobullöse Form wurde bei Touristen auf Hawaii beschrieben [3] und scheint in unseren Breiten sehr selten zu sein. Aufgrund der Phototestungen konnten wir sie in Europa erstmals untersuchen und beschreiben [18]. Die vesikulobullöse Form kann als Maximalvariante dem papulovesikulösen Typ untergeordnet werden (Abb. 1). Die Bestimmung der minimalen Erythemdosis UVB und der Schwellenwerte für Sofort- und verzögerte Pigmentierung (UVA) zeigte normale Werte im Vergleich zu einer Kontrollgruppe hautgesunder Probanden.

Testprotokoll für Provokationstestung bei polymorpher Lichtdermatose

Testort	Prädilektionsstellen
Testareal	5 × 8 cm
Strahlenquelle	Metallhalogenidstrahler (UVASUN 3000, Mutzhas) Fluoreszenzstrahler UV-800 (Philips TL 20 W/12, Waldmann)
Dosis	3mal 60–100 J/cm² UVA 3mal 1,5fache MED-UVB
Ablesung	24, 48, 72 h nach Bestrahlung

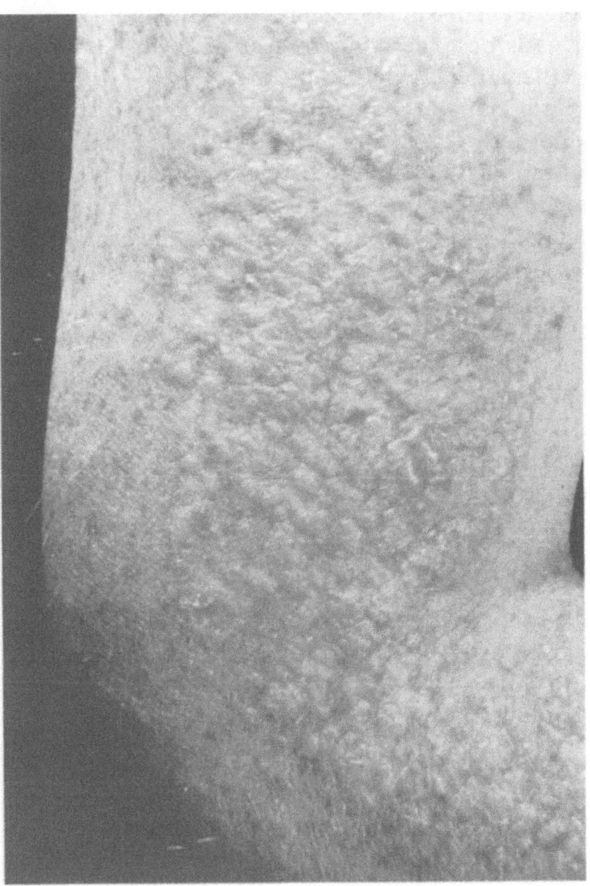

Abb. 1. Polymorphe Lichtdermatose, vesikulobullöser Typ; 24 h nach Bestrahlung mit jeweils 100 J/cm² UVA an 3 aufeinanderfolgenden Tagen; Papulovesikel und Blasen im Provokationsfeld

Lupus erythematodes (LE)

Der LE wird allgemein nicht zu den Lichtdermatosen gezählt, jedoch ist die Induktion oder Exazerbation der Erkrankung durch Sonnenstrahlung seit den frühesten Beschreibungen bekannt. Heute wird allgemein angenommen, daß UV-Strahlung eine spezifische Wirkung in der Pathophysiologie verschiedener Varianten des LE auszuüben vermag, und die Rolle der Sonnenstrahlung wurde in zahlreichen In-vitro- und In-vivo-Untersuchungen sowie in tierexperimentellen Studien untersucht [4, 5, 17, 29, 30].
Die genauere Klassifikation des LE in diskoiden LE, disseminiert-diskoiden LE, subakut-kutanen LE, LE tumidus, LE profundus, bullösen LE, neonatalen LE und primär systemischen LE hat wesentlich zum Verständnis dieser Erkrankung beigetragen [6, 7, 8].

Der subakut-kutane Lupus erythematodes wurde 1979 als besonders photosensitive Form des Lupus erythematodes von Sontheimer und Gilliam aufgrund klinischer und laborchemischer Parameter beschrieben [28]. Geschichtliche Daten deuten darauf hin, daß diese Form bereits zu Beginn des Jahrhunderts als eigenständiges Krankheitsbild bekannt war [13, 16]. Allerdings waren damals die charakteristischen Antikörperbefunde und HLA-Assoziationen noch nicht bekannt.

Systematische Phototestungen einer großen Anzahl von LE-Patienten, auch mit UVA-Strahlen, wurden publiziert [19].

Als Testareal diente der Rücken oder, falls dieser nicht erscheinungsfrei war, die Streckseiten der Unterarme. Es wurden große Testfelder (5 × 8 cm) an 3 aufeinanderfolgenden Tagen jeweils mit 60–100 J/cm^2 UVA beziehungsweise die 1,5fache MED-UVB bestrahlt.

Ablesungen erfolgten nach 24, 48 und 72 h, dann wöchentlich bis 3 Wochen nach der letzten Bestrahlung. Kriterien für eine positive Photoprovokation waren:

- Die Hautveränderungen entsprechen klinisch einem LE.
- Die Histopathologie ist mit LE vereinbar.
- Die Entwicklung erfolgt langsam, und die Veränderungen persistieren mehrere Tage.

Am häufigsten fanden sich positive Testresultate bei Patienten mit LE vom Tumidus-Typ (75 %) und subakut-kutanem LE (63 %), während Patienten mit diskoidem LE in 41 % und systemischem LE in 25 % der Fälle induzierbar waren. Die experimentelle Reproduktion spezifischer Hautveränderungen gelang sowohl mit UVB- als auch mit UVA (Abb. 2). Bezeichnend war, im Gegensatz zu anderen Lichtdermatosen, der langsame Verlauf der Testreaktion. Charakteristische LE-Hautveränderungen entwickelten sich 48–96 h, teilweise auch bis zu 3 Wochen nach der letzten Provokationsbestrahlung und persistierten über einen längeren Zeitraum [15, 19]. Bei 3 Patienten mit zunächst klinisch und histologisch nicht einzuordnenden genuinen Hautveränderungen konnte aufgrund der Photoprovokation die Diagnose eines kutanen LE letztendlich gesichert werden [27]. Neben dem subakut-kutanen LE zeigen unsere Befunde, daß der LE vom Tumidus-Typ ebenfalls durch sehr starke Photosensitivität gekennzeichnet ist.

Ähnlich der polymorphen Lichtdermatose zeigten die Schwellenbestimmungen für das UVB-Erythem

Testprotokoll für Provokationstestung bei Lichturtikaria

Testort	Nicht UV-exponierte Regionen
Testareal	Kleine Testfelder (1 × 1 cm)
Strahlenquelle	Monochromator Dermolum Hi (Müller Elektronik) Metallhalogenidstrahler UVASUN 3000 (Mutzhas) Fluoreszenzstrahler UV-800 (Philips TL 20 W/12, Waldmann) Leitz-Diaprojektor (mit Kantenfilter GG 420, GG 475, OG 530, OG 570, Schott)
Dosis	Meist niedrig, individuell verschieden
Ablesung	Sofort, Beobachtung bis 1 h nach Bestrahlung

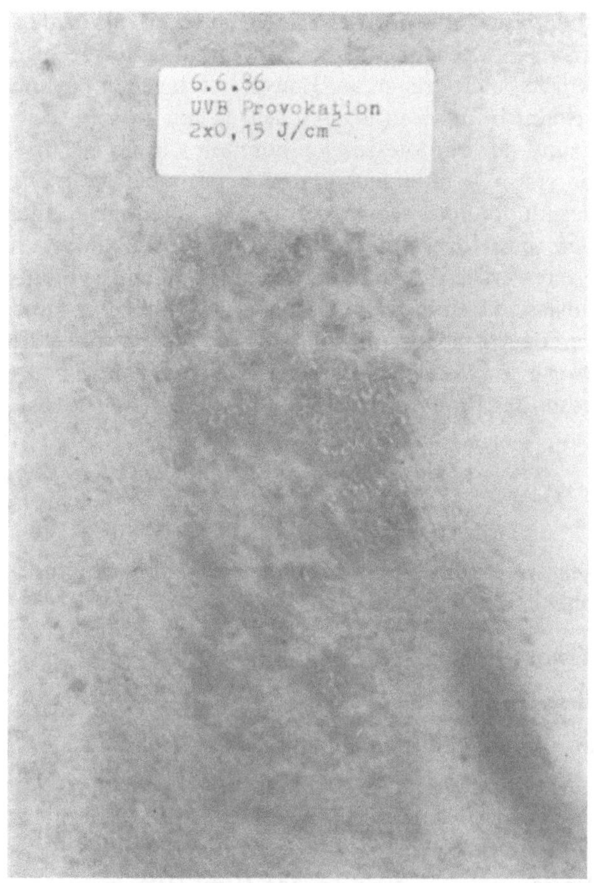

Abb. 2. Diskoider Lupus erythematodes; 3 Wochen nach Provokationsbestrahlungen mit UVB (2 × 0,15 J/cm^2); hyperkeratotische konfluierende Papeln im Testareal

und die Sofort- und Spätpigmentierung auf UVA keine Unterschiede zwischen LE-Patienten und hautgesunden Probanden.

Lichturtikaria

Die Lichturtikaria ist eine seltene Dermatose ungeklärter Ätiologie, bei der wenige Minuten nach Sonnenbestrahlung Juckreiz mit nachfolgender urtikarieller Reaktion auftritt.

Die urtikarielle Reaktion tritt in allen bestrahlten Arealen der Haut und Schleimhäute auf, wenn das Emissionsspektrum der Strahlung dem individuellen Aktionsspektrum des Patienten entspricht. Das Aktionsspektrum wird von den meisten Autoren in einem weiten Bereich angegeben (UVC bis sichtbares Licht), wobei individuelle Unterschiede bestehen [20, 22]. Die Mehrzahl der beschriebenen Patienten haben ein Aktionsspektrum im UVA-Bereich beziehungsweise sind nur gegenüber sichtbarem Licht empfindlich [12].

Japanisches Autoren wiesen auf die Photoinhibition experimentell auslösbarer Quaddeln durch zusätzliche Exposition des Testareals mit sichtbarem Licht hin [12].

Die Phototestungen werden an nicht sonnenexponierter Haut (Gesäß, Unterbauch) vorgenommen, da chronische Lichteinwirkung die Urtikariaschwelle erhöht. Entsprechend dem individuellen Aktionsspektrum werden oft bereits nach Durchführung der Lichttreppen mit UVB und UVA die charakteristische Quaddeln ausgelöst (Abb. 3). Um das Aktionsspektrum zu bestimmen, wird zwischen 250 und 700 nm mit einem Monochromator mit Bandbreiten von 30 nm bestrahlt.

In allen Fällen einer Lichturtikaria gelingt so die Induktion der pathognomonischen Urticae und damit die Sicherung der Diagnose. Die minimale Quaddeldosis wird durch Provokationstestungen innerhalb des Aktionsspektrums mit unterschiedlichen Dosen bestimmt. Die minimale Quaddeldosis spielt, neben der Evaluierung der individuellen Lichtempfindlichkeit, bei der Objektivierung von Therapieeffekten eine wichtige Rolle.

Nach der Bestimmung von Aktionsspektrum und minimaler Quaddeldosis werden zusätzliche Bestrahlungen verschiedener Spektralbereiche im gleichen Testareal nacheinander durchgeführt, um das Phänomen der Photoinhibition zu untersuchen. Zur Testung höherer Dosen sichtbaren Lichts (> 400 nm) werden ein Dia-Projektor benutzt und geeignete Kantenfilter verwendet, um bestimmte Bereiche des sichtbaren Lichts zu testen. Die Ablesung der Testreaktionen erfolgt sofort und bis zu einer Stunde nach Bestrahlung.

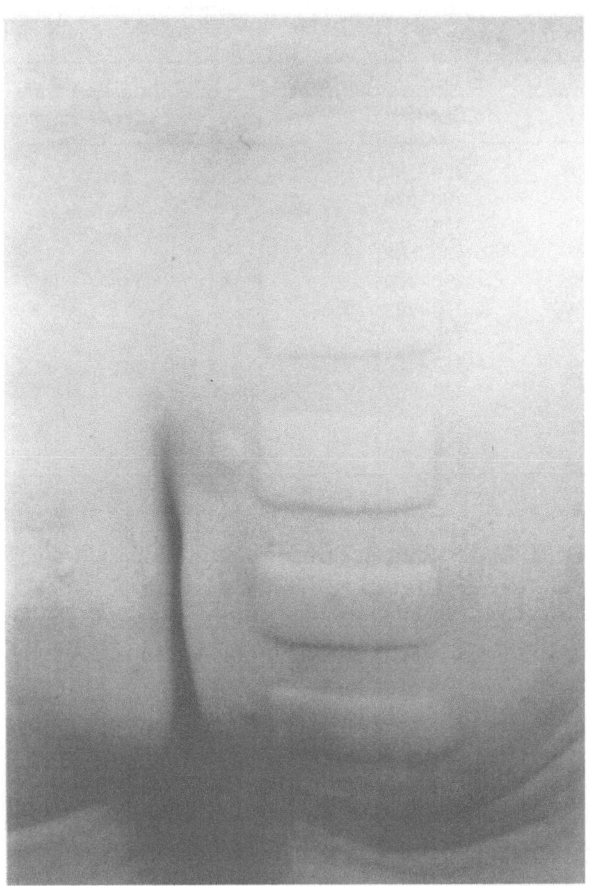

Abb. 3. Lichturtikaria: Auslösung charakteristischer Urticae wenige Minuten nach Durchführung der UVA-Lichttreppe

Testprotokoll für Provokationstestung bei Lupus erythematodes

Testort	Rücken oder Streckseiten der Unterarme
Testareal	5 × 8 cm
Strahlenquelle	Metallhalogenidstrahler UVASUN 3000 (Mutzhas) Fluoreszenzstrahler UV-800 (Philips TL 20 W/12, Waldmann)
Dosis	3mal 60–100 J/cm² UVA 3mal 1,5fache MED-UVB
Ablesung	24, 48, 72 h nach Bestrahlung Beobachtung bis 3 Wochen nach der letzten Bestrahlung

Tabelle 1. Aktions- und Inhibitionsspektrum bei Patienten mit Lichturtikaria

Patient	Aktionsspektrum (nm)	Inhibitionsspektrum
1	250–580	–
2	400–520	UVA
3	320–520	–
4	400–500	–
5	250–400	–
6	270–390	–
7	320–570	–
8	330–420	> 500 nm
9	320–700	–
10	320–515	–
11	330–560	–

Mit Hilfe der Phototestungen konnte kürzlich auch eine neue Untergruppe der Lichturtikaria entdeckt werden, die fixe Lichturtikaria. Bei dieser Variante treten die Quaddeln nur in einem bestimmten Hautareal auf [26].
Aktions- und Inhibitionsspektrum der Düsseldorfer Lichturtikaria-Patienten sind in Tabelle 1 zusammengefaßt.

Kommentar

Die Erfahrungen aus den Düsseldorfer und Münchener Universitäts-Hautkliniken zeigen, daß die Wertigkeit der Lichttreppen mit UVA und UVB für die Diagnostik von Lichtdermatosen als begrenzt einzuschätzen ist. Demgegenüber zeigte sich, daß bei geeigneter Methodik Provokationstestungen einen hohen Stellenwert erlangen können. Neben der diagnostischen Sicherung der Verdachtsdiagnose lassen sich durch die experimentelle Reproduktion unter standardisierten Bedingungen das Aktionsspektrum der Lichtdermatosen ermitteln, Untersuchungen zur Pathogenese der Dermatosen durchführen und die Wirksamkeit von Therapiemodalitäten überprüfen. Dies ist nicht nur von wissenschaftlichem Interesse, sondern hat auch große praktische Bedeutung für die Patienten, beispielsweise bei der Empfehlung geeigneter Lichtschutzfilter.

Literatur

1. Berg M (1989) Epidemiological studies on the influence of sunlight on the skin. Photodermatol 6: 80–84
2. Diepgen TL, Häberle M, Fartasch et al. (1988) Charakteristika der polymorphen Lichtdermatose – Ergebnisse einer prospektiven Befragung und Untersuchung 302 Betroffener. Z Hautkr 64: 279–283
3. Elpern DJ, Morison WL, Hood AF (1985) Papulovesicular light eruption. A defined subset of polymorphous light eruption. Arch Dermatol 121: 1286–1288
4. Emerit I, Michelson AM (1981) Mechanism of photosensitivity in SLE patients. Proc Natl Acad Sci USA 78: 2537–2540
5. Emerit I, Michelson AM (1980) Chromosome instability and murine autoimmune diseases: anticlastogenic effect of superoxide dismutase. Acta Physiol Scand (Suppl) 492: 52–65
6. Gilliam JN, Sontheimer RD (1983) Clinically and immunologically defined subsets of lupus erythematosus. Dermatol Clin 2: 147–165
7. Gilliam JN, Sontheimer RD (1981) Skin manifestations of SLE. Clin Rheum Dis 8: 207–218
8. Goerz G, Lehmann P, Schuppe HC, Lakomek HJ, Kind P (1990) Lupus erythematodes (LE). Z Hautkr 65: 226–234
9. Hölzle E (1992/93) Die polymorphe Lichtdermatose. In: Jahrbuch der Dermatologie – Licht und Haut – Macher E, Kolde G, Bröcker EB (Hrsg) Biermann Zürich, S 143–154
10. Hölzle E, Plewig G, Hofmann C, Roser-Maass E (1982) Polymorphous light eruption. Experimental reproduction of skin lesions. J Am Acad Dermatol 7: 111–125
11. Hölzle E, Plewig G, von Kries R, Lehmann P (1987) Polymorphous light eruption. J Invest Dermatol 88: 32–38
12. Horio T (1987) Solar urticaria – sun, skin and serum. Photodermatology 4: 115–117
13. Jadassohn J (1904) Lupus erythematosus. In: Mraced F (Hrsg) Handbuch der Hautkrankheiten, Bd. 3. Hölder, Wien, S 295–424
14. Kind P, Teikemeier G, Goldermann R, Lehmann P, Hölzle E, Goerz G, Plewig G (1989) Chronological immunohistochemical studies of UV-A and UV-B-induced lesions of cutaneous lupus erythematosus. J Invest Dermatol 93: 459 A
15. Kind P, Lehmann P, Plewig G (1993) Phototesting in Lupus Erythematosus. J Invest Dermatol 100: 553–557
16. Kind P, Lehmann P (1990) Photobiologie des Lupus erythematodes. Hautarzt 41: 66–71
17. Le Feber WP, Norris DA, Ryan SS (1984) Ultraviolet light induces expression of selected nuclear antigens on cultured human keratinocytes. J Clin Invest 74: 1545–1551
18. Lehmann P, Hölzle E, Plewig G (1986) Vesikobullöse Form der polymorphen Lichtdermatose. Allergologie 9: 32–35
19. Lehmann P, Hölzle E, Kind P, Goerz G, Plewig G (1990) Experimental reproduction of skin lesions in lupus erythematosus by UVA and UVB radiation. J Am Acad Dermatol 22: 181–187

20. Lehmann P (1992) Photodiagnostische Testverfahren. In: Macher E, Kolde G, Bröcker EB (Hrsg). Jahrbuch der Dermatologie 1992/93. Biermann, Zülpich: S 81–100
21. Lehmann P, Hölzle E, von Kries R, Plewig G (1986) Lichtdiagnostische Verfahren bei Patienten mit Verdacht auf Photodermatosen. Zbl Haut Geschlkr 152: 667–682
22. Lehmann P (1994) Photodiagnostische Testverfahren. Akt Dermatol 20: 41–46
23. Lindmaier A, Neumann R (1991) Der PLD-Patient. Hautarzt 42: 430–433
24. Morison WL, Stern RS (1982) Polymorphous light eruption. A common reaction uncommonly recognized. Acta Derm Venereol (Stockh) 62: 237–240
25. Ortel B, Tanew H, Hönigsmann W, Wolff K (1986) Polymorphous light eruption. Action spectrum and photoprotection. J Am Acad Dermatol 14: 735–748
26. Reinauer S, Leenutaphong V, Hölzle E (1993) Fixed solar urticaria. J Am Acad Dermatol 29: 161–165
27. Schotte U, Megahed M, Goerz G, Lehmann P (1993) Diskoider Lupus erythematodes mit ungewöhnlichem klinischen Bild. Diagnostik mit Hilfe der Lichttestungen. Akt Dermatol 19: 163–164
28. Sontheimer RD, Thomas JR, Gilliam JN (1979) Subacute cutaneous lupus erythematosus. Arch Dermatol 115: 1409–1415
29. Zamasky GB, Kleinman LF, Kaplan JC (1980) Effect of UV light irradiation on the survival of NZB mouse cells. Arthritis Rheum 23: 866–867
30. Zamansky GB, Minka DF, Deal CL (1985) The in vitro photosensitivity of SLE skin fibroblasts. J Immunol 134: 1571–1576

Neue Wege in der Phototherapie

Herbert Hönigsmann und Bernhard Ortel

Einleitung

Die Phototherapie hat sich als äußerst wirksame Behandlungsmethode einer Reihe von Hautkrankheiten einen festen Platz in der dermatologischen Therapie gesichert. Das Hauptaugenmerk richtet sich nun auf die Verringerung von möglichen Langzeitnebenwirkungen, insbesondere der Photokarzinogenese. Dies mag einerseits durch eine erhöhte Wirksamkeit der Therapie unter der Erschließung neuer Lichtquellen und andererseits durch die Kombination der Bestrahlung mit anderen Therapiemodalitäten erzielt werden. Abgesehen von der klassischen Phototherapie mit verschiedenen UV-Strahlungsqualitäten scheint sich nun auch die photodynamische Therapie von Hauttumoren mit Porphyrinen oder deren Vorstufen immer mehr als Alternative zu konventionellen Methoden zu etablieren. Der folgende Beitrag beschäftigt sich mit neuen Entwicklungen auf dem Gerätesektor, mit der Erschließung neuer Indikationen für diese Geräte, mit bestimmten Kombinationsbehandlungen und schließlich mit den Möglichkeiten und Grenzen der photodynamischen Therapie.

Phototherapie mit UVB-Strahlung

Psoriasis

Seit der Einführung der neuen engbandigen UVB-Fluoreszenzröhre (Philips TL01) wurde in mehreren Studien die Wirksamkeit und Sicherheit dieser UVB-Quelle untersucht [5, 12, 20]. Es kann nun als sicher angenommen werden, daß diese TL01-Röhre mit einem Emissionsgipfel bei etwa 311 nm wirksamer bei der Behandlung der Psoriasis ist als konventionelle Breitband-UVB-Strahler. Hinzu kommt, daß phototoxische Nebenwirkungen (Erythem) bei dieser Strahlung seltener auftreten [17]. Diese Ergebnisse stimmen mit der ursprünglichen Vermutung überein, daß Strahlung zwischen 305 und 315 nm weniger erythematogen wirksam ist als benachbarte Wellenlängenbereiche, bezogen auf ihre antipsoriatische Wirkung. Obwohl eine vorläufige Untersuchung bei Mäusen eine geringere Karzinogenität von 311 nm im Vergleich zu herkömmlichen UVB-Strahlern gezeigt hat, sind hier sicher noch weitere Studien angezeigt [18, 20].

Wie bei der PUVA-Therapie wird auch bei der 311-nm-Therapie versucht, ihre Wirksamkeit durch Kombination mit anderen antipsoriatischen Substanzen zu steigern. Zunächst wurde die Kombination mit Retinoiden untersucht, von denen bekannt ist, daß sie eine Verringerung der kumulativen UVA-Dosis bei PUVA bewirken. Es wurde vermutet, daß ein Metabolit von Etretinat (Tigason) bei Wellenlängen von 305–320 nm als systemischer Photosensibilisator wirkt. Green et al. verglichen zwei Gruppen von Psoriatikern unter der Therapie mit 311-nm-Strahlung mit und ohne orale Gabe von Etretinat [6]. Eine dritte Patientengruppe erhielt eine Standardtherapie mit PUVA und Etretinat (RePUVA). Phototests zeigten, daß die Anwendung von Retinoiden über einen Zeitraum von 2 Wochen die Erythemschwellenwerte weder für UVB noch für PUVA veränderten. Dennoch war eine deutliche Verringerung der UVB (311-nm-)Dosis (8,0 vs. 12,7 J/cm^2) bei der Retinoidgruppe bis zum Erreichen der Erscheinungsfreiheit zu verzeichnen. Alle 3 Behandlungsmodalitäten zeigten eine gute antipsoriatische Wirksamkeit, wobei die RePUVA-Gruppe allerdings etwas besser als die beiden 311-nm-Gruppen abschnitt [6].

Storbeck et al. untersuchten die Wirksamkeit von Breitband-UVB und 311 nm mit und ohne Dithranol bei Psoriasis [19] in einer Halbseitenvergleichsstudie. Eine Patientengruppe erhielt nur die Phototherapie, die andere Gruppe Phototherapie mit nachfolgender lokaler Dithranolbehandlung. Dithranol erhöhte bei beiden Bestrahlungsmodalitäten die Wirksamkeit, wobei sich konventionelles UVB weniger effizient als 311-nm-UVB erwies. Als wesentliche Aussage dieser Studie ergibt sich, daß Dithranol in beiden Gruppen zu einer Erniedrigung der kumulativen UVB-Dosis führte.

Obwohl unter 311-nm-UVB eine geringere Tendenz zu schwerer Erythembildung besteht, wurde über eine besondere Form einer Nebenwirkung berichtet, die bisher weder unter konventionellem UVB noch unter PUVA berichtet wurde. George und Ferguson [3] fanden bei 4 Patienten läsionale Blasen nach 311-nm-Bestrahlung, und wir selbst sahen dieses Phänomen bei 2 Patienten. Die Veränderungen können asymptomatisch oder schmerzhaft sein. Sie entstehen ausschließlich auf psoriatischer Haut ohne Zeichen der Überdosierung auf der umgebenden gesunden Haut. Dosisreduktion und langsamere Steigerung reichten aus, um die Blasen zum Abklingen zu bringen und gestatteten die Fortsetzung der Therapie. Dieses Phänomen unterscheidet sich von möglichen Blasen bei PUVA-Überdosierung. Es wäre denkbar, daß diese Nebenwirkung wegen des Fehlens subjektiver Symptomatik bei anderen Studien übersehen wurde. Ihre Pathogenese ist jedenfalls unklar, und es sollte in Zukunft mehr darauf geachtet werden.

Die in der Literatur beschriebenen Aktionsspektren für 8-Methoxypsoralen (8-MOP) weisen darauf hin, daß der längerwellige Anteil der UVB-Strahlung von 8-MOP in vitro und in vivo absorbiert wird. Wir untersuchten deshalb die relative erythematogene und antipsoriatische Wirkung von 311-nm-UVB mit und ohne vorherige Psoralengabe und verglichen diese Wirkung im Halbseitenvergleich mit UVA nach oraler Psoralengabe oder Bade-PUVA [16]. Die Ergebnisse zeigten eine Erhöhung der erythemerzeugenden, pigmenterzeugenden und therapeutischen Wirksamkeit von 311-nm-UVB durch orales 8-MOP. Nach systemischer Psoralengabe war die Wirkung von UVA mit der von 311-nm-UVB vergleichbar. Deutlich bessere Resultate als mit UVA konnten jedoch nach Psoralenbädern und nachfolgender 311-nm-Bestrahlung erzielt werden. Die Studie zeigte, daß die therapeutische Wirksamkeit von 311-nm-UVB durch 8-MOP verstärkt werden kann und dieser Effekt nach Psoralenbädern besonders eindrucksvoll ist [16]. Ob eine derartige Kombination eine Optimierung des Verhältnisses zwischen therapeutischer Wirksamkeit und potentiellen Nebenwirkungen bedeutet, bleibt abzuwarten. Bei Bade-PUVA mit UVA konnte kein erhöhtes karzinogenes Risiko nachgewiesen werden [7, 14]. Sowohl nach oraler als auch nach topischer Psoralenapplikation fanden wir eine Reduktion der Bestrahlungsdosis. Allerdings wissen wir noch nichts über die möglichen mutagenen Eigenschaften der UVB-DNS-Photoprodukte und der Psoralen-DNS-Addukte, wenn sie gleichzeitig gebildet werden.

Atopische Dermatitis

Die Phototherapie der atopischen Dermatitis reicht in der Geschichte so weit zurück, als bekannt ist, daß Sonnenlicht zu einer Besserung der Hauterscheinungen führt. Am häufigsten wurde zunächst UVB, später auch PUVA angewendet. Auch UVA-Monotherapie und Kombinationen von UVA und UVB haben ihren Platz in der Therapie. Das Hauptproblem bei der Anwendung von UV-Strahlung liegt in der Tatsache, daß die atopische Dermatitis nicht selten auch unter der Therapie exazerbiert. Als besonders unangenehm wird von den Patienten die Wärmeentwicklung unter der Bestrahlung empfunden. Aus diesem Grunde installierte eine Gruppe aus Schottland eine Klimaanlage in die Bestrahlungseinheit, die vom Patienten selbst für sich optimal eingestellt werden konnte [4]. In dieser Studie wurde ebenfalls die TL01-Röhre verwendet. Es zeigte sich, daß 311-nm-UVB zu objektiver und subjektiver Verbesserung des Zustandsbildes führte und die Notwendigkeit des Gebrauchs von lokalen Kortikosteroiden deutlich reduzierte. 311-nm-UVB scheint daher, in Form dieser Anwendung, eine gute Alternative zu anderen phototherapeutischen Maßnahmen darzustellen.

Polymorphe Lichtdermatose

Bilsland et al. [1] verglichen die Wirksamkeit von 311-nm-UVB mit PUVA bei der prophylaktischen Behandlung der polymorphen Lichtdermatose. Es zeigte sich kein signifikanter Unterschied zwischen beiden Behandlungsformen. Beide Patientengruppen verzeichneten eine Verminderung der Zahl und des Schweregrades der Krankheitsepisoden während des Sommers. 311-nm-UVB scheint daher eine wirksame Behandlung für die polymorphe Lichtdermatose zu sein. Für den Fall, daß 311-nm-Strahlung sicherer in bezug auf Langzeitnebenwirkungen (Karzinogenese) sein sollte, wäre diese Therapie als Routine aufzunehmen.

Phototherapie mit UVA-Strahlung

Atopische Dermatitis

Die Anwendung reiner UVA-Breitbandstrahlung bei der atopischen Dermatitis ist relativ verbreitet, obgleich mehr mündliche Überlieferungen als kontrollierte Studien bestehen. Krutmann et al. [11] führten eine hochdosierte UVA-1-Behandlung für die akut exazerbierte atopische Dermatitis ein. UVA 1 beinhaltet die Wellenlängen zwischen 340 und 400 nm, die nach entsprechender Filterung von UVB und der Bande zwischen 320 und 340 nm einer Metallhalogenidlampe verbleiben. Die niedrige Erythemwirksamkeit von UVA 1 gestattet die Anwendung hoher Dosen. 130 J/cm² wurden als Standarddosis bei einer Patientengruppe angewendet und diese einer Kontrollgruppe, die Standard-UVA- plus UVB-Kombinationstherapie erhielt, gegenübergestellt. In dieser Studie war die UVA-1-Phototherapie eindeutig der UVA-plus-B-Therapie überlegen. Das theoretische Konzept, das zur Einführung dieser Therapie führte, basiert auf der Vermutung, daß Langerhans-Zellen, von denen eine pathogenetische Bedeutung bei der Entwicklung der Atopie angenommen wird, von UVA 1 beeinflußt werden. Die Autoren fanden auch eine signifikante Abnahme des eosinophilen kationischen Proteins (ECP) im Serum bei Patienten unter UVA 1, aber nicht bei Patienten unter konventioneller UVA-plus-B-Therapie. Über die Langzeitrisiken von UVA 1 ist fast nichts bekannt, jedoch wird auch hier Karzinogenese und vorzeitige Hautalterung diskutiert. Krutmann et al. [11] meinen, daß die UVA-1-Therapie vorwiegend für die Behandlung der akut exazerbierten atopischen Dermatitis ihren Wert hat. Die Verwendung von UVA-plus-B-behandelten Patienten als Kontrollgruppe erscheint daher vielleicht nicht als völlig gerechtfertigt, da diese Bestrahlung meist nicht für akute Schübe als Monotherapie (ohne begleitende Steroide) eingesetzt wird. Die meisten Phototherapiezentren ziehen eine Kombination von Phototherapie oder PUVA mit lokalen Kortikosteroiden vor, insbesondere im akuten Schub, da zu diesem Zeitpunkt die Wahrscheinlichkeit einer UV-induzierten Exazerbation am größten ist. Eine Multicenterstudie steht derzeit vor dem Abschluß, die Aufschluß über den Stellenwert der UVA-1-Behandlung bringen soll.

Photochemotherapie mit UVA und Psoralenbädern

Trimethylpsoralen (TMP) oder 8-MOP-Bade-PUVA wurde in den späten 70er Jahren in Skandinavien entwickelt. Dabei werden die Patienten einem Vollbad unterzogen, wobei im Badewasser Psoralene gelöst sind und so auf die Haut aufgebracht werden. Wegen des relativ großen technischen Aufwands hat diese Form der Photochemotherapie keine besondere Verbreitung gefunden. Untersuchungen der letzten Zeit haben nun gezeigt, daß offensichtlich bei Bade-PUVA das Risiko der Karzinogenese erheblich geringer sein dürfte als bei oralem PUVA [7, 14]. Sowohl in den USA als auch in Europa wird nun immer häufiger Bade-PUVA in die Routinebehandlung der Psoriasis aufgenommen. Sieht man vom umständlichen Bad ab, so stellt sich diese Therapieform wegen der wesentlich geringeren UVA-Dosen, die zur Behandlung erforderlich sind, als äußerst wirksam und angenehm für den Patienten heraus. Wir haben bereits vor einigen Jahren begonnen, Bade-PUVA bei ausgewählten Psoriatikern zu verwenden. Man vermeidet dabei die bekannten systemischen Intoleranzreaktionen auf Psoralene (Übelkeit, Schwindel, Erbrechen) und verständlicherweise Langzeitnebenwirkungen am Auge. Die Gewebsspiegel in der Haut sind unabhängig von enteraler Resorption und deshalb besser reproduzierbar. Die Patienten sind nur während eines relativ kurzen Zeitraumes photosensibel, daher sind Nebenwirkungen durch unbeabsichtigte Sonnenbestrahlung nicht wahrscheinlich. Bade-PUVA ist besonders für Patienten geeignet, die eine starke Bräunungstendenz aufweisen und daher im Therapieverlauf mit oralem PUVA extrem hohe UVA-Dosen benötigen oder bei Patienten, die aus noch nicht geklärten Gründen nach oraler Einnahme keine therapeutischen Psoralenblutspiegel erreichen. Wir verwenden derzeit eine Endkonzentration von 0,001 % 8-MOP im Badewasser. Die Hautkonzentration nach dem Bade (die allerdings noch nicht gemessen wurde) führt zu einer so starken Photosensibilisierung, daß die Anfangsdosen von UVA zwischen 0,25 und 0,5 J/cm² liegen. Diese niedrige Anfangsdosis führt auch zu einer wesentlich reduzierten kumulativen Gesamtdosis am Ende der Behandlung. Die Badewassertemperatur spielt für den Grad der Sensibilisierung eine gewisse Rolle, am günstigsten sind Temperaturen wie sie einem normalen Reinigungsbad entsprechen (37–42°C). Die Bestrahlung sollte innerhalb von 15 min nach dem Bad durchgeführt werden. Die Erfolgsrate ist bei unserer Patientenserie mit der von oralem PUVA durchaus vergleichbar, bei Patienten mit starker Bräunungstendenz oder schlechter Psoralenresorption sogar besser. Bei vorsichtiger Anfangsdosierung von UVA, wir empfehlen auch für Bade-PUVA die minimale Phototoxizitätsdosis (MPD) zu bestimmen, ist das Vorkommen überschießender Erythemreaktionen auch nicht häufiger als bei oralem PUVA.

Wie die orale Photochemotherapie kann Bade-PUVA auch bei anderen Indikationen als bei Psoriasis angewendet werden, wobei klinische Erfahrun-

gen bei Lichen ruber planus, Prurigo nodularis und polymorpher Lichtdermatose vorliegen [8]. Kürzlich wurde aus München auch die erfolgreiche Behandlung der Morphea berichtet [10]. Zur Kombinationsbehandlung sind wie bei oralem PUVA Retinoide geeignet [13].
Auf Grund unserer bisherigen Erfahrungen würden wir, wann immer es technisch möglich ist, der Bade-PUVA-Therapie den Vorzug geben.

Photodynamische Therapie

Die photodynamische Therapie (PDT) ist eine Form der Photochemotherapie, bei der photochemisch generierter reaktiver Sauerstoff (vor allem als Singulett-Sauerstoff) die therapeutische Wirkung herbeiführt. Die PDT kutaner Tumoren und entzündlicher Dermatosen ist bis vor kurzem experimentell mit systemischen Hämatoporphyrinderivaten versucht worden. Porphyrine können mit Violettlicht, also auch mit herkömmlichen UVA-Quellen, im Soretbandbereich (400–410 nm) aktiviert werden. Sie absorbieren aber auch im Orange- bis Rotlichtbereich. Da Rotlicht wesentlich tiefer ins Gewebe penetriert, wird meist Licht von 630 nm therapeutisch angewendet. Der große Nachteil der systemischen PDT ist allerdings die bis zu 2 Monaten anhaltende kutane Photosensibilisierung, die eine erhebliche Einschränkung für den Patienten bedeutet. Die lokale Anwendung hingegen stößt auf Penetrationshindernisse. Etwa 99 % von lokal aufgetragenen Porphyrinen verbleiben im Stratum corneum und bilden dort eine lichtabsorbierende Barriere.
Ein neuer alternativer Zugang zur PDT kutaner Tumoren hat sich mit der Induktion endogener Porphyrinsynthese durch lokal applizierte δ-Aminolävulinsäure (ALA) aufgetan, die als kleines polares Molekül gerade bei gestörter Verhornung besser als Porphyrine diffundiert [9]. Unter Benutzung des Hämsyntheseweges wird hierbei durch exogene Zufuhr von Substrat die intrazelluläre Bildung von Porphyrinen, vor allem Protoporphyrin (pp) IX, induziert, was zu Anhäufung dieser Zwischenprodukte führt. Dieses Phänomen wurde bereits erfolgreich zur Behandlung oberflächlicher Basaliome und einiger anderer kutaner Neoplasien ausgenutzt [9, 21].
Bei In-vitro-Studien konnten wir feststellen, daß Desferrioxamin, ein therapeutischer Eisenchelator, die ALA-induzierte Akkumulation von PPIX erheblich steigert [15]. Eine mögliche Erklärung dafür liegt in der Bindung von Eisen durch Desferrioxamin, dadurch eine Verringerung der Hämsynthese und eine zusätzliche Anhäufung von PPIX. Wir haben uns dieses Phänomen klinisch zunutze gemacht, indem wir zu einer 20 %igen ALA-Creme 3 % Desferal beimengten. 24 Stunden nach Okklusivbehandlung der Tumoren mit dieser Zubereitung erfolgte dann die Bestrahlung mit Rotlicht. Wir konnten dabei 88 % aller behandelten oberflächlichen Basaliome, 32 % aller nodulären Basaliome, 30 % aller Morbus Bowen und 82 % aller aktinischen Keratosen zur Abheilung bringen [2]. Diese Daten zeigen eine höhere Erfolgsrate als frühere Studien, die ALA ohne Desferal verwendeten.
Die lokale PDT mit ALA ist eine einfach zu handhabende, angenehme Therapieform für kutane Neoplasien, die sicherlich ihren Platz im therapeutischen Armamentarium finden wird. Dosisfindungsstudien und Studien zur Charakterisierung der geeignetsten Lichtquelle sind derzeit im Gange.

Literatur

1. Bilsland DJ, George SA, Gibbs N et al. (1993) A comparison of narrow band phototherapy (TL-01) and photochemotherapy (PUVA) in the management of polymorphic light eruption. Br J Dermatol 129: 708–712
2. Fijan S, Hönigsmann H, Ortel B (in press) Photodynamic therapy of epithelial skin tumours using delta-aminolaevulinic acid and desferrioxamin. Br J Dermatol
3. George SA, Ferguson J (1992) Lesional blistering following narrow-band (TL-01) UVB phototherapy for psoriasis: a report of four cases. Br J Dermatol 127: 445–446
4. George SA, Bilsland DJ, Johnson BE, Ferguson J (1993) Narrow-band (TL-01) UVB air-conditioned phototherapy for chronic severe adult atopic dermatitis. Br J Dermatol 128: 49–56
5. Green C, Ferguson J, Lakshmipathi T, Johnson BE (1988) 311 nm UVB phototherapy – an effective treatment for psoriasis. Br J Dermatol 119: 691–696
6. Green C, Lakshmipathi T, Johnson BE, Ferguson J (1992) A comparison of the efficacy and relapse rates of narrow-band UVB (TL-01) monotherapy vs. etretinate (Re-TL-01) vs. etretinate-PUVA (Re-PUVA) in the treatment of psoriasis patients. Br J Dermatol 127: 5–9
7. Hannuksela M, Karvonen J (1989) Carcinogenicity of trioxsalen bath PUVA. J Am Acad Dermatol 21: 813–814
8. Karvonen J, Hannuksela M (1985) Long-term results of topical trioxsalen PUVA in lichen planus and nodular prurigo. Acta Derm Venereol (Stockh) 120 (Suppl): 53–55
9. Kennedy JC, Pottier RH, Pross DC (1990) Photodynamic therapy with endogenous protoporphyrin IX: basic principles and present clinical experience. J Photochem Photobiol B: Biol 6: 143–148

10. Kerscher M, Volkenandt M, Meurer M et al. (1994) Treatment of localized scleroderma with PUVA bath photochemotherapy. Lancet 343: 1233
11. Krutmann J, Czech W, Diepgen T et al. (1992) High-dose-UVA 1 therapy of patients with atopic dermatitis. J Am Acad Dermatol 26: 225–230
12. Larkö O (1989) Treatment of psoriasis with a new UVB-lamp. Acta Derm Venereol (Stockh) 69: 357–359
13. Laurahanta J, Geiger JM (1989) A double-blind comparison of acitretin and etretinate in combination with bath PUVA in the treatment of extensive psoriasis. Br J Dermatol 121: 107–112
14. Lindelöf B, Sigurgeirson B, Tegner E, Larkö O, Berne B (1992) Comparison of the carcinogenic potential of trioxsalen bath PUVA and oral methoxsalen PUVA. Arch Dermatol 128: 1341–1344
15. Ortel B, Tanew A, Hönigsmann H (1993) Lethal photosensitization by endogenous porphyrins of PAM cells - modification by desferrioxamin. J Photochem Photobiol B: Biol 17: 273–278
16. Ortel B, Perl S, Kinaciyan T, Calzavara-Pinton PG, Hönigsmann H (1993) Comparison of narrow-band (311 nm) UVB and broad-band UVA after oral or bathwater 8-methoxypsoralen in the treatment of psoriasis. J Am Acad Dermatol 29: 736–740
17. Picot E, Meunier L, Picot-Debeze MC, Peyron JL, Meynadier J (1992) Treatment of psoriasis with a 311 nm UVB lamp. Br J Dermatol 127: 509–512
18. Sterenberg HJCM, Van Weelden H, Van der Leun JC (1988) The dose-response relationship for tumorigenesis by UV radiation in the region 311–312 nm. J Photochem Photobiol B: Biol 2: 179–194
19. Storbeck K, Hölzle E, Schürer N, Lehmann P, Plewig G (1993) Narrow-band UVB (311 nm) versus conventional broad-band UVB with and without dithranol in phototherapy for psoriasis. J Am Acad Dermatol 28: 227–231
20. Van Weelden H, Baart de la Faille H, Young E, Van der Leun JC (1988) A new development in UVB phototherapy of psoriasis. Br J Dermatol 119: 11–19
21. Wolf P, Rieger E, Kerl H (1993) Topical photodynamic therapy with endogenous porphyrins after application of 5-aminolevulinic acid. J Am Acad Dermatol 28: 17–21

Sole-Phototherapie

Joachim Barth

Als Sole-Phototherapie bezeichnet man die gleichzeitige oder unmittelbar aufeinander folgende Anwendung von salzhaltigen Bädern hoher Konzentration (im allgemeinen ab 25 %) und UV-Strahlung. Sie wird in erster Linie bei Psoriasis, darüber hinaus jedoch bei einem Dutzend weiteren Dermatosen praktiziert.

Sole-Phototherapie am Toten Meer

Ihr natürliches Vorbild hat diese Therapieform im Meerwasserbaden unter Sonneneinwirkung. Insbesondere das einen hohen Salzgehalt aufweisende Wasser des Toten Meeres hat für die Behandlung von Hautkrankheiten seit Ende der 50er Jahre Bedeutung erlangt [6]. Es stellt eine etwa 30 %ige Salzlösung dar, die vorwiegend durch Natriumchlorid, darüber hinaus jedoch auch durch weitere Salze, von denen an dieser Stelle nur das Magnesiumchlorid genannt werden soll, gebildet wird.
Die Tatsache, daß das Tote Meer als tiefster Punkt der Erdoberfläche etwa 400 m unter dem Meeresspiegel liegt und von einer durch ständige Verdunstung hervorgerufenen Wasserdampfglocke bedeckt ist, dürfte zu einer Abschwächung der erythemauslösenden UVB-Strahlung und damit zu einer reduzierten Gefahr der Sonnenbrandentstehung führen [6].
Die vom Toten Meer berichteten guten Therapieergebnisse waren der Anlaß dafür, daß man in Deutschland Tomesa-Therapieeinrichtungen (Tomesa = **To**tes **Me**er-**Sa**lz) etabliert hat, die wesentliche Faktoren der Heilwirkung des Toten Meeres imitieren. Bereits Jahre zuvor war jedoch in Bad Bentheim die Sole-Phototherapie mit gesättigten Salzlösungen einheimischer Provenienz bei mehreren tausend Psoriatikern erfolgreich praktiziert worden [17].

Wirkungskomponenten der Sole-Phototherapie

UV-Strahlung

Die inzwischen aus verschiedenen Behandlungszentren berichteten klinischen Ergebnisse mit der Sole-Phototherapie lassen keine definitiven Rückschlüsse zu, ob die kombinierte Anwendung von Salzbädern und UV-Strahlung tatsächlich eine Wirkungssteigerung gegenüber den Effekten der Einzelkomponenten erzielt oder ob der Therapieerfolg in erster Linie der UV-Strahlung zugeschrieben werden muß. Deren Effekte auf die Psoriasis sind heute unbestritten, wobei der wirksamste Wellenlängenbereich nach Fischer [7] bzw. Parrish und Jaenicke [13] um 313 nm angesiedelt ist. Dieser Tatsache Rechnung tragend wurde von der Firma Philips der Strahler TL 01 entwickelt [20], der auch im Rahmen der Sole-Phototherapie eingesetzt wird [3].
Die Wirkungen von Wasser bzw. Salzwasserlösungen unterschiedlicher Konzentrationen und Zusammensetzungen allein oder in Kombination mit UV-Strahlung auf die Haut sind von verschiedenen Autoren untersucht worden. Dabei wurde deutlich, daß sich physikalisch-optische, physikochemische und biologische Vorgänge überlagern, so daß es nur schwer möglich ist, die letztendlich entscheidenden Wirkungskomponenten zu bestimmen.

Wasserbäder

Noch relativ übersichtlich ist die Situation bei der Verwendung von reinem Leitungswasser als Badeflüssigkeit. Baden der Haut in Leitungswasser führt zu einer Quellung der Hornschicht, die auch äußerlich durch Faltenbildung im Bereich der Finger deutlich werden kann [2]. Der durch die Wassereinlagerung in die Haut erhöhte Brechungsindex bewirkt ein verbessertes Eindringen auch von UV-Strahlung [14]. Wenn sich bei Bestrahlung noch Wassertropfen auf der Hautoberfläche befinden, können diese wie eine Art Linse die UV-Strahlung auf die darunterliegenden Hautstrukturen fokussieren.

Von Bedeutung ist fernerhin die Tatsache, daß Baden zu einer Reduzierung des Oberflächenfettfilmes der Haut führt, der nach Beadle und Burton [1] vor allem kurzwellige UV-Strahlung absorbiert.

Letztendlich resultieren alle genannten Effekte in einer erhöhten UV-Strahlen-Einwirkung, die sich an einer signifikanten Verminderung der Minimalen Erythemdosis (MED) im UVB-Bereich verdeutlicht [2, 10].

Bei Psoriatikern kann zudem davon ausgegangen werden, daß die durch Baden bewirkte Schuppenentfernung den Zugang der UV-Strahlung zu tiefergelegenen Hautabschnitten erleichtert.

Salzhaltige Lösungen

Ähnliche Effekte einschließlich einer signifikanten Verminderung der MED sind durch Baden in niedrig konzentrierten Salzlösungen bis zu 4 % zu erzielen [2]. Nach Haas [10] hat in diesen Konzentrationsbereichen auch die Ionenzusammensetzung einen Einfluß auf die UV-Erythembildung.

Grundsätzlich verschieden ist die Situation bei hochkonzentrierten Salzlösungen von 25 % und darüber. Hier kommt es zu einer Entquellung der Haut mit anderen physikalisch-optischen Gegebenheiten. Boer et al. [2] fanden nach Baden in kochsalzhaltigen Lösungen von 26 % bzw. im Toten-Meer-Wasser keine signifikante Verminderung der MED. In einer eigenen Versuchsreihe wurden die Unterarme gesunder Probanden in 25 %iger Salzlösung gebadet, wobei lediglich ein Trend zur MED-Senkung festzustellen war.

Dies muß allerdings nicht bedeuten, daß hochkonzentrierte Salzwasserlösungen keine Wirkung auf andere UV-bedingte Reaktionen haben.

Tierversuche belegen, daß Kochsalzanwendungen in steigender Konzentration die epidermale Mitoserate hemmen. An Meerschweinchenhaut konnte deutlich gemacht werden, daß eine 28 %ige Kochsalzsalbe die nach Akanthoseinduktion erhöhte Mitoserate praktisch vollständig normalisiert [12].

Häberle et al. [11] stellten fest, daß Bäder mit 26 %iger Salzlösung, wie sie in Bad Bentheim verwendet wird, zu einer Verminderung des Gehaltes der psoriatischen Haut an Histidin und Urokaninsäure führt. Da letztere allerdings in psoriatisch veränderter Haut ohnehin deutlich vermindert ist, messen sie diesem Effekt keine wesentliche Bedeutung für den Wirkungsmechanismus der Sole-Phototherapie bei. Eine solche könnte allerdings dem im Toten-Meer-Wasser enthaltenen Magnesium zukommen. Nach Diezel et al. [4] weisen Magnesiumionen eine wahrscheinlich auf einer 5-Lipoxygenase-Hemmung beruhende, deutliche antientzündliche Wirkung auf. Die kombinierte Anwendung einer magnesiumchloridhaltigen Salbe mit Heliotherapie führte zu einer signifikant stärkeren Abheilung von psoriatischen Hautveränderungen als die Heliotherapie allein [15].

In diesem Zusammenhang ist die Tatsache von Interesse, daß nach Baden in hochkonzentrierten Salzlösungen bestimmte Mineralien im Blut von Psoriatikern nachweisbar werden [16].

Eine wesentliche Rolle bei der Ermittlung von Immunreaktionen an der Haut einschließlich des nachfolgenden Entzündungsgeschehens spielen bekanntlich die Langerhans-Zellen. In Untersuchungen an menschlicher Haut und an Haut von Nagetieren konnte nachgewiesen werden, daß Salzlösungen, die in ihrer Zusammensetzung dem Toten Meer-Wasser entsprechen, eine irreversible partielle Hemmung der Langerhans-Zell-ATPase bewirken [8, 9]. Die Langerhans-Zellen sind auch ein Angriffspunkt der UVB-Strahlentherapie bzw. der PUVA-Therapie, so daß hier durchaus eine synergistische Wirkung der beiden Komponenten der Sole-Phototherapie erwartet werden kann.

Die therapeutische Relevanz dieser Befunde erstreckt sich auf alle Krankheitsbilder, bei denen Langerhans-Zellen in das Krankheitsgeschehen involviert sind.

Von besonderem Interesse für das Verständnis der Wirkungsmechanismen der Sole-Phototherapie dürfte die Tatsache sein, daß durch die hochkonzentrierten Bäder eine Reihe entzündungsfördernder Substanzen aus der Haut eluiert werden [18].

Wiedow et al. [21] konnten nach 10minütigem Baden in 27 %iger Salzlösung eine signifikante Erhöhung des proteolytischen Enzyms humane Leukozytenelastase im Badewasser nachweisen. Mit klinischer Besserung der Psoriasis verminderte sich der Enzymgehalt, während er bei interkurrent auftretenden Rezidiven wieder anstieg. Die Autoren deuten dies als Beweis für die pathogenetische Bedeutung des Enzyms bei der Schuppenflechte.

Schließlich sei noch auf einen weiteren Faktor aufmerksam gemacht, den Duvic [5] als Erklärung für die Salzwassereffekte bei der Schuppenflechte herausstellt. Die hohen Salzkonzentrationen könnten eine Reduzierung der Keimflora und insbesondere des Pilzbefalls bewirken, dem von manchen Autoren hohe Relevanz für die Krankheitsentstehung zugebilligt wird.

Praktische Aspekte der Sole-Phototherapie

Zusammenfassend weisen die dargestellten Befunde aus, daß Baden in hochprozentigen Kochsalzlösungen allein in der Lage ist, antientzündliche und möglicherweise auch antiproliferative Effekte an der Haut zu erzielen. Darüber hinaus finden sich Hinweise darauf, daß sowohl Baden in Leitungswasser als auch in unterschiedlichen Salzlösungen die Effektivität einer nachfolgenden UV-Strahlung erhöhen kann. Diese Befunde rechtfertigen die Durchführung einer vergleichenden multizentrischen Studie zur Feststellung der tatsächlichen Leistungsfähigkeit der Sole-Phototherapie. Ein eindeutiger Beweis der Wirkungssteigerung durch die Therapiekombination würde einer breiten Anwendung der Sole-Phototherapie den Weg ebnen.
Zu bedenken sind dabei jedoch die erheblichen Umweltbelastungen, die durch die Entsorgung der hochprozentigen Salzlösungen verursacht werden. Unter diesem Blickwinkel betrachtet sind alle Vorschläge zur Reduzierung der Quantität der Badeflüssigkeit sowie zur Verbesserung der Zusammensetzung der Salzlösungen mit dem Ziel einer Wirkungsverbesserung von Gewinn. Eine diesbezüglich interessante Neuerung ist die kürzlich von Streit et al. [19] publizierte Folienmethode, bei der die benötigte Menge an Badeflüssigkeit auf ein Volumen von 4 Litern beschränkt werden kann.

Literatur

1. Beadle PC, Burton JL (1981) Absorption of ultraviolet radiation by skin surface lipid. Br J Dermatol 104: 549–551
2. Boer J, Schothorst AA, Boom B, Hermans J, Suurmond D (1982) Influence of water and salt solutions on UVB irradiation of normal skin and psoriasis. Arch Dermatol Res 273: 247–259
3. Buntrock S, Meffert H, Lehner Th, Sönnichsen N (1993) Balneophototherapie der Psoriasis - ein System zur ambulanten Behandlung. Dermatol Monatsschr 179: 128–131
4. Diezel W, Ludwig P, Schewe T, Schulz E (1993) Entzündungshemmende Wirkung von Magnesium-Ionen infolge Hemmung des Enzyms 5-Lipoxygenase. Dermatol Monatsschr 179: 81–85
5. Duvic M (1986) Possible mechanisms of effectiveness of Dead Sea balneotherapy. J Am Acad Dermatol 15: 1061
6. Even-Paz Z, Shani J (1989) The Dead Sea and psoriasis. Int J Dermatol 28: 1–9
7. Fischer T (1976) UV-light treatment of psoriasis. Acta Derm Venereol 56: 473–479
8. Gruner S, Zwirner A, Diezel W, Boonen H, Sönnichsen N (1990) Die Wirkung der Tomesa-Therapie auf epidermale Langerhanszellen im Experiment. Dermatol Monatsschr 176: 399–402
9. Gruner S, Zwirner A, Boonen H, Sönnichsen N (1990) Der Einfluß einer Behandlung mit Salz des Toten Meeres (Tomesa-Therapie) auf epidermale Langerhanszellen - Eine klinische Studie. Z Hautkr 65: 1146–1151
10. Haas PJ (1985) Die Beeinflussung der Hautempfindlichkeit gegenüber selektiertem UV-B (SUP) durch Bäder in Wasser und verschiedenen Salzlösungen - Einfluß unterschiedlicher Konzentrationen, Dauer der Wirkung. Z Hautkr 60: 1953–1958
11. Häberle M, Rösler D, Diepgen TL, Ständer M (1990) Thermalsole-Phototherapie der Psoriasis - Biochemische Untersuchungen zum Wirkungsmechanismus. Z Phys Med Baln Med Klim 19: 10–25
12. Heite H-J, Schumann JW (1967) Untersuchungen am Acanthose-Test über die Wirksamkeit kochsalzhaltiger Salben. Arch Klin Exp Dermatol 228: 266–275
13. Parrish JA, Jaenicke KF (1991) Action spectrum for phototherapy of psoriasis. J Invest Dermatol 76: 359–362
14. Saalmann G (1982) Balneo-Phototherapie. Dtsch Derm 30: 276–279
15. Schuh H, Diezel W (1992) Psoriasis vulgaris: Heliotherapie und äußerliche Behandlung mit Magnesiumionen. Z Hautkr 67: 1096–1098
16. Shani J, Barak S, Levi D et al. (1985) Skin penetration of minerals in psoriatics and guinea-pigs bathing in hypertonic salt solutions. Pharmacol Res Commun 17: 501–512
17. Ständer M (1983) Die Thermalsole-Phototherapie bei Psoriasis vulgaris. Fortschr Med 101: 931–936
18. Ständer M (1991) Mineralsalze zur Unterstützung der selektiven Ultraviolett-Phototherapie. Hautarzt 42: 402
19. Streit V, Wiedow O, Christophers E (1994) Innovative Balneotherapie mit reduzierten Badevolumina: Folienbäder. Hautarzt 45: 140–144
20. Weelden H van, Leun JC van der (1984) Improving the effectiveness of phototherapy for psoriasis. Br J Dermatol 111: 484–485
21. Wiedow O, Streit V, Christophers E, Ständer M (1989) Freisetzung von humaner Leukozytenelastase durch hypertone Salzbäder bei Psoriasis. Hautarzt 40: 518–522

Lichtalterung

Karin Scharffetter-Kochanek und Thomas Krieg

Einleitung

Die chronische UV-Exposition hat wesentliche Auswirkungen auf Epidermis und Dermis. Während die UVB-Exposition hauptsächlich zu epithelialen Tumoren führt, ist die UVA-Strahlung, aber auch Teile der UVB-Strahlung für die sogenannte Photoalterung der Dermis verantwortlich. Obwohl diese extrinsische Alterung durch den intrinsischen Alterungsprozeß überlagert wird, lassen sich beide jedoch gegeneinander abgrenzen (Tabelle 1). Dabei werden sowohl einzelne Zelltypen als auch Strukturproteine der Dermis verändert. Wahrscheinlich kommt es darüber hinaus zu komplexen Störungen, die Zell-Zell-Interaktionen involvieren.
Klinisch manifestiert sich die alte Haut durch Verlust der Elastizität, Faltenbildung, leichte Verletzlichkeit, Neigung zur Blasenbildung und eine senile Purpura. Die sonnengeschützte, chronologisch gealterte Haut ist atrophisch und weist eine Fältelung auf. Bei der UV-bedingten Alterung dagegen ist die Dermis durch Ablagerung von elastotischem Material sogar verdickt [5]. Im folgenden sollen zelluläre und molekulare Mechanismen besprochen werden, die bei der Photoalterung wirksam sind.

Tabelle 1. Vergleich von intrinsischer (chronologischer) und extrinsischer (UV-induzierter) Alterung der Haut

	Intrinsisch	Extrinsisch
Dicke der Dermis		
Fibroblasten		
Entzündliches Infiltrat	–	
Kollagen		
Gehalt		
Löslichkeit		
Quervernetzung		
Kollagenaseresistenz		
Synthese		? (±)
Degradation (Induktion der Kollagenase)	?(±)	
Fibrillendicke		
Elastin		
Gehalt		
	fehlerhafte makromolekulare Organisation	fehlerhafte makromolekulare Organisation
Mikrofibrillen		
Glykosaminoglykane		

Bindegewebe der Haut

Das dermale Bindegewebe setzt sich aus einer zellulären Komponente und verschiedenen extrazellulären Strukturproteinen zusammen. Hierzu gehören die Faserproteine Kollagen und Elastin, verschiedene multifunktionelle Glykoproteine und Proteoglykane. Diese einzelnen Bestandteile liegen in der gesunden Haut in einem genau definierten Verhältnis in einer makromolekularen Organisation vor, die die physikomechanischen Eigenschaften der Haut bestimmen [6].

Strukturproteine der Haut

Die wichtigsten Strukturproteine der Haut sind die Kollagene. Diese stellen eine Familie mit mindestens 17 teilweise charakterisierten Typen dar, welche sich in ihrer Primärstruktur, aber auch in der makromolekularen Anordnung voneinander unterscheiden. In der Haut kommen mindestens 10 dieser Kollagene vor. Allen gemeinsam ist eine aus 3 Polypeptidketten bestehende triplehelikale Domäne. In dieser Domäne ist jede Aminosäure Glyzin, und die Ketten weisen einen ungewöhnlich hohen Anteil von Prolin und Hydroxyprolin auf. Typ-I-Kollagen ist mengenmäßig das wichtigste Strukturprotein der Haut. Daneben findet sich Typ-VII-Kollagen, Typ-V-und Typ-VI-Kollagen, welches das molekulare Substrat der Mikrofibrillen darstellt (Tabelle 2). Typ-IV-Kollagen und Typ-VII-Kollagen sind Bestandteile der dermoepidermalen Verbundzone: Typ-IV-Kollagen ist in der Lamina densa lokalisiert, während Typ-

Tabelle 2. Moleküle und morphologische Strukturen

Struktur	Bestandteile
Dicke Fibrillen	Kollagene I, III, V
Dünne Fibrillen	Kollagene XII, XIV
Mikrofilamente (100 nm)	Kollagen VI
Elastin-assoziierte Mikrofibrillen	Fibrillin
Retikuläre Fibrillen	Kollagene V, III? Fibronektin? Dermatitis-herpetiformis-Antigen
Verankerungsfibrillen	Kollagen VII
Verankerungsfilamente	Kalinin, K-Laminin

VII-Kollagen die strukturelle Komponente von Verankerungsfibrillen darstellt.

FACIT-Kollagene (Typ IX, XII, XIV) weisen untereinander eine große Homologie mit typischen strukturellen Charakteristika auf. Sie alle verfügen über triplehelikale Domänen, die jedoch von nichthelikalen Bereichen unterbrochen werden. Offensichtlich kommt diesen Kollagenen, die mit Fibrillen anderer Kollagene interagieren, eine große Bedeutung in der Regulation der Fibrillendicke zu [16].

Neben den Kollagenen findet sich in der Haut aber noch eine große Zahl anderer Glykoproteine, wie Elastin, Fibronektin, Fibrillin und Proteoglykane. In der Basalmembran kommen unter anderem Laminin, Nidogen, BM 40 und das bullöse Pemphigoidantigen vor [19].

Im Vergleich zur Haut junger Menschen ist der Kollagengehalt in der chronologisch gealterten Haut deutlich vermindert [7, 14]. Auch die Aktivität einiger an den posttranslationalen Modifikationen der Kollagenmoleküle beteiligten Enzyme (Prolinhydroxylase, Lysinhydroxylase, Galaktosyltransferase) ist deutlich vermindert. Daneben nimmt in der alten Haut die Menge an extrahierbarem Kollagen ab [1, 2, 13]. Zudem konnte gezeigt werden, daß gegenüber fetalem Kollagen relativ mehr Typ-I-Kollagen in der alten Haut vorhanden ist.

Bei der lichtinduzierten Alterung kommt es darüber hinaus zu einer Induktion einer großen Zahl von am Abbau des Bindegewebes beteiligten Metalloproteinasen [8, 11, 15]. Hierzu gehören die interstitielle Kollagenase, Stromelysine und die Typ-IV-Kollagenase/Gelatinasen. Diese Enzyme werden entsprechend ihrer Substratspezifität in Klassen eingeteilt (Tabelle 3).

So degradiert die interstitielle Kollagenase Typ-I- und Typ-III-Kollagen. Die Typ-IV-Kollagenase katalysiert den proteolytischen Abbau von Elastin und könnte so zu der histologisch beschriebenen Fragmentierung und Desorganisation des Elastins beitragen. Zudem degradiert die Typ-IV-Kollagenase Basalmembrankollagene wie Typ IV und Typ VII und führt so zum Verlust der Verankerung der Lamina densa mit der darunterliegenden Dermis. Stromelysin hat die breiteste Substratspezifität und spaltet neben Typ-IV-Kollagen auch Proteoglykane,

Tabelle 3. Matrixmetalloproteinasen (MMP) und ihre Substrate

Bezeichnung	Größe (kDa)	Substrat
MMP-1 (interstitielle Kollagenase)	52,57	Kollagen-Typ-I, II, III
MMP-8 (Kollagenase der polymorphkernigen Granulozyten)	75	Kollagen-Typ-I, II, III
MMP-2 (72 kDa Typ-IV-Kollagenase)	72	Kollagen-Typ-IV, V, VII, Gelatine, Fibronektin
MMP-9 (92 kDa Typ-IV-Kollagenase)	92	Kollagen-Typ-IV, V, Gelatine
MMP-3 (Stromelysin-1, Transin-1 Proteoglykanase)	57,60	Kollagen-Typ-III, IV, V, Gelatine, Proteoglykane, Laminin, Fibronektin
MMP-10 (Stromelysin-2, Transin-2)	53	Kollagen-Typ-III, IV, V, Fibronektin, Gelatine
MMP-7 (PUMP-1, Metalloproteinase des Uterus)	28	Fibronektin, Gelatine

MMP Matrixmetalloproteinase; die hier aufgeführten Matrixmetalloproteinasen sind nach ihren Substraten geordnet.

Fibronektin und Laminin. Die Induktion dieser verschiedenen Proteasen kann so zu Umbauvorgängen im Bindegewebe der Dermis führen und die klinischen Symptome wie Falten, Blasen oder leichte Verletzlichkeit der alten Haut erklären.

Zelluläre Veränderungen

Die Anzahl der in der Dermis befindlichen Fibroblasten reduziert sich während der Alterung. Es konnte gezeigt werden, daß Fibroblasten in unterschiedlichen Differenzierungsstufen vorkommen und daß aus der Haut alter Spender hauptsächlich solche in einem terminalen Differenzierungszustand auswachsen, welche nur noch wenige Zellteilungen durchlaufen können [3, 4]. Auch die Wanderungsfähigkeit von Fibroblasten ist durch die Alterung deutlich beeinträchtigt [9].
Ähnliche altersbedingte Veränderungen betreffen auch das Ansprechen der Zellen auf Wachstumsfaktoren und die Produktion von Zytokinen. Diesbezüglich verhalten sich chronologisch gealterte Fibroblasten sowie durch UV-Exposition veränderte Zellen deutlich anders als entsprechende Kontrollen. Für UV-bestrahlte Zellen scheint die veränderte Zytokinsekretion wiederum eng mit der ebenso veränderten Genexpression und Aktivität von Metallproteinasen verknüpft zu sein. So gibt es gute Hinweise, daß die Induktion von IL-6, dessen Maximum 6 h nach einer UV-Bestrahlung eintritt, der Kollagenaseinduktion deutlich vorausgeht. Durch Antikörper gegen IL-6 ließ sich die Aktivität der Kollagenase deutlich reduzieren [17, 18]. Stärkere UV-Strahlung führt allerdings zu allgemeineren Störungen des Zellstoffwechsels sowie der Zellmembranen. Diese Schäden sind dann zwar weniger spezifisch, können aber nicht weniger effektive Veränderungen bedingen.

Zell-Zell-Interaktionen

In vivo werden Fibroblasten in der Dermis jedoch nicht ausschließlich von UVA- und UVB-Strahlen getroffen. Vielmehr führt sicher ein Teil der Strahlung bereits in den Keratinozyten der Epidermis zu Funktionsveränderungen. So kann hier die Sekretion von Zytokinen induziert werden, die dann wiederum in der Dermis in den Stoffwechsel der Fibroblasten eingreifen und so zelluläre Funktionen modulieren.
Dabei könnte im Rahmen der Entwicklung der aktinischen Elastose neben anderen TNF-α eine wesentliche Rolle zukommen. So konnten In-vivo- und In-vitro-Experimente zeigen, daß UVB-Bestrahlung von normalen Keratinozyten TNF-α induziert. In der Dermis führt TNF-α zu einer Hemmung der Kollagensynthese in Fibroblasten. TNF-α induziert darüber hinaus die Synthese von Kollagenase, die dann zusammen mit den übrigen Wirkungen der direkten und indirekten UV-Strahlung zu einer sehr effizienten Verringerung des Gehaltes von funktionsfähigen Strukturproteinen in der Dermis führen kann [10, 12, 20].

Ausblick

UV-bedingte Veränderungen innerhalb der unterschiedlichen Zellsysteme der Haut können die wesentlichen bei der Photoalterung beobachteten klinischen Symptome erklären. Auf der einen Seite kommt es zu Veränderungen der Struktur bereits vorhandener Proteine in der Dermis, auf der anderen Seite wird die Neusynthese reduziert. Darüber hinaus kommt es durch die Induktion von Metallproteinasen zu einer Degradation von Matrixbestandteilen und einer Gewebeumbildung. Gesteuert werden diese Prozesse durch zelluläre Veränderungen, die zu einer veränderten Zytokinexpression der Fibroblasten und auch der Keratinozyten in der Epidermis führen. Die gegenseitige Beeinflussung dieser Zellsysteme ist entscheidend für die pathophysiologischen Veränderungen, die bei der Photoalterung auftreten. Ein genaues Verständnis dieser komplexen Mechanismen auf molekularer und zellulärer Ebene ist Voraussetzung für die Entwicklung spezifischer therapeutischer Substanzen.

Zusammenfassung

Veränderungen der Haut während des Alterns sind vielgestaltig und werden durch unterschiedliche Mechanismen bedingt. Im wesentlichen sollen intrinsische von extrinsischen Veränderungen unterschieden werden. So hat vor allem die chronische UV-Exposition wesentliche Auswirkungen auf Epidermis und Dermis. In der Dermis führt vor allem die UVA-Strahlung zu Störungen der für die Funktion des Bindegewebes der Haut verantwortlichen makromolekularen Organisation der Strukturproteine. Darüber hinaus konnte gezeigt werden, daß UV-Strahlung die verschiedenen matrixabbauenden Proteasen aktiviert. Bedingt ist dieses wahrscheinlich durch eine veränderte Zytokinexpression, die

Störungen im Zellstoffwechsel nach sich zieht. Dieses kann einmal durch die Fibroblasten autokrin, aber auch parakin vermittelt werden. Interessant sind in diesem Zusammenhang komplexe Systeme, die es erlauben, Wirkungen von UV-Licht auf Keratinozyten und deren Interaktion mit Fibroblasten zu untersuchen. Die Aufklärung der molekularen Mechanismen, die der Photoalterung zugrunde liegen, ist Voraussetzung für die Entwicklung spezifischer therapeutischer Möglichkeiten.

Literatur

1. Anttinen H, Orava S, Ryhänen L, Kivirikko KI (1973) Assay of protocollagen lysine hydroxylase in the skin of human subjects and changes in the activity with age. Clin Chim Acta 47: 28
2. Anttinen H, Oikarinen A, Kivirikko KI (1977) Age-related changes in human skin collagen galactosyltransferase and collagen glucosyltransferase activities. Clin Chim Acta 76: 95
3. Bayreuther K, Francz PI (1990) Aging in the human dermal fibroblast stem cell system in vivo and in vitro. Molecular biology of aging. Alan Liss, New York pp 205–215
4. Bayreuther K, Rodemann HP, Hommel R, Dittmann K, Albiez M (1988) Human skin fibroblasts in vitro differentiate along a terminal cell lineage. Proc Natl Acad Sci USA 85: 5112–5116
5. Gilchrest BA (1984) Age-associated changes in normal skin. In: Skin and aging processes. CRC, Boca Raton, pp 17–35
6. Krieg T, Hein R, Hatamochi A, Aumailley M (1988) Molecular and clinical aspects of connective tissue. Eur J Clin Invest 18: 105–123
7. Miyahara T, Shiozawa S, Murai A (1990) The effect of age on amino acid composition of human skin collagen. J Gerontol 33: 498
8. Monagna W, Kirchner S, Carlisle K (1989) Histology of sundamaged human skin. J Am Acad Dermatol 21: 907–918
9. Muggleton-Harris AL, Reisert PS, Burghoff RL (1982) In vitro characterization of response to stimulus (wounding) with regard to ageing in human skin fibroblasts. Mech Ageing Dev 19: 37–43
10. Oxholm A, Oxholm P, Staberg B, Bendtzen K (1988) Immunohistological detection of interleukin I-like molecules and tumour necrosis factor in human epidermis before and after UVB-irradiation in vivo. Br J Dermatol 118: 369–376
11. Scharffetter K, Wlaschek M, Hogg A et al. (1991) UVA irradiation induces collagenase in human dermal fibroblasts in vitro and in vivo. Arch Dermatol Res 283: 506–511
12. Schwarz T, Luger TA (1989) Effect of UV-irradiation on epidermal cell cytokine production. J Photochem Photobiol 4: 1–13
13. Tuderman L, Kivirikko KI (1977) Immunoreactive prolyl hydroxylase in human skin, serum, synovial fluid. Changes in the content and components with age. Eur J Clin Invest 7: 295
14. Uitto J (1986) Connective tissue biochemistry of the aging dermis. Age-related alterations in collagen and elastin. Dermatol Clin 4: 433–446
15. Uitto J (1989) Connective tissue biochemistry of the aging dermis. Age-associated alterations in collagen and elastin. Clin Geriatric Med 5: 127–146
16. Van der Rest M, Garrone R (1991) Collagen family of proteins. FASEB J 5: 2814–2823
17. Wlaschek M, Herrmann G, Bolsen K et al. (1991) Molecular mechanisms of cutaneous photoaging. Aging and cellular defense mechanisms (The New York Academy of Science, Modena 22.–26.9.1991)
18. Wlaschek M, Bolsen K, Herrmann G et al. (in press) UV-A induced stimulation of fibroblast-derived-collagenase by IL-6. A possible mechanism in dermal photodamage? J Invest Dermatol
19. Yurchenco PD, Schittny JC (1990) Molecular architecture of basement membranes. FASEB J 4: 1577–1590
20. Ziegler-Heitbrock HW, Krieg T (1989) Synergistic effect of tumor necrosis factor-a and interferon-gamma on collagen synthesis of human fibroblast in vitro. Exp Cell Res 181: 409–419

Moderner Lichtschutz

Reinhard Breit

Seit der Mensch aus den Wäldern seiner Urheimat herausgetreten ist, um sich die Erde untertan zu machen, muß er sich vor den Strahlen der Sonne schützen. Gefährlich ist hierbei neben einer unter Umständen unerträglichen Wärmebelastung insbesondere der Bereich der ultravioletten Strahlung (UV), der sich unter natürlichen Bedingungen jenseits des violetten Lichtes nicht mehr sichtbar, jedoch den physikalischen Gesetzen der optischen Strahlung unterworfen, von 380 nm bis hinab zu etwa 300 nm erstreckt. Etwa 6–7 % des gesamten Strahlungsflusses der Sonne auf der Erdoberfläche liegen in diesem Spektralbereich. Da hier die Quantenenergie höher ist als im sichtbaren Bereich des elektromagnetischen Spektrums, treten bei Einstrahlung auf die menschliche Haut photochemische Wirkungen auf.

Die menschliche Haut hat sich nicht verändert, der Strahlungsfluß im UV-Bereich auf der Erdoberfläche hat in den letzten Jahren trotz einer möglichen Abnahme der Ozonschicht, die die wesentliche Filtersubstanz im UV-Bereich darstellt, nicht zugenommen, dennoch besteht Notwendigkeit für einen modernen Lichtschutz, da unsere Kenntnisse über die schädigenden Einflüsse im UV-Bereich in den letzten Jahren umfassender geworden sind.

Ein Vergleich des in der Norm-Vorlage von DIN 5031, Teil 10 veröffentlichten Wirkungsspektrums für das UV-Erythem mit der früheren Erythemwirksamkeitskurve, wie sie auf Veröffentlichungen von Haußer und Vahle [7] beruhte, zeigt den Unterschied [1]. Während früher angenommen wurde, daß der erythematogene Bereich unter natürlichen Bedingungen ausschließlich auf das UVB, also nach DIN der Bereich auf Wellenlängen kürzer als 315 nm, beschränkt ist, geht man heute davon aus, daß sogar noch bei einer Wellenlänge von 400 nm eine erythematogene Wirkung, allerdings um vier Zehnerpotenzen niedriger als beim Maximum von 300 nm, besteht (Abb. 1). Wegen der wesentlich höheren Bestrahlungsstärken im Bereich UVA (315–380 nm) ist damit UVA bei Sonnenhöchststand zu etwa 20 % am Zustandekommen eines Sonnenbrandes beteiligt. Fünf Stunden vor und nach Sonnenhöchststand beträgt dieser Anteil dann, bei allerdings nur noch 10 % der mittäglichen Bestrahlungsstärke durch die relative höhere Ausfilterung kurzer Wellenlängen beim schrägen Durchtritt der UV-Strahlung durch die Erdatmosphäre und damit auch die Ozonschicht, bereits 50 % [6].

Das UV-verursachte Erythem ist ein klinisches Zeichen für eine Schädigung der menschlichen Haut, aber auch die folgende Pigmentierung ist nicht nur ein physiologischer Schutzmechanismus gegenüber weiteren Bestrahlungen, sondern auch ein Merkmal eines pathologischen Vorgangs, wie das Auftreten von Epheliden nach massiven Sonnenbränden klinisch zeigt. Auch UVA ist in der Lage, hier – möglicherweise über andere Mechanismen wie das UVB – zu diesen Veränderungen an der menschlichen Haut beizutragen. Schäden an der DNS, an Zellorganellen, Proteinen und Enzymen sind beschrieben. Die Verringerung von Langerhans-Zellen und die Proliferation der Melanozyten sind histologisch sichtbare Zeichen dieser Veränderungen [10]. So verwundert es nicht, daß auch die vorliegende spektrale Karzinomwirksamkeitskurve weit in den UVA-Bereich

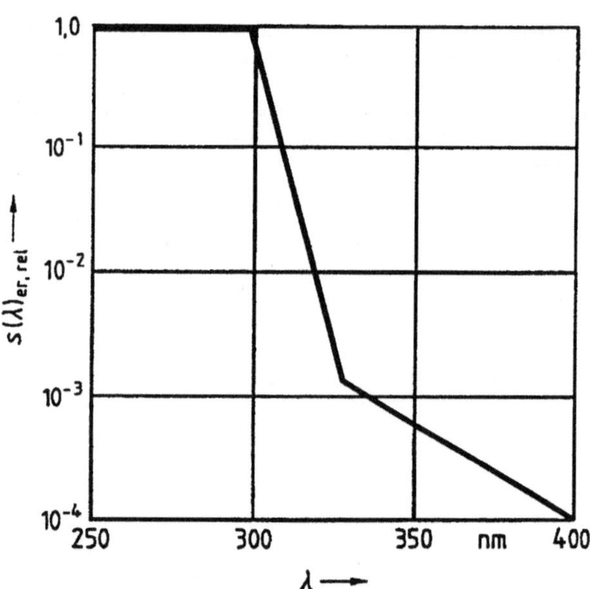

Abb. 1. Wirkungsspektrum für das UV-Erythem (nach DIN 5031, Teil 10, 6. Norm-Vorlage 1994)

verlängert werden mußte [4]. Gerade Versuche zur experimentellen Erzeugung von Karzinomen zeigten, daß der Karzinogenese eine Hemmung des Immunsystems durch die UV-Strahlung vorausgeht. Die Verstärkung der chronobiologischen normalen Hautalterung durch die sogenannte Lichtalterung wird immer deutlicher in der wissenschaftlichen Literatur herausgearbeitet. Epidemiologische Untersuchungen haben darüber hinaus gezeigt, daß das seit Jahrzehnten veränderte Freizeitverhalten der Bevölkerung die möglichen Gefahren einer Abnahme der stratosphärischen Ozonschicht bei weitem übertrifft. So beträgt die Odds-Ratio für das Lebenszeitrisiko für Plattenepithelkarzinome bei einer Abnahme der Ozonschicht von 5 % nur 1,2 – während sie für einen Menschen, der zwar im Innenraum arbeitet, sich aber jährlich 4 Wochen Ferien im Süden leisten kann, auf 10–20 klettert. Es ist also äußerst wünschenswert, die UV-Belastung des Menschen während seines ganzen Lebens möglichst zu reduzieren, wobei hierbei Kinder und Jugendliche besonders geschützt werden müssen, da etwa die Hälfte der lebenslangen UV-Bestrahlung vor dem 18. Lebensjahr erfolgt [2, 4].

Ein moderner Lichtschutz muß damit zunächst in einer Verminderung der Exposition bestehen. Jeder unnötige Aufenthalt mit unbedeckter Haut etwa 3 Stunden vor und nach Sonnenhöchststand sollte unterbleiben. Außerhalb dieses Zeitrahmens liegt die Bestrahlungsstärke bei maximal 50 % des Höchstwertes. Eine Abschottung durch Kleidung steht auf der Wunschliste an nächster Stelle. Hierbei sollte allerdings beachtet werden, daß Stoffe je nach Faser, Farbstoff und insbesondere Maschenart und -größe bis zu 50 % der UV-Strahlung durchlassen können [9, 11]. Ein Warnhinweis für Textilien, die besonders wenig absorbieren, wäre zu diskutieren. Bei allen durch die Lebens- und Freizeitumstände unvermeidlichen Expositionen sollte die Haut durch Sonnenschutzmittel geschützt werden. Wir unterscheiden hierbei chemische und physikalische Filter, wozu als sekundäre Lichtschutzstoffe noch Antioxidanzien treten [5, 10]. Substanzen, die vorwiegend im UVB-Bereich absorbieren (Abb. 2), sind in den Stoffgruppen der Paraaminobenzoesäurederivate, der Salizylate, der Campherderivate, der Zimtsäureester und der Benzimidazolderivate zu finden, breiter und damit auch im UVA-Bereich absorbieren Benzophenone und Dibenzoylmethane. Diese Stoffe bedürfen einer Zulassung nach den Vorschriften der auf europäischem Recht beruhenden Deutschen Kosmetikverordnung. Höchstkonzentrationen sind jeweils festgelegt [5, 8, 13] (Tabelle 1). Es läßt sich also allein unter Verwendung auch mehrerer dieser Substanzen in einem Lichtschutzmittel kein beliebig hoher Schutz erzielen. Hier hilft der zusätzliche Einsatz eines physikalischen Lichtschutzes. Wenn man Pigmente, wie zum Beispiel Titandioxid, Eisenoxid oder auch Zinkoxid in eine Korngröße von 10–60 nm bringt, reflektieren diese Pigmente das sichtbare Licht kaum mehr, absorbieren aber im UV-Bereich. Die Bildung gefährlicher Radikale läßt sich durch ein Coating der Pigmentgranula oder durch eine Dotierung, eine Art Verunreinigung des Kristallgitters, vollständig verhindern. Da hier keine Zulassungspflicht besteht und auch keine Höchstgrenzen festgelegt wurden, lassen sich so Lichtschutzmittel mit fast beliebig hohen Schutzwerten herstellen [3]. Die Zugabe von Antioxidanzien verringert sekundär den oxidativen Streß der bestrahlten Haut und reduziert damit weiter die zumindest im UVB-Bereich erfolgende sekundäre Erythembildung [10].

Die Wirksamkeit eines Lichtschutzmittels wird in Deutschland nach den Vorschriften von DIN 67501 bestimmt. Leider hat diese Norm insbesondere durch den vorgeschriebenen Einsatz eines zwar praktisch vollständig ausreichenden, theoretisch jedoch angreifbaren künstlichen Strahlers bei der Testung manche Kritik ausgelöst, so daß sich bei der wohl bald kommenden europäischen Normung, die von der Colipa, dem Verband der Kosmetikindustrie, vorangetrieben wird, Regeln der von der amerikanischen FDA festgelegten Testung durchsetzen werden (Tabelle 2). Der wichtigste Unterschied besteht darin, daß die aufzutragende Testmenge bei

Tabelle 1. Chemische UV-Filter für kosmetische Mittel (Zulassung durch Kosmetikverordnung, Höchstkonzentration festgelegt)

Filtersubstanz	**Endgültig**	**Vorläufig** (bis 31.12.94)
Paraaminobenzoesäure-derivate	1	2
Salizylate	1	2
Campherderivate	2	3
Zimtsäureester	0	2
Benzimidazolderivate	1	0
Benzophenone	1	1
Dibenzoylmethane	1	1
Andere	0	2
	7	13

Tabelle 2. Methoden zur Bestimmung des Sonnenschutzfaktors

	DIN 67501	AS 2604	FDA	Colipa
Testort	Rücken	frei	Rücken	Möglichst Rücken
Testmenge (mg/cm²)	1,5	2	2	2
UV-Strahler	Hg	Xenon	Xenon	Solarsimulator
Schritte	40 %	< 26 %	25 %	25 %
Ablesung (nach h)	20–28	16–24	16–24	16–24
Mittelwert	Geometrisch	Arithmetisch	Arithmetisch	Arithmetisch

diesem kommenden Testverfahren unvernünftig hoch ist. Kaum ein Verbraucher wird sich mit 2 mg/cm² Sonnenschutzmittel, das entspricht etwa 30–40 ml des oft sündhaft teuren Sonnenschutzmittels, pro Anwendung einreiben und wenn, dann wird diese Menge nicht auf der Haut bleiben. Die auf der Packung dann auch bei uns möglicherweise angegebenen, uns bisher nur von amerikanischen Präparaten bekannten extrem hohen Sonnenschutzfaktoren sind damit praxisfern. Der europäische Einigungsprozeß wird uns jedoch zwingen, uns daran zu gewöhnen und den ratsuchenden Patienten Präparate mit einem unlogisch hohen Faktor größer als 15 zu empfehlen, der bis jetzt für eine durchschnittlich empfindliche Haut auch im Juni vollständig ausreichend ist.

Moderner Lichtschutz

Schutz von Kindern
Täglicher Schutz
Keine Exposition von 10.00–14.00 Uhr
Präparate mit hohem UVA/UVB-Schutz (> 15 DIN)

Chemischer Lichtschutz (Wirkungsprinzip)

angeregter Zustand → Wärme
↕ Licht
UV-Energie → Molekül: normaler Zustand
(290–360 nm)

Physikalischer Lichtschutz (Wirkungsprinzip)

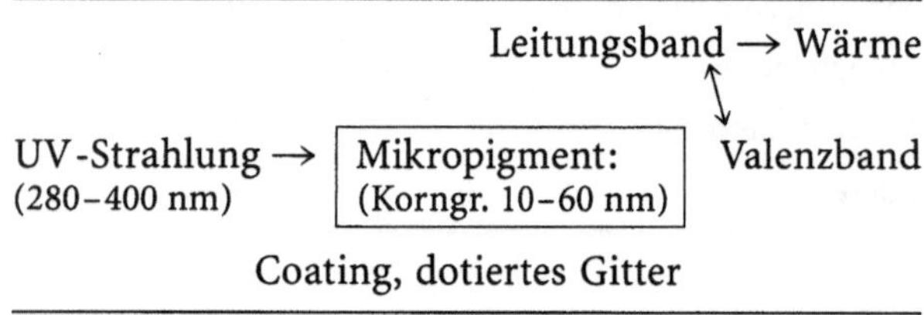

Keine Norm existiert bis jetzt für die Bestimmung des Schutzfaktors im UVA. Hier sind verschiedene, miteinander nur sehr bedingt vergleichbare Verfahren, unter anderem unter Verwendung der Direktpigmentierungsschwellenzeit oder der PUVA-Erythemschwellenzeit im Einsatz. Wichtig ist, daß überhaupt ein Schutz im UVA-Bereich gewährleistet wird, sehr hohe Werte sind hier wegen der geringeren Empfindlichkeit der menschlichen Haut nicht erforderlich, ein theoretischer Faktor von etwa 4 wäre wünschenswert.

Die Wunschliste für ein ideales Lichtschutzmittel ist lang und in der Wirklichkeit nur als ein Kompromiß zu erfüllen, zu unterschiedlich sind nicht nur die Empfindlichkeit der menschlichen Haut, auch verschiedener Körperregionen, der Hautzustand des einzelnen Menschen und die Anforderungen aus erwarteter Bestrahlungsstärke, Expositionsdauer und vorgesehenen körperlichen Aktivitäten. Die Kosmetikindustrie bietet auf diesem gewaltigen Markt – weltweit werden jährlich etwa 3500 t Lichtschutzsubstanzen eingesetzt [12] – viele Lösungen an. Wenn allerdings kein Lichtschutz betrieben wird, sind alle Bemühungen umsonst, da der Mensch keine Sensorik für die UV-Gefahren besitzt. Nur an seine Vernunft kann appelliert werden. Dies ist auch eine Aufgabe einer prophylaktischen Dermatologie.

Literatur

1. Bandmann HJ, Breit R (1979) Lichtschutz normaler und erkrankter Haut. Indikation und Wirkungsweise. In: Braun-Falco O, Wolff HH, (Hrsg) Fortschritte der praktischen Dermatologie und Venerologie (Bd. 9). Springer, Berlin Heidelberg New York, S 149–157
2. Coldiron BM (1990) Thinning of the ozone layer: facts and consequences. 49th Annual Meeting, American Academy of Dermatology, Atlanta
3. Dahms GH (1994) Lichtschutz mit Mikropigmenten. cmi-Magazin 3: 26–28

4. Diffey BL (1987) Analysis of the risk of skin cancer from sunlight and solaria in subjects living in northern Europe. Photodermatol 4: 118–126
5. Finkel P (1994) Kosmetische Sonnenschutzmittel – Wirkstoffe und Prüfmethoden. Parfümerie und Kosmetik 75: 256–259
6. Frederick JE, Alberts AD (1992) The natural UV-A radiation environment. In: Urbach F (ed) Biological response to ultraviolet a radidation. Valdenmar, Overland Park, pp 7–18
7. Haußer KW, Vahle W (1927) Sonnenbrand und Sonnenbräunung. Wiss Veröff Siemens-Konzern 6: 101–120
8. Huber B (1994) Positivliste für UV-Filter, cmi-Magazin 3: 24–25
9. Menzies SW, Lukins PB, Greenoak GE et al. (1991) A comparative study of fabric protection against ultraviolet-induced erythema determined by spectrophotometric and human skin measurements. Photodermatol Photoimmunol Photomed 8: 157–163
10. Pathak M (1993) Human skin protection and advances in sunscreens. In: Shim A (ed) Frontiers of photobiology. Elsevier Science. Amsterdam, pp 429–435
11. Robson J, Diffey BL (1990) Textiles and sun protection. Photodermatol Photoimmunol Photomed 7: 32–34
12. Schwarzenbach R (1990) Die Entwicklung bei UV-Filtern. TW Dermatologie 20: 381–392
13. Shaath NA (1990) The chemistry of suncreens. In: Lowe NJ, Shaath NA, Decker M (eds) Sunscreens, Cosmetic Science and Technology Series, vol 10, Marcel Dekker pp 211–233

Fehldiagnose,
Differentialdiagnose, Diagnose

Erkrankungen der Kopfhaut

Helmut H. Wolff und Waltraud Anemüller

Besonderheiten der Kopfhaut

Aus klinischer und histologischer Sicht ist die behaarte Kopfhaut als „Dschungel" bezeichnet worden: Die dichtstehenden, bis tief in die Subkutis reichenden 100 000 Follikel der Terminalhaare, die zudem im Verlauf des Haarzyklus ihren Feinbau und ihre Lokalisation ständig verändern, die großen Talgdrüsen, Schweißdrüsen, die reiche Blutversorgung und Innervation können Hintergrund einer großen Vielzahl dermatologischer Erkrankungen oder Symptome sein. So gut wie alle von Dermatologen beobachteten Fehlbildungen, Funktionsstörungen, entzündlichen Dermatosen, Infektionen, benignen und malignen Tumoren kommen auch – und manchmal geradezu charakteristischerweise – am Kapillitium vor; und gelegentlich sind die Hautveränderungen der Kopfhaut der Schlüssel für die Diagnose [11]. Das einfachste und wichtigste dermatologische Untersuchungsverfahren, die Inspektion mit dem bloßen Auge, ist bei dichter Behaarung mühsam und wird deshalb, auch bei „gründlicher Untersuchung des Hautorgans", häufig unterlassen. Wie an einigen Beispielen gezeigt werden wird, kann dies die Diagnosestellung erheblich verzögern, mit peinlichen Folgen, bleibenden Schäden oder gar fatalem Ausgang.

Der Patient selbst wird auf Veränderungen oder Erkrankungen seiner Kopfhaut nur aufmerksam, wenn tastbare Knoten, Nässen, Schuppung, Haarausfall, Juckreiz oder Schmerzen auftreten, und selbst dann ist die Beobachtung mit den eigenen Augen nur mit Schwierigkeiten möglich. Auch diese banale Tatsache unterstreicht, wie wichtig die gründliche Untersuchung der behaarten Kopfhaut durch den Dermatologen für die frühzeitige Diagnosestellung ist.

Im folgenden sollen beispielhaft einige überwiegend in letzter Zeit selbst beobachteten Fälle von Erkrankungen der Kopfhaut dargestellt werden, die das gestellte Thema Fehldiagnose – Differentialdiagnose – Diagnose beleuchten. Das Kapitel Haarerkrankungen bzw. Alopezien wurde bewußt ausgespart, da es ein eigenes größeres Thema darstellt.

Psoriasis capitis – seborrhoisches Kopfekzem

Rötung, Schuppung und Juckreiz der Kopfhaut sind häufige Symptome. Die Differentialdiagnose umfaßt außer einigen selteneren Dermatosen im wesentlichen die Psoriasis sowie das seborrhoische und manchmal auch das atopische Ekzem [10, 11, 12]. Für die Diagnostik sind folgende Fragen bedeutsam:

- Dauer der Anamnese?
- Familiäres Vorkommen?
- Weitere Lokalisationen?
- Wenn ja, welche Art von Hautveränderungen?
- Atopiesymptome gleichzeitig oder anamnestisch?
- HIV-Infektion?

Trotz aller theoretisch einleuchtenden und weithin bekannten klinischen Unterschiede (Tabelle 1) ist eine klare Entscheidung zwischen Psoriasis und seborrhoischem Ekzem auch dem Erfahrenen nicht immer möglich. Seborrhiasis ist allerdings keine seriöse Bezeichnung; besser ist es, die Differentialdiagnose offenzulassen, bis sich, durch das Auftreten weiterer und typischer Herde, z.B. die Psoriasis demaskiert.

Die histologische Unterscheidung hilft zwar in vielen Fällen bei dieser Fragestellung weiter (Tabelle 2, Abb. 1), allerdings liegt gelegentlich der histologische Befund ebenso unscharf zwischen beiden Erkrankungen [2, 3]. Manchmal ergeben sich aber durch die Histologie Überraschungen wie ein rein klinisch nicht zu diagnostizierender Pemphigus seborrhoicus (Abb. 2) oder eine Langerhans-Zell-

Tabelle 1. Klinische Differentialdiagnose zwischen Psoriasis capitis und seborrhoischem Kopfekzem (Hinweise)

Psoriasis	Seborrhoisches Ekzem
Umschrieben	Diffus
Scharf begrenzt	Unscharf
Asymmetrisch	Symmetrisch
Gesicht frei	Gesicht befallen

Weitere Lokalisationen und Stigmata sind bei beiden Erkrankungen zu beachten.

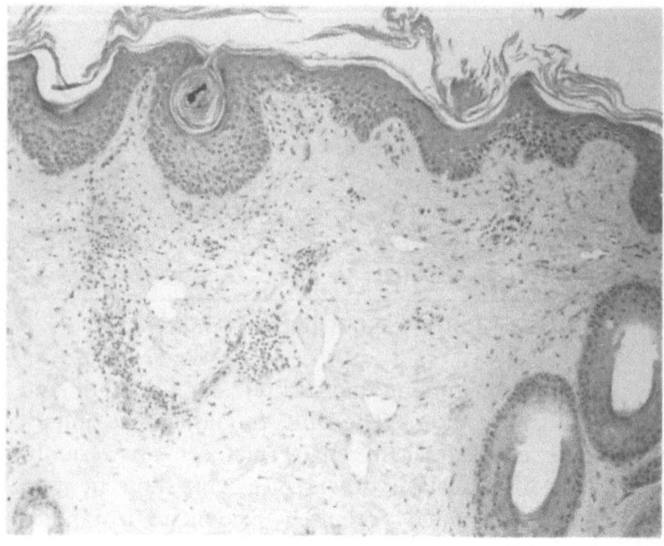

a

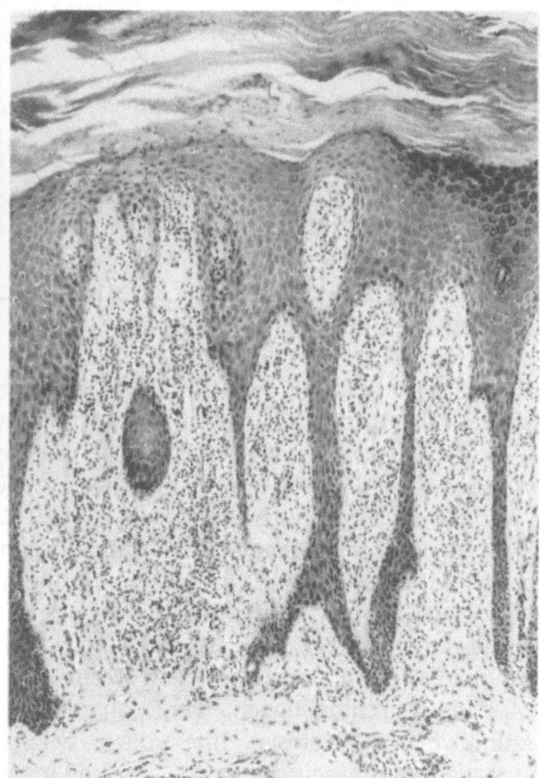

b

Abb. 1a, b. Histologisches Bild des seborrhoischen Ekzems (**a**) und der Psoriasis vulgaris (**b**)

Histiozytose. Die Möglichkeit einer Kontaktdermatitis bei Allergie auf Haarkosmetika (Shampoos, Haarwässer, Duftstoffe, Haarfarben) sei am Rande erwähnt; die genaue anamnestische Befragung und der Befund ergeben den Verdacht, der durch die Epikutantestung zu bestätigen oder auszuschließen ist.

Tabelle 2. Histologische Differentialdiagnose zwischen Psoriasis und seborrhoischem Ekzem. (Modifiziert nach [3] und [2])

Psoriasis	Seborrhoisches Ekzem
Ausgeprägte Hyper-Parakeratose	Dünne parakeratotische Hornschicht
Kein Follikelbezug	Follikelbezug, Pfropfbildung
PAS-positive Serumeinschlüsse	Pityrosporum ovale
Regelmäßige Akanthose	Unregelmäßige Akanthose
Schlanke, kolbenförmige Retezapfen	Plumpe Retezapfen
Hochreichende Papille	Suprapapilläre Schicht breit
Ausgezogene Kapillaren	Erweitere Venolen
Spongiforme Pustel	Spongiose
Neutrophile	Lymphozyten, (Neutrophile)

Bakterielle Follikulitis – Tinea

Nicht selten werden Kinder mit eitrigen Follikulitiden oder flächenhafter Impetiginisation des Kapillitiums vorgestellt, bei denen die systemische Behandlung einer vermuteten staphylogenen Pyodermie mit Penizillinderivaten erfolglos blieb, und manchmal werden auch derartige „Abszesse" chirurgisch großzügig inzidiert. Aus mehreren kürzlich beobachteten Fällen sei ein 4jähriges Mädchen näher vorgestellt. Zwei Monate zuvor sei wegen eines „Katzenpilzes" die gesamte Haut lokal antimykotisch behandelt worden. Eine eitrige Entzündung im Kapillitum, auch unter den schulterlangen Haaren im Nacken und auf dem Rücken (Abb. 3) flackerte immer wieder auf, trotz antibiotischer Behandlung mit Oxazillin. Offenbar wegen der Vorbehandlung waren im Nativpräparat keine Pilzelemente nachweisbar; eine kleine Stanzbiopsie ließ dann in der Tiefe eines Follikels in der PAS-Färbung Hyphen erkennen. In der Pilzkultur konnte schließlich noch Microsporum canis nachgewiesen werden, und die

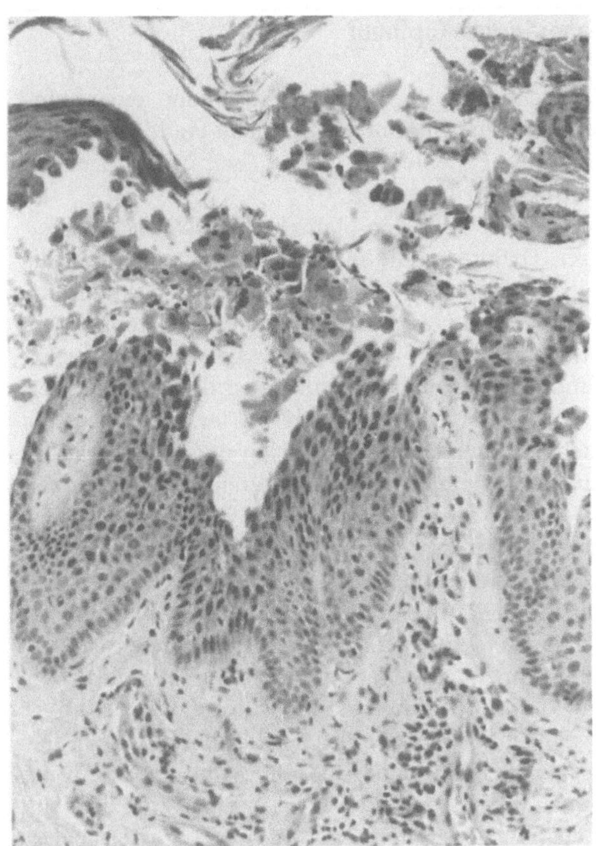

Abb. 2. Histologisches Bild des Pemphigus seborrhoicus

systemische Therapie mit Griseofulvin führte zu rascher Abheilung. Die Verzögerung der Diagnosestellung ist im Hinblick auf die Möglichkeit bleibender Schäden (vernarbende Alopezie), die Infektiosität dieser früher meldepflichtigen Erkrankung (Geschwister, Kindergarten) und die Infektionsquelle (notwendige Untersuchung und Behandlung der Hauskatze durch den Tierarzt) bedeutsam [14].

Tumoren

Innerhalb von 3 Jahren entwickelte sich ein solitärer, exophytischer, weicher, roter, unter Palpation pulsierender, gut kastaniengroßer Tumor okzipital im Kapillitium einer 66jährigen Frau. Klinisch war in erster Linie an einen angiomatösen Tumor zu denken. Der Tumor wurde in toto exzidiert. Histologisch fand sich das sehr seltene Bild der Hautmetastase eines follikulären Schilddrüsenkarzinoms [13]. Der Kopf ist eine nicht seltene Lokalisation für Hautmetastasen interner Karzinome [4, 8].

Multiple derbe rötliche Knötchen von 0,5–1 cm Durchmesser entwickelten sich innerhalb von zweieinhalb Jahren in einem umschriebenen okzipitalen Areal im Kapillitium einer 46jährigen Frau. Subjektiv bestand zunehmend stärkerer Juckreiz. Eine zuerst entnommene Biopsie hatte die Diagnose einer „unspezifischen Dermatitis“ ergeben. Klinisch wurde jetzt an Pseudolymphom, malignes Lymphom, Metastasen, Angiome, Histiozytome, Trichilemmalzysten gedacht. Histologisch ergab sich eine angiolymphoide Hyperplasie mit Eosinophilie in Kombination mit Mucinosis follicularis [16, 17], eine seltene, meist im Kopfbereich lokalisierte benigne Gefäßproliferation mit begleitendem lymphohistiozytärem und eosinophilem Infiltrat. Die Ursache ist ungeklärt, eine durch Antigene stimulierte Reaktion nach Insektenstich wird postuliert. Die früher angenommene Gleichsetzung mit Morbus Kimura wird heute abgelehnt [7].

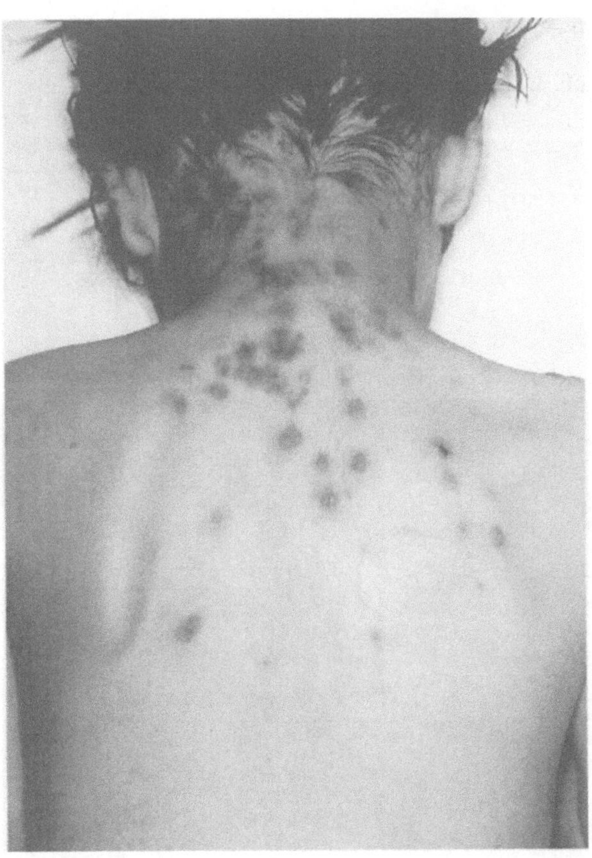

Abb. 3. Mikrosporie bei einem 4jährigen Mädchen, als Impetigo verkannt. Die schulterlangen Haare wurden gekürzt

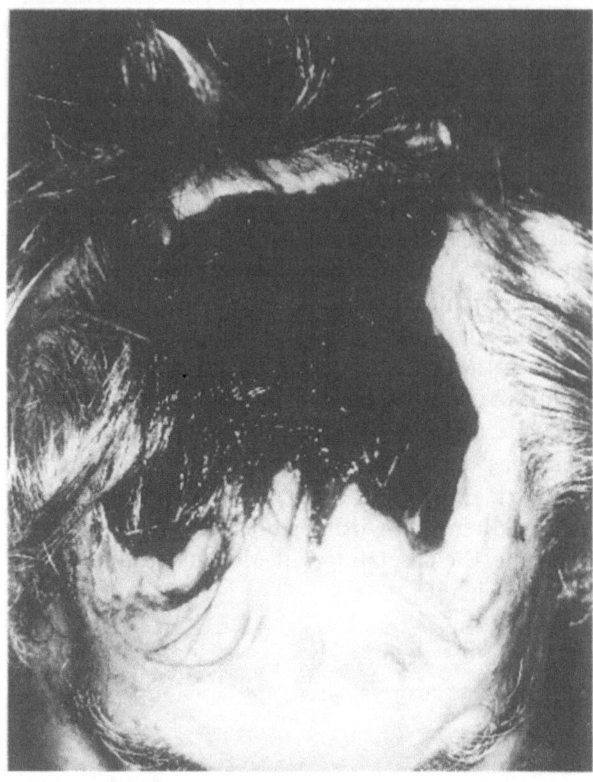

Abb. 4. Gangrän der Kopfhaut bei Arteriitis temporalis

Gangrän der Kopfhaut

Klinisch frappierend ähnliche Bilder einer umschriebenen Gangrän der Kopfhaut fanden sich bei 2 sehr alten Patienten, und es ergaben sich ganz unterschiedliche Diagnosen.

Bei einem 80jährigen Mann hatte sich trotz frühzeitiger Diagnosestellung einer Arteriitis temporalis mit umgehend eingeleiteter hochdosierter Steroidtherapie eine ausgedehnte Kopfschwartennekrose entwickelt (Abb. 4), auch war es zu weitgehender Erblindung gekommen [1, 9]. Es ist darauf hinzuweisen, daß die Diagnose einer Arteriitis temporalis auch bei atypischer Lokalisation der Gefäßveränderungen - wie hier im Parietalbereich - zu bedenken ist, insbesondere wenn - wie im vorliegenden Fall - starke Kopfschmerzen und Sehstörungen keinen Zweifel aufkommen lassen. Für die Prognose der Augenbeteiligung ist die frühzeitige Therapie essentiell, auch wenn sie nicht immer erfolgreich ist.

Der ähnlich aussehende Befund eines nekrotisch und krustig bedeckten Areals im Kapillitium (Abb. 5) bestand nach Angabe des 85jährigen Patienten erst seit einem Jahr. Bei genauer Betrachtung und Abtragung der Krusten und Nekrosen ergab sich der Verdacht auf einen malignen Tumor, am ehesten ein Basaliom oder spinozelluläres Karzinom; in der Umgebung fand sich allerdings geringe bräunliche Pigmentierung im Hautniveau. Bei der histologischen Aufarbeitung waren die äußerst polymorphen, pigmentfreien Tumorzellen erst durch die positive HMB-45- und S-100-Reaktion als Melanomzellen identifizierbar.

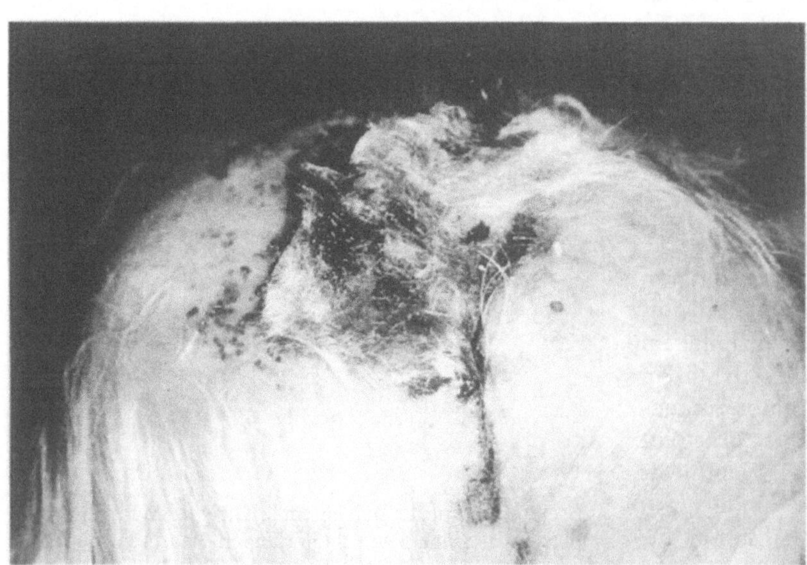

Abb. 5. Gangränös ulzerierendes malignes Melanom der Kopfhaut

Langerhans-Zell-Histiozytose

Eine 25jährige Patientin wurde dem Dermatologen wegen schmerzhafter nichtvenerischer Vulvaulzerationen vom Gynäkologen vorgestellt. Der bei sorgfältiger Untersuchung der gesamten Haut entscheidende Blick auf die Kopfhaut ergab von Krusten bedeckte rötliche Papeln und damit den Verdacht auf eine Langerhans-Zell-Histiozytose (Histiozytosis X). Diese Diagnose [5, 6, 15] wurde histologisch durch Nachweis der atypischen Histiozyten mit nierenförmigem Kern und Epidermotropismus, immunzytologisch durch die S-100-Protein-Reaktion und elektronenmikroskopisch durch das Bild der Birbeck-Granula sichergestellt [dieser Fall wurde zusammen mit Professor W. Meigel, Hautklinik Hamburg-St. Georg, bearbeitet].

Vergrößerte Halslymphknoten: Kopfhaut beachten!

Abschließend 2 Patienten, bei denen eine ausgeprägte Schwellung der Halslymphknoten ohne Inspektion der Kopfhaut zu gravierenden Fehldiagnosen führte.

Die erste Beobachtung wurde uns von der Tübinger Universitäts-Hautklinik zur Verfügung gestellt. Eine 32jährige Entwicklungshelferin wurde in den Tropen wegen verdickter Halslymphknoten sofort unter der Verdachtsdiagnose einer Tuberkulose mit Tuberkulostatika behandelt. Später, in Deutschland, wurde eine Lymphknotenbiopsie entnommen, deren histologische Untersuchung eine Melanommetastase ergab. Erst danach wurde im Kapillitium das eigentlich kaum zu übersehende primäre Melanom entdeckt. Histologisch ergab sich eine Tumordicke von 6,0 mm.

Als letzter Fall eine eher tragikomische Kuriosität. Ausgerechnet eine uns bekannte Dermatologin, gut ausgebildet, bei ihren Patienten sorgfältig und kritisch, beobachtete bei sich selbst Halslymphknotenschwellungen und Juckreiz der Kopfhaut. Die Lektüre der Differentialdiagnose von Lymphknotenerkrankungen in einem Lehrbuch für Innere Medizin ließ sie an Morbus Hodgkin mit B-Symptomatik denken. Eine mit ihr befreundete zweite Dermatologin hatte gleichzeitig ein stark juckendes „Kopfekzem". Die Lösung ergab sich erst, als diese den Kopf ihrer kleinen Tochter näher inspizierte – worauf bei allen Beteiligten die Kopfläuse entdeckt wurden.

Zusammenfassung

Auf der Kopfhaut kann sich – nicht anders als am übrigen Integument – eine Vielzahl von Dermatosen und Tumoren entwickeln. Auch wenn die Inspektion dieser Hautregion manchmal mühsam und zeitaufwendig ist, sollte sie aber zur genauen Untersuchung der Haut gehören, wie übrigens auch die Intertrigines, die Fußsohlen, die hautnahen Schleimhäute, die Palpation der peripheren Pulse und der Lymphknoten. Ein Blick auf das Kapillitium vermag manchmal in anderen Lokalisationen schwierige Diagnosen zu klären und kann sogar – bei malignen Tumoren – auch für den Patienten lebensrettend sein.

Literatur

1. Abdullah AN, Keczkes K, Wyatt EH (1989) Skin necrosis in giant cell (temporal) arteritis: report of three cases. Br J Dermatol 120: 843–846
2. Ackerman AB, Troy JL, Rosen LB et al (1988) Guttate psoriasis vs. seborrheic dermatitis. In: Differential diagnosis in dermatopathology II. Lea & Febinger, Philadelphia PA
3. Braun-Falco O, Heilgemeir GP, Lincke-Plewig H (1979) Histologische Differentialdiagnose von Psoriasis vulgaris und seborrhoischem Ekzem des Kapillitiums. Hautarzt 30: 478–483
4. Brownstein MH, Helwig EB (1972) Metastatic tumors of the skin. Cancer 29: 1298–1307
5. Helm KF, Lookingbill DP, Marks JG (1993) A clinical and pathologic study of histiocytosis X in adults. J Am Acad Dermatol 29: 166–170
6. Lookingbill DP (1984) Histiozytosis X confined to the skin of the scalp. J Am Acad Dermatol 10: 968–969
7. Mac Kie RM (1992) Epitheloid haemangioma. In: Rook A, Wilkinson DS, Ebling FJG (eds) Textbook of Dermatology, 5th ed, vol 2. Blackwell, London, pp 2085–2086
8. Pecegueiro M, Amaro J (1992) Cutaneous metastasis. Clinical aspects. In: Book of Abstracts, 18th World Congress of Dermatology, New York
9. Schmeller W, Schwarze U, Arnholdt H (1987) Arteriitis temporalis mit ausgedehnter Kopfschwartennekrose, Amaurose und okulärer Hypotonie. Akt Dermatol 13: 25–29
10. Schopf R (1992) Seborrheic eczema. In: Marks R (ed) Eczema. Martin Dunitz, London, pp 129–148
11. Shelley WB, Shelley ED (1992) Advanced dermatologic diagnosis. Saunders, Philadelphia
12. Shuster S (1984) The aetiology of dandruff and the mode of action of therapeutic agents. Br J Dermatol 235–242
13. Tronnier M, Winzer M, Wolff HH (1991) Cutaneous metastases from follicular thyroid carcinoma: Histology, immunohistology, and electron microscopy. Dermatologica 183: 286–289

14. Willigen Alt van der, Oranje AP, Weerdt-van Ameijden S de, Wagenvoort JHT (1990) Tinea capitis in the Netherlands (Rotterdam area). Mycoses 33: 46–50
15. Winzer M, Krech R, Früchtnicht W, Wolff HH (1991) Akute disseminierte Histiozytosis X (Langerhans-Zell-Histiozytose) mit tödlichem Verlauf bei einem Erwachsenen. Hautarzt 42: 502–511
16. Wolff HH (1986) Angiolymphoide Hyperplasie mit Eosinophilie. Z Hautkr 61: 767–770
17. Wolff HH, Kinney J, Ackerman AB (1978) Angiolymphoid hyperplasia with follicular mucinosis. Arch Dermatol 114: 229–232

Erkrankungen der Periorbitalregion

Günter Burg und Peter Schmid

Einleitung

Eine Systematik von Dermatosen kann nach mehreren Gesichtspunkten erfolgen. Die Lokalisation als Einteilungsprinzip erscheint dann sinnvoll, wenn Struktur und Funktion in bestimmten Körperregionen zur Manifestation typischer Krankheitsbilder prädisponieren. Der Aufbau der Haut in der Umgebung des Auges unterscheidet sich nicht grundsätzlich von derjenigen in anderen Körperregionen. Dennoch gibt es zahlreiche Dermatosen, die sich bevorzugt am Auge oder in der Periorbitalregion manifestieren.

Physiognomie und Mimik sind überwiegend Ausdruck des emotional gesteuerten Zusammenspiels von Haut, Nerven und Muskulatur in der Periorbital- und Perioralregion. Die Physiognomie, die als Spiegel der Seele in vorbildlicher Weise bereits durch Aristoteles, später durch Lavater und Nachfolger beschrieben wurde, ändert sich durch Erkrankungen der Periorbital- und Perioralregion.

Erkrankungen in diesem ausdrucksstarken Bereich des Auges werden verständlicherweise vom Patienten oft als bedrohlich empfunden, so daß ihnen von Patient und Arzt meist gesteigerte Aufmerksamkeit gewidmet wird. Sie können Hinweise auf interne Neoplasien, Systemerkrankungen und Stoffwechselanomalien und damit diagnostisch wegweisend sein.

Dermatosen mit zufälliger Lokalisation in der Periorbitalregion (POR)

Nävoide Veränderungen können sich wie überall auch in der POR manifestieren. Gelegentlich finden sich kongenitale Nävi, die durch den Lidspalt getrennt sich auf Ober- und Unterlid ausbreiten.

Unter den *primär entzündlichen* Dermatosen sind Kontaktekzeme, Arzneiexantheme, Lupus erythematodes, Sklerodermie, Vitiligo, Quincke-Ödem und zahlreiche andere zu nennen. Weiterhin finden sich *erregerbedingt entzündliche* Dermatosen wie das Erysipel, Herpes simplex und Herpes zoster. Mollusca contagiosa bei kleinen Kindern oder Viruspapillome schaffen meist lediglich therapeutische Probleme. Sie werden grundsätzlich in gleicher Weise wie an anderen Lokalisationen angegangen, jedoch mit größerer Sorgfalt und engmaschiger Kontrolle.

Zysten, Adenome und *Tumoren* in der POR bedingen ebenfalls keine diagnostischen, sondern allenfalls therapeutische Probleme. Bei Basaliomen in der Nähe des Auges sollte unbedingt die mikroskopisch kontrollierte Chirurgie mit Randschnittkontrolle zum Einsatz kommen, besonders wenn es darum geht, den Tränenkanal und die Lidfunktion zu erhalten. Bei Melanomen in der Periorbitalregion sollte wegen der in dieser Lokalisation meist relativ günstigen Prognose auf verstümmelnde Operationen verzichtet werden. Die Röntgentherapie bietet oft eine günstige Alternative zu operativen Verfahren.

Dermatosen mit häufiger oder bevorzugter Lokalisation in der Periorbitalregion

Die wichtigsten Dermatosen, die zu dieser Gruppe der „POR-Dermatosen im engeren Sinne" gerechnet werden können, sind in Abb. 1 zusammengestellt. Weitere Aufteilungen der orbitalen und periorbitalen Region lassen sich in folgende Kompartimente vornehmen: Konjunktiven und Bulbus, Augenlider sowie periorbitale Region.

Bei Erkrankungen der *Pemphigus-* und der *Pemphigoid-Gruppe* mit Konjunktivalbefall steht ebenso wie beim *Erythema exsudativum multiforme* die Behandlung der Grunderkrankung im Vordergrund, wobei es gilt, narbigen Spätveränderungen durch Verwachsungen im Bereich der Konjunktiven vorzubeugen.

Bei der *Alkaptonurie*, einer rezessiv-erblichen Anomalie des Aminosäurestoffwechsels kommt es infolge verminderter oder fehlender Aktivität der Homogentisinsäure zur Melaninablagerung im Knorpel (Ochronose) und am Auge in der Sklera und am Hornhautrand.

Die *Augenlider* zeichnen sich durch zahlreiche funktionelle und strukturelle Besonderheiten aus. Die

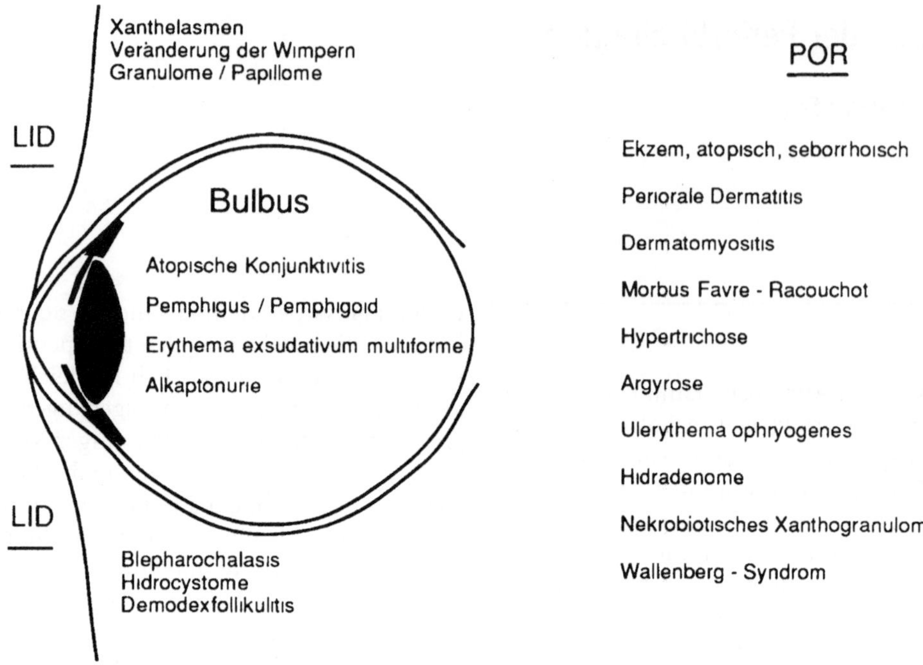

Abb. 1. Erkrankungen im Bulbus-, Lid- und Periorbitalbereich (POR)

Epidermis und das Korium sind vergleichsweise dünn, die Lidränder sind mit Haaren und Drüsen besetzt.

Probleme der Augenlider können vielfältig sein [13]. Während der Epikanthus eine rassische Besonderheit darstellt, handelt es sich beim Ankyloblepharon – fehlende Lidspaltbildung – und dem Colobom um echte Defekte. Infektionen wie Herpes simplex, Herpes zoster oder Pyodermien sind selbstverständlich nicht spezifisch für die Periorbitalregion, können sich aber durch Gefährdung des Auges dramatisch auswirken.

Das *Chalazion* ist eine granulomatöse Entzündung der Meibom-Drüsen, die bei wiederholtem Auftreten operativ angegangen werden muß.

Hidrocystome der Unterlider sind meist durch eine lanzettartige Stichinzision zu beheben. Wichtig ist die differentialdiagnostische Abgrenzung vom zystischen Basaliom.

Entzündungen der Lidränder, z.B. im Rahmen einer Rosacea, sind überwiegend symmetrisch lokalisiert. Bei einseitiger granulomatöser Lidrandentzündung mit leichter Auszupfbarkeit der Zilien kommt differentialdiagnostisch eine *Demodex-Follikulitis* in Betracht, die sich durch einfache mikroskopische Untersuchung eines epilierten Haares verifizieren läßt. Zur Behandlung eignen sich antibiotische Augensalben oder salizylhaltiges (5 %) Olivenöl.

Die *Blepharochalasis* kann neben altersbedingtem Turgorverlust Symptom zahlreicher Krankheiten sein, von denen nur die Cutix laxa, Osteogenesis imperfecta, das Ascher-Syndrom und Meretoya-Syndrom (familiäre Amyloidose) erwähnt seien [6]. Auch distinkte granulomatöse T-Zell-Lymphome mit Elastolyse können Blepharochalasis verursachen (granulomatous slack skin).

Xanthelasma palpebrarum ist die häufigste Form der Xanthome; etwa bei der Hälfte der Patienten findet sich eine Hyperlipidämie, meist Fredrickson-Typ IIa [2]. Sie finden sich häufiger bei Frauen als bei Männern und sind meist im Bereich der medialen Oberlider lokalisiert.

Trichomegalie (Hypertrichose) der Wimpern findet sich bei seltenen Syndromen (Oliver-McFarlane) oder erworben bei Trachom, Kala-Azar, als Nebenwirkung einer Behandlung mit Interferon-α oder Cyclosporin A. In jüngster Zeit ist die Trichomegalie der Wimpern als ein wichtiges Symptom einer fortgeschrittenen HIV-Infektion bekannt geworden [7]. Seither sind zahlreiche weitere Beobachtungen mitgeteilt worden [5, 8].

Phthiri der Augenlider werden durch Auskämmen mit Essigwasser oder durch Applikation von Vaseline über 7–10 Tage 2mal täglich behandelt. Neuerdings empfiehlt sich 1 % Permethrin in vorsichtiger Applikation.

Alopecia areata, Trichotillomanie, Vitiligo mit Poliosis finden sich auch im Augenlidbereich ohne lokalisatorische Besonderheiten.

Periorbitale Region

Figurierte atopische, seltener seborrhoische *Ekzeme* in der Periorbitalregion bieten in dieser Lokalisation häufig einen ungewohnten Aspekt dieser im übrigen häufigen Dermatosen.

Die *periorale Dermatitis (Rosacea-artige Dermatitis)* zeigt das von der perioralen Lokalisation her bekannte Bild und ist in gleicher Weise zu behandeln.

Eine ausgeprägte *Elastoidose mit Zysten und Komedonen* (Favre-Racouchot), halonierte Augen (Masque bilaire) und *Hypertrichose* im Bereich der Jochbögen können Teilsymptom einer Porphyria cutanea tarda sein.

Das Keratosis-pilaris-Syndrom ist durch follikuläre Hyperkeratose, Gefäßerweiterung und Atrophie charakterisiert. Das *Ulerythema ophryogenes* stellt die besondere Lokalisation dieses autosomal-dominant vererbten Krankheitsbildes im Bereich der Augenbraunen dar [1, 4], das zur Atrophie mit Narbenbildung und Alopezie führen und mit multiplen kongenitalen Anomalien assoziiert sein kann [4].

Diagnostik und Therapie einer *Dermatomyositis* mit Rötung und Schwellung der Periorbitalregion ergeben sich im Rahmen der Grunderkrankung.

Hidradenome der Augenunterlider stellen ein gelegentlich kosmetisch störendes Problem dar. Die Notwendigkeit einer Behandlung ergibt sich meist nicht, da es sich um eine hamartomartige papulöse hautfarbene Neubildung handelt.

Das *nekrobiotische Xanthogranulom* [10, 11] ist ein typischerweise in der Periorbitalregion lokalisiertes dermal und subkutan gelegenes granulomatöses Infiltrat bei monoklonaler Gammopathie (meist IgG-κ). Schleimhäute, Muskulatur und innere Organe können ebenfalls betroffen sein. Der Verlauf ist chronisch-progressiv in Abhängigkeit von der Grunderkrankung.

Bei der *Argyrie* kommt es bei entsprechender Silberexposition bei der Arbeit oder externen (Bleichungscremes) oder internen (Rollkuren, silbernitrathaltige Augen- oder Nasentropfen) Behandlungen zur Komplexbildung des Silbers mit Cystein, so daß in der Haut ein Silber-Cystein-Komplex entsteht. Im Bereich der lichtexponierten Haut kommt es danach unter Beteiligung der Ag-Ionen zu einer photolytischen Zersetzung des Cysteins, wobei die entstehenden SH-Ionen sofort mit den Ag-Ionen zu dem schwer löslichen Silbersulfid reagieren, so daß Silber unter dem photochemischen Einfluß des Lichtes als Ag_2S in den lichtexponierten Hautarealen angereichert wird [12].

Beim *Wallenberg-Syndrom* kommt es durch Läsionen in der Medulla oblongata zu dissoziierten Empfindungsstörungen, die häufig zu ulzerösen Artefakten im Bereich des Nasen-Augen- oder Nasen-Wangen-Winkels führen [3] (Abb. 2).

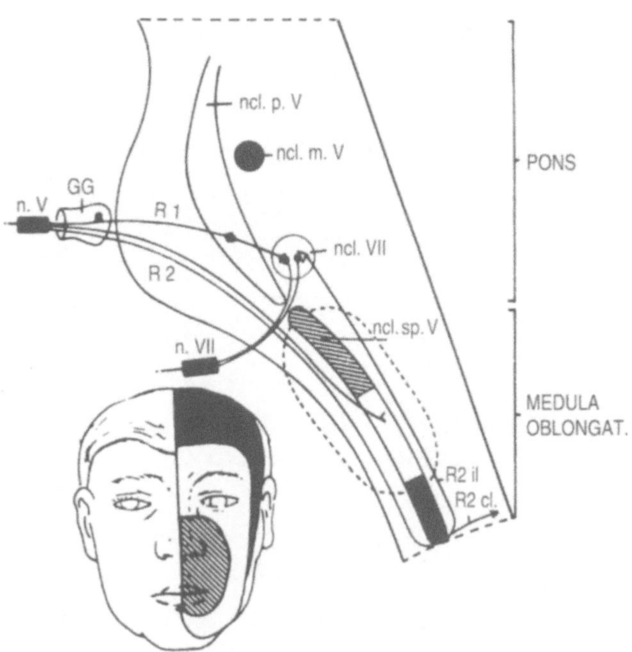

Abb. 2. Schematische Darstellung des neurologischen Defektes beim Wallenberg-Syndrom [3]; *n. V* Nervus trigeminus, *GG* Gasser-Ganglion, *ncl. p. V* Nucleus pontis trigemini, *ncl. m. V* Nucleus motorius trigemini, *ncl. VII* Nucleus nervi facialis, *ncl. sp. V* Nucleus spinalis trigemini, *R* Reflexbahnen, ipsilateral *(il)*, und kontralateral *(cl)*, *n. VII* Nervus facialis

Dermatosen der POR im Rahmen von Systemerkrankungen und Syndromen (unvollständig)

- Amyloidose
- Lipoidproteinose
- Myxödem/EMO
- Lipoidstoffwechselstörungen
- Ascher-Syndrom
- Vogt-Koyanagi-Syndrom
- EEC-Syndrom
- Morbus Osler

Daneben gibt es zahlreiche Systemerkrankungen und Syndrome, die sich in der Augen- und periorbitalen Region manifestieren können und die in unvollständiger Aufzählung wiedergegeben sind.

Ausblick

Eine ausführliche Monographie zum Thema „Haut und Auge“ wurde 1969 von Korting [9] verfaßt. Diese dokumentiert eindrücklich, daß sich grundsätzlich fast alle Dermatosen auch in der Periorbitalregion manifestieren können und daß darüber hinaus diese Region ähnlich wie andere periorifizielle Regionen diagnostische Besonderheiten mit spezifischen therapeutischen Problemen bieten kann.

Literatur

1. Azambuja R, Proença NG, Cardoso WV (1987) Ulerythema ophryogenes und Follikulitis Ulerythema reticulata. Hautarzt 38: 411–413
2. Bergmann R (1994) The pathogenesis and clinical significance of xanthelasma palpebrarum. J Am Acad Dermatol 30: 236–242
3. Burg G, Burg D (1993) Neutrotrophe Ulcera. In: Schöpf E, Staubesand J (Hrsg) Venenleiden und Haut. Vasomed-Verlag Kagerer Kommunikation, Bonn, S 61–76
4. Burnett JW, Schwartz MF, Berberian BJ (1988) Ulerythema ophryogenes with multiple congenital anomalies. J Am Acad Dermatol 18: 437–440
5. Daneschfar A, Davis CP, Trüeb R (1993) Trichomegalie bei HIV-Infektion. Schweiz Med Wschr 123: 1941–1944
6. Held JC, Schneidermann P (1990) A review of blepharochalasis and other causes of the lax, wrinkled eyelid. Cutis 45: 91–94
7. Janier M, Schwartz C, Dontenwille MN et al (1987) Hypertrichose des cils au cours du SIDA. Ann Dermatol Venereol 114: 1490–1491
8. Kaplan MH, Sadick NS, Talmor M (1991) Acquired trichomegaly of the eyelashes: a cutaneous marker of acquired immunodeficiency syndrome. J Am Acad Dermatol 25: 801–804
9. Korting GW (1969) Haut und Auge. Thieme, Stuttgart
10. Kossard S, Winkelmann RK (1980) Necrobiotic xanthogranuloma. Australas J Dermatol 21: 85–88
11. Mehregan DA, Winkelmann RK (1992) Necrobiotic xanthogranuloma. Arch Dermatol 128: 94–100
12. Mittag H, Knecht J, Arnold R, Hüttich C, Rupec M (1987) Zur Frage der Argyrie. Hautarzt 38: 670–677
13. Moriarty PAJ, Collin JRO (1982) Eyelid problems. Practitioner 226: 901–923

Erkrankungen der Mundhöhle

Otto P. Hornstein

Einleitung

In der Mundhöhle überschneiden sich die „Territorien“ mehrerer medizinischer Fachgebiete, zu denen - wegen der Analogie von Haut und Mundschleimhaut - auch die Dermatologie zählt. Auf engem Raum lassen sich hier bei zahlreichen multisystemischen Krankheiten oft Veränderungen nachweisen, die für die Diagnostik der Grundkrankheit und die Beurteilung der Immunitätslage des Organismus wesentliche, ja entscheidende Bedeutung haben können. Obwohl bis zum Isthmus faucium der „exoskopischen“ Inspektion gut zugänglich, werden Läsionen oder Veränderungen der oralen Mukosa nicht selten übersehen, unterschätzt oder verkannt. Ebenso wie an der Haut entscheidet auch hier die subtile makroskopische - und histologisch ergänzte und gesicherte - Betrachtung über die diagnostische Potenz des Klinikers. Angesichts der Hochflut labormedizinischer Überflußbefunde im heutigen medizinischen Alltag hat diese nüchterne Feststellung leider ihre Berechtigung. Drei oralmedizinische Krankheitsbeobachtungen sollen dies verdeutlichen.

Fall 1: Wegener-Granulomatose

65jährige Patientin (Dok. Nr. 513/94): Seit Jahren labile Hypertonie, Schwindel, 1990 Pneumonie. Psychiatrische Behandlung mit Neuroleptikum (Taxilan®) wegen „schizoider Psychose“).

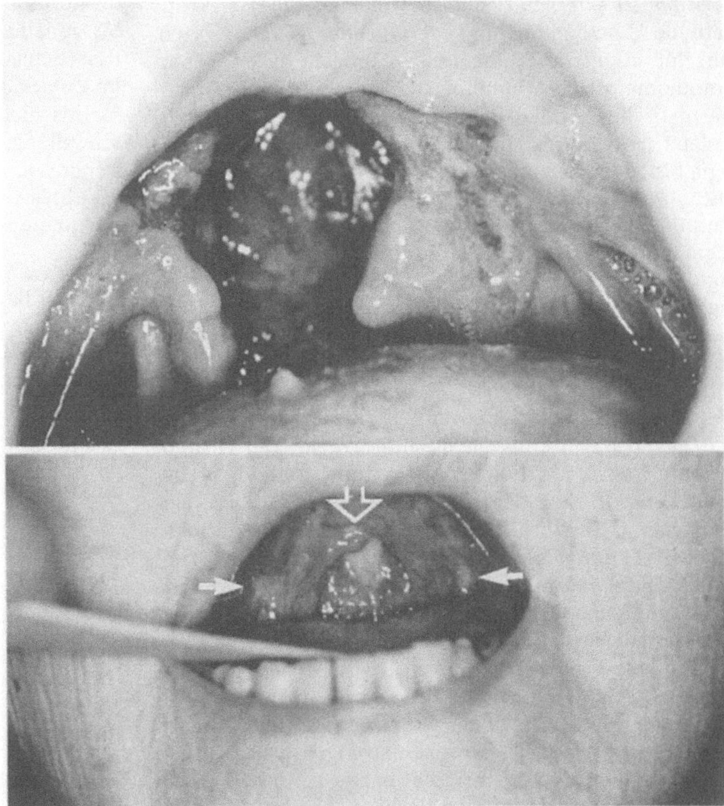

Abb. 1. Breiter Defekt des weichen Gaumens mit nekrotisch-ulzerösen zerfressenen Rändern (↓); im *unteren Bild* auch fibrinbedeckte Ulzeration der Rachenhinterwand sichtbar

Anläßlich einer HNO-ärztlichen Untersuchung wegen des Schwindels (5/92) tumorverdächtige Veränderung am Gaumen festgestellt, histologisch-bioptisch als Plattenepithelkarzinom angesehen. Nachresektion mit suprahyoidaler neck dissection beidseits: kein Tumornachweis. Seither nekrotisierende Wundheilungsstörung des weichen Gaumens mit Perforation zur Nasenhaupthöhle. Verdacht auf Aktinomykose (histologisch unspezifisches Schleimhautulkus, kein Nachweis von Drusen). Wegen Therapieresistenz Überweisung zu uns.

Aufnahmebefund (2/93): Am weichen Gaumen 2 cm breiter Defekt bis zum Ansatz des harten Gaumens, mit nasaler Perforation. Multiple hämorrhagisch-nekrotische Ulzerationen am übrigen weichen Gaumen und an beiden Zungenrändern, zum Teil hypergranulierend oder narbig eingezogen. Erhebliche Sprachstörung. Narbiger Zustand nach neck dissection beidseits. Restliche Halslymphknoten o. B. In beiden Kniekehlen und linker Wade zackig bis polyzyklisch begrenzte hämorrhagisch-nekrotische Ulzerationen (3 × 2 cm), in der Umgebung locker disseminierte makulopapulöse purpurische Streuherde. Gingiva o.B. Tastbare Lymphknoten unauffällig.

Allgemeinstatus: Thorax- und Abdominalorgane klinisch und bildgebend (Röntgen und Sonographie) unauffällig.

Histologie Unterschenkel: Tiefreichende pleomorphzellige, zum Teil nekrotisierend-hämorrhagische Entzündung mit Zeichen einer leukozytoklastischen Vaskulitis.

Revision der externen Histologie (Gaumen, 6/92): Nekrotisierende Entzündung mit zerfallenden Granulozyten. Einzelne atypische Epithelnester. Verdacht auf Wegener-Granulomatose. Bestimmung der antineutrophilen zytoplasmatischen Antikörper (cANCA): maximal 205 U/ml (zuletzt 146 U/ml, normal < 20 U). Sonstige Immunserologie bis auf ANA 1: > 150 (speckled type) unauffällig.
BKS 70/90 mm n.W. (bei Entlassung 12/26). Peripheres Blutbild: Leichte normochrome Anämie, Leukos 8/pl, 79 % Segment, 18 % Lympho, 3 % Eo, 1 % Mono. Kreatinin 1,6 mg/dl, Gamma-GT 22 U/ml, GPT 20 U/ml, Harnsäure 7,0 mg/dl. C3 84 mg/dl (untere Normgrenze). ACE 16,2 U/ml (niedrig). Urinsediment: vereinzelt hyaline oder feingranulierte Zylinder.

Therapie und Verlauf: Aufgrund der hinreichend gesicherten Diagnose (aus klinischem Befund, revidierter Histologie und konstant erhöhter ANCA-Immunserologie) behandelten wir nach dem FAUCI-Schema – initial Cyclophosphamid (Endoxan) 100 mg/Tag, Methylprednisolon (Urbason) 80 mg/Tag – und systemischer Antibiose (zum Infektschutz) zusammen mit Nystatin und antiseptischen Mundspülungen. Darunter deutliche Verkleinerung und Reinigung der palatinalen und lingualen Ulzera sowie Abheilung der Hautveränderungen. Zwischenzeitlich Fortführung des FAUCI-Schemas (in einer Medizinischen Klinik) unter Bluttransfusionen. Reduzierung der täglichen systemischen Therapie (Endoxan 50 mg, Ultralan 5 mg) unter adjuvanter Begleittherapie (Zantic 150 mg, Diflucan 50 mg) und Taxilan (100 mg). Narbige Abheilung aller Ulzerationen. Reizloser postoperativer Gaumendefekt, bis auf Sprachbehinderung beschwerdefrei.
Ab 11/93 nur noch Monotherapie (Endoxan 50 mg/Tag), darunter nach 3 Monaten Rezidiv mit multiplen hämorrhagisch-nekrotisierenden Ulzera (Gaumen) und spärlichen purpurischen Papeln an Ellenbogen und Händen. Unter erneuter Kortikoidmedikation (initial 100 mg Urbason/Tag, schrittweise reduziert auf 40 mg/Tag unter Beibehaltung von Endoxan 50 mg/Tag) rasche Abheilung. Unter Fortführung dieser Therapie operativ-plastische Rekonstruktion des Gaumenbogens mit kieferorthopädischer Versorgung des Restdefekts (Univ.-Zahn-Mund-Kiefer-Klinik Erlangen). Seither Fortführung der Therapie unter dermatologischer und nephrologischer Kontrolle.

Fall 2: Oraler Pseudo-Pemphigus bei klinisch latentem Non-Hodgkin-Lymphom

63jähriger Mann (Dok. Nr. 4/91, 1457/92): Im Frühjahr 1990 wegen schmerzhafter, therapieesistenter, progredienter Stomatitis und Balano-Posthitis eingewiesen. Zusätzlich hyperkeratotisch-rhagadiforme palmoplantare Läsionen, chronische Blepharo-Konjunktivitis. Gewichtsverlust, Diabetes mellitus (Typ II), koronare Herzkrankheit, arterielle Hypertension.

Aufnahmebefund: Reduzierter Allgemeinzustand (Gewichtsverlust, krankheitsbedingte Mangelernährung). Schwere hämorrhagisch-erosive Cheilitis und konfluierende fibrinös-erosive Stomatitis, Glossitis und Pharyngitis bis zum Larynx. Erschwerte Mundöffnung, Hypersalivation, Schluckschwierigkeiten. Fast zahnlos (nur 3 Zähne im Unterkiefer). Zahnprothesen wegen schmerzhafter Stomatitis nicht getragen. Geringe regionale Lymphknotenschwellung. Schmerzhafte palmoplantare Erosionen und Keratosen. An den Handrücken lichenoide Papeln, glutäal und prästernal schmerzhafte, gering schuppende Erytheme. Keine Blasen.

Histologie (Unterlippe, Mundschleimhaut, Handrücken, Gesäß): Bandförmig-lichenoide subepidermale lymphomonozytäre Entzündung mit geringer Infiltration und hydropischer Degeneration der Basalzellen bzw. unteren Epidermis. Dazu geringe Hypergranulose und Orthokeratose der Epidermis. In der Schleimhaut dicht entzündlich infiltrierte Erosion mit mukofibrinösem Belag, im umgebenden Epithel hydropische Degeneration von Basalzellen mit junktionaler Spaltbildung. Leichte „Epidermisation“ des Epithels mit Stratum granulosum und schmaler Orthokeratose der Oberfläche.

Relevante Laborbefunde: BKS 54/91 mm n.W., CRP +, ANA 1: > 150 (speckled), reduzierter LTT (PHA, PWM), reduzierte Chemotaxis und Candidozidie der neutrophilen Granulozyten. Immunserologisch weder LE-typische Antikörper noch Tumormarker (CEA, AFP u. a.) nachweisbar. Immunelektrophorese: keine Paraproteine.

Weitere Diagnostik: Da ähnliche Schleimhautveränderungen von Plewig et al. bei einem Fall von Castleman-Tumor

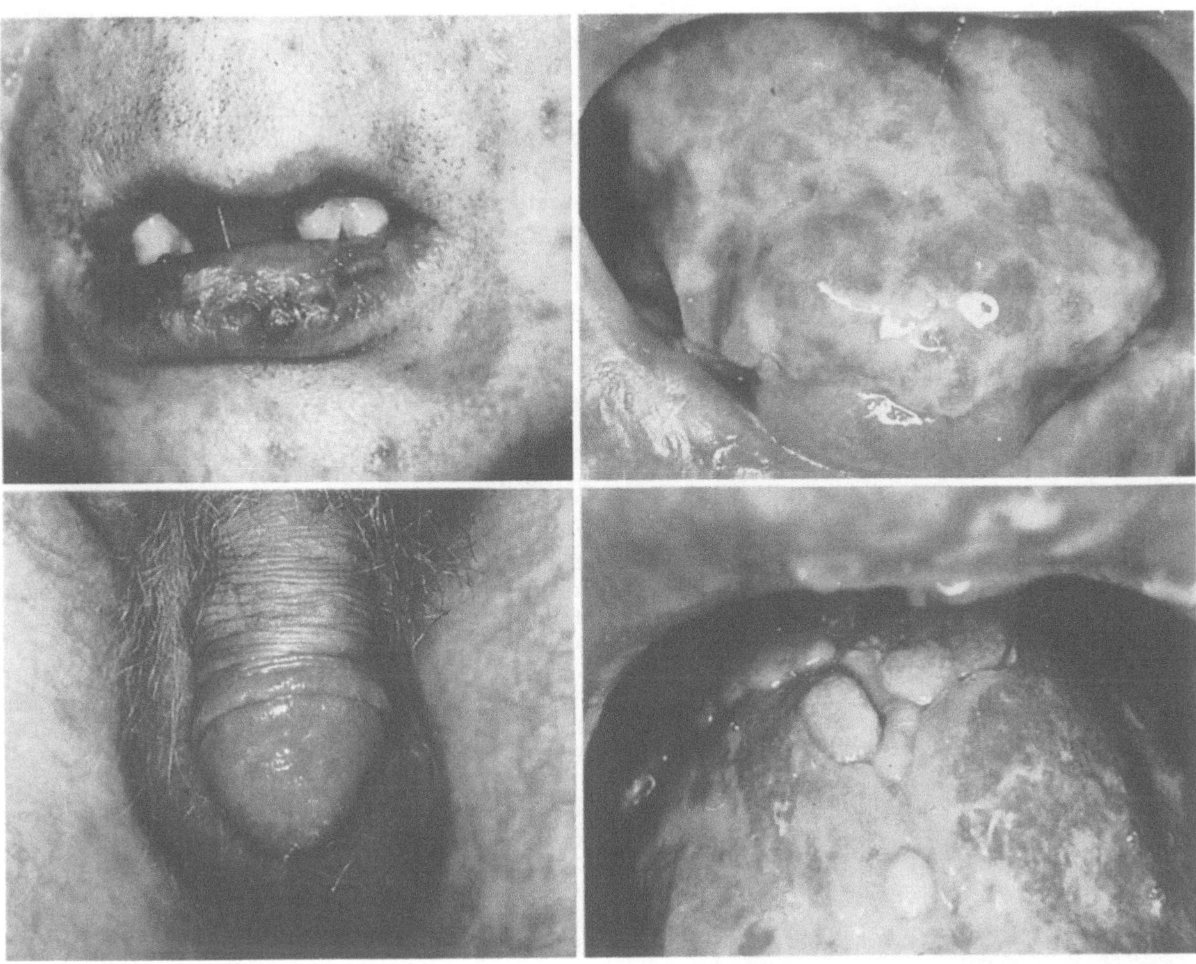

Abb. 2. Pemphigoide Erosion von Lippen- und Zungenschleimhaut mit weitgehendem Papillenverlust; fibrinbedeckte Pseudomembranen; im Genitalbereich ebenfalls flächenhafte erosive Balano-Posthitis

beschrieben worden waren [10], veranlaßten wir entsprechende hämato-onkologische Untersuchungen (Beckenkammbiopsie, Thorax-Röntgen, CT von Abdomen und Thorax). In der Knochenmarkbiopsie wurde ein niedrig malignes Non-Hodgkin-Lymphom vom zentrozytisch-zentroblastischen Typ nachgewiesen, im Abdominal-CT wurden zahlreiche mesenteriale, infrarenale, iliakale und inguinale Lymphome entdeckt (Med. Univ.-Klinik III Erlangen). Auf operativ-invasive Diagnostik (Lymphonodektomie) wurde wegen des reduzierten Befindens des Patienten verzichtet.

Therapie und Verlauf: Nachdem auswärts Colchicin und Prednisolon (100 mg/Tag) wirkungslos geblieben waren, kombinierten wir die Steroiddosis mit Cyclosporin A (täglich 100 mg entsprechend 1,5 mg/kg), worunter sich nur mäßige Besserung einstellte. Nach Lymphomnachweis zytostatische Chemotherapie (COP-Schema) mit 7 Zyklen in 3wöchigen Abständen. Darunter CT-kontrollierter Rückgang der Splenomegalie und Schwund aller abdominal-inguinalen Lymphome, während sich die sehr schmerzhafte erosive Cheilitis und Stomatitis nur gering besserte.

Unabhängig von uns veranlaßten die Onkologen (unter der Annahme eines paraneoplastischen Pemphigus) eine immunserologische Untersuchung im Labor von Dr. Anhalt (Johns Hopkins University, School of Medicine, Baltimore, MA), wo zirkulierende Antikörper gegen Desmoplakin II (210 kD), aber nicht gegen Desmoplakin I (250 kD) nachgewiesen wurden (1992). Histologisch waren aber, auch bei Revision aller Schnitte, keine pemphigustypischen akantholytischen Veränderungen nachweisbar.

Zwischenzeitlich waren im Heimatkrankenhaus immunserologische Hinweise auf SLE nachgewiesen worden, die dort zur Annahme eines atypischen SLE führten. Damit waren allenfalls die palmoplantaren Läsionen und ein makulo-teleangiektatisches Erythem im (zunehmend „cushingoiden") Gesicht vereinbar, aber nicht der orale Schleimhautbefund. Dieser entsprach klinisch und histologisch einem ausgeprägt erosiven lichenoiden Enanthem, wie es für pemphigoiden Lichen ruber mucosae typisch ist. Ein paraneoplastischer Zusammenhang mit dem Non-Hodgkin-Lymphom ist wahrscheinlich, aber wegen der

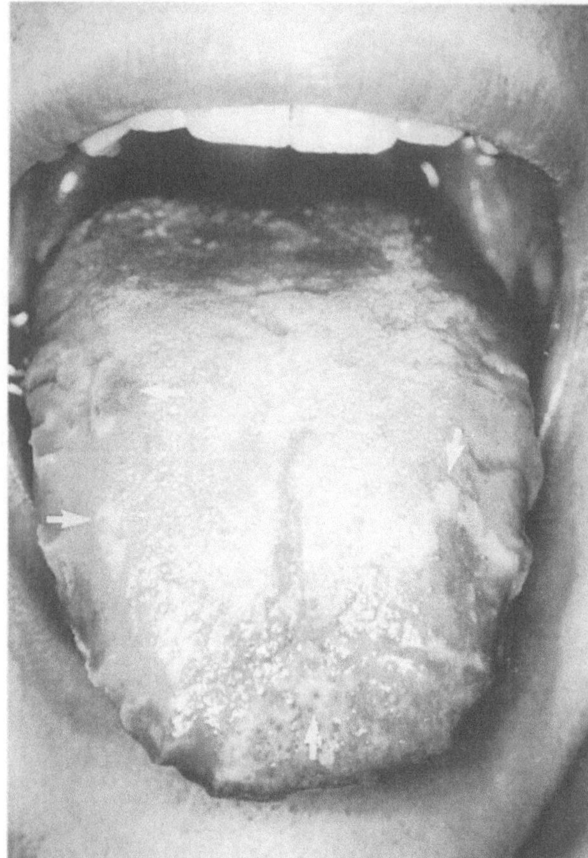

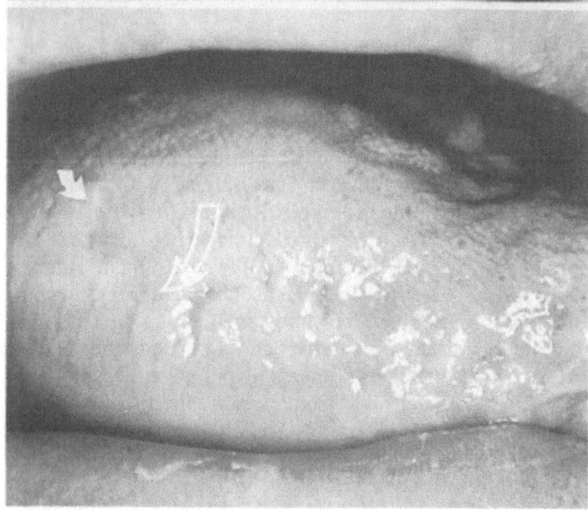

Abb. 3. Zunge des 29jährigen Patienten mit primärer Herpesinfektion. Im *oberen Bild* mehrere gedellte Herpesbläschen mit verquollenem Randsaum (↓), dazu bogige Rötung der Zungenränder, zum Teil mit weißlicher Umrandung (Exfoliatio areata); im *unteren Bild* typische Papillae foliatae (⇩), dahinter Randbezirk einer kleinen Exfoliatio areata (↓)

trotz (im CT nachgewiesenen) Tumorremission persistierenden mukokutanen Veränderungen nicht beweisbar.

Fall 3: Spätmanifeste Gingivostomatitis herpetica

29jähriger Zahnarzt (Dok. Nr. 731/94): Eine Woche vor klinischer Aufnahme (Anfang 5/94) Abgeschlagenheit, Fieber bis 39,5 °C, 3 Tage zuvor schmerzhafte Bläschen und Erosionen an Wangenschleimhaut und Zunge. Notaufnahme in einer Medizinischen Klinik, dort wegen „Haarleukoplakie" Verdacht auf HIV-Infektion. Wegen Kopfschmerzen und Mattigkeit Verdacht auf Meningoenzephalitis, deshalb Schädel-CT und Lumbalpunktion, beide unauffällig. Daraufhin Vorstellung in unserer Klinik, klinische Diagnose einer Gingivostomatitis herpetica, sofort Therapie mit Acyclovir.

Befund: Zungenrücken zentral stark belegt, teilweise abstreifbar (Candida-Verdacht), im vorderen Drittel Pseudoerosion mit bogiger weißlich verquollener Begrenzung (Exfoliatio areata) und leichter Furchung (Lingua plicata). Dazwischen einzelne, sehr schmerzhafte, rundliche, eingesunkene Erosionen. An beiden Zungenrändern ebenfalls Exfoliatio areata mit geröteten, typischen Seitenfurchen (Papillae foliatae). An der Wangenmukosa beidseits mehrere runde, kaum linsengroße, gelblich bedeckte Erosionen mit rotem Hof, stark berührungsschmerzhaft. Einzelne ähnliche Läsionen auch an der Ober- und Unterlippenschleimhaut. Weicher Gaumen und Gingiva gerötet, an der Gingiva einzelne rundliche Erosionen. Geringe Hypersalivation. Submandibulare Lymphknoten beidseits druckdolent, leicht vergrößert. Keine extraoralen Herpes-Bläschen. Dermatologische Zeichen einer atopischen Hautdiathese.

Labor: BKS 43/67 mm n.W. Hämogramm unauffällig. Serum-Parameter: α2-Globulin 11,6 %, Serum-Ferritin 902 ng/ml (jeweils erhöht). Anti-HSV-IgG und -IgM negativ. Anticytomegalie-IgM und -IgG negativ. Anti-HIV-EIA negativ. Rachenabstrich: Staphylococcus aureus ATB 1, sonst Keime der normalen Rachenflora. Kein Candida-Nachweis.

Therapie und Verlauf: Aufgrund des klinischen Befundes (auf Biopsie wurde verzichtet), bei negativer Herpes-simplex-Anamnese, unverzüglicher Beginn einer Acyclovir-Therapie (Zovirax 5 mg/kg, 3mal täglich i.v.) über 5 Tage. Lokal Spülungen mit Betaisodona und Subcutin. Zwei Tage parenterale Ernährung, dann passierte Kost. Rasches Abklingen der schmerzhaften Schleimhautaffektion, Entlassung in gutem Allgemeinzustand.

Besprechung

Alle 3 Kasuistiken unterstreichen die Schwierigkeiten, ebenso aber auch die diagnostischen Chancen eines exakt erhobenen oralmedizinischen Befundes. Bei der ersten Patientin vergingen zwischen Beginn und Klärung des Morbus Wegener 10 Monate, wobei die von uns aufgrund des klinischen Befundes veranlaßte immunserologische Untersuchung auf cANCA [3, 8] die Diagnose sicherte. Die auswärts histopathologisch gestellte Verdachtsdiagnose eines palatinalen Plattenepithelkarzinoms konnte später nicht bestätigt werden, statt dessen lag teilweise hämorrhagisch-nekrotisierendes Granulationsgewebe mit fokaler Vernarbung vor. Bei der radikalen Nachresektion des Gaumens mit neck dissection fanden sich keine Tumoranteile, was retrospektiv gewisse Zweifel am initialen Bestehen eines Karzinoms erlaubt (z.B. pseudokanzeröse Epithelhyperplasie), Malignität aber nicht ausschließen läßt. Die von Anfang an bestehende Nekrotisierungstendenz der granulozytenreichen, gemischtzelligen Entzündung wurde in Verbindung mit dem klinischen Verlauf (gangräneszierende Ulzerationen mit Velumperforation) als Ausdruck einer ungeklärten Wundheilungsstörung gedeutet.

Schließlich stellte ein (früher an unserer Klinik tätig gewesener) HNO-Arzt die Patientin hier vor, was zur geschilderten Diagnosefindung führte. Histologisch-bioptisch beschränkten wir uns auf die Abklärung der nekrotisch-hämorrhagischen Hautläsionen, während wir auf erneute enorale Biopsien verzichteten; statt dessen wurden die externen histologischen Befunde revidiert.

Eine weitere Besonderheit des bislang nur oligosystemischen Krankheitsverlaufs (d.h. ohne stärkere Nephropathie, ohne sichere Beteiligung der Lungen) ist der Erfolg der chirurgisch-plastischen Rekonstruktion des Gaumens unter perioperativ erhöhter Endoxan- und Kortikoidtherapie. Ich bin der Auffassung, daß das ausgezeichnete Resultat nicht trotz, sondern wegen der auf die Grundkrankheit gerichteten Immunsuppressionstherapie erzielt werden konnte. Der Erfolg überzeugte die zunächst skeptischen, aber konsiliarisch von uns umgestimmten Kieferchirurgen, die somit gegen ein Dogma der Allgemeinen Chirurgie (möglichst keine Immunsuppression, dafür maximale Antibiose) verstießen.

Die Patientin befindet sich seither in gutem Allgemeinzustand, der Gaumen ist verschlossen, der örtliche Narbenstatus reizlos, die Funktion des Gaumensegels gebessert, vereinzelt noch granulierende Ulzera am Gaumen. Auch deshalb ist eine reduzierte Fortführung der chemotherapeutischen Immunsuppression unter periodischer klinischer Überwachung erforderlich.

Beim zweiten Patienten liegt ein ungewöhnlicher, im Erscheinungsbild an eine Graft-versus-host-Reaktion erinnernder mukokutaner Krankheitsprozeß vor. Die zunächst durch nichts anderes als die Ähnlichkeit mit den lichenoiden und pemphigoiden Symptomen einer Paraneoplasie bei Castleman-Tumor [10, 11] von uns forcierte Suche nach einem entsprechenden Neoplasma führte statt dessen zur Aufdeckung eines noch klinisch latenten abdominalen und inguinalen Non-Hodgkin-Lymphoms, das unter einer knapp halbjährigen intermittierenden Zytostatikatherapie (COP-Schema) eine computertomographisch nachweisbare Remission zeigte. Auch die mukokutanen Veränderungen besserten sich unter dieser Behandlung, persistierten aber in mäßiger Ausprägung als großflächige erosive und lichenoide Cheilostomatitis. Der Nachweis von Serumantikörpern gegen Desmoplakin II [1] ist kein Beweis für einen paraneoplastischen Pemphigus (bei dem eher Antikörper gegen Desmoplakin I zu erwarten sind), da das Antigen in der Junktionszone liegt und wahrscheinlich bei verschiedenen bullösen Dermatosen mit junktionaler Blasenbildung nachweisbar ist. Erwähnt sei, daß neuerdings auch bei 5 Patienten mit mukokutanem Erythema exsudativum multiforme zirkulierende Autoantikörper bei IIF nachgewiesen und mittels Immunoblot als 250-KD-Protein analog zu Desmoplakin I charakterisiert wurden [3]. Auf den isolierten Befund eines zirkulierenden Antikörpers sollte sich also eine Diagnose allein nie stützen.

Es bleiben offene Fragen, darunter: Wie ist das im Krankheitsverlauf beobachtete Auftreten von immunserologischen SLE-Markern zu bewerten? Bahnt sich ein zusätzlicher Lupus erythematodes an? (Die Schleimhautsymptomatik paßt nicht dazu.) Erklärt das Non-Hodgkin-Lymphom die lichenoid-erosiven Schleimhautläsionen im Sinne einer paraneoplastischen Immunpathogenese (ähnlich einer Graft-versus-host-Reaktion)? Worauf ist die besondere Therapieresistenz der erosiven Stomatitis trotz adäquater Immunsuppression (Cyclosporin A, Kortikoide, wiederholte Zytostatikazyklen) zurückzuführen? Handelt es sich um ein paraneoplastisches Autoimmunsyndrom sui generis?

Jedenfalls zeigt die mehrjährige Beobachtung des Krankheitsverlaufs, daß ungewöhnliche (und vielleicht neuartige) Syndrome nach wie vor durch sorgfältige klinische Beobachtung und synoptische Deutung heterogener Befunde aufgedeckt werden können. Eine überbewertete Labordiagnostik mit einem isolierten Antikörperbefund (gegen Desmoplakin II) kann außerhalb des klinischen und histologischen Gesamtzusammenhangs eher zur Verwirrung als zur Klärung des Krankheitsprozesses beitragen.

Unser dritter Patient wäre beinahe das Opfer einer AIDS-Suggestion geworden. Dabei ließen sich klinisch-stomatologisch alle Symptome (einschließlich der geringen meningealen Reizung) auf eine Gingivostomatitis herpetica als Erstmanifestation einer Herpes-simplex-Infektion zurückführen [3, 7, 12]. Für den Patienten, einen sensiblen Zahnarzt, war der vorschnell geäußerte Verdacht einer HIV-Infektion (mit den sich anschließenden Maßnahmen einschließlich Lumbalpunktion) geradezu ein psychischer Schock. Erst nach 2 Tagen wurde unsere Klinik konsiliarisch zugezogen, was dem Patienten weitere Ängste (er war serologisch HIV-negativ) ersparte und eine rasche Heilung seiner sehr schmerzhaften Gingivostomatitis ermöglichte.

Es hat Jahre gedauert, bis der ursprünglich als spezifisches oder zumindest pathognomonisches Symptom einer fortgeschrittenen HIV-Infektion gedeutete Zungenbefund einer sogenannten Haarleukoplakie [6, 12] als ein ätiologisch heterogenes Symptom erkannt wurde [5, 8, 14]. Ich kenne viele Fälle von chronischer pseudomembranöser Candidosis linguae bei Patienten unter therapeutischer oder krankheitsbedingter Immunsuppression (z.B. bei chronischer myeloischer Leukämie), die an den hinteren Rändern einer Faltenzunge (Lingua plicata) ebenfalls das Bild einer „Haarleukoplakie" boten, und zwar schon lange vor der HIV-Epidemie.

Als Haarleukoplakie wurde bei dem Patienten auch die ganz typische Exfoliatio areata linguae (EAL, Lingua geographica) verkannt. Dies kommt übrigens häufig vor, so daß die wegen einer therapieresistenten Glossitis migrans verunsicherten Patienten von Arzt zu Arzt wandern, ohne die notwendige Aufklärung (harmlose Anomalie) zu erhalten. Solche Fälle gehören eigentlich in die Rubrik iatrogene Auslösung einer Zungenneurose, bedingt durch ärztliche Unkenntnis der EAL und fälschlich unternommene, naturgemäß dabei frustrane Therapieversuche.

Schlußbemerkung

Die 3 geschilderten Patienten können uns manches lehren:

- Die Bedeutung einer sorgfältigen klinischen Schleimhautdiagnose unter kritischer Einbeziehung der Histologie (Fall 1 und 2);
- der Schaden eines unkritisch gebrauchten pseudodiagnostischen Etiketts (Haarleukoplakie) mit vorschneller, den Patienten schwer verunsichernder Fehldiagnose (Fall 3);
- das diagnostische Potential eines exakten oralhistologischen Befundes (Fall 2);
- die Überbewertung isolierter immunserologischer Befunde (Desmoplakin II) zur Deutung eines Krankheitsbildes als vermeintlich paraneoplastischem Pemphigus (Fall 2);
- die Möglichkeit, auf Grund synoptischer klinisch-histologischer Diagnostik und Langzeitbeobachtung auf ungewöhnliche – vielleicht neue – klinische Entitäten oder Varianten seltener Erkrankungen aufmerksam zu werden (Fall 2);
- unerwartete therapeutische Chancen bei interdisziplinärer Kooperation unter Zurückstellung orthodoxer Lehrmeinungen (Fall 1) mit erfolgreicher operativer Beseitigung eines schweren Gaumendefektes trotz immunsuppressiver Simultanbehandlung (Fall 1).

Als Kliniker der alten Schule liegt mir an einer ausgewogenen, synoptisch und kritisch alle Befunde sorgfältig gewichtenden Beurteilung eines Krankheitsprozesses um so mehr, als diese klinische Denkweise heute an Bedeutung zu verlieren scheint. Viele diagnostische Irr- und Umwege könnten vermieden werden, wenn die Kunst des ärztlichen Konsils wieder mehr gepflegt und ernster genommen würde. Es gibt nicht nur eine zur Zeit überbewertete Immun- und Molekularpathologie, sondern auch eine, wie ich es nenne, „Pathologie der Information". Diese ist nicht mit Medizinischer Informatik oder Biostatistik zu verwechseln. Wir Ärzte müssen dieses Problem der einseitigen oder fehlerhaften Information bzw. des ärztlichen Kommunikationsdefizits sehr ernst nehmen, damit wir nicht zu bloßen Handlangern einer immer mehr zur Biotechnik mutierten Medizin werden, die den Auftrag unseres personalen ärztlichen Handelns im Gewirr der Laborbefunde und Desinformationen kaum noch wahrnimmt.

Zusammenfassung

Anhand von 3 klinischen Fallbeispielen werden einige typische Probleme, aber auch die Chancen einer sorgfältigen klinischen Diagnostik von Erkrankungen der Mundhöhle bzw. Mundschleimhaut dargelegt. Im ersten Fall handelte es sich um eine ursprünglich als postoperative Wundheilungsstörung der Mundschleimhaut interpretierte Wegener-Granulomatose mit Gangräneszenz und Perforation des weichen Gaumens, dessen dauerhafte chirurgische Rekonstruktion erst nach Diagnosestellung unter peri- und postoperativer immunsuppressiver Therapie der Grundkrankheit gelang. Im zweiten Fall führte der Nachweis eines niedrigmalignen retroperitonealen Non-Hodgkin-Lymphoms bei schwerer lichenoider, sekundär erosiver Cheilostomatitis zu deren Deutung als wahrscheinlich autoimmunogen bedingte, klinisch und histologisch einer lichenoid-erosiven Graft-versus-host-Reaktion vergleichbare paraneoplastische Krankheit. Beim dritten Patienten handelte es sich um eine spät manifeste Herpes-Primärinfektion als Gingivostomatitis herpetica, die unter der Fehldeutung des Zungenbefundes als Haarleukoplakie zur überstürzten Annahme einer vermeintlichen HIV-Infektion geführt hatte. Die Fälle sollen exemplarisch verdeutlichen, daß es nach wie vor äußerst wichtig ist, die klinische und histologische Diagnostik von Schleimhauterkrankungen der Mundhöhle exakt und koordiniert durchzuführen und den diagnostischen Primat nicht in erster Linie labordiagnostischen Einzelbefunden zu überlassen.

Literatur

1. Anhalt GJ, Kim SC, Stanley JR et al (1990) Paraneoplastic pemphigus. An autoimmune mucocutaneous disease associated with neoplasia. N Engl J Med 323: 1729–1735
2. Buchholz I (1992) Gingivostomatitis herpetica. Dermatol Monatsschr 178: 168–169
3. Foedinger D, Boecskoer B, Gruber G, Wolff K, Rappersberger KW (1993) Erythema multiforme. Demonstration of autoantibodies against desmoplakin I. J Invest Dermatol 101: 416 A (abstract)
4. Gavaud C, Ninet J, Monier JC et al (1993) Anti-neutrophil cytoplasm antibodies in Wegener's granulomatosis and systemic vasculitis. Presse Méd 22: 1679–1686
5. Green TL, Greenspan JS, Greenspan D, De Souza Y (1989) Oral lesions mimicking hairy leukoplakia: a diagnostic dilemma. Oral Surg Oral Med Oral Pathol 67: 422–426
6. Greenspan JS, Greenspan D (1989) Oral hairy leukoplakia: diagnosis and management. Oral Surg Oral Med Oral Pathol 67: 396–403
7. Haneke S (1993) Klinik der Herpes-simplex-Virusinfektionen. In: Hornstein OP (Hrsg) Virale und bakterielle Infektionskrankheiten der Haut, Perimed-Spitta, Nürnberg, S 35–43
8. Itin P, Rudli T, Rüdlinger R et al (1988) Oral hairy leukoplakia in a HIV-negative renal transplant patient: a marker for immunosuppression? Dermatologica 177: 126–128
9. Kekow J, Csernok E, Szymkowiak CH, Gross WI (1993) Wegenersche Granulomatose und ANCA-assoziierte Vaskulitiden: pathogenetische Konzepte zur Rolle von Autoantigenen, Autoantikörpern und Zytokinen. Immun Infekt 21: (Suppl 1) 44–48
10. Plewig G, Jansen T, Jungblut RM, Röher H-D (1990) Castleman-Tumor, Lichen ruber und Pemphigus vulgaris: Paraneoplastische Assoziation immunologischer Erkrankungen? Hautarzt 41: 662–670
11. Plewig G, Jansen T (1991) Castleman-Tumor, Lichen ruber und Pemphigus vulgaris: Paraneoplastische Assoziation immunologischer Erkrankungen? Hautarzt 42: 727
12. Reichart P, Gelderblom H, Pohle HD, Philipsen HP (1986) Hairy leukoplakia (AIDS). Clinical aspects and morphology. Dtsch. Z Mund-Kiefer-Gesichts-Chir 10: 161–165
13. Silverman S, Beumer J (1973) Primary herpetic gingivostomatitis of adult onset. Oral Surg Oral Med Oral Pathol 36: 496–503
14. Syrjänen S, Laine P, Niemelä M, Happonen R-P (1989) Oral hairy leukoplakia is not a specific sign of HIV-infection but related to immunosuppression in general. J Oral Pathol Med 18: 28–31

Erkrankungen der Nägel

Eckart Haneke

Einleitung

Patienten mit Nagelkrankheiten machen auch beim Dermatologen nur einen geringen Anteil aus. Die Diagnose ist oft schwierig, weil es nur wenige wirklich spezifische Nagelveränderungen gibt, die einerseits eine eindeutige Krankheitserkennung ermöglichen, andererseits auch häufig genug sind, daß sie den meisten Dermatologen bekannt sind. Um Nagelveränderungen interpretieren zu können, müssen Grundkenntnisse der Anatomie, der Physiologie, des Wachstumsverhaltens und der Pathologie des Nagels vorhanden sein (Abb. 1).
Wie bei allen anderen Erkrankungen ist auch bei Nagelkrankheiten die Diagnose die Voraussetzung für eine rationelle Therapie.

Häufigste Fehldiagnose: keine Diagnose

Es ist eine traurige Erfahrung, daß vielen Patienten, die sich mit irgendwelchen Nagelveränderungen beim Hausarzt vorstellen, als erste Maßnahme, oft noch vor Erhebung einerAnamnese und eines klinischen Befundes, der oder die veränderten Nägel herausgerissen werden. Wenn der Patient dadurch nicht beschwerdefrei wird, erfolgt gelegentlich die Überweisung zum Dermatologen, von dem nun verlangt wird, noch nachträglich eine Diagnose zu stellen. Das ist in vielen Fällen nicht mehr möglich, weil die Patienten nicht (mehr) genau angeben können, wie der extrahierte Nagel ausgesehen hat. Oft berichten sie sogar, sie wüßten gar nicht, warum die Nagelextraktion erfolgt war, und vom überweisenden Arzt sind ebenfalls keine Angaben zur Anamnese und Klinik zu erhalten.
Die Nagelextraktion ist das schwerste iatrogene Trauma, das dem Nagel zugefügt werden kann. Meist richtet sie mehr Schaden als Nutzen an und ist deshalb nur sehr selten indiziert. Alle Krankheiten, bei denen ein Köbner-Phänomen vorkommen kann, stellen eine Kontraindikation für die Nagelextraktion dar. Onychomykosen kommen praktisch nur bei Vorschädigung des Nagels vor; eine alleinige Extraktion als Therapie anzusehen, ist geradezu grotesk [15]. Nageldeformationen, insbesondere bei Fußdeformitäten, werden nach Extraktion oft noch stärker ausgeprägt [13]. Nach wiederholten Extraktionen bilden sich gelegentlich Röhrennägel, Achsenabweichung und Nageldystrophie. Da der Nagel mehrere Monate braucht, um nach vorn zu

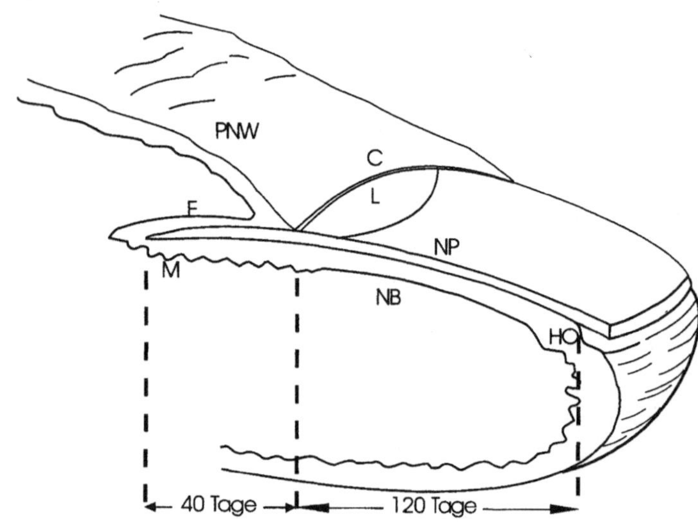

Abb. 1. Nagelanatomie und Nagelwachstumsgeschwindigkeit; *C* Kutikula, *E* Eponychium, *HO* Hyponychium, *L* Lunula, *M* Matrix, *NB* Nagelbett, *NP* Nagelplatte, *PNW* proximaler Nagelwall

wachsen [26], entwickelt sich an den Großzehen sehr häufig ein distaler Nagelwall, der das Vorwachsen der Nagelplatte unmöglich macht.
Natürlich gibt es Ausnahmefälle, in denen eine Nagelextraktion erforderlich ist, aber selbstverständlich gehört dazu zunächst eine Diagnose oder wenigstens eine Verdachtsdiagnose. Die Nagelextraktion sollte dann so schonend wie möglich vorgenommen werden. Bei der distalen Nagelextraktion werden nach Leitungsanästhesie an der Basis von Finger oder Zehe mit einem Elevatorium, dessen leicht gebogenes Ende immer zur Nagelplatte zeigt, zunächst Cuticula und proximaler Nagelwall von der Nagelplatte vorsichtig abgeschoben. Dann geht man vom Hyponychium unter die Nagelplatte, wiederum indem die Spitze des Elevatoriums zur Nagelplatte gerichtet ist, und trennt diese durch vorsichtiges Vor- und Zurückschieben vom Nagelbett ab [18]. Das in manchen chirurgischen Lehrbüchern empfohlene Verfahren, eine starke Moskitoklemme unter den Nagel zu schieben, diesen dann fest zu fassen und durch Drehen vom Nagelbett abzureißen, stellt eine extrem starke Traumatisierung dar. Am schonendsten ist die von Cordero [6] empfohlene proximale Nagelextraktion, bei der man nach der Ablösung des proximalen Nagelwalls mit dem Elevatorium unter den proximalen Anteil des Nagels geht und von der Matrix her den Nagel vorsichtig vom Nagelbett ablöst. Aufgrund der speziellen Wachstumskinetik erreicht man damit, daß die Ablösung der Nagelplatte „mit dem Strich" erfolgt [14].

Häufigste Nagelkrankheiten: Onychomykosen

Onychomykosen stellen nach Erreger, Pathogenese und Klinik eine Gruppe durchaus verschiedener Erkrankungen dar. Sie machen etwa 30–40 % aller Nagelkrankheiten aus [1] und sind von allen Dermatomykosen am schwierigsten zu behandeln. Gerade deshalb ist es so wichtig, eine vermutete Pilzinfektion der Nägel vor Beginn einer Therapie auch eindeutig zu sichern [10].
Onychomykosen nehmen mit dem Alter ganz enorm an Häufigkeit zu. Ursachen dafür sind zunehmend häufigere prädisponierende Faktoren wie arterielle und venöse Durchblutungsstörungen, periphere Neuropathien, Diabetes mellitus oder traumatische Schädigungen. Diese Krankheiten können jedoch auch unabhängig von einer Pilzinfektion zu einer Nageldystrophie führen, die klinisch oft nicht von einer distalen subungualen Onychomykose zu unterscheiden ist, unter Umständen zuerst auch vorlag, bis es zur Entwicklung einer Onychomykose kam. Da sich ein solcher Erkrankungsverlauf jedoch nachträglich meist nicht mehr sichern läßt, ist bei Nachweis pathogener Pilze im Nagel von einer Mykose auszugehen, die entsprechend zu therapieren ist. Diese Möglichkeit muß auch in Betracht gezogen werden, wenn eine antimykotische Therapie trotz mykologischer Heilung nicht zu klinisch völlig normalen Nägeln führt [10].
Die Psoriasis ist die Hautkrankheit mit der häufigsten Nagelbeteiligung. Charakteristisch sind die psoriatischen Grübchennägel (fälschlicherweise Tüpfelnägel genannt, denn es sind keine Farbtüpfel, sondern kleine Einsenkungen der Nageloberfläche), psoriatischer Ölfleck, Onycholyse, Nagelverfärbung, Brüchigkeit, bei ausgedehntem Matrixbefall Zerstörung des gesamten Nagels. Die Diagnose der Nagelpsoriasis macht dann keine Schwierigkeiten, wenn mindestens ein Nagel mehrere gleichgroße Grübchen aufweist. Die Grübchen sind knapp so groß wie ein Stecknadelkopf, meist unregelmäßig angeordnet, selten in Querbändern analog den Reil-Beau-Furchen. Grübchen sind die häufigsten psoriatischen Nagelveränderungen und kommen nur selten auch bei Onychomykosen vor; dann sind sie meist etwas größer, und gewöhnlich sieht man nur 2–3 an einem Nagel. Die Differentialdiagnose von Onychomykose und Nagelpsoriasis kann gelegentlich außerordentlich schwierig sein [12]. Histologisch findet man bei beiden Krankheiten subunguale Hyperkeratose mit Parakeratose und Leukozyteneinschlüssen, Spongiose des Nagelbettepithels, perivaskuläre lymphozytäre Infiltrate im Papillarkörper. Der Nachweis von Pilzfäden in der subungualen Keratose und in der Nagelplatte gilt als beweisend für eine Onychomykose, der von Grübchen, die mit parakeratotischem Horn ausgefüllt sind, für eine Psoriasis. Onychomykose und Nagelpsoriasis können bei demselben Patienten an verschiedenen Nägeln unabhängig voneinander und auch im selben Nagel zusammen vorkommen. Da die Onychomykose zum Köbner-Effekt am Nagel führen kann, ist zunächst die Pilzinfektion zu behandeln, dann die Psoriasis.
Isolierte Dystrophie eines oder beider Großzehennägel ist häufig bei (ehemaligen) Fußballspielern und anderen Sportlern. Sie ist als Folge häufiger Traumen, die oft mit subungualen Hämatomen und nachfolgendem „spontanem" Nagelverlust einhergehen, anzusehen. Ausgehend von einer Fußmykose werden solche traumatisch geschädigten Nägel besonders häufig von Pilzen befallen. Jede weitere Nagelextraktion – auch wenn sie so einfach und logisch erscheint, weil man glaubt, man könne sich dann die

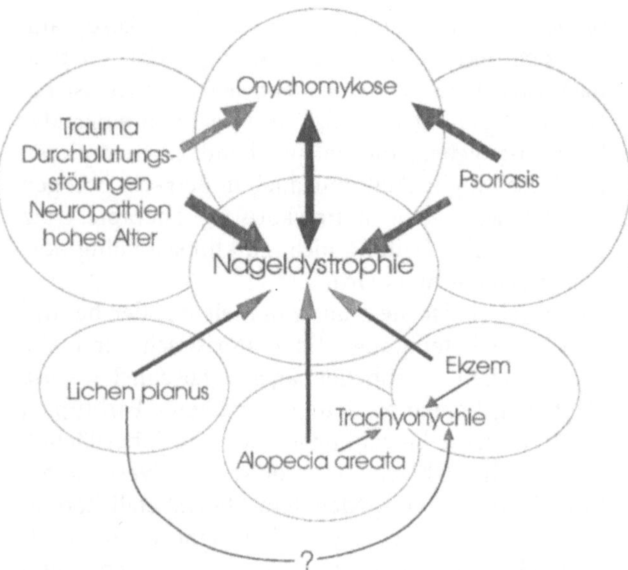

Abb. 2. Nagelkrankheiten und Nageldystrophie

langwierige Therapie wegen nur eines oder zweier befallener infizierter Nägel ersparen - bedeutet eine zusätzliche Schädigung und damit eine Verschlimmerung der Erkrankung.

Weitere Nagelkrankheiten, die zur Nageldystrophie führen können, sind Alopecia areata unguium, Lichen planus, Trachyonychie und Ekzem sowie sehr selten auch Pityriasis rubra pilaris und Dyskeratosis follicularis Darier (Abb. 2).

Nagelbrüchigkeit

Unter dem Begriff brüchiger Nägel werden gewöhnlich - nicht ganz korrekt - brüchige, spröde und splitternde Nägel ohne oder als Folge von Nagelkrankheiten zusammengefaßt.

Lamelläres Aufsplittern wird als Onychoschisis, vom freien Rand des Nagels ausgehende longitudinale Furchen, Risse und Spalten werden als Onychorrhexis bezeichnet.

Die Onychoschisis geht im allgemeinen vom freien Nagelrand aus. Dünne Schichten, die vermutlich dem schichtweisen Nagelaufbau entsprechen [21], lösen sich von der Nagelplatte ab. Seltener splittern Anteile aus der Mitte der Nagelplatte oder von proximal her ab, was auf einen temporären Defekt der Nagelbildung hinweist. Häufigste Ursache sind Psoriasis, Handekzem mit Beteiligung der Fingerendglieder und der Unterseite des proximalen Nagelwalls sowie Retinoidbehandlung [2]. Ein isolierter Lichen planus der Nägel kann sowohl eine Onychoschisis als auch eine Onychorrhexis vortäuschen. Ursache der häufigsten Form der Onychoschisis ist zu häufiger Wasserkontakt, der zu Hyper- und Dehydratation mit Auslaugung der Kittsubstanzen führt. Bei Frauen ist die Onychoschisis häufiger als bei Männern, selbst bei gleicher Belastung der Hände und Nägel [23]. Darüber hinaus gibt es zweifellos idiopathische Fälle. Kalziummangel ist mit größter Wahrscheinlichkeit nicht die Ursache, da der Nagel normalerweise sehr kalziumarm ist. Zudem gibt es bei den betroffenen Personen auch praktisch weder andere Hinweise auf Kalziummangel noch auf Fehlen von Kieselsäure, Spurenelementen, sonstigen Vitaminen oder Proteinen.

Spröde Nägel führen zu Längseinrissen und zum Abbrechen des freien Nagelrandes. Auch hier ist zu häufiger, langer oder wiederholter Wasserkontakt als Hauptursache anzusehen. Hydratation und Dehydratation entfernen Lipide aus dem Nagel, die für die Wasserbindung mit erforderlich sind. Zu geringer Wassergehalt macht die Nägel spröde und brüchig. Veränderung der Peptiketten des Nagelkeratins durch Oxidanzien, Lösemittel, Alkali und Thioglykolate, die die Schwefelbrücken des Keratins spalten, beeinträchtigen ebenfalls die Nagelkonsistenz.

Der Nagel enthält aufgrund der S-S-Brücken des Keratins sehr viel Schwefel. Beim Schwefelmangel sind auch die Nägel weich. Da Gelatine jedoch sehr wenig schwefelhaltige Aminosäuren enthält, ist der therapeutische Nutzen äußerst fraglich.

Weiche Nägel, die dann bei geringster Belastung zu Einrissen neigen, kommen bei Eisenmangel (zusammen mit Koilonychie), bei häufigen beruflichen Mineralölkontakten, arteriellen und venösen Durch-

Mögliche Ursachen weicher, brüchiger und spröder Nägel

Chemische und physikalische Traumen
Hyper- und Dehydration
Alkali
Oxidanzie
Lösemittel
Mineralöle
Thioglykolat
Nagelkosmetika

Physikalische Faktoren
Langsames Nagelwachstum
Kälte
Große Höhe

Dermatosen
Nagelpsoriasis
Onychomykosen
Lichen planus unguium
Dyskeratosis follicularis
Pityriasis rubra pilaris
Lichen nitidus

Allgemeinkrankheiten
Eisenmangel
Periphere Durchblutungsstörungen
Neuropathien, Hemiplegie
Orale Retinoide
Osteoarthropathie der Fingerendgelenke
Kombinierte Vitaminmangelzustände
Kachexie
Schwefelmangelsyndrome

blutungsstörungen, peripheren Neuropathien, Hemiplegie, systemischer Amyloidose, Osteoporose und vielen anderen Krankheiten vor [19, 22].

Die häufigsten Fehler, die bei der Behandlung von Patienten mit weichen, splitternden und brüchigen Nägeln gemacht werden, sind die Überschätzung von Mangelzuständen bei sonst völlig gesunden und normal ernährten Personen, von inneren Erkrankungen als Ursache und darauf basierend von Präparaten, die Vitamine, spezielle Proteine, Kieselsäure, Spurenelemente etc. enthalten. Ob das oft als Haut- und Haarvitamin apostrophierte Biotin wirksam ist [5, 8], ist noch nicht eindeutig gesichert. Jedenfalls sind tägliche Biotingaben in Dosen erforderlich, die eher für einen pharmakologischen Effekt großer Mengen als für einen physiologischen Vitamineffekt sprechen [16] (s. oben).

Mögliche Ursache rauher Nägel

Idiopathisch
Lichen ruber planus
Nagelekzem
Alopecia areata
Psoriasis
Onychomykose
Nagelkosmetika
Amyloidose
Ektodermale Dysplasie

Trachyonychie

Eine rauhe Nageloberfläche wird als Trachyonychie bezeichnet: gelegentlich wird diese Bezeichnung auch als Diagnose angesehen. Die Nageloberfläche ist rauh, der Nagel wird grau, verliert seine Transparenz, wird brüchig und splittert am freien Rand. Die 20-Nägel-Dystrophie ist eine erworbene idiopathische Veränderung fast aller Nägel, die bei Kindern im allgemeinen noch reversibel ist. Die Ursache bleibt meist unerkannt. Histologische Untersuchungen von Nagelbiopsien ergaben zum Teil Veränderungen wie beim Lichen ruber planus, häufiger wurde aber eine spongiotische Dermatitis wie beim Ekzem und bei der Alopecia areata gesehen [9, 24, 26]. Es ist daher möglich, daß es sich zumindest bei einem Teil der Patienten mit Trachyonychie um eine isolierte Alopecia areata der Nägel handelt. Nur selten verursacht eine Psoriasis so viele Grübchen, daß das Bild einer Trachyonychie entsteht [3] (s. oben).

Onycholyse

Onycholyse ist das distale oder seitliche Ablösen der Nagelplatte vom Nagelbett; die proximale Onycholyse wird als Onychomadese bezeichnet und ist praktisch immer Zeichen einer durchgemachten schweren Allgemeinkrankheit oder einer schweren, meist akuten, generalisierten Hautkrankheit mit Befall von Fingern und Zehen, z. B. Stevens-Johnson- und Lyell-Syndrom oder Pemphigus vulgaris. Die distale Onycholyse betrifft oft mehrere Finger, ist meist nach proximal konvex und daher halbmondförmig (Onycholysis semilunaris). An Zehennägeln wird sie fast nie beobachtet. Unter dem Nagel sammelt sich Schmutz an, Feuchtigkeit kann nicht abdunsten, so daß ein idealer Nährboden für normalerweise nichtpathogene Mikroorganismen entsteht. Trotzdem finden sich praktisch nie entzündliche Veränderungen.

Im Gegensatz dazu sieht man bei der psoriatischen Onycholyse meist einen rötlich-braunen Saum, der dem Rand eines subungualen Psoriasisherdes (Ölfleck) entspricht. Wenn dieser das Hyponychium erreicht, kann die psoriatische Schuppung herausbrechen, und die Onycholyse wird klinisch manifest. Ebenfalls häufig ist eine Onychomykose Ursache einer Onycholyse [7, 20].

Für die Onycholyse wird eine unübersehbare Vielzahl von möglichen Ursachen angegeben. Von Einzelfällen abgesehen, dürfte es sich fast immer um Maniküreschäden handeln, wofür auch die Aussparung der Zehennägel spricht. Gelegentlich ist sie auch Folge zu langer künstlicher Fingernägel, bei denen es auf Grund der Hebelwirkung zum Ablösen des darunterliegenden natürlichen Nagels von seinem Nagelbett kommt. Nach einer Verletzung des Hyponychiums entwickelt sich eine mikrobielle Besiedlung des Subungualspaltes, Schmutz sammelt sich an, erneute heftige Maniküre ist die Folge. Zur Therapie muß dieser Circulus vitiosus unterbrochen werden. Der Nagel muß bis zur Haftung am Nagelbett abgeschnitten werden. Feuchtigkeit ist unbedingt zu meiden, Küchen-, Reinigungs- und andere Haushaltsarbeiten müssen verboten werden. Die Hände dürfen nur zwei- bis dreimal täglich gewaschen werden, nach dem Abtrocknen ist die Nagelregion zusätzlich trocken zu föhnen. Zweimal täglich sind Tauchbäder mit Hexetidin-Lösung (Hexomedin transcutan) durchzuführen, anschließend ist eine antimykotisch-antibakterielle Lösung, z.B. Ciclopiroxolamin (Batrafen), Clotrimazol (Canifug, Canesten), Fenticonazol (Lomexin), einzubürsten. Spätestens alle 4 Wochen muß der nicht am Nagelbett haftende nachgewachsene Nagelanteil abgeschnitten werden. Wenn diese Anordnungen, die bei Hausfrauen anfänglich praktisch immer auf heftigen argumentativen Widerstand treffen, konsequent eingehalten werden, kann man in den meisten Fällen mit einer Abheilung rechnen.

Chronische Paronychie

Chronische Entzündungen der Nagelwälle mit Verdickung, Verhärtung, Verlust der Cuticula, Ablösung der Unterseite des proximalen Nagelwalls von der Nageloberfläche, schließlich Störung des Nagelwachstums mit unregelmäßigen randbetonten und asymmetrischen Rinnen und Wülsten sind oft bei Personen zu beobachten, die häufigen Kontakt mit Wasser, Detergenzien, Chemikalien und insbesondere Kohlenhydraten haben. Daher sind besonders Hausfrauen, Köche, Konditoren, Brauer, Lebensmittelverkäufer und Barpersonal betroffen. Die Erkrankung ist meist langwierig und wenig entzündlich. Der Verlauf wird durch Episoden schmerzhafter subakuter bis akuter Exazerbationen unterbrochen. Als Ursache wird im allgemeinen eine chronische Candida-albicans-Infektion angenommen. Deshalb ist auch eine langfristige konsequente lokale und systemische Therapie mit hefepilzwirksamen Medikamenten oft wirksam. Anscheinend gibt es auch viele Fälle, bei denen es sich um ein chronisches rezidivierendes allergisches Kontaktekzem vom Soforttyp auf Nahrungsmittel handelt [24]. Hier helfen Kortikosteroide und Allergenkarenz.

Eine weitere Ursache für chronische Paronychien sind Fremdkörper, die unter den proximalen Nagelwall eindringen können, z.B. Splitter bei Arbeiten mit Holz oder Haare bei Friseuren. Auch bei dieser Paronychieform kommt es zur Verdickung des proximalen Nagelwalls mit spontaner Rückbildung der Cuticula, und das Eponychium löst sich von der Oberfläche der Nagelplatte. Daher lassen sich kleine Fremdkörper gelegentlich mit dem relativ scharfen Wasserstrahl einer Mundddusche herausspülen.

Häufigste Ursache einer Nagelwallentzündung an den (Groß)Zehen ist der einwachsende Zehennagel. Dabei besteht fast immer eine verhältnismäßig zu breite Nagelplatte, die meist auch noch eine übermäßige transversale Wölbung aufweist. Oft entwickelt sich ausgeprägtes Granulationsgewebe mit Nässen und Eiterung. Schmerzhaftigkeit ist praktisch obligat.

Ungues incarnati sind eine typische Erkrankung Jugendlicher. Oft entwickelt sich ein ähnliches Bild, dann jedoch häufig nicht nur an den Großzehen, auch unter längerfristiger und/oder hochdosierter Etretinat- oder Acitretin-Behandlung [2]. Bei untypischer Anamnese – mittleres bis höheres Alter, schleichender Beginn, kaum Schmerzen – muß unbedingt an Tumoren gedacht werden. Etwa 25% der ungualen Melanome sind amelanotisch. Sie können als parunguales Granulationsgewebe beginnen und werden dann nicht selten so lange mit Bädern, antibiotischen Salben, Ätzmitteln und anderen ungeeigneten Maßnahmen maltraitiert, bis regionäre Lymphknotenschwellungen die Diagnose eines metastasierenden Malignoms geradezu aufdrängen, wenn nicht immer noch an entzündliche Lymphknotenschwellungen im Rahmen eines infizierten Unguis incarnatus geglaubt wird. Weitere Differentialdiagnosen sind das Granuloma teleangiectaticum, der unguale Morbus Bowen, der oft im Nagelfalz beginnt, und das subunguale Plattenepithelkarzinom.

Bei einem erosiven sub- oder parungualen Tumor sollte unbedingt die Diagnose zytologisch oder histologisch gesichert werden, am günstigsten durch diagnostische Totalexzision. Eine präoperative Röntgenaufnahme ist zu empfehlen, da nur sie eine mögliche Knochenbeteiligung erkennen läßt oder eine ulzerierte subunguale Exostose zu diagnostizieren erlaubt.

Nagelpigmentierung

Von allen Nagelpigmentierungen sind die braunen bis schwarzen Verfärbungen am wichtigsten, weil sich dahinter ein malignes Melanom verbergen kann.
Häufigste Ursache einer dunkelbraunen bis schwarzen Pigmentierung ist ein subunguales Hämatom. Es kann auftreten als Folge eines akuten, dann auch immer schmerzhaften und daher lange Zeit erinnerlichen Traumas oder nach wiederholten Mikrotraumen, die nicht schmerzhaft waren und an die sich der Patient daher oft nicht erinnert. Hier kommen insbesondere längere Wanderungen im Gebirge, sportliche Aktivitäten wie Tennis, Fußball oder andere Ballspiele, Skifahren oder Surfen in Betracht. Bei subungualen Hämangiomen handelt es sich im allgemeinen um ein einmaliges Ereignis, und daher wächst diese Art der Pigmentierung mit einer nach proximal hin konkaven Begrenzung heraus. Wegen der besonderen Kinetik des Nagelwachstums schiebt sich ein subunguales Hämatom, das dabei allmählich eine intraunguale Lage annimmt, in transversaler Richtung etwas zusammen. Wenn es am Hyponychium ankommt, ist es in proximodistaler Richtung meist bedeutend kürzer geworden. Wenn der freie Nagelrand erreicht ist, läßt sich auch pigmentiertes Material gewinnen: Blut kann als bröckelige Masse herausgekratzt werden. Dieses Pigment wird im Reagenzglas aufgefangen, in etwas Wasser gelöst und kann dann mit einem Hämostix- oder Hämoccult-Test einfach als Blut identifiziert werden. Läßt sich pigmentiertes Nagelmaterial abschneiden, kann es histologisch aufgearbeitet werden. Blut ist mit der Peroxidasereaktion nachweisbar. Es ist aber Berliner-Blau-negativ, da das zwischen Nagelbett und Nagelplatte eingeschlossene Blut nicht von Makrophagen zu Hämosiderin abgebaut wird [4, 17].
Melaninpigmentierungen, die ihren Ausgang von der Matrix nehmen, erscheinen stets als braune Längsstreifen, weil eine Lentigo, ein melanozytärer Nävus oder ein subunguales Melanom kontinuierlich Pigment produzieren, das in die Onychozyten eingelagert wird. Wächst ein solcher Pigmentherd in der Matrix relativ schnell, so ist das an der Breitenzunahme des pigmentierten Längsstreifens im proximalen Anteil zu erkennen. So läßt sich sogar die Wachstumsgeschwindigkeit eines subungualen Melanoms bestimmen. Histologisch kann man im freien Nagelrand oft feine Melaninkörnchen in den Hornzellen der Nagelplatte erkennen; gelegentlich ist allerdings dazu eine Melaninversilberung nach Fontana-Masson erforderlich, und manchmal findet man trotz makroskopisch auffallender Pigmentierung kein Pigment. Sind ovale pyknotische Pigmentzellen in der Nagelplatte eingeschlossen, ist das ein Hinweis auf ein subunguales Melanom, da dieses durch in das Matrix- und Nagelbettepithel aufstei-

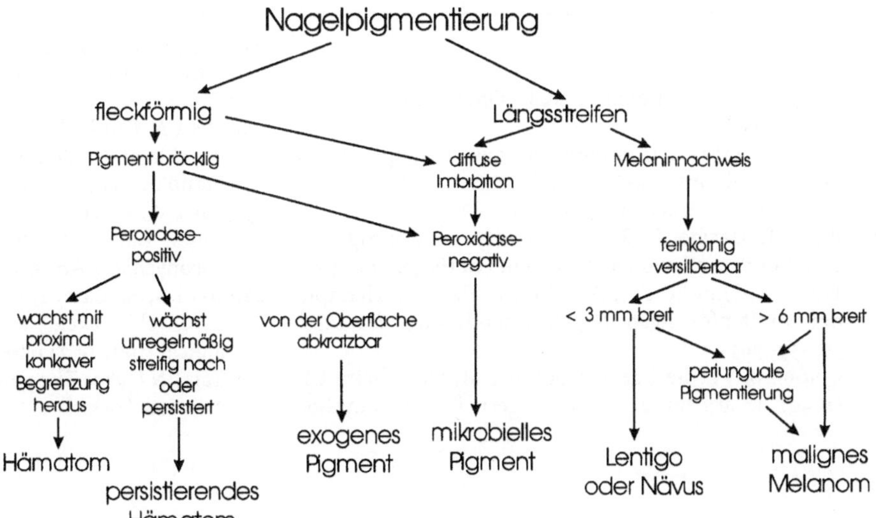

Abb. 3. Diagnostik brauner und schwarzer Nagelpigmentierungen

gende und dann in den wachsenden Nagel eingeschlossene Tumorzellen gekennzeichnet ist [4, 18]. Die Breite einer Melanonychia longitudinalis ist ebenfalls diagnostisch wichtig. Bei einem Durchmesser von unter 3 mm handelt es sich bei einem bereits lange bestehenden Streifen vermutlich um einen benignen melanozytären Prozeß, bei über 5 mm Breite eher um ein subunguales Melanom. Auch die Entwicklung einer periungualen Pigmentierung ist charakteristisch für ein Melanom. Multiple Pigmentstreifen bei Hellhäutigen sind eher benigne als maligne [11].

Bakterien und Pilze können ebenfalls braune bis schwarze Nagelpigmentierungen hervorrufen, die manchmal sogar als Längsstreifen imponieren. Tritt eine solche Pigmentierung mit einer subungualen Keratose assoziiert auf, kann dieses subunguale Material herausgekratzt und sowohl kulturell als auch mit Hämostix untersucht werden: Mikrobielles Pigment ist dabei negativ. Läßt sich ausreichend Nagelmaterial gewinnen, so zeigt dieses in der Histologie eine diffuse gelblich-braune Imbibition, die vom feingranulären Melanin und den großen Bluteinschlüssen gut zu unterscheiden ist. Mikrobielles Pigment, insbesondere von Pseudomonas aeruginosa, aber auch von Klebsiellen und Proteus, führt oft zu einer Verfärbung von Fingernägeln an deren seitlichem Rand. Dieses Pigment läßt sich oberflächlich abschneiden oder abkratzen ebenso wie exogenes Pigment durch Kaliumpermanganat oder Silbernitrat. Letztere exogene Pigmentierungen wachsen auch heraus und zeigen dabei einen nach proximal konvexen Rand, der parallel zur Kutikula verläuft (Abb. 3).

Literatur

1. Achten G, Wanet-Rouard J (1981) Onychomykosen. Cilag, Brüssel
2. Baran R (1982) Action thérapeutique et complications du rétinoide aromatique sur l'appareil unguéal. Ann Dermatol Vénéréol 109: 367–372
3. Baran R, Dawber RPR (1987) Twenty nail dystrophy of childhood: a misnamed syndrome. Cutis 39: 481–482
4. Baran R, Haneke E (1984) Diagnostik und Therapie der streifenförmigen Nagelpigmentierung. Hautarzt 35: 359–365
5. Colombo, VE, Gerber F, Bronhofer M, Floersheim GL (1990) Treatment of brittle fingernails and onychoschizia with biotin: Scanning electron microscopy. J Am Acad Dermatol 23: 1127–1132
6. Cordero FA (1965) Ablación unguel: Su uso en la onicomicosis. Dermatol Int 14: 21–26
7. Daniel CR (1991) Onycholysis. An overview. Sem Dermatol 10: 34–40
8. Floersheim GL (1989) Behandlung brüchiger Fingernägel mit Biotin. Z Hautkr 64: 41–48
9. Haneke E (1987) Pathology of inflammatory nail disease. Am J Dermatopathol 9: 170
10. Haneke E (1991) Fungal infections of the nail. Sem Dermatol 10: 41–53
11. Haneke E (1991) Laugier-Hunziker-Baran-Syndrom. Hautarzt 42: 512–515
12. Haneke E: Onychomycosis and psoriasis restricted to the nails – distinguishable? 50th Ann Meeting Am Acad Dermatol, Dallas TX, 7.–12.12.1991
13. Haneke E (1992) Etiopathogénie et traitement de l'hypercourbure transversale de l'ongle du gros orteil. J Méd Esth Chir Dermatol 19: 123–127
14. Haneke E (1993) Dermatologic surgery of the nail region. In: Lomuto M (ed) Atti VII Cong Naz Soc Ital Dermatol Chir Oncol pp 87–106
15. Haneke E (1993) Therapie der Nagelmykosen. Hautarzt 44: 335–346
16. Haneke E (1994) Biotin als Nagel- und Haartherapeutikum? Med Monatsschr Pharm 17: 187
17. Haneke E, Baran R (1982) Subunguale Tumoren. Z Hautkr 57: 355–362
18. Haneke E, Baran R (1994) Nail surgery and traumatic abnormalities. In: Baran R, Dawber RPR (eds) Diseases of the nails and their management, 2nd ed, Blackwell, Oxford
19. Kechijian P (1985) Brittle fingernails. Dermatol Clin 3: 421–429
20. Kechijian P (1985) Onycholysis of the fingernails: evaluation and management. J Am Acad Dermatol 12: 552–560
21. Port E (1933) Das Auftreten von drei Schichten in der Hornsubstanz des Nagels bei der Betrachtung in polarisiertem Licht und ihre Beziehung zur Nagelmatrix. Z Zellforsch Mikroskop Anat 19: 110–118
22. Scher RK, Bodian AB (1991) Brittle nails. Sem Dermatol 10: 21–25
23. Shelley WB, Shelley ED (1984) Onychoschizia: scanning electron microscopy. J Am Acad Dermatol 10: 623–627
24. Tosti A, Fanti PA, Morelli R, Bardazzi F (1991) Trachyonychia associated with alopecia areata: a clinical and pathological study. J Am Acad Dermatol 25: 266–270
25. Tosti A, Guerra L, Morelli R, Bardazzi F, Fanti PA (1992) Role of foods in the pathogenesis of chronic paronychia. J Am Acad Dermatol 27: 706–710
26. Tosti A, Bardazzi F, Piraccini BM, Fanti PA (1994) Trachyonychia (twenty nail dystrophy): clinical and pathological study of 23 patients. Br J Dermatol 131: 866–872
27. Zaias N (1980) The nail in health and disease. SP Medical, New York

Neue Diagnostikverfahren

Die Polymerasekettenreaktion in der Dermatologie

Matthias Volkenandt

Einleitung

Die Entwicklung neuer molekularbiologischer Verfahren bringt derzeit einen raschen Erkenntniszuwachs in vielen Bereichen der Medizin mit sich. Eine besondere Bedeutung hat hierbei die Polymerasekettenreaktion (engl.: Polymerase chain reaction; PCR) eingenommen. Mittels dieser Technik können innerhalb von Stunden im Reagenzgefäß bestimmte Abschnitte eines Gens hochspezifisch millionenfach vermehrt werden [2, 15, 18, 20, 25]. Als Ausgangsmaterial für diese Reaktion können geringste Mengen von DNS verwendet werden, die zum Beispiel aus klinischen Proben gewonnen werden können. Auch in der Zeit vor der PCR konnte DNS untersucht werden. Die Analysen waren jedoch häufig äußerst zeitaufwendig und umständlich. Genaue molekulare Untersuchungen erfordern nämlich, daß das interessierende, nachzuweisende oder näher zu charakterisierende Gensegment in einer ausreichend hohen Anzahl von Kopien in der Probe vorliegt. Ein Problem bisher etwa bei der Isolierung von DNS aus klinischen Proben war, daß ein bestimmtes Gensegment immer nur einen fast unendlich kleinen Bruchteil der gesamten gewonnenen DNS ausmacht. Es waren daher zunächst sehr aufwendige Verfahren, wie etwa das Vermehren von bestimmten DNS-Abschnitten in Bakterien (Klonieren), zur spezifischen Vermehrung erforderlich. Durch die PCR erfolgt nun nach der Gewinnung von DNS aus klinischen Proben zunächst eine äußerst effiziente Vermehrung eines bestimmten Genabschnittes vor jeder weiteren Analyse. Dies führt – im Bild gesprochen – nicht nur dazu, daß eine Stecknadel im Heuhaufen unmittelbar aufgefunden wird, sondern es wird diese Stecknadel auch innerhalb von Stunden auf eine vielfache Größe des dann klein erscheinenden Heuhaufens spezifisch vermehrt.

Die Entwicklung der PCR war nicht das Ergebnis jahrzehntelanger Arbeit einer großen Forschergruppe, vielmehr beruht sie auf der Idee eines eher einzelgängerischen Biochemikers, Kary Mullis, während einer nächtlichen Autofahrt durch das Hochgebirge von Kalifornien im April des Jahres 1983 [10]. Die weite Anerkennung der Methode, die im November 1993 zur Verleihung eines Nobelpreises an Kary Mullis führte, erforderte jedoch noch zwei weitere Entwicklungen: die Konstruktion von Geräten, die programmierbar und automatisch in kurzen Zeitabständen zyklisch die Temperatur ändern, sowie die Isolierung einer thermostabilen DNS-Polymerase, die den Denaturierungsschritt bei 94 °C (s. unten) ohne Inaktivierung übersteht und somit nicht nach jedem Zyklus erneut hinzugegeben werden muß. Eine solche thermostabile DNS-Polymerase wurde aus dem Heißwasserbakterium *Thermus aquaticus* gewonnen, woraus sich der Name *Taq*-DNS-Polymerase herleitet [11].

Die Technik der PCR

Das Grundprinzip der PCR beruht auf einer zyklischen und automatischen Änderung der Temperatur. Ausgegangen wird von der gesamten genomischen DNS, die etwa aus klinischen Proben durch verschiedene Verdauungs- und Reinigungsschritte relativ leicht in Form von doppelsträngigen Molekülen gewonnen werden kann. Durch eine Erhitzung im Reagenzglas auf 94 °C für etwa 1 min kommt es zu einer Trennung in zwei Einzelstränge (Denaturierung) (Abb. 1). Bei einer Erniedrigung der Temperatur auf etwa 45–60 °C können nun zwei sogenannte Starter, die der Reaktion hinzugegeben werden, an die Enden des zu vermehrenden Gensegmentes anbinden (Hybridisierung). Diese Starter sind kurze synthetische DNS-Stücke (sogenannte Oligonukleotid-Primer), die so entworfen sind, daß sie zu den Enden des interessierenden Gensegmentes eine komplementäre Sequenz aufweisen und somit nur hier anbinden (hybridisieren) können. Die Starter werden im Labor nach bestimmten Kriterien entworfen und künstlich hergestellt. Eine Voraussetzung hierfür ist, daß die Struktur und Sequenz des zu vermehrenden Gensegmentes, an das sie anbinden sollen, sehr genau bekannt ist. Es können also

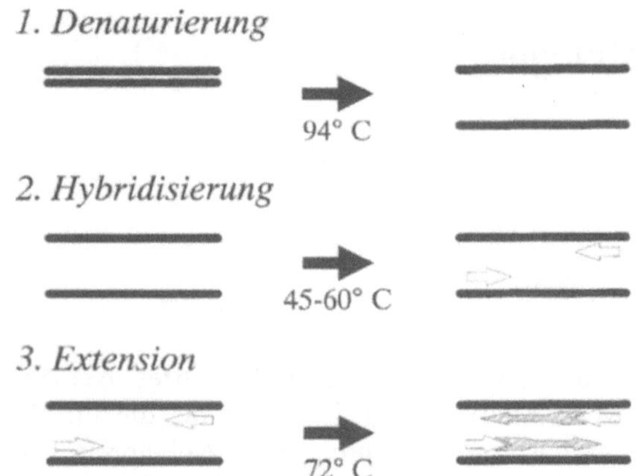

Abb. 1. Schematische Darstellung eines Zyklus einer PCR-Reaktion. Nach den 3 Schritten Denaturierung, Hybridisierung (Anbinden von 2 Startern an den Enden des interessierenden Gensegmentes) und Extension sind 2 doppelsträngige DNS-Moleküle entstanden. Weitere Zyklen bewirken eine exponentielle Anreicherung des interessierenden Gensegmentes

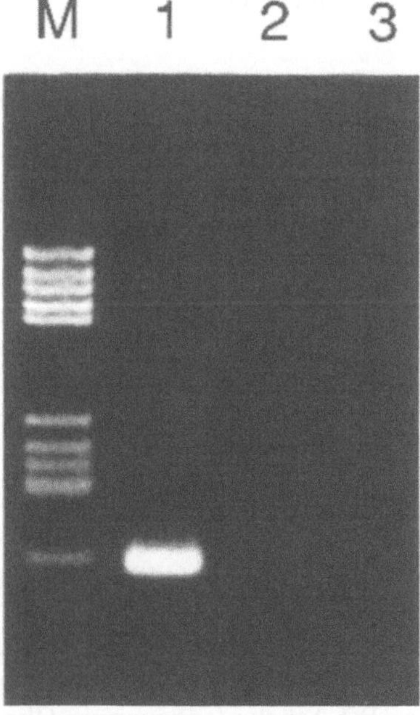

Abb. 2. Gelelektrophoretische Darstellung eines PCR-Produktes. In der linken Spur *M* ist Marker-DNS zum Größenvergleich aufgetragen. In Spur *1* erscheint eine deutlich sichtbare distinkte Bande, die das Amplifikationsprodukt darstellt. Als Beispiel wurde ein Segment eines für Borrelia burgdorferi spezifischen Gens amplifiziert. Die DNS wurde aus einer in Paraffin eingebetteten Gewebeprobe eines Patienten mit ungewöhnlicher Acrodermatitis chronica atrophicans gewonnen. Spur *2* und *3*: negative Ergebnisse bei DNS von Patienten mit anderen Erkrankungen

beispielsweise nicht Starter für Virus-DNS im allgemeinen entworfen werden, sondern in der Regel nur für bestimmte und molekular genau charakterisierte Gensequenzen und Erreger. In einem dritten Schritt erfolgt eine Erhitzung auf etwa 72 °C, dem Temperaturoptimum eines der Reaktion ebenfalls hinzugegebenen Enzyms. Diese sogenannte Taq-DNS-Polymerase synthetisiert durch Addition von Nukleotiden, den Einzelbausteinen der DNS, an die Starter zwei komplementäre DNS-Einzelstränge (Extension). Hierdurch entsteht nach einem Temperaturzyklus, der etwa 3 min in Anspruch nimmt, eine vollständige Kopie des DNS-Doppelstranges im Bereich zwischen den Anbindungsstellen der beiden Starter. Das Reaktionsgemisch wird nun automatisch erneut den jeweiligen Temperaturen ausgesetzt, und nach einem weiteren Zyklus liegen 4 Moleküle des Gensegmentes, nach einem weiteren 8 dieser Moleküle im Gemisch vor (Kettenreaktion). Nach 30 Zyklen, die etwa 2–3 Stunden in Anspruch nehmen, liegen theoretisch bis zu 10^9 Moleküle des Genabschnittes, der *spezifisch* und *exponentiell* vermehrt wurde, vor. Diese können mittels einfacher Gelelektrophorese sichtbar gemacht werden. Hierbei werden die im Reaktionsgemisch vorhandenen Moleküle der Größe nach elektrophoretisch aufgetrennt. Die gesamte und überwiegend hochmolekulare DNS, die etwa aus einer klinischen Probe gewonnen wurde, ist weiterhin im Gemisch vorhanden, tritt aber mengenmäßig im Vergleich zum spezifisch vermehrten Genabschnitt so weit in den Hintergrund, daß sie nicht sichtbar wird. Demgegenüber erscheint der spezifisch vermehrte Genabschnitt als distinkte und scharfe Bande im Gel (Abb. 2).

Untersuchungsmaterial für die PCR

Aus dem Prinzip der PCR wird deutlich, daß wenige Moleküle eines Gensegmentes in der Ausgangsprobe, theoretisch ein einziges Molekül, ausreichen können, um nach Amplifikation ein positives Signal zu geben. Dies ermöglicht auch detaillierte molekulare Studien an sehr kleinen biologischen Proben, z.B. Abstrichmaterial, Tropfen von Blut oder von Liquor. In der forensischen Medizin kann die DNS einzelner Haare sowie einzelner Spermien zur Identifikation eines Täters (molekularer Fingerabdruck) analysiert werden. In der Dermatologie ist von besonderem Interesse, daß auch DNS von sehr kleinen Stanzbiopsien oder sogar von Schnitten von routinemäßig in Formalin fixierten und in Paraffin eingebetteten Hautproben untersucht werden kann [16, 26].

Anwendungsbereiche der PCR

Nachweis von Mikroorganismen

Dieser Bereich beruht auf dem Konzept, daß auch Mikroorganismen durch ein für sie charakteristisches Genom gekennzeichnet sind und daß Teile dieses Genoms sehr sensitiv und spezifisch mittels der PCR nachgewiesen werden können [19]. Dies ist insbesondere von Interesse bei Erregern, bei denen eine Infektion durch andere direkte (z.B. Kultur) oder indirekte (z.B. Serologie) Verfahren nur schwer oder vielfach gar nicht nachgewiesen werden kann. Tabelle 1 zeigt Beispiele von Erregern mit Relevanz für die Dermatologie, die mittels der PCR nachgewiesen werden können.

- Bei *humanen Papillomviren* (HPV) konnten durch umfangreiche Studien, die im wesentlichen auf der PCR beruhen, Subtypen identifiziert werden, die mit der Entstehung von Karzinomen in Beziehung stehen (z.B. HPV 16 und 18). Zum Nachweis kommen zunächst einheitliche Starter für die PCR zum Einsatz, die an Genbereiche anbinden, die zwischen verschiedenen HPV-Subtypen große Homologien aufweisen. In einem zweiten Schritt können dann die Amplifikationsprodukte durch Hybridisierungen mit subtypspezifischen DNS-Sonden näher aufgeschlüsselt werden [12]. Dieses aufwendige Verfahren sollte jedoch im allgemeinen nur innerhalb bestimmter wissenschaftlicher Projekte durchgeführt werden. Im Rahmen der klinischen Diagnostik kann die histologische Begutachtung in den allermeisten Fällen den Grad der Atypie oder Malignität einer Gewebeprobe ausreichend definieren.
- Der Nachweis von *Herpes-simplex-Virus (HSV)-DNS* in Hautveränderungen von Erythema exsudativum multiforme (EEM) konnte in manchen Fällen die vermutete pathogenetische Rolle von Herpesviren bestätigen [1]. In der klinischen Diagnostik kann der Nachweis von HSV-DNS bei sehr atypischen Manifestationen eines Eczema herpeticatum hilfreich sein. Dies kann zum Beispiel bei Hautveränderungen auf sehr stark vorgeschädigter Haut (wie z.B. bei Morbus Hailey-Hailey, Morbus Darier, Pemphigus vulgaris oder beim atopischen Ekzem) der Fall sein. Zum Nachweis reicht das durch einen Abstrich gewonnene Material aus. Auch sehr untypische oder frühe Formen eines Zosters können durch Amplifikation von Herpes-zoster-DNS nachgewiesen werden [13].
- Von großem Interesse ist der Nachweis *mykobakterieller DNS* in tuberkulösen Hautveränderungen [3, 4]. Hier ist die histopathologische Identifizierung von säurefesten Stäbchen oft nur bei großer Keimzahl und eine Kultur der Erreger nur mit hohem Aufwand möglich. Auch war es durch die PCR erstmals möglich, Mycobacterium-tuberculosis-Komplex-DNS im Erythema induratum Bazin und im papulonekrotischen Tuberkulid nachzuweisen [4].
- Zum Nachweis einer *HIV-Infektion* ist die PCR außerhalb von wissenschaftlichen Projekten nicht geeignet. Die Überlegung, ob die PCR nach einer fraglichen Exposition nicht rascher und sensitiver als die Serologie eine Infektion ausschließen könne, ist grundsätzlich sinnvoll, übersieht aber, daß auch für die PCR zumindest *ein* Erreger in der Probe vorhanden sein muß. Das Vorliegen zumindest *eines* Erregers in etwa 10 ml untersuchten Blutes (etwa 0,2 % des gesamten Blutvolumens) wird erst zum Zeitpunkt einer ausgeprägten Virämie gegeben sein. Dies ist etwa zum Zeitpunkt oder höchstens kurz vor der Serokonversion der Fall. Ein negatives PCR-Ergebnis schließt also eine Infektion nicht aus. Andererseits können unter bestimmten Umständen PCR-Analysen zum Nachweis einer HIV-Infektion sehr hilfreich sein. Dies ist zum Beispiel bei Kindern HIV-positiver Mütter zur Unterscheidung wirklicher Virusträger von jenen, die diaplazentar lediglich Antikörper erhielten, der Fall.

Tabelle 1. Beispiele von Viren, Bakterien und Protozoen, die durch die Polymerasekettenreaktion in klinischen Proben nachgewiesen werden können

Viren	Bakterien	Protozoen
Humane Papillomviren (HPV)	Borrelia burgdorferi	Leishmanien
Herpes-simplex-Virus (HSV)	Chlamydia trachomatis	Toxoplasma gondii
Varizella-Zoster-Virus (HZV)	Mykobakterien	Trypanosoma cruzi
Cytomegalievirus (CMV)	Mykoplasmen	
Epstein-Barr-Virus (EBV)	Treponema pallidum	
Hepatitisviren		
Humanes Immunschwächevirus (HIV)		
Masernvirus		

– Zu den kutanen Manifestationsformen einer Infektion mit *Borrelia burgdorferi* (Bb) gehören das Erythema migrans und die Acrodermatitis chronica atrophicans. Oft gelingt der sichere Erregernachweis durch histologische, kulturelle oder serologische Verfahren nicht, und der Nachweis des Erregers mittels PCR kann hier hilfreich sein [30]. Im klinischen Bereich zur Therapieentscheidung sind PCR-Untersuchungen jedoch nicht sinnvoll oder gar erforderlich, wo immer klinische Hinweise auf eine Borreliose gegeben sind. Vermutlich aufgrund der geringen Anzahl der Erreger sind nämlich falsch negative PCR-Befunde möglich (z.B. bei der Untersuchung einer Biopsie aus einem Areal, in dem kein Erreger vorhanden war), und sicher müssen bei klinischem Bild auch diese Patienten adäquat antibiotisch behandelt werden. Hilfreich kann der Nachweis mittels PCR bei sehr atypischen Manifestationen sein, bei denen der Kliniker bei der Entscheidung zur Therapie noch zögert. Bedeutung hat die PCR auch im Rahmen wissenschaftlicher Projekte zur Frage der Assoziation von weiteren Hauterkrankungen mit Bb und zur Identifikation bestimmter Subtypen von Bb in klinischen Proben, wobei die Subtypen durch ein besonderes gelelektrophoretisches Auftrennungsverfahren der PCR-Produkte rasch identifiziert werden können [29]. Hierdurch konnten Hinweise dafür gefunden werden, daß etwa die Acrodermatitis chronica atrophicans nur mit einem bestimmten Subtyp assoziiert ist [31]. Dieser Subtyp (Borrelia afzelii) kommt in den USA nicht vor, wo auch die Acrodermatitis chronica atrophicans so gut wie nie beobachtet wird.

Nachweis von Punktmutationen in umschriebenen Genabschnitten

Der Nachweis von Punktmutationen in bestimmten Genabschnitten spielt sich derzeit noch überwiegend innerhalb der Forschung ab; er könnte aber in Zukunft auch in der klinischen Diagnostik Bedeutung erhalten [6, 9, 28]. Die Identifikation von Punktmutationen wäre ohne die PCR erheblich aufwendiger und in vielen Fällen kaum durchführbar [6]. Mittels PCR kann jedoch eine so hohe Anzahl von Kopien eines definierten Genabschnittes innerhalb von Stunden künstlich hergestellt werden, daß diese unmittelbar einer detaillierten Nukleotidsequenzanalyse zugeführt werden können (sogenanntes direktes Sequenzieren) [5, 22]. Hierbei erscheinen die Nukleotide, die einzelnen Bausteine der

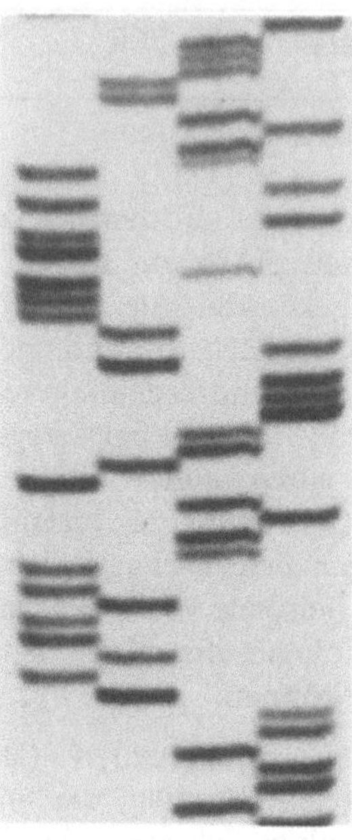

Abb. 3. Nukleotidsequenzanalyse eines durch PCR amplifizierten Genabschnittes. Die einzelnen Nukleotide mit den vier verschiedenen Basen (Adenin, *A*, Cytosin *C*, Guanin *G*, Thymin *T*), sind wie Stufen einer Leiter zu lesen und stellen die Bausteine der DNS dar. Die DNS wurde aus Schnitten eines alten in Paraffin eingebetteten Gewebestückes gewonnen

DNS, wie Stufen einer Leiter und können in ihrer Sequenz gelesen werden (Abb. 3).

Bei einer zunehmenden Anzahl von Erkrankungen werden genetische Alterationen bekannt, wobei Punktmutationen zu den häufigsten Veränderungen im Genom gehören [9, 24]. Hierbei handelt es sich um den Austausch eines einzelnen Nukleotids in einem bestimmten Genabschnitt, was durch die Sequenzanalyse erkannt werden kann. Punktmutationen können zu relevanten Veränderungen in der Struktur wichtiger Proteine führen. Das Resultat kann ein funktionseingeschränktes Protein sein. Punktmutationen können in Körperzellen im Verlauf des Lebens auftreten (somatische Mutationen). Dies ist zum Beispiel bei der Tumorgenese von Bedeutung, wo vermutlich unter der Einwirkung exogener Noxen (Karzinogene) Punktmutationen in verschiedenen Onkogenen entstehen können. Bei Tumoren, bei denen weitgehend konstante und tumortypische Mutanten bekannt sind, können hierzu komplementär spezifische Starter für die PCR entworfen werden, die die mutierten Sequenzen sehr sensitiv entdecken können. Dies kann zum sensitiven klinischen „Staging" von großem Interesse sein und ist zumindest innerhalb von Studien z. B. zur Frühentdeckung des Kolonkarzinoms (molekularer Hämokkult-Test) und des Blasenkarzinoms (Untersuchung von Urin) [7] bereits möglich. Offensichtlich wäre gerade beim Melanom ein sensitives Verfahren zum Nachweis einer okkulten Metastasierung von großem Interesse, wobei hier jedoch bisher tumorspezifische Mutanten oder Sequenzen noch nicht sicher bekannt sind.

Punktmutationen können auch im genetischen Material von Keimbahnzellen (Keimzellmutationen) auftreten und somit von Geburt an in allen Zellen des betroffenen Individuums vorhanden sein. Dies ist bei vielen angeborenen Stoffwechselstörungen der Fall. Tabelle 2 nennt Beispiele von Erkrankungen, bei denen Punktmutationen in definierten Genen bei Patienten nachgewiesen wurden. Allerdings ist es bisher vielfach noch kaum möglich, die in Einzelfällen beschriebenen molekularen Veränderungen für klinisch-diagnostische Zwecke zu nutzen. So können etwa bei Patienten mit Porphyria cutanea tarda Punktmutationen an sehr verschiedenen Stellen des Gens der Uroporphyrinogen-Dekarboxylase auftreten, wodurch sie sich einer einfachen Erfassung entziehen. Auch sind neben Punktmutationen vielfach noch andere molekulare Mechanismen wie zum Beispiel chromosomale Deletionen und Translokationen an der Entstehung hereditärer Erkrankungen beteiligt.

Tabelle 2. Beispiele von Erkrankungen mit vererbbaren Punktmutationen

Erkrankung	Verändertes Gen/Protein
Porphyria cutanea tarda	Uroporphyrinogen-Dekarboxylase
Akute intermittierende Porphyrie	Porphobilinogen-Deaminase
Erythropoetische Porphyrie	Uroporphyrinogen-III-Synthase
Osteogenesis imperfecta	Typ-I-Kollagen
Ehlers-Danlos-Syndrom	Kollagen (verschiedene Typen)
Marfan-Syndrom	Fibrillin
Chronisch-septische Granulomatose	Neutrophile NADPH-Oxidase
Angioneurotisches Ödem	C1-Inhibitor
Neurofibromatose	Neurofibromatosegen
Xeroderma pigmentosum	DNS-Exzisionsreparaturgen
McCune-Albright-Syndrom	G-Protein
Morbus Fabry	α-Galaktosidase
Albinismus (Typ IA)	Tyrosinase
Lesch-Nyhan-Syndrom	Hypoxanthinguanin-Phosphoribosyltransferase

Weitere Beispiele

Die PCR kann in vielen weiteren Bereichen, von denen nur einige als Beispiele kurz aufgeführt werden können, angewendet werden.

- Von besonderer Bedeutung ist, daß auch die *Expression von Genen* untersucht werden kann. Hierzu werden RNS-Moleküle (der „angeschaltete, exprimierte" Zustand der DNS) zunächst im Reagenzgefäß in komplementäre DNS (cDNA) umgeschrieben. Diese kann dann wie DNS mittels PCR vermehrt werden. Viele biologische Prozesse wie Wachstum, Differenzierung, Wundheilung, Fibrose und Entzündung sind häufig durch Wachstumsfaktoren und andere Zytokine mediiert, wobei die entsprechenden RNS-Moleküle durch die PCR sehr sensitiv und spezifisch auch in geringsten Gewebemengen untersucht werden können [15]. Ohne Zweifel sind hier auch quantitative PCR-Verfahren, die allerdings eine aufwendige Technik erfordern, von Interesse [23].
- Bei Transplantationen und bei der Untersuchung der Assoziation von Autoimmunerkrankungen mit bestimmten HLA-II-Subtypen ist eine genaue genetische *Charakterisierung der HLA-II-Antigene* der Patienten von großer Bedeutung. Diese Typisierungen wurden bisher weitgehend durch serologische Verfahren oder mit Hilfe der gemischten Lymphozytenkultur durchgeführt. Genaue Sequenzuntersuchungen mittels PCR können hier zu weitaus detaillierteren Ergebnissen führen. So konnte zum Beispiel ein serologisch bisher nicht erkannter Subtyp eines DRw6-Allels identifiziert und mit dem gehäuften Auftreten eines Pemphigus vulgaris assoziiert werden [14].
- Die PCR kann auch in der *Diagnostik von Hautlymphomen* eingesetzt werden, was insbesondere bei der Beurteilung von frühen T-Zell-Lymphomen von Interesse ist [8, 17, 21, 27]. Hierzu werden die hochvariablen junktionalen Regionen rearrangierter T-Zell-Rezeptor-Gene mittels PCR amplifiziert. Diese Genabschnitte, die für die antigenbindenden Abschnitte des T-Zell-Rezeptors kodieren, unterscheiden sich zwischen einzelnen Lymphozyten geringfügig in der Länge und der Anordnung der Nukleotide. Bei der gelelektrophoretischen Auftrennung der PCR-Produkte ergibt sich nur dann eine scharfe

Bande, wenn eine klonale Expansion einer bestimmten T-Zell-Population, die durch eine einheitlich rearrangierte T-Zell-Rezeptorregion charakterisiert ist, vorliegt.

Grenzen der Methode und Ausblick

Trotz scheinbarer Einfachheit erfordert die PCR zur regelrechten Durchführung und Interpretation der Daten eine große Erfahrung. Man hat zu Recht oft angeführt, daß die größte Stärke der PCR, die hohe Sensitivität, zugleich auch ihre größte Schwäche ist. Das ist sicher richtig, denn Kontaminationen mit auch nur einem einzigen „falschen" Molekül können leicht zu einem falsch positiven Resultat führen. Die größte Gefahr besteht bei der Kontamination von Prä-PCR-Gemischen mit Molekülen von Post-PCR-Gemischen, in denen ja Millionen Kopien des spezifisch vermehrten Gensegmentes vorhanden sind. Es müssen daher immer umfangreiche Vorsichtsmaßnahmen eingehalten und Kontrollreaktionen durchgeführt werden. Ähnlich wie auch andere Laborbefunde dürfen auch PCR-Ergebnisse in ihrer klinischen Relevanz nur im Kontext aller verfügbaren Daten gewertet werden und sollten nie allein, etwa unabhängig vom klinischen Befund, eine Therapieentscheidung begründen. So können zum Beispiel mit einer einzelnen PCR-Reaktion kaum quantitative Aussagen etwa über die Anzahl der in einer klinischen Probe vorhandenen Erreger getroffen werden. Auch sehr wenige, theoretisch ein einziger Erreger, können ein positives Signal bewirken, wobei hier die PCR allein noch zu keiner sicheren Aussage über die klinische Relevanz und Infektiosität der nachgewiesenen Erreger führen kann. Die klinische Relevanz eines Verfahrens zum Nachweis eines bestimmten Erregers mittels PCR muß jeweils in genauer Kenntnis der Biologie des Erregers erarbeitet werden.

Etwa im Bereich der Mikrobiologie kann die PCR in keiner Weise die klassischen, etablierten Verfahren verdrängen. Diese bleiben zweifelsohne grundlegend und zentral wichtig. Gerade im Enthusiasmus des Anbruchs molekularbiologisch-diagnostischer Möglichkeiten muß um so nüchterner überlegt werden, wo die Methoden wirklich und auf Dauer ihren Ort haben. Daß molekulare Methoden etwa beim Nachweis von Mikroorganismen zur Verfügung stehen, heißt ja noch nicht, daß sie immer und überall angewendet werden müssen. Vermutlich war beim Beginn immunhistochemischer Methoden eine ähnliche Situation gegeben, nämlich der momentane Glaube, daß diese neuen Möglichkeiten nun die klassische Histologie weitgehend ersetzen würden, was sie jedoch in keiner Weise konnten; vielmehr erhielten sie ihren Wert als wichtige ergänzende Verfahren in umschriebenen Situationen.

Die zunehmend angewandten molekularbiologischen Verfahren sind teuer, fehleranfällig und erfordern zur rechten Durchführung der Analysen und Interpretation der Befunde eine große Erfahrung und den Einsatz von viel Zeit und Mühe, und dennoch werden sie neben ihrer unfraglichen Relevanz im Forschungsbereich auch in umschriebenen klinischen Situationen ihren Ort einnehmen.

Literatur

1. Aslanzadeh J, Helm KF, Espy MJ (1992) Detection of HSV-specific DNA in biopsy tissue of patients with erythema multiforme by polymerase chain reaction. Br J Dermatol 126: 12–23
2. Degitz K, Volkenandt M (1993) Die Polymerase-Chain-Reaction. Hautarzt 44: 681–689
3. Degitz K, Steidl M, Neubert U, Plewig G, Volkenandt M (1993) Detection of mycobacterial DNA in paraffin-embedded specimens of lupus vulgaris by polymerase chain reaction. Arch Dermatol Res 285: 168–170
4. Degitz K, Steidl M, Thomas P, Plewig G, Volkenandt M (1993) Aetiology of tuberculids. Lancet 341: 239–240
5. Dicker AP, Volkenandt M, Albino AP (1990) Mutational analysis of human N-ras genes in malignant melanoma: rapid methods for oligonucleotide hybridization and manual and automated direct sequencing of products generated by the polymerase chain reaction. Genes, Chromosomes, Cancer 1: 257–269
6. Hentze MW, Kulozik AE, Bartram CR (1990) Einführung in die Medizinische Molekularbiologie: Grundlagen, Klinik, Perspektiven. Springer, Berlin
7. Hruban RH, van der Riet P, Erozan YS, Sidransky D (1994) Molecular biology and the early detection of carcinoma of the bladder – the case of Hubert H. Humphrey. N Engl J Med 330: 1276–1278
8. Kerl H, Volkenandt M, Cerroni L (1994) Maligne Lymphome der Haut. Hautarzt 45: 421–443
9. Moss C (1991) Dermatology and the human gene map. Br J Dermatol 124: 3–9
10. Mullis KB (1990) The unusual origin of the polymerase chain reaction. Sci Am 262: 56–65
11. Saiki RF, Gelfand DH, Stoffel S et al (1988) Primer directed enzymatic amplification of DNA with thermostable DNA polymerase. Science 239: 487–491
12. Schadendorf D, Tiedemann KH, Haas N, Czarnetzki B (1991) Detection of human papillomaviruses in paraffin-embedded condylomata acuminata – comparison of immunohistochemistry, in situ hybridization, and polymerase chain reaction. J Invest Dermatol 97: 549–554
13. Schaller J, Rohweder A, Breier B, Werchau H (1994) Nachweis einer ungewöhnlichen Varizella-Zoster-

Virusinfektion unter Immunsuppression mit der Polymerase-Kettenreaktion. Hautarzt 45: 335–338
14. Scharf SJ, Friedmann A, Brautbar C et al (1988) HLA class II allelic variation and susceptibility to pemphigus vulgaris. Proc Natl Acad Sci USA 85: 3504–3508
15. Scharffetter K, Volkenandt M, Sorg R, Wlaschek M, Eckes B (1991) Die Polymerasekettenreaktion – Prinzip und Anwendung in der Medizin. Hautarzt 42: 477–483
16. Shibata D, Martin J, Arnheim N (1988) Analysis of DNA sequences in forty-year-old paraffin-embedded thin-tissue sections: a bridge between molecular biology and classical pathology. Cancer Res 48: 4564–4569
17. Slater DN (1991) Cutaneous lymphoproliferative disorders: an assessment of recent investigative techniques. Br J Dermatol 124: 309–323
18. Snow JL, Snow K, Pittelkow MR (1993) The polymerase chain reaction. Applications in dermatology. J Dermatol Surgery 19: 831–845
19. Tompkins LS (1992) The use of molecular methods in infectious disease. New Engl J Med 327: 1290–1297
20. Volkenandt M, Löhr M, Dicker AP (1990) Genamplifikation durch die Polymerase-Kettenreaktion. Dtsch Med Wschr 115: 670–676
21. Volkenandt M, Soyer HP, Kerl H et al (1991) Development of a highly specific and sensitive molecular probe for detection of cutaneous lymphoma. J Invest Dermatol 97: 137–140
22. Volkenandt M, Scharffetter K, Plewig G, Goerz G (1991) Die Polymerasekettenreaktion mit nachfolgender direkter Gensequenzanalyse. Eine Möglichkeit molekularer Analyse in der Dermatologie. Hautarzt 42: 700–703
23. Volkenandt M, Dicker AP, Banerjee D et al (1992) Quantitation of gene copy number and mRNA using the polymerase chain reaction. Proc Soc Exp Biol Med 200: 1–6
24. Volkenandt M, Koch OM, von Weizsäcker F (1992) Punktmutationen als Krankheitsursache. Möglichkeiten und Grenzen neuer molekularbiologischer Verfahren in der Medizin. Dtsch Ärztebl 89: 3141–3145
25. Volkenandt M, Burmer GC, Schadendorf D et al (1993) The polymerase chain reaction – Method and applications in dermatopathology. Am J Dermatopathol 15: 118–126
26. Volkenandt M, Dicker AP, Fanin R et al (1993) PCR analysis of DNA from paraffin-embedded tissue. In: White BA (ed) PCR protocols: current methods and applications. Human Press, Totowa, pp 81–88
27. Volkenandt M, Wienecke R, Tiemann M (1994) Detection of monoclonal lymphoid cell populations by polymerase chain reaction technology. In: Burg H, Kerl H, Thiers B (eds) Dermatologic Clinics: Cutaneous Lymphoma. Saunders, Philadelphia, pp 341–349
28. Watson JD (1990) The human genome project: Past, present, and future. Science 248: 44–49
29. Wienecke R, Volkenandt M, Koch OM et al (1993) Rapid and sensitive molecular subtyping of microorganisms in clinical specimens. Lancet 341: 830–831
30. Wienecke R, Neubert U, Volkenandt M (1993) Molecular detection of Borrelia burgdorferi in formalin-fixed, paraffin-embedded lesions of Lyme disease. J Cut Pathol 20: 385–388
31. Wienecke R, Zöchling N, Neubert U et al (1994) Molecular subtyping of Borrelia burgdorferi in erythema migrans and acrodermatitis chronica atrophicans. J Invest Dermatol 19–22

Autoantikörperdiagnostik

Helmut Hintner und Gabriele Pohla-Gubo

Bullöse Autoimmundermatosen, die histologisch durch eine subepidermale Spaltbildung und immunfluoreszenzoptisch durch lineäre Ablagerungen von Immunglobulinen und/oder Komplementkomponenten charakterisiert sind, umfassen das bullöse Pemphigoid (BP), den Herpes gestationis, das vernarbende Pemphigoid (VP), die Epidermolysis bullosa acquisita (EBA), die lineare IgA-Dermatose und die chronisch-bullöse Dermatose des Kindesalters. Der Nachweis von Autoantikörpern, die gegen Strukturproteine der dermoepidermalen Basalmembranzone (BMZ) (*Anti-BMZ-Autoantikörper*) gerichtet sind, gehört heute unabdingbar zum diagnostischen Profil dieser Erkrankungsgruppe. Bei klinisch typischem Bild und Nachweis der besagten feingeweblichen Merkmale ist bei einem Großteil der Patienten eine genaue Zuordnung möglich. Es können sich allerdings, wie auch von anderen Arbeitsgruppen betont, vor allem beim BP, der EBA und dem VP die klinischen Bilder derart gleichen, daß eine Unterscheidung mit Routineuntersuchungen nicht möglich ist. In diesen Fällen muß man weitere diagnostische Schritte, die Bezug auf die *Lokalisation* der *Autoantikörperbindung* oder deren *Spezifität* nehmen, anschließen.

Die In-vivo- oder In-vitro-Bindung der Autoantikörper innerhalb der BMZ kann durch immunelektronenoptische Untersuchungen unter Verwendung peroxydase- oder goldmarkierter Antikörper dargestellt werden (Tabelle 2 in [7]). So ist zum Beispiel der Nachweis der Autoantikörper gegen das 230-Kilodalton (kD)-BP-Antigen 1 über dem intrazellulären Anteil der Hemidesmosomen oder der EBA-Autoantikörper über den Ankerfibrillen charakteristisch. Nun sind ultrastrukturelle Untersuchungen, deren diagnostischer Wert natürlich unbestritten ist, zeitaufwendig, teuer und werden nur an speziellen Zentren durchgeführt. Ein vergleichsweise rascher Test, der ebenfalls den Ort der Autoantikörperbindung in der BMZ nachweist, ist die Untersuchung an kochsalzgetrennter Haut (*Salt-split-Methode*). Wir haben diese Methode kürzlich ausführlich beschrieben [7] und möchten an dieser Stelle nur eine kurze Zusammenfassung geben: Beim *indirekten* Test wird ein Stückchen Normalhaut in einmolarer Kochsalzlösung inkubiert und nach Trennung von Epidermis und Dermis – die Spaltbildung erfolgt junktional innerhalb der Lamina lucida zwischen der Plasmamembran der basalen Keratinozyten und der Lamina densa – mit Hilfe der indirekten Immunfluoreszenzmethode mit Patientenserum auf die Lokalisation *in-vitro-bindender Anti-BMZ-Autoantikörper* untersucht. Bei Fehlen zirkulierender Autoantikörper entnimmt man beim *direkten* Test eine Probe paraläsional oder von klinisch normal erscheinender, nicht lichtexponierter Haut (z.B. Oberarminnenseite). Nach Inkubation in Kochsalz und dermoepidermaler Separation wird mit der direkten Immunfluoreszenztechnik die Lokalisation *in-vivo-gebundener Anti-BMZ-Autoantikörper* demonstriert. Entsprechend der Reaktivität an der epidermalen Seite (epidermales Muster), der dermalen Seite (dermales Muster) sowie der epidermalen und dermalen Seite (kombiniertes Muster) kann man auf die Art der jeweiligen Anti-BMZ-Autoantikörper rückschließen [6, 7]: Autoantikörper, die gegen das BP-Antigen 1 gerichtet sind, zeigen ausschließlich das epidermale Muster. Autoantikörper gegen das 180-kD-BP-Antigen 2 (intra- und extrazellulärer Anteil, kollagenartige Elemente [3]) geben bei Kohärenztrennung in der Lamina lucida ein epidermales oder, bedeutend seltener, ein kombiniertes Muster. EBA-Autoantikörper sind gegen Typ-VII-Kollagen, das Hauptstrukturprotein der Ankerfibrillen, gerichtet und lassen sich daher immer an der dermalen Seite kochsalzgetrennter Hautproben nachweisen. Man kann mit der Salt-split-Methode das BP und die EBA in 100 %, das VP und die EBA in 90 % voneinander unterscheiden [7]. Ausnahmen boten beispielsweise Patienten mit VP, bei denen Autoantikörper gegen Epiligrin (Strukturprotein der Ankerfilamente der BMZ) ein dermales Muster zeigten [1]. Es ist zu erwarten, daß bei Patienten mit vernarbendem (oder besser atrophisierendem?) Pemphigoid, bei denen die Autoantikörperbindungsstelle am BP-Antigen 2 oder einem anderen BMZ-Strukturprotein [5] weit distal an der Lamina densa liegt, nach Kochsalztrennung der Hautproben ein dermales Muster nachweisbar ist.

Besonders interessant ist die Entwicklung, die sich durch die Identifikation der Autoantigene mit biochemischen oder molekularbiologischen Methoden ergab: Tabelle 1 in [7]. Bei Vorhandensein zirkulierender Autoantikörper kann man mit der Westernblot- oder Immunpräzipitationstechnik deren Spezifität durch Bindung am entsprechenden Strukturprotein der BMZ bestimmen und so eine genaue Zuordnung treffen. Beim BP-Antigen 1, BP-Antigen 2, Typ-VII-Kollagen und zahlreichen anderen BMZ-Autoantigenen wurde die vollständige Aminosäuresequenz bestimmt [2, 3, 5, 8]. Es besteht dadurch heute die Möglichkeit, die Proteine oder einzelne Sequenzabschnitte gentechnologisch herzustellen und als Substrat für einen Enzyme-Linked Immunosorbent Assay (ELISA) zu verwenden. So konnten vor kurzem Giudice et al. nachweisen, daß eine in einem ELISA verwendete immundominante Sequenz des BP-Antigens 2 mit einer sehr hohen Spezifität dem Nachweis von Autoantikörpern gegen dieses Strukturprotein der BMZ dienen kann [4].

Es ist letztendlich die routinemäßige Anwendung von Methoden wie des Salt-split-Tests an normaler, nicht lichtexponierter Haut (speziell das Studium von „Ausreißern" im Test) oder von spezifischen ELISAs, vor allem aber die Kombination der verschiedenen Untersuchungstechniken, die es uns ermöglichen werden, beim einzelnen Patienten zur korrekten Diagnose zu kommen bzw. eine endgültige Klassifikation der bullösen Autoimmundermatosen mit subepidermaler Spaltbildung zu erstellen.

Literatur

1. Domloge-Hultsch N, Gammon WR, Briggaman RA et al (1992) Epiligrin, the major human keratinocyte integrin ligand, is a target in both an acquired autoimmune and a inherited subepidermal blistering skin disease. J Clin Invest 90: 1628–1633
2. Gammon WR, Abernethy ML, Padilla KM et al (1992) Noncollagenous (NC_1) domain of collagen VII resembles multidomain adhesion proteins involved in tissue-specific organization of extracellular matrix. J Invest Dermatol 99: 691–696
3. Giudice GJ, Emery DJ, Diaz LA (1992) Cloning and primary structural analysis of the bullous pemphigoid antoantigen BP 180. J Invest Dermatol 99: 243–250
4. Giudice GJ, Wilske KC, Anhalt GJ et al (1994) Development of an ELISA to detect anti-BP 180 autoantibodies in bullous pemphigoid and herpes gestationis. J Invest Dermatol 102: 878–881
5. Marinkovich MP (1993) The molecular genetics of basement membrane diseases. Arch Dermatol 129: 1557–1565
6. Onodera Y, Shimizu H, Hashimoto T et al (1994) Difference in binding sites of autoantibodies against 230- and 170-KD bullous pemphigoid antigens on salt-split skin. J Invest Dermatol 102: 686–690
7. Pohla-Gubo G, Becher E, Romani N et al. (1993) Diagnostik bullöser Autoimmundermatosen mit subepidermaler Blasenbildung – Untersuchungen an Kochsalz-getrennter Haut („Salt-split"-Methode). Z Hautkr 68: 573–580
8. Stanley JR, Tanaka T, Mueller S et al. (1988) Isolation of complementary DNA for bullous pemphigoid antigen by use of patient's autoantibodies. J Clin Invest 82: 1864–1870

Parasitendiagnostik

Thomas Löscher

Einleitung

Nur wenige parasitäre Erkrankungen wie kutane Larva migrans (Abb. 1), Drakunkuliasis und Myiasis lassen sich allein aufgrund des klinischen Bildes diagnostizieren. Bei den meisten Parasitosen sind spezielle Verfahren für eine definitive Diagnose erforderlich. Im Bereich der Parasitendiagnostik konnten in den letzten Jahren Verbesserungen bei der klassischen morphologischen Diagnostik und bei der Immundiagnostik sowie zum Teil auch bei den kulturellen Verfahren erreicht werden. Zudem zeichnen sich durch die umfangreichen Fortschritte in der Molekularbiologie wesentliche diagnostische Neuerungen ab. Dies gilt vor allem für die Polymerasekettenreaktion (PCR).

Parasitologische Untersuchungsmethoden

Bei den meisten parasitären Infektionen und Erkrankungen beruht die Diagnostik derzeit noch vorwiegend auf den klassischen morphologischen Methoden, das heißt, auf dem direkten Nachweis der Erreger oder seiner Generationsprodukte (Eier, Larven) aus Blut, Exkreten und Sekreten wie Stuhl, Galle, Urin oder Sputum, Gewebeproben und Punktionsmaterialien wie Knochenmark oder Liquor. Zur Erreichung einer ausreichend hohen Sensitivität ist es häufig erforderlich, die Erreger vorher im Untersuchungsmaterial mittels Konzentrationsverfahren anzureichern (Dicker Tropfen, Mikrohämatokritverfahren, Stuhlanreicherungen). Wichtige Verbesserungen hierbei sind die QBC-Technik und die Membranfiltration.

Bei der Technik der quantitativen Buffy-coat(QBC)-Analyse wird Blut in Kapillarröhrchen zentrifugiert, die einen Schwimmer (floater) enthalten und mit einem DNS-Fluoreszenzfarbstoff wie Acridinorange und mit einem Antikoagulans beschichtet sind. Durch den nach der Zentrifugation an der Zell-Plasma-Grenze flottierenden Schwimmer werden Leukozyten (buffy coat = Lederhäutchen) und angrenzende Erythrozyten in eine dünne, der Kapillarwand innen anliegende Schicht gespreizt. Plasmodien und einige andere Blutparasiten (Trypanosomen, Mikrofilarien), die in der angrenzenden Erythrozytenschicht stark angereichert werden, lassen sich in diesem Bereich mittels Fluoreszenzmi-

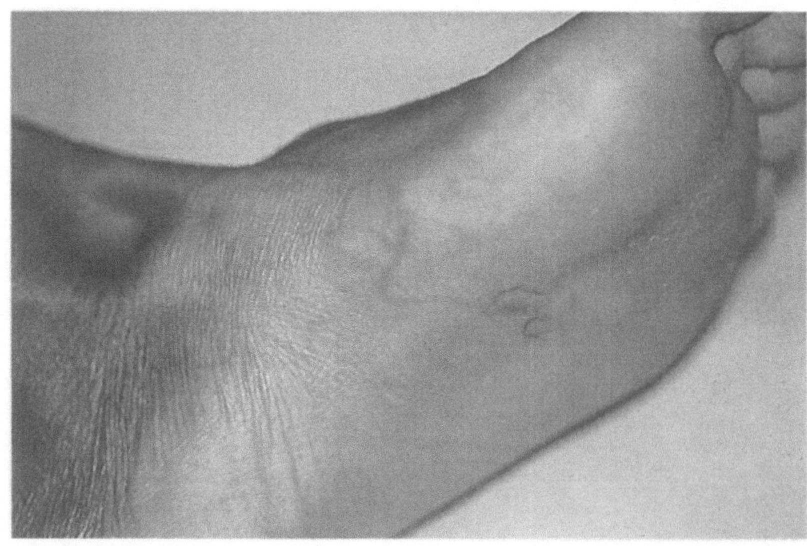

Abb. 1. Kutane Larva migrans an der linken Fußsohle

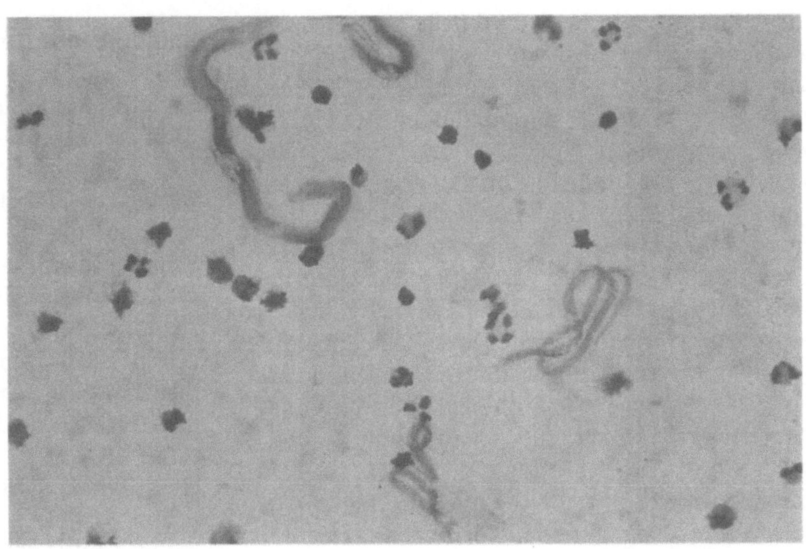

Abb. 2. Mikrofilarien von *Loa loa* und *Mansonella perstans* (Membranfiltration, Giemsa-Färbung)

kroskopie nachweisen [8]. Die Methode ist empfindlicher als der Nachweis im Blutausstrich oder Dicken Tropfen. Allerdings sind, vor allem bei mangelnder Erfahrung, falsch negative wie falsch positive Ergebnisse möglich.

Die Membranfiltration stellt eine wesentliche Verbesserung bei der Diagnostik derjenigen Filariosen dar, bei denen Mikrofilarien im Blut zirkulieren (lymphatische Filariosen, Loiasis, Mansonelliasis). Durch die Filtration von hämolysiertem Blut durch Polykarbonatfilter definierter Porengröße (3–5 μm) können sämtliche Mikrofilarien in einer im Vergleich zum Dicken Tropfen wesentlich größeren Blutmenge (1–3 ml vs. 15–50 μl) auf dem Membranfilter zurückgehalten, fixiert und gefärbt werden (Abb. 2). Zudem können die Blutproben durch eine einfache Hämolysefixierung (1% Formalin/10% Teepol) konserviert und für die Untersuchung versandt werden [4]. Demgegenüber beruht der Nachweis einer Onchozerkose nach wie vor in erster Linie auf der Auswanderung lebender Mikrofilarien aus Hautbiopsien nach Inkubation in physiologischer NaCl-Lösung oder besser noch in geeigneten Gewebekulturmedien. Durch Kollagenaseverdauung der Hautbiopsate können alle in der Biopsie enthaltenen Mikrofilarien nachgewiesen werden (Abb. 3).

Die Filtration von Urin durch Membranen mit einer Porengröße von 10–12 μm ist geeignet zum Nachweis von Schistosomeneiern im Urin und stellt

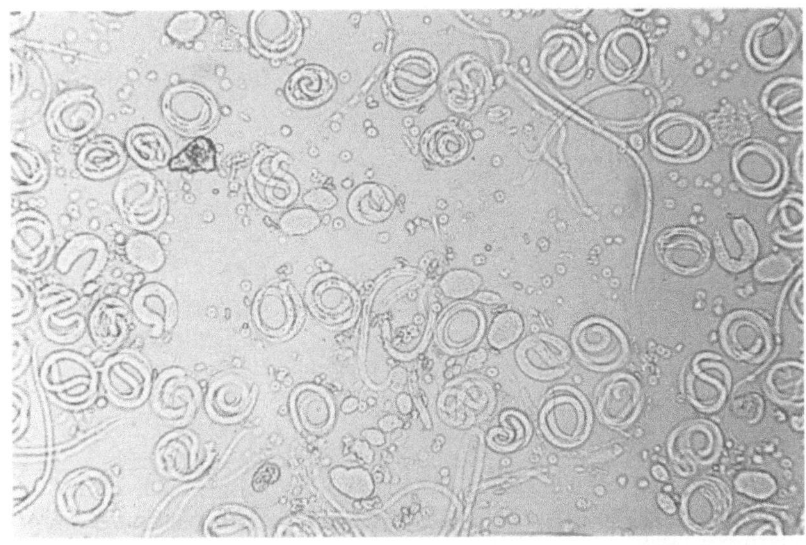

Abb. 3. Mikrofilarien von *Onchocerca volvulus* (Kollagenaseverdauung)

ebenfalls eine einfache und schnelle Methode zur effektiven Anreicherung dar.
Bei der parasitologischen Stuhldiagnostik konnte durch neue Konservierungsmethoden von Stuhlproben (Polyvinylalkohol(PVA)-Konservierung, Natriumazetat/Formalin(SAF)-Konservierung) erreicht werden, daß die Morphologie der empfindlichen Trophozoiten (vegetativen Formen) intestinaler Protozoen (z. B. *Entamoeba histolytica, Giardia intestinalis*) auch bei nicht sofortiger Untersuchung (Probenversand) erhalten wird. Durch den Ersatz von Quecksilberverbindungen (Merthiolat) und Äther bei den Methoden zur Stuhlanreicherung konnten Umweltverträglichkeit und Arbeitsschutz verbessert werden [10]. Schließlich wurden neue Nachweis- und Färbemethoden zur Diagnostik einiger intestinaler Protozoeninfektionen entwickelt, die mit den Standardmethoden der parasitologischen Stuhluntersuchung nicht erfaßt werden und deren Erreger oder Bedeutung erst in den letzten Jahren erkannt wurde (Kryptosporidien, Mikrosporidien und *Cyclospora* spp.).

Immundiagnostik

Sensitive Methoden zum Nachweis spezifischer Antikörper stehen bereits seit längerem zur Verfügung und sind vor allem bei invasiven Parasitosen von Bedeutung (Tabelle 1 und 2): Einerseits im Rahmen der Stufendiagnostik zur Indikation bzw. Intensivierung besonders aufwendiger oder mit invasiven Maßnahmen verbundener parasitologischer Untersuchungsmethoden, andererseits zur Stellung einer serologischen Verdachtsdiagnose mit entsprechenden therapeutischen Konsequenzen bei Infektionen, die häufig nicht direkt parasitologisch nachweisbar sind (z. B. Amöbenleberabszeß, Chagaskrankheit im chronischen Stadium, Toxoplasmose, Toxocariasis, Echinokokkose, Zystizerkose).
Ein wesentliches Problem der serologischen Diagnostik vor allem bei Wurminfektionen sind die teilweise erheblichen Kreuzreaktionen, die auf ausgedehnten Antigengemeinschaften bei diesen bereits hoch organisierten Metazoen beruhen. Im Western blot kann die komplexe humorale Immunantwort zum Teil weiter differenziert werden. Bei der Immundiagnostik der Echinokokkose und der Zystizerkose wird der Nachweis von Antikörpern gegen gattungs-

Tabelle 1. Immundiagnostik bei Protozoeninfektionen; Teste für den Antikörpernachweis mit diagnostischer Wertigkeit

Parasitose		Antikörpernachweis		Zirkulierende Antigene
		Besonders geeignet	Diagnostische Wertigkeit	(Nachweis möglich)
Lambliasis		–	–	K
Schlafkrankheit		IFAT, ELISA, Card-Agg	++	+
Chagas	Akut	IFAT, IHA, KBR	+	+
	Chronisch		++	
Leishmaniasen	Viszeral	IFAT, ELISA	++	+
	Kutan		(+)	
Amöbiasis	Invasiv	ELISA, IFAT, IHA	++	+
	Nicht invasiv	–	–	K
Malaria	Akut	–	–	+
	Chronisch/rezidivierend	IFAT	++	
Babesiose		IFAT	+	+
Toxoplasmose	Bei Immunkompetenten	SFT, IgG/IgM-IFAT, DS-IgM-ELISA	++	+
	Bei Immunkompromittierten	DAgg	(+)	
Kryptosporidiose		–	–	K
Pneumozystose		–	–	+

ELISA = Enzyme-Linked Immunosorbent Assay, DS = Double Sandwich, IFAT = Indirekter Immunfluoreszenz-Antigen-Test, IHA = Indirekter Hämagglutinationstest, SFT = Sabin-Feldman-Test, DAgg = Direkte Agglutination, K = Koproantigen-Nachweis.

Tabelle 2. Immundiagnostik bei Wurminfektionen; Teste mit diagnostischer Wertigkeit sowie die Häufigkeit einer Bluteosinophilie

Parasitose	Eosinophilie	Antikörpernachweis		Zirkulierende Antigene
		Besonders geeignet	Diagnostische Wertigkeit	(Nachweis möglich)
Enterobiasis	-	-	-	
Trichuriasis	-	-	-	
Askariasis	(+)	(RAST, ELISA)	(+)	
Hakenwurminfektion	+	-	-	
Strongyloidiasis	++	(ELISA)	+	
Toxocariasis okulär	(+)	ELISA[a], Präzip.	+	
viszeral	++		++	
Trichinose akut	++	ELISA, IHA	+	+
chronisch	+		++	
Filariosen	++	ELISA[a], IHA	++	+
Intestinale Trematodeninfektionen	-	-	-	
Schistosomiasis	(+)	ELISA, COPT, IHA, IFAT,	+	+
Faszioliasis	+	ELISA, IHA, IE	++	
Clonorchiasis/Opisthorchiasis	+	ELISA	+	
Paragonimiasis	+	ELISA	+	
Intestinale Zestodeninfektionen	-	-	-	
Echinokokkose	(+)	ELISA[a], IHA, IE, WB	++	+
Zystizerkose	(+)	ELISA, IHA, WB	+	

[a]Bei Verwendung spezifischer/gereinigter Antigene.
ELISA = Enzyme-Linked Immunosorbent Assay, RAST = Radio-Allergo-Sorbent-Test, IFAT = Indirekter Fluoreszenz-Antikörper-Test, IHA = Indirekte Hämagglutination, KBR = Komplement-Bindungsreaktion, IE = Immunelektrophorese, Präzip. = Präzipitation an der lebenden Larve, COPT = Circum-Oval-Präzipitationstest, WB = Western Blot.

oder artspezifische Antigene mittels Western blot bereits als Bestätigungstest in der Routinediagnostik eingesetzt [11, 13]. Kreuzreaktionen zwischen Leishmaniasis und Chagaskrankheit können meist ebenfalls mittels Western blot differenziert werden [2].

Die Erwartungen, daß die Verfügbarkeit zahlreicher monoklonaler Antikörper und rekombinanter Antigene zu einer raschen Lösung der Probleme bei der Serodiagnostik aller Parasitosen führen würde, haben sich bislang als zu optimistisch herausgestellt. Zum Teil fanden sich auch hier wesentliche Kreuzreaktionen, zum Teil zeigten die entsprechenden Testverfahren nur eine ungenügende Sensitivität. Bei der Serodiagnostik erwiesen sich bisher nur 2 rekombinante Antigene als sensitiv und spezifisch: der Em2plus-ELISA (*Echinococcus multilocularis*) zur sensitiven und gattungsspezifischen Diagnose der alveolären Echinokokkose [6] und das *Onchocerca-volvulus*-Antigen OV-16 für die sensitive und weitgehend speziesspezifische Diagnose der Onchozerkose, zum Teil bereits in frühen Infektionsstadien noch vor Beginn der Mikrofilarienbildung [9].

Die Grenzen der Serodiagnostik sind neben den Problemen der Sensitivität und Spezifität vor allem die verzögerte Bildung spezifischer Antikörper bei akuten, lebensbedrohlichen Erkrankungen (z.B. Malaria, akutes Stadium der Schlafkrankheit), die zum Teil ausbleibende humorale Immunreaktion bei Immunkompromittierten sowie die fehlende oder schlechte Korrelation mit Befallstärke, Aktualität und Behandlungsbedürftigkeit der Infektion. So ist die Aussagekraft der Serodiagnostik in Endemiegebieten mit weiter Verbreitung einer Parasitose häufig sehr eingeschränkt. Antikörper können auch nach erfolgreicher Behandlung oder spontaner Abheilung langfristig persistieren und sind daher zur Therapiekontrolle oder Entdeckung von Reinfektionen meist nur sehr bedingt geeignet.

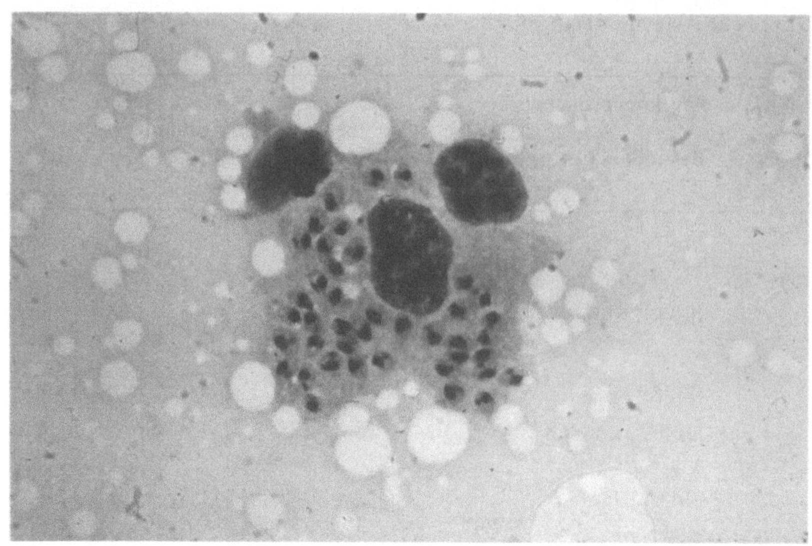

Abb. 4. Amastigote von *Leishmania tropica* in einem Makrophagen (Hautbiopsie, Tupfpräparat, Giemsa-Färbung)

Ein Nachweis zirkulierender Antigene mittels mono- oder polyklonaler Antikörper ist bei einer Reihe von Parasitosen möglich (Tabelle 1 und 2). Dieser zeigt bei Filariosen und Schistosomiasis eine Korrelation mit der Befallstärke und scheint besser zur Therapiekontrolle geeignet zu sein. Allerdings liegt die Sensitivität der derzeit verfügbaren Verfahren deutlich unter der des Antikörpernachweises. Kürzlich wurde ein relativ einfach durchzuführender Streifentest zum qualitativen immunologischen Nachweis des histidine-rich proteins 2 (HRP-2) von *Plasmodium falciparum* im Blut vorgestellt [1]. Dieser Test zeigte eine gute Korrelation mit dem Nachweis asexueller Blutformen von *P. falciparum;* allerdings waren vereinzelt falsch positive und falsch negative Ergebnisse vorgekommen. Inwieweit sich dieser Test zur Diagnostik einer Malaria tropica eignet, ist Gegenstand derzeitiger Untersuchungen.
Schließlich wurden zum Direktnachweis einiger Parasiten (*Pneumocystis carinii,* Toxoplasmen, Kryptosporidien, Mikrosporidien, *Giardia intestinalis, Entamoeba histolytica,* Leishmanien, *Trypanosoma cruzi,* Filarien) immunzytologische und immunhistologische Methoden (direkte Immunfluoreszenz, Immunperoxidase) mit Hilfe mono- oder polyklonaler Antikörper entwickelt. Diese sind für die Schnelldiagnostik in Ausstrichpräparaten (z.B. bei *P.-carinii*-Pneumonie) und zur immunologischen Charakterisierung in histologischen Schnittpräparaten (z.B. bei Leishmanien) geeignet. Wegen der Möglichkeit falsch positiver wie falsch negativer Ergebnisse ist jedoch stets eine gleichzeitige Diagnostik mittels etablierter Färbemethoden erforderlich.

Molekularbiologische Diagnostik

Bei den molekularbiologischen Methoden mit diagnostischem Potential ist vor allem die Polymerasekettenreaktion (PCR) als hochempfindliche Methode zum Nachweis und zur Charakterisierung parasitärer Nukleinsäureabschnitte von Bedeutung. Ein Nachweis parasitenspezifischer DNS oder RNS aus klinischem Probenmaterial von Patienten ist damit bereits bei zahlreichen parasitären Infektionen und Erkrankungen gelungen (Tabelle 3).
Von besonderer Bedeutung könnte die PCR bei der Diagnostik von Parasiten werden, deren direkter oder kultureller Nachweis schwierig oder gar unmöglich ist und bei denen andere indirekte diagno-

Tabelle 3. Polymerasekettenreaktion (PCR) zum Nachweis humanpathogener Parasiten aus klinischem Untersuchungsmaterial (bislang beschriebene Parasiten)

Protozoen	Helminthen
Plasmodium falciparum	*Schistosoma spp.*
Plasmodium vivax	*Onchocerca volvulus*
Babesia microti	*Wucheria bancrofti*
Toxoplasma gondii	*Brugia malayi*
Cryptosporidium parvum	*Trichinella spiralis*
Enterocytozoon bieneusi	*Echinococcus spp.*
Leishmania spp.	*Taenia spp.*
Trypanosoma cruzi	
Trypanosoma brucei ssp.	
Entamoeba histolytica	
Giardia intestinalis	
Naegleria spp.	
Pneumocystis carinii	

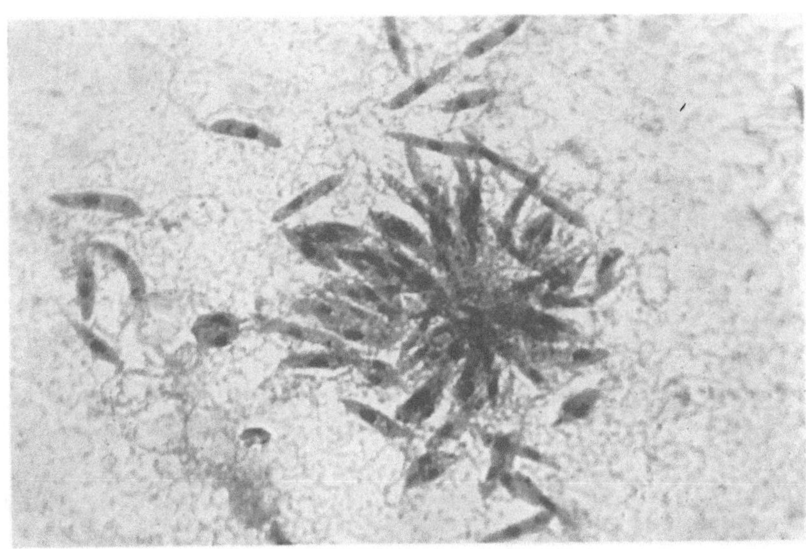

Abb. 5. Promastigote Kulturformen von *Leishmania tropica* (Schneiders Drosophila-Medium, Giemsa-Färbung)

stische Methoden nicht genügend aussagekräftig sind. Ein Beispiel hierfür ist die Chagaskrankheit im chronischen Stadium, bei der trotz Einsatz sequentieller Hämokulturen und der aufwendigen und langdauernden Xenodiagnose in über 50 % der Fälle kein Parasitennachweis gelingt. In bisherigen Untersuchungen zeigte die PCR eine wesentlich höhere Sensitivität [3]. Ebenso gilt dies für die Formen der Leishmaniosen, bei denen ein direkter Erregernachweis mittels Histologie bzw. Zytologie (Abb. 4), Kultur (Abb. 5) und Tierversuch schwierig ist. Diese sind erregerarme kutane Leishmaniosen (Abb. 6), Rezidivans-Leishmaniose (Abb. 7), mukokutane Leishmaniosen (Abb. 8) und dermales Post-Kala-Azar-Leishmanoid. Zudem ist durch spezifische Primer oder Hybridisierung mit spezifischen „probes"

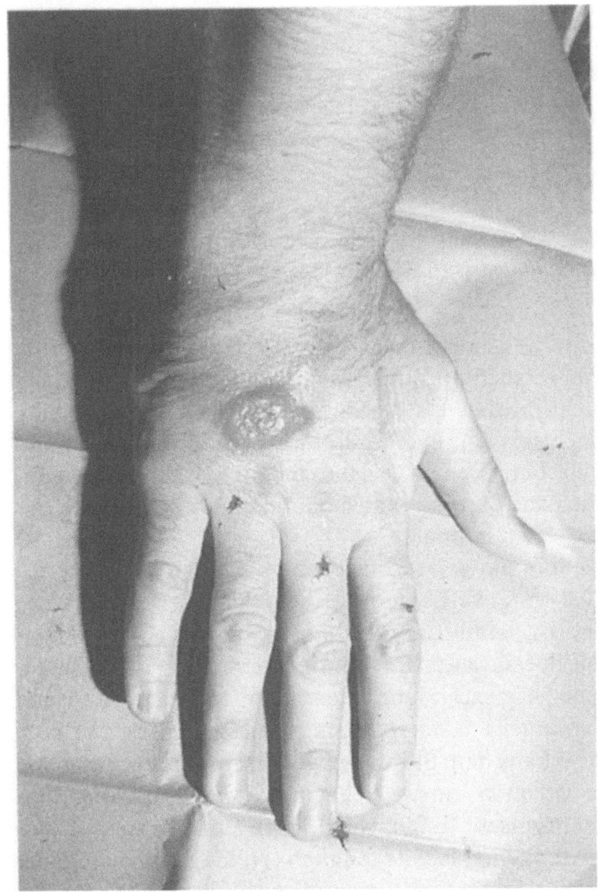

Abb. 6. Unkomplizierte kutane Leishmaniose durch *Leishmania major* (Saudi-Arabien)

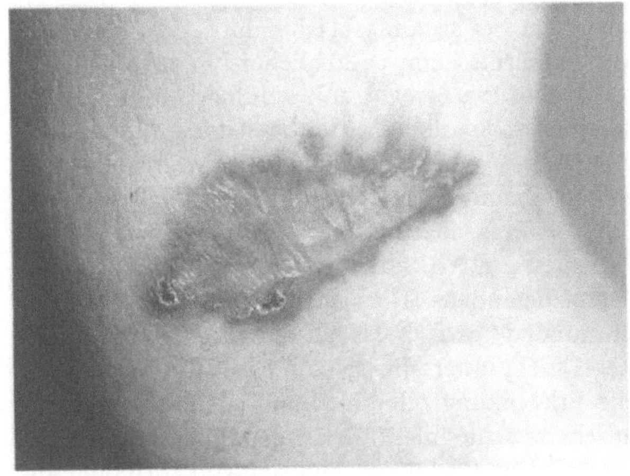

Abb. 7. Rezidivansleishmaniose durch *Leishmania tropica* (Syrien)

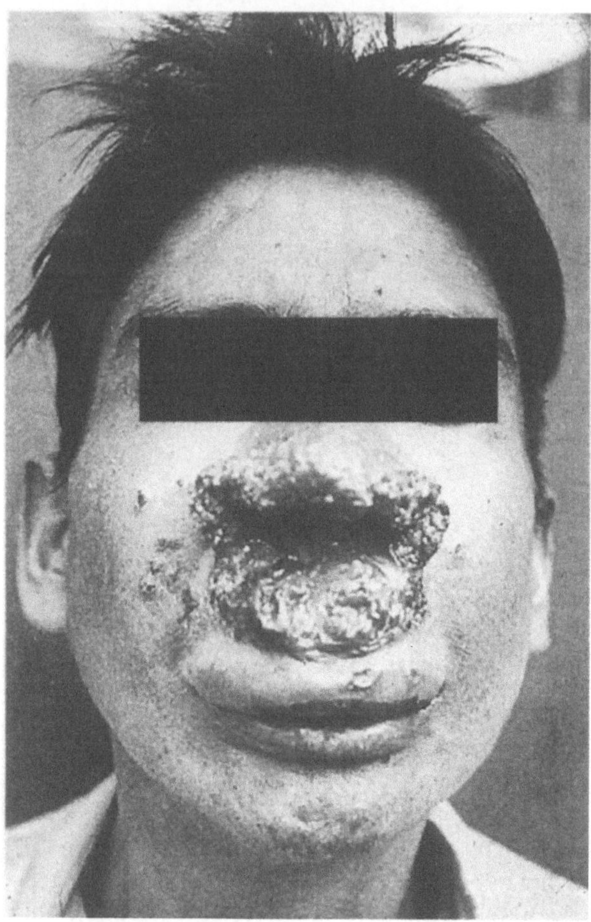

Abb. 8. Mukokutane Leishmaniose, Espundia (Kolumbien)

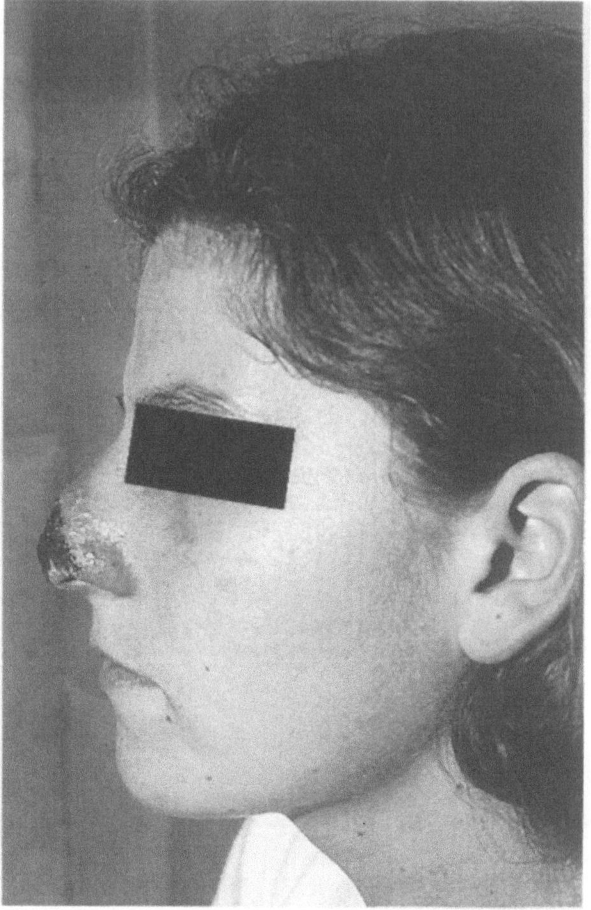

Abb. 9. Kutane Leishmaniose durch *Leishmania brasiliensis panamensis* (Costa Rica)

eine Artdifferenzierung der morphologisch identischen *Leishmania* spp. möglich, ohne die für die phänotypische Artbestimmung (Isoenzymcharakterisierung) notwendige Anzüchtung [5, 12]. Dies ist vor allem bei kutanen Leishmaniosen in Süd- und Mittelamerika von erheblicher Bedeutung, um rechtzeitig die Erreger zu identifizieren, die später zu einer mukokutanen Krankheitsform führen können (Abb. 9 und 10) und daher frühzeitig einer gezielten Chemotherapie zugeführt werden sollten.

Ein weiteres Beispiel ist die Toxoplasmose bei Patienten mit AIDS und anderen schweren Immundefektzuständen. Die ansonsten aussagekräftige Immundiagnostik kann bei diesen Patienten in der Regel nicht unterscheiden, ob es sich um eine aktuelle Erkrankung oder nur eine latente bzw. früher durchgemachte Infektion handelt. Ein direkter Erregernachweis aus Liquor, Biopsien von Hirn oder anderen Organen ist auf eine invasive und z.T. risikoreiche Materialgewinnung angewiesen und gelingt trotz Einsatz aufwendiger Verfahren wie Kultur, Tierversuch und Immunhistologie/-zytologie häufig nicht. Mittels PCR ist in der Mehrzahl der Fälle ein Nachweis von Erreger-DNA im Liquor oder in Biopsien betroffener Organe möglich; teilweise sogar auch aus Blut, da es sich häufig um disseminierte Infektionen handelt.

Weitere parasitäre Infektionen, bei denen durch die PCR eine Verbesserung der Diagnostik zu erwarten ist, sind die *Pneumocystis-carinii*-Pneumonie (Nachweis auch im Sputum) und die lichtoptisch schwierig zu identifizierenden Mikrosporidiosen. *Entamoeba histolytica* kann mittels PCR nicht nur direkt aus dem Stuhl nachgewiesen werden, sondern es ist auch eine gleichzeitige Differenzierung der genotypisch unterschiedlichen pathogenen und apathogenen Isolate möglich [7], die bislang auf eine vorherige Kultivierung und nachfolgende PCR, In-situ-Hybridisierung oder Zymodembestimmung angewiesen war.

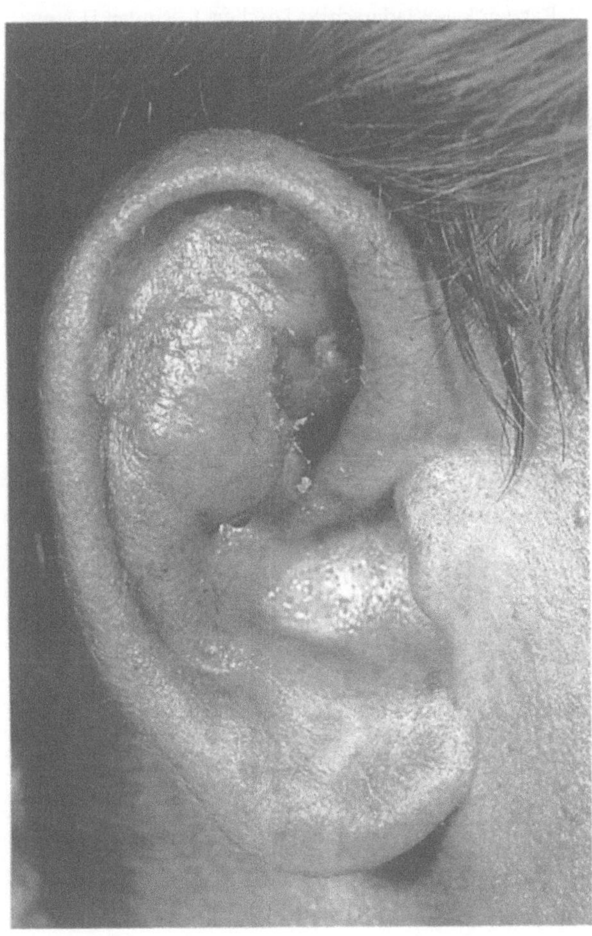

Abb. 10. Kutane Leishmaniose am Ohr (Chiclero's ulcer) durch *Leishmania mexicana mexicana* (Mexiko)

Grenzen und Perspektiven

Neben methodischen Problemen der PCR (s. oben) kann die extrem hohe Sensitivität dieser Methode dazu führen, daß eine asymptomatische Besiedelung (wahrscheinlich häufig bei *Pneumocystis carinii*) bzw. latente asymptomatische Infektionen (z.B. Toxoplasmose) erfaßt werden und eine falsch positive Diagnose hinsichtlich einer Erkrankung nach sich ziehen. Zudem sind von einer Einführung in die klinische Routinediagnostik noch umfangreiche Validierungen der diagnostischen Wertigkeit bei allen bereits entwickelten molekularbiologischen Methoden erforderlich.

Ein weiteres Problem der morphologischen wie der immunologischen und der molekularbiologischen Diagnostik in der Parasitologie ist die Qualitätssicherung. Für die parasitologische Diagnostik ist ebenso wie in anderen Bereichen der Diagnostik zu fordern, daß die Erbringung und Berechnung diagnostischer Leistungen an eine regelmäßige und erfolgreiche externe Qualitätskontrolle gebunden ist. Schließlich müssen auch die Grenzen molekularbiologischer und anderer moderner Methoden kritisch gesehen werden. Ein Beispiel hierfür ist die Diagnose der Malaria. Es wurden zahlreiche neuere Methoden zum Nachweis von Plasmodien oder ihren Bestandteilen entwickelt wie die Fluoreszenzmikroskopie von Hämatokritkapillaren (QBC-Technik) oder Ausstrichen, der Nachweis zirkulierender Antigene (HRP-2), die PCR und die DNS-In-situ-Hybridisierung. Diese Methoden sind derzeit wichtige Werkzeuge für Forschung und epidemiologische Untersuchungen. Sie sind jedoch in keiner Weise geeignet, die parasitologische Blutuntersuchung (gefärbter Ausstrich und Dicker Tropfen) zu ersetzen. Diese ist schnell, billig und überall verfügbar. Sie hat eine auch im Vergleich zu den molekularbiologischen Methoden hohe Sensitivität und unerreichte Spezifität. Todesfälle bei importierter Malaria außerhalb von Endemiegebieten z.B. in Deutschland sind ausschließlich dadurch bedingt, daß diese Untersuchung nicht oder nicht rechtzeitig durchgeführt wurde. In Entwicklungsländern werden die modernen Techniken allein schon aus ökonomischen Gründen in absehbarer Zeit nicht zur Verfügung stehen.

Voraussetzungen für den Einsatz der Polymerasekettenreaktion zur Diagnostik parasitärer Erkrankungen

- Lösung methodischer Probleme:
  Probengewinnung/-konservierung
  DNA/RNA-Aufarbeitung (Verluste)
  Kontamination
  Optimierung
  Detektion (Spezifität, Sensitivität)
- Validierung:
  Bestimmung positiver und negativer
  Vorhersagewerte in prospektiven Studien
- Qualitätskontrolle:
  Intern (alle Schritte)
  Extern (Ringversuche)
  Kontinuierlich

Literatur

1. Beadle C, Long GW, Weiss WR et al (1994) Diagnosis of malaria by detection of *Plasmodium falciparum* HRP-2 antigen with a rapid dipstick antigen-capture assay. Lancet 343: 564–568
2. Bogdan C, Stosiek N, Fuchs H, Röllinghoff M, Solbach W (1990) Detection of potentially diagnostic leishmanial antigens by Western blot analysis of sera from patients with Kala-Azar or multilesional cutaneous leishmaniasis. J Infect Dis 162: 1417–1418
3. Diaz C, Nussenzweig V, Gonzalez A (1992) An improved polymerase chain reaction assay to detect *Trypanosoma cruzi* in blood. Am J Trop Med Hyg 46: 616–623
4. Dickerson JW, Eberhard ML, Lammie PJ (1990) A technique for microfilarial detection in preserved blood using nuclepore filters. J Parasitol 76: 829–833
5. Dobner P, Löscher T, Rinder H (1994) Intra- and interspecific polymorphisms of *Leishmania donovani* and *L. tropica* minicircle DNA. Parasitol Res 80: 474–477
6. Gottstein B, Jacquier P, Bresson-Hadni S, Eckert J (1993) Improved primary immunodiagnosis of alveolar echinococcosis in humans by an enzyme-linked immunosorbent assay using the Em2plus antigen. J Clin Microbiol 31: 373–376
7. Katzwinkel-Wladarsch S, Löscher T, Rinder H (1994) Direct amplification and differentiation of pathogenic and nonpathogenic *Entamoeba histolytica* DNA from stool specimens. Am J Trop Med Hyg 51: 115–118
8. Levine RA, Wardlaw SC, Patton CL (1989) Detection of haematoparasites using quantitative buffy coat analysis tubes. Parasitol Today 5: 132–134
9. Lobos E, Weiss N, Karam M et al (1991) An immunogenic *Onchocerca volvulus* antigen: a specific and early marker of infection. Science 251: 1603–1605
10. Löscher T, Kumlien S (1993) Labordiagnostik der parasitenbedingten Enteritis. Chemother J 2 (Suppl 1): 108–113
11. Löscher T, Nägele L, Hanus I, Thomschke A, von Sonnenburg F (1989) Diagnostic value of the 12 and 16 kDa subunits of the *Echinococcus granulosus* antigen B. Trop Med Parasitol 40: 499–500
12. Rodgers MR, Popper SJ, Wirth DF (1990) Amplification of kinetoplast DNA as a tool in the detection and diagnosis of *Leishmania*. Exp Parasitol 71: 267–275
13. Tsang VCW, Brand JA, Boyer AE (1989) An enzyme-linked immunoelectrotransfer blot assay and glycoprotein for diagnosing human cysticercosis (*Taenia solium*). J Infect Dis 159: 50–59

Mikrobiologische Diagnostik der Lyme-Borreliose

Uwe Neubert

Einleitung

Die gewöhnlich durch den Stich von Schildzecken ausgelöste Lyme-Borreliose gilt sowohl bei uns in Europa wie auch in Nordamerika als die häufigste durch Arthropoden übertragene Infektionskrankheit [32]. Die möglichen Manifestationen der Erkrankung sind außerordentlich vielfältig, und wie die Syphilis vermag die Lyme-Borreliose zahlreiche andere, nicht infektiöse und antibiotisch behandelbare Erkrankungen zu imitieren. Es kann daher schwierig oder unmöglich sein, eine Radikulopathie, eine Arthritis oder ein schweres chronisches Erschöpfungssyndrom ohne labordiagnostische Hilfsmittel einer Lyme-Borreliose zuzuordnen oder diese auszuschließen. Als Dermatologen sind wir in der glücklichen Lage, die wesentlichen Hautmanifestationen wie das Erythema migrans (EM) als das Leitsymptom der Frühphase, die Lymphadenosis cutis benigna (Borrelien-Lymphozytom) des Stadiums 2 und die Acrodermatitis chronica atrophicans (ACA) als Spätmanifestation meistens schon durch den klinisch-morphologischen Aspekt, ergänzt beim Lymphozytom und der Acrodermatitis durch den histologischen Befund, einigermaßen sicher diagnostizieren zu können. In Zweifelsfällen müssen aber auch wir uns auf die zusätzlichen diagnostischen Hilfsmittel eines direkten oder indirekten Erregernachweises stützen.

Direkter Nachweis des Erregers

Grundsätzlich wäre - wie bei anderen bakteriellen Infektionskrankheiten - der direkte mikroskopische und kulturelle Nachweis des Erregers als beweiskräftigstes Verfahren zu bevorzugen. Wie die gesamte Borreliendiagnostik einschließlich der serologischen Verfahren wird der direkte Nachweis von *Borrelia burgdorferi* jedoch durch ihr meist nur spärliches Vorhandensein im befallenen Gewebe beeinträchtigt. Um den Erreger dennoch aufzufinden, ist ein hoher Arbeitsaufwand erforderlich.

Mikroskopische Verfahren

Dunkelfeldmikroskopie, Färbetechniken. Aufgrund ihrer charakteristischen Form und Beweglichkeit lassen sich Borrelien prinzipiell ebenso wie Treponemen im Dunkelfeldmikroskop bei 400- bis 600facher Vergrößerung auffinden. Der unmittelbare Nachweis aus Blut, Liquor oder Gewebesuspensionen gelingt zwar nur ausnahmsweise, gut geeignet ist die Dunkelfeldmikroskopie jedoch zur Kontrolle des flüssigen Kulturmediums nach Anreicherung des Erregers (Abb. 1). Auch mit Färbetechniken wie der Giemsa- oder Karbolfuchsinfärbung lassen sich Borrelien in Blut- oder Liquorausstrichen oder Quetschpräparaten aus erkranktem Gewebe nur selten darstellen (Abb. 2) Hinzu kommt, daß der Erreger so nur morphologisch identifiziert werden kann, seine Form jedoch durch Fixierung und Färbung Veränderungen erfährt. Verwechslungen mit Fibrinfasern, Zellbestandteilen oder anderen Artefakten sind daher leicht möglich. Grundsätzlich gilt dieser Mangel an Spezifität auch für die Silberimprägnationstechniken, wie sie in den Modifikationen nach Warthin-Starry (Abb. 3), Dieterle oder Bosma-Steiner zur Darstellung von Borrelien in Gewebeschnitten eingesetzt werden.

Direkter Nachweis des Erregers

Dunkelfeldmikroskopie Färbung	Giemsa, Karbolfuchsin, Akridinorange
Silberimprägnation	Warthin-Starry, Dieterie, Bosma-Steiner
Immunfluoreszenz, Immunperoxidase	Poly- oder monoklonale Antikörper
Kultivierung in vitro	BSK II-, BSK-H-, MKP-Medium u.a.
Kultivierung in vivo	Mäuse, Hamster, Gerbils

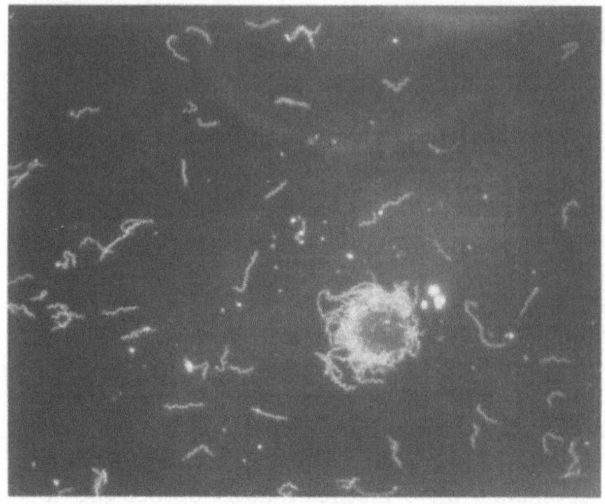

Abb. 1. In BSK-Medium kultivierte *Borrelia afzelii* (Dunkelfeld)

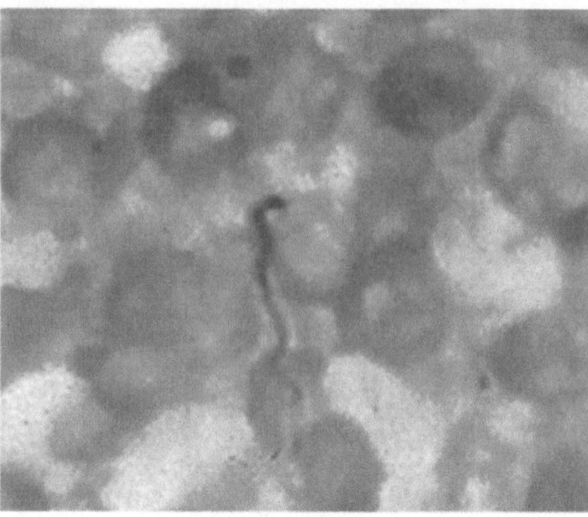

Abb. 2. Borrelie in einem Tupfpräparat aus Erythema-migrans-Gewebe; Giemsa-Färbung

Immunhistologische Verfahren. Zum Nachweis von Borrelien in Zecken und menschlichen Hautproben sind Immunfluoreszenz- [29], Immunperoxidase- [1, 20] und Immunogold-Silber-Färbungen [11] unter Verwendung poly- oder monoklonaler Antikörper beschrieben worden. Diese Verfahren sind zwar spezifischer, jedoch für die Routinediagnostik ebenfalls kaum geeignet, da sie spezielle Erfahrung und hohen Zeitaufwand erfordern.

Erregeranzüchtung in vitro

Die kulturelle Anzüchtung von *Borrelia burgdorferi* gelang bisher vor allem aus Erythema-migrans-Hautproben, seltener aus Pseudolymphomen und ACA-Gewebe, daneben aus Blut – wiederum vor allem in der Frühphase der Erkrankung [25, 27], selten aus Liquor und nur in Einzelfällen aus Gelenkflüssigkeit [32]. Verwendet werden generell Flüssigmedien, bei denen es sich nahezu ausschließlich um

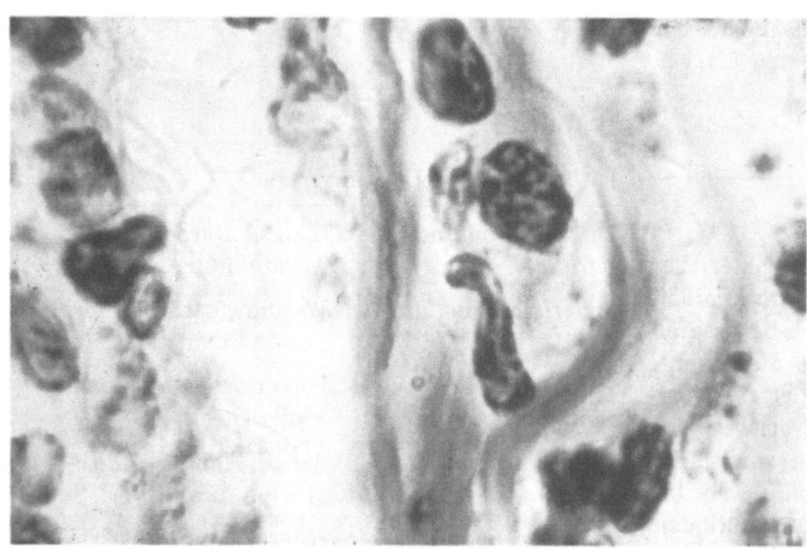

Abb. 3. Borrelie im dermalen Bindegewebe bei Acrodermatitis chronica atrophicans; Warthin-Starry-Silberfärbung [27]

Modifikationen des zuerst von Kelly 1974 beschriebenen Mediums zur Anzüchtung von *Borrelia hermsii* handelt. Wesentliche Bestandteile des sehr komplex zusammengesetzten Barbour-Stoenner-Kelly(BSK)-Mediums sind das kommerziell verfügbare Gewebekulturmedium CMRL 1066, N-Azetylglukosamin, Neopepton, Hefeextrakt, partiell hämolysiertes Kaninchenserum und Rinderserumalbumin. Begrenzte Haltbarkeit (N-Azetylglukosamin), herstellungs- und chargenbedingte Qualitätsschwankungen (Rinderserumalbumin) sowie das Vorhandensein von Spirochätenantikörpern (Kaninchenserum) können die Chancen der Erregeranzüchtung nachteilig beeinflussen. Probleme bereiten zudem die offensichtlich variablen Nährstoffansprüche der Borrelien, vor allem aber kontaminierende Keime wie Mikrokokken und aerobe Sporenbildner, die durch rasche Vermehrung das Medium überwuchern und unbrauchbar machen können [39]. Auch durch Zusatz von Antibiotika zum Medium läßt sich dies nicht zuverlässig vermeiden. Der kulturelle Nachweis von *Borrelia burgdorferi* kann daher leider nicht als Standard zur Beurteilung der Sensitivität und Spezifität neuer diagnostischer Verfahren dienen.

Erregeranzüchtung in vivo

Der prinzipiell mögliche Erregernachweis durch Übertragung fraglich infizierten Gewebes auf Versuchstiere [26, 27] hat keinen Eingang in die Routinediagnostik der Lyme-Borreliose gefunden. Wilske und Preac-Mursic empfehlen jedoch den Versuch, *B. burgdorferi* aus einer stark verunreinigten Kultur durch intraperitoneale Verimpfung von 0,5–1,0 ml Medium auf Gerbils (*Merionis unguiculatus*) zu gewinnen. Nach der Übertragung des Mediums wird in täglichen Abständen ein Bluttropfen aus der Schwanzvene im Dunkelfeld überprüft und bei Nachweis von Borrelien (gewöhnlich nach 2–4 Tagen) eine neue Kultur angelegt [39].

Indirekter Erregernachweis

Polymerasekettenreaktion

Nach den heute vorliegenden Berichten und Erfahrungen wohl sensitiver als die kulturelle Diagnostik ist der Nachweis erregerspezifischer Gensegmente durch enzymatische Genamplifikation mit Hilfe der

Indirekter Nachweis des Erregers bzw. der Infektion

Polymerasekettenreaktion

Lymphozytentransformationstest

Serologie
- Indirekte Hämagglutination (BBHA)
- Indirekte Immunfluoreszenz (IFA)
- Enzyme-linked immunosorbent assay (ELISA)
- Western Blot

Polymerasekettenreaktion [3, 36, 37, 38]. Da diese molekularbiologische Technik im Gegensatz zur Kultur nicht das vollständige, lebens- und vermehrungsfähige Bakterium, sondern nur ein vielfach vermehrtes, wenngleich essentielles Nukleinsäuremolekül des Keimes nachweist, muß die Polymerasekettenreaktion zu den indirekten Nachweismethoden gerechnet werden. Ein positives Ergebnis erlaubt keine eindeutigen Rückschlüsse auf Aktivität und Behandlungsbedürftigkeit der Erkrankung. Durch Nukleotidsequenzanalyse unterschiedlicher Gensegmente von *B. burgdorferi* kamen mehrere Untersuchergruppen übereinstimmend zu dem Ergebnis, daß in Nordamerika, Europa und Asien 3 Subtypen von *B. burgdorferi* sensu lato vorkommen (Tabelle 1): *B. burgdorferi* sensu stricto als die in Nordamerika dominierende, in Europa seltener vertretene Spezies, *B. afzelii* als die in Mittel- und Nordeuropa vorherrschende und hier aus Erythema-migrans-Proben vorwiegend, aus ACA-Proben ausschließlich nachgewiesene Spezies [37] und *B. garinii* als die in Europa überwiegend bei neurologischen Manifestationen im Liquor gefundene Spezies [2, 3, 6, 37, 38]. Ob ein vierter, in Japan aus Schildzecken der Species Ixodes ovatus isolierter Genotyp B. japonica humanpathogene Eigenschaften besitzt, ist bislang ungeklärt [19].

Tabelle 1. Geographische Verbreitung der 4 bisher bekannten Genospezies von *Borrelia burgdorferi* sensu lato

	Europa	Nordamerika	Asien
B. burgdorferi sensu stricto	+	+	+
B. garinii	+		+
B. afzelii	++		+
B. japonica			+

Nachweis erregerspezifischer Nukleotide und Antigene im Urin. Über den Nachweis für *B. burgdorferi* sensu lato spezifischer Nukleotide oder Proteinantigene aus dem Urin infizierter Tiere sowie einiger an Lyme-Borreliose erkrankter Patienten mit Hilfe der Polymerasekettenreaktion bzw. serologischer Methoden (Enzymimmunoassays, Western Blot u.a.) wurde mehrfach berichtet. Entsprechende Erregerbestandteile finden sich offenbar jedoch nicht regelmäßig und nur in sehr niedrigen Konzentrationen im Patientenurin. Verläßliche Assays für den indirekten Erregernachweis im Urin sind daher zur Zeit noch nicht verfügbar [19].

Lymphozytentransformationstest

Die früheste Immunreaktion nach Eintritt einer Infektion durch *B. burgdorferi* besteht in einer T-Zell-Proliferation [10]. Daß an Lyme-Borreliose erkrankte Patienten jedoch ausschließlich eine T-Zell-Immunantwort bei Ausbleiben einer humoralen B-Zell-Antwort entwickeln, ist als seltene Ausnahme anzusehen. Allerdings wurde in einer stark beachteten Veröffentlichung von Dattwyler et al. [10] darauf hingewiesen, daß an progredienter Lyme-Arthritis erkrankte, zuvor vermutlich unzureichend antibiotisch behandelte Patienten im Lymphozytentransformationstest auf *B.-burgdorferi*-Antigen positiv reagierten, während Serumantikörper gegen B. burgdorferi nicht nachweisbar waren. Unzureichend begründet erscheint allerdings das Postulat der Autoren, die zelluläre Immunreaktion auf den Erreger sei als Indiz für eine fortbestehende Infektion zu werten. Sieht man demnach davon ab, daß bei einer kleinen Zahl von Patienten, die trotz klinischer Hinweise auf eine Spätmanifestation der Lyme-Borreliose negative oder grenzwertige serologische Tests zeigen, ein Lymphozytentransformationstest Hinweise auf eine vorausgehende oder fortbestehende Borrelieninfektion liefern könnte, so ergibt sich für dieses aufwendige, nicht standardisierte und hinsichtlich Sensitivität und Spezifität serologischen Methoden nicht überlegene Verfahren kein Platz in der Routinediagnostik [13].

Serodiagnostik

Im Mittelpunkt der Routinediagnostik bei Verdacht auf Lyme-Borreliose steht auch heute noch der Nachweis von Serum- oder Liquorantikörpern gegen *B. burgdorferi*. Häufig überschätzt allerdings der behandelnde Arzt die Aussagekraft des Testergebnisses [34]. In erster Linie möchte er natürlich seine klinische Verdachtsdiagnose, bei der es sich vielleicht nur um eine unter mehreren differentialdiagnostischen Möglichkeiten handelt, bestätigt oder ausgeschlossen wissen. Fällt das serologische Ergebnis positiv aus, muß er sich fragen, ob es sich um einen floriden, behandlungsbedürftigen Infekt oder um eine sogenannte Seronarbe als Residuum eines überstandenen Infekts handelt. Hiermit eng verknüpft ist die Frage nach der Notwendigkeit einer antibiotischen Therapie bzw. dem mutmaßlichen Erfolg einer vorausgegangenen Behandlung. Man muß sich darüber im klaren sein, daß der serologische Befund nach heutigem Kenntnisstand allenfalls einen Hinweis auf die immunologische Auseinandersetzung des Patienten mit dem Erreger *B. burgdorferi* (sensu lato), gewöhnlich jedoch keine eindeutige Antwort auf die genannten Fragen liefern kann. Zudem wird die Aussagekraft der Borrelienserologie leider auch heute noch durch fehlende Standardisierung sowie durch unzulängliche Sensitivität und Spezifität der Testverfahren beeinträchtigt. Praktisch bedeutet dies, daß das serologische Ergebnis falsch negativ oder falsch positiv ausfallen kann. Mit einem falsch negativen Befund muß vor allem in der Frühphase der Infektion bei einer wegen geringer Keimzahlen schwachen und verzögert einsetzenden Immunantwort gerechnet werden. Jenseits etwa 2 Wochen nach dem infizierenden Zeckenstich werden in rund 50 % der Seren IgM-Antikörper nachweisbar, die sich zunächst nur gegen wenige Borrelienproteine (p 41, OspC) richten. Etwa 3–4 Wochen nach dem Zeckenstich kann dann auch eine gegen die gleichen Antigene gerichtete IgG-Immunantwort einsetzen. Seropositivität kann jetzt bei mehr als 50 % der Seren erwartet werden. Bei der frühen Neuroborreliose (Meningopolyradikuloneuritis, Bannwarth-Syndrom) übertreffen die IgM-Antikörpertiter gewöhnlich die der IgG-Titer bei ähnlich engem Antikörperspektrum [35]. Wichtig ist hier der Nachweis einer eigenständigen intrathekalen Antikörperbildung [33]. Zum Nachweis intrathekal gebildeter Antikörper werden die Titer gegen *B. burgdorferi* gerichteter Antikörper in Liquor und Serum vom selben Tage parallel bestimmt und auf den Gehalt des Gesamt-IgG oder des Albumins in Liquor und Serum bezogen. Übertrifft der Antikörpertiter pro µg IgG im Liquor den des Serums um ein mindestens 2- bis 4faches, so beweist dies eine autochthone Antikörperbildung im Liquorraum, die wiederum als Hinweis auf eine Infektion des Zentralnervensystems gewertet wird [32, 35, 39]. Bei Vorliegen von Spätmanifestationen (ACA, chronische Neuroborreliose, Arthritis) weisen die Seren gewöhnlich hohe IgG-Antikörper-Titer, seltener IgM-Antikörper, gegen ein breites Spektrum von Borrelienantigenen auf [9]. Insbesondere bei hohen Ausgangstitern können auch nach klinisch erfolgreicher antibiotischer Behandlung über Jahre hin erhöhte IgG-Antikörpertiter bestehen bleiben. Solche Resttiter (Seronarben) sind also kein verläßlicher Indikator für eine fortbestehende Infektion. Demzufolge reicht ein erhöhter Antikörpertiter gegen *B. burgdorferi* allein auch nicht hin, vieldeutige Symptome einer Lyme-Borreliose zuzuordnen und den Patienten einer gesundheitlich belastenden und kostspieligen antibiotischen Behandlung zu unterziehen. IgM-Antikörper sind in der Spätphase trotz aktiver Infektion in weniger als 50 % der Seren nachweisbar. Allerdings können hohe IgG-Titer durch kompetitive Hemmung den IgM-Antikörper-Nachweis falsch negativ ausfallen lassen [39]. Dies läßt sich durch Vorbehandlung der Patientenseren mit Anti-IgG-Serum, z.B. Rheumafaktor(RF)-Absorbens, oder durch säulenchromatographische Isolierung von 19S-IgM-Antikörpern verhindern. Antigenetische Unterschiede zwischen dem die Infektion verursachenden Erreger und der als Testantigen verwendeten Borrelienspezies sind erfahrungsgemäß nur selten der Grund falsch negativer Serumbefunde [24]. Wie bereits erwähnt, kann in Einzelfällen eine unzureichende antibiotische Behandlung in der Frühphase der Erkrankung die Antikörperbildung blockieren, ohne gleichzeitig zu einer Ausheilung der Infektion zu führen [10]. Andererseits läßt sich gelegentlich unter antibiotischer Therapie durch Freisetzung von Antigen eine Serokonversion beobachten [39]. Falsch positive Seroreaktionen können durch kreuzreagierende Antikörper bei anderen Spirochäteninfektionen, insbesondere bei Syphilis, aber auch bei Fusospirochätosen der Mundhöhle (Parodontitis, Gingivitis) hervorgerufen werden [23]. Solche, insbesondere mit dem Flagellenprotein (p 41) und dem sogenannten common antigen (Molekulargewicht 60 kD) von *B. burgdorferi* kreuzreagierenden Antikörper lassen sich weitgehend durch Vorabsorption der Seren mit Ultrasonikat aus Reitertreponemen (*Treponema phagedenis*) eliminieren [27, 35, 39]. Scheinbar erhöhte IgM-Antikörpertiter können auch durch polyklonale B-Zell-Stimulation bei frischen Epstein-Barr-Virus-Infektionen sowie bei Rheumafaktoraktivität auftreten. Dieser Störfaktor läßt sich durch Vorbehandlung der Seren mit dem schon erwähnten Anti-IgG oder auch durch den Einsatz eines μ-Capture-ELISA [39] beseitigen.

Serologische Testverfahren

BBHA, IFA, ELISA

Als Screeningtests bei großem Probenaufkommen eignen sich Verfahren, die Antikörper aller Immunglobulinklassen erfassen. Als einfachste Methode empfiehlt sich die indirekte (passive) Hämagglutination [35], die man als BBHA (*Borrelia-burgdorferi*-Hämagglutinations-Assay) entsprechend dem TPHA der Syphilisserologie bezeichnen kann. Verwendet werden Erythrozyten, die mit ultraschallbehandeltem Borrelienantigen beschichtet sind. Der passive Hämagglutinationstest eignet sich besonders zur Erfassung von IgM-Antikörpern, damit auch zum frühzeitigen Antikörpernachweis zu Beginn der Erkrankung [35]. Da der BBHA auch falsch reaktiv ausfallen kann, muß ein positives Ergebnis auf jeden Fall durch einen IgM- und IgG-spezifischen Antikörpernachweis z.B. in einem indirekten Immunfluoreszenztest (IFT/JFA) oder einem Festphasen-ELISA (enzym-linked immunosorbent assay) bestätigt werden [35, 39]. In den indirekten Immunfluoreszenztests werden intakte, mit Methanol, Azeton oder durch Einfrieren bei -70 °C auf Objektträger fixierte Borrelien als Antigen verwendet, während in den Enzymimmunoassays herkömmlicherweise Borrelienultrasonikat, neuerdings häufiger angereicherte oder gereinigte immundominante Bb-Proteine als Antigene eingesetzt werden. Da sich das Antigenspektrum, wie es in den Enzymimmunoassays nach Zellaufschluß, Proteinanreicherung oder -reinigung verfügbar ist, teilweise von den im IFA angebotenen Oberflächenantigenen der Borrelien unterscheidet, ist eine gelegentliche Diskrepanz der Testergebnisse nicht verwunderlich. Besonders geringe Sensitivität in der Frühphase zeigen konventionelle ELISA's mit ultraschallbehandelten Borrelien als Antigen [18a]. Für den IgM-Antikörper-Nachweis scheinen der IgM(μ)-Capture-ELISA [32, 39] und der Western-Blot [4, 14, 15, 22, 40, 41] empfindlicher als die genannten Verfahren zu sein. Beim IgM-Capture-ELISA werden mit Anti-Human-IgM-Antikörpern beschichtete Mikrotiterplatten verwendet, durch die selektiv IgM-Antikörper aus dem Patientenserum herausgeholt werden. In einem zweiten Schritt wird gelöstes Borrelienantigen angeboten. Wird dieses durch spezifische IgM-Antikörper gebunden, so kann diese Bindung nach einem Waschvorgang durch enzymmarkierte Borrelienantikörper und ein entsprechendes Enzymsubstrat nachgewiesen werden.

Western Blot

Für den Western Blot werden die Borrelienproteine in einer SDS-Polyakrylamidgelelektrophorese entsprechend ihrem Molekulargewicht aufgetrennt und anschließend auf einen Nitrozellulosestreifen übertragen. Nach Absättigung unspezifischer Bindungsstellen wird dieser mit verdünntem Patientenserum inkubiert. An die Borrelienproteine gebundene Antikörper werden mit enzymmarkierten, gegen humanes IgM oder IgG gerichteten Antiseren färberisch sichtbar gemacht. Es zeigte sich, daß in der Frühphase der Lyme-Borreliose zunächst IgM-, anschließend auch IgG-Antikörper vor allem gegen das Flagellenprotein, kenntlich durch eine Bande im 41-kD-Bereich und/oder gegen ein variables Protein im 22-kD-Bereich (OspC), im weiteren Verlauf auch gegen ein mit Antikörpern gegen andere Bakterien kreuzreagierendes intrazelluläres common antigen im 60-kD-Bereich [18] auftreten. In den Spätphasen der Infektion bei Entwicklung einer ACA, aber auch bei länger bestehendem ECM, erweitert sich das Spektrum mit Antikörpern unter anderen gegen ein hochmolekulares, für *B. burgdorferi* (sensu lato) spezifisches, dem Protoplasmazylinder zugeordnetes Protein im hochmolekularen Bereich, das je nach verwendeter *B.-burgdorferi*-Spezies und Methode mit Molekulargewichten von 100, 94 und 83 kD angegeben wird [12, 21]. Im Bereich um 66 und 75 kD sind häufig Banden zu verzeichnen, die Antikörper gegen Heat-shock-Proteine markieren [7, 8]. Diese sind nicht spezifisch für Borrelieninfektionen, sondern treten auch bei anderen bakteriellen, viralen und parasitären Infektionen auf. Das bereits erwähnte Flagellin (p 41) weist im C- und N-terminalen Bereich jeweils Homologien mit Geißelproteinen anderer Bakterien auf, die zu Kreuzreaktionen führen können [16]. Lediglich ein internes, variables Fragment mit einem Molekulargewicht von 14 kD gilt als spezifisch für *B. burgdorferi* und wurde deshalb versuchsweise als rekombinantes Protein eingesetzt [30, 40]. Ein wesentlicher Nachteil dieses spezifischen Fragmentes scheint aber eine geringere Immunogenität im Vergleich zu den terminalen Aminosäurensequenzen zu sein [40]. Ein dem Flagellin benachbartes Protein im 39-kD-Bereich wurde in Publikationen nordamerikanischer Autoren als hochspezifisch für *B. burgdorferi* herausgestellt [22, 31]. Es zeigte sich aber, daß Seren europäischer Patienten vor allem in den Frühstadien der Infektion selten Antikörper gegen dieses Antigen aufweisen [41]. Für *B. burgdorferi* sehr spezifische, jedoch speziesabhängig variable Proteine sind das äußere Membranprotein B (OspB) mit Molekulargewichten zwischen 34–36 kD sowie das äußere Membranprotein A (OspA) mit Molekulargewichten zwischen 30–32 kD [39]. Seren europäischer Patienten weisen jedoch auch in den Spätstadien nur selten Antikörper gegen diese Proteine auf. Seren von ACA-Patienten reagieren nach unserer Erfahrung dagegen in einem IgG-Immunoblot mit *B. burgdorferi* sensu stricto (Stamm B 31) als Antigenquelle nahezu regelmäßig mit einem 30-kD-Protein, dessen Identität bisher nicht geklärt ist [41]. Neben Antikörpern gegen das OspC können in der Spätphase auch Antikörper gegen ein bisher nicht eingehend charakterisiertes, jedoch als *B. burgdorferi*-spezifisch geltendes Protein 18 (17/18 kD) gefunden werden [40]. In einem Bericht über die Untersuchung der Seren von 52 französischen Patienten im Western-blot berich-

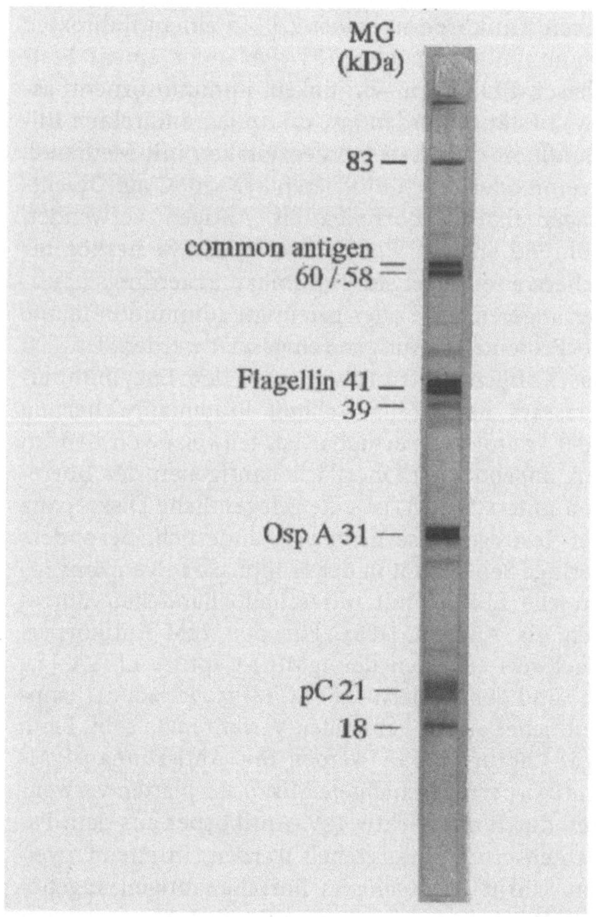

Abb. 4. An Borrelienproteine gebundene IgG-Antikörper eines Patienten mit Acrodermatitis chronica atrophicans im Western blot. Antigenquelle: *Borrelia burgdorferi* sensu stricto (B 31); IgG-Antikörpertiter im IFA-ABS 1: 2560

teten Assous et al. [5], daß alle Seren von ACA-Patienten mit den Proteinen eines *B. afzelii*-Isolates die stärkste Reaktivität zeigten, während die Hälfte der Seren von Patienten mit Bannwarth-Syndrom am stärksten mit *B. garinii* reagierten und gleichfalls die Hälfte der Lyme-Arthritis-Seren ein besonders ausgeprägtes Bandenmuster mit dem amerikanischen B31-Isolat (*B. burgdorferi* sensu stricto) aufwiesen. Zu ähnlichen Ergebnissen kamen Dressler et al. [15].

Wegen des Fehlens einheitlicher Bewertungskriterien hinsichtlich Zahl, Lokalisation und Intensität der Banden, der Verwendung unterschiedlicher *B. burgdorferi*-Genospezies als Antigenquelle, der nicht mehr nativ vorliegenden Proteine und des möglichen Auftretens unspezifischer Banden durch kreuzreagierende Antikörper kann aber auch der Western blot zu Fehlinterpretationen verleiten und nur in erfahrener Hand als Ultima ratio der Borrelienserologie gelten.

Zur Zeit richten sich die Hoffnungen auf eine Verbesserung der Spezifität durch den Einsatz gereinigter oder rekombinanter immundominanter *B. burgdorferi*-Proteine oder spezifischer Fragmente aus diesen [35, 39]. So würden sich für den IgM-Antikörper-Nachweis in der Frühphase Enzymimmunoassays und Immunoblots mit Kombinationen aus nativen gereinigten Flagellen [17] oder einem rekombinanten internen Flagellenfragment [30, 40] sowie einem rekombinanten OspC [28, 40] unter Berücksichtigung von 2–3 *B. burgdorferi*-Subspezies [40] anbieten. Zur Erfassung der späten IgG-Immunantwort erscheint eine Antigenkombination aus rekombinantem p83-Protein, nativen Flagellen bzw. einem rekombinantem Flagellinfragment [30], nativem OspA und rekombinantem Protein 18 geeignet. Voraussichtlich kann eine solche Antigenselektion die Spezifität von Enzymimmunoassays und Immunoblots verbessern.

Abschließend sei betont, daß auch eine hochdifferenzierte serologische Diagnostik eine einhergehende und gezielte Erhebung der Vorgeschichte und präzise morphologische, nach Möglichkeit auch histopathologische Befunde nicht ersetzen kann. Sie liefern als Destillat jahrzehntelanger klinischer Erfahrungen nach wie vor die sichersten Grundlagen für eine exakte Diagnose.

Literatur

1. Aberer E, Manitz M, Neumann R, Stanek G (1985) Immunoperoxidase staining of spirochetes in borrelia skin disease. Ann NY Acad Sci 539: 362–364
2. Adam T, Gassmann GS, Rasiah L, Göbel UB (1991) Phenotypic and genotypic analyses of *Borrelia burgdorferi* isolates from various sources. Infect Immun 59: 2579–2585
3. Adam T, Neubert U, Göbel UB (1992) Detection and classification of *Borrelia burgdorferi* by direct sequencing of 16SrRNA amplified after reverse transcription. Med Microbiol Lett 1: 120–126
4. Aguero-Rosenfeld MA, Nowakowski J, McKenna OF et al (1993) Serodiagnosis in early Lyme disease. J Clin Microbiol 31: 3090–3095
5. Assous MV, Postic D, Paul G et al (1993) Western blot analysis of sera from Lyme borreliosis patients according to the genomic species of the Borrelia strains used as antigens. Eur J Clin Microbiol Infect Dis 12: 261–268
6. Baranton G, Postic D, Saint Girons I et al (1992) Delineation of *Borrelia burgdorferi* sensu stricto, *Borrelia garinii* sp. nov. and group VS 461 associated with Lyme borreliosis. Int J Syst Bacteriol 42: 378–383
7. Bruckbauer HR, Preac-Mursiv V, Fuchs R et al (1992) Cross reactive proteins of *Borrelia burgdorferi*. Eur J Clin Microbiol Inf Dis 11: 224–232
8. Carreiro MM, Laux DC, Nelson DR (1990) Characterization of the heat shock response and identification of heat shock protein antigens of *Borrelia burgdorferi*. Infect Immun 58: 2186–2191
9. Craft IE, Fischer DK, Shimamoto GT, Steere AC (1986) Antigens of *Borrelia burgdorferi* recognized during Lyme disease. J Clin Invest 78: 934–939
10. Dattwyler RJ, Volkmann DJ, Luft BJ et al (1988) Seronegative Lyme disease. N Engl J Med 319: 1441–1446
11. De Koning J, Duray PH (1993) Histopathology of human Lyme borreliosis. In: Weber K, Burgdorfer W (eds) Aspects of Lyme Borreliosis. Springer, Berlin, pp 70–92
12. Dilton HJ, Neuss M, Zöller L (1992) Evidence that *Borrelia burgdorferi* immunodominant proteins p 100, p 94 and p 83 are identical. FEMS Microbiol Lett 94: 217–220
13. Dressler F, Yoshinari NH, Steere AC (1991) The T cell proliferative assay in the diagnosis of Lyme disease. Ann Intern Med 115: 533–539
14. Dressler F, Whalen JA, Reinhardt BN, Steere AC (1993) Western blotting in the serodiagnosis of Lyme disease. J Infect Dis 167: 392–400
15. Dressler F, Ackermann R, Steere AC (1994) Antibody responses to the three genomic groups of *Borrelia burgdorferi* in European Lyme borreliosis. J Infect Dis 169: 313–318
16. Gassmann GS, Deutzmann R, Vogt A, Göbel UB (1989) N-terminal amino acid sequence of the *Borrelia burgdorferi* flagellin. FEMS Microbiol Lett 60: 101–106
17. Hansen K, Hinderson P, Pedersen NS (1988) Measurement of antibodies to the *Borrelia burgdorferi* flagellum improves serodiagnosis in Lyme disease. J Clin Microbiol 9: 166–173

18. Hansen K, Bangsborg JM, Fjordvang H et al (1988) Immunochemical characterization of and isolation of the gene for a *Borrelia burgdorferi* immunodominant 60-kilodalton antigen common to a wide range of bacteria. Infect Immun 56: 2047–2053
18a. Hofmann H, Meyer-König U (1990) Serodiagnostik bei dermatologischen Krankheitsbildern der *Borrelia burgdorferi*-Infektion. Hautarzt 41: 424–431
19. Johnson RC (1994) Lyme disease – past, present and future. In: Cevenini K, Sambri V, La Placa M (eds) Advances in Lyme borreliosis research. Proceedings of the VI International Conference on Lyme Borreliosis, Bologna, 19.–22. Juni 1994. Società Editrice Esculapio, Bologna, pp 1–6
20. Kramer MD, Moter SE, Hofmann HG et al (1993) Symptomatik und Diagnostik der Lyme-Borreliose. Dtsch Med Wschr 118: 423–427
21. Luft BJ, Mudri S, Jiang W et al (1992) The 93-kilodalton protein of *Borrelia burgdorferi*: an immunodominant protoplasmic cylinder antigen. Infect Immun 60: 4309–4321
22. Ma B, Christen B, Lung D, Vigo-Pelfrey C (1992) Serodiagnosis of Lyme borreliosis by Western immunoblot: reactivity of various significant antibodies against *Borrelia burgdorferi*. J Clin Microbiol 30: 370–376
23. Magnarelli LA, Miller JN, Anderson JF, Riviere GR (1990) Cross-reactivity of nonspecific treponemal antibody in serologic tests for Lyme disease. J Clin Microbiol 28: 1276–1279
24. Magnarelli LA, Anderson JF, Johnson RC et al (1994) Comparison of different strains of *Borrelia burgdorferi* sensu lato used as antigens in enzyme-linked immunosorbent assays. J Clin Microbiol 32: 1154–1158
25. Nadelman RB, Pavia CS, Magnarelli LA, Wormser GP (1990) Isolation of *Borrelia burgdorferi* from the blood of seven patients with Lyme disease. Am J Med 88: 21–26
26. Neubert U (1987) Fortschritte in der Diagnostik des Erythema migrans, der Lymphadenosis cutis benigna und der Acrodermatitis chronica atrophicans. Hautarzt 38 (Suppl): 34–42
27. Neubert U, Krampitz HE, Engl H (1986) Microbiological findings in erythema (chronicum) migrans and related disorders. Zbl Bakt Hyg A 263: 237–252
28. Padula SJ, Dias F, Sampieri A et al (1994) Use of recombinant OspC from *Borrelia burgdorferi* for serodiagnosis of early Lyme disease. J Clin Microbiol 32: 1733–1738
29. Park HK, Jones BE, Barbour AG (1986) Erythema chronicum migrans of Lyme disease: diagnosis by monoclonal antibodies. J Am Acad Dermatol 15: 406–410
30. Rasiah C, Rauer S, Gassmann GS, Vogt A (1994) Use of a hybrid protein consisting of the variable region of the *Borrelia burgdorferi* flagellin and part of the 83-kDa-protein as antigen for serodiagnosis of Lyme disease. J Clin Microbiol 32: 1011–1017
31. Simpson WJ, Schrumpf ME, Schwan TG (1990) Reactivity of human Lyme borreliosis sera with a 39-kilodalton antigen specific to *Borrelia burgdorferi*. J Clin Microbiol 28: 1329–1337
32. Steere AC (1989) Lyme disease. N Engl J Med 321: 586–596
33. Steere AC, Berardi VP, Weeks KE et al (1990) Evaluation of the intrathecal antibody response to *Borrelia burgdorferi* as a diagnostic test for Lyme neuroborreliosis. J Infect Dis 161: 1203–1209
34. Steere AC, Taylor E, Hugh GL, Logigian EL (1993) The overdiagnosis of Lyme disease. J Am Med Ass 269: 1812–1816
35. Vogt A (1990) Die Labordiagnostik der *Borrelia-burgdorferi*-Infektion. Fortschr Med 108: 194–197
36. Volkenandt M, Löhr M, Dieker AP (1990) Genamplifikation durch die Polymerase-Kettenreaktion. Dtsch Med Wschr 115: 670–676
37. Wienecke R, Koch OM, Neubert U et al (1993) Detection of subtype-specific nucleotide sequence differences in a *Borrelia burgdorferi* specific gene segment by analysis of conformational polymorphisms of cRNA molecules. Med Microbiol Lett 2: 239–246
38. Wienecke R, Zöchling N, Neubert U et al (1994) Molecular subtyping of *Borrelia burgdorferi* in erythema migrans and acrodermatitis chronica atrophicans. J Invest Dermatol 103: 20–23
39. Wilske B, Preac-Mursic V (1993) Microbiological diagnosis of Lyme borreliosis. In: Weber K, Burgdorfer W (eds) Aspects of Lyme borreliosis. Springer, Berlin, pp 267–299
40. Wilske B, Fingerle V, Herzer P et al (1993) Recombinant immunoblot in the serodiagnosis of Lyme borreliosis. Med Microbiol Immunol 182: 255–270
41. Zöller L, Cremer J, Faulde M (1993) Western blot as a tool in the diagnosis of Lyme borreliosis. Electrophoresis 14: 937–944

Apparative Diagnostik und Therapie

Auflichtmikroskopie

Gernot Rassner und Joachim Holzschuh

Einleitung

Mit der Methode der Auflichtmikroskopie wird versucht, die Lücke zwischen der klinisch-makroskopischen visuellen Untersuchung und der histologischen Untersuchung der Haut zu schließen und neue Informationen zur Analyse und Beurteilung von Hautkrankheiten zu gewinnen.

Die Geschichte der Auflichtmikroskopie soll nicht im Detail behandelt werden, es sei auf zusammenfassende Darstellungen verwiesen [4, 10, 22]. Die Auflichtmikroskopie ist jedoch keine aktuelle Erfindung sondern geht mindestens auf das 19. Jahrhundert zurück. Dabei sind zwei Wurzeln bzw. Entwicklungswege zu nennen:

Die Auflichtmikroskopie der Haut (im engeren Sinne). Früher generell für die bessere morphologische Analyse von Dermatosen eingesetzt [9], hat sie heute besondere Aktualität für die Frühdiagnose maligner Melanome der Haut gewonnen. Verschiedene deutsche, österreichische und angloamerikanische Arbeitskreise beschäftigen sich mit diesem Anwendungsbereich.

Die Auflichtmikroskopie von Hautkapillaren (Kapillarmikroskopie). Sie geht auf den Tübinger Internisten Otfried Müller zurück und hat aktuelle Bedeutung für die Analyse von Mikrozirkulationsstörungen der Haut erlangt, insbesondere von Kollagenosen.

Ausführliche Dokumentationen auflichtmikroskopischer Bilder der Haut liegen in Atlanten von Kreusch und Rassner [10], Stolz et al. [22] sowie den atlasartigen Darstellungen von Schulz et al. [21] vor.

Prinzip und Methodik

Prinzip der Auflichtmikroskopie der Haut ist die Betrachtung der Hautoberfläche im Auflicht mit einem entsprechendem Mikroskop und zusätzlicher Transparentmachung der Hornschicht durch Öl. Auf diese Weise ist nicht nur eine Betrachtung der Hautoberfläche, sondern auch eine Einsicht in die Epidermis und unter günstigen Bedingungen in das obere Korium möglich.

Im Vergleich zur mikroskopisch-histologischen Untersuchung ergeben sich daraus drei Besonderheiten:

- Das auflichtmikroskopische Bild liefert ein Aufsicht- bzw. Horizontalbild und kein Senkrechtbild wie bei üblicher histologischer Untersuchung. Daraus können sich Schwierigkeiten bei der Verknüpfung auflichtmikroskopischer und histologischer Bilder ergeben.
- Ebenfalls im Gegensatz zum histologischen Bild mit einer Schnittebene stellt das auflichtmikroskopische Bild eine gemeinsame Projektion verschiedener Schichtebenen der Haut mit ihren Strukturen dar. Daraus können sich ebenfalls Schwierigkeiten bei der Interpretation ergeben, die aber teilweise durch die Verwendung von Stereomikroskopen umgangen werden können.
- Im Gegensatz zum gefärbten histologischen Schnitt finden sich beim Auflichtbild natürliche Farbtöne.

Zur Durchführung der Auflichtmikroskopie stehen verschiedene Gerätearten zur Verfügung.

Taschenmikroskope: Sie sind handlich, insgesamt preiswert und werden auf den zu untersuchenden Herd aufgesetzt. Es gibt monokulare Geräte mit fester Vergrößerung sowie binokulare Geräte mit der Möglichkeit der stereoskopischen Betrachtung und mehreren Vergrößerungsstufen.

Stativmikroskope: Es sind dies ortsfeste binokulare Geräte, die nicht auf den Herd direkt aufgesetzt werden müssen und verschiedene Vergrößerungsstufen sowie auch die Möglichkeit zur Photographie besitzen.

Auflichtmikrophotographie: Es handelt sich um Kleinbildkamerasysteme, die Beurteilung und Dokumentation erfolgt anhand der photographischen Aufnahmen.

Kapillarmikroskope: Es sind dies ortsfeste Auflichtmikroskope. Zur orientierenden Untersuchung können aber auch Taschenmikroskope verwendet werden.

Computergestützte digitale Auflichtmikroskopie: Es handelt sich um elektronische Systeme, welche die

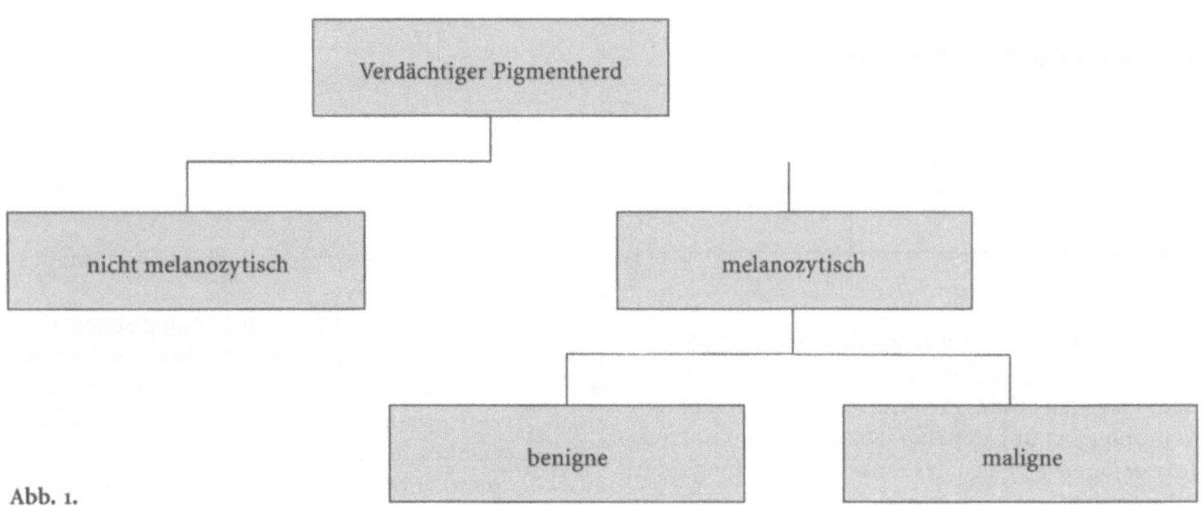

Abb. 1.

digitale Abspeicherung ermöglichen. Dies gestattet neben der platzsparenden Archivierung von Bildern auch eine direkte elektronische Weiterverarbeitung [3, 8, 18]. Entsprechende Systeme werden auch im Rahmen der Kapillarmikroskopie der Haut eingesetzt.

Auflichtmikroskopie melanomverdächtiger Herde

Der zur Zeit wahrscheinlich aktuellste und am intensivsten bearbeitete Anwendungsbereich der Auflichtmikroskopie ist die Frühdiagnose des malignen Melanoms der Haut. Eine Verbesserung der Melanomfrühdiagnose ist erforderlich wegen der kontinuierlich steigenden Melanominzidenz, der Prognoseverbesserung durch Frühdiagnose und der begrenzten diagnostischen Genauigkeit bei klinisch-makroskopischer Untersuchung (60–80 %).

Die Problemstellung für die auflichtmikroskopische Untersuchung melanomverdächtiger Pigmentherde wurde von Kreusch [10] praxisorientiert dargestellt (Abb. 1). Damit werden die bisherigen Möglichkeiten der nichtinvasiven Melanomdiagnose (Anamnese und klinisch-makroskopisches Bild, ABCD-Regel) erweitert.

Die für die auflichtmikroskopische Untersuchung häufigste Fragestellung ist die Unterscheidung gutartiger erworbener Nävuszellnävi und maligner Melanome.

Erworbene Nävuszellnävi

Die auflichtmikroskopische Analyse von Pigmentnävi der Haut hat eine ganze Reihe neuer, klinisch-makroskopisch nicht erfaßbarer Merkmale geliefert und Begriffsdefinitionen erforderlich gemacht [1].

Die Merkmale lassen sich grundsätzlich vier Kategorien zuordnen: Merkmale der *Herdoberfläche*, der *Herdfarbe* und des *Pigmentmusters* sowie der *Blutgefäße*. Besondere Bedeutung besitzt das Verhalten der Melaninpigmente als Leitsubstanz melaninbildender Nävus- bzw. Melanomzellen (Herdfarbe und Pigmentmuster).

Die melaninbedingte Herdfarbe hängt nicht nur von der Melaninkonzentration, sondern auch von der Lokalisationshöhe in der Haut ab. Bei Pigmentnävi finden sich meist die Farben schwarz (Ablagerung im Stratum corneum) oder braun (Ablagerung im Bereich der Junktionszone). Wegen der Reifung der Nävuszellen im Korium mit Einstellung der Melaninsynthese finden sich in der Regel keine Blautöne (Ausnahme Naevus bleu).

Häufige Pigmentverteilungsmuster bei Nävuszellnävi sind retikuläres, globuläres und diffuses Pigmentmuster.

Retikuläres Muster: Regelmäßiges Netzmuster mit Maschenöffnungen und Stegen, bedingt durch die reteleistenbezogene Melaninverteilung (nävoide Lentigo, Junktionsnävus).

Globuläres Muster: Regelmäßige braune Globuli, bedingt durch pigmentierte Nävuszellnester ober- bzw. unterhalb der Junktionszone. Bei Pigmentausschleusung ins Stratum corneum können dort schwarze Herde auftreten (black dots).
Diffuses Muster: Unstrukturierte diffus-bräunliche Pigmentverteilung (z. B. durch die dichtliegende pigmenthaltige Nävuszellen bzw. Nävuszellnester), auch unstrukturierte diffus schwarze Pigmentverteilung (durch massive Pigmentausschleusung ins Stratum corneum).
Depigmentierung: Meist zentral einsetzend in Nävuszellnävi (bedingt durch Reifung dermaler Nävuszellen).
Die geschilderten Pigmentverteilungsmuster gutartiger erworbener Nävuszellnävi werden wesentlich mitbestimmt von dem jeweiligen Evolutionsstadium des Nävuszellnävus. Überlappungen verschiedener Muster, z.B. peripher Reste des retikulären bzw. globulären Musters, zentral Hypopigmentierung, sind dabei möglich und müssen von dem heterogenen Bild beim malignen Melanom streng unterschieden werden.
Auf die auflichtmikroskopischen Bilder spezieller Nävusformen (blauer Nävus, Spitznävus, Spindelzellnävus, kombinierte Nävusformen) kann hier nicht eingegangen werden [10, 22].

Maligne Melanome

In der Auflichtmikroskopie ist das Bild maligner Melanome deutlich vielgestaltiger als bei klinisch-makroskopischer Betrachtung. Die auflichtmikroskopische Analyse maligner Melanome hat eine ganze Reihe von Merkmalen ergeben, die sich grundsätzlich zwei Kategorien zuordnen lassen:
- Atypien der Pigmentmuster benigner Nävuszellnävi (Tabelle 1),
- neue Merkmale, bedingt durch spezielle Eigenschaften maligner Melanome (Tabelle 2).

Atypien von Pigmentmustern. Die bei gutartigen erworbenen Pigmentnävi weitgehend regulären und monomorphen Pigmentverteilungsmuster werden bei malignem Melanom verzerrt, irregulär und polymorph [17].
Irreguläres retikuläres Muster: Unregelmäßige Verteilung im Herd, abrupte Netzabbrüche und scharfe Außenbegrenzung, vergröberte Netzstege und Maschen, inkomplette Maschen, Farbton zum Teil bräunlich oder bläulich (s. unten).

Tabelle 1. Verhalten von Pigmentmustern bei Nävuszellnävi und Melanomen

Pigmentmuster	Nävuszellnävus	Melanom
Retikulär	Regulär-monomorph	Irregulär-polymorph
Globulär	Regulär-monomorph	Irregulär-polymorph
black dots	Regulär-monomorph	Irregulär-polymorph
Diffus	Regulär-monomorph	Irregulär-polymorph
Depigmentierung	Regulär-monomorph	Irregulär-polymorph

Irreguläres globuläres Muster: Unregelmäßige Verteilung im Herd, Polymorphie hinsichtlich Größe, Form und Farbe (s. unten).
Gleiches gilt für die Verteilung, Größe und Form der »black dots«.
Diffuse Pigmentierung: Insgesamt unregelmäßig inhomogen mit helleren und dunkleren Bezirken.
Depigmentierung: Nicht nur zentrale (Nävuszellnävi), sondern auch unregelmäßig periphere Depigmentierungsbezirke.

Neue Merkmale. Neue typische Eigenschaften und Verhaltensweisen des malignen Melanoms führen auch zu neuen Merkmalen im auflichtmikroskopischen Bild. Solche neuen Eigenschaften sind:
- Horizontales infiltrierend-destruierendes Wachstum (Reteleisten, Papillarkörper),
- Vertikales infiltrierend-destruierendes Tiefenwachstum von Melanomzellen mit anhaltender Pigmentbildung (keine Reifung),
- Tumorregression mit umschriebener Zerstörung von Melanomzellen, Fibrose, Melanophagen, Kapillaren,
- Heterogenität des Tumors unter anderem bedingt durch Polyklonalität, Wechsel von Progressions- und Regressionszonen.

Tabelle 2. Besondere auflichtmikroskopische Kennzeichen von malignen Melanomen. (Modifiziert nach [17])

Neue Merkmale	Nävuszellnävus	Melanom
Radiärstreifen	–	+
Pseudopodien	–	+
Blautöne	–	+
Regression	–	+
Heterogenität	–	+

Im auflichtmikroskopischen Bild ergeben sich folgende neue Merkmale:
Radiärstreifen (radial streaming): Lineäre, fingerartige, bräunliche Randstreifen.
Pseudopodien: Plumpe, stark pigmentierte, auch verzweigte braunschwarze oder blaue Randausläufer.
Beide Veränderungen sind bedingt durch horizontale Tumorstränge, die irregulär infiltrativ-destruierend Reteleisten bzw. Papillarkörper horizontal durch- bzw. überwachsen.
Blaue Farbtöne: Melaninbildung in dermalen Melanomzellen (keine Reifung) oder auch durch vorhandenes Melanin in Melanophagen. Die Blautöne können herdartig diffus sein, aber auch irregulären Pigmentmustern zukommen.
Regressionszonen: Hypopigmentierte, graublaue, schleierartige oder auch rötlich-weiße Bezirke mit Melanophagenhäufchen bzw. Kapillarbildungen. Regressionszonen sind auflichtmikroskopisch weitaus häufiger als klinisch-makroskopisch feststellbar.
Heterogenes Gesamtbild: Die biologische Heterogenität vieler Melanome äußert sich auch auflichtmikroskopisch in einem ungeordneten Nebeneinander von Bezirken unterschiedlicher Pigmentierungsmuster, unterschiedlicher Randbildung, unterschiedlicher Farben und Regressionszonen. Heterogenes Gesamtbild und Überlappungsmuster (bei benignen Nävuszellnävi) müssen unterschieden werden.
Darüber hinaus sind weitere melanomtypische Veränderungen beschrieben worden [7, 10, 19, 20, 21, 22], deren Eigenständigkeit und Bedeutung aber noch überprüft werden muß.

Melanomdiagnose

Die auflichtmikroskopische Analyse von Nävuszellnävi und Melanomen hat mit zunehmender Erfahrung gezeigt, daß die melanomtypischen Merkmale einerseits nicht bei allen Melanomen auftreten und andererseits vereinzelt auch bei gutartigen (z.B. dysplastischen) Nävuszellnävi zu finden sind. In Analogie zur histologischen Melanomdiagnostik fand sich auch bei der auflichtmikroskopischen Untersuchung kein Einzelmerkmal, welches mit ausreichender Sensitivität und Spezifität die Diagnosestellung erlaubt.
Die derzeitige Entwicklung geht deshalb dahin, bestimmte Merkmalskombinationen zu entwickeln und zusätzlich mit Punktesystemen bestimmte Einzelmerkmale noch unterschiedlich stark zu gewichten. Es gibt mehrere, zum Teil doch recht komplizierte entsprechende Empfehlungen von Merkmalskombinationen und Gewichtungen von Kreusch et al. [10, 11, 12], Stolz et al. (Dermatoskopisches ABCD-System [15, 22]), Schulz [19, 20], auch unter Einsatz von Videomikroskopie und Bildverarbeitung [3, 8].
Die Entwicklung befindet sich noch im vollen Fluß, die generelle Empfehlung eines einheitlichen auflichtmikroskopischen Diagnoseschemas zur Melanomdiagnose ist zur Zeit noch nicht möglich. Eine einfache Darstellung melanomtypischer Merkmale (Tabelle 1) findet sich bei Pehamberger [17].
Die auflichtmikroskopische Abtrennung nichtmelanozytärer pigmentierter Hautherde wie z.B. seborrhoische Keratosen, pigmentierte Basaliome, angiomatöse Herde und Blutungen sowie Histiozytome stößt in der Regel auf keine größeren Schwierigkeiten, kann aber hier nicht behandelt werden [10, 11, 21, 22].

Auflichtmikroskopie von Hautkapillaren (Kapillarmikroskopie)

Historisch gesehen [4] beginnt die auflichtmikroskopische Analyse von Hautkapillaren bereits im vorigen Jahrhundert. In der ersten Hälfte dieses Jahrhunderts hat sich vor allem der Tübinger Internist Otfried Müller damit beschäftigt und entsprechende Geräte entwickelt. Später hat der Dermatologe Illig diese Methode bei der Untersuchung der Hautkapillaren und der Mikrozirkulation der Haut verwendet [5].
Ein aktuelles wichtiges Einsatzgebiet ist die Untersuchung von Hautkapillaren (Nagelfalz) im Rahmen der Diagnostik von Kollagenosen [16], insbesondere der systemischen Sklerodermie [2, 14]. Hier können auflichtmikroskopisch ausgeprägte morphologische Veränderungen mit einerseits Bildung von Riesenkapillaren, andererseits Kapillarrarifizierung und Bildung avaskulärer Areale gefunden werden. Diese Zeichen einer Sklerodermie-Mikroangiopathie können den immunserologischen Befunden vorausgehen.
Weitere Einsatzbereiche sind die Untersuchung von Hautkapillaren bei chronischer Veneninsuffizienz und arterieller Verschlußkrankheit [6].
Die Technik [13, 14] entspricht weitgehend derjenigen der Auflichtmikroskopie der Haut (Stativauflichtmikroskop, Öl). Erfassen lassen sich aber nicht nur die Kapillarmorphologie, sondern auch funktionelle Parameter wie die Blutfließgeschwindigkeit.
Eine methodische Erweiterung ist die Fluoreszenzvideomikroskopie mit der Verwendung von Farb-

stoffen und modernen Systemen der Bildverarbeitung und Auswertung.

Auch wenn die Analyse von Pigmentherden der Haut und ihre Differentialdiagnose sowie die Untersuchung von Hautkapillaren zur Zeit die häufigsten Einsatzbereiche der Auflichtmikroskopie darstellen, so gibt es durchaus noch weitere Verwendungsmöglichkeiten.

Einerseits kann die Auflichtmikroskopie eingesetzt werden, um eine ganze Reihe von herdförmigen Hautveränderungen genauer zu analysieren [9], andererseits können (unter Verwendung eines Stativauflichtmikroskops) eine Reihe kleinoperativer Eingriffe und ähnliche Maßnahmen gut durchgeführt werden (Kürettage, Fremdkörperentfernungen, Fäden ziehen, Besenreiserverödungen).

Insgesamt stellt die Auflichtmikroskopie eine wertvolle Bereicherung des dermatologischen Methodenarsenals dar und ist schon jetzt mit Gewinn einsetzbar. Allerdings ist eine weitere wissenschaftliche Bearbeitung vor allem im Bereich der Melanomdiagnostik noch erforderlich, um zu praktikableren Empfehlungen für die praktische Durchführung zu kommen.

Literatur

1. Bahmer FA, Fritsch P, Kreusch J et al. (1990) Diagnostische Kriterien in der Auflichtmikroskopie. Hautarzt 41: 513–514
2. Bollinger A, Jünger M, Jäger K (1986) Fluorescence videomicroscopy techniques for the evaluation of human skin microcirculation. Prog Appl Microcirc 11: 77–97
3. Dummer W, Doehnel K-A, Remy W (1993) Videomikroskopie in der Differentialdiagnose von Hauttumoren und der sekundären Prävention des malignen Melanoms. Hautarzt 44: 772–776
4. Hoegl L, Stolz W, Braun-Falco O (1993) Historische Entwicklung der Auflichtmikroskopie. Hautarzt 44: 182–185
5. Illig L (1961) Die terminale Strombahn. Springer, Berlin
6. Jünger M, Hahn M, Patheiger U, Rahmel B, Rassner G (1991) Morphologische und funktionelle Mikroangiopathie im Ulcus cruris venosum. In: Wuppermann T, Richter H (Hrsg) Thrombose und Thrombosefolgen. Schnetztor, Konstanz
7. Kenet RO (1992) Trends in dermatology. Differential diagnosis of pigmented lesions using epiluminescence microscopy. In: Sober AJ, Fitzpatrick TB (eds) The Yearbook of Dermatology. Mosby, St. Louis
8. Kenet RO, Sewon Kang, Kenet BJ et al. (1993) Clinical diagnosis of pigmented lesions using digital epiluminescence microscopy. Arch Dermatol 129: 157–174
9. Knoth W, Boepple D, Lang WH (1979) Differentialdiagnostische Untersuchungen mit dem Dermatoskop bei ausgewählten Erkrankungen. Hautarzt 30: 7–11
10. Kreusch J, Rassner G (1991) Auflichtmikroskopie pigmentierter Hauttumoren. Thieme, Stuttgart
11. Kreusch J, Rassner G (1991) Standardisierte auflichtmikroskopische Unterscheidung melanozytischer und nichtmelanozytischer Pigmentmale. Hautarzt 42: 77–83
12. Kreusch J, Rassner G, Henke D, Pietsch-Breitfeld B, Selbmann HK (1990) Bedeutung der Auflichtmikroskopie zur Früherkennung des malignen Melanoms. In: Orfanos CE, Garbe C (Hrsg) Das maligne Melanom der Haut. W. Zuckschwert Verlag, München, S. 68–79
13. Mahler F, Messmer K, Hammersen F (Hrsg) (1986) Methoden der klinischen Kapillarmikroskopie.
14. Marico HR, Leroy EC, D'Angelo WA et al. (1980) Diagnostic potential of in vivo capillary microscopy in scleroderma and related disorders. Arthrit Rheumat 23: 183–189
15. Nachbar F, Stolz W, Merkle T et al. (1994) The ABCD rule of dermatoscopy. J Am Acad Dermatol 30: 551–559
16. Patheiger U, Hahn M, Jünger M, Rahmel B, Rassner G (1991) Morphologische und funktionelle Veränderungen an Nagelfalzkapillaren bei Dermatomyositis. Phlebol 20: 91–93
17. Pehamberger H, Binder M, Steiner A, Wolff K (1993) in vivo epiluminescence microscopy: improvement of early diagnosis of melanoma. J Invest Dermatol 100 (Suppl 3): 356–362
18. Schindwolf T, Stolz W, Albert R, Abmayr W, Harms H (1993) Comparison of classification rates for conventional and dermatoscopic images of malignant and benign melanocytic lesions using computerized color image analysis. Eur J Dermatol 3: 299–303
19. Schulz H (1994) Maligne Melanome in der Auflichtmikroskopie. Hautarzt 45: 15–19
20. Schulz H (1994) Spezifische auflichtmikroskopische Strukturmerkmale maligner Melanome. hautnah derm 10/94: 152–162
21. Schulz H, Päuser P, Rebling W, Hundeiker M. Auflichtmikroskopischer Atlas pigmentierter Hautveränderungen und epithelialer Tumore. hautnah derm 6/1991: 4–21; 1/1992: 14–28; 3/1992: 258–272; 5/1992: 472--492; 1/1993: 80–93; 2/1993: 116–130; 4/1993: 330–346
22. Stolz W, Braun-Falco O, Bilek P, Landthaler M (1993) Farbatlas der Dermatoskopie. Blackwell, Berlin

Duplexsonographie

Beata Trautner

Die Duplexsonographie vereinigt die beiden diagnostischen Verfahren der Dopplersonographie mit akustischem Signal und Kurvenaufzeichnung der Strömungen mit der bildgebenden Sonographie mit dem hochauflösenden B-Bild. Es ist daher möglich, das Gefäß in seiner Struktur und gleichzeitig in seiner Funktion nachzuweisen. Eine weitere Entwicklung der Geräte stellt die Farbduplexsonographie dar. Hier werden Blutstromgeschwindigkeit und -richtung farbcodiert. Der Blutfluß läßt sich daher an Farbsignalen erkennen. Hierdurch wird das Auffinden der Gefäße wesentlich erleichtert. Die Abbildung gelingt im Längs- und Querschnitt.

Zur Beschallung oberflächennaher Gefäße stehen Sonden mit hoher Frequenz (5–10 MHz), für tieferliegende Gefäße, zum Beispiel im Abdominalbereich von 3,5–5 MHz zur Verfügung. Die Dokumentation der Befunde erfolgt durch Videoaufzeichnungen oder Polaroidfotos [10, 11].

Arterielle Stenosen lassen sich duplexsonographisch gut nachweisen. Weiche, atheromatöse Plaques lassen sich von harten, verkalkten Plaques durch fehlende Schallschatten abgrenzen. Daneben lassen sich aneurysmatische Aussackungen und Dissektionen oder thrombotische Auflagerungen erkennen. Durch das Frequenzspektrum werden auch die zugehörigen Geräuschphänomene sichtbar. So ergeben sich intrastenotisch bei geringgradigeren Befunden Geschwindigkeitserhöhungen im Gegensatz zu höhergradigen Stenosen. Poststenotisch lassen sich auch Turbulenzen oder Strömungsverlangsamung erkennen.

Die Duplexsonographie ermöglicht auch Verlaufskontrollen nach therapeutischen Eingriffen wie Bypass- oder Patch-Operationen sowie Lysebehandlungen oder Katheterdilatationen [7, 8, 9, 10, 11].

Die Venen weisen physiologische Unterscheidungsmerkmale im Vergleich zu den arteriellen Gefäßen auf. Zunächst zeigen sie eine geringe Atemmodulation mit verstärktem Fluß bei der Exspiration. Sie lassen sich physiologischerweise durch leichten Druck mit dem Schallkopf komprimieren, so daß kein Lumen mehr erkennbar ist. Weiterhin kann ihr Fluß durch distale Muskelkompressionen verstärkt werden oder durch das Valsalva-Preßmanöver zum Sistieren kommen. Bei der Darstellung der Venen der unteren Extremität gelingt im allgemeinen der Nachweis der tiefen Leitvenen, wobei sich im Unterschenkelbereich Schwierigkeiten bei der Einstellung ergeben können [12].

Thrombosierte Venen zeigen bei vollständiger Okklusion nichtkompressible, in der Frühphase echoarme Strukturen ohne Flußmuster. Daneben wird eine verstärkte Strömung in den Nachbargefäßen im Sinne der Kollateralisation sichtbar. Unvollständig verschlossene Venen können eine hochfrequente Strömung aufweisen. Einschränkungen in der Diagnostik können sich bei partiell verschlossenen Unterschenkelvenen ergeben [2-6, 10, 12, 14].

Das postthrombotische Zustandsbild ist durch unregelmäßige Gefäßwandstrukturen und reduzierten Fluß charakterisiert. Auch lassen sich die Gefäße häufig nicht komprimieren. Weiterhin können verstärkte Strömungsmuster in Kollateralgefäßen nachgewiesen werden. Im betroffenen Gefäßbereich kann beim Valsalva-Preßversuch eine Strömungsumkehr durch die Klappenschädigung nachvollziehbar sein. Schwierigkeiten in der Beurteilung eines postthrombotischen Syndroms können im Bereich der Unterschenkelgefäße auftreten, weiterhin bei der Abgrenzung von frischen Thromben bei vorbestehendem postthrombotischem Syndrom [1, 14].

Primäre und sekundäre Leitveneninsuffizienz lassen sich ebenfalls durch Refluxe beim Preßmanöver verifizieren. Zusätzlich gelingt häufig auch der Nachweis einer Vergrößerung des Gefäßdurchmessers im Vergleich zu Normalbefunden [10, 13].

Die Darstellung oberflächlicher Venen ist insbesondere bei deren Insuffizienz möglich. Beurteilt werden dabei die Krossenregionen der Vena saphena magna und der Vena saphena parva sowie die Strekke der Insuffizienz entsprechend dem Insuffizienzstadium (Valsalva-Preßversuch). Gefäßerweiterung, Schlängelung, Aneurysmen, insuffiziente Seitenäste sind sichtbar. Thrombophlebitiden des extrafaszialen Venensystems zeigen sich durch echoarme bzw. in Spätstadien echoreiche nichtkompressible Gefäßabschnitte. Mitunter lassen sich umspülte Struktu-

ren oder eine Flußverstärkung in benachbarten Gefäßabschnitten erkennen.
Venae perforantes an Ober- und Unterschenkeln können ebenfalls nachgewiesen werden. Man findet häufig einen aufgerichteten Mündungswinkel und eine Strömungsumkehr bei Muskelkompression [2, 10, 12].
Die Vorzüge der Duplexsonographie liegen in erster Linie in der Nichtinvasivität. Es ergibt sich keine Strahlungsbelastung für Patienten und Untersucher im Vergleich zu den radiologischen Methoden. Weiterhin läßt sich die Diagnostik gefahrlos beliebig oft wiederholen.
Die Nachteile der Duplexsonographie können aus individuellen Gegebenheiten des Patienten erwachsen, so bei Adipositas, kräftiger Extremitätenmuskulatur, Hautläsionen (Ulkus) oder mangelnder Compliance des Patienten beim Valsalva-Preßversuch. Eine weitere Einschränkung bildet die kleine Ausschnittbreite des Bildes im Vergleich zu den radiologischen Untersuchungsverfahren, bei denen ein größerer Gefäßbereich auf einer Aufnahme dokumentiert wird. Schließlich sei noch die relativ lange Untersuchungsdauer genannt, da die Gefäße möglichst in ihrer Gesamtlänge dargestellt werden sollten. Auch spielen hier die individuelle Erfahrung und die Geschicklichkeit des Untersuchers eine wesentliche Rolle [10, 13].
Die Duplexsonographie erlaubt neben den genannten Indikationen auch Aussagen über die Beschaffenheit von Lymphknoten, bei denen Konfiguration und Vaskularisation beurteilt werden können. Allerdings ist eine sichere Differenzierung zwischen malignen und reaktiv-entzündlichen Strukturen nicht möglich [15].
Weiterhin sind Ödembildungen, beispielsweise das Lymphödem, durch echofreie, spaltförmige Räume im Subkutanbereich zu erkennen. Posttraumatische Hämatombildungen zeigen mehr flächig umschriebene echoarme Herde. Auch Zysten, wie zum Beispiel Baker-Zysten, sind durch scharf begrenzte, nahezu echofreie Räume diagnostizierbar [10].
Insgesamt bietet die Duplexsonographie eine wesentliche Bereicherung des diagnostischen Spektrums auf dem angiologischen Sektor. Sie stellt eine Ergänzung zur herkömmlichen Dopplersonographie dar und kann zum Teil als Ersatz für invasive radiologische Untersuchungsmethoden gelten. So sind gelegentlich Perforansinsuffizienzen oder thrombotisch verschlossene Gefäße bei Mehrfachanlagen durch sorgfältige duplexsonographische Untersuchung besser erfaßbar als durch die Phlebographie. In jedem Fall sollte jedoch der duplexsonographischen Untersuchung eine gute klinische und dopplersonographische Beurteilung vorangehen.

Literatur

1. Cronan JJ, Leen V (1989) Recurrent deep venous thrombosis: limitations of US. Radiol 170: 739–742
2. Fobbe F (1993) Periphere Venen. In: Wolf KJ, Fobbe F (Hrsg) Farbkodierte Duplexsonographie. Thieme, Stuttgart S 114–129
3. Fobbe F, Koennecke H-C, El Bedewi M et al. (1989) Diagnostik der tiefen Beinvenenthrombose mit der farbkodierten Duplexsonographie. RöFo 151: 569–573
4. Fürst G, Kuhn F-P, Trappe RP, Mödder U (1990) Diagnostik der tiefen Beinvenenthrombose. RöFo 152: 151–158
5. Habscheid W, Wilhelm T (1988) Diagnostik der tiefen Beinvenenthrombose durch Real-time-Sonographie. Dtsch Med Wochenschr 113: 586–591
6. Habscheid W, Höhmann M, Klein S (1990) Kompressionssonographie als Verfahren zur Diagnose der akuten tiefen Beinvenenthrombose. Med Klin 85: 6–12
7. Koennecke HC, Fobbe G, Hamed MM, Wolf K-J (1989) Diagnostik arterieller Gefäßerkrankungen der unteren Extremitäten mit der farbkodierten Duplexsonographie. RöFo 151: 42–46
8. Landwehr P (1993) Extremitätenarterien. In: Wolf KJ, Fobbe F (Hrsg) Farbkodierte Duplexsonographie. Thieme, Stuttgart S 69–93
9. Landwehr P, Tschammler A, Höhmann M (1990) Gefäßdiagnostik mit der farbkodierten Duplexsonographie. Dtsch Med Wochenschr 115: 343–351
10. Marshall M (1993) Praktische Duplexsonographie. Springer, Berlin
11. Mödder U (1992) Farbkodierte Duplexsonographie (Angiodynographie). RöFo 157: 204–209
12. Polak JF, Culter SS, O'Leary DH (1989) Deep veins of the calf: assessment with color doppler flow imaging. Radiol 171: 481–485
13. Rabe E, Fratila A, Stranzenbach W, Bertlich R, Kreysel HW (1992) Wertigkeit der farbkodierten Duplexsonographie in der Diagnostik der chronischen venösen Insuffizienz. Phlebol 21: 130–133
14. Rose SC, Zwiebel WJ, Nelson BD et al. (1990) Symptomatic lower extremity deep venous thrombosis: accuracy, limitations, and role of colour duplex flow imaging in diagnosis. Radiol 175: 639–644
15. Tschammler A, Gunzer U, Reinhart E (1991) Dignitätsbeurteilung vergrößerter Lymphknoten durch qualitative und semiquantitative Auswertung der Lymphknotenperfusion mit der farbkodierten Duplexsonographie. RöFo 154: 414–418

Hyperhidrose und Iontophorese

Patricia Blecher, Franz Nachbar und Gerd Plewig

Einleitung

Viele Menschen leiden unter vermehrter Schweißproduktion, wobei das übermäßige Transpirieren an Handinnenflächen, Fußsohlen und subaxillär als besonders unangenehm empfunden wird. Führt schon das normale Transpirieren zu einer höchst unbehaglichen Situation, so wundert es nicht, daß Betroffene der Hyperhidrosis einem solchen emotionalen Druck ausgesetzt sind, daß der Umgang im sozialen gesellschaftlichen Gefüge tagtäglich zum Kampf wird.

Das Schwitzen gilt als nicht »gesellschaftsfähig« und wird wie kaum ein anderes physiologisches Phänomen mit einer vergleichbaren Vielfalt unterschiedlichster und konträrer Ausdrucksformen menschlicher Gefühlswallungen und körperlicher Verfassungen assoziiert.

Betroffene geraten in einen Teufelskreis, in dem der ständige Versuch, dem Schwitzen entgegenzuwirken den ohnehin schon emotionalen Druck verstärkt und zur Verselbständigung dieses Kreislaufes führt. Allein der Gedanke an einen Händedruck genügt, die Schweißsekretion an den Händen um ein Vielfaches zu steigern. Die Patienten werden oft in eine soziale Isolation getrieben.

In extremen Fällen tropft der Schweiß ohne ersichtlichen Grund buchstäblich aus den Poren, und auch häufiges Waschen und Desodorieren führen nicht zum gewünschten Erfolg.

Hyperhidrosis ist keineswegs Ausdruck mangelnder Hygiene; vielmehr verwendet der Betroffene viel Zeit auf, um dieses stigmatisierende und isolierende Attribut zu beseitigen.

Um die möglichen Therapieansätze zu verstehen, bedarf es grundsätzlicher Überlegungen über pathophysiologische Aspekte und klinische Erscheinungsbilder der Hyperhidrosis.

Mechanismen der ekkrinen Schweißsekretion

Schwitzen ist eine normale Funktion des Körpers, die in erster Linie der Steuerung des Wärmehaushaltes (Thermoregulation) dient. Die Fähigkeit, die Körpertemperatur unabhängig von der Außentemperatur auf nahezu gleichem Niveau zu halten, verlangt eine Vielzahl von Schutzmechanismen, nicht nur gegen Wärmeverlust, sondern auch gegen Überwärmung des Körpers. Dieses System der Homoiothermie, der stabilen Warmblütigkeit, muß über viele neuronale Strukturen rückkoppelnd ununterbrochen kontrolliert werden [5].

Das Thermoregulationszentrum befindet sich im Hypothalamus und empfängt Impulse von inneren, die Kerntemperatur registrierenden, wie auch äußeren, in der Haut befindlichen Thermorezeptoren. Die Regulation der Körpertemperatur selbst erfolgt durch Wärmebildung und deren Abgabe. Bei Ansteigen der Körpertemperatur durch Stoffwechselaktivität oder Muskelarbeit wird in Abhängigkeit von der Umgebungstemperatur durch vermehrte Hautdurchblutung und ekkrine Schweißproduktion dem Körper Wärme entzogen [22].

Die Innervation der ekkrinen Schweißdrüsen erfolgt über das sympathische Nervensystem, wobei die ekkrinen Schweißdrüsen funktionell gelegentlich mit dem Nephron der Nieren verglichen werden. Der Mechanismus der Schweißsekretion ist im Gegensatz zur passiven Filtration der Niere ein aktiver sekretorischer Prozeß [3]. Der chemische Transmitter an den Drüsenazini ist Azetylcholin, welches an den sympathischen Nervenendigungen freigesetzt wird und zu einer Depolarisation an den Zellmembranen der sekretorischen Zellen führt. Es kommt zu einem Ausstrom von K^+-Ionen und einem Einstrom von Na^+-Ionen, die in die interzellulären Canaliculi gepumpt und von dort in das Lumen der Azini weitertransportiert werden.

Zum Ausgleich der Verschiebung des osmotischen Drucks strömt Wasser nach. Der so entstandene isotone Schweiß wird dann in den Ausführungsgang abgegeben, wo Na^+ wieder rückresorbiert wird, so

daß hypotoner Schweiß sezerniert wird [17, 21].
Die optimale Thermoregulation ist durch zahlreiche Faktoren beeinflußbar:
Neben Pyrogenen, welche bei Infektionskrankheiten zu Fieberzuständen führen, spielen Hormone beispielsweise bei klimakterischen Beschwerden eine Rolle. Psychische Faktoren wie Angst, Streß und Schmerzen, die über das limbische System auf den Hypothalamus einwirken, führen zu Verschiebungen des Temperaturgleichgewichts und steigern die Schweißsekretion.

Ekkrine Schweißdrüsen

Die ekkrinen Schweißdrüsen stellen phylogenetisch ein relativ junges Organsystem dar, und nur der Mensch kann als ein »reinekkrines Lebewesen« bezeichnet werden [5, 22]. Im Tierreich hingegen finden wir ekkrine Schweißdrüsen nur selten, so an den Pfoten einzelner Säugetiere. Haar- und Federkleid dienen hier der Wärmeregulation.
Die ekkrinen Schweißdrüsen sitzen im Korium an der Grenze zur Subkutis. Es sind meist unverzweigte tubuläre Einzeldrüsen, deren Tubuli ein knäuelartiges Endstück bilden. Der ekkrin sezernierende Schweißdrüsenkörper (Corpus glandulae sudoriferae) besitzt einen im Korium gelegenen, gerade aufsteigenden Ausführungsgang, der in der Epidermis in schraubenartigen Windungen verläuft, um im Porus sudoriferus an der Hautoberfläche zu münden.
Der Mensch besitzt etwa 2 Mio. ekkrine Schweißdrüsen. Sie kommen nahezu überall in der Haut vor und befinden sich besonders zahlreich an den Handinnenflächen, den Fußsohlen und an der Stirn. Palmoplantar findet man etwa 350–400 Schweißdrüsen pro cm^2.

Formen der Hyperhidrosis

Geht das Schwitzen über das zur Wärmeregulation notwendige Maß hinaus, so spricht man von Hyperhidrosis, wobei verschiedene Formen berücksichtigt werden müssen.
Unter physiologischer Hyperhidrosis wird die Anpassung des Körpers an hohe Temperaturen im Sinne einer Akklimatisierung verstanden. Auch das verstärkte Schwitzen bei Adipositas und im Klimakterium gehört in diese Gruppe.
Als symptomatische Hyperhidrosis bezeichnet man vermehrtes Schwitzen im Rahmen endokrinologischer oder neurologischer Störungen [5].

Formen der Hyperhidrosis [5]

Physiologische Hyperhidrosis
- Akklimatisierung
- Klimakterium
- Gustatorisches Schwitzen

Endokrinologische Störungen
- Hyperpituitarismus
- Hyperthyreose

Erhöhung der Katecholaminausscheidung
- Hypoglykämie
- Schock
- Phäochromozytom

Neurologische Störungen
- Halsrippe
- Karpaltunnelsyndrom
- Aurikulotemporales Syndrom
- Tabes dorsalis
- Syringomyelie
- Diabetische Neuropathie
- Enzephalitis

Kompensatorische Hyperhidrosis bei ausgedehnter Anhidrosis
- Hemiplegie
- Plexuslähmung
- Diabetische Neuropathie

Axonreflexschwitzen
- Entzündliche Hautläsionen

Nävoide Fehlbildung
- Naevus sudoriferus

Idiopathische Hyperhidrosis
- Hyperhidrosis axillaris/pedum/manuum

Bekannt ist das hormonell gesteuerte Schwitzen bei Hyperthyreose, Diabetes mellitus, Phäochromozytom sowie Hyperpituitarismus.
Im Schockzustand oder bei akuter Hypoglykämie ist, bedingt durch Hypersekretion bei gleichzeitiger Vasokonstriktion, die Kaltschweißigkeit ein führendes Symptom. Durch direkte pharmakologische Stimulation mit Adrenalin und Noradrenalin lassen sich diese Phänomene experimentell auslösen.
Während eine vollständige Unterbrechung sudorimotorischer Fasern zu einer Anhidrosis führt, können inkomplette Läsionen das Gegenteil bewirken.
So gibt es, segmental oder lokalisiert, eine Hyperhidrosis bei Halsrippen, Karpaltunnelsyndrom, Spätstadien der Syphilis oder Syringomyelie. Eine besondere Form des gustatorischen Schwitzens, welches ebenfalls neurogen ausgelöst wird, ist das aurikulotemporale Syndrom, 1923 von Frey beschrieben

[2]. Im Anschluß an entzündliche Prozesse oder nach operativen Eingriffen an der Parotis können im Verlauf der Regenerierungsphase sekretorische Fasern des Nervus auriculotemporalis in die sudorimotorischen sympathischen Fasern einwachsen, so daß, sobald beim Kauvorgang die Salivation einsetzt, im betroffenen Areal ekkrines Schwitzen ausgelöst wird.

Die idiopathische Hyperhidrosis

Das wichtigste Krankheitsbild ist die idiopathische oder genuine Hyperhidrosis, die in lokalisierter (Handinnenflächen, Fußsohlen und Subaxillärregion), aber auch generalisierter Form vorkommt. Männer sind häufiger betroffen; eine familiäre Häufung wird diskutiert. Die Erkrankung beginnt zumeist schon im Kindes- oder Jugendalter.

Die idiopathische Hyperhidrosis wird auch emotionales Schwitzen genannt, wobei seine Ausprägung variiert und den ursächlichen Situationen häufig nicht angemessen ist. Mäßig durchfeuchtete Hautareale, aber auch buchstäbliches Herabtropfen des Schweißes können beobachtet werden.

Streß jeglicher Art führt zur Aktivierung des sympathischen Nervensystems, zusätzlich stimulierbar durch Faktoren wie Genuß alkohol- und koffeinhaltiger Getränke oder scharfer Speisen.

Das emotional ausgelöste Schwitzen kann somit als streßinduzierte sympathikotone Reaktion gewertet werden und stellt in dieser Form eine atavistische Funktion dar, die dem Organismus Kampf- und Fluchtbereitschaft ermöglichte.

Die vermehrte Durchfeuchtung von Handinnenflächen und Fußsohlen erhöht deren Reibung und Griffigkeit. Generalisiertes Schwitzen führt zur Kühlung des Körpers, und zusätzliche ekkrine Schweißproduktion unter den Achseln verstärkt den apokrinen Schweißgeruch, was der Intensivierung eines physiologischen Signals dient.

Die Menschen sind kontaktscheu und werden langsam in die soziale Isolation getrieben. Allein der Gedanke an einen Händedruck verstärkt die Hyperhidrosis derart, daß sich der Patient bald in einem Circulus vitiosus befindet. Vermehrte Achselnässe wird als peinlich empfunden, und die Angst vor unangenehmer Geruchsbildung führt zu zwischenmenschlicher Distanz. Achsel- und Fußschweiß hinterläßt zudem häßliche, vor allem aber sichtbare Spuren auf Textilien und Schuhwerk und zersetzt dieses auch.

Neben der psychosozialen Beeinträchtigung treten jedoch auch arbeitsmedizinische Probleme auf. In Berufen der Feinmechanik, beispielsweise beim manuellen Umgang mit metallischen Gegenständen, wurde für Personen, welche auf Werkstoffen Rostspuren hinterlassen, im angloamerikanischen Sprachgebrauch der Begriff des rusters geprägt [7].

Die feuchte und nasse Haut an Händen und Füßen, welche aufgrund der Abdunstungskälte zu passagerer Minderdurchblutung neigt, dient als idealer Nährboden für Sekundärinfektionen durch Viren, Bakterien und Pilze. Typische Komplikationen sind Verrucae vulgares an Händen und Füßen, Mykosen sowie bakterielle Infektionen, wie das Keratoma sulcatum, hervorgerufen durch Streptomyces und koryneforme Bakterien. Die Fußsohlenhaut ist weißlich verfärbt und durchweicht, und es kommt zu grübchenförmigen Defekten in der Hornhaut. Geruchsaktive Substanzen werden freigesetzt und verursachen den typischen, als äußerst unangenehm empfundenen Fußschweiß (Bromhidrosis). Auch bei vermehrter Achselnässe kann der häufig säuerliche Geruch wegweisend für die Diagnose Trichomycosis palmellina sein.

Als besonders schwere Komplikation gilt der gramnegative Fußinfekt, dessen Ursache die Überwucherung durch gramnegative Keime darstellt. Zahlreiche kleinste Eintrittspforten an der Haut, welche durch Mazeration entstehen, können Wegbereiter für Erysipele sein.

Eine weitere Folgeerscheinung der Hyperhidrosis ist der durch Abdunstungskälte ständig entstehende Wärmeentzug, weshalb die Patienten regelmäßig über kalte Hände und Füße klagen, was sich im Bild der Akrozyanose äußert. Häufig findet sich auch als Zeichen der vegetativen Fehlregulation ein Pseudoleucoderma angiospasticum, wobei die idiopathische Hyperhidrosis als Symptom des psychovegetativen Syndroms heute noch kontrovers diskutiert wird [23].

Therapiemöglichkeiten der Hyperhidrosis

Die Therapie der Hyperhidrosis galt als schwierig. Heute bietet die Medizin eine ganze Vielfalt von guten Behandlungskonzepten an.

Bei symptomatischer Hyperhidrosis ist in erster Linie die ursächliche Grunderkrankung zu beseitigen. Bei der idiopathischen Form deutet allein die Fülle an möglichen Therapieschemata an, daß den Betroffenen früher lediglich nur unzureichende Hilfe zuteil wurde.

Die Therapie der idiopathischen Hyperhidrosis orientiert sich an der Lokalisation und Schwere der

Therapiemöglichkeiten zur Hemmung der ekkrinen Schweißsekretion [6]

Psychovegetative Beeinflussung
 Autogenes Training
 Hypnose
 Psychotherapie
 Sedativa
 Tranquillanzien
Antihidrotika (systemisch)
 Anticholinergika
 Salbei
 Kampfer
Äußerliche Therapie
 Anticholinergika
 Metallsalze
 Gerbstoffe, Aldehyde, Säuren
Chirurgische Therapie
 Sympathektomie
 Sympathikusblockade
 Entfernung axillärer Schweißdrüsen
Physikalische Therapie
 Leitungswasseriontophorese

Erkrankung, wobei vor allem die palmoplantare Hyperhidrosis für lange Zeit ein schier unlösbares therapeutisches Problem darstellte. Externe Versuche mit Adstringenzien (Gerbstoffe) brachten allenfalls in leichteren Fällen Linderung. Das gleiche gilt für Metallsalze, die in Form einer wäßrigen 10–30 %igen Aluminiumchloridlösung, eingedickt in 1–2 %iger Methylzellulose, zwar erfolgreich bei der subaxillären Hyperhidrosis Anwendung finden [6, 7], die Schweißsekretion an Händen und Füßen jedoch nur unbefriedigend beeinflussen.

Die Gabe von Anticholinergika in systemischer Form ist nebenwirkungsreich. Mundtrockenheit, Obstipation, Miktions- und Akkomodationsstörungen werden nahezu regelmäßig beobachtet und limitieren dadurch ihre Applikationsdauer. Das gleiche trifft auch für die äußerliche Anwendung zu, wobei zudem die perkutane Absorption der Anticholinergika häufig nicht ausreichend ist, um eine sichere Schweißhemmung zu gewährleisten.

Für die generalisierte Hyperhidrosis, welche topischen Behandlungsmaßnahmen nicht zugänglich ist, kann heute lediglich das aus der Parkinson-Therapie stammende Bornaprin (Sormodren) genannt werden. Als einziges systemisches Präparat dieser Klasse ist es für die Indikation Hyperhidrosis zugelassen. Anhand von Untersuchungen konnte an einem Kollektiv von 477 Patientinnen eine Wirksamkeit von nahezu 80 % gezeigt werden. Die Nebenwirkungsrate scheint gering [17].

Die Resektion schweißdrüsentragender Hautareale in den Achselhöhlen wurde früher sehr häufig durchgeführt. Bei guten Operationstechniken lassen sich zufriedenstellende Ergebnisse erzielen. Die über lange Zeit propagierte Grenzstrangdurchtrennung bei stärkster Hyperhidrosis an Händen und Füßen birgt operationsbedingt eine Reihe von schwerwiegenden Komplikationen [6] und muß auch hinsichtlich der Therapieeffizienz und Langzeitergebnisse als enttäuschend bezeichnet werden. Nahezu regelmäßig kommt es zu postoperativen neuralgiformen Beschwerden und kompensatorischer Hyperhidrosis an anderen Körperstellen, womit der Organismus im Sinne der Thermoregulation versucht, die reduzierte Wärmeabgabe zu steigern.

Leitungswasseriontophorese

Mit der Leitungswasseriontophorese steht erstmalig ein wirksames Therapieverfahren zur Verfügung, mit dem selbst bei extremen Formen der Hyperhidrosis palmoplantaris hervorragende Erfolge erzielt werden können.

Die Methode wurde 1952 von einer amerikanischen Arbeitsgruppe beschrieben [1], wobei einzelne Literaturmitteilungen bis in das Jahr 1936 zurückgehen [11]. Das Verfahren geriet jedoch in Vergessenheit und wurde erst 1968 erneut aufgegriffen. Levit und Mitarbeitern [13] ist es zu verdanken, daß die Leitungswasseriontophorese als Verfahren zur Therapie der Hyperhidrosis in die Dermatotherapie eingeführt wurde. Die Wirkung gilt als gesichert und konnte immer wieder durch zahlreiche Untersuchungen bestätigt werden [7, 9, 10, 14, 20]

Wirkungsmechanismus der Leitungswasseriontophorese

Über den Wirkungsmechanismus der Leitungswasser-Iontophorese existieren nur Modellvorstellungen. Erst Reinauer et al. [15] erarbeiteten Ansätze zu dessen Verständnis.

Basierend auf klassischen Versuchen von Shelley und Horvath [19] glaubte man lange an die Induktion hyperkeratotischer Pfröpfe im Bereich des distalen Akrosyringiums der ekkrinen Schweißdrüsen. Da in ihren experimentellen Untersuchungen die Metallelektroden jedoch direkt auf die Haut auf-

gebracht wurden, ist von einer direkt schädigenden Wirkung des Stroms auf die Schweißdrüsen im Sinne einer Elektrokoagulation auszugehen.
Bei der Leitungswasseriontophorese, wie man sie heute durchführt, wurden hingegen strukturelle Veränderungen an den Schweißdrüsen nicht gefunden [4], weshalb bereits früh eine vorübergehende funktionelle Blockierung der Schweißdrüsen angenommen wurde.
Reinauer et al. [15] schlugen anhand experimenteller Untersuchungen eine funktionelle Störung des sekretorischen Epithels vor, wobei noch ungeklärt bleibt, ob es sich bei der Stimulus-Sekretions-Entkoppelung um eine postsynaptische Rezeptorresistenz oder um eine Zellmembranschädigung mit Störung des Depolarisationsmechanismus handelt.

Durchführung der Leitungswasseriontophorese

Das Prinzip der Behandlung, welches in den 80er Jahren von Hölzle und Mitarbeitern [6] ausführlich untersucht und beschrieben wurde, ist einfach und beruht auf der Anwendung von schwachen Gleichströmen, welche mittels Wasserbädern durch die Haut von Handinnenflächen und Fußsohlen geleitet werden. Als Stromquelle dient ein netzunabhängiger Generator, der durch Akkumulatoren oder Batterien gespeist wird.
Hände und Füße werden in Plastikwannen gelegt, welche mit Leitungswasser gefüllt werden, so daß die zu behandelnden Hautflächen gerade mit Wasser bedeckt sind. Zur Isolierung werden Schwammtücher unterlegt, um einen direkten Hautkontakt mit den Plattenelektroden zu verhindern (Abb. 1).
Vor der Behandlung müssen alle Metallteile abgelegt werden, da es in diesem Bereich zu hohen Stromdichten und schmerzhaften Strommarken kommen kann.
Nach Einbringen der Hände und Füße in die wassergefüllten Wannen wird der Strom langsam hochgeregelt, wobei ein geringes Maß an Mißempfindungen nicht überschritten werden sollte. Der Patient sollte lediglich ein leichtes Kribbeln verspüren, aber keine Schmerzen angeben. Hierzu werden Stromstärken von etwa 10–15 mA an den Händen und etwa 15–20 mA an den Füßen benötigt. Diese sind jedoch abhängig von der individuellen Schweißsekretion. Eine Therapiesitzung dauert je nach Gerätehersteller 15–30 min. Die Behandlung gliedert sich in 2 Therapiephasen.
Während der Initialphase sollte die Therapie möglichst einmal täglich durchgeführt werden, mindestens jedoch 3mal in der Woche. Bereits nach 4–5 Sitzungen zeigt sich eine meß- und spürbare Sekretionshemmung.
Während der Initialbehandlung ist das Ziel der Normhidrosis anzustreben. Hierunter versteht man eine Schweißsekretionsrate von etwa 20 mg/min je Handfläche oder Fußsohle. Sie wird nach etwa 10–15 Therapiesitzungen erreicht. Bei extremer Schweißsekretion können Werte um das 15 bis 20fache gemessen werden.
Vor jedem Bad sind die Elektroden umzupolen, da eine bessere Wirksamkeit an der Anode entfaltet wird und ein seitengleicher Therapieeffekt erwünscht ist.

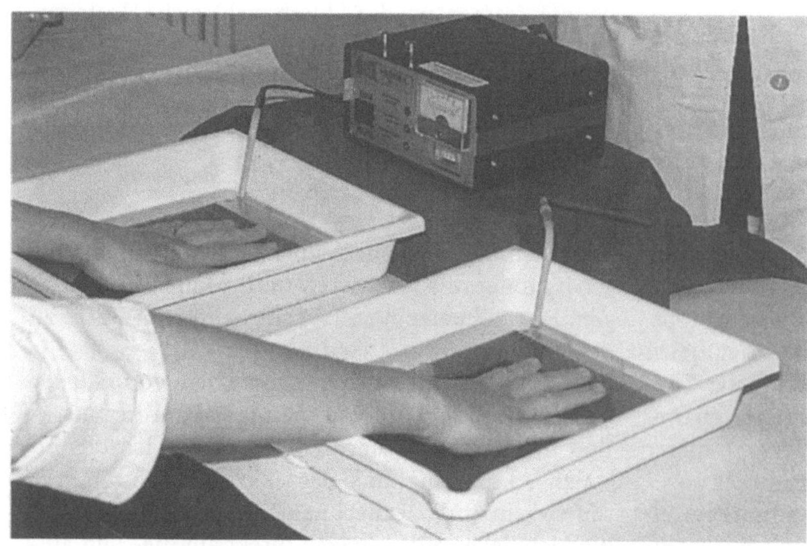

Abb. 1. Therapie der Hyperhidrosis mit Leitungswasseriontophorese

Der objektiven Beurteilung der Therapieeffizienz dient die regelmäßige Messung der Schweißsekretion pro Minute mittels Präzisionswaage (Gravimetrie), Hauttemperaturveränderungen werden mit einem kontaktlosen Infrarotthermometer erfaßt.
Da es sich bei der Leitungswasseriontophorese um eine symptomatische Therapie handelt und die Wirkung zeitlich begrenzt ist, muß die Behandlung in regelmäßigen Intervallen wiederholt werden. Somit schließt sich der Initialtherapie nach Erreichen der Normhidrosis eine Erhaltungstherapie an, in der nur noch 1- bis 2mal wöchentlich behandelt werden muß.
Die Dauer der durch die Iontophorese induzierten Hemmung der Schweißsekretion ist individuell verschieden und korreliert nicht mit dem Grad der Hyperhidrosis. Die erforderliche Erhaltungstherapie sollte deshalb auf die Erfordernisse des Patienten abgestimmt werden. Diese ist über Jahre, wenn nicht lebenslänglich fortzusetzen.
Nach Abbruch der Therapie muß damit gerechnet werden, daß sich die Hyperhidrosis nach etwa 2–3 Wochen wieder einstellt. Untersuchungen haben gezeigt, daß auch über einen Beobachtungszeitraum von 3 Jahren die Effektivität der Leitungswasseriontophorese nicht nachläßt. Eine Therapieresistenz scheint sich nicht zu entwickeln [8].
Spezialelektroden zur Therapie der subaxillären Hyperhidrosis werden angeboten. Hinsichtlich ihrer Therapieeffizienz können bisher jedoch nur vorsichtige Aussagen gemacht werden [9].
Patienten mit Metallimplantaten (z.B. Herzschrittmacher, Osteosynthesematerial, Intrauterinpessare) oder Herzrhythmusstörungen sollten nicht behandelt werden [8, 10].
Die Nebenwirkungen der Behandlung sind gering. Sie beschränken sich auf vorübergehende Hautreizungen (Rötung, Bläschen) sowie Mißempfindungen (Kribbeln, Ameisenlaufen) während der Therapie. Diese jedoch sind abhängig von der angewandten Stromstärke und den Therapieintervallen. Hohe Stromstärken und kurze Behandlungspausen fördern den Reizzustand.
Kleine Risse, Erosionen oder Verletzungen in der Haut führen zu Schmerzen an dieser Stelle, weshalb sie mit einer fetten Salbe, beispielsweise Vaseline, abgedeckt werden müssen. Bei versehentlichem Eintauchen oder Herausnehmen der Hände und Füße bei laufendem Behandlungsstrom kommt es zu einem leichten Stromschlag, was als Weidezauneffekt bezeichnet wird. Gelegentlich werden Muskelschmerzen in den behandelten Extremitäten angegeben. Alle Nebenwirkungen werden nur während des Behandlungsablaufes beobachtet und sind somit reversibel.
Um diese Nebenwirkungen zu vermeiden, wurde ein neues Gerät entwickelt, welches gepulsten Gleichstrom erzeugt (Hidrex PS, Hidrex GmbH, Biomedizinische Technik, Wuppertal). Bei gepulstem Gleichstrom handelt es sich um sägezahnartigen Wechselstrom mit einer Frequenz von 9,8 kHz und einer Amplitude von 9 V bei unterlagerter Gleichspannung von 9 V.
Mit dieser Behandlungsform geht das Fühlen des Therapiestromes fast vollständig verloren. Auch ein Herausnehmen oder Eintauchen der Hände und Füße bei laufendem Behandlungsstrom ist ohne Nebenwirkungen möglich, so daß dieses Gerät vor allem bei Kindern und empfindlichen Personen empfohlen werden kann [16].
Untersuchungen jedoch haben gezeigt, daß Geräte, welche gepulsten Gleichstrom erzeugen, aufgrund einer geringeren Leistungsreserve vor allem bei der leichten und mittelschweren Hyperhidrosis indiziert sind und bei extremer Schweißsekretion gelegentlich versagen (unveröffentliche Daten).

Iontophoresegeräte

Da eine Erhaltungstherapie notwendig ist, wird die Rezeptur eines Heimgerätes oftmals erforderlich. Bei der Mehrzahl der Patienten übernimmt die Krankenkasse die Kosten für ein solches Gerät, wobei wir jedoch infolge des neuen Gesundheitsstrukturgesetzes bei der Rezeptur immer wieder auf erhebliche Probleme stoßen.
Da uns verschiedene Geräte von mehreren Herstellern zur Verfügung stehen, ist auch die Kostenspanne groß, und die Krankenkassen gewähren oftmals nur die Kostenzusage für sogenannte Billiggeräte. In einer offenen prospektiven Studie an unserer Klinik konnte gezeigt werden, daß erhebliche Unterschiede zwischen den verschiedenen Geräten sowohl hinsichtlich ihrer Leistungsfähigkeit wie auch der Nebenwirkungen und Handhabbarkeit bestehen (unveröffentliche Daten).
Zu achten ist bei der Rezeptur des Gerätes, der eine spezielle Verordnung, ein Kostenvoranschlag und ein auf den Patienten zugeschnittenes Begründungsschreiben beiliegen muß, daß dieses je nach Stärkegrad der Schweißsekretion über eine ausreichende Leistungsreserve verfügt (etwa 60 V Nennspannung, mindestens 30–35 mA Stromstärke). Auch Aspekte der Gerätesicherheit, der Bedienerfreundlichkeit, der Hygiene und Umweltgesichtspunkte sollten bei

der Verordnung beachtet werden. So gibt es zahlreiche, zumeist im Anschaffungspreis günstigere Geräte, welche teilweise nur mit Hilfspersonen nutzbar und durch minderwertige Steckverbindungen reparaturanfällig sind. Bei batteriebetriebenen Geräten sind nach häufigerem Batteriewechsel die Anschlüsse nicht mehr kontaktsicher, so daß es zu Stromschlägen kommen kann. Zubehör wie Elektrodenabdeckmatten sind häufig nicht marktgängig, die Elektroden rosten und sind schlecht sauberzuhalten. Durch fehlende automatische Begrenzung der Stromänderungsgeschwindigkeit kann es zu Artefakten kommen, was ebenfalls in der Auslösung von Stromschlägen resultiert.

Zusammenfassung

Die Therapie der Hyperhidrosis orientiert sich an Schwere, Lokalisation und Ursache. Während die symptomatische Hyperhidrosis einer Behandlung durch Beseitigung der Ursache zugänglich ist, war bis vor kurzem eine effiziente Therapie der genuinen oder idiopathischen Hyperhidrosis, bei der primär Handinnenflächen, Fußsohlen und Achseln betroffen sind, schwierig.
Mit der Leitungswasseriontophorese steht heute ein Therapieverfahren zur Verfügung, mit dem die palmoplantare Hyperhidrosis wirksam, nebenwirkungsarm und für den Patienten leicht durchführbar beseitigt werden kann.

Literatur

1. Boumann HD, Grunewald-Lentzer EM (1952) The treatment of hyperhidrosis of hands and feet with constant current. Am J Phys Med 31: 158–169
2. Frey L (1923) Le syndrome du nerf auriculo-temporal. Rev Neurol 2: 97–104
3. Hashimoto K (1978) The eccrine gland. In: Jarret A (ed) The physiology and pathophysiology of the skin, vol 5. Academic Press, London, pp 1544–1573
4. Hill AC, Baker GF, Jansen GT (1981) Mechanism of action of iontophoresis in the treatment of palmar hyperhidrosis. Cutis 28: 69–72
5. Hölzle E (1983) Pathophysiologische Aspekte und klinische Erscheinungsbilder der Hyperhidrosis. Hautarzt 34: 596–604
6. Hölzle E (1984) Therapie der Hyperhidrosis. Hautarzt 35: 7–15
7. Hölzle E (1988) Axilläre und palmoplantare Hyperhidrosis – wirksame Behandlungsmaßnahmen. Dtsch Ärtzebl 85: 2135–2139
8. Hölzle E, Alberti N (1987) Long-term efficacy and side effects of tap water iontophoresis of palmoplantar hyperhidrosis – the usefulness of home therapy. Dermatologica 175: 126–135
9. Hölzle E, Ruzicka T (1986) Treatment of hyperhidrosis by a battery-operated iontophoretic device. Dermatologica 172: 41–47
10. Hölzle E, Pauli M, Braun-Falco O (1984) Leitungswasser-Iontophorese zur Behandlung von Hyperhidrosis manuum et pedum. Hautarzt 35: 142–147
11. Ichihashi T (1936) Effects of drugs on the sweat glands and an effective method for suppression of local sweating. Observation on the effect of diaphoretics and adiaphoretics. J Orient Med 25: 101–102
12. James WD, Schoomaker EB, Rodman OG (1987) Emotional eccrine sweating. Arch Dermatol 123: 925–929
13. Levit F (1968) Simple device for treatment of hyperhidrosis by iontophoresis. Arch Dermatol 98: 505–507
14. Morgan K (1980) The technique of treating hyperhidrosis by iontophoresis. Physiotherapy 66: 45–48
15. Reinauer S, Schauf G, Hubert M, Hölzle E (1992) Wirkungsmechanismus der Leitungswasser-Iontophorese: Funktionelle Störung des sekretorischen Epithels. Z Hautkr 67: 622–626
16. Reinauer S, Neusser A, Schauf G, Hölzle E (1993) Iontophoresis with alternating current and direct current offset (AC/DC iontophoresis): a new approach for the treatment of hyperhidrosis. Br J Dermatol 129: 166–169
17. Roscher T (1993) Behandlungsstrategien bei Hyperhidrosis: Bornaprin – eine therapeutische Alternative. TW Gynäkologie spezial, Sonderdruck der Serie Hyperhidrosis, S 12–13
18. Sato K (1977) The physiology, pharmacology and biochemistry of eccrine sweat glands. Rev Physiol Biochem Pharmacol 79: 51–131
19. Shelley WB, Horvath PN, Weidman FD, Pillsbury DM (1948) Experimental miliaria in man. I. Production of sweat retention anhidrosis and vesicles by means of iontophoresis. J Invest Dermatol 11: 275–291
20. Shrivastava S, Singh G (1977) Tap water iontophoresis in palmoplantar hyperhidrosis. Cr J Dermatol 96: 185–189
21. Slegers JFG (1966) The influx and outflux of sodium in sweat-gland. Dermatologica 132: 152–174
22. Tronnier H (1993) Einführung in die Hyperhidrosis. Therapiewoche 43: 714–715
23. Whitlock FA (1976) Psychophysiological aspects of skin disease. Chapter 10: Disorders of sweat and sebaceous glands. Saunders, London Philadelphia Toronto, pp 165–180

Die Kryotherapie in der Dermatologie

Ulrich Hohenleutner und Michael Landthaler

Einleitung

Kryotherapie bedeutet den kontrollierten Einsatz von Kälte zur Zellzerstörung für therapeutische Zwecke. Diese Methode darf heute neben den anderen Methoden der operativen Dermatologie wie der klassischen Skalpellchirurgie, der Dermabrasion, der Hochfrequenzelektrochirurgie, der Bestrahlung und nicht zuletzt der Lasertherapie als etabliert gelten und hat sich als eine wertvolle Bereicherung der Dermatotherapie erwiesen. Die Kryotherapie ist relativ einfach zu erlernen und anzuwenden und zeichnet sich durch eine äußerst niedrige Komplikationsrate sowie kosmetisch und funktionell im allgemeinen sehr gute Ergebnisse aus. Voraussetzung für gute Ergebnisse ist jedoch, wie bei allen anderen invasiven therapeutischen Methoden, ein fundiertes Wissen um Funktionsweise und methodische Handhabung sowie eine exakte Indikationsstellung.

Ausgehend von der Erforschung der physikalischen und biologischen Wirkung von Kälte auf das Gewebe wurden für die Kryotherapie verschiedene Applikations- und Kontrollverfahren entwickelt, die je nach den zu behandelnden Hautveränderungen eingesetzt werden. Letztere untergliedern sich im wesentlichen in vier große Indikationsgruppen: Die Behandlung von semimalignen und malignen Hauttumoren, von oberflächlichen (intraepithelialen) Hautveränderungen benigner und präkanzeröser Natur, die Behandlung von entzündlichen und infektiösen Hauterkrankungen sowie von Narben und Keloiden.

Kryoläsion

Die wichtigste Voraussetzung für eine sichere Zellzerstörung, wie sie bei der Kryotherapie maligner Veränderungen erforderlich ist, ist das ausreichend schnelle Erreichen ausreichend tiefer Temperaturen [2, 5, 13, 14]. Dabei kommt es zu homogener Bildung von Eiskristallen im eingefrorenen Gewebe, der sogenannten homogenen Nukleation, mit der Folge von strukturellen Zerreißungen auf der Ebene der Zellorganellen. Um- und Rekristallisationsvorgänge in der möglichst langsamen Auftauphase vervollständigen durch Bildung immer größerer Eiskristalle anschließend diese Strukturzerreißungen [2, 5, 6, 12]. Morphologisch äußert sich dies in einem Verschwinden der Zellorganellen, einer Fragmentation der Tonofibrillen und dem Auftreten von Kernmembranrupturen, Chromatinverklumpung und Karyolyse [2, 12]. Ein weiterer, die Zellzerstörung potenzierender Mechanismus ist eine ischämische Nekrose durch Verschluß der Kapillaren und der kleinen Gefäße bis zu 0,3 mm Durchmesser [2]. Diese Gefäße zeigen nach Kryotherapie destruierte Endothelien und eine Auflösung der Kapillarwände bei massivem Auftreten von Lysosomen [12].

Dementsprechend zeigt die Kryoläsion einen 3-Phasen-Aufbau: In der Zentralzone mit Gewebstemperaturen deutlich unter –30°C findet eine sofortige Zellzerstörung statt, in der sogenannten fest/flüssigen Außenzone unter –5°C führt im wesentlichen die ischämische Nekrose zur Zellzerstörung, und in der Außenzone, bei der die Gefriertemperaturen über –5°C bleiben, findet keine Zellzerstörung statt [2]. Dies ist beim klinischen Einsatz wichtig, da die weiße, auf der Haut sichtbare Gefrierzone deutlich größer ist als der Bereich der tatsächlich zerstörten Zellen.

Auch die Empfindlichkeit der Zellen auf Kälte ist je nach Zellart sehr unterschiedlich: So sind etwa Melanozyten sehr empfindlich, während Fibroblasten, Endothel- und Nervenzellen deutlich weniger kälteempfindlich sind [5].

Ein wesentlicher Vorteil der Kryotherapie ist die funktionell und kosmetisch meist sehr günstige Narbenbildung. Dies erklärt sich dadurch, daß bei der Kryotherapie im Unterschied zu thermischer Schädigung (z.B. durch Hochfrequenz-Chirurgie oder Laserkoagulation) das bindegewebige Grundgerüst nur wenig verändert wird, da eine Proteinkoagulation fehlt. So bleiben nach Kryotherapie die Struktur und die Querstreifung der kollagenen Fasern erhalten, es finden sich nur Inseln von Granulationsgewebe in erhaltener Bindegewebsmatrix, und eine

Tabelle 1. Kryotherapie bei malignen Hautveränderungen. (Modifiziert nach [13, 14])

Gut geeignet	Nicht oder weniger geeignet
Basaliome, spinozelluläre und Bowen-Karzinome Ø < 1 cm	Sklerodermiforme Basaliome
Lokalisation - Lider, Nase, Ohr (keine Tränengangsobstruktion, keine Knorpelnekrosen) - Brust und Rücken (minimale Gefahr von Narbenhypertrophie/ Keloid)	Spinozelluläre Karzinome Ø > 1 cm Knotige/ulzerierte Tumoren Ø > 3 cm Verbackene Tumoren Rezidive (bei jüngeren Patienten)
Patient - Schrittmacherpatienten - Operationsrisiken (Alter, Multimorbidität, Lokalanästhetika-unverträglichkeit) - Palliativ	Lokalisation - Kapillitium - Ala nasi, Nasolabialfalte - Tragus, retroaurikulär - Lidrand, Lippenrotgrenze - Unterschenkel, prätibial - Fingerseitenkanten
Infizierte Tumoren	
Rezidive nach Strahlentherapie	

weitgehend erhaltene Basalmembran ermöglicht eine rasche Reepithelisierung [6, 10, 12]. Die Kollagenneubildung nach Kryotherapie ist quantitativ geringer und findet langsamer statt als etwa nach thermischer Schädigung, und es finden sich weniger Myofibroblasten [10, 12], was zu einer deutlich geringeren Wundkontraktion führt. Diese Befunde erklären die Tatsache, daß nach Kryotherapie zwar vorübergehend hypertrophe Narbenbildung, jedoch praktisch nie eine Keloidbildung beobachtet wird [5, 9, 13, 14].
Die Abheilung nach Kryotherapie erfolgt in regelmäßigen Phasen, Komplikationen wie Nachblutungen und Infektionen sind sehr selten. Sofort nach der Behandlung kann es zu einer Quaddel mit Reflexerythem kommen, 24–48 h nach der Behandlung tritt meist eine Blase auf. Es folgt eine sehr starke exsudative Phase, während der vor allem im periorbitalen Gesichtsbereich ausgeprägte Schwellungen auftreten können. Die Exsudation nimmt anschließend langsam ab, es demarkiert sich ein zentraler Schorf, der unter Reepithelisierung vom Rande her langsam abgestoßen wird. Je nach Intensität der durchgeführten Kryotherapie liegt die Dauer der Abheilung zwischen 2 und 12 Wochen.

Behandlung semimaligner und maligner Hautveränderungen

Hier sind in erster Linie die Basaliome, aber auch kleine spinozelluläre Karzinome sowie die Lentigo maligna, die wegen ihrer Tiefenausdehnung entlang der Follikel nicht als oberflächliche Hautveränderung gewertet werden kann, zu nennen. Der Wert der Kryotherapie als zusätzliche, alternative Behandlungsmethode liegt hier vor allem in der einmaligen und ambulant durchzuführenden Behandlung, der beliebigen Wiederholbarkeit, im Unterschied etwa zur Bestrahlung, und den hervorragenden kosmetischen und funktionellen Ergebnissen, insbesondere in für die konventionelle Chirurgie problematischen Lokalisationen (Tabelle 1).
Bei der Therapie maligner Veränderungen ist in erster Linie die möglichst vollständige Tumorzerstörung sicherzustellen. Kontrollverfahren zur Abschätzung der Gefriertiefe und -ausdehnung sind daher unabdingbar, zumal die Kryotherapie als sogenannte Blindmethode keine histologische Untersuchung erlaubt.
Verschiedene Kontrollverfahren werden für die Behandlung von malignen Hautveränderungen empfohlen [3, 5, 7, 9, 11]: Die Messung der Gefrier- bzw. der Auftauzeit, die Beobachtung der Eisballausdehnung bei den Resticted spray-Verfahren sowie die Temperatur- oder elektrische Leitfähigkeitsmessung.
Die erforderliche Gefrierzeit hängt extrem von der Art der Behandlung (kontinuierliches/intermittierendes Sprühen, verwendeter Sprühkopf, Spray oder Kontaktsonde) ab, so daß die Angabe von Gefrierzeiten nur bei jeweils exakt identischer Vorgehensweise sinnvoll ist.
Besser als Kontrollverfahren geeignet ist die Messung der Gefrierballausdehnung bei den sogenannten Restricted spray-Verfahren.
Hierbei werden Hohlkörper von passendem Durchmesser (Otoskopkoni, Neoprentrichter) fest auf die zu behandelnde Hautveränderung aufgesetzt und der Stickstoff in die obere Öffnung gesprüht. Die lateral außerhalb des Hohlkörpers auftretende Gefrierzone entspricht dann recht gut der zentral erreichten Gefriertiefe [3, 5, 9].
Insbesondere für die Behandlung von ausgedehnten Tumoren sowie für die Behandlung der Lentigo maligna, bei der eine Gefriertiefe bis in tiefere Follikelabschnitte gewährleistet werden muß, hat sich auch die subtumorale Temperaturmessung bewährt. Hierbei werden Temperaturfühler unterhalb der zu

behandelnden Veränderung in die Haut eingeführt, und es wird so lange eingefroren, bis eine Temperatur von −30 bis −50°C an der Sondenspitze erreicht ist, was die komplette Vereisung der darüberliegenden Gewebsschichten sichert [9, 13]. Tabelle 1 zeigt schematisch die Indikation zur Kryotherapie maligner Hautveränderungen in Abhängigkeit von Diagnose und Lokalisation. Der Einsatz der Kryotherapie bei solchen Veränderungen erfordert operative Erfahrung, um schlecht abgrenzbare, tief infiltrierende oder anderweitig ungeeignete Läsionen nicht insuffizient zu behandeln. Andererseits lassen sich bei entsprechend exakter Indikationsstellung mit dieser relativ einfachen Methode Ergebnisse erzielen, die allen anderen Verfahren durchaus ebenbürtig sind. So berichtet Zacarian [13] bei einem Patientengut von 4845 Patienten mit verschiedenen Hauttumoren (92 % Basaliome, spinozelluläre Karzinome, Lentigo maligna, Morbus Bowen) über eine Rezidivrate von nur 2,7 %, und Graham [8] konnte bei 1367 Patienten mit Basaliomen eine 5-Jahres-Heilungsrate von 97,2 % feststellen.

Die Behandlung von oberflächlichen Hautveränderungen

Für oberflächliche oder intraepitheliale Hautveränderungen (aktinische Keratosen, aktinische Porokeratose, Morbus Bowen, Rumpfhautbasaliome) kann die Kryotherapie nahezu als Therapie der ersten Wahl bezeichnet werden. Aufgrund der kurzen erforderlichen Gefrierzeiten findet eine rasche Abheilung statt, und die Behandlung auch multipler Veränderungen ist schnell, fast immer ohne Lokalanästhesie und in einer Sitzung durchzuführen.

Für oberflächliche Veränderungen sind andere Spraytechniken als für Tumoren einzusetzen: Das Aneinandersetzen punktueller Vereisungen würde hier zentral zu großen Gefriertiefen bei möglicherweise ungenügender Vereisung in den Überlappungszonen führen. Daher sind spiral- oder mäanderförmige Sprühtechniken einzusetzen, die eine gleichmäßige, oberflächliche Vereisung der Läsionen gewährleisten. Ausgedehnte Hautveränderungen sollten zur Behandlung in Einzelflächen unterteilt werden.

Bei exakter Indikationsstellung und Technik lassen sich gerade bei diesen oberflächlichen Hautveränderungen kosmetisch und funktionell exzellente Ergebnisse praktisch ohne Narbenbildung erzielen.

Behandlung entzündlicher und infektiöser Hauterkrankungen

Die Kryotherapie kann bei vielen entzündlichen Hauterkrankungen zur unterstützenden Behandlung eingesetzt werden, wie dies von alters her etwa von der Behandlung des Lupus erythematodes chronicus discoides mit Kohlensäureschnee bekannt ist. Bei dieser Art der Behandlung dürfen, im Unterschied zur Therapie von malignen Veränderungen, auch Kältemittel mit einer geringeren Kältekapazität als flüssiger Stickstoff eingesetzt werden (CO_2-Azetonschnee, Stickoxid, Fluorchlorkohlenwasserstoffe).

Als günstig hat sich die Kryotherapie etwa bei der Behandlung der floriden Akne (Resorptionsförderung von Akneknoten, Kryopeeling) [5], beim schon erwähnten Lupus erythematodes chronicus discoides oder bei Prurigoknoten erwiesen [1, 11], bei denen durch oberflächliche Vereisung oft eine längerfristige Juckreizfreiheit erreicht werden kann. Neuerdings berichten Blume et al. [1] auch über günstige Ergebnisse mit der Kryotherapie bei Granuloma anulare, Necrobiosis lipoidica, Xanthelasmen und Lichen ruber verrucosus.

Auch virusinduzierte Hautveränderungen, insbesondere Warzen, Condylomata acuminata und Mollusca contagiosa sind einer Kryotherapie zugänglich. Hierbei sprechen insbesondere die exophytisch wachsenden Veränderungen gut an, während endophytisch wachsende Warzen wie Mosaik- und Plantarwarzen für die Kryotherapie nur wenig geeignet sind (eigene Erfahrungen). Bei der Behandlung der meist kleinen, umschriebenen exophytischen Veränderungen ist darauf zu achten, daß durch exakte, von lateral geführte Spraytechnik ausschließlich die zu behandelnden Läsionen, jedoch möglichst wenig umgebende gesunde Haut eingefroren wird. Auch für andere infektiöse Hauterkrankungen, insbesondere für Leishmaniose [11], jedoch auch für Larva migrans [5], wurden gute Ergebnisse mit der Kryotherapie berichtet.

Behandlung von Keloiden

Schon sehr früh fiel auf, daß nach einer Kryotherapie praktisch nie Keloide auftreten, so daß diese schon bald zur Behandlung von Keloiden eingesetzt wurde.

Keloide müssen relativ aggressiv therapiert werden, das heißt die ganze Läsion sollte in den Gefrierball

Benigne, der Kryotherapie zugängliche Hautveränderungen. (Modifiziert nach [14])

Angiokeratoma scroti	Lymphangiome
Condylomata acuminata	Leukoplakia simplex
Epidermale Nävi	Mukozele
Eruptive (senile) Angiome	Porokeratose
Granuloma anulare	Seborrhoische Warzen
Hämangiome	Talgdrüsenhyperplasien
Histiozytome	Trichiasis
Keloide, hypertrophe Narben	venous lakes (Lippenangiome)
Keratoakanthome	Warzen
Leishmaniasis	- der Finger
Lentigines	- plane Warzen
Lentigo simplex	- periungual

einbezogen werden. Es ist jedoch darauf zu achten, daß die umgebende gesunde Haut exakt geschont wird, da sonst häufiger ein Auseinanderlaufen, also Breiterwerden der Keloide zu beobachten ist (eigene Erfahrungen). Die Keloidbehandlung mittels Kryotherapie ist niemals eine einmalige Behandlung, sondern muß in multiplen Sitzungen bis zur endgültigen Abheilung des Keloides durchgeführt werden. Bei älteren oder therapieresistenten Keloiden ist eine vorherige Abtragung des Keloids mit der elektrischen Schlinge, dem Skalpell oder dem CO_2-Laser sinnvoll, des weiteren eine Kombination mit intraläsionaler Applikation von Glukokortikoid-Kristallsuspensionen.

Mit dieser Behandlungsmodalität sind bei Keloiden gute bis sehr gute Ergebnisse bei etwa 50–60 % der Patienten möglich [15] sowie eigene, vorläufige Ergebnisse.

Auch bei vielen anderen entzündlichen und infektiösen Hauterkrankungen sowie benignen Tumoren ist die Kryotherapie mit unterschiedlichen Ergebnissen eingesetzt worden. Obige Aufstellung zeigt eine Liste von Indikationen, bei denen die Kryotherapie mit teils gutem Erfolg eingesetzt wurde und bei denen ein kryotherapeutischer Versuch bei Versagen anderer Therapiemöglichkeiten sinnvoll erscheint.

Nebenwirkungen und Komplikationen

Zum exakten Einsatz einer Methode ist die Kenntnis ihrer Nebenwirkungen und Komplikationen unbedingt erforderlich. Insgesamt ist die Kryotherapie eine nebenwirkungsarme Therapie, jedoch müssen die Patienten auf bestimmte mögliche Folgen hingewiesen werden. So können während und bis zu einige Stunden nach der Behandlung brennende Schmerzen am Ort der Behandlung auftreten, bei Behandlungen in Kopf- und Gesichtsbereich sind auch Kopfschmerzen am ersten Abend nach der Behandlung nicht unüblich. Durch oberflächliche Einrisse während der Behandlung kann eine Blutung auftreten, bei lockerem Gewebe ist auch eine Stickstoffinsufflation möglich, die allerdings nach kurzer Zeit vollständig resorbiert wird. Ausgeprägte Quaddeln und frühzeitige Blasen bereits in der ersten Stunde nach der Behandlung werden beobachtet. Auch später kann es, insbesondere durch mechanische Irritation, zu Nachblutungen aus dem behandelten Areal kommen, Infektionen wie etwa Erysipele sind extrem selten. Gegen Ende der Abheilungsphase können Granulomata pyogenica sowie die sogenannte pseudoepitheliomatöse Hyperplasie auftreten, die nicht mit einem Rezidiv verwechselt werden darf [5, 9].

Die Kryonarbe ist meist weich, zart atrophisch und zumindest am Anfang obligat hypopigmentiert, wobei des öfteren ein hyperpigmentierter Randsaum auftritt. Die Hypopigmentierung ist meist über 1–2 Jahre hinweg reversibel, kann jedoch speziell am Stamm permanent sein. Anfänglich auftretende hypertrophe Narben bilden sich nahezu in allen Fällen zurück, genauso wie Hypästhesien und Parästhesien, die insbesondere bei der Behandlung an Fingern und Zehen durch vorübergehende Schädigung oberflächlich verlaufender Nerven auftreten können. Bei zu aggressiver Vereisung sind besonders an Knorpelkanten wie Helix und Nasenflügel Defektheilungen möglich, desgleichen störende Verzierungen insbesondere bei durchgreifender Kryotherapie an der Lidkante oder der Lippenrotgrenze. Bei tiefgreifender Vereisung am Kapillitium ist die obligat resultierende Alopezie zu berücksichtigen.

Zusammenfassung

Bei der Kryotherapie handelt es sich, insbesondere bei multiplen Veränderungen, um eine schnelle und wenig belastende Methode, die ambulant und oft ohne Lokalanästhesie durchführbar ist. Sie kann im Gegensatz zu Chirurgie und Bestrahlung beliebig oft wiederholt werden, liefert meist gute kosmetische funktionelle Ergebnisse und ist dabei weniger aufwendig und kostengünstig, da wenig Verbrauchs- und kaum Sterilmaterial erforderlich ist. Insbesondere für oberflächliche Veränderungen und für bestimmte Lokalisationen bzw. Patientengruppen stellt die Kryotherapie eine wertvolle Erweiterung der dermatologischen Therapiemethoden dar. Wie jede effektive Therapiemethode erfordert sie allerdings gründliches Erlernen und Erfahrungen mit der Methodik sowie eine exakte Indikationsstellung, um gute Ergebnisse erreichen zu können.

Literatur

1. Blume U, Zouboulis CC, Pineda-Fernandez MS (1993) New indications in cryosurgery. Dermatol Monatsschr 179: 265–269
2. Breitbart EW, Schaeg G, Jänner M, Rehpenning W, Carstensen A (1988) Kryochirurgie. I. Kryochirurgie, Kryotechnik, Kryonekrose. Ultrastrukturelle Morphologie der Kryoläsion. In: Hornstein OP, Hundeiker M, Schönfeld J (Hrsg) Neue Entwicklungen in der Dermatologie, 5. Aufl. Springer, Berlin, S 45–56
3. Breitbart EW, Schaeg G, Jänner M, Rehpenning W, Carstensen A (1988) Kryochirurgie. II. Kontrollmöglichkeiten der Kryochirurgie. Anwendung in der Dermatologie. In: Hornstein OP, Hundeiker M, Schönfeld J (Hrsg) Neue Entwicklungen in der Dermatologie. 5. Aufl. Springer, Berlin, S 57–68
4. Dachow-Siwiec E (1990) Kryochirurgische Therapie des Basalioms. In: Breuninger H, Rassner G (Hrsg) Operationsplanung und Erfolgskontrolle. Springer, Berlin, S 152–156
5. Dawber RPR, Colver G, Jackson A (1994) Kryochirurgie der Haut. Deutscher Ärzte-Verlag, Köln
6. Ehrlich HP, Hembry RM (1984) A comparative study of fibroblasts in healing freeze und burn injuries in rats. Am J Pathol 117: 218–224
7. Fraunfelder FT, Zacarian SA, Limmer BL, Wingfield D (1980) Cryosurgery for malignancies of the eyelids. Ophthalmol 87: 461–465
8. Graham GF (1988) Short term and long term follow up of facial malignancies treated by cryosurgery. In: Orfanos CE, Stadler R, Gollnick H (eds) Dermatology in Five Continents. Proc XVII. World Congr Dermatol. Springer, Berlin, pp 1072–1078
9. Hohenleutner M, Merkle T (1991) Kryochirurgie der Haut – Methodik und differentialtherapeutische Überlegungen bei prämalignen und malignen Veränderungen. Z Hautkr 66 (Suppl 3): 87–89
10. Li AKC, Ehrlich HP, Trelstadt RL et al. (1980) Differences in healing of skin wounds caused by burn and freeze injuries. Ann Surg 191: 244–248
11. Scholz A, Sebastian G (1988) 10-Jahres-Bericht zur Kryotherapie in der Dermatologie. Zeitschr Klin Med 43: 271–274
12. Shepherd JP, Dawber RPR (1984) Wound healing and scarring after cryosurgery. Cryobiol 21: 157–169
13. Zacarian SA (1985) Cryosurgery for skin cancer and cutaneous disorders. Mosby, St. Louis
14. Zacarian SA (1988) Complications, indications and contraindications in cryosurgery. In: Roenigk RK, Roenigk HH (eds) Dermatologic surgery. Marcel Dekker, New York, pp 241–264
15. Zouboulis CC, Blume U, Buttner P, Orfanos CE (1993) Outcomes of cryosurgery in keloids and hypertrophic scars. A prospective concecutive trial of case series. Arch Dermatol 129: 1146–1151

Dermatotherapie 1994

Topische Entzündungshemmer

Hans C. Korting

Einleitung

In dem großen Spektrum unterschiedlicher Hauterkrankungen stehen entzündliche Dermatosen quantitativ im Vordergrund. Hierbei sind erregerbedingte und nichterregerbedingte Erkrankungen zu unterscheiden. Die Bedeutung der ersteren hat unter zahlenmäßigen Gesichtspunkten mit der Einführung wirksamer Antiinfektiva Ende der 40er Jahre stark abgenommen. Eine Wende, ja eine Revolution [30] in der Behandlung der nichterregerbedingten entzündlichen Hauterkrankungen stellte die Einführung des Glukokortikoids Hydrocortison in die topische Therapie von Hautkrankheiten im Jahr 1952 dar [27]. Das bis dahin unter Umständen einer vielwöchigen stationären Behandlung bedürftige atopische Ekzem konnte nunmehr in vielen Fällen rasch und womöglich ambulant adäquat behandelt werden. Wie bereits Sulzberger und Witten [27] feststellten, sprachen andere verbreitete entzündliche Hauterkrankungen wie die Psoriasis vulgaris auf Hydrocortison nicht an. Deshalb hat man sich in der Folgezeit bemüht, stärker entzündungshemmende Glukokortikoide zu entwickeln. Dabei spielten zunächst 2 Prinzipien eine zentrale Rolle: die Einfügung von Seitenketten, speziell im Sinne der Esterbildung, sowie die Halogenierung, insbesondere im Sinne der Einfügung von Fluor-, aber auch von Chloratomen in den Glukokortikoidgrundkörper. Bereits 1958 konnte mit Triamcinolonacetonid eine Substanz als wesentlich stärker wirksam herausgestellt werden, die bis heute Bedeutung in der externen Dermatotherapie besitzt. Triamcinolonacetonid erwies sich als gegenüber Hydrocortison beim atopischen Ekzem im Halbseitenversuch überlegen [26], und es erwies sich auch bei Psoriasis vulgaris als gut wirksam [4]. Unter der in der Folgezeit breiten Anwendung von Triamcinolonacetonid, nicht zuletzt bei der Psoriasis vulgaris, zeigte sich bald, daß mit der Abwandlung des Glukokortikoidgrundkörpers nicht nur eine Verstärkung erwünschter, sondern auch unerwünschte Arzneimittelwirkungen verbunden waren: 1963 beschrieben Epstein et al. erstmals in Form von atrophischen Striae die permanente Hautverdünnung, d.h. Atrophie, bei der Behandlung von inguinaler Intertrigo [5]. In der Folgezeit wurde man sich nicht nur weiterer, andersartiger unerwünschter örtlicher Arzneimittelwirkungen wie etwa der Steroidrosazea [20] bewußt, sondern auch systemischer. Hierbei handelt es sich um die von der systemischen Glukokortikoidanwendung her bekannte Suppression der Hypophysen-Nebennierenrinden-Achse. Sie wurde insbesondere, aber keineswegs ausschließlich bei der topischen Anwendung des bis heute stärksten, 3fach halogenierten topischen Glukokortikoids Clobetasolpropionat beobachtet [3]. Sie fand sich auch beim Einsatz halogenierter mittelstarker topischer Glukokortikoide wie etwa Betamethason-17-valerat, hier insbesondere, aber nicht ausschließlich im Kindesalter [29].

Häufigkeit des Einsatzes topischer Entzündungshemmer

Angesichts ihrer überlegenen Wirksamkeit verglichen mit konventionellen antiinflammatorischen Topika werden topische Glukokortikoide heute weit

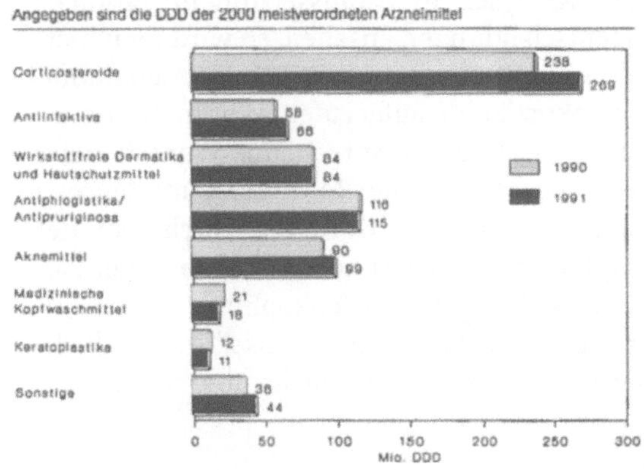

Abb. 1. Häufigkeit der Verordnung wichtiger Gruppen von Dermatika in der gesetzlichen Krankenversicherung in Deutschland 1992 (aus [6])

häufiger eingesetzt als jede andere Gruppe von Dermatika, also insbesondere als die sogenannten Antiphlogistika/Antipruriginosa, aber auch die Antiinfektiva und Vehikel (Abb.1). Unter den topisch applizierten Glukokortikoiden wiederum stehen die mittelstark und stark wirksamen Präparate ganz im Vordergrund [6].

Bedeutung der Nutzen-Risiko-Abschätzung

Setzt man Glukokortikoide nur für vergleichsweise kurze Zeit, also für etwa 2–3 Wochen, topisch ein, so wird man nur in der Minderzahl der Fälle mit unerwünschten Wirkungen zu rechnen haben. Bei insgesamt 5698 untersuchten Anwendungen eines topischen Glukokortikoids im Rahmen von Therapiestudien fand sich in 4,4% der Fälle eine unerwünschte Arzneimittelwirkung. Quantitativ im Vordergrund standen dabei Irritation (1,3%), Juckreiz, Brennen, Trockenheit und Schuppung sowie Bläschen. Hinweise auf Hautatrophie in Form von Etat craquelé oder Striae fand sich nur in 0,07 bzw. 0,03% der Patienten. Zudem waren unerwünschte Arzneimittelwirkungen bei Anwendung von mit Glukokortikoidpräparaten korrespondierenden Basiszubereitungen mit 6,7% sogar etwas häufiger [1]. Diese relativ geringe Häufigkeit der Hautatrophie ist aber zum einen vor dem Hintergrund der großen Zahl der Behandlungsfälle in der Praxis zu sehen und vor allem der bei den zu Rezidiven neigenden Erkrankungen Psoriasis vulgaris und atopischem Ekzem nicht selten viel größeren Anwendungsdauer und der geringeren Möglichkeiten der Qualitätssicherung (applizierte Menge und Lokalisation etc.) außerhalb von Therapiestudien.
Folgt man Hasford und Victor [7], die generell Risiko-Nutzen-Analysen als Voraussetzung für rationale Therapieentscheidungen ansehen, so wird man hierzu auch im Zusammenhang mit dem Gebrauch topischer Glukokortikoide aufgerufen sein. In der Praxis spielt zudem auch der entsprechende Wunsch vieler Patienten eine wesentliche Rolle. In Zentraleuropa steht, anders als in den USA, die Furcht vor der Hautatrophie im Vordergrund. In ausgeprägten Fällen kann sie sich sogar als Kortikophobie äußern, einer übersteigerten Furcht mit konsekutiver Ablehnung des Glukokortikoidgebrauchs überhaupt.

Nichthalogenierte Doppelester

Seit mehr als einem Jahrzehnt liegt der Schwerpunkt in der Neuentwicklung von topischen Glukokortikoiden nicht mehr auf der Entwicklung noch potenterer topischer Glukokortikoide als dem 3fach halogenierten Clobetasolpropionat. Vielmehr bemüht man sich, durch Abwandlungen des Glukokortikoidgrundkörpers, des Cyclopentanoperhydrophenanthrens, zu Substanzen zu gelangen, die deutlich stärker wirksam sind als das initial eingeführte Hydrokortison, ohne zugleich die Haut stärker zu verdünnen als diese Substanz. Als wegweisend hat sich dabei chemisch die gleichzeitige Einfügung von 2 Säuren im Sinne der Veresterung in Position 17 und 21 erwiesen, bei gleichzeitigem Verzicht auf Halogenierung. Aus dem Hydrokortison konnten auf diese Weise das Hydrokortisonaceponat und Hydrokortisonbuteprat gewonnen werden, aus dem Prednisolon das Prednicarbat sowie das 6-Methylprednisolonaceponat. Prednicarbat wurde dabei zuerst in die Therapie eingeführt. Hydrokortisonaceponat und Hydrokortisonbuteprat sind nachgefolgt. 6-Methylprednisolonaceponat steht derzeit ebenfalls vor der Einführung in Deutschland und ist in Österreich bereits eingeführt [14].

Vergleichende Bewertung der Hautverdünnung als wesentlicher unerwünschter Wirkung

Will man die hautverdünnende Wirkung von topischen Glukokortikoiden vergleichend untersuchen, so sollten standardisierte Bedingungen gewährleistet sein. Dies ist am ehesten bei gesunden Probanden zu erreichen. Ihnen wiederum wird man unter ethischen Gesichtspunkten kaum eine dauerhafte Schädigung im Sinne der permanenten, nicht reversiblen Hautverdünnung, also der eigentlichen Hautatrophie, etwa in Form atrophischer Striae, zumuten wollen. Heute wissen wir, daß Hautverdünnung unter topischen Glukokortikoiden wesentlich früher eintreten kann, zu diesem Zeitpunkt ist in der Regel aber die Veränderung der Hautstruktur mit bloßem Auge nicht wahrnehmbar. Hier bietet sich der Einsatz eines nichtinvasiven diagnostischen Verfahrens in Form der 20-MHz-Sonographie an [28]. An der Münchner Hautklinik wurden in den letzten Jahren mehrere vergleichende Probandenstudien nach einem einheitlichen Schema durchgeführt. Jeweils erhielten 24 gesunde Probanden nach dem Zufallsprinzip blind 2 von 4 zu untersuchenden Zuberei-

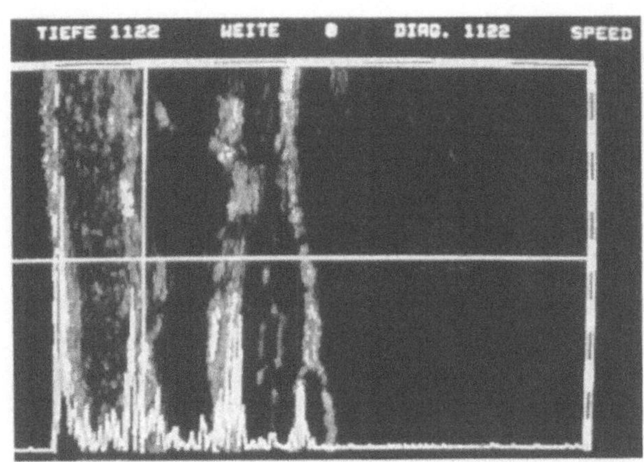

Abb. 2. Sonographisches Bild der Haut vor 6wöchiger Anwendung von Betamethasonvalerat (B-Modus, A-Modus-Bild superponiert). Aus [15]

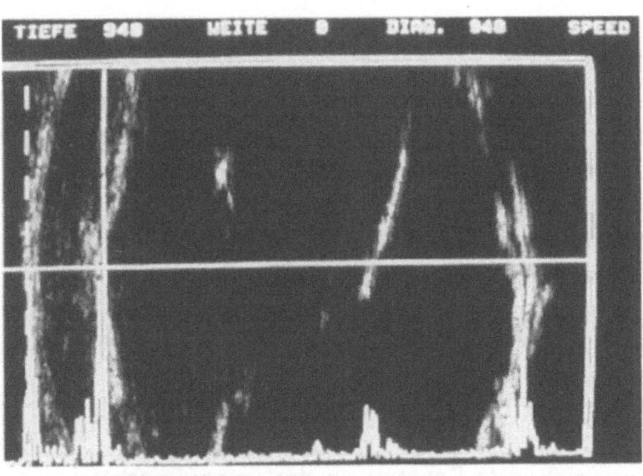

Abb. 3. Sonographisches Bild der Haut nach 6wöchiger Anwendung von Betamethasonvalerat (B-Modus, A-Bild superponiert). Aus [15]

tungen. 0,1–0,2 ml der handelsüblichen wirkstoffhaltigen oder wirkstofffreien Zubereitungen unterschiedlicher Form wurden morgens und abends am Vorderarm proximal unterhalb der Ellenbeuge auf einem Feld von 4 × 4 cm appliziert. Die Gesamtdicke von Epidermis und Korium wurde mit dem DUB-20-System (Taberna pro medicum, Lüneburg) erfaßt. Mit Hilfe des B-Modus wurden geeignete Schnitte identifiziert, an denen dann mit dem A-Modus die eigentliche Messung vorgenommen wurde. Zu Vergleichszwecken wurde stets ein Vehikel mitgeführt sowie wenigstens eine hautverdünnende Glukokortikoidzubereitung. Die Abbildungen 2 und 3 zeigen ein Ultraschall-B-Bild mit superponiertem A-Bild vor und 6 Wochen nach Anwendung von Betamethason-17-valerat. Abbildung 4 zeigt die Entwicklung der Hautdicke unter Betamethason-17-valerat-Creme, 0,1 %ig, Clobetasol-17-propionat-Creme, 1 %ig, Prednicarbatcreme 0,25 %ig sowie dem korrespondierendem Vehikel. Die Messungen 1–3 wurden dabei vor Applikation vorgenommen, die Messungen 4–10 unter Anwendung, die Messung 11 drei Wochen nach Applikationsende. Die Messungen 4 und 6–10 geben die Situation jeweils im Wochenabstand nach Applikationsbeginn wieder. Es zeigte sich somit eine mäßige Hautverdünnung sowohl unter der 0,25 %igen Prednicarbatcreme wie der korrespondierenden Basiscreme. Eine stärkergradige Hautverdünnung wurde unter den beiden anderen Glukokortikoidzubereitungen beobachtet. Hinweise auf Unterschiede im statistischen Sinne ergaben sich zwischen den beiden letztgenannten und den beiden erstgenannten Zubereitungen spätestens

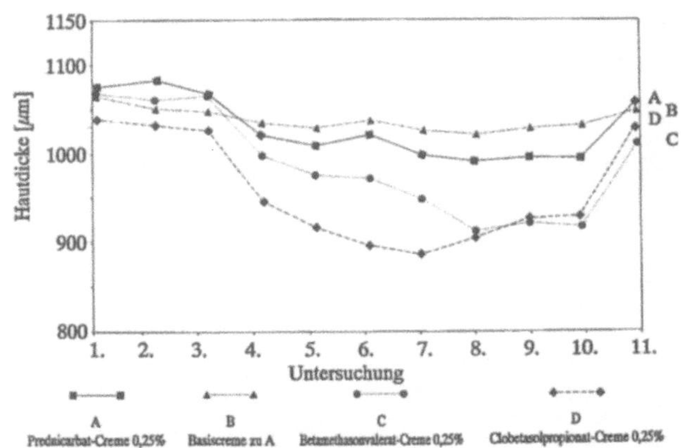

Abb. 4. Entwicklung der Hautdicke unter unterschiedlichen topischen Glukokortikoiden in Cremeform über der Zeit. Aus [15]

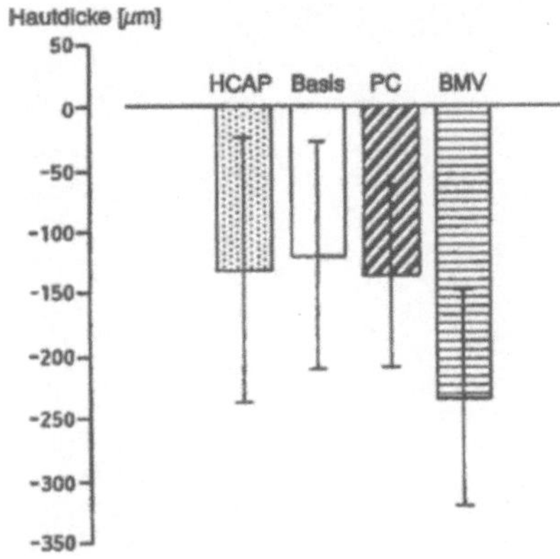

Abb. 5. Entwicklung der Hautdicke unter unterschiedlichen topischen Glukokortikoiden in Salbenform binnen 6 Wochen. Aus [11]

ab Tag 21 der Applikation; Hinweise auf Unterschiede zwischen Prednicarbatcreme und korrespondierender Basiscreme ergaben sich zu keinem Zeitpunkt [15]. Wie Abb. 5 ausweist, konnten entsprechende Befunde für Prednicarbat und Betamethason-17-valerat auch bei Einsatz der Salbenform erhoben werden. Hydrokortisonaceponatsalbe, 0,1 %ig, erwies sich als ebenfalls nicht wesentlich stärker hautverdünnend als das korrespondierende Vehikel [11].

Vergleichende Bewertung der unerwünschten Wirkung in vitro

Lange Zeit wurde den obigen In-vivo-Untersuchungsergebnissen von vielen die klinische Relevanz abgesprochen, insbesondere unter dem Aspekt der relativ raschen Reversibilität der Veränderungen nach Einstellung der Arzneistoffapplikation. Die nachweisbare Hautverdünnung wurde als temporäre Beeinflussung des Wasserhaushaltes aufgefaßt, ohne daß man eine wesentliche Beeinflussung der Fibroblastenfunktion konzedieren wollte. Dabei hatte sich schon in der frühen Phase der Beurteilung der nichthalogenierten Doppelester ein Unterschied zwischen Prednicarbat und herkömmlichen topischen Glukokortikoiden aufzeigen lassen [8]. Derartige Untersuchungen wurden in letzter Zeit mit unterschiedlichen In-vitro-Assays durchgeführt. Dabei wurde unter anderem bei Fibroblasten des Menschen in vitro der Einfluß von Hydrokortison, Hydrokortisonbuteprat, Prednicarbat sowie Betamethason-17-valerat und Desoximethason vergleichend untersucht unter morphologischen wie funktionellen Aspekten. Erfaßt wurde die Form der Fibroblasten, ihr Teilungsverhalten und die chemotaktische Aktivität. Die Abbildungen 6 und 7 zeigen die unterschiedliche Konfiguration von Fibroblasten in An-

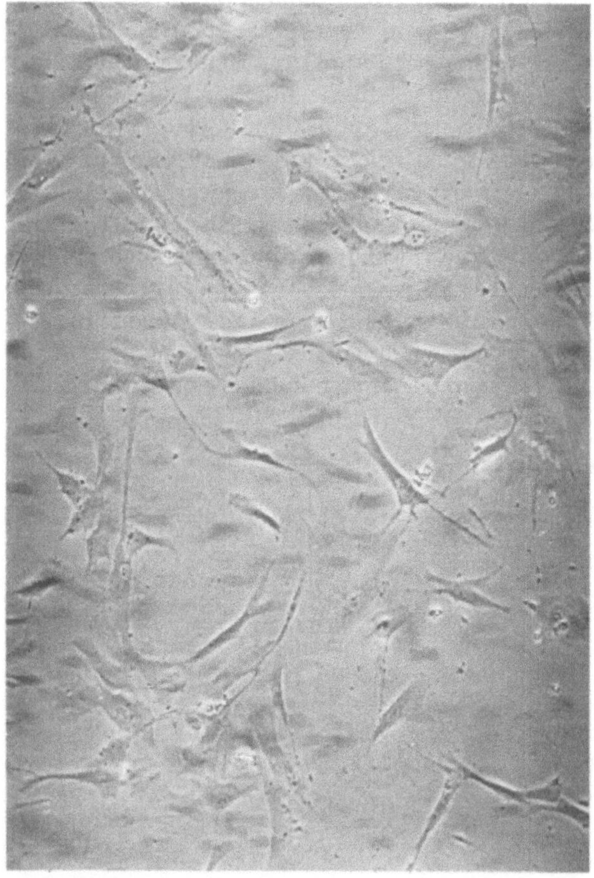

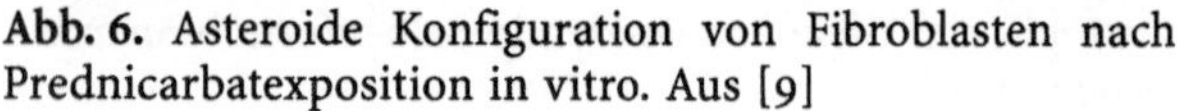

Abb. 6. Asteroide Konfiguration von Fibroblasten nach Prednicarbatexposition in vitro. Aus [9]

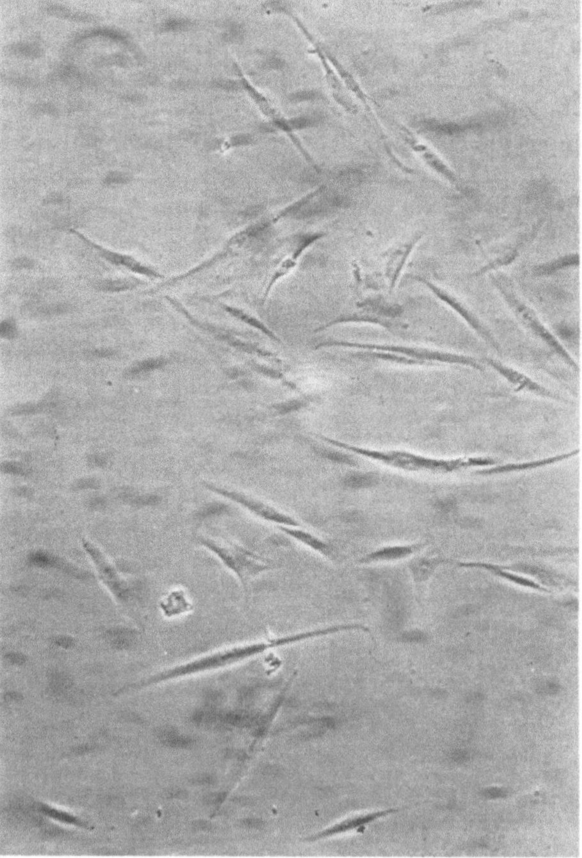

Abb. 7. Fusiforme Konfiguration von Fibroblasten nach Betamethasonvaleratexposition in vitro. Aus [9]

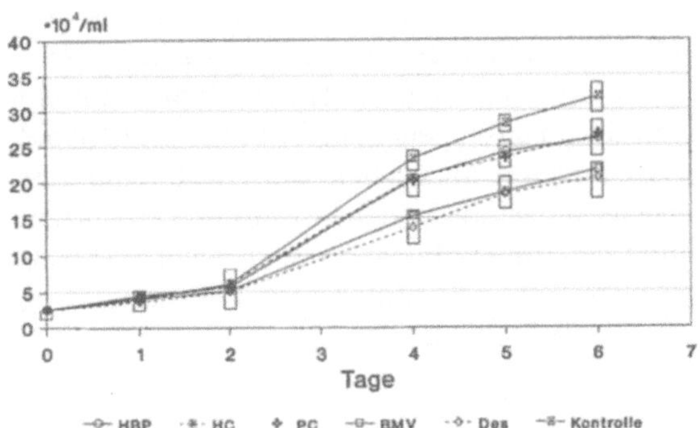

Abb. 8. Proliferation von Fibroblasten in Gegenwart von 10^{-9} M unterschiedlicher topischer Glukokortikosteroide in vitro. Aus [9]

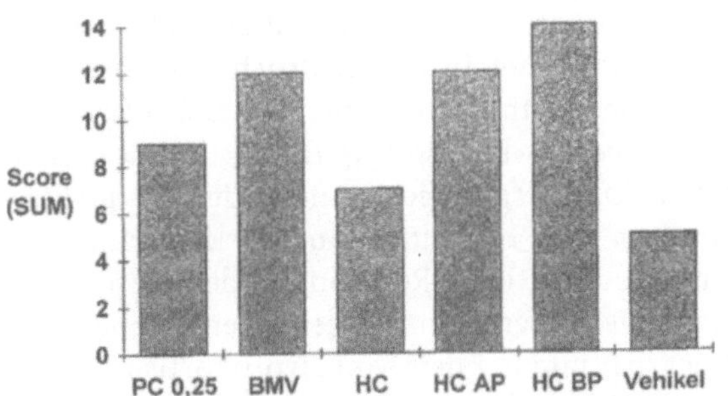

Abb. 10. Summen der Scores für Abblassung im UV-Erythemtest mit unterschiedlichen topischen Glukokortikoiden. Aus [25]

wesenheit von Prednicarbat und Betamethason-17-valerat. Während unter Prednicarbat noch die typische asteroide Konfiguration vorherrscht, finden sich unter Betamethason-17-valerat im wesentlichen fusiforme (spindelförmige) Elemente. Abbildung 8 zeigt die Proliferation der Fibroblasten über die Zeit in Abhängigkeit von der Art des beigefügten Glukokortikoids in Anwesenheit von 10^{-9} M. Abbildung 9 zeigt die Beeinflussung der Chemotaxis in Abhängigkeit von der Konzentration (10^{-9} bzw. 10^{-5} M). In vitro ist somit noch eine Restwirkung der nichthalogenierten Doppelester zu erkennen, diese hebt sich aber deutlich von der der konventionellen Vergleichspräparate ab [9]. Entsprechende Ergebnisse wurden im Neutralrotfreisetzungstest mit humanen Fibroblasten und Keratinozyten gewonnen. In bezug auf den Prozentsatz lebender Zellen bei Anwesenheit unterschiedlicher herkömmlicher und neuartiger Glukokortikoide zeigte sich statistisch ein Hinweis auf Unterschied im Fibroblastensystem zugunsten von Hydrokortison wie Hydrokortisonaceponat verglichen mit Betamethasonvalerat und Desoximethason [17].

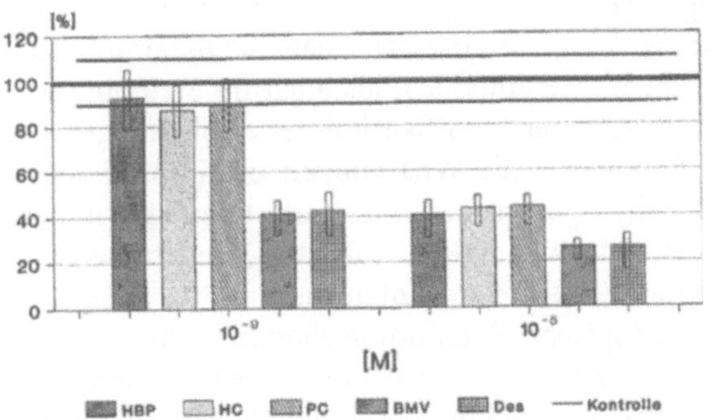

Abb. 9. Beeinflussung der Fibroblastenchemotaxis in Gegenwart von 10^{-9} M und 10^{-5} M in vitro. Aus [9]

Vergleichende Bewertung erwünschter Wirkungen: antiinflammatorische Potenz

Die Bewertung topischer Glukokortikoide im Vergleich sollte idealerweise im Rahmen von kontrollierten Blindstudien bei wichtigen Zielerkrankungen wie atopischem Ekzem und Psoriasis vulgaris erfolgen. Da dies in der Praxis bei einer größeren Zahl von Glukokortikoiden aber letztlich kaum durchführbar ist, hat man sich darauf verständigt, bezüglich der Bewertung der antiinflammatorischen Potenz auf einige humane Entzündungsmodelle zurückzugreifen [2]. Im Mittelpunkt stehen dabei der Abblassungstest nach McKenzie und Stoughton [23] sowie der UV-Erythemtest nach Ljunggren und Möller [21]. Dabei wurde der Abblassungstest sowohl offen wie auch – wie von den meisten bevorzugt – okklusiv durchgeführt. Abbildung 10 zeigt die Summen der Scores für die Abblassung unter Hydrokortison, Hydrokortisonaceponat, Hydrokortisonbuteprat sowie Prednicarbat, des weiteren Betamethason-17-valerat und Vehikel. In etwa entsprechende Ergebnisse wurden auch im Abblassungstest gefunden, speziell bei Okklusion. Stets erwiesen sich die anderen untersuchten Glukokortikoide als wirksamer als Hydrokortison bzw. Vehikel [25].

Quantitative Nutzen-Risiko-Bewertung

Die oben dargestellten In-vivo-Daten zur Wirksamkeit und Verträglichkeit herkömmlicher und neuartiger Glukokortikoide erlauben es, erstmals Nutzen und Risiko quantitativ im Sinne eines Quotienten in Beziehung zu setzen. Setzt man so beispielsweise die klinischen Scores für Abblassung im okklusiv durchgeführten Vasokonstriktionstest mit der relativen Hautverdünnung in Prozent über 6 Wochen als Zähler bzw. Nenner in einem Bruch ein, so erhält man für Betamethason-17-valerat einen Wert von 1,0, für Prednicarbat und Hydrokortisonaceponat aber von 2,0. Es ergibt sich somit nicht nur qualitativ, sondern auch quantitativ ausdrückbar eine verbesserte Nutzen-Risiko-Relation bei dem von Prednisolon abgeleiteten nichthalogenierten Doppelester Prednicarbat und bei dem von Hydrokortison abgeleiteten Hydrokortisonaceponat, verglichen mit dem konventionellen Betamethason-17-valerat. Grundsätzlich entsprechende Werte erhält man auch bei Zugrundelegung der Score-Werte aus dem UV-Erythemtest [25].

Glukokortikoid-Antiinfektivum-Kombinationen

Speziell bei dem impetiginisierten oder mikrobiell belasteten atopischen Ekzem kann eine eigentlich nicht erregerbedingte entzündliche Dermatose durch die Anwesenheit eines Krankheitserregers, hier Staphylococcus aureus, aggraviert werden. Für derartige Fälle sind in der Vergangenheit wiederholt Glukokortikoid-Antiinfektivum-Kombinationen vorgeschlagen worden. Besonders gut untersucht und wissenschaftlich abgesichert ist die Sinnhaftigkeit der Kombination von Fluocinolonacetonid und Neomycin. Während der Erstbeschreiber eine Überlegenheit der Kombination gegenüber dem Glukokortikoidpräparat allein nur unter mikrobiologischen Aspekten aufzeigen konnte [22], ließ sich später auch eine klinische Überlegenheit nachweisen [19]. Derartige Kombinationen spielen auch heute noch in der Verordnung des praktizierenden Arztes eine wesentliche Rolle. Von daher stellte sich die Frage, ob die Kombination eines neuartigen Glukokortikoids wie Prednicarbat mit einem Antiinfektivum ebenfalls sinnvoll ist. Als Antiinfektivum wurde einem modernen Oberflächendesinfiziens vom Typ der quarternären Stickstoffverbindungen, Dodecyldimethylammoniumchlorid, unter allergologischen, aber auch mikrobiologischen Gesichtspunkten der Vorzug gegeben gegenüber einem Antibiotikum wie Neomycin. Im Rahmen einer vergleichenden Studie bei Patienten mit atopischem Ekzem mit mehr als 10^6 koloniebildenden Einheiten von Staphylococcus aureus/cm^2 zeigte sich kein wesentlicher Unterschied. In beiden Behandlungsgruppen kam es rasch, insbesondere in den ersten Tagen, zu einer wesentlichen Besserung des Krankheitsbildes; parallel hierzu nahm auch die Erregerzahl ab. Ausgeschlossen von dieser Studie waren Patienten, bei denen eine systemische Antibiotikatherapie klinischerseits als notwendig erachtet wurde. In den anderen Fällen von mikrobiell belastetem atopischem Ekzem ist somit davon auszugehen, daß das Glukokortikoid allein als indiziert anzusehen ist. Somit sollte eine bakterielle Superinfektion beim atopischen Ekzem im Sinne der Impetiginisation auch nicht mehr als Kontraindikation im Zulassungs-Zusammenhang angesehen werden [18].

Phytopharmaka als Alternativen zu topischen Glukokortikoiden

Gerade für diejenigen Patienten, die vom Konzept der neuartigen Glukokortikoide mit verbesserter Wirkungs-Nebenwirkungs-Relation [13] nicht überzeugt werden konnten, stellt sich die Frage nach einer Alternative. Derzeit wird das nichtsteroidale Antirheumatikum Bufexamac breit eingesetzt. Im UV-Erythemtest soll die Wirksamkeit bei etwa 60 % verglichen mit Hydrokortison liegen, die klinische Wirksamkeit gilt manchen Autoren zufolge in vergleichenden Untersuchungen als gesichert; die relative Häufigkeit der Sensibilisierung (0,1 %) darf aber nicht vernachlässigt werden [24]. Als wesentliche Alternative zu nichtsteroidalen Antirheumatika werden von Patienten, aber auch Ärzten Phytopharmaka mit antiinflammatorischer Komponente angesehen. Dabei wird ein breites Spektrum von pflanzlichen Zubereitungen erwogen. In Zentraleuropa werden Kamillen-, Hamamelis-, Aloe- und Arnika-Zubereitungen diskutiert. Insbesondere erscheinen Hamamelis-virginiana- und Chamomila-recutita-Zubereitungen erwägenswert [10]. Vor dem Hintergrund des besonders geringen Kontaktallergiepotentials wurden von mir bislang insbesondere Hamameliszubereitungen untersucht. In einer klinisch-experimentellen Studie erwies sich eine liposomenhaltige Cremeform mit 5 % Hamamelis-Destillat als besser wirksam als eine Grundlagenzubereitung, sowohl im UV-Erythemtest als auch im Strippingtest nach Wells, einer Modifikation des Abblassungstests [16]. Sollte sich die Wirksamkeit bestimmter topischer Phytopharmaka mit antiinflammatorischer Komponente auch in kontrollierten Blindstudien bei Patienten zeigen, so könnten diese Präparate ebenfalls als topische Entzündungshemmer mit verbesserter Wirkungs-Nebenwirkungs-Relation erscheinen. Es ist anzunehmen, daß sie als Alternative zu Hydrokortison, nicht aber zu mittelstarken topischen Glukokortikoiden in Betracht kommen.

Ausblick

In einer absehbaren Zukunft werden vermutlich drei neuartige topische Entzündungshemmer speziell unter dem Aspekt einer verbesserten Nutzen-Risiko-Relation Bedeutung gewinnen:

- Neu synthetisierte chemische Stoffe vom Typ der Glukokortikoide wie etwa nichthalogenierte Doppelester
- definierte Naturstoffgemische wie etwa Hamamelis-Destillat bzw. -Extrakt, insbesondere in adäquate Trägersysteme inkorporiert
- Klassische antiinflammatorische Wirkstoffe vom Typ der Glukokortikoide, inkorporiert in Trägersysteme wie Liposomen [12]

Literatur

1. Akers WA (1980) Risks of unoccluded topical steroids in clinical trials. Arch Dermatol 116: 786–788
2. Behrendt H, Korting HC (1990) Klinische Prüfung von erwünschten und unerwünschten Wirkungen topisch applizierbarer Glukokortikosteroide am Menschen. Hautarzt 41: 2–8
3. Carruthers JA, August PJ, Stoughton RCD (1975) Observations on the systemic effect of topical clobetasol propionate (Dermovate). Brit Med J 4: 203–204
4. Crowe FW, Fitzpatrick TB, Hooker SA, Olson R (1958) Tropical application of a new derivative of triamcinolone and treatment of skin diseases. J Invest Dermatol 31: 297–298
5. Epstein NN, Epstein WL, Epstein JH (1963) Atrophic striae in patients with inguinal intertrigo. Arch Dermatol 87: 450–457
6. Fricke U (1993) Dermatika. In: Schwabe U, Paffrath D (Hrsg) Arzneiverordnungsreport '92. Fischer, Stuttgart, S 169–194
7. Hasford J, Victor N (1987) Risk-benefit analyses of drugs: fundamental considerations and requirements from the point of view of the biometrician. Problems in the assessment of the combination of trimethoprim with sulfamethoxazole. Infection 15 (Suppl 5): 236–240
8. Hein R, Mauch C, Hatamochi A (1988) Influence of corticosteroids on chemotactic response and collagen metabolism of human skin fibroblasts. Biochem Pharmacol 37: 2723–2729
9. Hein R, Korting HC, Mehring T (1994) Differential effect of medium potent nonhalogenated double-ester-type and conventional glucocorticoids on proliferation and chemotaxis of fibroblasts in vitro. Skin Pharmacol 7: 300–306
10. Hörmann HP, Korting HC (1994) Evidence for the efficacy and safety of topical herbal drugs in dermatology, Part I. Anti-inflammatory agents. Phytomedicine 1: 161–171
11. Kerscher MJ, Korting HC (1992) Tropical glucocorticoid of the non-fluorinated double-ester type. Lack of atrophogenicity in normal skin as assessed by high-frequency ultrasound. Acta Derm Venereol (Stockh) 72: 214–216
12. Korting HC (1993) Liposomen-Dermatika. In: Braun-Falco O, Plewig G, Meurer M (Hrsg) Fortschritte der praktischen Dermatologie und Venerologie, Bd 13. Springer, Berlin, S 398–406
13. Korting HC, Maibach HI (eds) (1993) Topical glucocorticoids with increased benefit/risk ratio. Karger, Basel
14. Korting HC, Kerscher MJ, Schäfer-Korting M (1992) Topical glucocorticoids with improved benefit/risk ratio - do they exist? J Amer Acad Dermatol 27: 87–92
15. Korting HC, Vieluf D, Kerscher M (1992) 0.25% prednicarbate cream and the corresponding vehicle induce less skin atrophy than 0.1% betamethasone-17-valerate cream and 0.05% clobetasol-17-propionate cream. Eur J Clin Pharmacol 42: 159–161
16. Korting HC, Schäfer-Korting M, Hart H, Laux P, Schmid M (1993) Anti-inflammatory activity of hamamelis distillate applied topically to the skin. Influence of vehicle and dose. Eur J Clin Pharmacol 44: 315–318
17. Korting HC, Hülsebus E, Kerscher M, Greber R, Schäfer-Korting M (1995) Discrimination of the toxic potential of chemically differing tropical glucocorticoids using a neutralred release assay with human keratinocytes and fibroblasts. Brit J Dermatol (in press)
18. Korting HC, Zienicke H, Braun-Falco O et al. (1994) Modern topical glucocorticoids and anti-infectives for superinfected atopic eczema: do prednicarbate and didecyldimethylammoniumcloride form a rational combination? Infection 22:390–394
19. Leyden JJ, Kligman AM (1977) The case for steroid-antibiotic combinations. Brit J Dermatol 96: 179–187
20. Leyden JJ, Thew M, Kligman AM (1974) Steroid rosacea. Arch Dermatol 110: 619–622
21. Ljungren B, Möller H (1973) Influence of corticosteroids on ultraviolet light erythema and pigmentation in men. Arch Dermatol Forsch 248: 1–12
22. Lloyd KM (1969) The value of neomycin and topical corticosteroid preparation. South Med J 62: 94–96
23. McKenzie AW, Stoughton RB (1962) Method for comparing percutaneous absorption of steroids. Arch Dermatol 86: 608–610
24. Niedner R, Schöpf E (1993) Clinical efficacy of topical glucocorticoid preparations and other types of dermatics in inflammatory diseases, particularly in atopic dermatitis. In: Korting HC, Maibach HI (eds) Topical glucocorticoids with increased benefit/risk ratio. Curr Probl Dermatol, vol 21. Karger, Basel, pp 157–169
25. Schäfer-Korting M, Korting HC, Kerscher M, Lenhard S (1993) Prednicarbate activity and benefit/risk ratio in relation to other topical glucocorticoids. Clin Pharmacol Ther 54: 448–456
26. Smith JG Jr, Zawisza J, Blank H (1958) Triamcinolone acetonide: highly effective new topical steroid. Arch Dermatol 78: 643–645
27. Sulzberger MB, Witten VH (1952) Effect of topically applied compound F in selective dermatoses. J Invest Dermatol 19: 101–102

28. Tan C, Marks R, Payne P (1981) Comparison of xeroradiographic and ultrasound detection of corticosteroid induced dermal thinning. J Invest Dermatol 76: 126–128
29. Vermeer BJ, Heremans GFP (1974) A case of growth retardation and Cushing's syndrome due to excessive application of betamethasone-17-valerate ointment. Dermatologica 149: 299–304
30. Witten VH (1992) History. In: Maibach HI, Surber C (eds) Topical corticosteroids. Karger, Basel, pp 1–6

Hyposensibilisierung

Bernhard Przybilla, Franziska Ruëff und Peter Thomas

Einleitung

Die Hyposensibilisierung wird zumeist zurückgeführt auf die im Jahre 1911 von Noon publizierte Arbeit »Prophylactic inoculation against hay fever« [21]. Erste, wenig befriedigende Versuche einer solchen Therapie waren allerdings bereits 1900 in den USA von Curtis unternommen worden, der sich dabei auf noch ältere Erfahrungen stützte [34]. Ziel der Hyposensibilisierung ist es, durch wiederholte Gaben von zunehmenden Mengen relevanten Allergens gegenüber diesem klinische Toleranz zu erzeugen. Bei allergischen Erkrankungen vom Soforttyp galt die Hyposensibilisierung über Jahrzehnte als die Therapie der Wahl. Wesentliche Fortschritte der Pharmakotherapie allergischer Erkrankungen, Zweifel an der Wirksamkeit der Hyposensibilisierung sowie die Unklarheit über ihren Wirkmechanismus und nicht zuletzt auch Berichte über tödlich verlaufende anaphylaktische Nebenwirkungen der Behandlung haben in den vergangenen Jahren zu einer eher kritischen, bis zur völligen Ablehnung reichenden Einschätzung der Hyposensibilisierung geführt. Im folgenden sollen aktuelle Vorstellungen zum Wirkmechanismus und zum Stellenwert der Hyposensibilisierung dargelegt und wesentliche Aspekte der praktischen Durchführung angesprochen werden. Ausführliche Positionspapiere zur Hyposensibilisierung [16], insbesondere auch bei Hymenopterengiftallergie [19], wurden kürzlich publiziert.

Wirkmechanismus

Der Wirkmechanismus der Hyposensibilisierung ist bisher nicht geklärt, das Verfahren immer noch empirisch. Im Zusammenhang mit der Behandlung können vielfältige Effekte auf die zelluläre und humorale Immunität sowie die Mediatorfreisetzung nachgewiesen werden. Eine Auswahl möglicher Wirkmechanismen ist nebenstehend aufgeführt. Welche der beobachteten Effekte unmittelbar die klinische Wirksamkeit der Behandlung bedingen und welche lediglich als Epiphänomene der Antigenzufuhr oder einer veränderten Reaktivität anzusehen sind, ist bislang offen.

Bisher ist es nicht möglich, anhand immunologischer Effekte beim individuellen Patienten den klinischen Erfolg der Hyposensibilisierung abzuschätzen. Als derartiger Erfolgsparameter immer wieder herangezogen wurden insbesondere die im Verlauf einer Hyposensibilisierung im Serum auftretenden allergenspezifischen Immunglobulin(Ig)-G-Antikörper, die bereits vor mehr als 50 Jahren als blockierende Antikörper nachgewiesen wurden [5]. Sie können in bestimmten In-vitro- und In-vivo-Modellen antigeninduzierte IgE-vermittelte Reaktionen inhibieren. Ein Zusammenhang zwischen dem Titer

Mögliche Wirkmechanismen der Hyposensibilisierung

Induktion von IgG-Antikörpern (Subklasse?)
- blockierend antigenspezifisch
- die IgE-Synthese hemmend
- die Mediatorfreisetzung hemmend

Sekretorische Antikörper (IgA, IgG?)

Antiidiotypische Antikörper

Induktion von Suppressorzellen

Hemmung von Helferzellen

Induktion von B-Zell-Toleranz

Abnahme der »releasability«

Verminderung der chemotaktischen Aktivität für Eosinophile oder Neutrophile

Abnahme der IgE-Rezeptor-Expression auf Lymphozyten

Verminderte Produktion von IL-2 nach Allergenstimulation

Abnahme der Bildung von histaminfreisetzendem Faktor

Verschiebung der TH2-artigen Immunantwort zu einer TH1-ähnlichen Reaktion

an spezifischem IgG und dem klinischen Erfolg der Behandlung besteht jedoch nicht. Bei hyposensibilisierten, insektengiftallergischen Patienten, die bei Stichprovokationstests weiterhin systemisch reagierten, wurden sogar höhere Konzentrationen an spezifischen IgG-Antikörpern gefunden als bei solchen, die geschützt waren [20]. Das Fehlen einer quantitativen Beziehung bedeutet jedoch nicht, daß allergenspezifische IgG-Antikörper für die Wirksamkeit der Hyposensibilisierung unbedeutend sind: So gelang es beispielsweise, durch Kombination der Hyposensibilisierung mit der Gabe allergenspezifischer IgG-Antikörper den Behandlungserfolg zu verbessern [3] bzw. die Häufigkeit von Therapienebenwirkungen zu vermindern [27].
Die IgE-vermittelte allergische Reaktion an Haut und Schleimhäuten ist gekennzeichnet durch eine Sofortreaktion, der über hierbei freigesetzte Mediatoren eine verzögert einsetzende, längerfristig anhaltende, durch die Einwanderung von Lymphozyten, Makrophagen und eosinophilen, neutrophilen sowie basophilen Granulozyten gekennzeichnete Entzündungsreaktion folgt. Diese verzögerte Phase der Soforttypreaktion ist mit der Erkrankungsschwere enger verknüpft, als die eigentliche Sofortreaktion [13]. Sie geht mit einer gesteigerten Schleimhautreagibilität einher. Interessanterweise ist der Hyposensibilisierungserfolg bei Asthma mit verzögerter bronchialer Reaktion besser [17], bei Rhinitis allergica korrelierte er mit der Abnahme der verzögerten Soforttypreaktion im Hauttest [24]. Die Wirksamkeit der Hyposensibilisierung scheint somit bei respiratorischen allergischen Erkrankungen mit der Beeinflussung der chronischen entzündlichen Reaktion verknüpft zu sein. Neuere Befunde zeigen im Zusammenhang mit der Behandlung auch eine Verschiebung des durch Allergeninjektion induzierten Infiltrates von einem TH2-Muster zu einem TH1-ähnlichen Muster [37]. Dies könnte die örtliche IgE-Bildung, damit die Mediatorfreisetzung und schließlich die entzündliche Reaktion selbst reduzieren. Die bei respiratorischen allergischen Erkrankungen erhobenen Befunde geben allerdings keine unmittelbaren Hinweise darauf, wie die Hyposensibilisierung bei Insektengiftanaphylaxie wirkt. Insgesamt ist anzunehmen, daß der Hyposensibilisierungserfolg nicht auf isolierte Effekte zurückgeführt werden kann, sondern daß diese im immunologischen Regelkreis untereinander in Zusammenhang stehen.

Wirksamkeit

Offensichtliches Ziel der Hyposensibilisierung ist die Aufhebung oder zumindest Abschwächung der durch Allergenexposition induzierten klinischen Reaktion. Ein Kriterium des Therapieerfolges ist die Symptomatik unter natürlichen Expositionsbedingungen, die indirekt auch über den Medikamentenverbrauch erfaßt werden kann; über die eigentlichen Beschwerden hinaus muß die Lebensqualität des Patienten Beachtung finden, die nicht zuletzt durch die Notwendigkeit fortgesetzter Pharmakotherapie eingeschränkt sein kann [16].
Der Wirksamkeitsnachweis hat grundsätzlich für jeden Allergenextrakt und für jedes Krankheitsbild gesondert zu erfolgen. Bei der Interpretation von Studienergebnissen, die anhand der Auswertung von Symptomtagebüchern gewonnen werden, ist zu beachten, daß die klinische Symptomatik unter natürlichen Bedingungen von dem nicht ohne weiteres erkennbaren Grad der Allergenexposition abhängt. Beispielsweise kann geringer Pollenflug die Wirksamkeit der Hyposensibilisierung in plazebokontrollierten Studien maskieren [39]. Mangelnde Allergenexposition vermag, neben anderen Faktoren, die nicht selten hohe »Wirksamkeit« auch der Plazebotherapie in kontrollierten Studien zu erklären [22]. Standardisierte Provokationstests am Reaktionsorgan erscheinen grundsätzlich aussagestärker, sind aufgrund ihres artifiziellen Charakters jedoch nicht unumstritten [16].
Zahlreiche kontrollierte Studien haben gezeigt, daß die subkutane Hyposensibilisierung bei Atemwegserkrankungen durch Aeroallergene wirksam ist [22, 23, 32, 33]. Die Erfolgsraten sind von Studie zu Studie unterschiedlich, insgesamt kann man von einer Wirksamkeit bei 70–85 % der Behandelten ausgehen. Ausreichend belegt ist die Wirksamkeit allerdings nur für einige wenige Allergene: bei Rhinitis allergica für Gräser-, Birken-, Beifuß-, Ragweed-, Mountain-Cedar- und Hausstaubmilbenallergene, bei Asthma für Gräser-, Hausstaubmilben- und Katzenallergene; bei tierallergeninduziertem Asthma besserte Hyposensibilisierung auch die rhinokonjunktivalen Beschwerden [7, 16]. Wenige Studien belegen die Wirksamkeit bei polleninduzierten Augenbeschwerden [16]. Eine Behandlung mit nicht kommerziell erhältlichen, standardisierten Schimmelpilzextrakten war bei respiratorischen Beschwerden wirksam [7, 16]. Es konnte auch gezeigt werden, daß Hyposensibilisierung die unspezifische bronchiale Hyperreagibilität reduziert [10], was für das

klinische Gesamtbild nicht unerheblich ist. Eine wichtige, aber bislang nicht eindeutig geklärte Frage ist, ob durch Hyposensibilisierung das Fortschreiten einer allergischen Rhinokonjunktivitis zu einem Asthma bronchiale verhindert werden kann. Eine persönliche Mitteilung von J. Bousquet läßt dies möglich erscheinen [16]: von 500 Patienten mit Rhinitis litten bei Untersuchung nach 5 Jahren an Asthma 5 % der mit Hyposensibilisierung, 12 % der mit H_1-Blockern und 23 % der mit Plazebo Behandelten.
Besonders effektiv ist die Hyposensibilisierung bei Patienten mit systemischen anaphylaktischen Insektenstichreaktionen als Folge einer IgE-vermittelten Soforttypallergie. Eine vollständige Schutzwirkung durch Hyposensibilisierung kann hier in 80–100 % erreicht werden [26].
Wie lange die Wirkung einer Hyposensibilisierung nach Absetzen bestehen bleibt, ist bisher nicht sicher bekannt. Nach Beendigung einer erfolgreichen Hyposensibilisierung mit Gräser-/Roggenpollen wegen respiratorischer Beschwerden waren nach 4 Jahren in 32,8 % Rezidive aufgetreten [6], bei Patienten mit allergischer Rhinitis durch Gräserpollen wurde mehr als 6 Jahre nach Behandlungsende noch ein positiver Effekt gefunden [18]. Bei Therapie mit perennialen Aeroallergenen ist ein dauerhafter Erfolg nach Absetzen allerdings zweifelhaft [4]. Bei Hymenopterengifthyposensibilisierung waren 1–5 Jahre nach Therapieende 80–100 % der Patienten bei neuerlichen Stichen weiterhin geschützt [25]. Treten nach Hyposensibilisierungsende wieder Symptome auf, so ist gegebenenfalls erneut zu behandeln.
Der Stellenwert der subkutanen Hyposensibilisierung in der Behandlung bestimmter Krankheitsbilder ist somit befriedigend belegt. Für viele sonstige Anwendungen von Hyposensibilisierungsverfahren trifft dies nicht zu. Zwar fand sich bei atopischem Ekzem in unkontrollierten Studien ein günstiger Effekt [11, 30], die Hyposensibilisierung ist bei dieser Indikation bislang jedoch als experimentell anzusehen und für die Routine nicht zu empfehlen [16]. Ähnlich bewertet wird die Hyposensibilisierung bei Nahrungsmittelallergie [16]. Auch genügen orale, sublinguale oder topische (nasale oder bronchiale) Hyposensibilisierungsmethoden trotz einiger günstiger Studienergebnisse gegenwärtig den Anforderungen an eine wissenschaftlich fundierte Therapie nicht [16]. In gut begründeten Einzelfällen wird aber eine orale Hyposensibilisierung (beispielsweise bei Nahrungsmittelallergie [40] oder respiratorischer Allergie durch Hausstaubmilben [8]) unter kritischer Beobachtung von Krankheitsverlauf und Behandlungseffekt vertretbar sein. Grundsätzlich sollten derartige Verfahren derzeit sorgfältig angelegten klinischen Studien vorbehalten bleiben.

Indikation zur Hyposensibilisierung

Voraussetzung jeder Hyposensibilisierung ist, daß die Wirksamkeit für das jeweilige Krankheitsbild und das jeweilige Allergen belegt ist. Wird hiervon in besonderen Einzelfällen abgewichen, dann erfordert eine solche experimentelle Therapie eine besondere Begründung und außerordentlich kritische Sorgfalt.
Die Indikation zur Hyposensibilisierung darf weiter nur gestellt werden, wenn eine Reihe von Bedingungen erfüllt ist: das zu behandelnde Krankheitsbild muß schwer sein (z. B. wesentliche Beeinträchtigung der Lebensführung, Schockgefahr) oder Progredienz zu einem schweren Krankheitsbild (z. B. Entwicklung von Asthma) erkennen lassen. In solchen Fällen sollte die Behandlung möglichst früh im Krankheitsverlauf begonnen werden, da es bisher unklar ist, inwieweit Pharmakotherapie über die Symptombesserung hinaus einen langfristigen Krankheitsverlauf günstig beeinflussen kann. Es muß nachgewiesen sein, daß die Symptomatik ausschließlich oder überwiegend auf einer IgE-vermittelten allergischen Reaktion gegenüber einem nicht ausreichend meidbaren Allergen beruht. Zum Nachweis der Relevanz eines Allergens sind über Anamnese, Hauttests und die Bestimmung spezifischer IgE-Antikörper hinaus häufig Provokationstests erforderlich. Bei Hymenopterengiftallergie ist allerdings eine diagnostische Stichprovokation bei nicht hyposensibilisierten Patienten nicht möglich (Risiko lebensbedrohlicher Reaktionen!).
Mit Tierallergenen, die prinzipiell meidbar sind, sollte allenfalls dann hyposensibilisiert werden, wenn der Patient bereits bei Alltagskontakten mit allergenkontaminierten Tierhaltern oder in Räumen, in die das Allergen durch solche Personen transferiert wurde, wesentliche Beschwerden hat. Wird in Ausnahmefällen trotz des Grundsatzes der Allergenkarenz bei beruflichen allergischen Erkrankungen eine Hyposensibilisierung mit Berufsallergenen (z. B. Mehl, Tierallergene) versucht, so sind Risiken und eingeschränkte Erfolgsaussichten dem Patienten klar darzulegen. Es ist darauf hinzuweisen, daß ein häufig zur Indikationsstellung bei Insektengiftallergie verwendetes Score-System, in dem Schweregrad der Reaktion, Hauttest- und RAST-Ergebnisse mit zu addierenden Punkten bewertet wer-

den, ungeeignet ist; eine Hyposensibilisierung ist grundsätzlich bei allen Patienten mit systemischen anaphylaktischen Insektenstichreaktionen angezeigt [25].
Dauerhafte Kontraindikation der Hyposensibilisierung sind (schwere) Herz- oder Kreislauferkrankungen (wegen erhöhter Risiken im Falle des Auftretens systemischer anaphylaktischer Reaktionen), immunpathologische Erkrankungen und maligne Neoplasien (aufgrund der nicht auszuschließenden Möglichkeit einer ungünstigen Wirkung der Modulation des Immunsystems), für die klinische Symptomatik wesentliche irreversible Schäden am Reaktionsorgan sowie eine fehlende Compliance [16] (Übersicht 2). Bei Patienten mit einer potentiell lebensbedrohlichen Insektengiftallergie sind die Kontraindikationen sehr sorgfältig gegen das Risiko neuerlicher Stichreaktionen abzuwägen. In vielen Fällen wird zumindest bei Patienten mit Herz- oder Kreislauferkrankungen eine Hyposensibilisierung dennoch angezeigt sein.
Nur zeitweise bestehende oder durch geeignete Maßnahmen behebbare Kontraindikationen der Behandlung sind in Übersicht 2 aufgelistet. Es ist anzumerken, daß während einer Schwangerschaft eine Hyposensibilisierung nicht begonnen wird, eine bis dahin gut vertragene Therapie aber, insbesondere bei Insektengiftallergie, fortgeführt werden kann. Weiterhin ist bei Kindern unter 5 Jahren eine dringlich angezeigte Hyposensibilisierung (z.B. mit Insektengiften) durchführbar, sofern der Therapeut mit der Behandlung anaphylaktischer Reaktionen in dieser Altersgruppe vertraut ist.

Kontraindikationen der Hyposensibilisierung

Dauerhafte Kontraindikationen
- Immunpathologische Erkrankungen
- Maligne Neoplasien
- (Schwere) Herz- oder Kreislauferkrankungen[a]
- Fortgeschrittene irreversible Schäden am Reaktionsorgan
- Fehlende Compliance

Zeitweise oder behebbare Kontraindikationen
- Wesentliche Allergenkontakte (auslösende Allergene oder andere potente Allergene)
- Instabilität der behandelten Erkrankung (gegebenenfalls ausreichende Pharmakotherapie erforderlich)
- Infekte, sonstige Allgemeinerkrankungen
- Stärkere körperliche Belastungen (z.B. Sport, üppige Mahlzeiten)
- Impfungen
- Bestimmte Pharmaka (v.a. β-Blocker, ACE-Hemmer, wesentlicher Alkoholgenuß)
- Schwangerschaft[b]
- Lebensalter unter 5 Jahren[a]

[a] Bei dringlicher Indikation (insbesondere Insektengiftallergie) Ausnahme möglich.
[b] Eine gut vertragene Erhaltungstherapie kann fortgeführt werden.

Nebenwirkungen

Die gebräuchlichen Allergenextrakte sind hinsichtlich ihrer Toxizität unbedenklich [31]. Bedeutsame Nebenwirkungen sind ganz überwiegend auf den Allergencharakter der injizierten Lösung zu beziehen; wesentliche Nebenwirkungen sind oben angeführt.
Die praktisch wichtigste Nebenwirkung der Hyposensibilisierung ist die potentiell lebensbedrohliche systemische anaphylaktische Reaktion. Andere Nebenwirkungen sind selten oder klinisch von geringerem Krankheitswert, dürfen aber - selbst wenn sie ungewöhnlich sind (z.B. Perikarditis [28]) - nicht übersehen werden. Systemische anaphylaktische Reaktionen treten bei Behandlung mit Aeroallergenen etwa bei 4–15 % der Patienten bzw. bei 0,1–1 % der Injektionen auf [31]. Bei Hymenopterengifthyposensibilisierung wurden in Studien mit größeren Patientenzahlen derartige Nebenwirkungen bei bis zu knapp 40 % der Behandelten beobachtet [26].
In den Jahren 1981–1988 wurden in Westdeutschland 22 im Zusammenhang mit einer Hyposensibilisierung aufgetretene Todesfälle gemeldet, von denen 21 auf Verstöße gegen grundlegende Behandlungsregeln zurückgeführt wurden [35].
Ausschlaggebend für die Vermeidung eines tödlichen Ausgangs systemischer anaphylaktischer Nebenwirkungen sind die Einhaltung einer mindestens 30minütigen Nachbeobachtungszeit nach Injektion, die Kenntnis initialer Anaphylaxiesymptome beim Patienten und die sofortige Verfügbarkeit einer Notfallbehandlung. Im Behandlungsbereich muß eine geeignete Notfallausrüstung (s. S. 275) vorhanden sein, die Mitarbeiter müssen durch Notfallübungen auf schwere Reaktionen vorbereitet werden. Bei rascher und adäquater Behandlung nach den gängigen Regeln [30] sind auch schwere anaphylaktische Reaktionen zu beherrschen; gegebenenfalls sollte man nicht zögern, bei schweren Verläufen nach Sicherung der Vitalfunktionen externe Hilfe anzufordern (Notarzt). Wegen der Möglichkeit des Wiederauftre-

Nebenwirkungen der Hyposensibilisierung

Örtlich
Allergische Lokalreaktion: Erythem, Ödem
Juckreiz, Schmerz
Infektion
Granulom
Pseudolymphom

Systemisch
Anaphylaktisch
Generalisierter Pruritus, Urtikaria, Konjunktivitis, Rhinitis, Asthma bronchiale, Tachykardie, Blutdruckabfall, gastrointestinale Symptome, Schock

Unspezifisch
Kopfschmerz, Schwindel, Abgeschlagenheit, Unruhe

Serumkrankheit
Arthralgie, Fieber, Lymphknotenschwellung, Neuritis (zumeist in Verbindung mit gesteigerter und längerfristig persistierender Lokalreaktion)

Exazerbation eines atopischen Ekzems

Ungewöhnliche Nebenwirkungen
(z. B. Perikarditis, Bradykardie)

tens systemischer Symptome einige Stunden nach einer akuten Reaktion müssen zumindest Patienten mit schweren Symptomen ausreichend lange klinisch nachbeobachtet werden.
Eine Beobachtungszeit von 30 min nach Allergeninjektion ist im allgemeinen ausreichend [16], später auftretende Allgemeinreaktionen sind jedoch möglich [9]. Hierüber muß der Patient informiert sein. Eine Verlängerung der gebräuchlichen Nachbeobachtungszeit wurde für folgende Situationen angeraten: Schnellhyposensibilisierung, instabiles Asthma (möglicherweise Asthma überhaupt), saisonale Symptomverschlechterung, hochgradige Sensibilisierung [36]. Beachtenswert ist, daß in 14 von 17 Todesfällen bei Hyposensibilisierung, über die aus den USA berichtet wurde, eine respiratorische Insuffizienz in Zusammenhang mit dem Todeseintritt stand; dies unterstreicht die Bedeutung von Asthma als Risikofaktor [29].
Zur Verhinderung von allergischen Nebenwirkungen der Behandlung ist die prophylaktische Anwendung eines Antihistaminikums vor jeder Hyposensibilisierungsinjektion in der Diskussion [12]. Offensichtlich werden hiervon allerdings nur Hautreaktionen beeinflußt, nicht jedoch weiterreichende Symptome [2].
In den seltenen Fällen wiederholter systemischer anaphylaktischer Reaktionen im Behandlungsverlauf ist eine kritische Analyse der Einzelsituation erforderlich. Begünstigende Faktoren wie Begleitsensibilisierungen (Aeroallergene, Nahrungsmittel), Fokalinfekte, Schilddrüsenerkrankungen oder Mastozytose sowie die Anwendung während einer Hyposensibilisierung nicht zulässiger Arzneistoffe (z. B. β-Blocker) sollten als möglicherweise bedeutsam in Betracht gezogen werden. Ist dies nicht weiterführend, so wird bei respiratorischen Erkrankungen die Hyposensibilisierung zumeist abzubrechen sein. Bei Insektengiftallergie ist eine Erhöhung der Erhaltungsdosis, gegebenenfalls auch eine Vorbehandlung mit Antihistaminika manchmal erfolgreich; gelingt die Therapie immer noch nicht, so ist mit der niedrigsten tolerierten Dosis, sofern diese mindestens 50 μg Insektengift/4 Wochen beträgt, zu behandeln.

Minimalausstattung zur Behandlung von systemischen Reaktionen. (Nach [16])

Stethoskop
Blutdruckmeßgerät
Stauschlauch, Spritzen, Injektionsnadeln
Adrenalin zur Injektion/zur Inhalation
Antihistaminika zur Injektion/zur oralen Gabe
Theophyllin zur Injektion
Glukokortikosteroide zur Injektion/zur oralen Gabe
β-Mimetika zur Inhalation/zur Injektion

Nach Möglichkeit außerdem
Sauerstoff
Infusionslösungen

Praktisches Vorgehen

Die Praxis der Hyposensibilisierung wird in verschiedenen Positionspapieren im einzelnen dargestellt [1, 16]. Hier kann nur auf einige wesentliche Punkte eingegangen werden.
Der Patient ist über die Erfolgsaussichten, den Ablauf und die Risiken der Hyposensibilisierung sowie die Alternativen einer ausschließlichen Pharmakotherapie aufzuklären. Zur Hyposensibilisierungsbehandlung ist eine schriftliche Einverständniserklärung des Patienten erforderlich, in der zweckmäßigerweise auch die Aufklärung dokumentiert wird. In einem eingehenden Gespräch, zweckmäßigerweise ergänzt durch ein Merkblatt (Abb. 1), müssen die

Sehr geehrte Patientin,
sehr geehrter Patient,

zur Behandlung Ihrer Allergie haben Sie sich zu einer Hyposensibilisierungsbehandlung entschlossen. Damit diese Behandlung möglichst reibungslos und erfolgreich durchgeführt werden kann und mögliche Nebenwirkungen (wie z.B. ein anaphylaktischer Schock ["Allergie-Schock"]) vermieden werden können, ist der Arzt auf **Ihre Mitarbeit** angewiesen. Bitte beachten Sie deshalb möglichst sorgfältig die nachstehenden Punkte:

1. Bleiben Sie nach jeder Spritze **mindestens 30 Minuten** in der Allergie-Ambulanz. Es können gelegentlich allergische Nebenreaktionen auftreten, die Sie **sofort** dem Arzt mitteilen müssen:

   - Juckreiz und Schwellung an der Einspritzstelle
   - Augentränen, Bindehautentzündung
   - Niesreiz, Niesen, Fließschnupfen, verstopfte Nase
   - allgemeiner Juckreiz, Hautrötungen, Nesselsucht
   - Juckreiz und Brennen im Schleimhautbereich oder an den Hand- und Fußflächen
   - Hustenreiz, Luftknappheit, Atembeschwerden
   - plötzliches Schwächegefühl, Übelkeit, Kreislaufbeschwerden

   Sollten sich solche Beschwerden erst nach dem Verlassen der Allergie-Ambulanz einstellen, setzen Sie sich bitte **sofort** mit einem Arzt in Verbindung.

2. Vermeiden Sie während der gesamten Hyposensibilisierungsbehandlung, vor allem aber unmittelbar vor und nach der Spritze, **den Kontakt mit den für Ihre Allergie ursächlichen Stoffen**! Ihr Arzt wird Sie hierzu beraten!

3. Nehmen Sie einige Stunden vor und nach der Spritze **keine alkoholischen Getränke und keine üppigen Mahlzeiten zu sich!**

4. Vermeiden Sie 24 Stunden vor und nach der Spritze **körperliche Anstrengungen.**

5. Berichten Sie vor jeder Spritze Ihrem Arzt, wie Sie die **vorangegangene Spritze** vertragen haben.

6. Teilen Sie Ihrem Arzt mit, ob Sie seit der letzten Spritze **Entzündungen, Schüttelfrost,** eine **Erkältung, Fieber** oder Ihre **typischen allergischen Beschwerden** hatten oder im Augenblick noch haben.

7. Bitte teilen Sie dem Arzt alle wichtigen **sonstigen Erkrankungen** mit, alle **Medikamente,** die Sie einnehmen, sowie **Impfungen**, die Sie erhalten haben.

8. Informieren Sie Ihren Arzt über eine bestehende **Schwangerschaft.**

9. Halten Sie Ihre **Behandlungstermine** bitte sorgfältig ein.

Abb. 1. Patientenmerkblatt

während der Hyposensibilisierung zu beachtenden Verhaltensregeln erläutert werden.
Für den Erfolg der Behandlung ausschlaggebend sind die Qualität und die richtige Rezeptur der Behandlungslösung. Die durch Extraktion nativen Materials gewonnenen Aeroallergenlösungen enthalten zumeist 20–50 unterschiedliche Proteine, von denen 2–5 als Hauptallergene (major allergens) anzusehen sind [38]. Die Allergenextrakte müssen aus geeignetem Ausgangsmaterial gewonnen, hinsichtlich der qualitativen und quantitativen Zusammensetzung immunologisch und biologisch standardisiert und frei von niedermolekularen Irritanzien sein. Die exakte chemische Zusammensetzung derartiger Lösungen ist unbekannt. Die Extrakte müssen sämtliche allergenen Moleküle in ausreichender Konzentration enthalten, da die Sensibilisierungsmuster von Patient zu Patient unterschiedlich sind. Extrakte von Allergenquellen, die *nicht* miteinander verwandt sind (fehlende Kreuzreaktivität), sollen *nicht* zusammen in *einer* Hyposensibilisierungslösung zur Anwendung kommen. Bei solchen Mischungen besteht ein erhöhtes Risiko der Interaktion einzelner Allergene untereinander (enzymatischer Abbau), die Standardisierung ist erschwert, und die optimalen Therapiedosen für die Einzelextrakte können nicht identifiziert werden [16]. Verwandte Allergene, die in einer Behandlungslösung zur Anwendung kommen können, sind beispielsweise solche von Dermatophagoides pteronyssinus und D. farinae, verschiedenen Gräsern oder Birke, Erle und Haselstrauch.
Von großer Wichtigkeit ist die Fortführung oder Einleitung einer symptomatischen Pharmakotherapie, die erst bei Eintritt eines Hyposensibilisierungserfolges reduziert oder ganz weggelassen werden darf. In vielen Fällen wird auch bei deutlicher Wirksamkeit der Hyposensibilisierung eine symptomatische Therapie weiter erforderlich sein. Ziel ist der beschwerdefreie Patient. Insbesondere bei Asthma ist eine Hyposensibilisierung überhaupt erst nach medikamentöser Stabilisierung des Zustandes möglich.
Vor jeder Allergeninjektion ist durch eine Kurzanamnese die Verträglichkeit der vorangegangenen Injektion zu erfassen, das Eintreten von Kontraindikationen (s. S. 274) auszuschließen und der weitere Therapieverlauf entsprechend festzusetzen. Die Durchführung der Injektion selbst fällt in den Verantwortungsbereich des allergologisch weitergebildeten Arztes. Nach der Injektion muß der Patient mindestens 30 min lang im ärztlichen Arbeitsbereich verbleiben. Vor dessen Verlassen sind die örtliche Reaktion und der Allgemeinzustand zu erfassen. Bei Patienten mit Asthma sollten Peak-Flow-Messungen zumindest vor jeder Injektion erfolgen. Auftretende Nebenwirkungen sind geeignet zu behandeln. Befunde, therapeutische Maßnahmen, Injektions- und Entlassungszeitpunkt sind schriftlich in einem Dokumentationsbogen niederzulegen und vom Verantwortlichen abzuzeichnen.
Der Behandlungserfolg hängt wesentlich von einer konsequenten Dosissteigerung und dem Erreichen einer ausreichend hohen Erhaltungsdosis ab. Die Beurteilung der Wirksamkeit der Hyposensibilisierung erfolgt in der Praxis bei respiratorischen Erkrankungen anhand der Besserung des klinischen Bildes und der Reduktion des Medikamentenverbrauches. Ist nach einjähriger Erhaltungstherapie eine Besserung nicht feststellbar, so ist die Behandlung zu überdenken. Bei Hymenopterengifthyposensibilisierung sollte der Behandlungserfolg nach etwa einem Jahr mittels eines Stichprovokationstests überprüft werden [25]; kommt es hier weiterhin zu einer systemischen Reaktion, so ist durch eine Steigerung der Behandlungsdosis zumeist doch noch ein vollständiger Schutz zu erreichen.
Die Erhaltungsdosis einer erfolgreichen Therapie wird mindestens 3 Jahre lang, besser 3 Jahre über den Zeitpunkt der maximal erreichten Besserung hinaus, fortgeführt. Während die Therapie mit perennialen Aeroallergenen und Insektengiften ganzjährig erfolgt, kann eine Hyposensibilisierung mit saisonalen Aeroallergenen auch intermittierend präsaisonal vorgenommen werden. Die perenniale Behandlung wird als effektiver angesehen (höhere Gesamtallergendosis!), die präsaisonale Therapie belastet den Patienten geringer und ist weniger risikoreich, da zur Zeit natürlicher Allergenexposition keine zusätzliche Allergenapplikation stattfindet.

Zukünftige Entwicklungen

Die zunehmende Kenntnis der Regulation des Immunsystems und des Pathomechanismus allergischer Entzündungsreaktionen läßt für die Zukunft interessante Entwicklungen erwarten. So konnte gezeigt werden, daß die Injektion von Komplexen aus relevanten Allergen und autologen Antikörpern sowohl bei respiratorischen Erkrankungen [15] als auch bei atopischem Ekzem [14] wirksam war. Fragmente von Allergenen (Peptide), deren Epitope von T-Zellen erkannt werden, aber kein IgE binden, könnten eine Hyposensibilisierung ohne Risiko anaphylaktischer Nebenwirkungen ermöglichen [7].

Literatur

1. Ärzteverband Deutscher Allergologen (1990) Empfehlungen zur Hyposensibilisierung mit Allergenextrakten. Allergologie 13: 185–188
2. Berchtold E, Maibach R, Müller U (1992) Reduction of side effects from rush immunotherapy with honey-bee venom by pretreatment with terfenadine. Clin Exp Allergy 22: 59–65
3. Bernstein IL, Michael JG, Malkiel S, Sweet LC, Brackett RG (1979) Immunoregulatory function of specific IgG. II. Clinical evaluation of combined active and passive immunotherapy. Int Arch Allergy Appl Immunol 58: 30–37
4. Bousquet J, Hejjaoui A, Michel FB (1990) Specific immunotherapy in asthma. J Allergy Clin Immunol 86: 292–305
5. Cooke RA, Barnard JH, Hebald S, Stull A (1935) Serological evidence of immunity with coexisting sensitization in a type of human allergy (hay fever). J Exp Med 62: 733–750
6. Ebner C, Kraft D, Ebner H (1994) Booster immunotherapy (BIT). Allergy 49: 38–42
7. Frew AJ (1994) Conventional and alternative allergen immunotherapy: do they work? are they safe? Clin Exp Allergy 24: 416–422
8. Giovane AL, Bardare M, Passalacqua G et al. (1994) A three-year double-blind placebo-controlled study with specific oral immunotherapy to Dermatophagoides: evidence of safety and efficacy in paediatric patients. Clin Exp Allergy 24: 53–59
9. Greenberg MA, Kaufman CR, Gonzalez GE et al. (1988) Late systemic allergic reactions to inhalant allergen immunotherapy. J Allergy Clin Immunol 82: 287–290
10. Hedlin G, Graff-Lonnevig V, Heilborn H et al. (1991) Immunotherapy with cat- and dog-dander extracts. V. Effects of 3 years of treatment. J Allergy Clin Immunol 87: 955–964
11. Heijer A (1993) Hyposensitization with aeroallergens in atopic eczema. Allergo J 2: 3–7
12. Jarisch R, Götz M, Aberer W (1988) Side effects of specific immunotherapy, reduction by pretreatment with antihistamines. J Allergy Clin Immunol 81: 262 (Abstract)
13. Kaliner M (1984) Hypotheses on the contribution of late-phase allergic responses to the understanding and treatment of allergic diseases. J Allergy Clin Immunol 73: 311–315
14. Leroy BP, Boden G, Lachapelle JM, Jacquemin MG, Saint-Remy JMR (1993) A novel therapy for atopic dermatitis with allergen-antibody complexes: a double-blind, placebo-controlled study. J Am Acad Dermatol 28: 232–239
15. Machiels S, Somville MA, Jacquemin MG, Saint-Remy JMR (1991) Allergen-antibody complexes can efficiently prevent seasonal rhinitis and asthma in grass pollen hypersensitive patients. Allergy 46: 335–348
16. Malling HJ, Weeke B (eds) (1993) Position paper: Immunotherapy. Allergy 48 (Suppl 14): 9–35
17. Mosbech H (1990) Who will benefit from hyposensitization? Predictive parameters in house dust mite allergic asthmatics. Allergy 45: 209–212
18. Mosbech H, Osterballe O (1988) Does the effect of immunotherapy last after termination of treatment? Follow-up study in patients with grass pollen rhinitis. Allergy 43: 523–529
19. Müller U, Mosbech H (eds) (1993) Position paper: Immunotherapy with hymenoptera venoms. Allergy 48 (Suppl 14): 37–46
20. Müller UR, Helbling A, Bischof M (1989) Predictive value of venom-specific IgE, IgG and IgG subclass antibodies in patients on immunotherapy with honey bee venom. Allergy 44: 412–418
21. Noon L (1911) Prophylactic inoculation against hay fever. Lancet I: 1572–1573
22. Norman PS (1988) Allergen immunotherapy for nasal allergy. J Allergy Clin Immunol 81: 992–996
23. Ohmann JL (1989) Allergen immunotherapy in asthma: evidence for efficacy. J Allergy Clin Immunol 84: 133–140
24. Parker WA, Whisman BA, Apaliski SJ, Reid MJ (1989) The relationships between late cutaneous responses and specific antibody responses with outcome of immunotherapy for seasonal allergic rhinitis. J Allergy Clin Immunol 84: 667–677
25. Przybilla B (1994) Kritische Punkte der Hyposensibilisierung mit Hymenopterengiften. Zeitschr Hautkr 69: 407–414
26. Przybilla B, Ring J (1991) Hymenoptera venom allergy. In: Ring J, Przybilla B (eds) New trends in allergy III. Springer, Berlin, pp 335–349
27. Przybilla B, Ring J, Galosi A, Geursen RG, Stickl HA (1986) Bee venom immunoglobulin for prophylaxis of anaphylactic reactions during bee venom immunotherapy (rush hyposensitization). Immunol Allergy Pract 8: 107–111
28. Quirce S, Fernandez Rivas M, Losada E et al. (1992) Recurrent pericarditis: a rare complication of allergen immunotherapy. Allergy 47: 343–345
29. Reid MJ, Lockey RF, Turkeltaub PC, Platts-Mills TAE (1993) Survey of fatalities from skin testing and immunotherapy 1985–1989. J Allergy Clin Immunol 92: 6–15
30. Ring J (1982) Successful hyposensitization treatment in atopic eczema: results of a trial in monozygotic twins. Br J Dermatol 107: 597–602
31. Ring J, Przybilla B, Bongardts J (1987) Safety of hyposensitization. Proceedings of the Annual Meeting of the EAACI, Palma de Mallorca, Spain
32. Rosendahl-Lassen A, Jacobsen L, Svendsen UG (1991) Trends in the use of specific immunotherapy. In: Ring J, Przybilla B (eds) New trends in allergy III. Springer, Berlin Heidelberg New York, pp 354–359
33. Ruppert V (1985) Karenz und Hyposensibilisierung. In: Ruppert V (Hrsg) Therapie allergischer Krankheiten. Dustri, München Deisenhofen, S 1–65
34. Schadewaldt H (1983) Geschichte der Allergie, Bd 4. Dustri, München Deisenhofen
35. Siefert G (1990) Nebenwirkungen der Hyposensibilisierung. Ursachenanalyse – Zukunftsperspektiven. Allergologie 13: 150–155

36. Stewart II GE, Lockey RF (1992) Systemic reactions from allergen immunotherapy. J Allergy Clin Immunol 90: 567–578
37. Varney VA, Hamid QA, Gaga M et al. (1993) Influence of grass pollen immunotherapy on cellular infiltration and cytokine mRNA expression during allergen-induced late-phase cutaneous responses. J Clin Invest 92: 644–651
38. Weeke B (1991) The future for immunotherapy. Clin Exp Allergy 21 (Suppl 1): 86–92
39. Wolf H, Zenner HP (1994) Shortterm immunotherapy (STI): placebo-controlled double-blind multicenter study with unmodified grass pollen allergens. Poster beim XV. International Congress of Allergology and Clinical Immunology (ICACI). Allergy Clin Immunol News (Suppl 2): 121
40. Wüthrich B, Hofer T (1986) Nahrungsmittelallergien. III. Therapie: Eliminationsdiät, symptomatische medikamentöse Prophylaxe und spezifische Hyposensibilisierung. Schweiz Med Wochenschr 116: 1401–14010

Isotretinoin

Gerd Plewig und Thomas Jansen

Einleitung

Isotretinoin (13-*cis*-Retinsäure, Roaccutan) kommt aus der Gruppe der Vitamin-A-Verbindungen. Es stellt einen wesentlichen Teil der Geschichte der Aknetherapie dar und ist damit gleichzeitig ein wichtiges Kapitel in der Geschichte der Dermatologie. Die Bedeutung des Medikamentes ist zur Zeit kaum abzuschätzen. Ohne Übertreibung handelt es sich um das wirksamste Medikament, das je in der Aknetherapie eingesetzt wurde. Es ist in Deutschland zur Behandlung schwerer, therapieresistenter Formen der Akne, insbesondere Acne conglobata und Acne fulminans, registriert. In der Hand eines versierten Dermatologen kann sich Isotretinoin bei zahlreichen weiteren Indikationen als wirksam erweisen [8]. Schwere Verläufe der Rosazea (Grad II und III), alle besonderen Varianten wie Rosacea conglobata, Rosacea fulminans (Pyoderma faciale), lupoide Rosazea und andere therapieresistente Formen stellen ebenfalls eine dankbare Indikation für Isotretinoin dar. Die Dosierung ist gewöhnlich etwas niedriger als bei Akne. Neue Wege eröffnet die niedrigdosierte Isotretinointherapie, bei der das Risiko von unerwünschten Wirkungen deutlich verringert ist [1]. Das Alter des Patienten spielt für die Entscheidung zur Isotretinointherapie praktisch keine Rolle. Bei jedem Patienten, bei dem durch eine überzeugend geführte und erfolgreiche Therapie das Selbstbewußtsein gehoben werden kann, psychosoziale Konflikte verhindert und Vernarbung von Haut und Psyche vermieden werden können, ist die richtige Indikation für dieses Medikament gestellt worden. Einige der von uns behandelten Patienten waren erst 13 Jahre alt, als wir, nach sorgfältiger Abwägung und mit Zustimmung der Eltern, eine derartige Therapie durchgeführt haben. Bei Frauen im gebärfähigen Alter und mit Kinderwunsch sind besondere Vorsichtsmaßnahmen zu beachten, die einen Schwangerschaftsausschluß (vor der Therapie, dann alle 6–8 Wochen) und eine sichere Kontrazeption (bis 4 Wochen nach der Therapie) umfassen. Laborkontrollen vor und während der Therapie (nach 2 Wochen, dann alle 4 Wochen) gehören zum festen Bestandteil der ärztlichen Betreuung wie Erkundigung nach Verträglichkeit und sorgfältige Inspektion des Hautbefundes. In dieser Arbeit soll exemplarisch auf einige Krankheitsbilder eingegangen werden, bei denen eine Isotretinointherapie in Betracht gezogen werden kann. Die Vorteile einer niedrigdosierten Isotretinointherapie werden angesprochen. Darüber hinaus sollen einige Aspekte der topischen Isotretinoinbehandlung dargestellt werden.

Indikationen für eine systemische Isotretinointherapie (Auswahl)

Erkrankungen des seborrhoischen Formenkreises
Schwere Seborrhö
Diffuse Talgdrüsenhyperplasien
Demodex-Follikulitis
Acne conglobata
Acne fulminans
Acne inversa
Acne papulopustulosa
Persistierende Gesichtsakne im Erwachsenenalter
Kontaktakne (Acne venenata)
Rosacea conglobata
Rosacea fulminans (Pyoderma faciale)
Rhinophym
Periorale Dermatitis
Gramnegative Follikulitis

Aktinische Keratosen

Es handelt sich um präkanzeröse Veränderungen in chronisch lichtexponierten Hautanteilen, die sich besonders bei hellhäutigen und wenig pigmentierten Menschen über 45 Jahre entwickeln und in ein

Abb. 1 a–d. Patientin mit ausgedehnten präkanzerösen ▶ Veränderungen im Gesicht vor (**a**), unter (**b**) 14. Tag, **c** 35. Tag und nach Therapie (**d**) 50. Tag mit Isotretinoin und 5-Fluorouracil

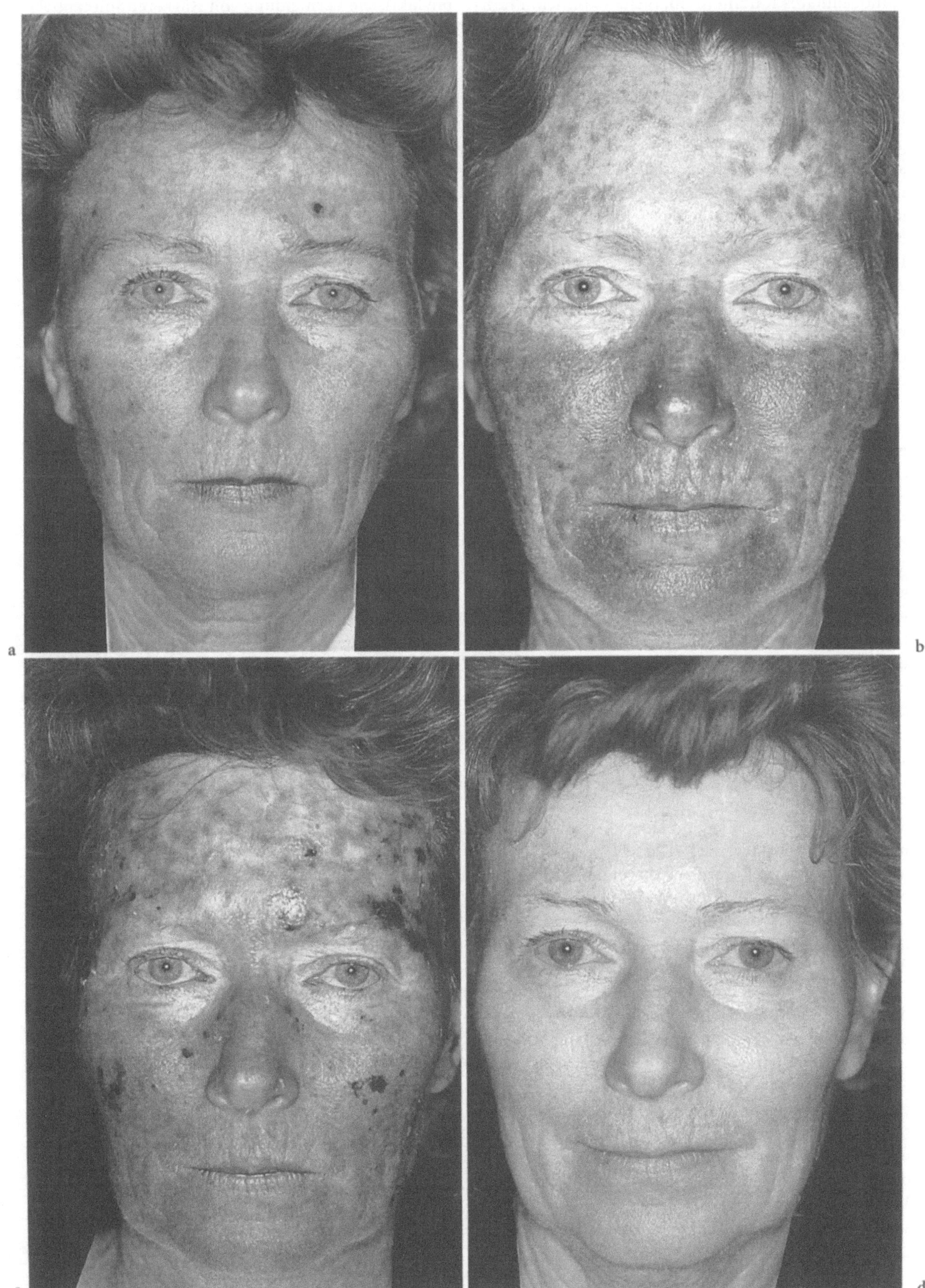
a
b
c
d

spinozelluläres Karzinom übergehen können. Prädilektionsstellen sind Gesicht, alopezische Kopfhaut, Ohrmuscheln, Nacken und Handrücken. Einzelne aktinische Keratosen können durch Exzision oder Kryotherapie entfernt werden. Zytotoxische Behandlung mit Podophyllinlösung führt ebenfalls zu guten Ergebnissen. Ausgedehnte flächenhafte aktinische Keratosen, bei denen konventionelle Maßnahmen nicht erfolgversprechend sind, auch mit initialem Übergang in spinozelluläres Karzinom, Morbus Bowen und initiales Basaliom, haben sich als gute Indikation für eine zusätzliche Isotretinointherapie erwiesen (Abb. 1 a–d). Isotretinoin wird oral in einer täglichen Dosierung von 10–20 mg (unabhängig vom Körpergewicht) verabreicht. Die Isotretinointherapie wird kombiniert mit der lokalen Anwendung des Zytostatikums 5-Fluorouracil (Efudix Roche Salbe), das 2mal täglich flächendeckend auf alle befallenen Hautareale aufgetragen wird. Die Therapiedauer beträgt 3–4 Wochen. Ab der zweiten Woche kommt es zu einer erosiven Hautentzündung in den behandelten Partien, verbunden mit starkem Juckreiz, Brennen und Schmerzen, wodurch der Patient erheblich beeinträchtigt wird. Daher ist eine gute Zusammenarbeit von Arzt und Patient, der eine entsprechende Motivation mitbringen muß, eine wichtige Voraussetzung für den Behandlungserfolg. Die Behandlung mit Isotretinoin und 5-Fluorouracil wird für etwa eine weitere Woche fortgesetzt. Erst bei ausreichender Erosivreaktion werden die Medikamente abgesetzt. In der Abheilungsphase können zunächst Antibiotika extern, beispielsweise Fusidinsäure (Fucidine Creme oder Salbe), zur Eindämmung der Entzündungsreaktion oder sekundärer Pyodermien 1- bis 2mal täglich für 3–5 Tage angewandt werden. Anschließend kann die gereizte Haut mit Kortikosteroidcremes (Klasse II oder III) für wenige Tage, danach mit hautpflegenden Präparaten behandelt werden. Die Kombination von Isotretinoin und 5-Fluorouracil führt zu einer Intensivierung der Therapie, Verkürzung der Therapiedauer und deutlicheren Demaskierung der Präkanzerosen. Unter der niedrigdosierten Isotretinointherapie werden keine Laborabweichungen beobachtet. Laboruntersuchungen erfolgen nur zum Ausschluß von Grundkrankheiten vor Therapiebeginn. Was nach einer solchen Therapie an Präkanzerosen oder initialen malignen epithelialen Tumoren noch übrigbleiben sollte, wird chirurgisch angegangen. Ein weiterer Vorteil der Kombinationstherapie besteht darin, daß viele der für die Altershaut typischen Veränderungen beseitigt werden und eine glatte straffe Haut resultiert. Selbstverständlich ist die prophylaktische Vermeidung von stärkerer Sonnenbelastung durch entsprechende Lichtschutzmaßnahmen erforderlich.

Altershaut

Das Auftreten von Altersveränderungen der Haut hängt im wesentlichen von langdauernd einwirkenden exogenen Faktoren (Sonnenlicht, Witterung, Klima) und vom Pigmentierungstyp der Haut ab. Hellhäutige Menschen (Typ I oder II) mit Neigung zu Sonnenbrand und geringer Hautbräunung sowie Menschen, die über lange Zeit der Sonnenbestrahlung ausgesetzt waren, erkranken daher bevorzugt. Die Altersveränderungen sind an unbedeckten Körperpartien wie Gesicht, Nacken, Handrücken und Unterarmen am stärksten ausgeprägt. Die typischen Veränderungen sind Talgdrüsenhyperplasien (Abb. 2), aktinische Elastose mit Komedonen (Morbus Favre-Racouchot), Demodex-Follikulitis (Abb. 3), Trichostasis spinulosa, seborrhoische Warzen sowie Falten. Chemical Peeling führt zwar bei vielen Indikationen zu guten Erfolgen, reicht aber zur Behandlung der Altershaut oft nicht aus. Die orale Gabe von Isotretinoin in einer täglichen Dosierung von 2,5–10 mg (nicht berechnet auf das Körpergewicht) hat sich als äußerst günstige Behandlungsmaßnahme erwiesen. Wie bei der Behandlung von aktinischen Keratosen erfolgen Laboruntersuchungen nur vor Therapiebeginn zum Ausschluß von Grundkrankheiten. Die Therapiedauer liegt bei etwa einem halben Jahr. Darüber hinaus sind Hautpflege und Lichtschutz im UVA- und UVB-Bereich angezeigt. Die so behandelten etwa 80 Patienten

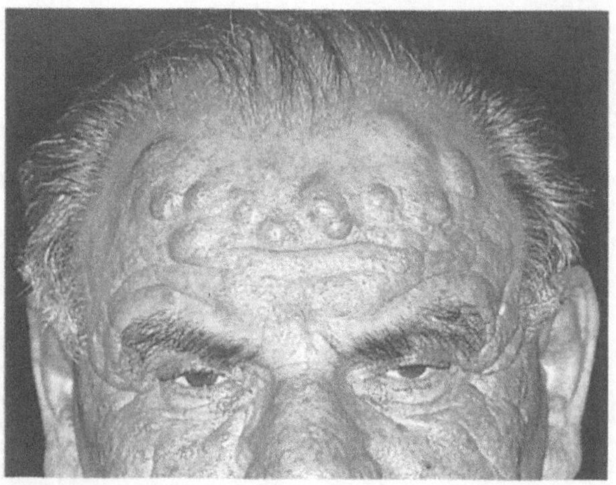

Abb. 2. Adenomatöse Talgdrüsenhyperplasie

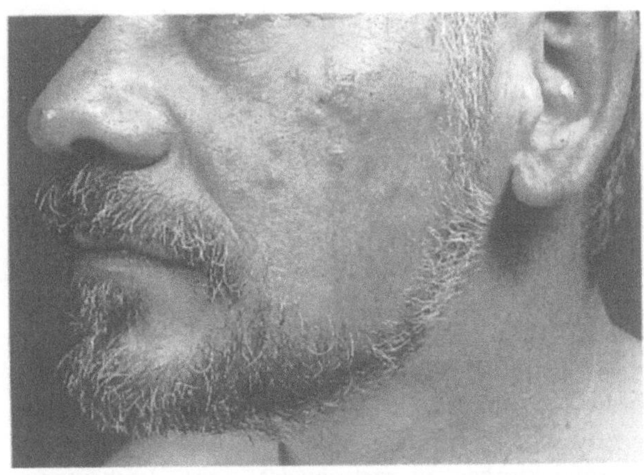

Abb. 3. Demodex-Follikulitis. Einseitig betonte Papeln und Papulopusteln mit pityriasiformer Schuppung

zeigten alle eine wesentliche Verbesserung. Die Wirtschaftlichkeit einer solchen Behandlung ist unbestritten. Eine erfolgreiche Therapie sowie ein zufriedener Patient, dessen Selbstbewußtsein gehoben ist, sind letztendlich kostengünstiger und tragen zum Ansehen der Dermatologie besser bei als eine über lange Zeit hinausgezögerte und unwirtschaftliche Behandlung eines unzufrieden gebliebenen Patienten.

Gramnegative Follikulitis

Bei der gramnegativen Follikulitis handelt es sich um eine durch gramnegative Bakterien hervorgerufene Infektion des Follikelapparates, gekennzeichnet durch perinasal oder perioral gruppierte, seltener auf Brust oder behaarte Kopfhaut ausgedehnte follikuläre Pusteln (Typ I) oder sukkulente Knoten (Typ II) auf erythematösem Grund, vorwiegend bei älteren männlichen Akne- und Rosazeapatienten (Abb. 4) [3, 9]. Pathogenetisch liegt der gramnegativen Follikulitis eine Störung in der Bakterienökologie der Haut und Talgdrüsenfollikel zugrunde. Häufigste Ursache ist eine lokale oder orale Langzeittherapie mit Antiseptika oder Antibiotika, vorwiegend Tetrazyklinen. Fehlendes Ansprechen oder Exazerbation der Erkrankung bei Fortsetzung der antibiotischen Therapie sind für die Diagnose wegweisend. Beim häufigeren Typ I der Erkrankung, der etwa zwei Drittel der Fälle ausmacht, werden Klebsiella, Enterobacter, Citrobacter, Escherichia coli und andere Enterobacteriaceen sowie Pseudomonas aeruginosa, beim selteneren, aber schwerer verlaufenden Typ II wird Proteus mirabilis nachgewiesen. Mehrfachinfektionen mit 2 oder mehreren gramnegativen Keimen kommen vor. Für den Erregernachweis gelten besondere Regeln (s. unten). Die gramnegativen Erreger sind Feuchtkeime. Austrocknen der Materialproben darf nicht vorkommen, daher ist die enge Zusammenarbeit mit einem mikrobiologischen Labor sehr wichtig. In den meisten Fällen ist die Infektion auf die Talgdrüsenfollikel der Haut beschränkt. In diesen Fällen führt Isotretinoin als Monotherapie in einer täglichen Dosierung von 0,5–2,0 mg/kg Körpergewicht zu einer vollständigen und oft dauerhaften Remission [3, 5, 9]. Damit liegt die Dosierung höher als bei der Aknebehandlung. Die Behandlung wird über 16–24 Wochen durchgeführt. Isotretinoin wirkt sebostatisch durch Verringerung der Talgse-

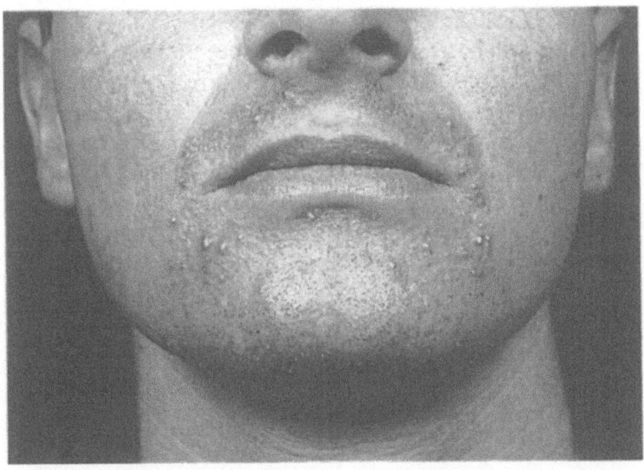

Abb. 4. Typ I der gramnegativen Follikulitis. Perinasal und perioral lokalisierte Papeln und Papulopusteln auf erythematösem Grund

Bakteriologische Abstrichtechnik zum Nachweis einer gramnegativen Follikulitis

Absetzen aller antibakteriellen Medikamente

Einhaltung einer mindestens 12stündigen Waschkarenz bis zur Materialabnahme

Abstrich von mindestens 3 steril eröffneten Pusteln

Hautoberflächenabstriche
- Nasolabial
- Kinnregion
- Kapillitium
- Brust
- Axillen

Schleimhautabstrich vom Vestibulum nasi

Ejakulatuntersuchung

Umgehendes Anlegen von bakteriologischen Kulturen

kretion um bis zu 90 %, Verkleinerung der Talgdrüsenazini und Verengung des Talgdrüseninfundibulums als eines wichtigen Erregerreservoirs. Darüber hinaus verschlechtert es durch Austrocknung der Haut die Wachstumsbedingungen für gramnegative Bakterien. Manchmal ist die Therapie der gramnegativen Follikulitis außerordentlich schwierig und unbefriedigend, da eine dauerhafte Abheilung nicht gelingt. Bei einigen dieser Patienten konnten wir eine Simultanbesiedlung von Haut und Urogenitaltrakt durch entsprechende bakteriologische Untersuchungen der Haut und des Ejakulates nachweisen. In diesen Fällen versagt die alleinige Isotretinointherapie. Diese Form der gramnegativen Follikulitis bedarf einer zweigleisigen Therapie, die sowohl die Infektion der Haut als auch den Urogenitaltrakt berücksichtigt. Zur Behandlung der Simultaninfektion werden Chemotherapeutika oder Antibiotika vor, nach oder gleichzeitig mit Isotretinoin verabreicht. Interferenzen von Antibiotika und Isotretinoin sind zu beachten. Geeignet sind Sulfonamide (beispielsweise Bactrim forte 2mal 1 Tbl. für 14 Tage) oder Cephalosporine (beispielsweise Cephoral 2mal 1 Tbl. für 14 Tage). Durch diese Kombination kommt es nicht zu einer benignen intrakraniellen Hypertension (Pseudotumor cerebri) wie beispielsweise unter gleichzeitiger Tetrazyklintherapie.

Isotretinoin zur topischen Anwendung

Die Wirksamkeit von Isotretinoin bei topischer Anwendung wurde bereits Anfang der 80er Jahre in einer eigenen Untersuchung geprüft [6]. Diese Idee wurde von der pharmazeutischen Industrie aufgegriffen, die 1994 ein entsprechendes Produkt in den Handel gebracht hat, das 0,05 %iges Isotretinoin enthält (Isotrex Gel). Es wird 1- bis 2mal täglich auf die befallenen Hautareale aufgetragen. Das Wirkprinzip beruht auf der langsamen Isomerisierung von 13-*cis*-Retinsäure zu *all-trans*-Retinsäure mit einer verlängerten Freisetzung des Wirkstoffes Vitamin-A-Säure. Topisches Isotretinon wirkt schwächer komedolytisch als Vitamin-A-Säure, ist wie diese gering antiinflammatorisch wirksam, wirkt jedoch nicht sebosuppressiv [2, 4, 8]. Eine Verringerung der Talgsekretion ist nur nach systemischer Applikation feststellbar. Die Angaben zum Wirkspektrum von topischem Isotretinoin müssen daher kritisch geprüft werden. Isotretinoin führt zu einer geringeren Hautirritation als Vitamin-A-Säure. Daher ist es besonders zur Behandlung gering- oder mittelgradig ausgeprägter entzündlicher und nichtentzündlicher Akneformen bei ängstlichen Patienten geeignet. Unerwünschte Eigenschaften des Benzoylperoxids wie Hautreizung, Entfärbung von Wäsche sowie Kontaktsensibilisierung sind nicht vorhanden. Resistenzentwicklung kommt nicht vor, da keine direkte mikrobielle Wirkung besteht. Toxikologische, epidemiologische und pharmakokinetische Studien ergaben keine Hinweise darauf, daß unter der topischen Isotretinointherapie mit systemischen Nebenwirkungen zu rechnen ist [2, 4]. Auch wenn teratogene Effekte einer topischen Isotretinointherapie höchst unwahrscheinlich sind, empfiehlt der Hersteller die gleichen Vorsichtsmaßnahmen wie bei systemischer Gabe.

Literatur

1. Allerkamp B (1991) Die niedrigdosierte Isotretinointherapie. Med Dissertation, Universität Düsseldorf
2. Chalker DK, Lesher JL, Smith JG Jr et al. (1987) Efficacy of topical isotretinoin 0.05 % gel in acne vulgaris: results of a multicenter, double-blind investigation. J Am Acad Dermatol 17: 251–254
3. Jansen T, Neubert U, Plewig G (1994) Gramnegative Follikulitis. Eine diagnostische und therapeutische Herausforderung. Münch Med Wochenschr 136: 93–96
4. Jensen BK, McGann LA, Kachevsky V, Franz TJ (1991) The negligible systemic availability of retinoids with multiple and excessive topical application of isotretinoin 0.05 % gel (Isotrex) in patients with acne vulgaris. J Am Acad Dermatol 24: 425–428
5. Neubert U, Plewig G, Ruhfus A (1986) Treatment of gram-negative folliculitis with isotretinoin. Arch Dermatol Res 278: 307–313
6. Plewig G (1980) Der Einfluß des aromatischen Retinoids Ro 10-9359 und der 13-cis-Retinsäure Ro 4-3780 auf die Talgdrüsen des Syrischen Hamsters. Arch Dermatol Res 268: 239–246
7. Plewig G, Braun-Falco O, Klövekorn W, Luderschmidt C (1986) Isotretinoin zur örtlichen Behandlung von Akne und Rosazea sowie tierexperimentelle Untersuchungen mit Isotretinoin und Arotinoid. Hautarzt 37: 138–141
8. Plewig G, Kligman AM (1994) Akne und Rosazea. Springer, Berlin
9. Plewig G, Nikolowski J, Wolff HH (1982) Action of isotretinoin in acne, rosacea and gram-negative folliculitis. J Am Acad Dermatol 6: 766–785

Immuntherapie der Papillomvirusinfektionen

Gerd Gross

Einleitung

Das Immunsystem des Menschen reagiert auf Infektionen durch humane Papillomviren (HPV) mit einer humoralen und zellulären Immunantwort. Diese Immunreaktionen kontrollieren das Ausmaß und die Dauer der Warzenbildung an der Haut und an den hautnahen Schleimhäuten. Es wird angenommen, daß klinisch sichtbare, subklinische und latente Papillomvirusinfektionen gleichzeitig nebeneinander bestehen und ineinander übergehen können. Möglicherweise regulieren zelluläre Immunmechanismen auch den Wechsel zwischen diesen verschiedenen Erscheinungsformen der Papillomvirusinfektion. Über einige klinische Beobachtungen wurde deutlich [1, 2, 47, 69, 70], daß T-Zell-vermittelte Immunreaktionen bei HPV-Infektionen von größerer Bedeutung sind als humorale Reaktionen. Viruswarzen treten gehäuft bei immunsupprimierten Patienten auf. Vier Jahre nach Nierentransplantation werden bei etwa 40 % der Patienten Viruswarzen beobachtet [48]. Viruswarzen der Haut und vor allem genitoanal lokalisierte Läsionen wie Condylomata acuminata und auch die bowenoide Papulose weisen während der Schwangerschaft ein gesteigertes Wachstumsverhalten auf [42]. Nach der Schwangerschaft kommt es häufig zur Spontanregression, wobei auch intraepitheliale Neoplasien wie die bowenoide Papulose abheilen häufiger spontan ab [2, 69]. Condylomata acuminata neigen bei immunologisch gesunden Patienten nach 12 Monaten bei etwa 25 % der Patienten zur Spontanheilung. Wesentlich häufiger, nämlich bei jedem zweiten Patienten, heilen nach Ablauf eines Jahres Verrucae vulgares und Verrucae planae juveniles spontan ab [47, 54]. Andererseits ist unter Immunsuppression und bei HIV-positiven Patienten eine Spontanregression nicht zu erwarten. Patienten mit Epidermodysplasia verruciformis (EV), einer autosomal-rezessiven Erkrankung, die mit einem Defekt der zellulären Immunität einhergeht, weisen ausgedehnte sichtbare warzenförmige, aber auch makulöse, diskret schuppende Läsionen der Haut auf, in denen ungewöhnliche HPV-DNS-Typen nachgewiesen werden können [34, 48]. Das Risiko der malignen Entartung der EV-spezifischen Läsionen ist dabei abhängig vom Virustyp.
Bei der Spontanheilung viraler Warzen der Haut und des Anogenitalbereichs handelt es sich um einen immunologischen Prozeß [48]. Die Immunreaktion ist dabei gegen HPV-infizierte Zellen gerichtet [52]. Histologische Untersuchungen an Biopsien von spontan abheilenden Hautwarzen und Condylomata acuminata deuten darauf hin, daß es sich bei der Regression von Warzen um eine klassische, zellvermittelte zytotoxische Reaktion handelt [63]. T-Lymphozyten, vor allem Helferzellen und zytotoxische T-Zellen, werden als die hauptsächlichen Effektorzellen bei der wirtsspezifischen Reaktion gegen HPV-Infektionen der Haut angesehen [48].
Das wechselnde Ausmaß der regulierenden und kontrollierenden spezifischen zellulären Immunreaktionen bei kutanen und mukokutanen HPV-Infektionen kann als mitverantwortlich für die im Genitoanal- und Urethralbereich besonders häufig beobachtete Rezidivneigung von Viruswarzen nach Therapie mit konventionellen Verfahren wie Kryochirurgie, Elektrokauter und CO_2-Laser angesehen werden. Weitere Ursachen für Rezidive liegen in der Natur der HPV-Infektion mit multifokalen, teilweise sehr kleinen und leicht zu übersehenden Veränderungen. Auch die subklinischen HPV-Infektionen, die nur über Kolposkopie und Essigsäuretest nachweisbar sind, können eine Rolle spielen. Weitere Ursachen sind die Persistenz der Papillomvirus-DNS in Epithelzellen (sogenannte latente HPV-Infektion) [23] und die Möglichkeit der Autoinokulation und Heteroinkulation der Virusinfektion im Sinne des Haut-zu-Haut-Kontaktes und im Sinne der sexuellen Übertragung. Prädisponierende Faktoren für die Entstehung genitoanaler Warzen können sein: der Sexualpartner, Traumata, andere genitale Infektionen (Herpes, Chlamydien, akute und chronische Dermatitiden, wie die anogenital lokalisierte Dermatitis atopica, sowie lokale und parenterale Steroidtherapie und andere immunsuppressive Therapieformen z. B. mit Cyclosporin A, Immundefekte, Drogenabhängigkeit und möglicherweise auch Nikotin-

genuß [28, 30, 37]. Der behandelnde Arzt muß vor der Therapie genitoanaler Warzen und anderer in diesem Bereich lokalisierter HPV-assoziierter Krankheitserscheinungen berücksichtigen, daß die Entfernung sichtbarer Läsionen meist nicht kurativ ist und daß innerhalb von 4 Monaten nach Primärtherapie bei mehr als 60 % der Patienten mit einem Rezidiv gerechnet werden muß (Tabelle 1). Als Konsequenz der möglichen HPV-Übertragung durch sexuellen Kontakt ist vor allem bei nicht stabiler Partnerschaft Kondomschutz angezeigt.

Immuntherapie

Die Stimulation der tumorspezifischen Immunität bei Patienten mit Viruswarzen scheint von der Präsentation tumorspezifischer und HPV-spezifischer Antigene abzuhängen. Dieser Prozeß umfaßt auch die Expression von HLA-DR-Antigenen, wenn zunächst T-Lymphozyten, Makrophagen und Langerhans-Zellen aktiviert werden. Bei erfolgreicher Immunreaktion gegen Virusinfektionen ist prinzipiell eine komplexe Kaskade verschiedener Schritte beteiligt. Auch die Proliferation antigenspezifischer Lymphozyten und die Aktivierung verschiedener Cytokine, wie Interferone (IFN), Tumornekrosefaktor (TNF), Interleukin 1 (IL-1) und andere sind hier von Bedeutung.

In der Vergangenheit wurde eine Vielzahl von Immuntherapeutika zur Therapie von Viruswarzen eingesetzt. Während die Therapie mit autologen Impfstoffen, Levamisol, Transferfaktor und viralen Antigenen obsolet geworden ist [75], umfaßt die Immuntherapie heute vor allem die Anwendung von IFN (IFN-α, IFN-β, IFN-γ). Eine Substanz, die in der Behandlung von Viruswarzen mit wechselndem Erfolg eingesetzt wird, ist Inosiplex. Vorteilhaft dabei ist, daß Inosiplex oral verabreicht wird und daß bis auf den selten beobachteten Harnsäureanstieg keine weiteren Nebenwirkungen bekannt sind.

Inosiplex werden immunstimulierende bzw. immunmodulierende Eigenschaften zugesprochen. Deshalb wurde diese Substanz auch bei Herpes simplex, Zoster, Hepatitis und HIV-assoziierter Immundefizienz eingesetzt. Inosiplex moduliert laut In-vitro-Studien die antigeninduzierte T-Zell-Proliferation, führt zur Zunahme der T-Helferzellen und der natürlichen Killerzellen und steigert die Aktivität der Makrophagen.

Ergebnisse kontrollierter Studien liegen vor zur Kombination von Inosiplex mit Podophyllin [56] und mit CO_2-Laser [64], wobei von dieser Behandlung vor allem Warzen mit langer Bestandsdauer profitieren. Eigene Beobachtungen umfassen den adjuvanten Einsatz von Inosiplex zusammen mit konventionellen Therapieformen wie salizylsäurehaltigen Warzenmitteln (z. B. Guttaplast) und Wechselbädern bei hartnäckigen Viruswarzen der Haut. Empfohlen werden kann auch bei Kindern als nicht schmerzhafte, konservative Therapie der zyklische Einsatz von Inosiplex bei chronischen Verrucae plantares und vor allem bei chronischen periungualen Verrucae vulgares (Bestandsdauer mehr als 18

Tabelle 1. Einfluß von Interferon auf die Rezidivrate therapieresistenter Condylomata acuminata (kontrollierte Studien)

Therapie	Rückfallrate in %		IFN-Typ	Applikationsform	Referenz
	Kein IFN	IFN			
CO_2-Laser	38	18,5	α 2b	periläsional	72
CO_2-Laser	45	21	α 2b	periläsional	14
Elektrokauter	78	40	β (nativ)	Gel	30
CO_2-Laser Kryotherapie Elektrokauter	75	54	β (rekombinant)	Gel	38
Elektrokauter	64	nd			20
CO_2-Laser	57	nd			
CO_2-Laser	81	42	α 2b	s.c. zyklisch	43
CO_2-Laser	77	48	α 2b	s.c. kontinuierlich	60
Kryotherapie	60	70,4	α 2a	s.c. kontinuierlich	40
Kryotherapie	61,2	72,3	α 2a	s.c. kontinuierlich	41
CO_2-Laser	38	46	α 2a	s.c. kontinuierlich	12
Kryotherapie	73	69	α 2a	s.c. kontinuierlich	22
CO_2-Laser	32	38	α 2b	s.c. kontinuierlich	58
CO_2-Laser	63	41	α 2a	s.c. zyklisch	39

a
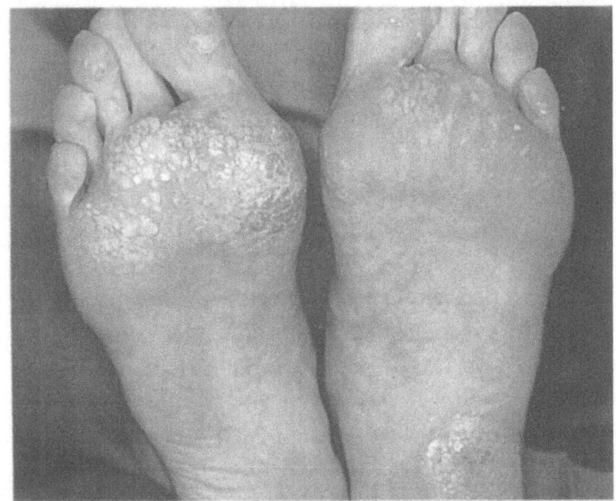

b
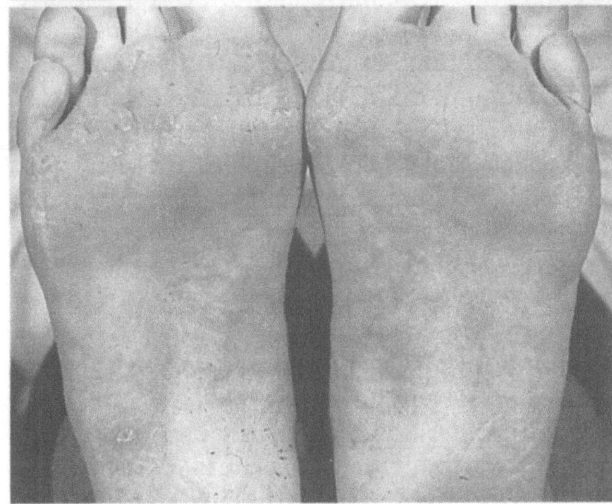

Abb. 1. a Beetförmige Verrucae plantares (Mosaikwarzen) vor Inosiplextherapie, **b** 16 Wochen Inosiplextherapie (100 mg/kg Körpergewicht), subtotale Abheilung der Verrucae

Monate): 1000 mg Inosiplex (1 Tablette) pro 10 kg Körpergewicht pro Tag über 7 Tage, 2 Wochen Pause, während mehrerer Zyklen (Abb. 1). Sprechen die Viruswarzen an, entsteht eine lokale Entzündung mit leichtem Juckreiz, in deren Gefolge es zur narbenfreien Abheilung kommt. Das histologische Bild unterscheidet sich nicht von dem einer spontan abheilenden Viruswarze bzw. von dem der IFN-induzierten Regression von Condylomata acuminata [63].

Die Natur HPV-induzierter Hautviruswarzen und genitaler Läsionen läßt ganz besonders IFN als eine sinnvolle therapeutische Möglichkeit erscheinen. Theoretisch hat IFN einen hemmenden Einfluß auf die Virusreplikation in den proliferierenden Zellen der Epidermis. Die antiproliferative und zellzyklushemmenden Effekte von IFN sind in der Lage, die Wachstumsgeschwindigkeit transformierter Epidermiszellen negativ zu beeinflussen. Somit sollten über diese und die immunmodulierenden Effekte von IFN sichtbare Läsionen zum Abheilen gebracht werden können. Interferone können lokal als Gel, als intraläsionale Injektion und schließlich parenteral in Form von intramuskulären, subkutanen oder intravenösen Injektionen verabreicht werden [28]. Außerdem kann die IFN-Therapie auch adjuvant zusammen mit konventionellen Therapieverfahren wie Kryotherapie, Elektrokauter und Lasertherapie eingesetzt werden [30, 61, 75].

Klinische Erfahrung mit Interferonen bei Hautviruswarzen

Bei Viruswarzen der Haut wurde IFN fast ausschließlich intraläsional verabreicht, und über Studien aus Japan konnte gezeigt werden, daß Verrucae vulgares besser auf diese Therapie ansprechen als Verrucae plantares [59, 71]. Allerdings bietet die intraläsionale IFN-Therapie keinen wesentlichen Vorteil gegenüber anderen konventionellen Behandlungsmethoden. Die intraläsionale Applikationsform wird vor allem limitiert durch die lokale Schmerzreaktion. Bei ausgedehnten Warzen ist deshalb bei immunkompetenten Patienten die parenterale IFN-Therapie in niedriger Dosierung (1–3 Mio. IE pro Tag, subkutan in die laterale Bauchhaut) vorzuziehen [28, 33].

Die erfolgreiche vollständige und rezidivfreie Abheilung von Viruswarzen der Haut nach systemischer IFN-Therapie ist in der Literatur dokumentiert [28, 67]. Die topische Therapie mit IFN-β-Gel von flachen Virusakanthomen wie Verrucae planae juveniles wurde in einigen offenen und zum Teil nur wenige Patienten umfassenden Studien untersucht [6]. Insgesamt waren die Ergebnisse dieser Untersuchung enttäuschend. Bei Kombination von IFN-β-Gel mit einem tretinoinhaltigen Gel ließ sich ein systemischer Effekt nachweisen: bei 13 von 21 Patienten (62 %) kam es zu einer kompletten Remission der Viruswarzen [7, 24].

Die alleinige Immuntherapie bei EV-Patienten führt nicht zu Abheilung der flachen, teilweise an Verrucae planae juveniles erinnernden Hautveränderungen [28, 34]. Bei Kombination von IFN-α mit Vitamin A oder 13-cis-Retinsäure (Isotretinoin) oder mit aromatischen Retinoiden (Etretinat, Acitretin) besteht die Möglichkeit [5, 32], sichtbare EV-Läsionen zur Abheilung zu bringen. Inwiefern damit auch die Ausbildung HPV-assoziierter Präkanzerosen und Karzinome verhütet werden kann, ist bisher nicht untersucht worden.

Klinische Erfahrungen mit Interferonen bei genitoanalen HPV-Infektionen

Während zur Therapie klinisch sichtbarer HPV-Infektionen (Condylomata acuminata) und HPV-assoziierter intraepithelialer Neoplasien (bowenoide Papulose) Untersuchungsergebnisse vorliegen, ist zur Therapie subklinischer Papillomvirusinfektionen bisher keine Studie publiziert worden. Bei genitalen Warzen ist wegen ihres infektiösen Charakters und der Möglichkeit der sexuellen Übertragung die Indikation zur Therapie stets gegeben. Bei der subklinischen Infektion ist diese Entscheidung schwieriger. Empfehlenswert ist bei essigweißer Reaktion und Verdacht auf Vorliegen einer subklinischen Infektion eine Beobachtung von mindestens 8–12 Wochen. Bei Fortbestehen der Weißfärbung sollte biopsiert werden, und bei histologisch nachweisbarer intraepithelialer Neoplasie sollte die Exzision des essigweißen Bezirkes oder die Entfernung mit dem CO_2-Laser erwogen werden.

Klinisch sichtbare HPV-Infektionen des Genitoanalbereichs können über die primäre IFN-Therapie oder über die adjuvante IFN-Therapie behandelt werden.

Primäre Interferontherapie

Die topische Behandlung mit einem IFN-haltigen Gel ist theoretisch vorteilhaft. Hierdurch können lokal auch bei immunsupprimierten Patienten wie nach Organtransplantation und bei immundefekten Patienten, wie zum Beispiel bei HIV-Infektion, ohne unerwünschte Effekte auf das zelluläre Immunsystem, kutane und anogenitale Warzen behandelt werden. Nach anfänglichen optimistischen Mitteilungen in einigen Fallberichten und offenen Studien [17, 44, 55, 74], konnte außer bei kleinen, genital lokalisierten Warzen in kontrollierten Studien bisher kein gesicherter Effekt der primären lokalen Interferongelbehandlung nachgewiesen werden [49].

Vor allem bei Viruswarzen der Haut und der anogenitalen Haut sowie bei Läsionen im Bereich des verhornten Plattenepithels (Vulva, Sulcus coronarius, Analkanal) ist diese Therapie ohne Effekt. Dies ist sicher auf die mangelnde Permeation von IFN zurückzuführen. In einem Hydrogel inkorporiertes IFN ist nicht in der Lage, zu den basalen Zellen der Epidermis vorzudringen, die als Zielzellen der HPV-Infektion gelten. Im Gegensatz hierzu konnte die Wirksamkeit der intraläsionalen IFN-Therapie bei Condylomata acuminata in einigen kontrollierten und unkontrollierten Studien nachgewiesen werden [21, 25, 61, 73, 76]. Bei disseminierten Läsionen ist die intraläsionale IFN-Therapie allerdings konventionellen Therapieformen unterlegen. Urethrale und anale Condylomata acuminata, die nicht direkt unterspritzt werden können, reagieren nicht auf die intraläsionale IFN-Behandlung anderer Warzen mit. Subklinische Papillomvirusinfektionen sprechen, soweit untersucht, auch nicht mit an und sind deshalb möglicherweise mitverantwortlich für Rezidive nach anfangs erfolgreicher Therapie. Der größte Nachteil der intraläsionalen IFN-Therapie sind Schmerzen am Injektionsort und systemische Nebenwirkungen, die manchmal therapielimitierend sein können. Ein weiterer Nachteil ist die nur geringe Aktivität bei immunsupprimierten Patienten und HIV-positiven Patienten [19]. Indikationen für die intraläsionale Behandlung mit IFN sind umschriebene große Warzen, Riesenkondylome, alte »ausgebrannte« Warzen und klinische HPV-Infektionen in Lokalisationen, die nicht optimal einer konventionellen Therapie zugänglich sind.

Tierexperimente zeigten, daß IFN nach der Injektion sehr rasch aus der Zirkulation verschwindet. Ein Teil wird von Rezeptoren verschiedener Zellen gebunden, und der Rest wird über die Nieren ausgeschieden. Die parenterale Therapie mit IFN ist theoretisch in der Lage, auf alle HPV-infizierten Epithelzellen eine Wirkung auszuüben. Zwei unterschiedliche Effekte von IFN können dabei differenziert wer-

Therapie umschriebener urogenitaler und analer HPV-Infektionen

Topische Therapie
- Podophyllotoxin (0,5 %): äußeres Genitale
- 5-Fluoruracil (5 %): urethrale Warzen
- Trichloressigsäure (85 %): Schwangerschaft
- Interferon intraläsional: große, einzelstehende Warzen

Chirurgie
- Schere, Kürettage: kleine, gestielte Warzen
- CO_2-Laser
- Kryotherapie
- Elektrokauter

den. Interferon kann direkt antiviral und indirekt über das zelluläre Immunsystem auf HPV-infizierte Zellen einwirken [53, 68].

Im Gegensatz zu initialen, unkontrollierten Studien und Fallbeobachtungen bei anogenitalen Papillomvirusinfektionen, die zu sehr optimistischer Einschätzung führten [27, 30, 33, 44, 66], wurden mittlerweile über plazebokontrollierte Studien kontroverse Resultate erzielt [11, 13, 31, 36]. Offensichtlich ist es schwierig, die verschiedenen Studien zu vergleichen. Unterschiedliche Patientengruppen innerhalb der Studien, unterschiedliche Studienprotokolle, unterschiedliche Interferone, fehlende plazebokontrollierte Studienergebnisse sowie fehlende Kontrolle der von IFN ausgelösten Therapieeffekte sind hierfür unter anderem verantwortlich zu machen.

Die Auswertung der bisher vorliegenden großen kontrollierten Studien machten klar, daß niedrige Dosen (1–3 Mio. IE) höheren Dosen vorzuziehen sind (6–9 Mio. IE) [28, 31, 32]. Bessere Wirksamkeit, geringere Nebenwirkungen und auch selteneres Auftreten von Serumantikörpern gegen IFN sind wichtige Vorteile. Bei der parenteralen IFN-Therapie können auch multifokale sowie diagnostisch und therapeutisch mit konventionellen Verfahren schlecht zu erfassende HPV-Infektionen im Anal-, Urethral- und Zervixbereich mitbehandelt werden. Die zyklische parenterale Therapie (5–7 Tage Therapie, 3–4 Wochen Pause, bis zu 4malige Wiederholung des Zyklus) mit niedrigen Dosen IFN-α (1–3 Mio. IE pro Injektion) oder IFNγ (1–2 Mio. IE pro Injektion [25, 31, 33, 36] ist der kontinuierlichen Therapie (3 Injektionen pro Woche während insgesamt 4 oder 8 Wochen) mit z.B. IFN-α 2a überlegen [11, 13]. In einer kontrollierten Studie führte die systemische Therapie mit Interferon-α 2a in einer Tagesdosis von 3 bzw. 9 Mio. IE zu keinem Vorteil gegenüber Plazebo, sofern es kontinuierlich (3mal pro Woche für 4 Wochen) gegeben wurde [11]. Im Gegensatz dazu führte die zyklische Therapie mit 50 µg (etwa 1 Mio. IE IFN-γ) und mit 100 µg (etwa 2 Mio. IE IFN-γ) zu einem signifikanten Unterschied im Vergleich zu Plazebo (50 % Response vs. 33 % bzw. 45 % vs. 24 %) [31, 36]. Diese Ergebnisse lassen den Schluß zu, daß der Erfolg der systemischen IFN-Behandlung bei genitalen Warzen vor allem vom gewählten Therapieschema abhängig ist. Dies wird unterstrichen durch eine weitere vor kurzem mitgeteilte multizentrische plazebokontrollierte Studie. Interferon-α 2a wurde hier in Tagesdosen von 1,5 Mio. IE subkutan injiziert. Erneut konnte kein Unterschied in der Wirksamkeit zwischen IFN-α und Plazebo gefunden werden [13]. Auch hier bestand das Therapieschema in kontinuierlicher Therapie mit subkutanen Injektionen 3mal pro Woche über 4 Wochen.

Ein Nachteil der parenteralen zyklischen Therapie mit niedrigen IFN-Dosen ist die lange Therapiedauer. Dies wird vom Patienten mit rezidivierenden Condylomata acuminata jedoch zumeist akzeptiert. Mögliche Indikationen für die primäre systemische IFN-Therapie sind schwere multifokale HPV-Infektionen des Genitoanalbereichs, Condylomata acuminata der Urethra, des Anus, der Cervix uteri, die bowenoide Papulose, therapieresistente Viruswarzen sowie Larynxpapillome nach häufigen Voroperationen. Wie die intraläsionale IFN-Therapie hat auch die parenterale Therapie bei immundefizienten Patienten keine, bzw. wesentlich eingeschränkte Wirkung [19, 37].

Die adjuvante Interferontherapie

Die verschiedenen Applikationsformen von IFN – topisch, intraläsional, periläsional oder systemisch – können gleichzeitig mit (neoadjuvante Therapie) oder aber nach konventioneller Therapie wie Elektrokauter, Kryotherapie oder CO_2-Laser Einsatz finden. Mittlerweile wurden mehrere kontrollierte Studien durchgeführt, wobei der Erfolg der Therapie mit Kryotherapie, Elektrokauter oder CO_2-Laser mit dem Erfolg bei zusätzlicher Applikation von adjuvanten IFN verglichen wurde (Tabelle 1). Drei Monate nach alleiniger Abtragung der Warzen liegen die Rezidivraten bei Werten zwischen 38–81 % (Tabelle 1). Durch zusätzliche adjuvante Interferontherapie lassen sich diese Rezidive in Abhängigkeit von der Applikationsform und vom Therapieregime reduzieren. Es ist offensichtlich, daß adjuvante periläsionale IFN-Injektionen nach CO_2-Laser-Abtragung zu einer signifikanten Verbesserung der Rezidivrate führen [14, 72]. Das gleiche gilt für die adjuvante topische IFN-Gel-Therapie. In 2 plazebokontrollierten Therapiestudien wurden während der ersten 3 Monate nach Abtragung Rezidivraten von 75 und 78 % gefunden, während Rezidive unter adjuvanter Interferongelbehandlung bei 40 und 54 % der Patienten auftraten [30, 38]. Im Gegensatz zu den enttäuschenden Effekten der topischen Primärtherapie führt somit die adjuvante Interferonhydrogeltherapie nach Zerstörung der Epithelbarriere durch den CO_2-Laser, Elektrokauter oder Kryochirurgie zu besseren Resultaten bezüglich der Rezidivrate. Diese Effekte der topischen adjuvanten IFN-Therapie können in der Zukunft möglicherweise verbessert werden durch Methoden, die erlauben, IFN erfolgreicher in das epitheliale Gewebe bis zu den basalen Epithelzellen zu transportieren, die als Zielzellen der HPV-Infektion dienen.

Die publizierten kontrollierten Studien, in denen die adjuvante systemische IFN-Behandlung nach Kryotherapie, Elektrokauter oder CO_2-Laser eingesetzt wurde, ergaben je nach Therapieregime unterschiedliche Ergebnisse (Tabelle 1) [12, 22, 39, 40, 41, 43, 58, 60]. Während in der Mehrzahl der Studien kein Vorteil der adjuvanten systemischen IFN-Therapie beobachtet wurde, ließen sich bei 3 Studien deutliche Effekte nachweisen [39, 43, 60]. Dies wird besonders offensichtlich in 2 Studien, in denen jeweils subkutane Injektionen von Interferon-α 2a adjuvant nach CO_2-Laser-Therapie verabreicht wurden (Tabelle 1) [12, 39]. In der einen Studie konnte keine Überlegenheit von IFN-α 2a gegenüber Plazebo beobachtet werden. Hier wurde IFN-α 2a systemisch (subkutan) kontinuierlich in einer Tagesdosis von 3 Mio. IE, 3mal pro Woche während 4 Wochen (Gesamtdosis 36 Mio. IE) [12] gegeben. In der zweiten erst vor kurzem evaluierten Studie [39] fand sich eine signifikante Verbesserung des Therapieergebnissen unter adjuvanter IFN-Therapie. Hierbei konnte die Rezidivquote unter parenteralem IFN-α 2a reduziert werden. 41 % der mit IFN-α 2a behandelten Patienten und 63 % der in der Plazebogruppe behandelten Patienten wiesen eine Rezidiv auf (Tabelle 1). In dieser Untersuchung wurden subkutane Injektionen von nur 1 Mio. IE IFN-α 2a zyklisch verabreicht. Dies bedeutet 3 Zyklen bestehend aus 5 Tagen Therapie mit einem jeweils 4wöchigen Intervall zwischen den Zyklen (Gesamtdosis max. 15 Mio. IE). Die Bedeutung dieser sogenannten zyklischen Therapie wird unterstrichen durch eine Studie von Hohenleutner et al. [43] (Tabelle 1), in der ebenfalls die Rezidivrate signifikant erniedrigt werden konnte durch die Kombination der CO_2-Laser-Therapie mit IFN-α 2b. Auch hier wurde eine niedrigdosierte zyklische Therapieform gewählt mit 2 Zyklen, bestehend aus täglichen Injektionen von 1 Mio. IE IFN-α 2b subkutan über 6 Tage mit einer 2wöchigen Therapiepause zwischen den Zyklen (Gesamtdosis 12 Mio. IE).

Unerwünschte Effekte der Interferontherapie

Die Nebenwirkungen der IFN-Therapie sind wie die klinischen Effekte dosisabhängig. Insgesamt wird die systemische niedrigdosierte IFN-Therapie (1–3 Mio. IE), die in Zyklen verabreicht wird, gut vertragen. Mit störenden Nebenwirkungen muß ab Tagesdosen von etwa 3 Mio. IE gerechnet werden [30]. Am häufigsten werden grippeähnliche Symptome beobachtet, die nur wenige Stunden nach systemischer IFN-Applikation auftreten. Es wird vermutet, daß nicht die Interferone selbst zur Temperaturerhöhung führen, sondern daß IFN über andere fiebervermittelnde Mediatoren wie Il-1 und Prostaglandin wirkt [4]. Weitere mögliche Nebenwirkungen der IFN-Therapie sind Leukozytopenie und Thrombozytopenie sowie Anstieg der Transaminasen. Die Erhöhung der Triglyzeride im Blut scheint eine IFN-α-spezifische Nebenwirkung zu sein. Alle genannten Effekte sind reversibel [18].

Interferone bei HPV-assoziierten Neoplasien der Cervix uteri, der Vulva, der Vagina und des männlichen Genitale

Bereits 1972 konnte von Ikic et al. gezeigt werden, daß die lokale Applikation von IFN-α die Vorstufe des Gebärmutterhalskrebses, die sogenannte zervikale intraepitheliale Neoplasie (CIN), positiv beeinflussen kann [45]. Klinische Besserung von hochgradiger CIN (CIN III) unter lokaler IFN-Gel-Behandlung wurden auch von Möller et al. mitgeteilt [55]. Diesen Beobachtungen folgten weitere unkontrollierte Studien, die aufzeigten, daß IFN in Gelform und auch in Form von periläsionalen und intraläsionalen Injektionen Präkanzerosen im Bereich des weiblichen Genitale positiv beeinflussen kann [8, 9, 10, 15, 16, 46, 57, 65, 74, 77]. Patienten mit bowenoider Papulose, definitionsgemäß handelt es sich hierbei um papulöse, klinisch unauffällige, teilweise pigmentierte Veränderungen der männlichen und weiblichen anogenitalen Haut, die histologisch das Bild eines Carcinoma-in-situ [29] aufweisen, wurden in einer offenen, randomisierten Studie parenteral (subkutane Injektionen) entweder zyklisch oder kontinuierlich mit rIFN-γ behandelt [35]. Hierbei zeigte sich, daß die kontinuierliche subkutane IFN-γ-Therapie der zyklischen Therapie überlegen ist. Dies kann darauf hinweisen, daß HPV-assoziierte intraepitheliale Neoplasien wie die bowenoide Papulose oder die CIN im Gegensatz zu Condylomata acuminata besser auf die antiproliferativen und weniger auf die immunmodulatorischen Effekte von IFN reagieren. Allerdings sollten diese Daten über eine größere, kontrollierte Studie abgesichert werden. Für die Praxis zu empfehlen ist hier die adjuvante Gabe von IFN, insbesondere als Gel im Anschluß an die Entfernung des pathologisch veränderten Gewebes z. B. mit CO_2-Laser, Elektrokauter oder Kryotherapie.

Neue immuntherapeutische Strategien

In die Zukunft weisend ist die Kombination von IFN-α und Retinoiden. Retinoide sind Vitamin A-Derivate und umfassen die all-trans-Retinsäure (Tretinoin), 13-cis-Retinsäure (Isotretinoin) und die aromatischen Retinoide (Etretinat und Acitretin). Sowohl Retinoide als auch IFN-α sind als Mono- oder Primärtherapie bei HPV-Infektionen und HPV-assoziierten intraepithelialen Neoplasien nur teilweise wirksam. Laut neueren Studien weisen diese Substanzen aber nicht nur bei genitalen Warzen, sondern auch bei Stachelzellkarzinomen der Haut und beim Zervixkarzinom dann klinische Aktivität auf, wenn sie gleichzeitig kombiniert eingesetzt werden [50, 51]. Auf Grund von Zellkulturexperimenten konnte gezeigt werden, daß mit IFNα stärkere hemmende Effekte auf die Proliferation HPV-infizierter Keratinozyten erzielt werden können als mit IFN-γ, TNF-α, transforming growth factor β (TGF), epidermal growth factor (EGF) oder IL-1 [5]. Vor kurzem konnte über In-vitro-Experimente nachgewiesen werden, daß IFN-α nicht nur das Wachstum und die Transformation, sondern auch die Expression des HPV-16-E7-Proteins in humanen Keratinozyten beeinflußt. Dies führt zu der Frage, ob IFN-α-Subtypen HPV-induzierte Läsionen auch über eine spezifische Hemmung der Expression dieses HPV-16-Onkogens E7 zur Regression führen. Die Kombination der antiproliferativ wirkenden Retinoide zusammen mit diesem onkogeninhibitorischen Effekt und den antiproliferativen, immunstimulierenden und immunpotenzierenden Effekten von IFN könnten ausgenutzt werden, erfolgsversprechender nicht nur chronische HPV-Infektionen der Haut und der hautnahen Schleimhäute, sondern auch HPV-assoziierte Tumoren und ihre Vorstadien zu behandeln. Andere erfolgsversprechende Studien umfassen die Therapie mit oralen und lokal wirksamen Cytokininduktoren, die in der Zukunft zur Chemoprophylaxe und zur Behandlung klinisch sichtbarer und IFN-suszeptibler Läsionen eingesetzt werden könnten. Erste erfolgversprechende Ergebnisse einer kontrollierten Studie bei Condylomata acuminata, mit dem topisch als Gel eingesetzten Cytokininduktor Imidazoquinolalinamine - 1-(2-methylpropyl)-1H imidazo [4,5-C] quinolin-4 amine (Imiquimod) - wurden vor kurzem von Beutner et al. publiziert [3].

Therapie ausgedehnter und therapieresistenter urogenitaler und analer HPV-Infektionen

Chirurgie
  CO_2-Laser, Kryotherapie, Elektrokauter
Topische Therapie
  5-Fluoruracil (5 %) vulvovaginal, Urethra
Systemische Therapie[a]
  IFN-α, IFN-γ (-β) s.c.
  niedere Dosis (1–3 Mio. IE), zyklisch
Kombinationen
  Chirurgie[b] + IFN (s.c., Gel, periläsional)
  Retinoide + IFN-α[a]

[a] Noch nicht standardisiert.
[b] CO_2-Laser, Kryotherapie, Elektrokauter.

Zusammenfassung

Im Gegensatz zu Infektionen mit Herpesviren gibt es keine spezifische antivirale Chemotherapie der HPV-Infektionen der Haut und hautnahen Schleimhäute. Die erfolgreiche Behandlung sichtbarer Papillomvirusinfektionen ist mit den heute zur Verfügung stehenden Therapieverfahren nur beschränkt möglich. Der Einsatz von IFN in der Behandlung anogenitaler HPV-Infektionen wurde bisher kontrovers diskutiert. Neuere kontrollierte Studien zeigen jedoch, daß der Effekt der systemischen IFN-Therapie vom Therapieregime abhängig zu sein scheint. Offensichtlich sind niedrige Dosen von 1–3 Mio. IE höheren Dosen sowohl als Primärtherapie als auch als adjuvante Therapie überlegen. Die systemische IFN-Therapie bei zyklischer Gabe führt bei benignen Condylomata acuminata zu signifikant besseren Ergebnissen als die kontinuierliche IFN-Therapie. Die Immuntherapie kann bei sichtbaren anogenitalen HPV-Infektionen neben den konventionellen Verfahren zur intraläsionalen Therapie großer umschriebener Warzen eingesetzt werden. Bei schweren, therapiefraktären Warzen ist die adjuvante systemische zyklische oder topische IFN-Therapie zu empfehlen. In ausgewählten Fällen kann die systemische zyklische IFN-Therapie mit niedrigen Dosen (1–3 Mio. IE IFN-α 2, oder IFN-γ) Anwendung finden.

In die Zukunft weisend sind die Entwicklungen von HPV-spezifischen Vakzinen und die Etablierung eines Vakzineprogramms gegen HPV. HPV-Impfstoffe könnten therapeutische Bedeutung gewinnen, da sie einerseits zur Immunprophylaxe und andererseits auch zur Immuntherapie benigner HPV-Infektionen und auch HPV-assoziierter Tumoren und Präkanzerosen eingesetzt werden könnten. Trotz intensiver weltweiter Bemühungen kann jedoch mit klinischen Studienergebnissen erst in einigen Jahren gerechnet werden. Eine weitere interessante Entwicklung ist die Kombination von Interferon und Retinoiden sowie der Einsatz sogenannter Cytokininduktoren, die sowohl topisch als auch oral und parenteral anwendbar sind. Möglicherweise kann hierdurch bereits in einigen Monaten eine Verbesserung der Therapie HPV-assoziierter benigner und maligner Erkrankungen erzielt werden.

Literatur

1. Aiba S, Rokugo M, Tagami H (1986) Immunohistologic analysis of the phenomenon of spontaneous regression of numerous flat warts. Cancer 58: 1246-1251
2. Berger BW, Hori Y (1980) Multicentric Bowen's disease of the genitalia. Spontaneous regression of lesions. Arch Dermatol 114: 1698-1699
3. Beutner K, Spruance S, Douglas J, Hougham A, Fox T (1994) Double-blind, vehicle-controlled, randomized multicentric trial of 5% imiquimod cream for the treatment of genital and perianal warts. Second Intl Congress of Papillomaviruses in Human Pathology, Paris, April 6-8 (abstract)
4. Bocci V (1980) Possible causes of fever after interferon administration. Biomedicine 32: 159-162
5. Bollag W, Peck R, Frey JR (1992) Inhibition of proliferation by retinoids, cytokines and their combination in four human transformed epithelial cell lines. Cancer Lett 62: 167-172
6. Brzoska J (1994) Topische Interferonpräparationen bei dermatologischen Erkrankungen. In: Gross G, Bröcker EB (Hrsg) Interferon-Therapie in der Dermatologie. Aktuelle Immunologie 11. Zuckschwerdt, München Bern Wien New York, S 1-9
7. Brzoska J, Deutschle R, Fierlbeck G, Manske U, Wolf W (1989) Phase II clinical trials of interferon beta gel (Fiblaferon® Gel) in dermatological diseases. J Interferon Res 9 (Suppl 2): 259
8. Byrne MA, Möller BR, Taylor-Robinson D et al. (1986) The effect of interferon on human papillomavirus associated with cervical intraephithelial neoplasia (CIN). Br J Obst Gyn 93: 1136-1144
9. Choo YC, Hsu S, Seto WH et al. (1985) Intravaginal application of leukocyte interferon gel in the treatment of cervical intraepithelial neoplasia (CIN). Arch Gyn 237: 51-54
10. Choo YC, Seto WH, Hsu S et al. (1986) Cervical intraepithelial neoplasia treated by perilesional injection of interferon. Br J Obst Gyn 93: 372-379
11. Condylomata International Collaborative Study Group (1991) Recurrent condylomata acuminata treated with recombinant interferon α 2a: a multicenter double-blind placebo-controlled clinical trial JAMA 265: 2684-2687
12. Condylomata International Collaborative Study Group (1993) Randomized placebo-controlled double-blind combined therapy with laser surgery and systemic interferon α 2a in the treatment of anogenital condylomata acuminata. J Inf Dis 167: 824-829
13. Condylomata International Collaborative Study Group (1993) Recurrent condylomata acuminata treated with recombinant interferon α 2a. A multicenter double-blind placebo-controlled clinical trial. Acta Derm Venereol (Stockh) 73: 223-226
14. Davis BE, Noble MJ (1992) Initial experience with combined interferon α and carbon dioxide laser for the treatment of condylomata acuminata. J Urol 197: 627-629
15. De Palo G, Stefanon B, Rilke F, Ghione M (1984) Human fibroblast interferon in cervical and vulvar intraepithelial neoplasia with papillomavirus infection. Int J Tiss React 6: 523-527
16. De Palo G, Stefanon B, Rilke F, Pilotti S, Ghione M (1985) Human fibroblast interferon in cervical and vulvar intraepithelial neoplasia associated with viral cytopathic effect. J Reprod Med 30: 404-408
17. De Virgilis C, Crippa L, Leopardi O et al. (1987) The role of beta-interferon in the therapy of female genital viral diseases. Int J Immunol 3: 147-150
18. Dianzani F (1992) Interferon treatments: How to use an endogenous system as a therapeutic agent. J Interferon Res 109-118
19. Douglas JM, Rogers M, Judson FN (1986) The effect of asymptomatic infection with HTLV-3 on the response of anogenital warts of intralesional treatment with recombinant α-2 interferon. J Inf Dis 154: 331-334
20. Duus BR, Philipsen T, Christensen JD et al. (1985) Refractory condylomata acuminata: a controlled clinical trial of carbon dioxide laser versus conventional surgical treatment. Genitourin Med 62: 277-278
21. Eron LJ, Judson F, Tucker S et al. (1986) Interferon therapy for condylomata acuminata. N Engl J Med 315: 1059-1969
22. Eron LJ, Alder MB, O'Rourke JM et al. (1993) Recurrence of condylomata acuminata following cryotherapy is not prevented by systemically administered interferon. Genitourin Med 69: 91-93
23. Ferenczy A, Mitao M, Nagai N, Silverstein SJ, Crum CP (1985) Latent papillomavirus and recurring genital warts. N Engl J Med 313: 784-788
24. Fierlbeck G (1991) Topische Behandlung von Condylomata acuminata und planen juvenilen Warzen mit Interferon beta. Hautnah 6: 109-110
25. Friedmann-Kien A, Eron LJ, Conant M et al. (1988) Natural interferon alpha for treatment of condylomata acuminata. JAMA 259: 533-538
26. Friedrich EG (1992) Reversible vulvar atypia. A case report. Obst Gyn 39: 137-141
27. Gall SA, Hudges CE, Mounts P et al. (1986) Efficacy of human lymphoblastoid interferon in the therapy of resistant condylomata acuminata. Lancet I: 1038-1041
28. Gross G (1990) Interferone bei Erkrankungen der Haut und der angrenzenden Schleimhäute. In: Niederle N, Wussow P von (Hrsg) Interferone. Präklinische und klinische Befunde. Springer, Berlin, S 358-394
29. Gross G (1990) Bowenoid papulosis. In: Gross G, Jablonska S, Pfister H, Stegner HE (eds) Genital papil-

lomavirus infections. Modern diagnosis and treatment. Springer, Berlin, pp 189–207

30. Gross G (1990) Interferons in genital HPV diseases. In: Gross G, Jablonska S, Pfister H, Stegner HE (eds) Genital papillomavirus infections. Modern diagnosis and treatment. Springer, Berlin, pp 393–412
31. Gross G (1991) Recombinant interferon gamma in condylomata acuminata. JAMA 266: 2706
32. Gross G (1992) New drugs for HPV infections. In: Burgdorf WHC, Katz SI (eds) Dermatology, progress and perspectives. Proceedings of the 18th World Congress of Dermatology. Pergamon, New York, pp 236–240
33. Gross G, Ikenberg H, Roussaki A, Schöpf E, Drees N (1986) Systemic treatment of condylomata acuminata with recombinant interferon α 2a: low-dose superior to the high-dose regimen. Chemotherapy 32: 537–541
34. Gross G, Ellinger K, Roussaki A et al. (1988) Epidermodysplasia verruciformis in a patient with Hodgkin's disease: characterization of a new papillomavirus type and interferon treatment. J Invest Dermatol 91: 43–46
35. Gross G, Roussaki A, Papendick U (1990) Efficacy of interferon on bowenoid papulosis and other precancerous lesions. J Invest Dermatol 922: 152–157
36. Gross G, Degen KW, Fierlbeck G et al. (1991) Recombinant interferon gamma in anogenital warts: results of a multicentre double-blind placebo-controlled clinical trial. J Interferon Res 11 (Suppl 1): 76
37. Gross G, Roussaki A, Ikenberg H, Drees N (1991) Genital warts do not respond to systemic recombinant interferon α 2a treatment during cannabis consumption. Dermatologica 183: 203–207
38. Gross G, Rogozinski T, Schöfer H et al. (in press) Recombinant interferon beta gel as adjuvant in the treatment of recurrent genital warts: results of a placebo-controlled double-blind study in 120 patients. J Interferon Res (abstract)
39. Gross G, Baur H, Friese G et al. (1995) Placebo-controlled double-blind adjuvant systemic interferon α 2a combined with CO_2-laser therapy of genital condylomata acuminata – the cyclic therapy regimen. Results of a multicenter study of 84 patients (in preparation)
40. Handley JM, Horner T, Maw RD, Lawther H, Dinsmore WW (1991) Subcutaneous interferon α 2a combined with cryotherapy versus cryotherapy alone in the treatment of primary anogenital warts: a randomized observer-blind placebo-controlled trial. Genitourin Med 67: 297–307
41. Handley JM, Maw RD, Horner T et al. (1992) Non-specific immunity in patients with primary anogenital warts treated with interferon α plus cryotherapy or cryotherapy alone. Acta Derm Venereol (Stockh) 72: 39–40
42. Hausen H zur (1977) Human papillomaviruses and their possible role in squamous cell carcinomas. Curr Top Microbiol Immunol 78: 1–30
43. Hohenleutner U, Landthaler M, Braun-Falco O (1990) Postoperative adjuvante Therapie mit Interferon-α 2b nach Laserchirurgie von Condylomata acuminata. Hautarzt 41: 545–548
44. Ikic D, Bosnic N, Smerdel S (1972) Double-blind clinical study with human leukocyte interferon in the therapy of condylomata acuminata. Proc Symp Clin Use of Interferon. Zagreb, pp 239–243
45. Ikic D, Krusic J, Cupak S, Bosnic N (1972) The use of human leukocyte interferon in patients with cervical cancer and basocellular cancer of the skin. Proc Symp Clin Use of Interferon. Zagreb, pp 167–177
46. Iwasaka I, Hayashi Y, Yokoyama M, Hachisuga T, Sugimori H (1990) Interferon gamma treatment for cervical intraepithelial neoplasia. Gyn Oncol 37: 96–102
47. Iwatsuki K, Tagami H, Takaigawa M, Yamada M (1986) Plane warts under spontaneous regression. Arch Dermatol 122: 655–659
48. Jablonska S, Majewski S (1990) Immunology of genital papillomavirus infections. In: Gross G, Jablonska S, Pfister H, Stegner HE (eds) Genital papillomavirus infections. Modern diagnosis and treatment. Springer, Berlin, pp 263–281
49. Keay S, Teng N, Eisenberg M et al. (1988) Topical interferon for treating condylomata acuminata in women. J Inf Dis 185: 934–939
50. Lippmann SM, Parkinson DR, Itri LM et al. (1992) 13-cis-retinoic acid and interferon α 2a: effective combination therapy for advanced squamous cell carcinoma of the skin. J Natl Cancer Inst 84: 235–240
51. Lippmann SM, Karanagh JJ, Paredes-Espinoza M et al. (1992) 13-cis-retinoic acid plus interferon α 2a: highly active systemic therapy for squamous cell carcinoma of the cervix. J Natl Cancer Inst 84: 241–245
52. Malejczyk J, Majewski S, Jablonsa S, Orth G (1987) Natural cell-mediated cytotoxicity in patients with anogenital lesions induced by potentially oncogenic human papillomaviruses. In: Steinberg BM, Brandsma JL, Taichmann LB (eds) Cancer Cells, vol 5, Papillomaviruses. Cold Spring Laboratories, New York, pp 381–385
53. Maluish AE, Ortaldo JR, Shervin SA, Learitt R (1983) Changes in immune function in patients receiving natural leukocyte interferon. J Biol Resp Mod 2: 418–427
54. Massing AM, Epstein WL (1963) Natural history of warts. Arch Dermatol 87: 306–310
55. Möller BR, Johannesen P, Osther K et al. (1983) Treatment of dysplasia of the cervical epithelium with an interferon gel. J Obst Gyn 62: 625–629
56. Mohanty KC, Scott CS (1986) Immunotherapy of genital warts with inosine pranobex (Immunovir): preliminary study. Genitourin Med 62: 352–355
57. Neis KJ, Tesserau B, Claußen C et al. (1989) Lokale Therapie cervikaler intraepithelialer Neoplasien mit natürlichem β-Interferon. Arch Gyn 245: 550–551
58. Nieminen P, Aho M, Lethinen M et al. (1994) Treatment of genital HPV infection with carbon dioxide laser and systemic interferon α 2a. Sex Transm Dis 21: 65–69
59. Nimura M (1983) Intralesional human fibroblast interferon in common warts. J Dermatol 10: 217–220
60. Petersen CS, Bjerring P, Larsen J et al. (1991) Systemic interferon α 2b increases the cure rate in laser-treated patients with multiple persistent genital warts: a placebo-controlled study. Genitourin Med 67: 99–102

61. Reichmann RC, Oakes D, Bonnez C et al. (1988) Treatment of condylomata acuminata with three different interferons administered intralesionaly. A double-blind placebo-controlled trial. Ann Int Med 108: 675–679
62. Reichmann RC (1990) Human papillomaviruses and interferon therapy. In: Galasso GJ, Whitley RJ, Merigan TC (eds) Antiviral agents and viral diseases of man. Raven, New York, pp 310–325
63. Roussaki A (1992) Zelluläres Infiltrat bei Hautwarzen und Condylomata acuminata vor und unter rekombinantem Interferon gamma bzw. rekombinantem Interferon α bzw. Inosiplex. Med. Dissertation, Universität Freiburg
64. Sadoul G, Beuret T (1984) Treatment of cervical and vulvar condylomata acuminata with CO_2 laser combined with an immune stimulant. Rev Fr Gyn Obst 79: 681–684
65. Schneider A, Kirchmayer R, Wagner D (1989) Efficacy trial of topically applied gamma-interferon in cervical intraepithelial neoplasia. In: Gross G, Jablonska S, Pfister H, Stegner HE (eds) Intern Symp on Genital Papillomavirus, Infections, Hamburg, 1989 (abstract)
66. Schoenfeld A, Schattner A, Crespi M et al. (1984) Intramuscular interferon β injections in treatment of condylomata acuminata. Lancet I: 1038–1041
67. Schöfer H, Sollberg S (1991) Systemische Behandlung vulgärer Warzen mit beta-Interferon. Hautarzt 42: 396–398
68. Sen GC (1984) Biochemical pathways in interferon action. Pharmacol Ther 24: 235–237
69. Skinner MS, Sternberg WH, Ichinose H (1983) Spontaneous regression of bowenoid atypia of the vulva. Obst Gyn 39: 173–181
70. Tagami H, Ogino A, Tagikawa M, Imamura S, Ofuji S (1977) Regression of plane warts following spontaneous inflammation. Br J Dermatol 90: 147–154
71. Uyeno K, Ohtsu A (1984) Interferon treatment of viral warts and some skin diseases. In: Kono R, Vilcek J (eds) The clinical potential of interferon. University of Tokyo Press, pp 149–165
72. Vance JC, Davis D (1990) Interferon α 2b injections used as an adjuvant therapy to carbon dioxide laser vaporization of recalcitrant anogenital condylomata acuminata. J Invest Dermatol 955: 146–148
73. Vance JC, Bart BJ, Hansen RC et al. (1986) Intralesional recombinant α 2 interferon for the treatment of patients with condyloma acuminatum or verruca plantaris. Arch Dermatol 122: 272–277
74. Vesterinen E, Meyer B, Cantell K, Purola E (1984) Topical treatment of flat vaginal condylomata with human leukocyte interferon. Obst Gyn 64: 535–538
75. Weck PK, Brandsma JC, Whisnant JK (1986) Interferons in the treatment of human papillomavirus diseases. Cancer Metast Rev 5: 139–165
76. Welander LE, Homeslay HD, Smiles KA, Peets EA (1990) Intralesional interferon alpha-2b for the treatment of genital warts. Am J Obst Gyn 162: 348–354
77. Yliskowski M, Cantell K, Syrjänen K (1990) Topical treatment with human leukocyte interferon of HPV 16 infection associated with cervical and vaginal intraepithelial neoplasia. Gyn Oncol 36: 353–357

Wundauflagen

Peter Altmeyer und Claus Nüchel

Die traditionellen Wundverbände werden heute durch moderne Wundauflagen ergänzt. Diese dienen nicht nur als passive Wundabdeckungen, sondern greifen aktiv in den Heilungsprozeß ein. Dabei hat in den letzten 10–15 Jahren nach anfänglichen Vorbehalten das Konzept der feuchten Wundheilung gegenüber der herkömmlichen trockenen Wundbehandlung auch im klinischen Alltag breiten Eingang gefunden. Neben der Aufrechterhaltung eines feuchten Milieus durch Okklusion unterstützen synthetische Verbände die Reinigung der Wunde, sie erschweren das Bakterienwachstum und wirken heilstimulierend.

Einfluß synthetischer Verbände auf die Wundheilung

Veränderung von Wundsekret und Wundmilieu

Das unter Okklusion konservierte Wundsekret entspricht ungefähr der Zusammensetzung des Serums. Zusätzlich finden sich zahlreiche zelluläre Bestandteile, insbesondere polymorphkernige Leukozyten, Makrophagen, Bakterien, Fibrin, Fibronektin, lysosomale Enzyme, Proteasen, Kollagenasen sowie zahlreiche mitogene und chemotaktische Wachstumsfaktoren [2].
Sauerstoffmessungen unter synthetischen Verbänden ergaben nach 24 h Werte, die durchschnittlich zwischen 0 mm Hg (Hydrokolloidverband) und 4,5 mm Hg (Polyurethanfolie) lagen.

Beschleunigung der dermalen Reparation

Bereits 1962 konnte Winter [9] nachweisen, daß alle Phasen der dermalen Reparation unter Okklusion beschleunigt ablaufen. Schon nach 3 Tagen waren im Vergleich zu Wunden, die ohne Verband heilten, 90 % mehr Makrophagen sowie 50 % weniger Leukozyten zu finden gewesen. Am fünften Tag der Wundheilung konnte eine rege Sprossung von Kapillaren in die Wunde und eine parallel zur Oberfläche liegende Anordnung der Fibroblasten beobachtet werden. Unter Luftexposition dagegen erschienen die Fibroblasten zu diesem Zeitpunkt noch ungeordnet und wurden von zahlreichen Entzündungszellen durchsetzt.
Zu erklären ist die beschleunigte dermale Reparation mit der Fähigkeit des veränderten Wundsekretes, das autolytische Debridement an der Wundoberfläche zu fördern und sowohl Glykosaminoglykansynthese als auch Fibroblastenproliferation zu stimulieren. Letztere wird auch durch den unter okklusiven Dressings niedrigen pO_2 gefördert, der für die dermale Reparation nach In-vitro-Studien am besten zwischen 0 und 5 mm Hg liegen sollte.
Durch die Aufrechterhaltung eines feuchten Milieus wird die Austrocknung oberflächlicher Wundanteile mit anschließender Nekrotisierung verhindert. Dadurch ist das notwendige Ausmaß an autolytischem Debridement durch Neutrophile und Makrophagen geringer.

Beschleunigung der Reepithelisierung

1958 beschrieb Odland [7] erstmals eine beschleunigte Reepithelisierung unter einer intakten Hautblase. In den folgenden Jahren konnte Winter [9] zeigen, daß unter einer Polyurethanfolie derselbe Effekt zu beobachten war: Die Reepithelisierung von Epithelwunden der Schweinehaut vollzog sich doppelt so schnell wie bei Wunden, die unter Luftexposition heilten. Mögliche Erklärungen für die beschleunigte Reepithelisierung sind die im Wundsekret enthaltenen chemotaktischen und mitogenen Faktoren (Fibronektin, Epibolin, PDGF, TGF-α, IL 1, ETAF) sowie die Verhinderung der Krustenbildung durch Aufrechterhaltung eines feuchten Wundmilieus. Außerdem werden durch eine Verringerung von Wärmeverlusten an der Wundoberfläche die biologischen Vorgänge kontinuierlich unterstützt.

Auswirkungen auf die Keimflora

Synthetische Wundauflagen bilden eine wirksame Barriere gegen bakterielle Kontamination von außen. Ursprüngliche Befürchtungen, daß okklusive Dressings vermehrt zu Infektionen führen könnten, haben sich als unbegründet erwiesen. Hutchinson [6] konnte sogar zeigen, daß die Infektionsrate unter okklusiven Bedingungen mit 2,6 % deutlich niedriger lag als bei konventioneller Verbandstechnik mit Wundgaze, einschließlich solcher mit antimikrobieller Imprägnierung (7,1 %). Die geringere Inzidenz von Infektionen wird neben der mechanischen Barriere gegen eindringende Keime durch die bereits oben beschriebene serumähnliche Zusammensetzung des Wundsekretes erklärt. Außerdem fehlt unter synthetischen Verbänden die Wundinfektion fördernde trockene, nekrotische Randzone.

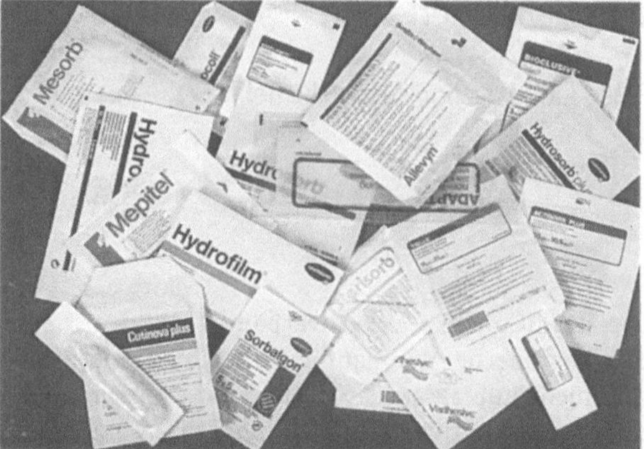

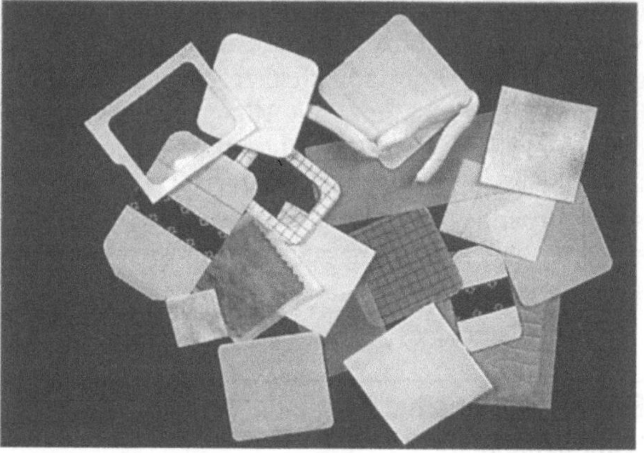

Abb. 1. Synthetische Wundauflagen

Einteilung synthetischer Wundauflagen

In den letzten Jahren ist eine Fülle neuer synthetischer Verbände entwickelt und erprobt worden (Abb. 1). Sie unterscheiden sich vor allem bezüglich Zusammensetzung, Saugkraft, Gasdurchlässigkeit, Indikation und Handhabung sowie hinsichtlich ihrer besonderen Vorteile und Nachteile [2, 4]. Grundprinzip der neuen Wundauflagen ist die Aufrechterhaltung eines feuchten Milieus durch Okklusion. Sie lassen sich in folgende Gruppen unterteilen:

- Folien
- Hydrogele
- Hydrokolloide
- Schaumstoffverbände
- Alginate

Folien

Bei den heute verwendeten Folien (Bioclusive, Cutifilm, Flexipore, Opraflex, Op-Site, Tegaderm und andere) handelt es sich um transparente Auflagen, die einen dünnen Polyurethanfilm und eine meist aus Akrylat bestehende selbsthaftende Klebeschicht enthalten. Sie sind semipermeabel; d.h. sie sind zwar wasserundurchlässig, jedoch in unterschiedlichem Ausmaß durchlässig für Gase, insbesondere für Wasserdampf. Folien wirken ausschließlich okklusiv und stellen eine wirksame Barriere gegen Keime dar. Aufgrund der mangelnden Saugkraft kann es allerdings zu Ansammlung und seitlichem Ausfließen von Exsudat mit der Gefahr der Mazeration der Wundränder kommen.

Folienverbände werden insbesondere zur Behandlung von oberflächlichen Wunden mit geringer Sekretion eingesetzt. Zu nennen sind vor allem Erosionen bzw. flache Ulzera, Verbrennungen sowie Friktionsblasen. Ein weiteres Einsatzgebiet besteht in der Verwendung als Dekubitusprophylaxe und als Inzisionsfolie [1, 2, 3, 4]. Die Anwendung von Folienverbänden ist kontraindiziert bei tiefen, mit Nekrosen bedeckten Wunden, bei klinisch infizierten Wunden sowie bei Wunden mit starker Sekretion.

Hydrogele

Hydrogele (Geliperm, Hydrosorb, Hydrosorb plus, Opragel, Primamed, Spenco und andere) sind meist auf der Basis von Estern der Akrylmethakrylsäure aufgebaute dreidimensionale Netzwerke aus hydrophilen Polymeren. Bei Berührung mit wäßrigen Lösungen schwellen diese Substanzen an und nehmen dabei eine definierte Wassermenge auf, die allerdings unter der von Hydrokolloiden liegt. Hydrogele sind teilweise durchlässig für Wasserdampf und andere Gase und erlauben eine Aufnahme bzw. Abgabe von Substanzen mit einem größeren Molekulargewicht als eine Million. Daher können diese Wundauflagen auch als drug delivery system umfunktioniert werden.

Hydrogele stellen eine effektive antimikrobielle Barriere dar und bewirken einen guten mechanischen und thermischen Schutz der Wunde. Aufgrund ihrer Durchsichtigkeit erlauben sie eine ständige Sichtkontrolle der Wunde. Durch Aufrechterhaltung eines feuchten Milieus beschleunigen sie ebenso wie die übrigen synthetischen Wunddressings die dermale Reparation und die Reepithelisierung. Hydrogele lassen sich ohne Schmerzen und Traumatisierung der Wunde wechseln und erlangen dadurch eine hohe Akzeptanz bei den Patienten [2, 4].

Weil die Kapazität der Hydrogele für Flüssigkeitsaufnahme begrenzt ist, eignen sie sich vor allem für die Behandlung von Wundflächen mit fehlender bis geringer Sekretion (Abb. 2). So sind Epidermiswunden (neben Schürfwunden so auch Donor-site und Dermabrasion) ein ideales Einsatzgebiet für Hydrogele. Außerdem haben sie sich zur Versorgung von Hautverbrennungen I. und II. Grades, Verätzungen und Dekubitus I. und II. Grades bewährt. Infolge Semiokklusivität und der gesteigerten Autolyse unter einem Hydrogelverband eignen sie sich zur Behandlung von Wunden, die mit schwarzen, trockenen oder gelben, feuchten Nekrosen bedeckt sind. Bereits nach 24 h beginnen die Nekrosen aufzuweichen und lassen sich leicht chirurgisch entfernen.

Als Kontraindikation für ihre Anwendung gelten klinisch infizierte Wunden sowie Wunden mit starker Sekretion. Wegen des kühlenden Effektes sollten sie auch zur Behandlung eines arteriellen Ulcus cruris nicht eingesetzt werden.

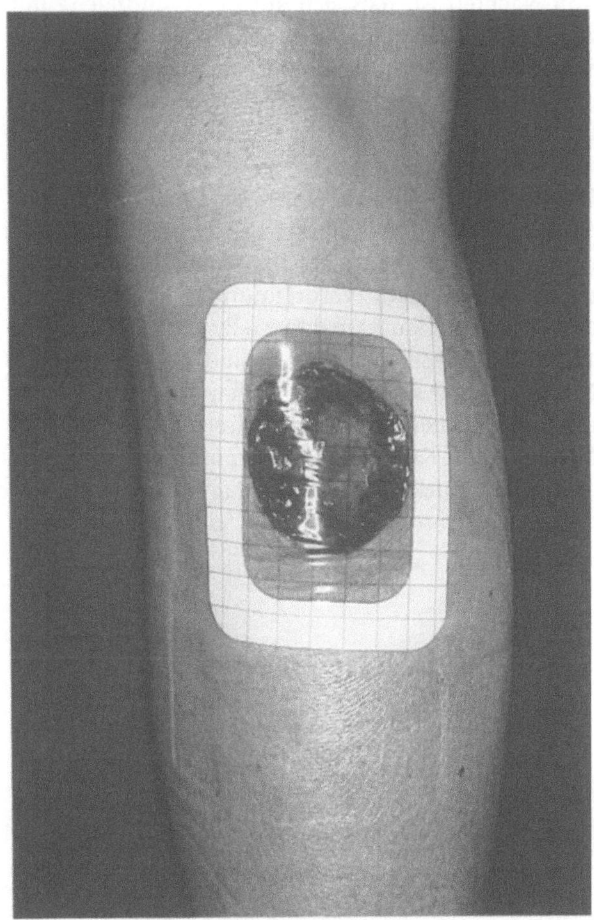

Abb. 2. Wundversorgung mit einem Hydrogel bei Zustand nach Melanomexzision

Hydrokolloide

Prinzipiell sind Hydrokolloide (Biofilm, Comfeel, Cutinova hydro, Hydrocoll, Metoderm, Restore, Tegeserb, Varihesive und andere) 2schichtig aufgebaut. Die aus einer Polyurethanfolie bestehende, semipermeable Trägerschicht sorgt für die Aufrechterhaltung eines feuchten Wundmilieus und stellt außerdem eine wirksame Keimbarriere dar. Die der Trägerschicht aufgesetzte Absorptionsschicht enthält hydrophile, kolloidale Partikel (zum Beispiel Guar, Karaya, Karboxymethylzellulose, Gelatine), die in ein hydrophobes Polymergerüst (zum Beispiel Polyisobutylenmatrix) eingebettet sind. Grundprinzip ist der Aufbau eines osmotischen Druckgradienten, der zur Aufnahme des Wundsekretes in den Verband dient. Die Absorptionsschicht verwandelt sich mit zunehmender Tragedauer mehr und mehr in ein Gel, das die Wundhöhle ausfüllt.

Aufgrund des kontinuierlichen Flusses von Wundsekret in den Verband werden im Sinne eines Reinigungseffektes nekrotisches Material und Bakterien in den Verband mitgetragen. Zusätzlich wird durch Bindung von überschüssigem Wundsekret die Mazeration der umliegenden Haut verhindert [1, 4, 5].

Die Absorptionsschicht weist adhäsive Eigenschaften auf, so daß zur Fixierung kein zusätzlicher Verband notwendig ist. Da diese über der Wundfläche mit steigender Absorption des Wundsekretes verloren gehen, lassen sich die Dressings schmerzlos und ohne das die Wundheilung störende Abreißen des Epithels (epithelial stripping) entfernen.

Von Nachteil ist, daß sich auf der Wundfläche mit zunehmender Tragedauer ein übelriechendes, visköses Exsudat bildet, das keinesfalls fälschlicherweise als eitrige Infektion fehlgedeutet werden darf. Außerdem können Kolloidreste in der Wunde zu einer Fremdkörperreaktion führen.

Domäne von Hydrokolloiddressings sind Wundflächen mit mäßiger bis starker Sekretion (Abb. 3). Geeignet sind vor allem chronisch-venöse Ulcera cruris, Dekubitalulzera, Verbrennungen I. und II. Grades sowie die Hautentnahmestelle (donor-site) bzw. andere oberflächliche Epithelwunden.

Nicht geeignet sind sie zur Behandlung von Ulzera mit unterminierten Rändern, freigelegten Sehnen, Muskeln oder Knochen, Wunden mit klinischen Zeichen einer Infektion oder Dermatitis sowie bei Patienten mit Immundefizienz.

Alginate

Kalziumalginat ist das wasserunlösliche Salz der Alginsäure, die vorwiegend in braunen Meeresalgen enthalten ist. Durch Kontakt mit dem Wundexsudat entsteht aus dem unlöslichen Kalziumalginat das lösliche Natriumalginat. Dabei handelt es sich um ein stark hydrophiles und dadurch saugfähiges Gel, das in der Lage ist, etwa 20mal mehr Wasser als sein Eigengewicht zu absorbieren. Dabei werden außer Sekret auch Bakterien und Gewebstrümmer im Sinne einer Wundreinigung in das Gel eingeschlossen und beim Verbandwechsel entfernt. Weiterhin ermöglicht die Gelbildung der Alginatfasern den Schutz der Wunde vor Austrocknung und Auskühlung. Alginate lassen sich gut adaptieren und eignen sich daher hervorragend zum Tamponieren tiefer Ulzera und Nischen.

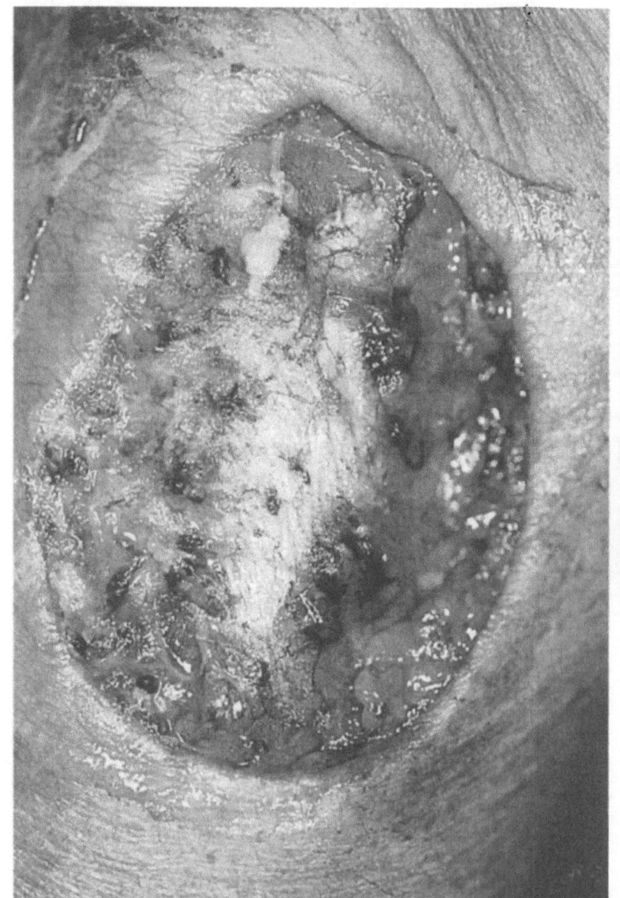

a

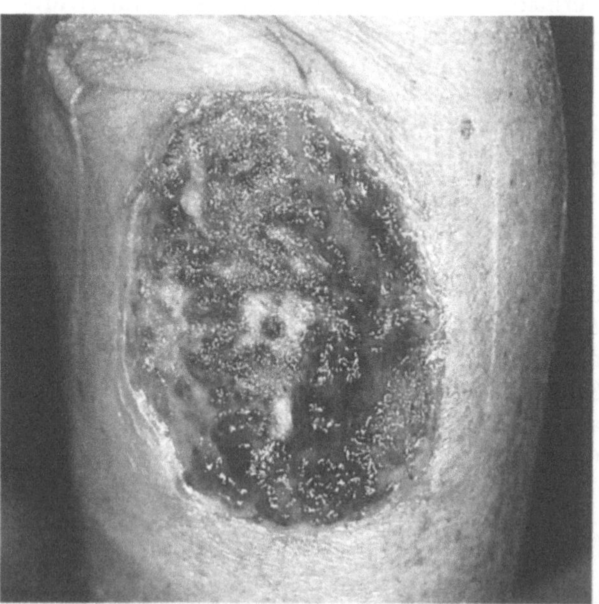

b

Abb. 3 a, b. Wundheilung 5 **(a)** und 17 Tage **(b)** nach Exzision eines superfiziell spreitenden malignen Melanoms (Tumordicke 4,1 mm nach Breslow, Clark IV) und Hydrokolloidauflage

Da Alginate (Algosteril, Kaltostat, Sorbalgon, Tegagel und andere) das hydrophile Gel nur bei Kontakt mit Wundsekret bilden, sind ihr Haupteinsatzgebiet Wundflächen mit mäßiger bis starker Sekretion. Zu nennen sind vor allem Fußulzera, diabetische Ulzera, infizierte traumatische Wunden, Dekubitalulzera und Spalthautentnahmestellen [1, 2].

Schaumstoffverbände

Schaumstoffe (Allevyn, Cutinova plus, Epigard, Lyomusse, Primamed, Spyrosorb, SYSpuderm, Tielle und andere) bestehen aus einer Polyurethanschaumplatte. Die Produkte variieren in Dicke, Porengröße und Zahl der Schichten. Teilweise sind sie mit einer semipermeablen Polyurethanoberfläche bzw. einer Hydrogelschicht behaftet.

Schaumstoffe besitzen eine gute granulationsfördernde Wirkung. Sie sind hautfreundlich und sehr saugkräftig. Aufgrund ihrer Polsterwirkung haben sie sich insbesondere bei der Anwendung unter Kompressionsverbänden bewährt [2, 4].

Von Nachteil ist, daß sie, abgesehen von Produkten mit Klebeschicht, nichthaftend sind und daher eine zusätzliche Fixierung benötigen. Besitzen sie keine semipermeable Polyurethanoberfläche, können sie zu einer Austrocknung der Wunde führen.

Ihren Einsatz finden Schaumstoffverbände insbesondere bei Wundflächen mit mäßiger bis starker Sekretion wie beispielsweise Ulcera cruris und Dekubitus. Außerdem haben sie sich bei Wunden mit weichen, gelb-grünen Nekrosen, die nicht chirurgisch entfernt werden können, eventuell in Kombination mit enzymhaltigen Präparaten bewährt. Durch den Verbandswechsel wird das nekrotische Gewebe von der Wundfläche entfernt und die Wundreinigung gefördert.

In der Granulations- und Epithelisationsphase sollten sie nicht angewandt werden, da sie zu einem Gewebsstripping und Wundheilungsstörungen führen können.

Auswahl der geeigneten Wundauflage

Die heute beinahe unüberschaubare Zahl unterschiedlicher synthetischer Verbände machen es dem Arzt schwer, das jeweils geeignete Produkt auszuwählen. Daher soll man sich auf den Gebrauch weniger synthetischer Verbandmaterialien beschränken, um erst entsprechende Erfahrungen zu sammeln. Auch sollten die teilweise erheblichen Preisunterschiede beachtet werden.

Für die jeweils richtige Auswahl sind neben der gerade ablaufenden Wundheilungsphase insbesondere Tiefe und Exsudatmenge zu berücksichtigen. Dabei gilt die Regel, daß in der Granulationsphase tiefer bzw. stark sezernierender Wunden Hydrokolloide, Schaumstoffe und Alginate wegen ihrer ausgeprägten Saugkraft und granulationsfördernden Wirkung vorzuziehen sind. Gegen Ende der Granulation, wenn die Wundflächen bereits flacher werden und nur wenig Sekret absondern, unterstützen insbesondere Hydrogele, Folien und dünne Hydrokolloide die Epithelisierung [1, 8]. Haftende Wundauflagen wie Schaumstoffverbände dürfen nicht mehr angewandt werden, da sie in den späteren Heilungsphasen zu einem Gewebsstripping und damit zu Wundheilungsstörungen führen.

Wundreinigung

Vor Behandlungsbeginn müssen die Wundflächen von Nekrosen und Debris gereinigt werden. Dazu sind insbesondere Spülungen mit 0,9 %iger NaCl-Lösung zweckmäßig [1]. Ist die Wunde mit schwarzen, trockenen Nekrosen belegt, so können diese mit Okklusivverbänden (Hydrogelen, Hydrokolloiden, Folienverbänden) rehydriert werden. Bei weichen, gelb-grünen Nekrosen eignen sich auch haftende Wundauflagen (beispielsweise Schaumstoffverbände) eventuell in Kombination mit enzymhaltigen Präparaten. Durch den Verbandswechsel wird das nekrotische Gewebe von der Wundoberfläche entfernt und die Wundreinigung gefördert.

Anlegen des Verbandes

Bei der Applikation des synthetischen Verbandes ist darauf zu achten, daß er wenigstens 2–3 cm über die Wunde hinausreicht und gesunde Haut mit einschließt. Er muß ohne Spannung fest angedrückt werden, da es sonst zu Spannungsblasen und Ischämie im Wundrandbereich kommen kann. Andererseits führt ein zu loses Anlegen zu Falten und Leckbildung. Dies kann zu Infektionen und Mazeration der Umgebung durch seitlich ausfließendes Exsudat führen. Nichthaftende Verbände müssen extra fixiert werden. Bei der Anwendung an Ulcera cruris empfiehlt sich die zusätzliche Applikation eines Kompressionsverbandes [1, 8].

Verbandswechsel

Die Tragedauer eines Verbandes ergibt sich aus seiner Aufnahmekapazität einerseits und der Intensität der Wundsekretion andererseits. Da besonders bei frischen Wunden mit starker Sekretion zu rechnen ist, sollten die Verbandswechsel anfangs in kurzen Abständen (alle 1–2 Tage) erfolgen. Später können mit abnehmender Sekretmenge die Intervalle bis zu einer Woche verlängert werden. Unnötig häufige und traumatisierende Verbandswechsel müssen unbedingt vermieden werden. Der Verbandswechsel hat aber spätestens dann zu erfolgen, wenn sich der Verband am Wundrand löst bzw. Sekret seitlich ausfließt.

Zusammenfassung

In den letzten Jahren hat das Konzept der feuchten Wundheilung gegenüber der herkömmlichen trokkenen Wundbehandlung immer mehr an Bedeutung gewonnen. In den letzten 10–15 Jahren wurde eine Vielzahl von synthetischen Verbänden entwickelt und erprobt, die diesem Konzept folgen.

Vorteile synthetischer Verbände

Synthetische Wundauflagen besitzen eine Reihe von Vorteilen gegenüber konventionellen Verbandstechniken. Indem sie ein feuchtes Milieu aufrechterhalten, unterstützen sie die Abheilung in 3facher Weise: sie fördern das autolytische Debridement, steigern sämtliche dermalen Wundheilungsvorgänge einschließlich Fibroblastenproliferation, Kapillarsprossung, Kollagen- und Glykosaminoglykansynthese und stimulieren die Epithelisierung. Synthetische Dressings stellen einen ausgezeichneten Schutz gegen Keime, Schmutz und Feuchtigkeit dar. Sie verkleben nicht mit der Wunde, sind sehr gut hautverträglich und ermöglichen einen einfachen, atraumatischen Verbandswechsel. Besonders zu erwähnen ist die schmerzlindernde Wirkung dieser Wundauflagen. Weiterhin geben sie auch an Problemstellen Bewegungsspielraum durch sichere Haftung und Flexibilität. Sie bieten einen hohen Tragekomfort und können bei geringer Wundsekretion sogar bis zu einer Woche belassen werden. Manche Präparate ermöglichen dem Patienten sogar Waschen bzw. Duschen.

Nachteile synthetischer Verbände

Von Nachteil ist insbesondere der hohe Stückpreis, der die Anwendung in Praxen limitiert. Außerdem kann es durch eine übermäßige Ansammlung von Exsudat und seitliches Ausfließen zu einer Irritation und Mazeration der Wundränder kommen. Synthetische Verbände haften schlecht auf hyperkeratotischer, ekzematöser und behaarter Haut. Weiter können sie bei allzu straffer Anlage zu Spannungsblasen und Ischämie der Randzone führen.

Ausblick

Moderne Wundauflagen kommen den Ansprüchen an einen idealen Verband immer näher. Dennoch gibt es einen nicht geringen Rest insbesondere chronischer Wunden, die selbst unter feuchter Wundbehandlung nur sehr langsam abheilen. Vielleicht kann eine Inkorporation von Zytokinen und Wachstumsfaktoren in synthetische Wundverbände, wie in Zukunft zu erwarten, diese therapeutische Lücke schließen.

Literatur

1. Auböck J (1994) Synthetische Wundverbände in der Behandlung des Ulcus cruris. Phlebol 23: 78–84
2. Carver N, Leigh IM (1992) Synthetic dressings. Int J Dermatol 31: 10–18
3. Eaglstein WH (1985) Experiences with biosynthetic dressings. J Am Acad Dermatol 12: 434–440
4. Falanga V (1988) Occlusive wound dressings. Why, when, which? Arch Dermatol 124: 872–877
5. Fritsch P, Schuler G (1992) Hydrokolloide Verbände. Hautarzt 43: 597–606
6. Hutchinson JJ (1989) Prevalence of wound infection under occlusive dressings: a collective survey of reported research. Wounds 1: 123–133
7. Odland G (1958) The fine structure and interrelationships of cells in the human epidermis. J Biophys Biochem Cytol 4: 429–535
8. Sedlarik KM (1993) Phasengerechte Wundbehandlung. Aufbau, Funktion und Anwendung von Wundauflagen. Med Monatsschr Pharm 16: 362–366
9. Winter GD (1962) Formation of the scab and the rate of epithelization of superficial wound in the skin of the young domestic pig. Nature 193: 293–295

Chemical Peeling mit α-Hydroxysäuren

Alina Fratila und Manfred Uerlich

Geschichtliche Entwicklung

Das chemical peeling (Chemoexfoliation, chemical face lifting oder Chemochirurgie) mit Resorzin, Salizylsäure, Trichloressigsäure und Phenol wurde Anfang dieses Jahrhunderts von dem deutschen Dermatologen Unna [3] propagiert. Dem britischen Dermatologen MacKee wird die Anwendung des Phenols in der Behandlung der Aknenarben Anfang des 20. Jahrhunderts zugeschrieben [3]. Das chemical peeling wurde während des ersten Weltkriegs in die Vereinigten Staaten eingeführt und überwiegend zur kosmetischen Behandlung der aktinisch geschädigten Altershaut eingesetzt. Während diese Behandlung in Europa zunächst keine weitere Bedeutung erlangte, erwiesen sich in den Vereinigten Staaten zunächst Kosmetikerinnen, später auch Dermatologen als besonders aktiv und kreativ auf diesem Gebiet. Das chemical peeling mit Trichloressigsäure (TCA) zur Behandlung aktinischer Keratosen bzw. der Altershaut wurde durch Publikationen von Monash im Jahre 1945 [8] und Ayres im Jahre 1962 etabliert [1]. Baker [2] sowie Litton [7] haben Anfang der 60er Jahre eigene Rezepturen für das Phenolpeeling entwickelt. Es handelt sich dabei um eine »dramatische« Therapie der Altershaut, die aber in den Händen eines geübten Dermatologen besonders wirkungsvoll ist und eindrucksvolle Resultate mit lang anhaltendem Effekt bietet. In den letzten 15 Jahren sind zahlreiche Publikationen erschienen, die die Vielfalt der Methoden des chemical peeling in unterschiedlichen Rezepturen beschreiben. Darüber hinaus wurden Langzeitergebnisse auch mit histologischer Kontrolle diskutiert. An dieser Stelle sollen die histologischen Untersuchungen von Stegman [12] sowie Roenigk und Brodland [11] besonders erwähnt werden. In den 80er Jahren haben sich die α-Hydroxysäuren in der Behandlung der Altershaut etabliert. Sie wurden auch in der Therapie der Acne vulgaris in Lösung oder Cremeform eingesetzt [10, 13, 14].

Einleitung

Die am häufigsten angewandte Substanz ist TCA, die in unterschiedlichen Konzentrationen, mit unterschiedlichen Einwirkzeiten und gelegentlich auch in Kombination mit anderen Substanzen eingesetzt wird. Je nach Konzentration der TCA-Lösung kann man damit ein oberflächliches, mitteltiefes oder tiefes chemical peeling durchführen.

Für ein oberflächliches chemical peeling werden unter anderem folgende Substanzen benutzt: 10–20 %ige TCA-Lösung, Jessners Lösung, Resorzinpaste, Glykolsäure, Salizylsäure. Das mitteltiefe chemical peeling kann mit 35 %iger TCA-Lösung in Kombination entweder mit Trockeneis oder Jessners Lösung oder Glykolsäure oder aber mit 50 %iger TCA-Lösung oder Phenolum liquefactum durchgeführt werden. Verschiedene phenolhaltige Lösungen (Baker/Gordon oder Litton) werden für das tiefe chemical peeling verwendet. Wegen der Toxizität des Phenols, mit dem die beeindruckendsten und länger anhaltenden kosmetischen Ergebnisse erzielt werden können, werden die verschiedenen Variationen des mitteltiefen chemical peeling am häufigsten zur Behandlung der Altershaut angewandt. Von besonderer Bedeutung erscheint hier die kombinierte Anwendung von Trockeneis und 35 %iger TCA-Lösung [3] bzw. Jessners Lösung und 35 %iger TCA-Lösung [9]. Neuerlich wurde auch Glykolsäurelösung in Kombination mit 35 %ige TCA-Lösung angewandt [4], um ähnliche Effekte zu erzielen.

Das klinische Resultat eines chemical peeling wird von mehreren Faktoren beeinflußt, wobei die angewandte Substanz und ihre Konzentration die wichtigste Rolle spielen. Die Einflußfaktoren auf das Behandlungsergebnis lassen sich in drei Gruppen einteilen: Hautvorbereitung, Peelingtechnik und postoperative Behandlung.

Zu der Hautvorbereitung ist zu sagen, daß eine Vorbehandlung mit glykolsäure- oder tretinoinhaltigen Cremes über mindestens zwei Wochen zu empfehlen ist, um die postoperative Heilungsphase zu verkürzen und die Komplikationen wie Pigmentstörungen und Milien auf ein Minimum zu reduzieren. Zur Vorbereitung gehört auch die unmittelbare präoperative Entfettung der Haut mit azetongetränkten Kompressen.

Die Peelingtechnik eines oberflächlichen Peeling unterscheidet sich wesentlich von derjenigen eines mitteltiefen oder tiefen peeling. Die Anwendungsart wird von der angewandten Substanz und ihrer Konzentration bestimmt, die Applikation kann sofort oder nach einem bestimmten Intervall wiederholt werden. Die Substanz selbst kann neutralisiert werden oder ihre Penetration durch Okklusion verstärkt oder abgeschwächt werden. Die Menge der resorbierten Substanz ist auch unterschiedlich in Abhängigkeit von der Applikation mit einem oder mehreren Wattestäbchen bzw. Kompressen, darüber hinaus ist sie abhängig von Druck- oder Reibeffekten bei der Applikation.

Postoperativ ist die feuchtere/trockene Wundbehandlung der Faktor, der die Heilungsphase am stärksten beeinflußt. Ein klassisches Rezept zur Durchführung des chemical peeling mit optimalem Resultat ist aus diesem Grunde nicht zu erstellen, da die Kombination all dieser Faktoren die Penetrationstiefe der Substanz bestimmt und davon das Gesamtergebnis und das Auftreten von Komplikationen abhängt. Da wir auf die peelingtechnik mit TCA [5] und Phenol [6] bereits in jüngster Vergangenheit eingegangen sind, soll im folgenden eine neue Methode präsentiert werden, die auch in Deutschland mehr Akzeptanz finden sollte: das Peeling mit α-Hydroxysäuren.

Material und Methode

α-Hydroxysäuren sind Abkömmlinge der Karbonsäuren, in denen ein Wasserstoffatom der Alkankette durch die Hydroxylgruppe ersetzt ist. Die einfachste und meistangewandte Hydroxykarbonsäure ist α-Hydroxyessigsäure oder Glykolsäure. Die farblosen Kristalle sind wasserlöslich, und die gesättigte Lösung ist etwa 80%ig. Glykolsäure kommt im Pflanzenreich vor, z.B. in unreifen Weintrauben, im Zuckerrohr und in Zuckerrüben. Weitere α-Hydroxysäuren sind die Milchsäure (in saurer Milch) mit drei Kohlenstoffatomen, Äpfelsäure (in Äpfeln) und Traubensäure jeweils mit vier Kohlenstoffatomen, Zitronensäure (in Zitronen, Orangen, Ananas, Heidelbeeren, Johannisbeeren und Erdbeeren), Benzilsäure und Mandelsäure, jeweils mit sechs Kohlenstoffatomen.

Je nach Indikation, Hauttyp, Grad der aktinischen Schädigung und Lokalisation wird die Konzentration, Einwirkdauer und wiederholte Anwendung der Substanz gewählt. Wichtigste relative Kontraindikationen sind Herpes-simplex-Anamnese (prophylaktische orale Gabe von Acyclovir) und eine weniger als sechs Monate zurückliegende Therapie mit oralen Retinoiden. Faktoren, die die Penetrationstiefe beeinflussen, sind Rezeptur und Konzentration, Art des Exzipiens, Anwendungsart, Applikationsfrequenz, Gesamtapplikationen, Neutralisation bzw. Einwirkdauer. Die wichtigsten Indikationen sind: Ichthyosis simplex und Hyperkeratosen aller Art, aktinisch geschädigte Haut mit Falten, aktinische Keratosen, Lentigo simplex, Acne vulgaris, Hyperpigmentierungen (wie das Chloasma), postinflammatorische Hyperpigmentierungen, seborrhoische Warzen, Verrucae vulgares.

Chemical peeling mit α-Hydroxysäuren ist in den letzten Jahren in Frankreich und in den USA sehr populär, weil ein therapeutischer Effekt mit positiver kosmetischer Begleiterscheinung resultiert, ohne daß die Patienten im Berufsleben ausfallen oder dramatische Veränderungen in kürzester Zeit beobachtet werden. Vor dem peeling, im Intervall zwischen den Sitzungen und nach dem peeling kann Glykolsäure als 5–15%ige Creme oder als Gel oder in einer Wasser-Ethanol-Propylenglykol-Lösung 4:4:2, 1 bis 2mal täglich angewandt werden [14]. Die Hornschicht wird dünner und die Penetrationen der Lösung gleichmäßiger. Da bislang entsprechende Präparate auf dem deutschen Markt fehlen, müssen Produkte wie z.B. Neo Strata im Ausland besorgt werden. Auch die Glykolsäurelösung konnten wir bislang nicht über deutsche Vertreiber beziehen.

Die Behandlung von Acne comedonica bzw. papulopustulosa, Chloasma, postinflammatorischen Hyperpigmentierungen und aktinisch geschädigter Haut kann mit der Anwendung einer 50%igen Glykolsäurelösung beginnen, die für 1–2 min auf der Haut belassen wird. Zuvor sollen Öl- und Fettreste mit azetongetränkten Kompressen entfernt werden. Die Toleranz bzw. Schmerzgrenze des Patienten sowie das auftretende Erythem sind eine gute Therapiekontrolle. Die Applikation kann nach 2–4 Wochen wiederholt werden, wobei die Konzentration von 50% auf 70% gesteigert wird und die Einwirkdauer um 30 s bis maximal 6–7 min erhöht wird. 4–6 Behandlungen sind insgesamt notwendig. Die Lösung wird mit kleinen Wattestäbchen gleichmäßig im Uhrzeigersinn appliziert und nach Ablauf der gewünschten Einwirkungszeit mit feuchten Kompressen in der gleichen Reihenfolge neutralisiert

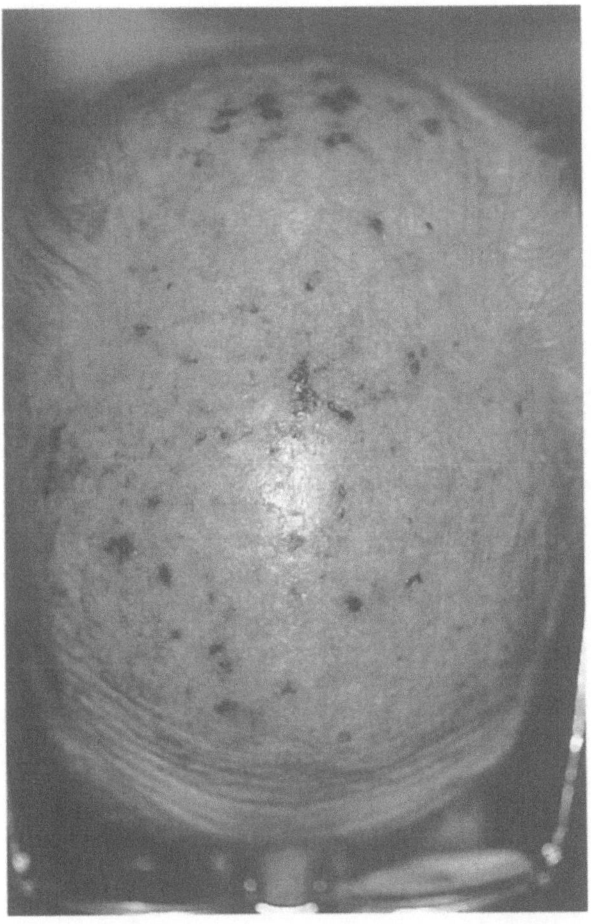

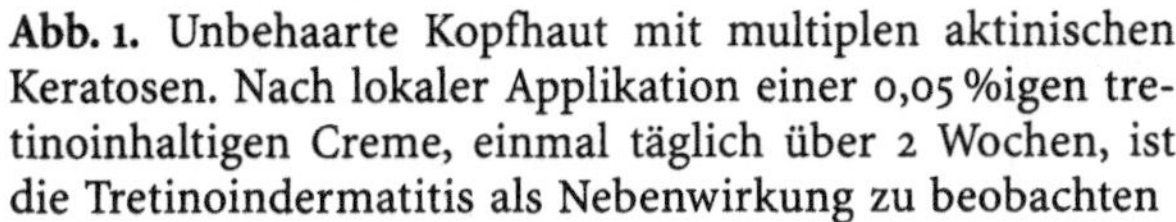

Abb. 1. Unbehaarte Kopfhaut mit multiplen aktinischen Keratosen. Nach lokaler Applikation einer 0,05 %igen tretinoinhaltigen Creme, einmal täglich über 2 Wochen, ist die Tretinoindermatitis als Nebenwirkung zu beobachten

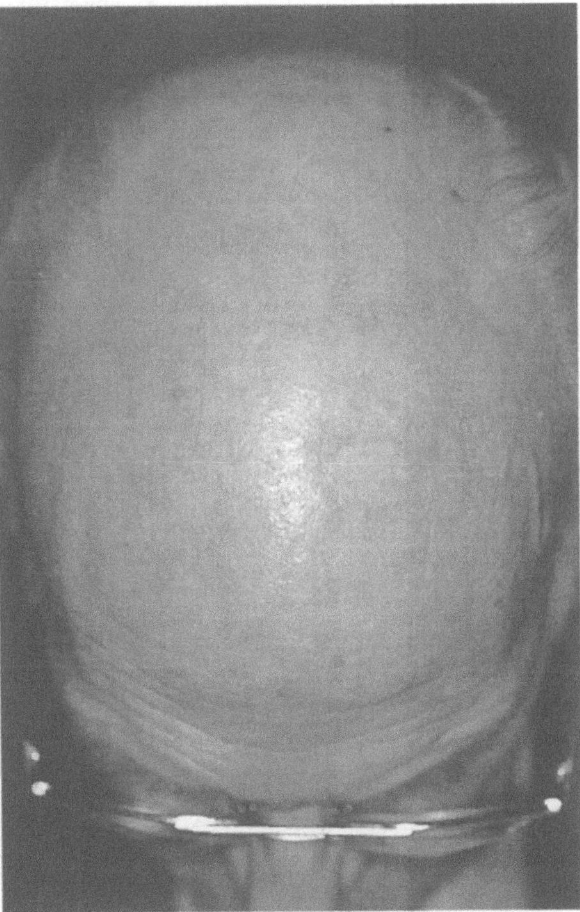

Abb. 2. Postpeelingergebnis, ein Monat nach der Behandlung.

bzw. gespült. Statt Wasser kann auch eine 1 %ige Natriumbikarbonatlösung eingesetzt werden. Die jetzt geöffneten Komedonen können sehr leicht exprimiert werden. Das auftretende Erythem kann mehrere Stunden anhalten und die Desquamation ist in der Regel nicht sichtbar. Über zwei Monate persistierende Erytheme sind als Komplikation der Behandlung zu beobachten. Eine kortikoidhaltige Creme sollte dann angewandt werden. Längere Einwirkzeiten können zur Epidermolyse führen. Erosionen und nässende Wunden sind die Folge. Narben können als Spätkomplikationen auftreten.
Ein wesentlicher Vorteil der Anwendung von Glykolsäure besteht im minimalen Risiko von Pigmentstörungen, im Gegensatz zur TCA-Behandlung. So können auch Patienten mit Hauttyp IV oder V behandelt werden. Für die Intervallbehandlung einer Cloasmapatientin empfiehlt es sich, 3 %iges Hydrochinon der Glykolsäurelösung zuzusetzen. Das Risiko von Sekundärinfektionen, Milien und postoperativem Pruritus ist auf ein Minimum reduziert, und die systemischen toxischen Wirkungen des Phenols fehlen weitgehend. Auch die sonst so schwer zu beeinflussenden grobporigen Hautzustände lassen sich eher mit Glykolsäure verbessern.

Diskussion

Unsere Erfahrung mit der zweiminütigen Applikation einer 70 %igen Glykolsäurelösung, anschließender Neutralisation mit Wasser, gefolgt von Applikation einer 35 %igen TCA-Lösung (mitteltiefes chemical peeling) zeigt vor allem in der Behandlung von aktinischen Keratosen der unbehaarten Kopfhaut bei Männern durchaus bessere klinische Resultate als mit TCA-Lösung allein (Abb. 1 und 2). Die natürliche Herkunft der α-Hydroxysäuren, die fehlende Resorption und somit der Wegfall der systemischen toxischen Komplikationen, die geringen lokalen Komplikationen und die »unsichtbare« Behandlung zahlreicher medizinischer und kosmetischer Indikationen läßt eine vielversprechende Entwicklung für diese Methode des chemical Peeling voraussehen.

Literatur

1. Ayres S (1962) Superficial chemosurgery in treating aging skin. Arch Dermatol 85: 125–133
2. Baker TJ (1962) Chemical face peeling and rhytidectomy. Plast Reconstr Surg 29: 199–207
3. Brody HJ (1992) Chemical peeling. Mosby Year Book, St. Louis, pp 1–5, 66–68, 75–97, 134–137
4. Coleman WP, Futrell JM (1994) The glycolic acid trichloroacetic acid peel. J Dermatol Surg Oncol 20: 76–80
5. Fratila A, Uerlich M (1992) Chemical Peeling. Zeitschr Hautkr 67: 639–647
6. Fratila A, Uerlich M (1995) Chemochirurgische Behandlung mit Phenol. In: Winter H, Bellmann K.-P. (Hrsg) Fortschritte der operativen und onkologischen Dermatologie, Bd. 9, S. 45–50
7. Litton C (1962) Chemical face lifting. Plast Reconstr Surg 29: 371–380
8. Monash S (1945) The uses of diluted trichloroacetic acid in dermatology. Urol Cutan Rev 49: 119
9. Monheit GD (1989) The Jessner's + TCA peel: A medium-depth chemical peel. J Dermatol Surg Oncol 15: 945–950
10. Moy LS, Murad H, Moy RL (1993) Glycolic acid peels for the treatment of wrinkles and photoaging. J Dermatol Surg Oncol 19: 243–246
11. Roenigk RK, Brodland DG (1993) Facial chemical peel with trichloroacetic acid. In: Roenigk RK, Roenigk HH (eds) Surgical Dermatology-Advances in Current Practice. Mosby Year Book, St. Louis, pp 469–477
12. Stegman SJ (1982) A comparative histologic study of the effects of three peeling agents and dermabrasion on normal and sun damaged skin. Aesth Plast Surg 6: 123–135
13. Van Scott EJ, Yu RJ (1984) Substances that modify the stratum corneum by modulating its formation. In: Frost P, Horwitz SN (eds) Principles of cosmetics for the dermatologist. Mosby, St. Louis, pp 70–74
14. Van Scott EJ, Yu RJ (1989) Alpha hydroxy acids: procedures for use in clinical practice. Cutis 43: 222–228

Kontroverse Medizin

Quecksilber: Gefährdung durch Amalgam?

Gustav Drasch

Einleitung

Zahnamalgam ist eine Legierung, die zu etwa 50 % Quecksilber enthält. Noch vor 10 Jahren war auch in der Wissenschaft allgemein die Meinung verbreitet, daß modernes Zahnamalgam auf Grund seiner weitestgehend optimierten Zusammensetzung so stabil sei, daß hieraus praktisch kein Quecksilber freigesetzt werde [8]. Seit etwa 5 Jahren ist es allerdings weitgehend unbestritten, daß Amalgamfüllungen laufend geringe Mengen an Quecksilber abgeben. Es wurde dabei jedoch immer darauf hingewiesen, daß die maximale Quecksilberbelastung des Menschen durch Amalgamfüllungen weit geringer sei als etwa die Quecksilberbelastung durch die Nahrung, insbesondere durch Fisch und andere Meerestiere [11]. So hat eine deutsche Kommission 1989 die Menge an Quecksilber, die der Mensch maximal pro Tag von Amalgamfüllungen resorbieren kann auf 8 µg eingeschätzt, im Vergleich zu 8–27 µg aus anderen Quellen, insbesondere die Nahrung [1]. Im Gegensatz hierzu hat eine Expertengruppe der WHO 1991 geschätzt, daß Amalgamfüllungen mit 3–17 µg resorbiertem Quecksilber pro Tag erheblich mehr zur Gesamtbelastung beitragen können als alle anderen Quellen mit insgesamt nur 2–3 µg Quecksilber pro Tag [13]. Ein Grund für die großen Unterschiede bei derartigen Schätzungen ist darin zu sehen, daß diesen zunächst bereits jeweils verschiedene Emissionsmessungen (wie z.B. die Quecksilberdampfkonzentration in der Atemluft während des Kauens bzw. der Quecksilbergehalt der Nahrung) zugrunde liegen. Aus diesen Emissionswerten wurde dann durch Multiplikation mit einer Reihe von Faktoren wie beispielsweise der mittleren täglichen Kaudauer, dem Atemminutenvolumen und der pulmonalen Resorptionsrate (für die Amalgamfüllungen) die Immission, d.h. die Quecksilbermenge, die tatsächlich im Körper ankommt, hochgerechnet. Die aus der Nahrung resorbierte Quecksilbermenge wird analog aus der durchschnittlichen Zusammensetzung (»Warenkorb«) und Menge der Nahrung sowie der gastrointestinalen Resorptionsrate hochgerechnet. Setzt man diese zahlreichen Faktoren verschieden an, so kommt man zu völlig unterschiedlichen Schätzungen über den Einfluß der verschiedenen Quecksilberquellen auf die Gesamtbelastung. Im Gegensatz zu diesen Hochrechnungen aus Emissionswerten haben wir versucht, die Immission, d.h. die Menge bzw. Konzentration an Quecksilber, die sich tatsächlich in den Zielorganen befindet, zu messen.

Wir haben hierzu bisher 2 Studien durchgeführt, eine an einer Allgemeinbevölkerung (meist Erwachsene) [4] und eine weitere gesondert an Föten, Babys und Kleinkindern [5].

Material und Methode

Untersuchungsmaterial

Um derartige Untersuchungen durchführen zu können, haben wir zunächst an 168 Leichen aller Altersgruppen den Zahnstatus bestimmt und Proben verschiedener Organe (Nierenrinde, Leber, 5 Gehirnareale) entnommen. In einer weiteren Studie haben wir von 108 verstorbenen Babys und Kleinkindern (bis zu 5 Jahren) und 46 Föten Proben von Niere, Leber und Großhirnrinde entnommen. Die Leichen stammten jeweils aus dem Sektionsgut des Instituts für Rechtsmedizin der Universität München, die Föten aus dem Pathologischen Institut der Universität München.

In allen Fällen lag ein unerwarteter plötzlicher Tod vor. Sämtliche Verstorbenen haben im südbayerischen Raum gelebt. In keinem Fall gab es Hinweise auf eine berufliche Quecksilberexposition.

Die Föten stammten von legalen Schwangerschaftsabbrüchen aus medizinischer Indikation. Die Babys waren meist an SIDS (sudden infant death syndrome, plötzlicher Kindstod) verstorben. Soweit möglich, wurden die Mütter der Föten und Kinder befragt und der Zahnstatus der Mutter erstellt. In keinem Fall ergab sich der Hinweis auf eine berufliche Belastung der Eltern oder eine häusliche oder medikamentöse Belastung des Kindes (z.B. durch ein zerbrochenes Fieberthermometer oder quecksilberhaltige Desinfektionsmittel). In keinem Fall wurde von einer größeren zahnmedizinischen Behandlung der Mutter während der Schwangerschaft berichtet (mit der Möglichkeit einer akuten Quecksilberbelastung durch Einsetzen oder Herausnehmen von Amalgamfüllungen).

Untersuchungsmethode

Es ist bekannt, daß Quecksilber in seinen verschiedenen Bindungsformen sehr verschiedene toxikologische Wirkungen zeigt. Dementsprechend wurde in der Untersuchung am Erwachsenenkollektiv zwischen anorganisch und organisch gebundenem Quecksilber unterschieden (Speziation). Bei den Föten und Babys waren die Organmengen zu gering, um hier ebenfalls eine Speziation durchführen zu können, es wurde in diesen Fällen nur die Gesamtquecksilberkonzentration in den Organen bestimmt. Die Quecksilberbestimmung erfolgte nach Aufarbeitung mittels CV-AAS (Kaltdampfatomabsorptionsspektrometrie) mit Anreicherung auf einem Gold-Platin-Netz. Nähere Angaben zur Speziation und zur Analytik sind bei Drasch et al. [4, 5] beschrieben.

Ergebnisse

Sämtliche Konzentrationsangaben beziehen sich auf ng Quecksilber/g Organ Feuchtgewicht.

Ältere Kinder und Erwachsene

Abhängigkeit der Quecksilberkonzentrationen in den Organen von der Zahl der Amalgamfüllungen
Wie zu erwarten, wurden die meisten Fälle mit höherer Zahl an Amalgamfüllungen bei den 11- bis 50jährigen gefunden. Um einen störenden Einfluß des Alters möglichst gering zu halten, wurden zur Beurteilung des Einflusses von Amalgamfüllungen auf die Quecksilberkonzentration nur Fälle dieser Altersgruppe berücksichtigt. Tabelle 1 zeigt die Spearman-Rangkorrelationen zwischen der Konzentration an anorganischem Quecksilber in den Organen und der Zahl der Zähne mit Amalgamfüllungen. Es zeigt sich in jedem Fall positive Korrelation mit einer statistischen Sicherheit von über 99 %, meist über 99,9 %.

Tabelle 1. Spearman-Rangkorrelationen zwischen der Konzentration an anorganischem Quecksilber und der Zahl der Zähne mit Amalgamfüllungen von 11- bis 50jährigen

Organ	Fallzahl	Rangkorrelationskoeffizient	Signifikanz
Nierenrinde	127	+ 0,621	***
Leber	128	+ 0,513	***
Großhirn (Rinde)	126	+ 0,300	***
Großhirn (Mark)	126	+ 0,365	***
Großhirn (Kerne)	126	+ 0,233	**
Kleinhirn	126	+ 0,217	**
Hirnstamm	126	+ 0,240	**

Signifikanz: ** > 99 %; *** > 99,9 %.

In den Abbildungen 1, 2 und 3 ist der große Einfluß von Amalgamfüllungen auf die Konzentration von anorganischem Quecksilber in den verschiedenen untersuchten Organen nochmals graphisch dargestellt. In Tabelle 2 werden jeweils die geometrischen Mittelwerte der anorganischen Quecksilberkonzentrationen von Personen mit maximal 2 amalgamgefüllten Zähnen denen mit mehr als 10 Zähnen mit Amalgamfüllung gegenübergestellt. Es zeigt sich, daß Personen mit hoher Füllzahl im Mittel eine etwa

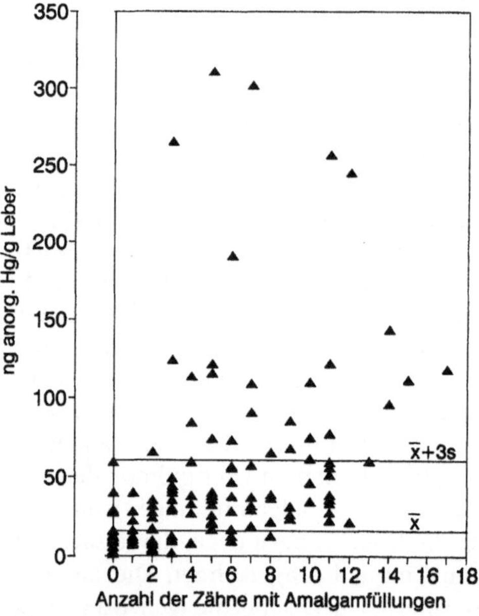

Abb. 1. Einfluß der Zahl der Zähne mit Amalgamfüllungen auf die Konzentration von anorganischem Quecksilber in der Leber (Altersgruppe 11–50 Jahre)

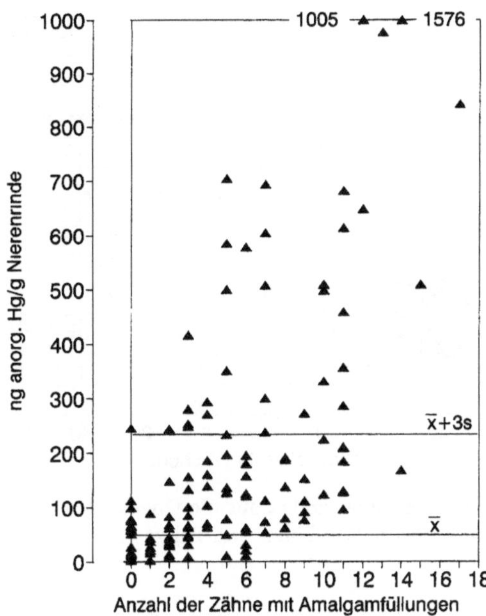

Abb. 2. Einfluß der Zahl der Zähne mit Amalgamfüllungen auf die Konzentration von anorganischem Quecksilber in der Nierenrinde (Altersgruppe 11–50 J.)

10mal so hohe Konzentration an anorganischem Quecksilber in der Nierenrinde haben wie Personen mit maximal 2 amalgamgefüllten Zähnen. In der Leber beträgt dieser Faktor etwa 4, in den verschiedenen Hirnarealen etwa 2.

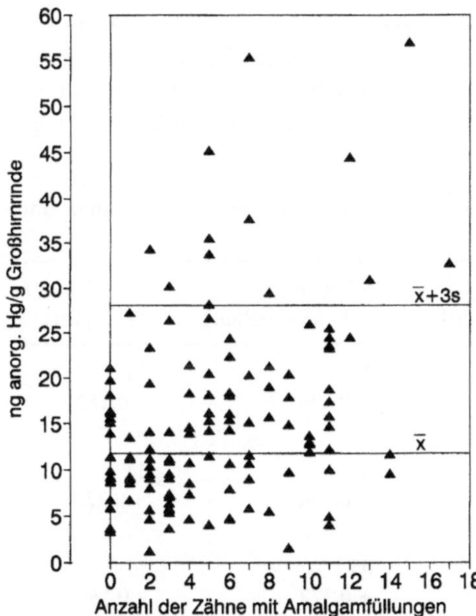

Abb. 3. Einfluß der Zahl der Zähne mit Amalgamfüllungen auf die Konzentration von anorganischem Quecksilber in der Großhirnrinde (Altersgruppe 11–50 Jahre)

Die Konzentration an organisch gebundenem Quecksilber lag in sämtlichen untersuchten Organen weit niedriger als das anorganische Quecksilber, z. B. bei Personen mit 0–2 Füllungen in der Nierenrinde nur bei etwa 8 % des Gesamtquecksilbers, in der Leber und den verschiedenen Gehirnarealen bei 25–35 %. Die Konzentration an Organoquecksilber in den Organen war von der Zahl der Amalgamfüllungen nicht abhängig und blieb daher mit steigender Zahl an Füllungen konstant, so daß sich ihr Anteil am Gesamtquecksilber bei Personen mit hoher Füllzahl auf ungefähr 1 % in der Nierenrinde und 10–20 % in Leber und Gehirn verringert.

Auf Grund des relativ geringen Anteils an Organoquecksilber führen sämtliche oben beschriebenen Berechnungen in der statistischen Aussage zum gleichen Ergebnis, ob sie wie hier dargestellt mit der Konzentration an anorganischem Quecksilber oder ob sie statt dessen mit der Gesamtquecksilberkonzentration durchgeführt werden [9]

Abhängigkeit der Quecksilberkonzentrationen in den Organen von weiteren Faktoren. Der Einfluß der Qualität und der Liegedauer der Amalgamfüllungen konnte nicht geprüft werden, da hierzu keine ausreichend gesicherten Angaben post mortem zu erhalten waren.

Eindeutige Veränderungen der Quecksilberbelastung der Organe durch Kombinationen von Amalgam mit anderen zahnärztlichen Füllstoffen im Mund konnten zumindest mit statistischer Sicherheit nicht festgestellt werden. Hierbei sind die relativ niedrigen Fallzahlen und die vielen Variationsmöglichkeiten derartiger Fälle zu berücksichtigen.

Die Altersverteilung der Konzentration von anorganischem Quecksilber in den Organen ist im Gesamtkollektiv völlig vom Einfluß der Amalgamfüllungen

Tabelle 2. Geometrische Mittelwerte der Konzentration an anorganischem Quecksilber (ng/g) in verschiedenen Organen von 11- bis 50jährigen

Organ	**0–2 Zähne mit Amalgam** (n = 39)	**über 10 Zähne mit Amalgam** (n = 18)
Nierenrinde	33,69	371,69
Leber	12,33	51,90
Großhirn (Rinde)	10,38	17,64
Großhirn (Mark)	7,33	15,44
Großhirn (Kerne)	12,20	16,70
Kleinhirn	8,10	12,07
Hirnstamm	9,31	13,29

n = Fallzahl.

überlagert. Betrachtet man nur die Fälle mit maximal 2 amalgamgefüllten Zähnen (n = 77), bei denen in unserem Kollektiv noch kein Einfluß des Zahnamalgams erkennbar ist (Abb. 1–3), so zeigt sich ein u-förmiger Altersverlauf: ein Abfall von der Geburt bis zum mittleren Lebensalter und ein geringer Wiederanstieg bei älteren Personen. Auffallend waren hierbei insbesondere einige höhere Werte bei den wenigen Säuglingen, die in diesem Allgemeinkollektiv mituntersucht worden waren. Sie waren Anlaß für die Folgeuntersuchung an Föten, Babys und Kleinkindern.

Föten, Babys und Kleinkinder

Abhängigkeit der Quecksilberkonzentration in den Organen vom Lebensalter. Betrachtet man das Gesamtkollektiv aller Föten, Babys und Kleinkinder, so zeigt sich bei der Quecksilberkonzentration der Niere eine deutliche Altersabhängigkeit (Abb. 4): sehr niedrige Werte bei den Föten (deutlich niedriger als bei Erwachsenen ohne Füllung), ein starker Anstieg um etwa eine Zehnerpotenz während der ersten 10 Lebenswochen und höhere, zum Teil deutlich höhere Quecksilberkonzentrationen bei älteren Babys als bei Erwachsenen ohne Amalgamfüllung. Im Kleinkindesalter sinkt die Quecksilberkonzentration in der Niere langsam auf das Niveau von älteren Kindern bzw. Erwachsenen ohne Füllungen ab. Wenige erhöhte Quecksilberwerte auch bei Kleinkindern konnten durch eigene Amalgamfüllungen dieser Kinder erklärt werden.

Die Quecksilberkonzentrationen in der Leber liegen im Mittel bei Föten, Babys und Kleinkindern in der gleichen Größenordnung wie bei Erwachsenen. Eine klare Altersabhängigkeit war in der Leber nicht erkennbar. Insgesamt gesehen scheint die Streuung der Quecksilberkonzentrationen in der Leber in den ersten 10 Lebenswochen größer zu sein als zuvor und danach. Gehirnproben von Föten standen nicht zur Untersuchung zur Verfügung. Die Quecksilberkonzentration im Gehirn des Säuglings und Kleinkindes liegt niedriger als im Gehirn von Erwachsenen ohne Amalgamfüllung.

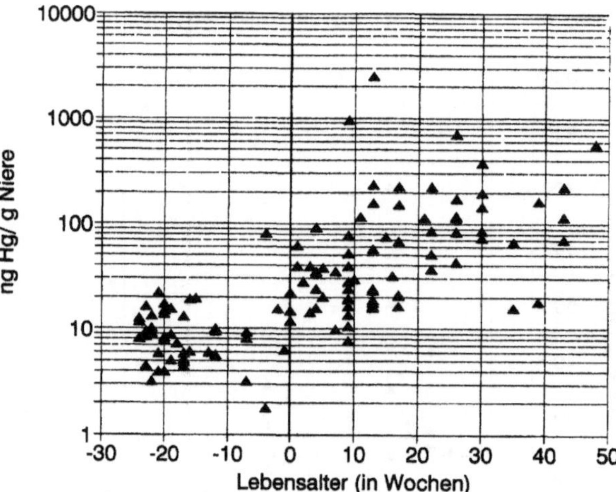

Abb. 4. Einfluß des Lebensalters auf die Quecksilberkonzentration in der Niere von Föten und Babys

Abhängigkeit der Quecksilberkonzentration in den kindlichen Organen von der Zahl der Zähne der Mutter mit Amalgamfüllungen. Um eine Überlagerung mit der oben beschriebenen Altersabhängigkeit zu vermeiden, wurde das Kollektiv in 4 Grup-

Tabelle 3. Spearman-Rangkorrelation zwischen der Gesamtquecksilberkonzentration in den kindlichen Organen und der Zahl der Zähne der Mütter mit Amalgamfüllungen

		Föten	Neugeborene (0–10 Wochen)	Säuglinge (11–50 Wochen)	Kleinkinder (1–5 Jahre)
Leber	n	40	19	35	11
	r	+ 0,366	± 0,000	+ 0,254	– 0,163
	sig	*	–	–	–
Niere	n	38	19	35	11
	r	+ 0,537	+ 0,212	+ 0,454	+ 0,273
	sig	***	–	**	–
Großhirnrinde	n	0	18	35	11
	r		+ 0.213	+ 0.372	– 0.181
	sig		–	*	–

n Fallzahlen; *r* Rangkorrelationskoeffizient;
sig = Signifikanz: - < 95 %; * > 95 %; ** > 99 %; *** > 99,9 %.

pen aufgeteilt: Föten, Neugeborene bis zu 10 Wochen, Babys im Alter von 11–50 Wochen und Kleinkinder von 1–5 Jahren. Für diese Altersgruppen wurde der Einfluß der mütterlichen Amalgamfüllungen auf die Quecksilberkonzentration in den kindlichen Organen jeweils getrennt betrachtet.

Tabelle 3 zeigt die Ergebnisse dieser Rangkorrelationen: Bei der Leber sind signifikante Abhängigkeiten der Quecksilberkonzentration von den Amalgamfüllungen der Mutter nur nachweisbar beim Föten (Abb. 5). In der Niere bestehen statistisch abzusichernde Abhängigkeiten beim Föten, nicht beim Neugeborenen, wieder beim älteren Baby und nicht beim Kleinkind.

Im Gehirn konnte nur für die älteren Babys eine signifikante Korrelation zwischen kindlicher Quecksilberbelastung und Zahl der mütterlichen Amalgamfüllungen gefunden werden, nicht bei den Neugeborenen und nicht bei den Kleinkindern.

Welchen Einfluß die mütterlichen Amalgamfüllungen auf die Belastung der kindlichen Organe mit Quecksilber hat, zeigt Tabelle 4, die analog zu Tabelle 2 aufgebaut ist. Zum Vergleich sind hier auch die Gesamtquecksilberkonzentrationen von jüngeren Erwachsenen aus unserer ersten Studie mitaufgeführt, die die gleiche Zahl an amalgamgefüllten Zähnen haben wie die Mütter der Kinder. Es zeigt sich, daß der Einfluß der mütterlichen Amalgamfüllungen auf die Quecksilberbelastung der kindlichen Organe ausgedrückt durch den Faktor f in Tabelle 4 niedriger liegt als beim Erwachsenen in den eigenen Organen. Das gegenüber dem Erwachsenenkollektiv geringere Signifikanzniveau dürfte im wesentlichen auf die deutlich niedrigeren Fallzahlen bei den Föten und Kindern zurückzuführen sein.

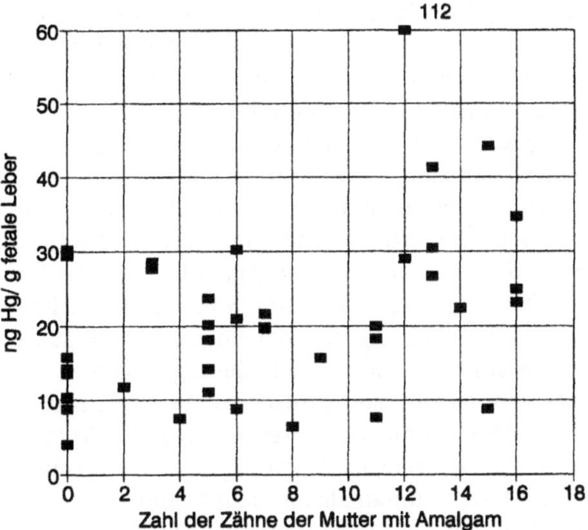

Abb. 5. Einfluß der Zahl der Zähne mit Amalgamfüllungen der Mutter auf die Quecksilberkonzentration in der Leber des Föten

Diskussion

Erwachsene

Aus unseren Untersuchungen ergibt sich, daß im Mittel bei Personen mit einer höheren Zahl an Amalgamfüllungen der größte Teil der Belastung der Niere und der Leber mit anorganischem bzw. auch Gesamtquecksilber von diesen Füllungen stammt. Alle anderen Quellen, einschließlich der Nahrung, tragen bei höherer Füllzahl nur mehr zu einem kleinen Teil zur Quecksilbergesamtbelastung

Tabelle 4. Vergleich der Gesamtquecksilberkonzentrationen (ng Hg/g Organ, geometrische Mittelwerte) in den Organen von Föten und Babies (11–50 Wochen alt) von Müttern mit 0–2 amalgamgefüllten Zähnen mit solchen von Müttern mit mehr als 10 Zähnen mit Amalgamfüllung und jüngeren Erwachsenen (16–45 Jahre alt) mit der gleichen Zahl an Amalgamfüllungen wie die Mütter

		0–2 Zähne mit Amalgam	über 10 Zähne mit Amalgam	f	Signifikanz
	Föten	13,76 (n = 10)	25,65 (n = 14)	1,9	*
Leber	Babys	16,79 (n = 10)	36,79 (n = 8)	2,2	*
	Erwachsene	19,79 (n = 41)	67,72 (n = 19)	3,4	***
	Föten	5,78 (n = 10)	13,81 (n = 11)	2,4	**
Niere	Babys	29,37 (n = 10)	126,19 (n = 8)	4,3	*
	Erwachsene	41,09 (n = 41)	374,53 (n = 18)	9,1	***
Großhirn-rinde	Babys	1,87 (n = 10)	3,62 (n = 8)	1,9	–
	Erwachsene	15,40 (n = 39)	21,30 (n = 19)	1,4	**

n Fallzahl; *f* Faktor zwischen Spalte 4 und Spalte 3
Signifikanz: – < 95 %; * > 95 %; ** > 99 %; *** > 99,9 %.

bei. Im Gehirn ist ebenfalls ein klarer Anstieg der Quecksilberbelastung mit der Zahl der Amalgamfüllungen nachweisbar, dieser ist jedoch nicht so steil wie in der Leber oder insbesondere in der Niere.

Das Quecksilber aus den Amalgamfüllungen wird nicht gleichmäßig im Körper verteilt, sondern sehr selektiv, insbesondere in den Nieren abgelagert. Dies ist deshalb von großer Bedeutung, weil die Nieren – neben dem Gehirn – das sogenannte kritische Organ für die toxische Wirkung von anorganischem Quecksilber sind [13], d.h. bei einer erhöhten äußeren Belastung zuerst eine Schädigung zeigen.

Im Gegensatz zum anorganischem Quecksilber wird die Konzentration der Organoquecksilberverbindungen in den menschlichen Organen erwartungsgemäß durch Zahnamalgam nicht beeinflußt.

Die WHO hat 1991 einen neuen Health Report über anorganisches Quecksilber veröffentlicht [13]. Die Autoren stellen fest, daß sie beim derzeitigen Stand der Wissenschaft nicht entscheiden können, ob Amalgamfüllungen toxisch sind oder nicht. Wir schießen uns dieser Einschätzung an. Auf Grund unserer Ergebnisse alleine kann eine Risikobestimmung oder wenigstens Risikoabschätzung zur Frage der Toxizität von Amalgamfüllungen noch nicht durchgeführt werden. Hierfür notwendige weitere Voraussetzungen wären Angaben in der Literatur über kritische Konzentrationen von anorganischem Quecksilber in menschlichen Organen, insbesondere in der Niere, sowie nähere Kenntnisse über die Bindungsform des anorganischen Quecksilbers in den Organen. Quecksilberkonzentrationen in Blut oder Urin sind kein sicher geeigneter Spiegel für die Quecksilberkonzentration der inneren Organe, wie z.B. der Niere. Insbesondere existiert für anorganisches Quecksilber bis heute kein toxikokinetisches Modell, aus dem sich aus Blut- und/oder Urinspiegel die Konzentration in anderen Kompartimenten des Körpers hochrechnen ließe [13].

Derzeit ist einer der wenigen Grenzwerte für Quecksilber die Empfehlung der WHO von 1972 für eine »vorläufig duldbare wöchentliche Aufnahmemenge« (PTWI-Wert) von 300 μg Gesamtquecksilber für den Erwachsenen über die Nahrung. Dieser Wert ist erst 1989 von der WHO wieder bestätigt worden [12]. Bei der Festlegung dieses Grenzwertes 1972 war noch nicht bekannt, daß Amalgamfüllungen zu einer, im Vergleich mit der Nahrung erheblichen, zusätzlichen Quecksilberbelastung des Menschen führen können. In Deutschland wird dieser WHO-Grenzwert durch Nahrung und Trinkwasser seit Jahren relativ stabil zu etwa 35% ausgeschöpft [3]. Zu dieser Quecksilberbelastung des Menschen durch Nahrung und Trinkwasser addiert sich jedoch gegebenenfalls diejenige aus dem Amalgam. Bedenkt man, daß nach unseren Untersuchungen Erwachsene mit höherer Zahl an Amalgamfüllungen ein Mehrfaches der Quecksilberbelastung in den Organen aufweisen als solche ohne Füllungen (die ihre Quecksilberbelastung fast ausschließlich aus Nahrung und Trinkwasser beziehen), so ist zu folgern, daß bei zumindest bei einem Teil der Personen mit höherer Füllzahl der PTWI-Wert überschritten wird. Nun darf allerdings eine Überschreitung des PTWI-Wertes allein nicht schon dem Nachweis einer toxischen Wirkung gleichgesetzt werden. Der PTWI-Wert wurde mit einem Sicherheitsabstand nach unten vom LOAEL-Wert (niedrigste äußere Quecksilberbelastung, bei der eine toxische Wirkung beschrieben war) festgelegt. Dennoch wurden bisher bei anderen Schwermetallen bereits bei Überschreitungen des PTWI-Wertes, wie dies z.B. für das Blei bei Kindern in einigen Regionen mit höherer Trinkwasserbleibelastung der Fall ist, stets Gegenmaßnahmen eingeleitet.

Föten und Babys

Quecksilber aus den Amalgamfüllungen der Mutter geht zum Teil durch die Plazenta in den Föten über. Die Quecksilberbelastung der untersuchten fetalen Organe Leber und Niere steigt daher mit der Zahl der Amalgamfüllungen der Mutter an (Abb.5).

Säuglinge von Müttern mit höherer Zahl an Amalgamfüllungen haben zum Teil deutlich höhere Quecksilberkonzentrationen in der Niere als Erwachsene ohne Füllungen. Die Spitzenwerte für Quecksilber in der Niere liegen bei den Babys ebenso hoch wie bei Erwachsenen mit vielen Amalgamfüllungen.

Unsere Ergebnisse sprechen dafür, daß die fetale Leber in der Lage ist, das diaplazentar übergegangene Quecksilber in einem gewissem Umfang festzuhalten (trapping) und damit andere fetale Organe vor einer höheren Quecksilberbelastung zu schützen. Dies steht in Übereinstimmung mit Tierversuchen, in denen gezeigt werden konnte, daß die fetale Leber ein bestimmtes Protein (fetales Metallothionein) in hoher Konzentration besitzt, das eine sehr hohe Affinität zu Schwermetallen wie Quecksilber besitzt und dieses hierdurch in der Leber zurückhält. In den ersten Monaten nach der Geburt wird jedoch dieses fetale Metallothionein vollständig abgebaut. Folge ist, daß Quecksilber aus der kindlichen Leber freigesetzt wird und mit dem Blutstrom insbesondere auch in die relativ keinen Nieren wandert. In den Nieren wird das Quecksilber dann ähnlich wie beim Erwachsenen wiederum gespeichert. Es kommt also zu einer Umverteilung des Quecksilbers in den ersten Lebensmonaten [10, 14, 15].

Aus unseren Untersuchungen kann nicht mit Sicherheit abgeleitet werden, ob Stillen zu einer zusätzlichen Quecksilberbelastung des Säuglings führt, wenn die Mutter Amalgamfüllungen besitzt. Die Stilldauer war in den von uns untersuchten Fällen zu unterschiedlich, um hier bei der untersuchten Fallzahl einen möglichen zusätzlichen Einfluß der Muttermilch feststellen zu können. Während in der Literatur beschrieben ist, daß sich Quecksilber aus Amalgamfüllungen von Versuchsschafen in der Milch anreichert [10], fanden Klemann et al. [6] bei der Untersuchung von menschlicher Muttermilch keine statistisch signifikante lineare Regression zwischen der Zahl der Amalgamfüllungen der Mutter und der Quecksilberkonzentration in der Muttermilch.

Im Gegensatz zu der bekannten hohen Empfindlichkeit des sich entwickelnden fetalen und frühkindlichen Gehirns gegenüber einer Belastung mit Quecksilberdampf oder Methylquecksilber gibt es keine sicheren Hinweise, daß die fetale oder kindliche Niere empfindlicher auf anorganisches Quecksilber reagiert als die eines Erwachsenen [7]. Auf der anderen Seite weisen neue Untersuchungen darauf hin, daß die negativen Wirkungen von Quecksilber an der Niere insbesondere immunotoxischer Art sind [13], woraus eine mögliche höhere Gefährdung des sich entwickelnden Immunsystems des Babys durch anorganisches Quecksilber gefolgert werden könnte.

Unsere Ergebnisse zeigen deutlich, daß die weitere Diskussion für und wider Zahnamalgam nicht allein auf Erwachsene oder Kinder mit eigenen Füllungen beschränkt bleiben darf, sondern auch mögliche Auswirkungen auf die Nachkommen mitberücksichtigen muß. Zahnamalgam ist ein Arzneimittel, das bezüglich der Unbedenklichkeit für die Nachkommen den gleichen strengen Anforderungen gerecht werden muß, wie dies von jedem anderen Arzneimittel gefordert wird. Hierbei ist insbesondere zu bedenken, daß mit dem Legen einer Amalgamfüllung eine Quecksilberquelle implantiert wird, die kontinuierlich über ihre gesamte Liegedauer Quecksilber abgibt, d.h. in der Regel über viele Jahre.

1992 hat das BGA die Empfehlung herausgegeben, wegen der höheren Empfindlichkeit von Kleinkindern gegenüber Quecksilber bei Kindern bis zu 6 Jahren und insbesondere während der ersten 3 Lebensjahre Amalgam als Füllmaterial nicht mehr zu verwenden [2]. Aus unseren Untersuchungen wissen wir, daß Babys in ihren Nieren Quecksilber (das zweifelsfrei aus den Amalgamfüllungen der Mutter stammt) in der gleichen Größenordnung anreichern können, als dies ältere Kinder oder Erwachsenen aus ihren eigenen Füllungen tun. In Analogie zu der oben beschriebenen Empfehlung des Bundesgesundheitsamtes sollte daher die uneingeschränkte Anwendung von Amalgam für Zahnfüllungen von Frauen und Mädchen im gebärfähigem Alter und auch davor (wegen der langen Liegezeit der Füllungen) überdacht werden.

1991 hat die WHO ein früheres Statement bestätigt, daß die Quecksilberdampfexposition von Frauen im gebärfähigen Alter so niedrig wie irgend möglich liegen sollte. Man sei bisher nicht in der Lage, hierfür eine Grenzkonzentration anzugeben [13]. Andererseits besteht allgemeine Übereinkunft, daß sich die Hauptmenge des Quecksilbers, das von Amalgamfüllungen freigesetzt und in den Organismus aufgenommen wird, in eben dieser Dampfform vorliegt.

Literatur

1. Bolt H, Greim H, Marquart H et al. (1989) Zahnfüllungen aus Amalgam - wie toxisch sind sie? Dtsch Apoth Z 129: 2779–2780
2. Bundesgesundheitsamt (Hrsg) (1992) bga-Informationsschrift »Amalgame in der zahnärztlichen Therapie«. Berlin
3. Deutsche Gesellschaft für Ernährung e.V. (Hrsg) (1988) Ernährungsbericht 1988, Frankfurt
4. Drasch G, Schupp I, Riedl G, Günther G (1992) Einfluß von Amalgamfüllungen auf die Quecksilberkonzentration in menschlichen Organen. Dtsch Zahnärztl Z 47: 490–496
5. Drasch G, Schupp I, Höfl H, Reinke R, Roider G (1994) Mercury burden of human fetal and infant tissues. Eur J Pediatr 153: 607–610
6. Klemann D, Weinhold J, Strubelt O et al. (1990) Der Einfluß von Amalgamfüllungen auf die Quecksilberkonzentration in Fruchtwasser und Muttermilch. Dtsch Zahnärztl Z 45: 142–145
7. Larsson KS (1991) Teratological aspects of dental amalgam. Adv Dent Res 6: 114–119
8. Lussi A (1987) Toxikologie der Amalgame. Schweiz Monatsschr Zahnmed 97: 1271–1279
9. Schupp I (1993) Untersuchungen an menschlichen Organen zur Frage der Quecksilberbelastung durch Zahnamalgam und weitere Faktoren. Dissertation, Universität München
10. Vimy MJ, Takahashi Y, Lorscheider FL (1990) Maternal-fetal distribution of mercury (^{203}Hg) released from dental amalgam fillings. Am J Physiol 258:R 939–R 945

11. Wirz J, Ivanovic D, Schmidli F (1990) Quecksilberbelastung durch Amalgamfüllungen. Schweiz Monatsschr Zahnmed 100: 1292–1298
12. World Health Organization (Hrsg) (1989) Environmental health criteria 86: mercury-environmental aspects. WHO, Genf
13. World Health Organization (Hrsg) (1991) Environmental health criteria 118: inorganic mercury. WHO, Genf
14. Yoshida M, Aoyama H, Satoh H, Yamamura Y (1987) Binding of mercury to metallothionein-like protein in fetal liver of the guinea pig following in-utero exposure to mercury vapor. Toxicol Lett 37: 1–6
15. Yoshida M, Satoh H, Kojima S, Yamamura Y (1989) Distribution of mercury in neonatal guinea-pigs after the exposure to mercury vapours. Bull Environ Contam Toxicol 43: 697–704

Biomonitoring in der Arbeits- und Umweltmedizin

Ekkehard Haen und Wolfgang Forth

Definition

Fürwahr weckt wohl kaum ein anderes Stichwort in der öffentlichen Meinung so viele kontroverse Diskussionen wie das sogenannte *Biomonitoring*. Nicht zuletzt liegt das daran, daß das Anwendungsgebiet des Biomonitoring von toxikologischen Untersuchungen über diagnostische Routinemaßnahmen bis hin zu reiner Scharlatanerei reicht. Biomonitoring ist einer der vielen englischsprachigen Begriffe in medizinischen Sprachgebrauch, der bis auf den heutigen Tag nicht eingedeutscht wurde. Der Begriff des Monitoring stammt aus der Spionagesprache und bedeutet so viel wie Langzeitüberwachung; darüber hinaus beinhaltet er noch den Aspekt einer Aufzeichnung oder Dokumentation, stellt also für die Umweltmedizin so etwas wie eine über längere Zeit durchgeführte *In-vivo-Überwachung* dar. Medizinisch wurde von Biomonitoring ursprünglich im Bereich der Arbeitsmedizin gesprochen. So hat Aitio zum Beispiel das biological monitoring definiert als »systematische oder wiederholte Messungen zum quantitativen oder qualitativen Nachweis von Stoffen oder ihren Metaboliten in Körpergeweben oder Körperflüssigkeiten [des Menschen], durchgeführt, um die Aufnahme einer Chemikalie und das daraus erwachsene Gesundheitsrisiko beurteilen zu können, mit dem Zweck, Gesundheitsschäden durch korrigierende Maßnahmen zu vermeiden« [1].

Der Begriff kann aber sinngemäß natürlich auch in der Umweltmedizin gebraucht werden. Im Bereich der Arbeitsmedizin werden überwiegend Schadstoffexpositionen von Arbeitnehmern verfolgt, im Bereich der Umweltmedizin, die u.a. auch eine Erweiterung der Problemstellungen der Arbeitsmedizin auf die Gesamtbevölkerung darstellt, ist der Begriff auf die Exposition von Menschen generell gegenüber natürlichen (UV-Strahlung, Pflanzenbestandteile wie Phytotoxine) und antropogenen Umweltfaktoren (Chemikalien wie Pflanzenschutzmittel und Konservierungsstoffe, Luftschadstoffe wie Ozon) zu erweitern. Auch ist zu diskutieren, ob sich das Biomonitoring nicht auf die gesamte Biosphäre erstrecken muß, um zum Beispiel das Verhalten einer Chemikalie in der Nahrungskette des Menschen zu verfolgen. In jedem Fall wird aber im Bereich der Umweltmedizin der Bezug auf den Menschen erkennbar bleiben müssen. Das Biomonitoring wäre also zu definieren als »systematische oder wiederholte Messungen zum quantitativen oder qualitativen Nachweis von Umweltfaktoren, deren Metaboliten oder den durch sie verursachten biochemischen Veränderungen in Körpergeweben oder Körperflüssigkeiten des Menschen, durchgeführt, um die Wirkung dieses Umweltfaktors und das daraus erwachsene Gesundheitsrisiko für den Menschen beurteilen zu können, mit dem Zweck, Gesundheitsschäden durch korrigierende Maßnahmen zu vermeiden«.

Aufgaben des Biomonitoring

Beobachtung und Dokumentation von Umweltfaktoren in der Biosphäre und von deren Effekten auf den Menschen, beispielsweise
- Natürliche und antropogene Schadstoffkonzentrationen
- Strahlungsmengen (UV, Radioaktivität)
- Allergene
- Lebensmittelzusatzstoffe
- Arzneimittelkonzentrationen (»drug monitoring«)

Umfang des Biomonitoring

Erfassung der Exposition

Bestimmung der Belastung
- qualitativer Schadstoffnachweis
- quantitativer Schadstoffnachweis

Erfassung der biologischen Effekte
- biochemische Konsequenzen
- pathologische Veränderungen

Beschreibung der ausgelösten Krankheit

Nachweis der Kausalität

Wichtig ist, daß all diese Definitionen den qualitativen und/oder quantitativen Nachweis einer Arbeitschemikalie bzw. eines Umweltfaktors (d.h. die Bestimmung der Belastung) mit einer Zweckbestimmung verknüpfen. Bei einer verantwortungsbewußten In-vivo-Überwachung ist der bloße Nachweis nämlich nur ein Aspekt einer ganzen Kausalkette. Das Erheben von Meßdaten nach Menge oder Konzentration stellt heute auch beim Menschen prinzipiell keinerlei Probleme dar. Als außergewöhnlich schwierig erweist sich dagegen die Interpretation der Daten, d.h. die Frage, wie die Meßdaten in Beziehung zu biologischen Effekten zu setzen sind. Das letztere ist aber sicherlich das wichtigste am Biomonitoring.

Exposition und Belastung

Exposition und Belastung sind zwar eng miteinander verbunden, aber keineswegs identisch. Unter Exposition wird in der Arbeitsmedizin die Schadstoffkonzentration am Arbeitsplatz, in der Regel in der Luft am Arbeitsplatz, verstanden, die durch geeignete analytische Verfahren gemessen werden kann. Prinzipiell muß zwischen akuten und chronischen Expositionen unterschieden werden (Tabelle 1). Selbst bei dauernder Anwesenheit des Schadstoffes an einem Arbeitsplatz kann die Exposition noch schwanken, je nach Lage des Arbeitsplatzes zum Beispiel in einer Fabrikhalle, aber auch in Abhängigkeit von der Zeit, d.h. den gerade durchgeführten Arbeiten und der Dauer der Exposition. In der Regel wird die Exposition in der Arbeitsmedizin auf einen 8stündigen Arbeitstag bei einer 40-Stunden-Arbeitswoche bezogen. In der Umweltmedizin entspricht dies der Exposition mit dem untersuchten Umweltfaktor. Es fällt nicht schwer, auch ohne Bestimmung der Belastung den Kausalzusammenhang zwischen einer akuten Exposition und klinischen Vergiftungssymptomen herzustellen: Als Beispiel mag das Entweichen von Dioxin aus einer Chemiefabrik in der oberitalienischen Stadt Seveso dienen, in deren Folge es bei exponierten Personen zum Auftreten von Chlorakne und als Ausdruck einer Leberschädigung zu einer vermehrten Bildung pathologischer Porphyrine kam. Aber auch bei akuten Expositionen ist das Auftreten von Spätschäden hinsichtlich ihrer Kausalität ausgesprochen schwierig zu beurteilen. So haben sich auch nach Seveseo die aus Tierversuchen bekannten teratogenen und kanzerogenen Wirkungen der Dioxine bislang beim Menschen nicht eindeutig belegen lassen.

Tabelle 1. Expositionsarten

	Akut	Chronisch
Exposition im Tierversuch	kurz sofort	lang 6 Monate
Dosis	hoch	niedrig
Klinik	dramatisch Kolik, Lähmungen	schleichend Psyche, Befinden
	Schmerzen	Tumoren, Allergie

Sehr viel häufiger als mit derartigen akuten Vergiftungen wird der Umweltmediziner mit schleichenden, chronischen Expositionen konfrontiert. Die Dauer der Exposition ist dabei im Unterschied zur Arbeitsmedizin zeitlich oft nur schwer zu erfassen, vergleichbar etwa zu der Dauer eines Arbeitstages. Diese Art von Expositionen bereiten uns heute die größten Schwierigkeiten, da es in vielen Fällen praktisch nicht möglich ist, die dabei auftretenden niedrigen Dosen und die daraus resultierenden zwar vorhandenen, aber niedrigen Belastungen eindeutig bestimmten Vergiftungserscheinungen zuzuordnen. Häufig werden nur unspezifische Beschwerden geklagt, psychische Veränderungen, Befindlichkeitsstörungen oder Kopfschmerzen, die in vielen anderen Situationen ebenfalls entstehen können. Dementsprechend häufig werden vorschnelle Behauptungen über einen Kausalzusammenhang aufgestellt, die dann ebenso schwer zu widerlegen wie zu beweisen sind. Dies ist das weite Gebiet der reinen Scharlatanerei, die nur mit der in der Bevölkerung verständlicherweise vorhandenen Angst vor unbestimmten, nicht beherrschbaren Gefahren arbeitet.
Aber noch nicht einmal eine hohe Exposition bedeutet automatisch auch immer eine hohe Belastung der Betroffenen. Das Ausmaß der Belastung wird durch die pharmako- bzw. toxikokinetischen Eigenschaften eines Stoffes bestimmt, d.h. durch seine *Resorptionsfähigkeit* (Aufnahme), die in vielen Fällen ihrerseits vom *Resorptionsweg* abhängt, und seine *Wiederausscheidung (Elimination)*. Blei ist zum Beispiel oral nur sehr schlecht bioverfügbar, bei kleinen Dosen durchschnittlich nur zu etwa 8 % der Dosis [7]. Über die Atemluft gelangen Aerosole der Bleisalze oder Bleioxide jedoch bis zu 50–80 % der Dosis in den Körper. Das bedeutet aber nicht, daß eine konstante Exposition nicht auch bei einer Resorptionsquote von lediglich 8 % zu einer nennenswerten Vergiftung führen könnte. Die Hauptquelle für Bleivergiftungen waren früher bleihaltige Was-

Tabelle 2. Errechnete Bleiaufnahme bei täglichem Verbrauch der aufgeführten Nahrungs- und Genußmittel

Nahrungs-/Genußmittel	Verbrauch [g/Tag]	Aufgenommene Bleimenge [μg/Tag]
Wasser	2000	18
Fleisch/Wurstwaren	100–200	4–16
Fischkonserven	100	53
Innereien	100–200	11–92
Kartoffeln	400–500	31–39
Gemüse/Salat	200–300	14–88
Obst	250–500	20–60
Summe		151–366
Zigaretten (800–1000 μg Blei/g Tabak, 65 % Tabakanteil)		
	10 Stück/Tag	5200–6500
	20 Stück/Tag	10 400–13 000
	40 Stück/Tag	20 800–26 000

serrohre der Trinkwasserversorgung. Die heute relevanten Bleiquellen sind das noch verbleite Benzin, aber auch in unserer Nahrung ist Blei enthalten (Berichte der zentralen Erfassungs- und Bewertungsstelle für Umweltchemikalien (ZEBS) im Bundesinstitut für Verbraucherschutz und Veterinärmedizin (BuVV) Berlin 1984; zitiert nach [2]) und, das sollte nicht vergessen werden, in erheblichen Mengen auch in Zigaretten (E. Richter, unveröffentlicht; Tabelle 2). Mit diesem Hinweis soll nun nicht eine weitere Philippika gegen die Raucher geritten werden. Sicherlich wird auch dieses Argument keinem Raucher auch nur eine Zigarette aus der Hand schlagen. Es muß nur an dieser Stelle bereits überlegt werden, wie sinnvoll es ist, unsere Umwelt heute nach Möglichkeit schadstofffrei haben zu wollen, wenn doch einige diese Substanzen einfach zu unserer Umwelt gehören oder aus freien persönlichen Entscheidungen dazu gehören sollen.

Die Bedeutung der Elimination veranschaulicht das Beispiel des Insektizids DDT. Diese sehr stabile Chemikalie reichert sich vor allem in fetthaltigen Geweben an. Die Eliminationshalbwertszeit beim Menschen wird mit etwa einem Jahr angegeben, der Abbau in der Welt vollzieht sich offensichtlich mit einer Halbwertszeit von mindestens 10 Jahren [8].

Bestimmung der Belastung

Aus der Exposition und den pharmakokinetischen Eigenschaften einer Umweltchemikalie ergibt sich die Schadstoffkonzentration in Körperflüssigkeiten oder -geweben. Es wurde bereits gesagt, daß die Erfassung von Schadstoffkonzentrationen für den, der die entsprechenden Methoden beherrscht, kein nennenswertes Problem darstellt. Es kann allerdings gar nicht laut genug betont werden, daß die bloße Angabe einer bestimmten Konzentration schlicht und rein gar nichts bedeutet. Erst durch die kausale Verknüpfung mit Krankheitsprozessen, die gerade bei chronischen Expositionen ungemein schwierig ist, gewinnen diese Meßdaten ihre Aussagekraft. Im Frühsommer 1994 strahlte das Fernsehen in Deutschland eine Sendung aus, in der Aggressivität von Kindern mit Allergien gegen Umweltchemikalien und die leider bei allen Frauen recht häufigen Fehlgeburten mit Konzentrationsmessungen von Umweltchemikalien im Blut dieser Frauen in Zusammenhang gebracht wurden, ohne daß auch nur an einer Stelle irgendein Beweis für diese simplen Korrelationen erbracht worden wäre. Natürlich ist es erschreckend, daß sich Chemikalien wir DDT in der Nahrungskette anreichern und in der Muttermilch nachgewiesen werden können (Tabelle 3) [3]. Andererseits konnte bislang beim Menschen kein Krankheitsbild beschrieben werden, dessen Ursache durch eine chronische Vergiftung mit DDT nachgewiesen werden konnte. Tabelle 4 zeigt die DDT-Konzentrationen im Fettgewebe von Menschen aus verschiedenen Ländern der Erde. Extrem hohe Konzentrationen zeigen Arbeiter aus Fabriken, in denen DDT hergestellt wird; trotz der hohen Konzentrationen bestanden keine klinisch faßbaren Krankheitssymptome [5]. Als einziges konnte laborchemisch eine geringe Enzyminduktion in der Leber nachgewiesen werden, an der Grenze der Meßbarkeit. Diesem Umstand muß man den Nutzen gegenüberstellen, den DDT fraglos den Ländern gebracht hat, in denen die Malaria endemisch verbreitet ist (Tabelle 5). Natür-

Tabelle 3. Insektizide in humaner Muttermilch (in mg/kg Fett) [3]

Land	Zahl der Mütter	DDT	DDE	DDT + DDE
Schweiz[a]	50	0,30	2,00	2,30
Österreich [b]	24	0,81	1,77	2,58
Deutschland [c]	81	0,28	1,73	2,04
Deutschland [d]	162	0,31	1,53	1,84

[a] Kantonales Laboratorium Basel 1978
[b] Lebensmitteluntersuchungsanstalt der Stadt Wien 1978
[c] Institut für Lebensmittelchemie der Universität Münster
[d] Institut für Hygiene der Bundesanstalt für Milchforschung Kiel

DDT = Chlorphenotan (P,P'-Dichlordiphenyltrichlorethan)
DDE = P,P'-Dichlordiphenyldichlorethylen

Tabelle 4. Insektizide im Fett gesunder Menschen (in mg/kg Fett) [8]

Land	DDT + DDE	davon DDE [%]
Australien	1,8	56
Deutschland	2,3	57
England	3,3	67
Dänemark	3,3	82
Kanada	4,9	67
Italien	5,0	64
Frankreich	5,2	67
Ungarn	12,4	48
Israel	19,2	56
USA: Kalifornien	5,3	
Florida	19,9	63
Eskimos	3,0	73
Anwender: Landwirtschaft	35,1	60
Herstellung: Verpacker	1131,0	43

DDT = Chlorphenotan (P,P'-Dichlordiphenyltrichlorethan)
DDE = P,P'-Dichlordiphenyldichlorethylen.

Tabelle 5. Malariamorbidität (Anzahl Krankheitsfälle) vor und nach Bekämpfung vor allem mit DDT [8]

Land	Jahr	Erkrankungen
Bulgarien	1946	144 631
	1969	10
Italien	1945	411 602
	1968	37
Rumänien	1948	338 198
	1969	4
Türkei	1950	1 188 969
	1969	2173
Indien	1935	> 1 000 000
	1969	286 962
Sri Lanka	1946	2 800 000
	1961	110
	1968/69	2 500 000
	(4 Jahre nach Einsatzstopp von DDT)	

lich ist es in Deutschland einfach zu sagen, was geht mich die Malaria in Indien oder Rumänien an. Nur, die Welt ist eben nicht so groß, daß man mit dieser Einstellung wirklich durchkommt. Wie bei Arzneistoffen, so muß auch bei Umweltchemikalien eine Nutzen-Risiko-Analyse vorgenommen werden.
Ein anderes Beispiel sind die Bleikonzentrationen im Blut. Abbildung 1 zeigt die Abhängigkeit des Auftretens von Krankheitssymptomen bei verschiedenen Bleikonzentrationen im Blut. Man würde einen Wert von 50–100 µg/100 ml Blei als Grenzwert für das Auftreten von Vergiftungssymptomen ansehen. In jüngerer Zeit wird allerdings die Vermutung geäußert, daß bereits sehr viel niedrigere Bleikonzentrationen bei Kindern für Einschränkungen der Intelligenz verantwortlich sind [6]. So kann man der Abbildung 2 auch durchaus entnehmen, daß die Abhängigkeit der Auswirkungen von Blutblei auf den IQ beileibe unterhalb von 10 µg/100 ml noch nicht zu Ende zu sein braucht. Wir sind dann bei Konzentrationen angelangt, wie sie in Mitteleuropa oder auch den Vereinigten Staaten bei normaler Exposition jederzeit zu erwarten sind. Streichen wir allerdings, lediglich als Gedankenexperiment, die beiden Extremwerte aus dieser Graphik heraus, so geht diese Abhängigkeit verloren. Wir haben es also auch in diesem Fall mit ungeheuer diskreten Veränderungen zu tun, deren Kausalität sich wirklich schlüssig nur in großen epidemiologischen Studien nachweisen lassen wird.

Richt- und Grenzwerte

Dieses Beispiel zeigt, daß eine wichtige Voraussetzung für die Interpretation von Schadstoffkonzentrationen die Einführung von Richt- und Grenzwerten ist (s. S. 319). In der Arbeitsmedizin sind die MAK-Werte (Maximale Arbeitsplatz-Konzentrationen) seit langem bekannt. Sie sind definiert als »die

Veränderungen im Blut

δ-ALA-Dehydrogenase in Erythrozyten

EP-Erhöhung in Erythrozyten

δ-ALA im Harn erhöht

Koproporphyrin im Harn erhöht

Verkürzung der Erythrozytenlebensdauer

Retikulozytose

Anämie

Andere Symptome

Subjektive Beschwerden

Periphere Neuropathie

Enzephalopathie

Bleikolik

Einschränkung der Nierenfunktion

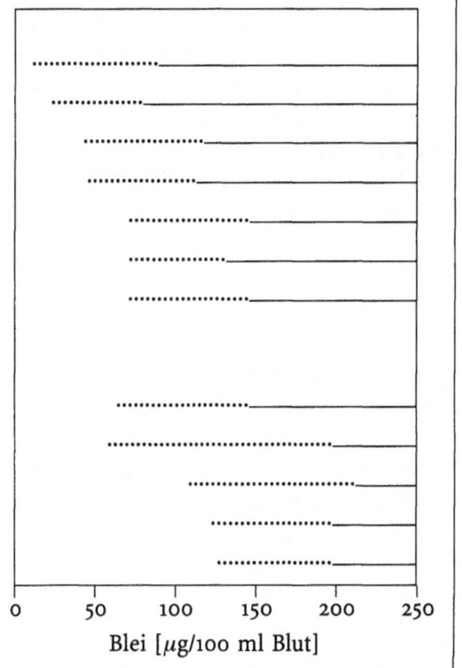

Abb. 1. Abhängigkeit des Auftretens von Krankheitssymptomen bei verschiedenen Bleikonzentrationen im Blut von Menschen [7]

höchstzulässige Konzentration eines Arbeitsstoffes als Gas, Dampf oder Schwebstoff in der Luft am Arbeitsplatz, die nach dem gegenwärtigen Stand der Kenntnis auch bei wiederholter und langfristiger, in der Regel täglich 8stündiger Exposition, jedoch bei Einhaltung einer durchschnittlichen wöchentlichen Arbeitszeit von 40 Stunden im allgemeinen die Gesundheit des Beschäftigten nicht beeinträchtigt und diese auch nicht unangemessen belästigt«.

Richt- und Grenzwerte in der Arbeits- und Umweltmedizin

Arbeitsmedizin	
BAT	Biologischer Arbeitsstofftoleranzwert
MAK	Maximale Arbeitsplatzkonzentration
Umweltmedizin	
NOAEL	No observed adverse effect levels
ADI	Acceptable daily intake
DTA	Duldbare tägliche Aufnahme

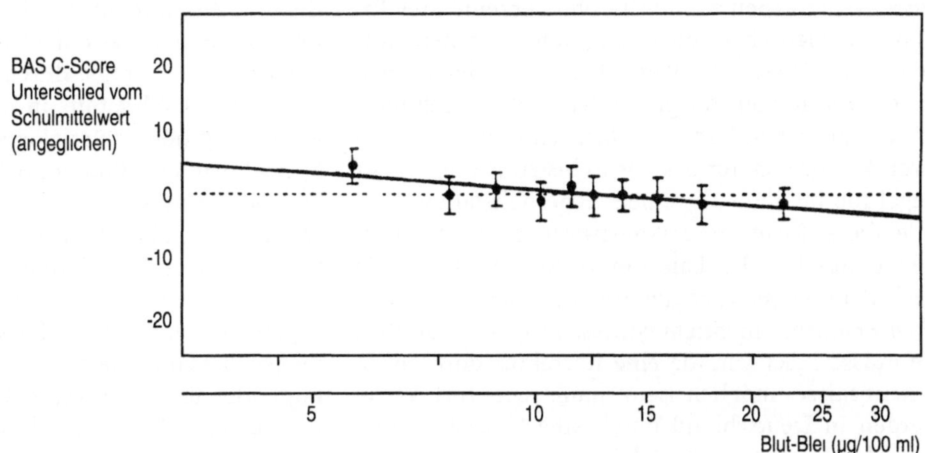

Abb. 2. Störung der intellektuellen Entwicklung durch Blei im Blut von Kindern [6]

Diese Werte, die die Exposition am Arbeitsplatz berücksichtigen, werden zur Erfassung der Belastung durch die BAT-Werte (Biologischer Arbeitsstoff-Toleranzwert) ergänzt, die »die beim Menschen höchstzulässige Quantität eines Arbeitsstoffes bzw. Arbeitsstoffmetaboliten oder die dadurch ausgelöste Abweichung eines biologischen Indikators von seiner Norm bezeichnen, die nach dem gegenwärtigen Stand der wissenschaftlichen Kenntnis im allgemeinen die Gesundheit des Beschäftigten auch dann nicht beeinträchtigt, wenn sie durch Einflüsse des Arbeitsplatzes regelhaft erzielt wird«.

Die beim Biomonitoring erzielten Meßdaten können in der Arbeitsmedizin also durch Vergleich mit den BAT-Werten interpretiert werden. Im Bereich der Umweltmedizin gibt es die NOAEL-Werte (Abkürzung für engl. no observed adverse effect level), die »diejenige höchstzulässige Dosis oder Konzentration einer Umweltchemikalie bzw. ihres Metaboliten oder die dadurch ausgelöste Abweichung eines biologischen Indikators von seiner Norm bezeichnen, bei denen nach dem gegenwärtigen Stand der wissenschaftlichen Kenntnis im allgemeinen keine faßbaren toxischen Auswirkungen oder Auslenkungen klinisch-chemischer Parameter zu beobachten sind« [4].

Ein Nachteil dieser NOAEL-Werte für den Gebrauch in der Umweltmedizin ist, daß sie aus verständlichen Gründen bislang nur in Tierversuchen ermittelt werden konnten. Wenn irgend möglich, werden diese Untersuchungen an Ratten durchgeführt, die Exposition erfolgt in der Regel über 2 Jahre (entsprechend etwa 60 Lebensjahren des Menschen).

Aus den NOAEL-Werten errechnen sich für den Menschen die ADI- (Abkürzung für engl. acceptable daily intake) und AWI-Werte (Abkürzung für engl. acceptable weekly intake). Sie geben die Menge eines Stoffes an, die »nach dem gegenwärtigen Stand der wissenschaftlichen Kenntnis« ohne erkennbares Risiko von Menschen lebenslang aufgenommen werden kann. Diese ADI-Werte berücksichtigen einen Faktor von 10 zum Ausgleich der Stoffwechselunterschiede zwischen Ratte und Mensch und einen weiteren Faktor von mindestens 10 bis zu 10 000, in der Regel 100 bis 1000 als reinen Sicherheitsfaktor.

Alle diese Richt- und Grenzwerte sind natürlich, und damit hat der Laie die größten Probleme, je nach dem *»gegenwärtigen Stand der wissenschaftlichen Kenntnis«* in einem gewissen Umfang variabel, sie müssen das sein, da eine Korrektur durch neue Erkenntnisse möglich sein muß. Die BAT-Werte werden in Deutschland durch eine Senatskommission der Deutschen Forschungsgemeinschaft jedes Jahr überprüft und zusammengestellt (MAK- und BAT-Werte-Liste; erscheint jährlich, Verlag Chemie Weinheim). Sie können in erster Näherung für die Beurteilung umweltmedizinischer Meßwerte herangezogen werden, liegen aber bislang nur für relativ wenige Chemikalien vor. NOAEL-Werte und andere Informationen zu Umweltchemikalien enthält das Handbuch Umweltchemikalien, eine durch Ergänzungslieferungen laufend aktualisierte Loseblattsammlung [9].

Für kanzerogene und allergisierende Wirkungen sind derartige Richt- oder Grenzwerte bislang nicht zu formulieren. Derzeit gilt noch immer, daß eine kanzerogene Wirkung eine Alles-oder-nichts-Reaktion darstellt, das heißt auch ein Molekül einer kanzerogenen Substanz kann für eine Tumorentstehung ausreichend sein. Hier kann man allerdings anderer Meinung sein: in den angelsächsischen Ländern gilt ein Risiko von $1:10^5 - 1:10^6$ als tolerabel, d.h. ein Toter zusätzlich pro 100 000 bzw. 1 000 000 gilt als tolerables Risiko, da er hinsichtlich des kausalen Zusammenhangs nur schwerlich dem einen oder anderen Gift zugeordnet werden kann.

Ähnliches gilt für sensibilisierende Substanzen: Je nach Sensibilisierungsgrad können individuell höchst unterschiedliche Mengen, von sehr wenig bis zu relativ viel, eines Allergens ertragen werden, ohne daß es zu allergischen Reaktionen kommt.

Umweltfaktoren im allgemeinen

Die bisherigen Ausführungen bezogen sich, unausgesprochen oder nicht, in der Regel auf die Bestimmung und Beurteilung eines Schadstoffes oder einer Umweltchemikalie, deren Belastung eines Menschen durch ihren direkten Nachweis oder den Nachweis eines ihrer Metaboliten abgeschätzt werden kann. In diesem Zusammenhang ist auch das sogenannte drug monitoring, also die Überwachung einer medikamentösen Therapie durch Konzentrationsbestimmungen des Wirkstoffs in menschlichen Körpergeweben und/oder -flüssigkeiten nichts weiter als eine Spezialform des Biomonitoring.

Der Nachweis von Chemikalien gestaltet sich vergleichsweise einfach. Die Umweltmedizin ist aber zunehmend mit der Exposition gegenüber anderen Umweltfaktoren als Chemikalien beschäftigt (s. S. 315), bei denen der bloße Nachweis des Faktors im menschlichen Körper entweder von Anfang an mißlingt oder aber völlig ohne Bedeutung ist. Der Nachweis eines bekannten Allergens sagt zum Beispiel über den Sensibilisierungsgrad des damit belasteten Individuums gar nichts aus. Und die zunehmende Exposition gegenüber UV-Strahlung, sei es durch die abnehmende Ozonschicht oder das typische Freizeitverhalten in den Industrienationen mit Sonnenbaden und Solarien, ist im menschlichen Körper bislang überhaupt nicht direkt quantifizierbar.

In diesen Fällen ist man zunehmend auf den dritten Punkt der Kausalkette des Biomonitoring angewiesen (s. S. 315), die indirekte Bestimmung des Umweltfaktors durch Ermittlung einer seiner Wirkungen auf biochemische oder pathologische Variablen. Hier gilt allerdings das gleiche, was bereits über die Aussagekraft des direkten qualitativen oder quantitativen Nachweis einer Chemikalie gesagt wurde: Auch der Nachweis einer biochemischen oder pathologischen Veränderung wird erst durch den nachgewiesenen kausalen Bezug zu einer dadurch ausgelösten Erkrankung für den Umweltmediziner aussagekräftig. Der Nachweis eines positiven Hauttestes heißt lediglich, daß eine Exposition stattgefunden hat. Er sagt überhaupt nichts über die Wahrscheinlichkeit des Auftretens einer Allergie aus, geschweige denn, ob sich diese Allergie als Heuschnupfen, Asthma oder eine atopische Dermatitis äußern wird. Und ein Erythem nach UV-Exposition bedeutet noch nicht, daß es zur phototoxischen Reaktion zum Beispiel auf Lebensmittelinhaltsstoffe oder Arzneimittel kommen wird.

Schlußfolgerungen

Umweltmedizinische Fragestellungen werden sicher in Zukunft auch in der Dermatologie an Bedeutung gewinnen. Bezüglich der Beurteilung von natürlichen und antropogenen Umweltfaktoren für die Gesundheit des Menschen stehen wir erst am Anfang. Für marktschreierische Aussagen, die auf der bloßen Erfassung irgendwelcher Meßdaten beruhen und die verständliche Angst in der Bevölkerung vor nicht näher definierten, unheimlichen, nicht beeinflußbaren Gefahren zu schüren versuchen, für derartige Aussagen ist es ebenso zu früh wie für die pauschale Verwerfung jeglicher möglicher Gefahrenmöglichkeiten. Was vor allem fehlt, sind breit angelegte epidemiologische Studien, angelegt um kausale Zusammenhänge zwischen unspezifischen oder seltenen Krankheitssymptomen und Belastungen durch Umweltfaktoren zu erkennen. Derartige Untersuchungen werden aber sehr teuer sein. Solange sie jedoch nicht vorliegen, können Beurteilungen vom Meßdaten, die im Rahmen eines sorgfältigen Biomonitoring erhoben wurden, nur unter Berücksichtigung von Erkenntnissen aus Tierversuchen vorgenommen werden. Wo möglich, können auch BAT-Werte aus der Arbeitsmedizin zur Beurteilung herangezogen werden. Ein sorgfältiges Biomonitoring muß dabei an drei Bedingungen geknüpft werden:

- Die zu bestimmende Substanz oder der entsprechende biologische Effekt müssen sehr sorgfältig ausgewählt werden.
- Es müssen für die gemessenen Konzentrationen verläßliche Richt- und/oder Grenzwerte vorliegen.
- Es muß ein Kausalzusammenhang zwischen den Meßdaten und den vermuteten Krankheitbildern erwiesen sein.

Literatur

1. Aitio A (1988) Biological monitoring. In: Clarkson TW, Friberg L, Nordberg GF, Sager PR (eds) Biological monitoring of toxic metals. Plenum Press, New York, pp 75–83
2. Classen H-G, Elias PS, Hammes WP (1987) Toxikologisch-hygienische Beurteilung von Lebensmittelinhalts- und zusatzstoffen sowie bedenklicher Verunreinigungen. Paul Parey, Berlin Hamburg, S 229
3. Deutsche Forschungsgemeinschaft (1984) Rückstände und Verunreinigungen in Frauenmilch. Mitt. XII der DFG-Kommission zur Prüfung von Rückständen in Lebensmitteln, Verlag Chemie Weinheim
4. Deutsche Forschungsgemeinschaft (1992) MAK- und BAT-Werte-Liste 1992. Verlag Chemie, Weinheim
5. Durham WF (1969) Body Burdeau of Pesticides in Man. Ann N Y Acad Sci: 160; 183–195
6. Fulton M, Thomson G, Hunter R, Raab G, Laxen D, Hephurn W (1987) Influence of blood lead on the ability and attainment of children in Edinburgh. Lancet I: 1221–1225
7. Henschler D (1993) Wichtige Gifte und Vergiftungen – Blei. In: Forth W, Henschler D, Rummel W, Starke K (Hrsg) Lehrbuch der Allgemeinen und speziellen Pharmakologie und Toxikologie, 6. Auflage. B.I.-Wissenschaftsverlag, Mannheim Wien Zürich, S 771–773
8. Henschler D (1993) Wichtige Gifte und Vergiftungen – Chlorierte cyclische Kohlenwasserstoffe (DDT und Verwandte). In: Forth W, Henschler D, Rummel W, Starke K (Hrsg) Lehrbuch der Allgemeinen und speziellen Pharmakologie und Toxikologie, 6. Auflage. B.I.-Wissenschaftsverlag, Mannheim Wien Zürich, S 785–788
9. Rippen G (Hrsg) (1994) Handbuch Umwelt-Chemikalien. Stoffdaten – Prüfverfahren – Vorschriften, 24. Ergänzungslieferung 5/94. Ecomed Verlagsgesellschaft, Landsberg/Lech

Ozonloch und UV-Strahlung – wie sehr sind wir gefährdet?

Ernst G. Jung

Ozon ist das dreiatomige Molekül (O_3) des sonst zweiatomigen Sauerstoffs (O_2). Ozon wird aus Sauerstoff chemisch und photochemisch gebildet und kann auch wieder abgebaut werden. Dabei können Katalysatoren eine wichtige Rolle spielen. So entstehen lokal, regional und global instabile Gleichgewichtszustände, die abhängig sind von der Temperatur, von der Sonneneinstrahlung, von der Belastung mit Katalysatoren (Schadstoffe) und von vielen klimatischen Einflüssen. Ozon und dessen Vermehrung spielt in unserer Umwelt an zwei sehr unterschiedlichen Lokalisationen eine wichtige Rolle.

In der *Troposphäre*, der Luft über der Erdoberfläche, kann Ozon im Rahmen der Schadstoffbelastung der Luft entstehen. Vorwiegend bei Inversionslagen und unter Sonneneinstrahlung entsteht aus den Stickoxiden das Ozon in meßbaren Mengen. Es wird als µg Ozon pro m^3 angegeben und täglich im Rahmen der Luftschadstoffmeldungen über die Medien bekanntgegeben. Erhöhte Ozonwerte sind für Pflanzen und Tiere, aber auch für den Menschen (vorwiegend an den Schleimhäuten) schädlich und gehen deshalb in die Smogwarnungen ein. Dies ist untenstehend zusammengefaßt.

In der *Stratosphäre*, etwa 30 km über der Erdoberfläche, wird Ozon photochemisch durch das UVC des Sonnenlichtes gebildet. Dadurch wird das UVC

Ozon der Troposphäre

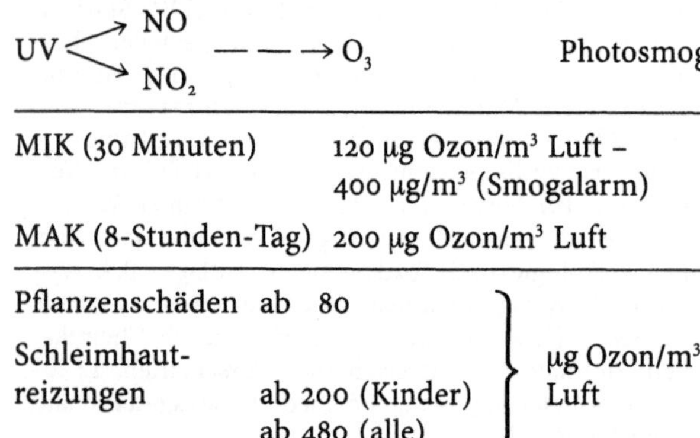

UV → NO / NO_2 – – → O_3 Photosmog

MIK (30 Minuten)	120 µg Ozon/m^3 Luft – 400 µg/m^3 (Smogalarm)	
MAK (8-Stunden-Tag)	200 µg Ozon/m^3 Luft	
Pflanzenschäden	ab 80	µg Ozon/m^3 Luft
Schleimhautreizungen	ab 200 (Kinder) ab 480 (alle)	µg Ozon/m^3 Luft

MIK: Maximale Immissions-Konzentration
MAK: Maximale Arbeitsplatz-Konzentration

aus der Sonnenstrahlung absorbiert (und auch etwas UVB), was der Biologie der Erdoberfläche zugute kommt. Das stratosphärische Ozon ist für das globale ökologische Gleichgewicht wichtig und notwendig (»das gute Ozon«). Die stratosphärische Ozonschicht aber scheint in den letzten Jahren auf zwei verschiedene Arten gefährdet (Abb. 1).

Die stratosphärische Ozonschicht ist in den letzten Jahrzehnten global, also rund um die Erdkugel, durch ein dichtes Netz von Kontrollstationen erfaßt und in ihrer Dichte gemessen worden. Schwankungen sind bekannt. In den letzten 10 Jahren hat die Dichte von Ozon fast überall um 2–4 % abgenommen. Dies entspricht einer UVB-Vermehrung in der Globalstrahlung (Sonnenstrahlung, die auf die Erdoberfläche auftrifft) von etwa 8 %. Die dadurch manifeste Gefährdung von Pflanzen und Menschen ist gering. Allerdings können speziell gezüchtete Pflanzen, deren Schutzmechanismen auf Kosten des Ertrages vernachlässigt worden sind, in Einzelfällen schweren Schaden nehmen. Beim Menschen spielt diese UVB-Vermehrung, wenn man von lichtempfindlichen Erbkrankheiten absieht, ebenfalls keine entscheidende Rolle. Hochgerechnet könnte allerdings nach einer Latenz von 20–30 Jahren eine Vermehrung der lichtinduzierten Hauttumoren von etwa 20 % erwartet werden. Dem gilt es vorzubeugen. Vergleicht man allerdings diese ozonbedingte Gefährdung mit dem nun übersehbaren Modell, das uns Sonnenhunger auf der einen Seite und Sonnenexposition durch Ferntourismus auf der anderen Seite bei hellhäutigen Menschen darbietet, so ist evident, daß die selbstgewählte, unmäßige Sonnenexposition eine vielfach größere Gefährdung durch Hautkrebs darstellt (s. S. 323).

Über dem Südpol wird ein sogenanntes Ozonloch beobachtet, das jeweils im antarktischen Winter auftritt und einige Wochen bestehen bleibt. Nachher wird es wieder mehr oder weniger aufgefüllt. Das Ozonloch entsteht durch Ozonabbau bei tiefen Temperaturen an der Oberfläche von Eiskristallen (s. S. 323) und wird gewaltig verstärkt durch halogenhaltige Moleküle als Katalysatoren. Hier spielen die Fluorchlorkohlenwasserstoffe (FCKW) sowohl in

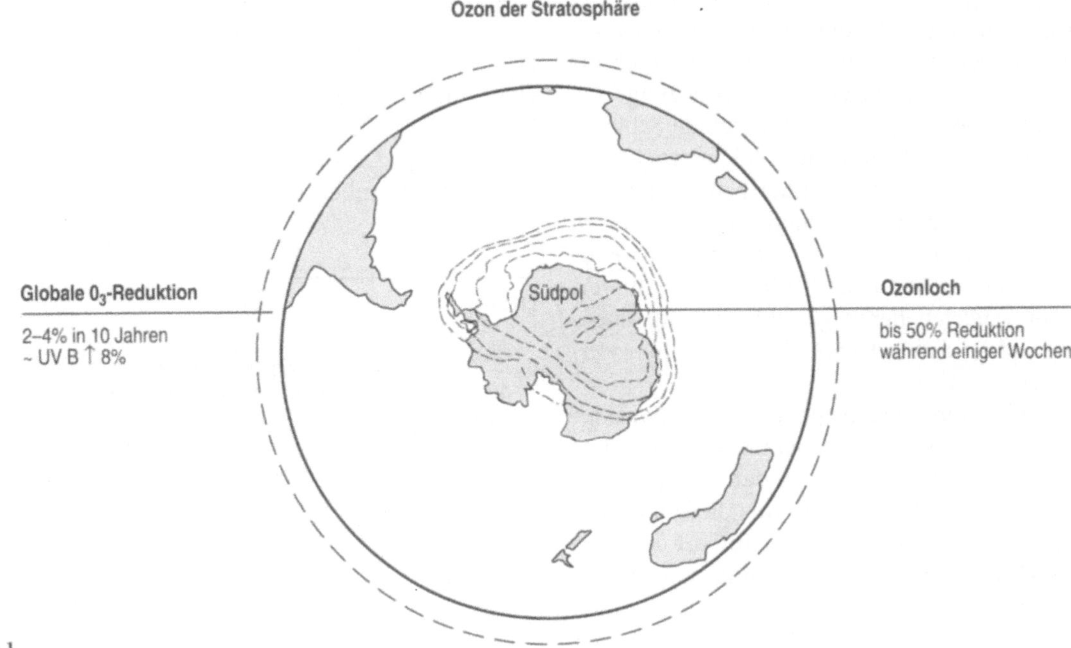

Abb. 1

Modellen wie auch in stratosphärischen Messungen eine gewichtige Rolle. Diese Moleküle werden in großen Mengen freigesetzt und sind in der Troposphäre inert. Sie steigen langsam in die Stratosphäre und werden am Südpol (in geringem Maße auch am Nordpol) angereichert und sind dort nicht mehr inert. Sie wirken bei tiefen Temperaturen als Photokatalysatoren des Ozonabbaus [2]. Das antarktische Ozonloch hat in den letzten Jahren an Ausdehnung und Bedeutung zugenommen, weshalb weltweit eine Reduktion bzw. eine Elimination der FCKW-Produktion und -Verwendung postuliert und der Realisation zugeführt wird. Sollte das antarktische Ozonloch dicht bevölkerte und sonnenexponierte Gegenden erreichen, so entsteht die Gefahr einer bedeutenden, allerdings noch unberechenbaren Vermehrung von UVB und des zusätzlichen Auftretens von UVC in der Sonnenstrahlung, welche die Erdoberfläche, damit Pflanzen, Tiere und Menschen erreicht

Ozon der Stratosphäre

Globale O_3-Reduktion
4 % O_3 ↓ ~ 8 % UVB ↑

Pflanzen: Empfindliche Züchtigungen ✠

Menschen: MED ↓ 8 %
Hautkarzinome ↑ ~ 20 %

Modell
Ferntourismus-Sonnenhunger
UVB ↑ 50– 800 %
Hautkarzinome ↑ 100–1000 %

Ozon der Stratosphäre

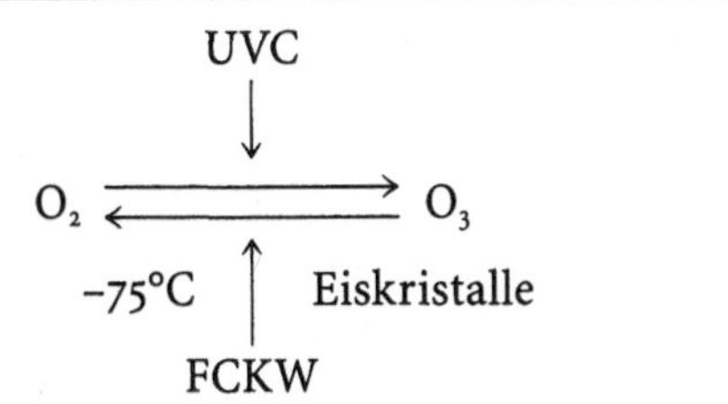

Ozon der Stratosphäre

Modelle

Globale Katastrophen

Perm-Trias-Übergang
Massiver Vulkanismus
(vor 245 Mio. Jahren)
90 % aller Arten ✠

Kreide-Tertiär-Übergang
(vor 65 Mio. Jahren)
Meteoreinschlag
(∅ 10 km)
60 % aller Arten ✠
(Sauriersterben)

Ozonloch
Bis 50 % O_3-Reduktion
am Südpol im
dortigen Winter einige
Wochen
↓
Gefahr
- Ausdehnung
- auch am Nordpol
↓
Angst

(Globalstrahlung). Daraus entsteht berechtigte Gefahr, Sorge und Angst. Weder die Messungen noch die Berechnungen, weder die Experimente noch die Simulation von Szenarien ergeben zuverlässige Erkenntnishilfen, ob wir gegenwärtig globale Schwankungen beobachten, ob ein neues Gleichgewicht eintritt oder ob wir eine Entwicklung beobachten, die als Selbstläufer zu einer extremen Situation führen könnte mit der Möglichkeit von extremen Auswirkungen. Für den schlimmsten möglichen Fall werden Horrorszenarien herausgestellt, die mit globalen Katastrophen der Erdgeschichte verglichen werden (s. S. 323) [1, 3].

Ob diesen globalen Katastrophen Modellcharakter zukommt oder ob sie nur Projektionen der Angst bleiben werden, kann aufgrund der vorliegenden Daten nicht entschieden werden. Aus diesem Grund ist es besonders wichtig, die beeinflußbare Komponente des Geschehens, die Freisetzung von FCKW, zu reglementieren, zu reduzieren und auszumerzen [4]. Auch hier gehen die Modellvorstellungen weit auseinander. Dennoch muß man erwarten, daß solche weltweiten und verbindlichen Bemühungen zum Schutze der Stratosphäre, auch wenn sie jetzt einer internationalen Lösung zugeführt werden können, Jahre bis Jahrzehnte benötigen, um sich in der Stratosphäre so hilfreich auszuwirken, wie man dies erwarten möchte.

Literatur

1. Erwin DH (1993) The great paleozoic crisis: life and death in the permian. Columbia University Press, New York
2. Fröhlich C (1994) Der Mensch im Strahlungsfeld der Sonne. Konstanz und Wandel in Natur und Gesellschaft. Stiftung Forum Davos
3. Kerr RA (1993) The greatest extinction gets greater. Science 262: 1370–1371
4. Kuik OJ, Peters P, Schrijver N (1994) Joint implementation to curb climate change: legal and economic aspects. Kluwer Academic Publishers, Dordrecht

Organisationsfragen

Zukunftsorientierte Praxisführung

Walter Reichhart

Die Zeiten sind vorbei, als ein Arzt über ein gefülltes Patientenreservoir, genügend Ressourcen in zeitlicher, finanzieller und personeller Hinsicht verfügte, um eine gut gehende Praxis zustande zu bringen.

Mit sich verschärfendem Wettbewerb und unter sich immer schneller verändernden Gegebenheiten ist es kaum noch möglich, mit althergebrachten Methoden und Strategien als niedergelassener Arzt erfolgreich zu sein. Die Wünsche der Patienten an uns und unsere Praxis haben sich grundlegend verändert, und wir Ärzte haben darauf unverzüglich zu reagieren, wenn wir erfolgreich sein wollen.

Ich gehe so weit zu sagen, daß wir nicht mehr die Wahl zwischen einer erfolgreichen und weniger erfolgreichen Praxis haben, da sich unser wirtschaftlicher Spielraum wesentlich verengt hat. Das heißt, daß Sie heute gezwungen sind, eine Erfolgsstrategie zu entwickeln, um wirtschaftlich überleben zu können.

Die zukunftsorientierte Praxisführung hat ihr Augenmerk auf Qualität in der Praxis zu richten. Die Fokussierung auf die Qualität Ihrer Praxis bietet betriebswirtschaftliche Potentiale an. Das heißt, mit zunehmender Qualität in Ihrer Praxis wird ökonomischer gearbeitet, werden Kosten reduziert bei gleichzeitiger Steigerung des Umsatzes. Qualität in medizinischem Sinne ist ein Leistungsmerkmal, das Sicherheit nach außen und innen erzeugt. Diese Sicherheit schafft Vertrauen bei Ihren Patienten, und dieses Vertrauen ist die Basis des Arzt-Patienten-Verhältnisses, das im Mittelpunkt ärztlichen Handelns steht. Sie als Praxisinhaber sollten erkennen, daß Qualität mit Hilfe der Technik auf der Basis einer entsprechenden Geisteshaltung entsteht.

Der Arzt als Praxismanager muß eine entscheidende Aufgabe darin sehen, ein Unternehmen zu schaffen, das die Integration aller Beteiligten als wichtigstes Ziel für Praxisqualität erkennt. Erst wenn Ihnen und allen Mitarbeitern voll bewußt ist, daß sämtliche Bemühungen darauf gerichtet werden müssen, eine Übereinstimmung mit den Erwartungen der Patienten zu erzielen, wird Ihre Praxis Qualität und Leistung hervorbringen, die zukunftssichernd sind.

Neue Strategien, im Sinne von total quality management, die das gesamte Unternehmen und alle seine Mitarbeiter einbeziehen und noch darüber hinaus gehen, bieten Ansätze für diese zukunftsorientierte Praxisführung.

Voraussetzung für die erfolgreiche Anwendung derart umfassender Konzepte ist jedoch ein grundlegender Wandel in der Denkweise des Praxismanagements. Dazu gehört unbedingt das Begreifen von Qualität als Denkeinheit, die nicht nur eine technische Komponente besitzt, sondern auch von der Geisteshaltung bestimmt wird. Die von Ihnen als Chef vorgelebte erste Priorität im Unternehmen wird überall in der Praxis umgesetzt, denn Mitarbeiter setzen sich das Niveau ihres Chefs zum Ziel, und ohne Vertrauen der Mitarbeiter in das Management gibt es keine umfassende, auf Qualität ausgerichtete Unternehmensführung.

Die Glaubwürdigkeit Ihres eigenen Handelns als Chef, Ihr kooperativer Führungsstil mit eindeutigen Zielvorgaben und Verantwortungsdefinitionen, die klare Orientierung auf die Wünsche und Erwartungen der Patienten und die kontinuierliche Förderung von Verbesserungsmaßnahmen auf allen Ebenen, das sind die Aufgaben und Verhaltensweisen, die Sie als Führungskraft im total quality management übernehmen müssen.

Praktiziertes total quality management ist Teil der täglichen Arbeit und keine zusätzliche Aufgabe, die Sie zu erfüllen haben. Sie müssen bei Ihren Patienten ständig Beweise liefern für eine konstant hohe Qualitätsassoziation. Sie müssen sich als zuverlässige Praxis ausweisen und dürfen dabei die Zuverlässigkeit als Integral der Qualität über der Zeit definieren. Ihr Aktivposten sind dabei die Mitarbeiter, die erstklassig sein sollten, da zweitklassiges Personal erstklassige Erfolge verhindert. Sehen Sie Ihre Mitarbeiter nicht als Kostenfaktor, sondern als Mitstreiter im Erreichen Ihrer Ziele, wobei die Menschlichkeit des Chefs die oberste Qualität in der Menschenführung darstellt.

Entscheidend ist, daß sich Ihr Personal in Ihrer Praxis sicher und wohl fühlt; dies fördern Sie auch durch effektive, offene gegenseitige Kommunikation.

Übertragen Sie Ihren persönlichen Ordnungssinn auf die Praxis, schaffen Sie Ordnung, indem Sie das Notwendige vom nicht Notwendigen trennen. Nur wenn Sie Ordnungsliebe, Sauberkeit und Disziplin mit Standards, Regeln und Vorschriften einhalten, wird sich daran Ihr Personal und sogar Ihre Patienten orientieren.

Vermeiden Sie Verschwendung in Arbeitsmethoden, Betriebsmitteln, Arbeitsumgebung und Arbeitsorganisation, Unausgeglichenheit mit Leerzeiten und Stau und Überlastung physischer und psychischer Art, dann vermeiden Sie erhöhte Fehlerhäufigkeit und Arbeitsunzufriedenheit. Suchen Sie ständig nach den Ursachen von Problemen, nach Schwachstellen, um alle ärztlichen Leistungen und Dienstleistungen beständig und immer wieder zu verbessern. Fördern Sie die ständige Verbesserung in Ihrer Praxis, aber bedenken Sie: Eine Problemerkennung reicht nicht aus, Sie müssen handeln im Sinne von aktiv Vorangehen. Arbeiten Sie an der Entwicklung Ihrer Persönlichkeit, damit sich Ihre Patienten in Ihrer Praxis emotional »richtig gebettet« fühlen.

Abrechnung

Winfried Klövekorn

Zufolge eines Leitartikels des Deutschen Ärzteblattes vom Beginn des Jahres dürfte das Jahr 1994 für die Ärzte sowie für die »sonstigen Beteiligten des Gesundheitswesens« keineswegs leichter verlaufen als das Jahr 1993. Obwohl es konjunkturell den einen oder anderen Lichtblick geben mag, wird das Gesundheitswesen von dem zaghaften wirtschaftlichen Aufschwung nicht berührt werden. Die Sparpolitik hält weiter an. Im Zuge des weiter drohenden Punktwertverfalles durch Honorardeckelung und GSG-bedingte Niederlassungswelle im 4. Quartal 1993, Budgetierung und steigender Unkosten ist ein fundiertes Wissen über die Abrechnungsmöglichkeiten, und Wirtschaftlichkeit sowohl im EBM- als auch GOÄ-Bereich existentiell unerläßlich [2].

EBM 1994

Mit Wirkung zum 1.1.1994 hat der Bewertungsausschuß nach § 87 SGB V folgende Änderungen des EBM beschlossen [10, 13]:

Aktuelle Entwicklungen

Einschränkung des Sprechstundenbedarfes. Ausgrenzung zahlreicher Einmalartikel wie Einmalspritzen, Einmalkanülen, Einmalskalpelle, Einmalproktoskope etc., deren Kosten künftig in den entsprechend abzurechnenden Leistungen enthalten sind.

Änderung von Abrechnungsziffern. Änderungen des Zuschlagkataloges nach Nr. 80 und 81.
Künftig können demnach chirurgische Leistungen nach den Nr. 2151 (Verschiebeplastik zur Deckung eines kleinen Hautdefektes) nicht mehr mit der Nr. 80 bzw. die Leistungen nach den Nr. 2156 (Verschiebeplastik oder Spalthauttransplantation zur Deckung eines großen Hautdefektes) oder Nr. 2157 (Spalthauttransplantation zur Deckung eines großen Hautdefektes) nicht mehr mit der Nr. 81, sondern lediglich mit der Nr. 80 bezuschlagt werden.
Leistungen nach Nr. 2860 (Exstirpation oder Ligatur von Seitenast- oder Perforansvarizen) werden künftig mit Nr. 81, die Nr. 2156 mit Nr. 80 bezuschlagt.

Änderungen der Leistungslegende und Bewertung. Herabsenkung der Leistungsbewertung der Nr. 2151 von 400 auf 250 Punkte, Anhebung der Nr. 2155 (Vollhauttransplantation zur Deckung eines großen Hautdefektes) von 750 auf 900 Punkte, der Nr. 2171 (Korrektur einer Gesichtsnarbe) von 500 auf 700 Punkte, Änderung der Leistungslegende zu Nr. 2156 (Verschiebeplastik oder Spalthauttransplantation) als Komplexziffer der ehemaligen Nr. 2156 und 2157 mit 800 Punkten sowie zu Nr. 2209 (plastische OP am Nagelwall eines Fingers oder einer Zehe gegebenenfalls mit Entfernung von Granulationsgewebe und/oder Ausrottung eines Finger- oder Zehennagels) als Komplexziffer zu Nr. 2207 und Nr. 2209 mit 350 Punkten. Änderung der Leistungslegende zu Nr. 4474 (bakteriologische Differenzierung gezüchteter Mykobakterien oder Anaerobier mittels Subkultur je Erregerart) mit 250 Punkten.

Streichung von Abrechnungsziffern
Streichung der Nr. 2157 und 2207
Änderung von Pauschalerstattungen – Kapitel U im Bereich des BMÄ

Auf Einzelheiten kann aufgrund der komplexen Natur dieser Änderungen nicht eingegangen werden; sie können in der Originalveröffentlichung im Deutschen Ärzteblatt Nr. 40 vom 8. 10. 1993 auf den Seiten A 2628 und 2629 nachgeschlagen werden.

Abrechnung der Lasertherapie [11]. Bis heute ist im EBM aufgrund des Fehlens von Analogziffern lediglich die operative Korrektur einer entstellenden Gesichtsnarbe (Nr. 2171) und die Entfernung eines Naevus flammeus mittels Laserchirurgie durch den Zuschlag nach Nr. 2173 (750 Punkte) abrechenbar. Eine Abrechnung weiterer Diagnosen ist nach dem EBM nicht möglich und muß privat erfolgen. Hierzu gehören insbesondere Angiome, Naevi aranei, Rosazea und Besenreiservarizen. Ebenso ist bei der Entfer-

nung von Hauttumoren der Zuschlag nach 2173 nicht berechnungsfähig.
Durch die vermehrte Installation von Lasergeräten, insbesondere auch der sehr kostenintensiven Farbstofflaser, die in letzter Zeit in den dermatologischen Praxen verstärkt installiert worden sind, muß mit einem verstärkten Punktwertverfall (bis 10 %) durch erhöhte Ausnutzung aus Wirtschaftlichkeitsgründen gerechnet werden. Eine Änderung der Abrechnungsmöglichkeiten für die Lasertherapie im EBM ist ab 1.4. 1994 erfolgt [15]. Die neuen Positionen zur Berechnung beim Einsatz gepulster Farbstofflaser lauten:
Nr. 2174: Entfernung kongenitaler kapillärer oder kavernöser Hämangiome am Kopf, Hals, Händen oder Unterarmen bis zu einer Gesamtfläche von 4 cm^2 mittels gepulstem Farbstofflaser einschließlich metrischer und fotografischer Dokumentation und Angabe der Gesamtfläche; 1200 Punkte.
Nr. 2175: Entfernung von Hämangiomen entsprechend der Leistung nach 2174, zusätzlich je weiterem cm^2; 220 Punkte.
Bei Erbringung der Leistung nach den Nr. 2174 und 2175 bei Kindern bis zum vollendeten 10. Lebensjahr entfällt die Beschränkung auf die in der Leistungslegende der Nr. 2174 genannten Körperregionen.
Damit entfällt vor allem die bisher mögliche Abrechnung »je Sitzung«, und je Sitzung gab es 2200 Punkte (Nr. 2170+2173+81). Bei den Argonlasern ändert sich nichts; hierbei ist also die Berechnung nach Nr. 2170+2173+81 weiterhin möglich.

Änderung des Laborkapitels O im EBM [12, 16]

Ab dem 1.4. 1994 traten entscheidende Veränderungen im Laborkapitel O ein, unter anderem um die ab diesem Zeitpunkt gleichzeitig eingeführte Hausarztpauschale von 45 Punkten/Fall zu refinanzieren.

Allgemeine Richtlinien. Im neuen Kapitel O I, dessen Leistungen nur noch mit einer begrenzten Gesamtpunktzahl vergütet werden, wurden nahezu die vollständigen früheren Abschnitte O I und O II zusammengefaßt. Im neuen O II finden sich nur noch 10 Laborpositionen und die Drogensuchteste – insgesamt für Dermatologen eher unbedeutende Leistungen, was um so bedauerlicher ist, als die Leistungen aus O II auch weiterhin ohne Mengenbegrenzung berechnet werden können.
Dem Fachgebiet Dermatologie werden hierbei 10 Punkte je kurativ-ambulantem Abrechnungsfall zugeordnet.
Überweisungen zur Erbringung der Leistungen des Abschnittes O I an andere Vertragsärzte sind gemäß Übergangsregelung zu den Bundesmantelverträgen vom 16.2. 1994 unzulässig.
Als Fälle zählen nicht: Belegarztfälle und Überweisungsscheine mit ausschließlichen Leistungen aus dem Kapitel O (O II und O III) und P (zum Beispiel histologisches Einsendelabor).
Nicht budgetierte Fälle aus O I sind :
Onkologische Erkrankungen mit systemischer Chemotherapie (3495)
Nachsorge nach Organ- oder Knochenmarkstransplantation (3496)
Therapiebedürftige HIV-Infektionen (3497)
Insulinpflichtiger Diabetes mellitus (3498)
Rheumatoide Arthritis (PCP) einschließliche Sonderformen und Kollagenosen unter immunsuppressiver oder immunmodulierender (z.B. Gold) Langzeitbasistherapie (3499)
Das Kapitel O III ist völlig überarbeitet worden. Es kommt zu einer sehr viel umfangreicheren Spezifikation, die auch neue Leistungsnummern mit sich bringt. Die für den Dermatologen wichtigsten Leistungen sind [12]:

Nr. 3925 Trichogramm
Nr. 3928 Dunkelfeld
Nr. 3930 Sporenfärbung
Nr. 3950 Spermiogramm
Nr. 4310 Gesamt-IgE
Nr. 4314 Spezifisches Ig bis zu 10 Allergenen
Nr. 4315 Spezifisches Ig bis 15 Allergene
Nr. 4318 Spezifisches Ig mit mindestens 4 Allergenen pro Träger
Nr. 4320 Spezifisches Ig mit mindestens 20 Allergenen pro Träger
Nr. 4640 Trichomonadenkultur
Nr. 4658 Mykologische Kultur
Nr. 4662 Differenzierung von Pilzen
Nr. 4663 Differenzierung von Hefen
Nr. 4703 Go-Kultur
Nr. 4706 Mykoplasmenkultur

Punktwerte. Fast alle Leistungen des neuen Abschnittes O I wurden niedriger bewertet, wobei eine Anhebung der Punktwerte auf 0,9 bis 1,0 (Quartal III/93 0,62) dennoch die geforderte Einsparung von 20 % gewährleistet.

Dermatologisch relevante Änderungen. Mikroskopische Untersuchungen nach Nr. 3600, 3601 wurden abgewertet und im Kapitel O I zusammengefaßt (40 bzw 45 Punkte); Nr. 3615 wurde in Kapitel O II aufgenommen. Nr. 3870 Bestimmung von allergenspezifischen Immunglobulinen in Kapitel O I mit Abwertung von 800 auf 550 Punkte. Nr. 4310 Gesamt-IgE-Bestimmung wurde von 400 auf 350 abgesenkt.

Honorarbudgetentwicklung [3]

Aufgrund der geltenden Honorarbudgets in Zusammenhang mit der Anpassung an die Grundlohnsummensteigerung mit 3,1 % auf der Basis der Honorare von 1991, der zu erwartenden zweistelligen Punktzahlzuwächse durch den wachsenden medizinischen Bedarf, der zunehmenden Zahl älterer Menschen, der durch die Zulassungssperre ausgelösten Niederlassungswelle, verstärktes Überweisungsverhalten des primärärztlichen Bereiches von kostenintensiven Patienten und den vermehrten direkten Facharztkontakten durch Einführung der Versichertenkarte ist mit einem deutlichen Punktwertverfall zu rechnen. Die Abrechnung ärztlicher Leistungen zu immer niedrigeren Preisen muß aber dazu führen, daß Ärzte, die sich in wirtschaftlicher Bedrängnis fühlen, veranlaßt werden, so viel wie möglich an Leistung zu erbringen, wodurch der Punktwert weiter sinken wird. Die mit voraussichtlich etwa 4 % steigenden Praxiskosten werden den Praxisgewinn zusätzlich verringern.
Es wird immer deutlicher, daß die Politik dem Arzt das Liquiditäts- und Kostenrisiko auflädt, die Einnahmevermehrung aber drastisch beschneidet.

Niederlassungswelle [1, 14]. Nie zuvor drängten so viele Ärzte in die Niederlassung. Ende Dezember 1993 weist das Bundesarztregister der Kassenärztlichen Bundesvereinigung damit einen neuen Höchststand auf: 104 556 Ärztinnen und Ärzte waren zu diesem Zeitpunkt in den alten und neuen Bundesländern als Vertragsärzte zugelassen. Hinzu kommen nochmals 10 913 Kollegen (überwiegend aus Krankenhäusern), die zur Teilnahme an der ambulanten vertragsärztlichen Versorgung ermächtigt sind, gesamt also 115 469. Mit einem Bruttozugang von 12,7 % im vergangenen Jahr erreichen die Arztzahlen in der ambulanten vertragsärztlichen Versorgung einen neuen Höchststand. Allerdings legten auch die Facharztgruppen im »Jahr der Niederlassung« kräftig zu. An der Spitze die psychotherapeutisch tätigen Ärzte mit rund 28 % Plus, gefolgt von den Chirurgen mit 16,3 % und den Radiologen mit 15,7 %.Die Hautärzte verbuchen einen Bruttozuwachs von 9,6 %. Das Honorarbudget trägt dem nur mit einer Steigerung von 3,5 % Rechnung.
Aufgrund einer Nettozunahme aller an der ambulanten Behandlung beteiligten Ärzte von 11,0 % würde sich unter der Prämisse eines gleichbleibenden Honorarvolumens eine Umsatzminderung von etwa 7,5 % für die einzelne Praxis ergeben [3].

Zusätzliche Leistungen. Ein weiterer Punktwertverfall ist bereits vorprogammiert, weil die oben erwähnte Steigerung der Arztzahlen sich lediglich auf 1992 bezieht, das Honorarbudget jedoch auf 1991. Bereits von 1991 bis 1992 haben sich zusätzlich 4,05 % Hautärzte im Bundesgebiet niedergelassen und 5,07 % mehr Fälle behandelt bei einem Umsatzzuwachs von 8,84 % [3].
Darüber hinaus wird ein Teil der Kollegen in unterversorgten Gebieten tätig, wobei ein Teil allgemeinmedizinischer und internistischer Leistungen durchgeführt werden. Auch in Gemeinschaftspraxen wird ein zusätzliches Angebot an Ärzten und Leistungsspektrum die Nachfrage entsprechend erhöhen. Dies bedeutet höhere Scheinzahlen bei gleichem Honorar.

Vermehrte Überweisungen und Krankenversichertenkarte [3]. Vermehrte Überweisungen aus dem primärärztlichen Bereich zur Umverteilung kostenintensiver Patienten und steigender direkter fachärztlicher Kontakt durch die Versichertenkarte könnte zu einer zusätzlichen Aufblähung des Leistungsvolumens bei weiter sinkenden Punktwerten verursachen.

Abrechnungsstrategien

Zur wirtschaftlichen Praxisführung sind daher betriebswirtschaftliche Überlegungen wie kostensparender Personaleinsatz, Straffung von Arbeitsabläufen, Senkung der Praxisfixkosten und Abrechnungsstrategien von existentieller Bedeutung.

Nicht kostendeckende Leistungen [4]. Da in Zukunft fachgruppenspezifische Budgets für Sonderleistungen zusammengestellt werden, die nicht als Praxisbesonderheiten gelten, muß das Sonderleistungsprofil einer Praxis betriebswirtschaftlich geprüft werden.
Leistungen, die kaum kostendeckend sind, wirken sich negativ auf das Kosten- und Ertragsverhältnis einer Praxis aus.
Gewinn oder Verlust bei der Durchführung bestimmter Leistungen hängen entscheidend davon ab, wie oft die betreffende Leistung in einer Praxis

erbracht wird. Dabei haben große Praxen Rationalisierungsvorteile. Spezialisierte Praxen sind aufgrund höherer Geräteausnützung, effizienteren Einsatz besonders geschulten Personals sowie gestraffter Arbeitsabläufe eher in der Lage, bestimmte Leistungen kostengünstiger zu erbringen, da der Anteil der Fixkosten auf entsprechend mehr Leistung umgerechnet und die Rentabilität optimiert werden kann.

Optimierung von Beratungsleistungen [5]. In einer Kostenertragsanalyse durch das HCR Henker Consulting, Reutlingen, veröffentlicht von Frau Dr. Blaul, Vorsitzende der KV Pfalz, konnte gezeigt werden, daß die Ziffer 1 nur bei 1 von 8 Internisten, und bei 9 von 13 Allgemeinmedizinern noch einen kleinen Gewinn erbrachte. Ähnliches galt für die Ziffer 4.
Die Ziffer 70 erbrachte überraschenderweise nur in einer einzigen aller genannten Praxen mehr als die Kostendeckung.
Konsequenterweise sollte daher beim Arzt-Patienten-Kontakt Mehrzuwendung zur Anrechnung der Ziffern 10 - 11 - 13 - 61 oder 850, soweit Genehmigung zur Abrechnung besteht, zugunsten einer geringeren Wiederbestellrate bzw. der Förderung telefonischer Beratung praktiziert werden. Statt zwei Untersuchungen nach Ziffer 4 (2 × 12,- DM) sind somit die Ziffern 10 und 14 (30,- DM) und die Ziffer 1 (8,- DM) für eine telefonische Kontrolle ansetzbar; entspricht 38,- DM statt 24,- DM. Dies ist insbesondere von Bedeutung, wenn der Falldurchschnitt der Ziffern 10-14 ohnehin noch nicht erreicht ist. So können der Praxisablauf optimiert, Personalkosten gespart und trotzdem mehr Zuwendung dem Patienten gegenüber gezeigt werden. Auch ist zu beachten, die unrentable Ziffer 70 bei bereits sich in der Praxis befindlichen Patienten durch häufig leicht zu realisierendem Arzt-Patienten-Kontakt zugunsten der Abrechnung der Ziffern 4 oder 1 zu vermeiden.

BG-Abrechnung. Im dermatologischen Fachgebiet sind umfangreiche epikutane Testungen häufig im Zusammenhang mit Verdacht auf berufliche Erkrankung angezeigt. Seit mehr als 2 Jahren sind solche Testungen zusammen mit dem Hautarztbericht über die Berufsgenossenschaft direkt abzurechnen. Dies führt nicht nur zu einer besseren Honorierung durch die Abrechnung über die GOÄ und rascheren Zahlungseingang, sondern vermeidet auch eine Verminderung der wenig dotierten Epikutantestziffer 346 in der Kassenabrechnung und schafft somit Luft im Honorarbudget.

Ziffernkomplexe. Zur Vermeidung von Honorarverlusten ist die Erkennung der Abrechenmöglichkeiten bei unterschiedlichen Diagnosen erforderlich. Häufig werden in der Hektik des Alltages außer der aufwendigen und betriebswirtschaftlich nicht kostendeckenden Beratung die zur weiteren Diagnostik möglichen Untersuchungen vergessen.
Zur Vermeidung von Honorarverlusten bei komplexen Leistungen wie chirurgischen Eingriffen ist das Erarbeiten von Zifferketten sehr hilfreich [6]

Beispiel Ekzemkomplex:
Beratung - Untersuchung: 4; 14, 10-13, 61
Abstrich 298; Pilzuntersuchung 3601, 4658
Hautfunktionsproben 941
Labor (IgE etc.) 250, 4310
Epikutantestung 345, 346
Pricktestung 350, 351, 352
Intrakutantestung 353, 354
Probebiopsie 406, 2100

Beispiel Exzision:
Beratung - Untersuchung: 4, 8, 61
Anästhesie: 406, 407, 421
Chirurgie: 2100, 2101, 2105 (+80), 2106 (+81)
Defektdeckung: 2150 (+80), 2151, 2152 (+80), 2155 (+81), 2156 (+80)
Kontrolle Folgetage: 4, 1
Leistungen Folgetage: 2006, 2007, 210, 212
Sekundärheilung (nicht bei Nr. 904 und 905): 2020, 2021, 291

KV-Statistik. Zur Überprüfung des eigenen Abrechnungsverhaltens sind die mit der quartalsmäßigen Abrechnung übermittelten Gebührenzifferstatistiken sehr hilfreich. Insbesondere kann hier die im Vergleich zur Fachgruppe praktizierte Ziffernausnutzung sowie der Anteil gewisser Ziffern am Gesamtumsatz ersehen werden. Somit ist auch eine persönliche betriebswirtschaftliche Überprüfung von am Gesamtumsatz nur gering beteiligten Nummern oft sehr interessant.

GOÄ 1994

Aktuelle Entwicklung

Die derzeit noch gültige GOÄ 1982, die am 1.1. 1983 in Kraft trat, ist in weiten Bereichen sowohl sachlich wie wirtschaftlich nicht mehr den heute gültigen diagnostischen und therapeutischen Kriterien angepaßt. Zahlreiche Analogziffern, die neueren Ent-

wicklungen des ärztlichen Handelns Rechnung tragen, mußten geschaffen werden.
Die mit der letzten Punktwertanhebung im Juli 1988 verbundene Aufbesserung des Honorars um 3,6% gleicht gerade die Kostenentwicklung eines Jahres aus. Für den Zeitraum seit der letzten Punktwertanhebung erfolgte damit weder ein angemessener Kostenausgleich noch eine Anpassung der Gebührensätze an die Inflationsentwicklung.
Das Anliegen unserer Gesundheitspolitik sollte es sein, das inzwischen 15 Jahre alte, völlig unzulängliche, überholte und fehlerhafte Leistungsverzeichnis der GOÄ unverzüglich an den Stand der medizinischen Wissenschaft anzupassen und die zuwendungsintensiven ärztlichen Grundleistungen ihrem Stellenwert in der Versorgung der Bevölkerung entsprechend zu verbessern.
Durch die durch das Bundesland Nordrhein-Westfalen im April 1994 eingebrachten Änderungsanträge wie [9]:

- Ersatz des bisherigen Gebührenrahmens durch Festbeträge (Gebührenordnung als Preistafel und Beihilfeordnung),
- Ausschluß der Möglichkeit der Abdingung (§ 2 GOÄ),
- Generelle Beschränkung der Abrechenbarkeit wahlärztlicher Leistungen auf höchstpersönlich erbrachte Leistungen (derzeit an den persönlichen fachärztlichen Vertreter delegierbar),
- Aussetzung jeglicher Punktwertanhebung,
- Vergütung nur noch tatsächlich entstandener Kosten bei laborärztlichen Leistungen,
- Beschränkungen von Analogberechnungen nur auf neuentwickelte Leistungen und
- Die Bildung von Ärztekammern, unabhängigen Gutachterstellen zur Bewertung von Gebührenstreitfällen

haben die termingerechte Einführung der neuen GOÄ in Frage gestellt.
Obwohl nach ersten Berechnungen die Realisierung dieser Anträge zu einer Halbierung der Einnahmen aus privatärztlicher Tätigkeit führen würde, tragen sowohl der Finanz- als auch Gesundheitsausschuß des Bundesrates diese radikalen Vorstellungen des Landes Nordrhein-Westfalen mehrheitlich mit und lassen Befürchtungen zu, daß die von der Bundesregierung eingebrachte GOÄ-Novelle im Wahljahr 1994 blockiert wird.

Inhalte der GOÄ Novelle 1994 [8, 9]

Am 15.3.1994 stimmte das Bundeskabinett dem Entwurf zur Änderung der GOÄ zu.
Wesentliche Inhalte des Verordnungsentwurfes:
Umfassende Überarbeitung der Abschnitte B (Grundleistungen und allgemeine Leistungen), C (nichtgebietsbezogene Sonderleistungen), M (Laboratoriumsuntersuchungen) und O (Strahlendiagnostik, Nuklearmedizin, Magnetresonanztomografie und Strahlentherapie). Zugunsten der zuwendungsintensiven Gesprächsleistungen, die etwa um 40% aufgewertet werden sollen, sollen strahlendiagnostische Leistungen um etwa 15% und labordiagnostische Leistungen um etwa 20% abgewertet werden. Die strukturelle Überarbeitung würde nach Schätzungen des Bundesgesundheitsministeriums zu einer Anhebung der privatärztlichen Vergütung um insgesamt 2,9% führen.
Aktualisierung weiterer Abschnitte des Gebührenverzeichnisses, insbesondere durch Aufnahme von anerkannten Analogpositionen.
Änderung allgemeiner Vorschriften der GOÄ, insbesondere Neuabgrenzung des Begriffes »eigene Leistung« im Rahmen der Labordiagnostik oder einer wahlärztlichen stationären, teilstationären oder vor- und nachstationären Krankenhausbehandlung (§ 4 GOÄ Absatz 2)
Lineare Punktwertanhebung zum 1.1.1995 um 0,4 Pfennige (+3,6%) auf 11,4 Pfennige.

Abrechnung mit GOÄ 1994: Die wesentlichen Änderungen [7]

Obwohl die GOÄ 1994 in einigen Abrechnungspositionen noch sachliche Mängel aufweist (Beschränkung der Kapillarblutentnahme gemäß Zi. 250a auf Kinder bis zum vollendeten 8. Lebensjahr) beinhaltet sie eine Aufwertung der privatärztlichen Honorarabrechnung im ambulanten Bereich. Durch die zahlreichen Einschränkungen, Ausschlüsse und angepaßten Steigerungsfaktoren ist die Honorarsteigerung jedoch nur mit EDV zu erzielen. Die neue GOÄ wird nach Einführung sicher noch nicht auf BG-, Postbeamten- und KVB-Fälle anwendbar sein.

Grundleistungen. Der Behandlungsfall ist der Zeitraum eines Monats nach der jeweils ersten Inanspruchnahme des Arztes bei derselben Erkrankung. Bei einer erneuten Erkrankung innerhalb desselben

Zeitraumes gelten die Ausschlüsse für Zi 1 und Zi 5 neben Sonderleistung nicht (nicht im EBM Bereich). Die wesentlichen Beratungs- und Untersuchungsziffern sind 1, 3, 4, 5, 6, 7 oder 8.
Umsatzwichtige Ziffern sind hierbei Zi 3 (eingehende Beratung, auch fernmündlich 160 Punkte), 4 (Erhebung der Fremdanamnese und/oder Unterweisung von Bezugspersonen 220 Punkte), 5 (symptombezogene Untersuchung 80 Punkte) und 7 (vollständige körperliche Untersuchung eines der folgenden Organsysteme: das gesamte Hautorgan,... 160 Punkte
Die Zi 2 (Ausstellung von Wiederholungsrezepten, Leistungen durch die Helferin, auch fernmündlich, und Messung von Körperzuständen 30 Punkte) ist nur allein bei reinem Personal-Patienten-Kontakt abrechenbar; Telefonheiten sind in der GOÄ 94 nicht zusätzlich berechnungsfähig.
Begründungspflichten bestehen im Grundleistungsbereich bei Überschreitung des Schwellenwertes oder mehrfacher Berechnung (Zi 1, 3, 5, 6, 7 und/ oder 8) an demselben Tag.

Begründungsbeispiele für Schwellenwertüberschreitungen sind:

- Schwierige diagnostische Überlegungen
- Schwierige therapeutische Überlegungen
- Schwierigkeit der Differentialdiagnose verbunden mit erhöhtem Zeitaufwand
- Schwierigkeit der Differentialdiagnose wegen der
- Schwere des Grundleidens
- Schwierigkeit der Differentialdiagnose wegen Begleiterkrankung
- Schwierigkeit der Differentialdiagnose wegen vorbehandelter Krankheit

Begründungen für Mehrfachberechnungen sind:

- Mehrmalige Beratung wegen Symptomkomplexität
- Mehrmalige Beratung bei Symptomen unklarer Genese
- Mehrmalige Beratung wegen schwieriger differentialdiagnostischer und /oder therapeutischer Überlegungen
- Mehrmalige Beratung zur Kupierung einer Exazerbtion zunächst unklarer Genese
- Mehrmalige Beratung zur medikamentösen Umstellung bei Therapieversagen

Zuschläge zu den Beratungen nach Zi. 1, 3, 5, 6, 7 oder 8

- A Zuschlag für Tätigkeit außerhalb der Sprechstunde 70 Punkte
- B Zuschlag in der Zeit zwischen 20 und 22 Uhr oder 6 und 8 Uhr außerhalb der Sprechstunde 180 Punkte
- C Zuschlag in der Zeit zwischen 22 Uhr und 6 Uhr 320 Punkte
- D Zuschlag Samstag, Sonn- und Feiertage 220 Punkte (innerhalb der Sprechstunde 110 Punkte)
- K1 Zuschlag zu Untersuchungen nach den Nummern 5–8 bei Kindern bis zum 4. Lebensjahr 120 Punkte.

Durch den Zuschlagskatalog der Visiten, Konsilien, Besuchen und Assistenz nach den Zi 45–62, die ebenfalls den Zeitpunkt der Ausführung sowie Kinder bis zum vollendeten 4. Lebensjahr berücksichtigen, sind ebenfalls deutliche Anstiege des Honorarvolumens zu verzeichnen, die durch Einsparungen im klinisch-wahlärztlichen und Laborbereich refinanziert werden. Eine häufige Hausbesuchskombination inklusive der dabei häufig nicht meidbaren Unterweisung und Führung von Bezugspersonen wäre die Kombination 50+3+4+7 = 217,58 DM ohne entsprechende Zuschläge und Wegegeld im Vergleich zu bisher 5+65 = 90,06 DM zzgl. Wegegeld.

Laboratoriumsuntersuchungen. Hierzu führt der Verordnungsgeber im Bundesrat folgendes aus: Gebührenanreizen zur Ausweitung von Laborleistungen über das medizinisch notwendige Maß hinaus soll dadurch entgegengewirkt werden, daß die Beziehbarkeit von Laborleistungen, bei der aus Laborgemeinschaften kostengünstig bezogene Laborleistungen als eigene Leistungen abgerechnet werden können, auf ein eng begrenztes Segment häufig anfallender Leistungen beschränkt wird. Diese Wirtschaftlichkeitsreserven sollen zur leistungsgerechten Vergütung von Grundleistungen genutzt werden.
Die Leistungen des Speziallabors können künftig nur noch von dem mit der Durchführung beauftragten Arzt abgerechnet werden. Damit entfällt in einem weiten Bereich ein Vergütungsanreiz für die sogenannte Selbstzuweisung von Laborleistungen, durch die eine Mengenausweitung begünstigt wurde.
Somit wurde die Delegierbarkeit von Laborleistungen deutlich eingeschränkt. Darüber hinaus wurde der Steigerungsfaktor drastisch auf das 1,15fache (Höchstsatz 1,3fach) abgesenkt.

Es wird unterschieden in
Vorhalteleistungen in der eigenen niedergelassenen Praxis (Zi 3500–3532)
Basislabor (Laborgemeinschaftslabor)
M III und M IV Labor
Die im Kapitel M I (Praxislabor) abgerechneten Leistungen müssen in der eigenen Praxis direkt beim Patienten innerhalb von 4 Stunden nach der Probenentnahme durchgeführt werden. Jegliche Delegation ist nicht zulässig. Dieses sogenannte Vorhaltelabor ist durch keinerlei Höchstwert limitiert und unterscheidet sich in Ziffern und Bewertung vom Basislabor.
Die Leistungsziffern des Basislabors sind somit delegierbar, jedoch im Wert gegenüber den gleichen Leistungen des Praxislabors abgesenkt.
Delegierte Leistungen des Labors M III und M IV sind nur vom Leistungserbringer und nicht vom Auftraggeber im Sinne einer Selbstzuweisung abzurechnen.
Auf die Kapitel Sonderleistungen, wobei die Allergiediagnostik (Epikutantest bis 30 Teste 4,98 %; Pricktest bis 20 Teste 4,76 %) kleine Chirurgie (Exzision kleiner Geschwülste 3,68 %, Warzen 3,63 %) und physikalische Leistungen (UV Ganzkörper 3,5 %) fast 17 % des Gesamtumsatzes darstellen, sind abgesehen von der Einführung von Vergütungen für die Bereitstellung der operativen Einrichtung gemäß dem EBM keine wesentlichen Neuerungen zu verzeichnen.

Folgerungen

Durch die Budgetierungen und damit das mengenmäßig begrenzte Honorarvolumen kann eine Ausweitung von Leistungsziffern in einer Zeit deutlich gestiegener Arztzahlen im niedergelassenen Bereich und ständig steigenden Praxiskosten keine Verbesserung des Praxisgewinnes im Bereich der EBM-Abrechnung bewirken. Ebenso sind aufgrund der Umstrukturierungen durch die neue GOÄ Änderungen im Leistungsverhalten im privatärztlichen Bereich erforderlich. Bislang nicht praktizierte betriebswirtschaftliche Überlegungen, Praxisrationalisierung und kreatives Handeln unter Einbeziehung bisher nicht durchgeführter Leistungen im Service-Bereich (Kosmetik, Beratung bezüglich Hautpflege, kosmetische Chirurgie) werden zusehends existentiell wichtiger, um neben der Freude am ärztlichen Handeln auch wirtschaftlich in Zukunft gesichert zu sein.

Literatur

1. Clade H (1994) Neuer Rekordstand bei den berufstätigen Ärzten. Dtsch Ärztebl 91/17: A-1197–A-1201
2. Clade H, Dauth S, Jachertz N et al. (1994). Ausblick auf 1994 Fortsetzung der Sparpolitik. Dtsch Ärztebl 91/1/2: A-17–A-20
3. Fritz K (1994) Tips aus der Praxis für die Praxis, Teil I-II. Honorarbuget – herbe Verluste an Einkommen. Dtsch Dermatologe 3: 250–253
4. Fritz K (1994) Tips aus der Praxis für die Praxis, Teil IV. Strategien gegen Gewinneinbußen. Dtsch Dermatologe 42: 384–385
5. Fritz K (1994) Tips aus der Praxis für die Praxis, Teil V. Begrenztes Honorar – begrenzte Leistung!? Dtsch Dermatologe 42: 498–502
6. Fuhrmans R (1993) Abrechnungsfragen bei chronischen Dermatosen. Dtsch Dermatologe 3: 251–260
7. Haas GE (1994) GOÄ 1994 Die neue privatärztliche Gebührenordnung, Abrechnungskurs für Dermatologen. München 19. 04. 94
8. Hess R (1994) GOÄ Novelle Im Bremserhäuschen. Dtsch Ärztebl 91/14: A-944
9. Hess R (1994) Die GOÄ ist kein Vehikel zur Einheitsversicherung. Dtsch Ärztebl 91/18: A-1265–A-1267
10. Hornstein M (1994) Änderung des EBM. Dtsch Dermatologe 1: 12
11. Hornstein M (1994) Abrechnung der Lasertherapie. Dtsch Dermatologe 2: 12
12. Hornstein M (1994) Änderung des Laborkapitels O im EBM. Dtsch Dermatologe 3: 256
13. Hornstein M (1994) EBM – Hin und Her. Dtsch Dermatologe 3: 258
14. Maus J (1994) Niederlassungswelle schlug voll durch. Dtsch Ärztebl 91/14: A-945–A-946
15. Mundenbruch R (1994) BMÄ, E-GO, EBM. Gegenüberstellung mit Abrechnungshinweisen, 21. Aufl. Zauner, Dachau
16. Mundenbruch R (1994) BMÄ, EGO, EBM. Neues Kapitel O (Labor-) und Kontrastmittelabrechnung. Zauner, Dachau

Datenverarbeitung in Klinik und Praxis

Thomas L. Diepgen, Andreas Bittorf und Martin Bergmann

Einleitung

Die elektronische Datenverarbeitung (EDV) spielt auch in der Medizin eine immer wichtigere Rolle und ist aus dem heutigen Alltag nicht mehr wegzudenken. Sinkende Hardware- und Softwarepreise bei höherer Leistung, wachsende Benutzerfreundlichkeit, bessere Vorbildung der Benutzer sowie zunehmend EDV-orientierte Rahmenbedingungen der Krankenkassen und Verwaltung beschleunigen diesen Trend seit einigen Jahren in früher kaum vorstellbarem Ausmaß. Wie in der gesamten Medizin, so ermöglicht auch in der Dermatologie der Einsatz moderner Computertechnologie die effizientere Bewältigung klinischer und wissenschaftlicher Aufgaben. Daher wurde vor wenigen Jahren die Arbeitsgemeinschaft »Epidemiologie, Biostatistik und Informatik« der DDG (gleichzeitig Arbeitskreis »Dermatologie« der Deutschen Gesellschaft für Medizinische Informatik, Biometrie und Epidemiologie GMDS) gegründet. Bis 1994 fanden 8 interdisziplinäre Tagungen der Arbeitsgemeinschaft statt.

Am Beispiel der Dermatologischen Universitätsklinik Erlangen sollen Einsatzmöglichkeiten moderner Computertechnologie aufgezeigt werden. Bereits in den 70er Jahren wurde hier eine PDP-11-Computeranlage zur Basisdokumentation stationärer Patienten genutzt, damals noch in einem eigens dafür klimatisierten Computerraum. 1987 wurde der Computer durch einen IBM-kompatiblen PC ersetzt. In den letzten 7 Jahren konnte dann sukzessiv eine EDV-Struktur innerhalb der Klinik aufgebaut werden, so daß mittlerweile über 50 vernetzte PCs im täglichen Einsatz stehen (unabhängig von der durch die Klinikverwaltung genutzten EDV-Anlage).

Die hauptsächlichen Anwendungsbereiche der Datenverarbeitung in Klinik und Praxis lassen sich unterscheiden nach Nutzung von:

- Standardsoftware (Textverarbeitung, Graphik, Präsentation, Tabellenkalkulation, Statistik)
- »Eigenen« abteilungsorientierten Datenbanken (z.B. in Spezialabteilungen)
- Kommerziellen Datenbanken (z.B. Literaturdatenbanken, Produktdatenbanken, Datenbanken der American Academy of Dermatology)
- Software für Lehre und Ausbildung (z.B. Bilddatenbanken)
- Praxissoftware
- Weltweit angebotenen Kommunikationsdiensten (Internet, CompuServe, Datex-J)

Hier sollen nur einige Aspekte dargestellt werden.

Hardware und Notwendigkeit der Vernetzung

Die erste prinzipielle Frage ist, für welches der koexistierenden Systeme der Branchenriesen IBM und Apple (IBM-kompatibler oder Macintosh Computer) man sich entscheiden soll. Der hauptsächliche Unterschied besteht in der unterschiedlichen Hardware (Schnittstellen) und der anderen Betriebssystemphilosophie, da durch MS Windows inzwischen eine komfortable graphische Benutzeroberfläche auch für IBM-kompatible Rechner zur Verfügung steht. Bei medizinischer Software und Klinikprogrammen hat man mit einem IBM-kompatiblen PC (Betriebsystem DOS) die größere Auswahl: Von 506 medizinischen Programmen waren laut Software-Führer Medizin 1992 73 % für DOS-Rechner, 10 % für Mac-Rechner und 15 % für beide erhältlich (zitiert nach [10]). Viele Programme aus anderen Bereichen stehen heutzutage für DOS, MS Windows oder Mac zur Verfügung. Im Wissenschaftsbereich ist der Mac traditionell stark vertreten [10].

Während bis vor kurzem und vermutlich heute noch in vielen Kliniken Computer in »Stand-alone-Lösungen« eingesetzt werden und der Datenaustausch per Diskette oder Magnetband erfolgt, machen die vielfältigen Nutzungsmöglichkeiten eine Vernetzung notwendig [1, 4, 16]. Dadurch können zentrale Datenbestände, Programme und teure Peripherie für alle verfügbar gemacht, eine redundante Speicherung von Daten kann vermieden und der Zugang zu sensiblen Daten eingeschränkt werden. Abläufe werden meist effizienter gestaltet. Allerdings erfordert

Vor und Nachteile lokaler Netzwerke

Vorteile
Ortsunabhängigkeit
Gemeinsame Nutzung von Dateien, Software und Peripheriegeräten
Datensicherheit
Zentrale Betreuung und Wartung
Geringere Kosten

Nachteile
Höher Planungs- und Betreuungsaufwand
Abhängigkeit aller EDV-Benutzer von Netz und Server

der Einsatz eines Netzwerks eine sorgfältige Planung und professionelle Betreuung. Alle Benutzer sind von der Funktionstüchtigkeit des Netzes und des Servers abhängig. Müssen Wartungsarbeiten vorgenommen werden oder stürzt der Server ab, kann niemand mehr am Rechner arbeiten. Spätestens bei vernetzten Systemen ist es nicht mehr möglich, daß DV-Anwendungen von Medizinern oder Studenten »nebenbei« aufgebaut und betreut werden. Für die Betreuung der Anwender, Pflege der Programme und der Hardware, Durchführung von Kursen unter anderem ist mindestens eine Vollzeitstelle notwendig. Durch den Nutzen des EDV-Einsatzes macht sich diese Investition jedoch bereits nach kurzer Zeit bezahlt. In Wirtschaftsunternehmen wird der EDV-Bereich als außerordentlich wichtig und sensibel angesehen und ist daher in der Unternehmenshierarchie als Bereich hoher Verantwortlichkeit sehr weit oben angesiedelt.

Nutzung von Standardsoftware

Heutzutage steht für das rationelle Arbeiten mit Hilfe des Computers eine unübersehbare Zahl von Softwareprodukten zur Verfügung. Diese lassen sich in Textverarbeitungs-, Literaturverwaltungs-, Tabellenkalkulations-, Präsentationsgraphik-, Statistikprogramme und Datenbankmanagementsysteme untergliedern (Tabelle 1). Die meisten Programme können entweder unter dem Betriebssystem DOS oder unter dem Betriebssystem »aufsatz« MS Windows benutzt werden. Während DOS-Programme meist deutlich schneller sind und stabiler laufen (d.h. weniger häufig »abstürzen« und Datenverluste produzieren), erleichtert die graphische Benutzeroberfläche MS Windows die intuitive Bedienung eines Programms (learning by doing), zumal alle Windows-Programme ähnlich aufgebaut sind. Zusätzlich ist unter MS Windows der Datenaustausch zwischen Anwendungen problemloser möglich. MS Windows setzt jedoch einen genügend schnellen Rechner voraus. Macintosh-Computer benutzen von Haus aus graphische Oberflächen. Nach einer Marktforschungsstudie wird sich in den kommenden Jahren

Tabelle 1. Standardprogramme (Auswahl) und ihre Funktionen

Programme	Name	Funktionen
Textverarbeitung	Word Perfect Word WordStar	Eingabe von Text, Serienbriefe, Layout
Tabellenkalkulation	Excel WingZ Lotus 1-2-3	Verarbeitung und Darstellung von Zahlenmaterial, Durchführung einfacher Berechnungen
Präsentationsgraphik	Harvard Graphics Powerpoint Stanford Graphics	Erstellung präsentationsreifer Diagramme für Vorträge, Publikationen
Statistik	SPSS BMDP SAS	Datendeskription, statistische Analysen, Modellbildung
Literaturverwaltung	Reference Manager Pro-Cite EndNote	Verwalten einer Literaturdatenbank, automatische Erstellung einer Bibliographie, Bearbeitung eines Manuskripts
Datenbankmanagement	Informix Paradox dBase IV	Eingabe und Verwaltung umfangreicher Datensammlungen

das Betriebssystem MS-Windows immer mehr durchsetzen [10].
In der Tabelle 1 ist nur eine kleine Auswahl der heute in den verschiedenen Bereichen zur Verfügung stehenden Standardsoftware angegeben. Es ist ratsam, sich bei der Entscheidung, welches Programm ausgewählt werden soll, auf jeweils ein Produkt möglichst großer Verbreitung zu konzentrieren. Vor- und Nachteile gegenüber den Konkurrenten sind dann meistens nur davon abhängig, welcher Hersteller gerade die neueste Version auf den Markt gebracht hat.
Innerhalb eines Kliniknetzes ist es ratsam, sich bezüglich der jeweiligen Anwendungsbereiche für nur ein Programm zu entscheiden und dieses als Standard zur Verfügung zu stellen. Nur so kann erreicht werden, daß die Programme optimal und aktuell konfiguriert werden und eine bestmögliche Unterstützung gegeben werden kann. Es macht wenig Sinn, wenn beispielsweise in verschiedenen Sekretariaten mit unterschiedlichen Textverarbeitungsprogrammen gearbeitet wird. In unserer Klinik haben wir uns für WordPerfect als Textverarbeitungs-, Excel als Tabellenkalkulations- und Harvard Graphics als Präsentationsgraphikprogramm sowie Informix als Datenbankmanagementsystem entschieden. Das bedeutet, daß diese Programme im Netz allen Benutzern zur Verfügung gestellt werden können, regelmäßig Einführungskurse angeboten werden, und Unterstützung bei Problemen geleistet wird. Dies hat sich sehr bewährt, da es vom Betreuungsaufwand her und auch für die Transparenz bei den Benutzern unmöglich wäre, eine Vielzahl von Programmen anzubieten, die mehr oder weniger dasselbe können.
Für die Anfertigung von Diapositiven für wissenschaftliche Vorträge wurde ein Diabelichter in das Computernetz integriert, so daß jeder Benutzer von jedem Computerarbeitsplatz innerhalb der Klinik unter Verwendung der Standardprogramme Diapositive belichten kann.
Heutzutage ist es sehr leicht möglich, mit Hilfe von Statistikprogrammen umfangreiche und komplexe statistische Berechnungen vom Computer durchführen zu lassen, ohne daß dabei methodisch-biometrische Kenntnisse beim Benutzer vorhanden sein müssen. Dies kann sehr leicht dazu führen, daß »auf der Suche nach der Signifikanz« unsinnige oder sogar statistisch falsche Berechnungen durchgeführt werden. Daher stellen wir den Benutzern i.allg. nur die Möglichkeiten zur Datendeskription zur Verfügung und führen weitergehende statistische Analysen einschließlich statistischer Tests erst im Rahmen einer statistischen Beratung durch. Diese sollte und muß natürlich bereits zum Zeitpunkt der Planung des wissenschaftlichen Experiments oder der Studie erfolgen. Leider passiert es immer wieder, daß alle Daten bereits erhoben sind und man dann erst mit der Frage konfrontiert wird, welche statistischen Auswertungen vorgenommen werden können. Für konzeptionelle Korrekturen ist es dann meist zu spät, und oft war die viele bereits geleistete Arbeit vergebens oder zumindest suboptimal. Daher verzichten wir an dieser Stelle auf eine Besprechung bzw. Empfehlung von Statistikprogrammen, auch wenn aufgrund des besonderen wissenschaftlichen Interesses des Autors mehrere umfangreiche Programmpakete für biometrische Analysen und epidemiologische Untersuchungen in unserer Klinik genutzt werden.

Nutzung abteilungsorientierter Datenbanken

Unter einer Datenbank versteht man allgemein ein System zur Beschreibung, Speicherung und Wiedergewinnung von umfangreichen Datenmengen, die von mehreren Anwendungsprogrammen benutzt werden [7]. Datenbanken sind von zentraler Bedeutung für die Datenverarbeitung. In der Dermatologischen Universitätsklinik Erlangen wurden seit Mitte der 80er Jahre Datenbanken für verschiedene Spezialabteilungen realisiert. Dabei war unser Ziel, für einzelne Abteilungen Computerlösungen zu programmieren, die zum einen den Routineablauf unterstützen und somit eine größtmögliche Akzeptanz bei technischen und ärztlichen Mitarbeitern ermöglichen und zum anderen für spezielle wissenschaftliche Anforderungen Daten zur Verfügung stellen. Die spätere Integration in ein klinikübergreifendes Kommunikationssystem soll dadurch ermöglicht werden, daß stets die gleiche Hardware (IBM-kompatible PCs) und Software (Datenbanksystem INFORMIX) angewandt wurde [4, 11, 16].
Bisher wurden Datenbanken in der Allergieabteilung mit ALLDAT, bei der erweiterten Basisdokumentation stationärer Patienten bzw. im Krankenblattarchiv (DOKDAT), in der Histologieabteilung (HISDAT), in der Melanomsprechstunde (MMDAT), im Fotolabor (FOTODAT) sowie in der berufsdermatologischen Handsprechstunde (HEDAT) aufgebaut (Tabelle 2). Alle diese klinikspezifischen Datenbankprogramme werden inzwischen als Mehrplatzsysteme im Kliniknetz benutzt. Grundlage aller dieser abteilungsspezifischen Datenbanken ist das relationale Datenbanksystem INFORMIX. Als Pro-

Tabelle 2. Abteilungsorientierte Datenbanken an der Dermatologischen Universitätsklinik Erlangen

Programm[a]	Daten	Funktionen
ALLDAT Allergie-Datenbank	Patientendaten Anamnestische Daten Testreaktionen	Online-Ablesung von Tests Listen (Testergebnisse, Befund usw.) Statistiken
DOKDAT Dokumentations-Datenbank	Patientendaten Aufenthaltsdaten (stationär) Entlassungsdiagnosen	Suche nach Krankenblättern Statistiken Verwaltung von Krankenblättern
MMDAT Melanomdatenbank	Patientendaten Ersterhebungen Folgeerhebungen	Terminverwaltung für die Nachsorge Arztbriefschreibung Datenaufbereitung für statische Auswertungen
HISDAT Histologiedatenbank	Patientendaten Biopsiedaten Klinische und histologische Diagnosen	Suche nach Biopsien Statistiken Verwaltung

[a] Software: INFORMIX-Datenbanksystem für DOS/NOVELL, Programmiersprachen C und INFORMIX-4GL. Hardware: Novell-Fileserver (Programme und Datenbanken), 386er PCs mit 4 MB als Arbeitsstationen. Auf jede Datenbank kann von mehreren Arbeitsstationen gleichzeitig zugegriffen werden.

grammiersprachen wurden C und INFORMIX-4GL verwendet. In Ergänzung wird zur Zeit ein Pilotprojekt »Klinikkommunikationssystem« in unserer Klinik durchgeführt, wobei zwischen den Stationen und Laborbereichen ein Computersystem aufgebaut wurde [11].

Verarbeitung allergologischer Daten mit ALLDAT

Das Computerprogramm ALLDAT [8, 9] ermöglicht mit Hilfe eines Personalcomputers die Erfassung und Auswertung allergologischer Daten unter epidemiologischen und berufsdermatologischen Gesichtspunkten. Zusätzlich werden Routinearbeiten (z. B. die Verwaltung der Patientendatei, Speicherung von Testergebnissen, Drucken von Testprotokollen, Schreiben von Arztbriefen, Allergiepässen usw.) unterstützt und erleichtert. ALLDAT unterstützt beliebige Testarten (Epikutan-, Pricktestung usw.), die Eingabe der Testergebnisse erfolgt gleichzeitig mit der Testablesung, wobei Kontrollen zur Sicherheit und Richtigkeit der Daten vorgesehen sind. Durch den Aufbau der internen Datenbankstruktur (verknüpfte Tabellen, stark normalisiert) werden eine hohe Flexibilität, Schnelligkeit und Optimierung des Speicherplatzbedarfs erreicht. Auch computerunerfahrene Benutzer können nach kurzer Einarbeitungszeit problemlos mit ALLDAT umgehen. Inzwischen wurde das Computerprogramm ALLDAT weiterentwickelt und wird als ALLDAT/IVDK in über 20 Kliniken im Rahmen des Projektes »Informationsverbund Dermatologischer Kliniken (IVDK)« eingesetzt [17].

Basisdokumentation mit DOKDAT

Das Computerprogramm DOKDAT wurde für die computerunterstützte Führung des Krankenblattarchivs entwickelt [2]. DOKDAT dient der Erfassung und Verwaltung der Basisdaten stationärer Patienten, ist Grundlage der Bearbeitung wissenschaftlicher Fragestellungen und bietet ein regelmäßiges Berichtswesen durch Bettenstand und Zeitraumstatistiken. Zur Zeit werden für alle seit 1970 erfaßten Krankenblätter (etwa 40 000) auf der Festplatte etwa 18 MB Speicherplatz benötigt. DOKDAT gliedert sich in folgende fünf Komponenten:

- Krankenblattarchiv: Es werden personen- und aufenthaltsbezogene Daten erfaßt, einschließlich durchgeführter Spezialuntersuchungen und bis zu 20 Diagnosen.
- Ausleihe: Werden Krankenblätter an Ärzte für wissenschaftliche oder administrative Fragestellungen ausgeliehen, so werden Name des Arztes, Ausleihdatum und Krankenblattnummer vermerkt.
- Schlüsselverwaltung: Diagnosen, Berufe und Ärzte werden in verschlüsselter Form gespeichert. Eine permanente Pflege der Schlüssel, insbesondere des auf dermatologische Belange abgestimmten 6stelligen Diagnosenschlüssels (auf vier

Stellen ICD-9-kompatibel) inklusive einer Synonymverwaltung ist sehr leicht möglich.
- Bettenstand/Statistik: DOKDAT erstellt einen täglichen Bettenstandsbericht. Außerdem sind Diagnosen-, Liegezeiten- und Belegungsstatistiken für beliebige Zeiträume integriert.

Eine vollständige Erfassung aller Krankenblätter wird dadurch ermöglicht, daß bereits bei der Entlassung des Patienten in einer speziellen Bildschirmmaske die Patientenstamm- und die Entlassungsdaten (Aufnahme- und Entlassungsdatum, Station, Entlassungsart und entlassender Stationsarzt) eingegeben werden. So kann jederzeit eine Liste ausstehender Krankenblätter sortiert nach entlassenden Ärzten für bestimmte Zeiträume ausgedruckt werden. Bei Ablage des Krankenblattes im Archiv wird der am Tage der Entlassung des Patienten angelegte Datensatz um die verschlüsselten Entlassungsdiagnosen und durchgeführten (Spezial-)Untersuchungen ergänzt. Eine Aufstellung aller Patienten einer bestimmten Entlassungsdiagnose oder definierter Diagnosenkombinationen ist für die Bearbeitung wissenschaftlicher Fragestellungen mit DOKDAT sehr leicht möglich.

HISDAT – eine Datenbankanwendung für das Histologielabor

HISDAT [5] dient zur Computerunterstützung der Routinearbeiten des Histologielabors und ermöglicht die Bearbeitung wissenschaftlicher Fragestellungen. Durch HISDAT können sehr schnell Histologiepräparate bzw. Histologiebefunde von Patienten einer bestimmten Diagnose oder Diagnosegruppe bereitgestellt sowie Statistiken über Herkunft, Diagnosenverteilung und weitere Kriterien ausgeben werden. Für die klinischen Diagnosen wird der auf dem 4stelligen ICD-9 basierende 6stellige Schlüssel des Krankenblattarchivs übernommen. Die histologischen Diagnosen werden nach einem eigenen Schlüssel (basierend auf [14]) erfaßt.

MMDAT – eine Datenbank zur Unterstützung der Melanomsprechstunde

Das Computerprogramm MMDAT [3] wird in der Tumorsprechstunde eingesetzt und ermöglicht neben einer Terminverwaltung und der Unterstützung von Routinearbeiten insbesondere eine Verlaufsdokumentation von Patienten mit malignem Melanom in Form einer relationalen Datenbank für wissenschaftliche Fragestellungen. Die automatischen Briefe werden in WordPerfect mit der zugehörigen Makro-Sprache erzeugt. Bei der ersten Vorstellung des Patienten zur Operation oder eventuellen Nachexzision erfolgt während des stationären Aufenthaltes die Aufnahme des Melanompatienten in die Datenbank. Die Eingabemaske entspricht dem Ersterhebungsbogen des Berliner Melanomregisters sowie einem auf das Erlanger Diagnose- und Therapieschema abgestimmten Zusatzbogen. Bei Entlassung wird der Termin für die erste ambulante Nachsorgeuntersuchung mit dem Patienten vereinbart. Umfang und Intervalle der Tumornachsorge werden nach Low-risk- und High-risk-Melanomen differenziert. Bei jeder Nachuntersuchung wird ein Folgeerhebungsbogen in die Datenbank eingegeben. Dadurch wird eine standardisierte Tumornachsorge bei Vollständigkeit und schneller Verfügbarkeit aller Befunde sichergestellt. Das Programm umfaßt darüber hinaus ein Verzeichnis der niedergelassenen Ärzte, so daß jedem Patienten sein Hausarzt zugeordnet und bei unauffälligem Befund automatisch der Arztbrief erstellt werden kann. Die Terminverwaltung ermöglicht eine regelmäßige Einbestellung der Patienten. Bei nicht wahrgenommenen Terminen können Patienten und Hausärzte automatisch angeschrieben werden. Dadurch sind die Voraussetzungen für ein regelmäßiges und vollständiges Follow-up gegeben.

Nach dem gleichen Prinzip wie ALLDAT, DOKDAT, HISDAT und MMDAT wurden Datenbanken für die berufsdermatologische Sprechstunde und für die Fotoabteilung realisiert. Für größere wissenschaftliche Auswertungen können die benötigten Daten sehr leicht für die Bearbeitung mit Hilfe umfangreicher Statistikprogramme (z.B. SPSS, BMDP, SAS) bereitgestellt werden. Insgesamt hat sich diese Computerstrategie bisher bewährt, da effiziente Lösungen geschaffen werden konnten und eine Anpassung an den rasanten Wandel der Computertechnologie sowie die zukünftige Integration in übergreifende Strukturen möglich sind. Es sei jedoch auch erwähnt, daß mit jedem weiteren Computerbaustein nicht nur die Möglichkeiten zur effizienteren Datenverarbeitung und -auswertung verbessert werden, sondern auch die Verantwortung bezüglich Datensicherheit und der Betreuungsaufwand wachsen, woraus zwangsläufig auch die Notwendigkeit kompetenten Personals erwächst.

Kommerzielle Datenbanken

Literaturdatenbanken

Die weltweit wichtigste medizinische Literaturdatenbank ist MEDLINE (Medical Literature Online), in der die von der National Library of Medicine (NLM, Bethesda/USA) ausgewerteten und indizierten Zeitschriftenartikel enthalten sind. Seit 1966 sind etwa 7 Mio. Literaturhinweise vermerkt, wobei wöchentlich durchschnittlich 7500 neue Publikationen hinzukommen. In etwa 60 % ist das Abstract der Autoren abrufbar. Von den 3700 ausgewerteten Zeitschriften werden in 90 % alle Artikel eines Journals aufgenommen. MEDLINE kann online bei vielen großen Hosts (z. B. DIMDI) abgerufen werden, wird aber auch in verschiedenen Variationen von CD-ROM Herstellern, wie z. B. DIALOG, SilverPlatter, Maxwell Electronic Publisher und CD Plus angeboten.

Eine weitere medizinische Datenbank ist EMBASE (Excerpta Medica Database), in der im Gegensatz zu MEDLINE mehr deutsche und europäische Zeitschriften ausgewertet werden. Obwohl zu 60–80 % inhaltliche Übereinstimmung zwischen EMBASE und MEDLINE besteht, kann es – nicht nur aus Gründen der Vollständigkeit – sinnvoll sein, in beiden Datenbanken zu recherchieren, da Fehler bei der Schlagwortzuweisung (inkorrekte Indizierung) dazu führen können, daß wichtige Artikel übersehen werden. Weitere Literaturdatenbanken sind CANCERLIT (Krebs-Literaturdatenbank des National Cancer Institute, Bethesda/USA), AIDSLINE (wichtigste Datenbank Aids-relevanter Artikel).

Für eine Klinik ist es sehr zu empfehlen, MEDLINE als CD-ROM zur Verfügung zu haben, da dann beliebig recherchiert werden kann, ohne daß, im Gegensatz zu On-line-Recherchen, zusätzliche Kosten entstehen. Als Ergänzung ist ein Literaturverwaltungsprogramm sinnvoll, in das die interessierenden bibliographischen Daten einer Literatursuche »heruntergeladen« (downloading) bzw. importiert und verwaltet werden können. Ein solches auf bibliographische Daten spezialisiertes Datenbankprogramm ermöglicht neben einem System zur Wiederauffindung von Literaturstellen (Retrieval-System) insbesondere vielfältige Ausgabemöglichkeiten. So können automatisch Bibliographien nach den Zitierformaten verschiedener Zeitschriften zusammengestellt und direkt in ein Textverarbeitungsprogramm übernommen werden. Die wichtigsten Programme, die so den Aufbau einer privaten Literaturdatenbank ermöglichen, sind Reference Manager, End-Note, ProCite und VHC-Biblio. An unserer Klinik werden für MEDLINE-Recherchen CD-ROM von SilverPlatter und zur Literaturverwaltung das Programm Reference Manager seit einigen Jahren eingesetzt.

Datenbanken für Dermatologen

Die Datenbanken der AAD. Die American Academy of Dermatology (AAD) bietet ihren Mitgliedern eine Reihe von speziellen dermatologischen Datenbanken auf Diskette oder CD-ROM an [15], die auch von Nichtmitgliedern erworben werden können (s. unten).

DERM/RX: Die Datenbank enthält Therapievorschläge für über 600 dermatologische Erkrankungen und wird ständig aktualisiert bzw. erweitert. Die Programmoberfläche ist sehr benutzerfreundlich, so daß auch ohne Einarbeitung das Programm sofort genutzt werden kann. Für eine angeforderte Diagnose werden Vorschläge zur topischen, systemischen und physikalischen Therapie einschließlich Warnhinweise und gegebenenfalls weitere Therapievorschläge/Bemerkungen gegeben. Die Therapievorschläge sind jeweils mit A (akzeptiert als beste Therapie), B (akzeptiert als gute Therapie), C (akzeptiert als gute Therapie, jedoch nicht häufig angewandt), D (experimentelle Therapie, erst vor kur-

Weltweite Kommunikations- und Informationsdienste von Internet

Kommunikationsdienste	
e-mail	Versenden von Post an andere Netzteilnehmer
talk	Dialoge via Tastatur mit einem anderen Netzteilnehmer
relay chat	Online Diskussion mit mehreren Teilnehmern
mailing list	Elektronische Rundschreiben
newsgroups	Diskussionsforen (elektronische »schwarze Bretter«)
Informationsdienste	
file transfer (FTP)	Dateien können von einem anderen Rechner auf den eigenen kopiert werden (oder umgedreht)
telnet	Es kann auf einem anderen Rechner im Dialogbetrieb gearbeitet werden

zem mitgeteilt) oder X (strittige, nicht publizierte, nur auf persönlichen Erfahrungen beruhende Therapie) gewichtet und mit den entsprechenden Literaturverweisen belegt. Zusätzlich ist für jede Diagnose angegeben, wer die jeweiligen Empfehlungen ausgearbeitet hat und wann sie zuletzt aktualisiert wurden.

Dies Programm ist nicht nur für den Dermatologen bei therapeutischen Problemfällen hilfreich, es kann auch in der Aus- und Weiterbildung eingesetzt werden.

Weitere Programme sind DERM/DDX (computerunterstützte dermatologische Differentialdiagnosen), DERM/PATH (computerunterstützte dermatohistopathologische Diagnostik) sowie ein Melanomprognosemodell und eine Datenbank, welche die zur Zeit offenen Stellen für Dermatologen in Klinik, Praxis oder Forschung enthält (gegliedert nach Bundesstaat, Verdienstmöglichkeiten usw.). Die AAD bietet auch eine CD-ROM an, die neben den erwähnten Programmen noch Text und Abbildungen des JAAD (Journal of the American Academy of Dermatology) aus 2 Jahren sowie weitere nützliche Programme, wie FDA Allergens Contact Dermatitis (Produkte und deren Inhaltsstoffe, die Kontaktekzeme auslösen können), Patient Management Problems aus dem JAAD sowie CPT (Current Procedural Terminology Codes für dermatologische Diagnostik und Therapie) enthalten.

Es wäre schön, wenn DDG oder EADV vergleichbare Softwareprodukte anböten.

Dermopharmazeutische Produkte (DPP). Von anderen kommerziell erhältlichen Datenbanken, die auch für Dermatologen sehr nützlich sind, sei hier das Programm Dermopharmazeutische Produkte (DPP) erwähnt [12]. Die Datenbank enthält allergologisch wertvolle Informationen über Kosmetika und Körperpflegemittel, die apothekenexklusiv bzw. überwiegend in Apotheken angeboten werden. Die Inhaltsstoffe der Produkte werden in der CTFA-Nomenklatur (Cosmetic, Toiletry and Fragrance Association USA) sowie in Form anerkannter deutscher Bezeichnungen einschließlich geläufiger Synonyme, Kurzbezeichnungen (z. B. C. I.- und E-Nummern) und Handelsnamen angegeben. Ferner sind alle Inhaltsstoffe hinsichtlich ihrer chemischen Natur und ihres Einsatzzweckes charakterisiert. Das Programm läuft auf IBM-kompatiblen Rechnern und ist sehr anwenderfreundlich konzipiert. Neben alphabetisch sortierten Produkt-, Inhaltsstoff- und Herstellerdateien sind weitgehend ähnliche Produkte in sogenannten Produktgruppen zusammengefaßt. Bei Verdacht auf ein allergisches Kontaktekzem kann daher sehr leicht herausgefunden werden, ob das gefundene Allergen tatsächlich in den angewandten Kosmetika oder Körperpflegeprodukten enthalten war und welche Produkte in Zukunft zu meiden bzw. welche zu empfehlen sind. Dies ist eine wesentliche Hilfe für die praktische allergologische Arbeit.

Weitere Faktendatenbanken. Auch für den Dermatologen können eine Vielzahl weiterer Faktendatenbanken zu Arzneimitteltherapie, Pharmakologie, Pharmazie und Toxikologie von Interesse sein. Diese Datenbanken können online, als CD-ROM oder über Diskette genutzt werden (z. B. die Rote oder Gelbe Liste auf Diskette). Eine gute Übersicht findet sich in [10], welche Datenbanken heute auf CD-ROM erhältlich sind in dem CD-ROM und Multimedia Gesamtkatalog 94/95 [6].

Bilddatenbanken

Bildverarbeitung wird beispielsweise in der Kernspin- und Computertomographie, in der Radiologie und Sonographie eingesetzt. Obwohl gerade in der Dermatologie die Nutzung von Bilddatenbanken sinnvoll erscheint, gibt es bisher jedoch erst wenige, meist sehr spezialisierte Anwendungen (z. B. bei der Auflichtmikroskopie). Dies liegt sicherlich daran, daß sehr hohe Anforderungen an die Qualität der klinischen Bilder gestellt werden. Es hat sich als sinnvoll erwiesen, mindestens eine Auflösung von 768 · 512 Punkten und 24 Bit Farbtiefe, d. h. 16,7 Mio. Farben vorzusehen. Unter diesen Voraussetzungen ergibt sich rechnerisch eine Bildgröße von 1,2 Megabyte (MB) pro Bild. Daher wird erst durch die rasante Entwicklung der EDV der letzten Jahre eine sinnvolle Speicherung, Bearbeitung und Anzeige von dermatologischen Bildern möglich. Um den Speicherbedarf möglichst gering zu halten, können Komprimierungsverfahren, wie das Standardverfahren JPEG (Joint Graphics Expert Group) eingesetzt werden, mit dem ein Kompressionsfaktor von etwa 1:15 erreicht werden kann, ohne daß das menschliche Auge einen Unterschied zwischen komprimiertem und unkomprimiertem Bild erkennt. Ein weiteres Problem ist derzeit die Bilderfassung. Nachdem wir unterschiedliche Verfahren untersucht haben, muß derzeit wohl als die beste Möglichkeit angesehen werden, Diapositive kommerziell auf Photo-CDs speichern zu lassen und dann mittels passender Schnittstelle in die Datenbank zu übernehmen. So können Bilder mit geringem Aufwand erfaßt und in verschiedenen Auflösungen unveränderbar archiviert werden. In der Bilddatenbank werden dann klinische Bilder zusammen mit zugehörigen Informationen (z. B. Patientendaten, Diagnosen, Beschreibung der Effloreszenzen, Lokalisation, assoziierte Symptome u. a.) gespeichert. Mit einer gut organisierten Bilddatenbank können Lehre, Weiterbildung und Selbststudium effizienter organisiert werden: In Sekundenschnelle können ein Überblick der zur Verfügung stehenden klinischen Bilder gewonnen und Differentialdiagnosen durch Suche nach ähnlichen Effloreszenzen ausfindig gemacht werden. Die Daten sind stets vollständig und können innerhalb des Computernetzes von jedem Arbeitsplatz abgerufen werden. Auf elektronischem Wege können Bilder mit Kollegen ausgetauscht, diskutiert sowie in Hypertextdokumenten beispielsweise über das World-Wide-Web zur Verfügung gestellt werden. Eine erste dermatologische Bilddatenbank ist bereits auf CD-ROM erhältlich (CD-Derma Vol 1 »General Dermatology«).

Kommunikationsdienste und Computernetzwerke

Über internationale wissenschaftliche Datennetze steht bereits heute ein enormes Informationspotential zur Verfügung, mit dem Wege, Zeit und Geld gespart werden können. Prinzipiell kann jede Anwendung in einem Computernetzwerk einer der beiden Kategorien Kommunikation oder Information zugeordnet werden. Im Bereich der Kommunikation können z. B. Briefe verschickt, Konferenzen mit mehreren Teilnehmern abgehalten oder Diskussionsforen benutzt werden. Da miteinander vernetzte Computer jederzeit auf einen gemeinsamen Datenbestand zugreifen können, ist im Bereich der Information nicht nur der direkte Austausch von Dateien und Computerprogrammen möglich, sondern es kann auch interaktiv auf einem entfernten Computer gearbeitet werden. Die wichtigsten Netzwerkdienste sind:

Electronic mail (e-mail). Mit e-mail können weltweit an jeden anderen Computerbenutzer im Netz Briefe (messages) verschickt werden. Im Gegensatz zu einem normalen Brief ist die Geschwindigkeit wesentlich höher (eine Laufzeit von 3 Stunden für einen Brief in die USA ist normal), und die Kosten sind im Normalfall deutlich niedriger. Es können sowohl reine (ASCII-)Textdaten verschickt werden als auch Graphiken, ausführbare Programme, Dateien einer Textverarbeitung, kurz alle binär speicherbaren Daten.

Diskussionsforen. Aktuelle Fragen und Nachrichten können unter Verwendung des Netzwerks weltweit öffentlich diskutiert werden. Um die Information zu strukturieren, wurden Diskussionsgruppen eingerichtet, die sich mit speziellen Fragestellungen auseinandersetzen, z. B. die Newsgroup SCI.MED (Science: medicine).

Telnet. Mit Hilfe des Dienstes Telnet kann auf einem anderen, entfernten Rechner im Dialogbetrieb gearbeitet werden. Fernverbindungen erweisen sich gerade bei rechenintensiven Aufgaben mit geringem Kommunikationsaufwand als sehr nützlich, beispielsweise für Literaturrecherchen oder andere Datenbankanfragen.

File transfer (FTP). Daten und Programme können von oder auf entfernte Rechner übertragen werden. Manchmal ist dafür eine Benutzernummer nötig, oft aber kann jedermann, der eine Verbindung aufbauen kann, sich Daten holen, man spricht dann von anonymem Filetransfer. Viele wichtige und öffentlich zugängliche Informationen sind auf diesem Wege erhältlich, so beispielsweise Definitionen von Standards.

Informationssysteme. Sie bieten Hilfen, um herauszufinden, wo sich bestimmte Datenbanken, Dateien und andere Informationsquellen befinden. Die neueste Idee auf diesem Gebiet ist, ein weltweites Hypermediasystem aufzubauen, in dem man sich quasi durch Mouseclick zu den relevanten Informationen durchhangeln kann.
Das derzeit wichtigste wissenschaftliche globale Computerdatennetz ist das *Internet* [13], ein Geflecht von über 10 000 eigenständigen regionalen Computernetzen, die alle miteinander über ein einheitliches Protokollsystem (TCP/IP) verbunden sind [10]. Die zentrale Organisationsstruktur (backbone) des heutigen Internets wird durch das NSFnet der amerikanischen National Science Foundation gebildet. In Deutschland sind seit 1990 alle Forschungseinrichtungen über das Wissenschaftsnetz WIN miteinander verbunden, so daß von jeder deutschen Universität aus ein Zugang zum Internet möglich ist. Die wichtigsten Dienste von Internet sind in Übersicht 2 zusammengefaßt. Ein globales Computernetz wie Internet weist eine außerordentlich dynamische Struktur auf: Täglich entstehen neue Knotenrechner, kommen neue Datenbanken und FTP-Dateien hinzu, verschwinden andere usw. Eine jeweils aktuelle Auflistung medizinisch interessanter Informationsquellen bietet die Liste »Medical Resources on

the Internet«, die als Textdatei via anonymous-FTP heruntergeladen werden kann. Erwähnt sei das World-Wide-Web (WWW), das die wichtigsten Informationsdienste des Internet unter einer benutzerfreundlichen Oberfläche leicht zugänglich macht. Die Navigation von Dokument zu Dokument erfolgt durch Verweise, sogenannte Hyperlinks, die über einen Mouseclick aktiviert werden können.
Von den vielen Diensten seien beispielhaft erwähnt:

- Katalogdatenbanken (OPACs = Online Public Accessible Catalogs), in denen die Verzeichnisse von Bibliotheken kostenlos zugänglich sind.
- Produktdatenbanken, z.B. der kostenfreie Biotechnet Electronic Buyers Guide, in dem nach Firmen oder Produktnamen gesucht und auch gleich bestellt werden kann.
- Bulletin Board System, z.B. die Mailbox der Federal Food and Drug Administration (FDA), mit Berichten und Presseerklärungen zu Medikamentenzulassungsverfahren, Arzneimittelwarnungen etc.
- CancerNet, ein Projekt des National Cancer Institute (NCI) zur Verbreitung von Informationstexten über Krebserkrankungen für Ärzte und Patienten.
- EMBnet (European Molecular Biology Network), mit dem molekularbiologische Datenbanken Wissenschaftlern zugänglich gemacht werden.

Auch als Privatperson ist es möglich, Zugang zu vielen Internet-Diensten zu erhalten. Über einen FREE-NET-Rechner, mit dem man sich per Modem verbinden kann, stehen E-mail, Informationsdienste und NewsNet zur Verfügung.

CompuServe ist einer der bekanntesten und größten kommerziellen On-line-Informationsdienste. Um die Dienste von CompuServe nutzen zu können, muß der Anwender Mitglied sein und eine Verbindung, beispielsweise mittels Modem, zu einem der Netzknoten (in Deutschland in Berlin, Düsseldorf, Frankfurt, Hamburg, Hannover, München, Nürnberg, Stuttgart) herstellen. CompuServe bietet unterschiedliche Klassen von Diensten an, sogenannte Basis-, Profi- und Premiumdienste.

Datex-J/Btx ist der bekannte Computerdienst der Post, über den ähnlich wie bei CompuServe verschiedene Dienste genutzt werden können (elektronischer Briefkasten, Homebanking, das Versenden von Faxen, Fahrplanauskünfte, Buchungen sowie allgemeine Auskunftssysteme). Mit einer DIMDI-Benutzungsberechtigung (Deutsches Institut für Medizinische Dokumentation und Information) kann auf den Datenbankrechner von DIMDI zugegriffen werden. Im Vergleich zum Internet ist jedoch das Datex-J-Angebot für den Mediziner und Wissenschaftler kaum attraktiv.

Datenverarbeitung in der Praxis

Ende 1993 hat etwa jeder dritte Kassenarzt mit Praxiscomputersystemen die KV-Abrechnung erledigt oder beantragt. Bei den Dermatologen waren es am 31.3. 1994 34,3% [18]. Durch das neue Gesundheitsstrukturgesetz und die damit verbundenen Neuerungen wie Verordnungsbudget, Chipkarte sowie ICD-Code wird die Verbreitung der Computer weiter zunehmen. Es soll hier nicht auf Vor- und Nachteile des Einsatzes von Praxiscomputern eingegangen werden. Zu bedenken ist jedoch, daß in keiner anderen Branche die Innovation so schnell ist wie in der EDV-Branche und daß heute schon veraltet sein kann, was vor einem Jahr noch als Standard galt. Aufgrund der Tragweite und der Schwierigkeit der Entscheidung sollte daher im Vorfeld der Computeranschaffung ein freier EDV-Berater konsultiert werden. Einen guten Überblick und wertvolle Ratschläge gibt auch der Computerführer für Ärzte [18], in dem für jedes Praxissystem ein Firmen- und Programmprofil gegeben wird.
Derzeit gibt es über 200 Anbieter von Praxissystemen. Die Marktführer sowie die Anzahl der Installationen (gesamt und für das erste Quartal 1994) sind in Tabelle 3 angegeben. Nur etwa ein Drittel, d.h. etwa 60 Systeme können sich auf dem Markt behaupten und haben inzwischen einen Marktanteil von 95%. Die ersten 20 Systemhäuser teilen etwa 80% des Marktes unter sich auf. Kleinere Anbieter werden vermutlich nicht überleben, da ab dem 3. Quartal 1994 eine neue ADT(Abrechnungsdatenträger)-Schnittstelle in Kraft getreten ist. Es muß diese standardisierte Softwareeigenschaft vorhanden sein, um die Quartalsabrechnung mit dem EDV-System durchführen zu können.
Neben vielen anderen Punkten, die bei der Systemauswahl beachtet werden müssen, kann hier nur ein wichtiger Standard, die BDT(Behandlungsdatenträger)-Schnittstelle erwähnt werden. Dies ist eine universelle Kommunikationsschnittstelle im Gesundheitswesen, die den Datenaustausch zwischen unterschiedlichen EDV-Systemen ermöglicht. Da es sich hier jedoch nur um einen Mindeststandard handelt, kann das Übertragen aller Daten einer Arztpraxis von einem System in ein anderes durchaus proble-

Tabelle 3. Die Marktführer bei Praxiscomputersystemen. (Nach [18])

	Gesamtinstallationen Stand 30.9.93			Installationen 94 Stand 31.3.94			
Programm	**Installationen**	**Marktanteil [%]**	**Rang**	**Installationen**	**Marktanteil [%]**	**Rang**	**Adresse**
Medistar	5872	16,4	1	512	11,8	1	MediStar Praxiscomputer GmbH, Karl-Wiechert-Allee 64, 30625 Hannover
INA	3498	9,8	2	409	9,4	2	MCS Modulare Computer und Software Systeme AG – INA, Im Kapellenhof 1, 65343 Eltville/Wiesbaden
DocExpert	2799	7,8	3	398	9,2	3	DocExpert – Computer GmbH, Moosstr. 65, 96050 Bamberg
Arcos	2060	5,8	4	296	6,8	5	Arcos – Gesellschaft für angewandte Informatik, Donaustr. 7, 63452 Hanau
Quincy	1680	4,7	5	172	4,0	9	Frey ADV GmbH – Quincy PCnet, Hatzfeldstr. 37, 40625 Düsseldorf
Dorsymed	1665	4,7	6	121	2,8	10	Pitney Bowes Deutschland GmbH – Dorsymed IV, Weiherhausstr. 8 B, 64646 Heppenheim
David	1644	4,6	7	181	4,2	8	Data Vital Software GmbH Haupthaus, Med. Software GmbH – David, Hanssen-Str. 12, 37073 Göttingen
Sisymed	1421	4,0	8	71	1,64	14	Sisymed GmbH, Pfingstweidstr. 5, 68199 Mannheim
Sysmed	1206	3,4	9	220	5,1	6	Sysmed GmbH, Med. Informationssysteme – Sysmed KDV, Kaiser-Wilhelm-Str. 16, 67059 Ludwigshafen
ADAMED	1110	3,1	10	114	2,6	12	Tappeser Informatik, Adamed Praxis Computer – ADAMED Plus, Eichenweg 8, 58239 Schwerte
V-Doc	1028	2,9	11	52	1,2	18	Medev GmbH – V-Doc, Maria Trost 25, 56070 Koblenz
TurboMed	864	2,4	12	309	7,1	4	TurboMed GmbH, Dr. med. von der Burchard, Schützenwall 59, 24114 Kiel
S + N	727	2,0	13	183	4,2	7	S + N EDV-Systeme GmbH, Lieblstr. 39, 93059 Regensburg

matisch sein. Die KBV hat BDT-fähige Systeme überprüft und unterscheidet volle, einfache und keine BDT-Tauglichkeit.

Bezüglich vieler Standardfunktionen von Praxissystemen bestehen bei führenden Anbietern geringe Unterschiede, jedoch bieten nicht alle Systeme spezielle Facharztmodule für Dermatologen an. Ferner gibt es Unterschiede bezüglich der mitgelieferten Informationsdateien. Arzneimittelinformationssysteme sind wichtig, da die vielfältigen und höchst unterschiedlichen Angaben zu Medikamenten so einfacher zu handhaben sind. Verbreitet sind die folgenden Medikamentensysteme: AMIS, Gelbe Liste Pharmaindex, Rote Liste, Scholz SAT/S1.

Der Computer hat und wird unser Leben verändern. Vieles ist heute bereits möglich, wovon wir vor Jahren noch nicht zu träumen gewagt hätten. Natürlich bringt diese Entwicklung nicht immer nur Positives mit sich, sondern muß uns auch stets zu kritischem Hinterfragen anregen. In diesem Sinne sollten wir in der Dermatologie und Allergologie die vielfältigen Möglichkeiten der Datenverarbeitung in Klinik und Praxis nutzen, letztendlich zum Wohle unserer Patienten.

Literatur

1. Bastian BC, Burg G (1991) Computernetzwerke im Klinikbereich – ein Histologie-Datenbanksystem. Hautarzt 42: 376–379
2. Bergmann M, Diepgen TL (1990) Dermatologische Basisdokumentation mit DOKDAT. Zbl Haut Geschlechtskr 158: 405–406
3. Bergmann M, Tacke J, Schell H, Brandner M, Diepgen TL (1993) MMDAT – eine Datenbank zur Unterstützung der Melanomsprechstunde. Zbl Haut Geschlechtskr 161: 904
4. Bergmann M, Bittorf A, Diepgen TL (1994) Vernetzung von EDV-Anwendungen am Beispiel der Dermatologischen Universitätsklinik Erlangen. Allergologie 17: 25–26
5. Bergmann M, Diepgen TL, Schell H (1994) HISDAT – eine Datenbank zur Unterstützung des Histologielabors. Z Hautkr 69: 377–380
6. CD-ROM und Multimedia Gesamtkatalog 94/95 (1994) EUROM Neue Medien GmbH, Köln
7. Claus V, Schwill A, Engesser H (1988) Duden Informatik. Duden, Mannheim
8. Diepgen TL, Stüben O (1989) EDV – Erfassung und Auswertung allergologischer Daten unter Berücksichtigung epidemiologischer und berufsdermatologischer Aspekte. Dermatosen 37: 163–167
9. Diepgen TL, Stüben O (1989) ALLDAT – an allergy data system for storage and analysis of test data with regard to epidemiological and occupational dermatology. Semin Dermatol 8: 101–102
10. Eysenbach G (1994) Computer-Manual. Urban & Schwarzenberg, München
11. Hergenröder G, Wentz B, Diepgen TL (1993) Das Pilotprojekt »Klinikkommunikationssystem« in der Dermatologischen Universitätsklinik Erlangen. Zbl Haut Geschlechtskr 162: 18
12. Kresken J, Leven W (1993) Dermopharmazeutische Produkte. Govi, Frankfurt
13. Krol E (1992) The whole Internet user's guide & catalog. O'Reilly, Sebastopol CA
14. Lever W F, Schaumburg-Lever G (1990) Histopathology of the skin, 7th ed. JB Lippincott, Philadelphia
15. Stoecker WV (1993) Computer applications in dermatology. Igaku-Shoin, New York
16. Stüben O, Bergmann M, Diepgen TL (1989) Konzept für den Einsatz und die Benutzung von Computern am Beispiel der Erlanger Hautklinik. Zbl Haut Geschlechtskr 156: 691
17. Uter W, Diepgen TL, Arnold R et al. (1992) The IVDK – a multicenter project for computer-assisted monitoring of contact allergy – electronic data processing aspects. Dermatosen 40: 142–149
18. Wehrs H (1994) Der Computer-Führer für Ärzte. Antares, Eppertshausen

Qualitätssicherung

Wolfram Sterry

Gesetzliche Grundlagen der Qualitätssicherung

Immer wieder werden in Diskussionen um die Notwendigkeit und die Verpflichtung zur Durchführung von Qualitätssicherungsmaßnahmen gleiche oder ähnliche Fragen gestellt, die sich durch die im folgenden wiedergegebenen Beschlüsse des Deutschen Ärztetages und der gesetzlichen Grundlagen zusammenfassend beantworten lassen.

Beschlüsse des Deutschen Ärztetages vom Mai 1993

Der 96. Deutsche Ärztetag (4.–8.5.1993) hat bezüglich der Qualitätssicherung folgenden Beschluß gefaßt:

1. Qualitätssicherung ist seit jeher eine der ärztlichen Berufsausübung immanente gemeinschaftliche Aufgabe der Ärzteschaft.
2. Qualitätssicherung umfaßt alle Bereiche ärztlicher Berufsausübung und muß im Sinne eines Qualitätsmanagements in gleicher Weise in allen Versorgungsbereichen durchgeführt werden.
3. Qualitätssicherung dient ausschließlich der Sicherung und Verbesserung der Patientenversorgung und ist deshalb kein Selbstzweck.
4. Qualitätssicherung bedient sich problemadäquater Methoden.
5. Qualitätssicherung bedarf bei uneingeschränkter Wahrung des Patientengeheimnisses des Vertrauensschutzes. Dabei gilt der Grundsatz: Selbstkontrolle vor Fremdkontrolle.
6. Qualitätssicherung setzt valide Daten und enge Kooperation aller Beteiligten voraus.
7. Qualitätssicherung ist nicht vorrangig Forschung, sondern ein zielorientierter, innovativer, fortdauernder und interdisziplinärer Prozeß in allen medizinischen Versorgungsbereichen. Sie bedient sich wissenschaftlicher Methoden zur Entwicklung und Evaluation geeigneter Maßnahmen zur Anwendung in Praxis und Klinik.
8. Qualitätssicherung darf nicht mit Maßnahmen zur Verbesserung der Wirtschaftlichkeit im Gesundheitswesen verwechselt werden, wenn auch mit den Methoden der Qualitätssicherung eine Verbesserung der Wirtschaftlichkeit erreicht werden kann.
9. Qualitätssicherung bedarf angemessener personeller und organisatorischer Strukturen. Diese sind mit Kosten verbunden.
10. Für den finanziellen Mehraufwand, der dem Teilnehmer an Qualitätssicherungsmaßnahmen entsteht, sind zusätzliche notwendige Finanzierungsmittel bereitzustellen. Dies ist durch die Erhöhung der betreffenden Budgets durch den Gesetzgeber zu regeln.

Rechtsgrundlagen

Die Grundlagen zur Durchführung von Maßnahmen zur Qualitätssicherung sind sowohl im ärztlichen Berufsrecht als auch im Sozialgesetzbuch V (SGB V) enthalten. Die *ärztliche Berufsordnung* legt in den §§ 7 und 7a die Pflicht jedes Arztes zur Weiterbildung und zur Qualitätssicherung fest.

§ 7 Verpflichtung zur Fortbildung. (1) Der Arzt, der seinen Beruf ausübt, ist verpflichtet, sich beruflich fortzubilden und sich dabei über die für seine Berufsausübung jeweils geltenden Bestimmungen zu unterrichten. (Berufsordnung für die deutschen Ärzte: Deutsches Ärzteblatt 85: 3601–3608, 1988).

§ 7a Qualitätssicherung. Der Arzt ist verpflichtet, die von der Ärztekammer eingeführten Maßnahmen zur Sicherung der Qualität der ärztlichen Tätigkeit durchzuführen. (Berufsordnung für die deutschen Ärzte: Deutsches Ärzteblatt 85: 3601–3608, 1988).
In der seit dem 1.1.1993 gültigen Fassung des Sozialgesetzbuchs V (Gesundheitsstrukturgesetz) sind durch den Gesetzgeber Verfahren und Strukturen zur Qualitätssicherung festgelegt worden. Es sind dies folgende Gesetze:

§ 70 Qualität, Humanität und Wirtschaftlichkeit. (1) Die Krankenkassen und die Leistungserbringer haben eine bedarfsgerechte und gleichmäßige, dem allgemein anerkannten Stand der medizinischen Erkenntnisse entsprechende Versorgung der Versicherten zu gewährleisten. Die Versorgung der Versicherten muß ausreichend und zweckmäßig sein, darf das Maß des Notwendigen nicht überschreiten und muß wirtschaftlich erbracht werden (Sozialgesetzbuch V – Art. 1 Gesundheitsstrukturgesetz).

§ 135 Qualitätssicherung der vertragsärztlichen und vertragszahnärztlichen Versorgung. (1) Neue Untersuchungs- und Behandlungsmethoden ... dürfen nur abgerechnet werden, wenn die Bundesausschüsse der Ärzte und Krankenkassen ... Empfehlungen abgegeben haben über

1. die Anerkennung des diagnostischen und therapeutischen Nutzens der neuen Methode,
2. die notwendige Qualifikation der Ärzte sowie die apparativen Anforderungen, um eine sachgerechte Anwendung der neuen Methode zu sichern,
3. die erforderlichen Aufzeichnungen über die ärztliche Behandlung (Sozialgesetzbuch V – Art. 1 Gesundheitsstrukturgesetz).

§ 135 Qualitätssicherung der vertragsärztlichen und vertragszahnärztlichen Versorgung. (2) Für ärztliche Untersuchungs- und Behandlungsmethoden, die ihrer Eigenart nach besondere Kenntnisse oder Erfahrungen des Arztes voraussetzen, vereinbaren die Vertragspartner der Bundesmantelverträge einheitliche Qualifikationserfordernisse für die an der ... Versorgung teilnehmenden Ärzte. Nur Ärzte, die die Qualifikation erfüllen, dürfen die Leistungen abrechnen.
(3) Die Kassenärztlichen Bundesvereinigungen bestimmen durch Richtlinien Verfahren zur Qualitätssicherung der ambulanten kassenärztlichen Versorgung (Sozialgesetzbuch V – Art. 1 Gesundheitsstrukturgesetz).

§ 135 a Qualitätssicherung bei ambulanten Vorsorgeleistungen und Rehabilitationsmaßnahmen. Die Spitzenverbände der Krankenkassen, die Kassenärztliche Bundesvereinigung und die Bundesverbände der Leistungserbringer ... bestimmen gemeinsam durch Richtlinien Verfahren zur Qualitätssicherung der ambulanten medizinischen Vorsorgeleistungen ... und der ambulanten medizinischen Rehabilitationsmaßnahmen ... Die Leistungserbringer ... sind verpflichtet, sich an Maßnahmen zur Qualitätssicherung zu beteiligen (Sozialgesetzbuch V – Art. 1 Gesundheitsstrukturgesetz).

§ 136 Qualitätsprüfung im Einzelfall. (1) Die Kassenärztlichen Vereinigungen prüfen die Qualität der in der vertragsärztlichen Versorgung erbrachten Leistungen im Einzelfall durch Stichproben ... Die Bundesausschüsse der Ärzte und Krankenkassen entwickeln in Richtlinien nach § 2 Kriterien zur Qualitätsbeurteilung in der vertragsärztlichen Versorgung.
(2) Absatz 1 gilt auch für die im Krankenhaus erbrachten ambulanten ärztlichen Leistungen (Sozialgesetzbuch V – Art. 1 Gesundheitsstrukturgesetz).

§ 137 Qualitätssicherung in der stationären Versorgung. Die nach § 108 zugelassenen Krankenhäuser sowie die Vorsorge- oder Rehabilitationseinrichtungen ... sind verpflichtet, sich an Maßnahmen zur Qualitätssicherung zu beteiligen. Die Maßnahmen sind auf die Qualität der Behandlung, der Versorgungsabläufe und der Behandlungsergebnisse zu erstrecken. Sie sind so zu gestalten, daß vergleichende Prüfungen ermöglicht werden. Das Nähere wird in den Verträgen ... unter Beteiligung der Ärztekammer ... geregelt ... (Sozialgesetzbuch V – Art. 1 Gesundheitsstrukturgesetz).
Besonders wichtig ist, daß in der Neufassung des § 137 vom 1.1.1993 die Ärztekammern mitbeteiligt werden müssen, wenn Verträge zwischen den Krankenhausträgern und den Kostenträgern geschlossen werden.

Definitionen und Mißverständnisse bei der Qualitätssicherung

Prof. Kolkmann, der Vorsitzende der Qualitätssicherungsgremien der Bundesärztekammer, hat in einer kürzlich gehaltenen Rede anläßlich einer gemeinsamen Konferenz der Bundesärztekammer und der Arbeitsgemeinschaft der wissenschaftlich-medizinischen Fachgesellschaften zur Qualitätssicherung ärztlicher Berufsausübung verschiedene Mißverständnisse angesprochen, die immer wieder in Zusammenhang mit der Qualitätssicherung entstehen.

- Nicht jede Erhebung, jede Statistik, jede Richtlinie etc. ist Qualitätssicherung.
- Qualitätssicherung und Forschung sind nicht identisch. Forschung ist weiter angelegt und dient anderen Zwecken. Forschung in der Qualitätssicherung soll die Wirksamkeit der Maßnahmen prüfen. Qualitätssicherung greift erst, wenn Standards geschaffen sind, um diese dann zu sichern.

- Qualitätssicherung ist mehr als Kontrolle. Natürlich hilft Qualitätssicherung auch, das Handeln zu überprüfen und ist damit teilweise Kontrolle. Grundsätzlich ist Qualitätssicherung allerdings weitergefaßt, weil sie Anstoß bietet, Qualifikation zu verbessern, Verfahrensabläufe zu optimieren und insgesamt das Leistungsgeschehen zu reflektieren.
- Qualitätssicherung dient nicht primär der Wirtschaftlichkeit. Schlechte Qualität ist ex definitione auch unwirtschaftlich. Daraus folgt aber nicht der Umkehrschluß, daß es Aufgabe der Qualitätssicherung ist, primär Wirtschaftlichkeit im Leistungsgeschehen zu realisieren. Aufgabe der Qualitätssicherung ist vielmehr die Sicherung einer guten Behandlung. Mittel- und langfristig wird sich aus der Optimierung der Behandlungsabläufe auch ein wirtschaftlicher Aspekt ergeben, dieser ist aber dann sozusagen eine erwünschte Nebenwirkung.
- Auch wenn Qualitätssicherung als berufsimmanente Aufgabe angesehen wird, bedarf sie häufig zusätzlicher organisatorischer Strukturen und damit Aufwendungen. Hierfür müssen die Rahmenbedingungen geschaffen und die notwendigen Finanzmittel bereitgestellt werden. Qualitätssicherung ist nicht zum Nulltarif zu haben.

Organisation der medizinischen Qualitätssicherung in der BRD

Die Bundesärztekammer hat mit den Landesärztekammern Beratungsgremien und Koordinierungsgremien gebildet. Die Beratungsgremien sind:

Gemeinsamer Ausschuß »Qualitätssicherung ärztlicher Berufsausübung« der Bundesärztekammer und der Kassenärztlichen Bundesvereinigung,

Ausschuß »Qualitätssicherung ärztlicher Berufsausübung«,

ständige Konferenz »Qualitätssicherung ärztlicher Berufsausübung«, in dem auch die Vertreter der Landesärztekammer Mitglied sind.

Die Koordinierungsgremien mit organisatorischer Anlehnung an die Bundesärztekammer sind:

Zentraler Erfahrungsausschuß der ärztlichen Stellen »gemäß § 16 RV« mit der Bundesärztekammer, der Kassenärztlichen Bundesvereinigung, den Landesärztekammern sowie den Kassenärztlichen Vereinigungen,

Arbeitsgemeinschaft »Qualitätssicherung Chirurgie« bei der Bundesärztekammer unter Mitwirkung der Bundesländer,

Bundesarbeitsgemeinschaft »Qualitätssicherung in der Herzchirurgie« mit Mitwirkung der Bundesärztekammer, der Krankenkassen, der Deutschen Krankenhausgesellschaft sowie der Fachgesellschaften,

Arbeitsgemeinschaft »Qualitätssicherung in der Neonatologie« bei der Bundesärztekammer unter Mitwirkung der Bundesländer.

Qualitätssicherung in der Dermatologie

Die Deutsche Dermatologische Gesellschaft hat eine Kommission zur »Qualitätssicherung in der Dermatologie« gegründet, die folgende Subkommissionen unterhält:

Subkommission für Allergologie
Subkommission für Andrologie
Subkommission für Dermatohistologie
Subkommission für Dermatologische Rehabilitation
Subkommission für Mykologie
Subkommission für Operative Dermatologie
Subkommission für Phlebologie
Subkommission für Physikalische Therapie

Die jeweiligen Leiter der Subkommissionen haben nunmehr in Abstimmung mit anderen DDG-Arbeitsgemeinschaften, etwa der Arbeitsgemeinschaft Dermatohistologie, aber auch mit der Deutschen Gesellschaft für Mykologie oder der Deutschen Phlebologischen Gesellschaft Richtlinien erarbeitet, die einen Qualitätsstandard für unser Fach vorgeben. Diese Richtlinien werden in Kürze dem Vorstand der Deutschen Dermatologischen Gesellschaft zur Beurteilung zugehen und sollen im Anschluß daran im Deutschen Ärzteblatt veröffentlicht werden. Es wird dann Aufgabe aller Dermatologen sein, die Qualitätsstandards in gewohnter Weise auszufüllen, um hierbei insbesondere von nichtkompetenten Leistungserbringern eine Absetzung zu erreichen, die später auch durch unterschiedliche Vergütungen durch die Kassenärztlichen Vereinigungen ihren Niederschlag finden könnte. Qualitätssicherung ist somit ein kontinuierlicher dauerhafter Prozeß, der immanent allen ärztlichen Leistungen innewohnt.

Möglichkeiten der Qualitätssicherung in Klinik und Praxis

Bezüglich der Qualitätsindikatoren für Krankenhäuser sollen die folgenden Beispiele einen Eindruck vermitteln, an welche Möglichkeiten gedacht ist, wenn von der Qualitätssicherung im Krankenhaus die Rede ist.

Prozeßqualität

Wartezeit z. B. bei der Aufnahme/Notaufnahme
Verbrauch von Antibiotika, Psychopharmaka, Blutprodukten, Eigenblut etc.
Vollständigkeit und Auffindbarkeit von Krankenakten
Qualität und Rechtzeitigkeit von Arztbriefen
Häufigkeit von Maßnahmen (Röntgen, Labor, CT, Operation etc.)
Liegezeit und Abhängigkeit von Diagnose und Risiken
Verlegung in andere Abteilungen (Intensiv, Rehabilitation etc.)
Obduktionsfrequenz

Ergebnisqualität

Patientenzufriedenheit/-berichte, Mitarbeiterzufriedenheit
Komplikationen, z. B. Fieber, pulmonale, kardiovaskuläre, thromboembolische Komplikationen, Wundheilungsstörungen, Wundliegen
ungeplante invasive Maßnahmen (Reoperation etc.)
Nosokomialinfektionen
iatrogene Komplikationen (OP-pflichtige Nachblutungen)
ungeplante Aufnahme in das Krankenhaus 30 Tage nach Entlassung
Todesfall innerhalb von 30 Tagen nach invasiver Therapie

Qualitätszirkel

Bei der Qualitätssicherung im ambulanten Bereich ist insbesondere die Einrichtung von Qualitätszirkeln zu nennen. Diese der Qualitätssicherung in der ambulanten Gesundheitsversorgung dienenden Qualitätszirkel sollen bei allen Kassenärztlichen Vereinigungen eingerichtet werden. Bei diesen monatlich stattfindenden Treffen besteht für den niedergelassenen Arzt die Möglichkeit, gemeinsam mit Kollegen den Praxisalltag zu überdenken und anfallende Probleme zu besprechen. Das Ziel ist es, therapeutische Maßnahmen zu verbessern und zu ökonomisieren sowie Behandlungsstandards für die ambulante ärztliche Versorgung zu entwickeln.
Vorteile für eine solche Teilnahme sind in einer Qualitätsverbesserung der eigenen Arbeit und damit auch in der eigenen Zufriedenheit zu sehen. Selbstverständlich profitiert auch der Patient, und für den Fall, daß in Zukunft Zertifikate für qualitätssichernde Maßnahmen ausgegeben werden, wirkt sich dies sicherlich auch auf die Akzeptanz der Praxis günstig aus. Unter den existierenden Qualitätszirkeln sind insbesondere die Schmerztherapeuten, die Gynäkologen und die Internisten in einer Vorreiterrolle, und der Berufsverband der Deutschen Dermatologen sollte hier zusammen mit der Qualitätssicherungskommission der Deutschen Dermatologischen Gesellschaft aktiv werden.
Die Qualitätssicherung in der Dermatologie hat somit ihre Anlaufphase hinter sich, Strukturen insbesondere im Bereich der Deutschen Dermatologischen Gesellschaft sind geschaffen, und können nun zu einer zweiten Phase, in der einzelne Pilotprojekte und bestimmte Ringversuche eingerichtet werden, übergehen.

Aus dem Leben einer Tagesklinik

Peter Kind

Durch die neue Gesundheitsreform wird ein zunehmender wirtschaftlicher Druck auf Universitätskliniken und Krankenhäuser ausgeübt. Hiervon sind nicht nur die großen Fächer mit Akutversorgung wie Innere Medizin und Chirurgie betroffen. Ein ähnlicher Druck wird auch auf kleinere Fächer wie die Dermatologie ausgeübt. Nach amerikanischem Vorbild soll die dermatologische Versorgung überwiegend ambulant durchgeführt werden. Obwohl der Bettenabbau und die Verlagerung in den ambulanten Bereich durch Gesetzgeber und Krankenkassen propagiert werden, gibt es derzeit wenige wirtschaftliche Anreize, dies durchzuführen. Auch ist bislang noch unklar, ob eine überwiegend ambulante Versorgung wirklich kostengünstiger ist.

Die Einführung von Tageskliniken ist ein erster Weg, die Versorgung auf den überwiegend ambulanten Bereich umzustellen. Der Pflegesatz für eine allgemeine Station beträgt in der Universitätshautklinik München 516 DM, der Pflegesatz der Tagesklinik 287 DM und ist daher für die Krankenkassen wesentlich günstiger. Der reduzierte Pflegesatz engt die diagnostischen und therapeutischen Möglichkeiten derzeit noch ein. Aufwendige diagnostische Maßnahmen bei Verdacht auf Lymphome oder Kollagenosen lassen sich in der Tagesklinik nicht kostendeckend durchführen. Auch ist eine Chemotherapie bei malignem Melanom derzeit noch nicht durchführbar. Dies wird jedoch in Zukunft möglich sein.

Seit April 1993 haben wir in der Hautklinik der Ludwig-Maximilians-Universität München eine Tagesklinik eröffnet. Derzeit bestehen unseres Wissens drei weitere dermatologische Tageskliniken, wobei der Tagesklinik in Kiel eine Bäderabteilung zugeordnet ist.

Tageskliniken zeigen für alle beteiligten verschiedene Vor- und Nachteile. Der Vorteil für den Patienten liegt darin, daß er seiner Familie nicht vollständig entzogen ist und weiterhin sein Privatleben aufrechterhalten kann. Nachteilig für den Patienten ist, daß er an den Behandlungstagen zwischen Wohnung und Klinik pendeln muß, die Kosten hierfür muß der Patient selbst tragen. Damit können Patienten, die aus größerer Entfernung anreisen, nicht in die Tagesklinik aufgenommen werden. Auch können ältere und gebrechliche Patienten nicht auf diese Weise versorgt werden. Die Tagesklinik der Universitätshautklinik München umfaßt 24 Betten in Ein-, Zwei- und Dreibettzimmern inklusive einem Zimmer mit zwei Mutter-Kind-Betten. Die Klinik ist von 8.00–16.00 Uhr geöffnet. Neben den Patientenzimmern verfügt die Tagesklinik über Speisesaal, Aufenthaltsraum sowie einen zentralen Behandlungsbereich, in dem die Patienten ihre Versorgung erhalten.

Der Tagesablauf in der Tagesklinik hat Ähnlichkeiten mit einer Normalstation. Der Patient kommt gegen 7.45 Uhr und meldet sich bei der Verwaltung für den jeweiligen Tag an. Es folgt die Blutentnahme gegen 8.00 Uhr, und um 8.15 Uhr werden alle neuen Patienten gemeinsam vom Assistenten und Oberarzt angesehen. Das weitere Vorgehen wird besprochen und die Patienten werden danach umgehend auf die Operation oder die anderen Behandlungen vorbereitet. Parallel beginnt die tägliche Visite aller Patienten. Nach Abschluß der Visite gegen 9.45 Uhr werden die Patienten in den entsprechenden Spezialbereichen wie der Lichtabteilung vorgestellt. Gleichzeitig erfolgt die erste Behandlung durch das Pflegepersonal. Gerade die enge Verzahnung zwischen der Lichtabteilung und der Tagesklinik hat sich als besonders erfolgreich herausgestellt, da Patienten nach Entlassung aus der teilstationären Behandlung ambulant weiterbehandelt werden können. Neben der klassischen UV-Therapie mit UVA, UVB und PUVA hat sich in unserem Hause die PUVA-Bad-Therapie durchgesetzt.

Operative Patienten werden derzeit durch die zentrale Operationsabteilung versorgt. Für kleinere operative Eingriffe ist für die Tagesklinik zwischen 11.00–12.00 Uhr eine Stunde in einem kleinen Operationssaal reserviert. Während dieser Zeit werden von den Assistenten Gewebeproben entnommen sowie kleinere Exzisionen durchgeführt.

Gegen 11.30 Uhr erhalten die Patienten ein warmes Mittagessen, das gemeinsam im Speisesaal eingenommen wird. Im Anschluß daran erfolgt, wenn notwendig, eine zweite äußerliche Behandlung. Die

Eigenbehandlung mit unterschiedlichen Externa sowie Kopfkappen und Okklusivverbänden wird zu diesem Zeitpunkt geübt. Die Eigenbehandlung und das Training der Patienten hat sich hier als besonders erfolgreich herausgestellt. Gegen 15.00 Uhr besprechen die Stationsärzte die weitere Behandlung. Der Patient erhält ein Behandlungsschema, eventuell ein Rezept. Die Erklärung der nachfolgenden Behandlung ist für den Therapieerfolg besonders wichtig, da die Patienten sich nicht an jedem Tag in der Tagesklinik vorstellen müssen. So kommt es vor, daß einige Patienten jeden zweiten, dritten oder vierten Tag in die Tagesklinik kommen.

Welche Erkrankungen können in der Tagesklinik behandelt werden? Grundsätzlich jede akute oder chronische Hauterkrankung, die einer intensiven, nicht ambulant durchführbaren Behandlung bedarf, sofern der Patient ansonsten in gutem Allgemeinzustand ist. Besonders geeignet für eine Behandlung in der Tagesklinik sind Patienten mit Unterschenkelgeschwüren, Psoriasis vulgaris und Neurodermitis. Ebenfalls geeignet zur Aufnahme in die Tagesklinik sind Patienten, bei denen aufgrund von gutartigen oder bösartigen Tumoren eine kleinere Operation vorgesehen ist, beispielsweise die Exzision von Basaliomen in mikroskopisch kontrollierter Chirurgie. Nach Exzision des Primärtumors kommen die Patienten entweder zur erneuten Nachexzision oder zur Deckung in die Klinik. In den dazwischenliegenden Zeiten werden die Patienten ambulant versorgt.

Im vergangenen Jahr wurden in der Tagesklinik 997 Patienten behandelt. Die häufigsten Diagnosen waren operative Eingriffe (50 %), Ekzeme unterschiedlicher Genese (15 %), Psoriasis vulgaris (14 %), Ulcera cruris (4 %) und anderen Dermatosen (17 %).

Während die operativen Patienten in der Regel nur einen Tag in unserer Tagesklinik verweilten (Ausnahme: Patienten mit Basaliomen im Gesicht, die eine plastische Deckung in einer zweiten Operation erforderlich machen), lag die durchschnittliche Verweildauer der Patienten mit Ekzemen bei 7,9 Behandlungstagen, bei Patienten mit Psoriasis bei 8,4 Tagen und bei Patienten mit Ulcera cruris bei 18,2 Tagen. Die Gesamtverweildauer im Vergleich zu Normalstationen bei 11,5 Tagen lag in der Tagesklinik bei 6,6 Tagen bei einem deutlich geringeren Wert. Kurze erfolgreiche Behandlungszeiten lassen sich allerdings nur bei entsprechender Kooperation der Patienten erzielen.

Ungeeignet für die Tagesklinik sind Patienten mit internistischen Problemen, Patienten mit allergologischer Abklärung (Exposition) sowie Patienten, die einer aufwendigen Diagnostik bedürfen. Wegen des reduzierten Pflegesatzes können aufwendige diagnostische und therapeutische Maßnahmen in der Tagesklinik derzeit nicht durchgeführt werden.

Bei Gesprächen mit Patienten haben wir den Eindruck gewonnen, daß die Akzeptanz der Tagesklinik hoch ist. Zudem ist bei Patienten mit chronischen Dermatosen, die eine regelmäßige Dermatotherapie benötigen, der Klinikaufenthalt kürzer als auf einer Normalstation. Wir sehen den Grund darin, daß die Tagesklinik Patienten durch die von uns erlernte Eigenbehandlung am Wochenende und teilweise abends zu Hause mehr Eigenverantwortung für die Behandlung ihrer Hautkrankheit entwickeln und daher rascher in die ambulante Weiterbehandlung entlassen werden können.

Auch von Seiten des Pflegepersonals wurde die Tagesklinik positiv aufgenommen. Zu erwähnen sind geregelte Arbeitszeiten und eine bessere Freizeitgestaltung. Als Nachteile werden ein größerer organisatorischer Aufwand sowie ein erhöhter Personalbedarf in den Kernbehandlungszeiten genannt. Die ärztlichen Kollegen haben die Tagesklinik positiv aufgenommen. Die Tätigkeit in einer teilstationären Einheit wird für die weitere berufliche Entwicklung, insbesondere unter dem gesundheitspolitischen Wandel, als positiv angesehen. Ein eigenes Sekretariat sowie ein strukturierter Tagesablauf werden als Vorteil betrachtet. Als nachteilig wird der Zeitdruck in den Vormittagsstunden angesehen.

In Zukunft werden in einer Klinik neben einer Ambulanz vorstationäre Behandlungen, teilstationäre Behandlungen (Tagesklinik), vollstationäre Behandlungen und nachstationäre Behandlungen durchgeführt. Dabei wird es wesentlich sein, daß der Übergang zwischen diesen Bereichen fließend abläuft. Die Struktur einer Tagesklinik sollte zukünftig eine Bäderabteilung, eine operative Einheit sowie eine pflegerische Einheit umfassen, zusätzlich sollten entsprechende Ruhezonen, Aufenthaltsorte, ein Sekretariat sowie eine EDV-Vernetzung zu den verschiedenen Spezialbereichen vorhanden sein (s. S. 353).

Tageskliniken werden ab 1996 noch eine wesentlich größere Rolle spielen. Zu diesem Zeitpunkt wird neben der ambulanten, teilstationären und vollstationären noch die vorstationäre und nachstationäre

Zukünftige Struktur einer Klinik

↕
- Ambulanz
- Vorstationäre Behandlung
- Teilstationäre Behandlung
- Vollstationäre Behandlung
- Nachstationäre Behandlung

Gewünschte Ausstattung

- EDV-Vernetzung
- Sekretariat
- Ruhezonen
- Aufenthaltsräume
- Funktionelle Behandlungsräume
- Bäderabteilung
- Kleiner OP

Behandlung eingeführt werden. Sonderentgelte und Fallpauschalen werden dann tagesklinische Einheiten besonders interessant machen. Es bleibt zu wünschen, daß in der Dermatologie für Psoriasis, Ekzeme und verschiedene Operationen kostendeckende Sonderentgelte und Fallpauschalen vereinbart werden. Moderne Tageskliniken werden allerdings dazu führen, daß die Anzahl der vollstationären Betten reduziert wird. Hohe Kosten für diagnostische Maßnahmen können durch die Verlagerung in den vorstationären Bereich abgefangen werden.

Ambulante Operationen

Birger Konz

Einleitung

Um die Thematik der ambulanten Operationen in Hinblick auf die operative Tätigkeit des Dermatologen darzustellen, ist es notwendig, die Entwicklung des ambulanten Operierens in der Bundesrepublik Deutschland kurz zu schildern. Trotz guter konzeptioneller und praktisch durchgeführter Vorgaben in Europa und den USA hat sich die ambulante operative Tätigkeit bei uns nicht in dem theoretisch angestrebten Maße durchsetzen können. Zu viele, oft gegenläufige Bestrebungen hatten einen bremsenden Einfluß auf die freie Entfaltung der ambulanten operativen Möglichkeiten. Diese stellen sich in jedem operativen Fachbereich anders dar und müssen daher eindeutig definiert werden, wobei fachübergreifende Überschneidungen nicht Anlaß zu hinderlichen Diskussionen geben sollten.

Im Jahre 1981 wurde durch die Einführung besonderer Gebührenzuschläge das ambulante Operieren in der Praxis niedergelassener Ärzte in der Bundesrepublik Deutschland gefördert. Der damals propagierte Leitgedanke »so viel ambulant wie möglich, so wenig stationär wie nötig« sollte der Kostenentwicklung im stationären Bereich Einhalt gebieten und somit zu Einsparungen im Gesundheitswesen führen. Bezüglich der ambulanten Operationen lagen die Vorteile auf der Hand, da viele mittlere und größere Operationen außerhalb der Klinik durchgeführt werden können und damit hier mehrtägige Krankenhausaufenthalte zu vermeiden sind sowie andererseits die Patienten nicht unnötigerweise aus ihrem gewohnten Lebensrhythmus genommen werden. Trotz dieser theoretisch guten Überlegung hat sich das ambulante Operieren hierzulande nur langsam entwikkelt, so daß der Anteil der ambulant vorgenommenen Eingriffe am Gesamtvolumen der kassenärztlichen Versorgung eine untergeordnete Rolle spielt [2].

Als Gründe hierfür können mehrere Punkte genannt werden:

- Die Honorierung ambulanter Operationen in der Praxis des niedergelassenen Arztes ist nicht kostendeckend
- Fehlen eines Indikationskataloges für ambulante und stationäre Operationen
- keine Sicherstellung der häuslichen Betreuung nach ambulanter Operationsdurchführung

Eine Förderung des ambulanten Operierens plant das Gesundheitsstrukturgesetz. Es sieht krankenhausambulante Operationen vor, um eine Kosteneinsparung im stationären Bereich zu erzielen. Hierbei sind die Krankenhäuser nicht auf Überweisungsfälle begrenzt und kommen somit in direkte Konkurrenz zu den niedergelassenen Ärzten. Dieser Umstand ist insofern von Bedeutung, als mit dem 31.12.1993 eine allgemeine Zulassungsbeschränkung in Kraft getreten ist, die zu einem Anstieg der Niederlassungen von Krankenhausärzten geführt hat. Die Zunahme betrug für die operativ tätigen Ärzte etwa 10% (Tabelle 1) [7]. Diese Ärzte sind auf die ambulante operative Tätigkeit angewiesen. Aus dieser Notwendigkeit heraus kam es zur Gründung von operativen Einrichtungen als Gemeinschaftspraxen mit Tageskliniken, die krankenhausähnliche Strukturen haben. Weiterhin ist durch die Fortentwicklung der endoskopischen Chirurgie das Indikationsspektrum ambulant durchgeführter Operationen erweitert worden. Durch die Einführung dieser neuen Techniken, die unter dem Terminus minimalinvasive Chirurgie zusammengefaßt werden, hat sich die Zahl der ambulanten Operationen seit 1990 um 50% erhöht [1]. Diese Steigerungsrate setzte die ambulant operierenden Ärzte einer von ihnen als diffamierend empfundenen Kritik aus [3]. Das Bundesgesundheitsministerium stellte fest, daß der zu beobachtende Anstieg der ambulanten Operationen wohl kaum durch entsprechende Erkrankungshäufigkeit begründet sein könne und von den Ärzten selbst verursacht sei. Diese Aussage zielt darauf ab, daß »die ambulant durch niedergelassene Ärzte durchgeführten Operationen in erheblichem Umfang medizinisch nicht angezeigt und zweifelhaft« seien. Diese Polarisierung der gesetzgebenden Institutionen zu den ambulanten operierenden Ärzten wird wohl kaum eine Versachlichung der Thematik bringen und wirft mancherorts die Frage auf, ob die Förde-

Tabelle 1. Zugelassene Vertragsärzte zum 31.12. 1993 im Bundesgebiet nach Arztgruppen

Arztgruppe	Zahl Vertragsärzte 31.12.1993	Zunahme gegenüber 31.12.1992	
		absolut	in %
Allgemeinärzte	43648	3956	10,0
Augenärzte	4847	356	7,9
Chirurgen	3108	431	16,1
Frauenärzte	8970	696	8,4
HNO-Ärzte	3578	274	8,3
Hautärzte	*2990*	*285*	*10,5*
Urologen	2208	190	9,4
Summe Ärzte	69349	6188	9,8

rung des ambulanten Operierens politisch wirklich gewollt ist.

Neben dieser Kritik war parallel eine Zunahme der Komplikationen nach ambulanten endoskopischen Eingriffen zu verzeichnen. Das Schlagwort hierfür war schnell gefunden »minimale Chirurgie - maximale Katastrophen«. Als Ursache hierfür wurden unzureichende ärztliche Befähigung, mangelhafte personelle Voraussetzungen, organisatorische Probleme, hygienische Mängel und die Versäumnisse bei der Beherrschung üblicher Komplikationen sowie eine ungenügende postoperative Betreuung im häuslichen Bereich verantwortlich gemacht.

Um einen einheitlichen Leistungsstandard zu garantieren, sollen Maßstäbe zur Qualitätssicherung und Qualitätskontrolle gefunden werden. Die Bundesärztekammer hat am 13.4. 1994 einen Katalog vorgelegt, der die Richtlinien zur Qualitätssicherung ambulanter Operationen betrifft [10]. Hierzu sind die einzelnen Fachgesellschaften aufgerufen, diese Richtlinien mit fachspezifischen Inhalten zu besetzen sowie weiterhin einen Operationskatalog vorzulegen, der für das ambulante Operieren im jeweiligen Fachgebiet maßgeblich ist.

Zur Lage der operativen Dermatologie

Für das Fachgebiet Dermatologie ist es notwendig, das operative Spektrum des Dermatologen klar zu umreißen und ausgehend vom Operationskatalog der Weiterbildungsordnung die Eingriffe der ambulanten operativen Dermatologie darzulegen. Obwohl die operative Therapie in den letzten zwei Jahrzehnten innerhalb der Dermatologie stark an Bedeutung gewonnen hat, ist diese Entwicklung von anderen Fachdisziplinen nicht in dem gewünschten Maße zur Kenntnis genommen bzw. akzeptiert worden [9]. Die Diskussion über den Aufnahmeantrag (7.5.1994) der Vereinigung für operative und onkologische Dermatologie (VOD) in die Arbeitsgemeinschaft der wissenschaftlichen medizinischen Fachgesellschaften macht dies deutlich. Einige Delegierte von operativen Fachgesellschaften wandten sich gegen die Aufnahme der VOD mit der Begründung, daß der Dermatologie als ehemals internistischem Fach operative Behandlungen nicht zustünden. In der Aussprache wurde jedoch klargestellt, daß berufspolitische Fragen für die Aufnahme einer Fachgesellschaft keine Rolle spielen dürfen, da allein entscheidend ist, ob die beantragende Fachgesellschaft in dem vor ihr definierten Themenbereich wissenschaftlich arbeitet. Dies wurde der Vereinigung für operative und onkologische Dermatologie aufgrund ihrer 17jährigen Tätigkeit zugesprochen.

Die geschilderten Schwierigkeiten reflektieren letztendlich die Probleme, mit denen die operative Dermatologie schon seit langem zu kämpfen hat. Die Kritik an der operativen Tätigkeit des Dermatologen wurde um so stärker, je mehr sich die Dermatologie durch den Wandel der therapeutischen Ansätze aus dem konservativem Bereich hin zu aktiveren Maßnahmen entwickelte, der notwendig wurde, um dem zeitgemäßen Behandlungsauftrag gegenüber den hautkranken Patienten gerecht zu werden. Niemand wird den Dermatologen die diagnostische Kompetenz bei Erkrankungen der Haut absprechen, wohl aber die therapeutische Kompetenz, wenn es darum geht, am Hautorgan aktiv, d.h. operativ, zu arbeiten. Andererseits kommen Patienten mit Hautproblemen zunächst zum Dermatologen, der dann, je nach Ausbildungsstand und technischer Ausrüstung, die notwendigen aktiven Maßnahmen selbst leistet oder die Weiche stellt zur weiteren Versorgung in organbezogenen Nachbardisziplinen (HNO, Augen, Mund-Kiefer-Gesichtschirurgie) oder in Chirurgie bzw. plastischer Chirurgie. Die praktische Erfahrung zeigt, daß diesen beschriebenen Weg der Hauptstrom der

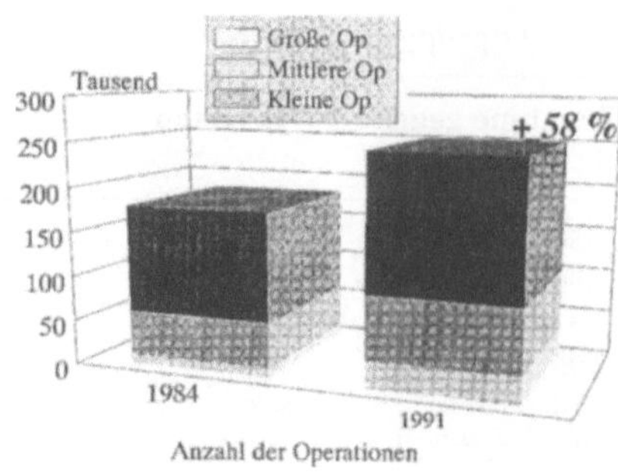

Abb. 1. Operationen in den Hautkliniken der BRD [9]

Tabelle 2. Operative Dermatologie: Dermatologische Klinik der LMU (1972–1991)

	1972–1981	1982–1991	Änderung %
Große Operationen	2647	7074	+ 167,2
Mittlere Operationen	4988	8551	+ 71,4
Kleine Operationen	14530	8651	- 67,7
	22165	24276	+ 9,5

Patienten nimmt, wohingegen die umgekehrte Richtung eher die Ausnahme ist. Folglicherweise werden dort, wo das operative dermatologische Können und die technische Einrichtung optimal besetzt sind, die Überweisungen an andere am Hautorgan aktiven Fächern spärlicher ausfallen, als dies bei einer Unterbesetzung der Fall ist.

Daß die operative Dermatologie sich in den letzten 10 Jahren der Herausforderung zur aktiven Behandlung hautkranker Patienten gestellt hat, zeigt die Zunahme operativer Eingriffe an den Hautkliniken der Bundesrepublik Deutschland, die im Vergleich von 1984 zu 1991 mit 58 % zugenommen haben (Abb. 1). Diese quantitative Zunahme der operativen Eingriffe kann andererseits auch dafür ein Indiz sein, daß sich die in der Weiterbildung befindlichen Kollegen vermehrt mit operativer Tätigkeit vertraut gemacht haben, die sie dann in der niedergelassenen Praxis einsetzen können, und in der Lage sind, den noch zu definierenden Operationskatalog für ambulante Operationen auszufüllen.

Daß dies mit großer Wahrscheinlichkeit der Fall ist, kann man an den Zahlen der operativen Leistungen an der Dermatologischen Klinik der Ludwig-Maximilians-Universität München in den letzten 20 Jahren ablesen (Tabelle 2). Waren in den ersten 10 Jahren (1972–1981) im stationären Bereich die kleinen Operationen (bis 20 min) noch in der Überzahl, so kann für den Zeitraum 1982–1991 ein Rückgang der kleinen Operationen um fast 68 % registriert werden, wohingegen die großen Operationen mit einer Dauer über 45 min um 167 % zugenommen haben. Der Rückgang der kleinen Operationen zeigt, daß die im Einzugsbereich unserer Klinik niedergelassenen Kollegen doch viele der kleineren Eingriffe in ihren Praxen durchführen, so daß hier im stationären Bereich ein deutlicher Rückgang feststellbar ist.

Obwohl die Bedeutung der operativen Dermatologie für unser Fachgebiet noch nicht in entsprechendem Maße von den anderen am Hautorgan chirurgisch tätigen Disziplinen zur Kenntnis genommen wird, sprechen die Zahlen der Kassenärztlichen Bundesvereinigung der Bundesärztekammer im Februar 1993 für sich [9]. Die in der Praxis abgerechneten Leistungen »Chirurgie der Körperoberfläche: Exzision und Rekonstruktion« zeigt Abb. 2 und entsprechend für »Chirurgie der Körperoberfläche: Nur plastisch-rekonstruktive Eingriffe« Abb. 3. Gemäß dem Inhalt der Weiterbildungsordnung umfaßt die operative Dermatologie Eingriffe an Epidermis, Kutis und Subkutis einschließlich der dort enthaltenen Strukturen sowie an den hautnahen Schleimhäuten.

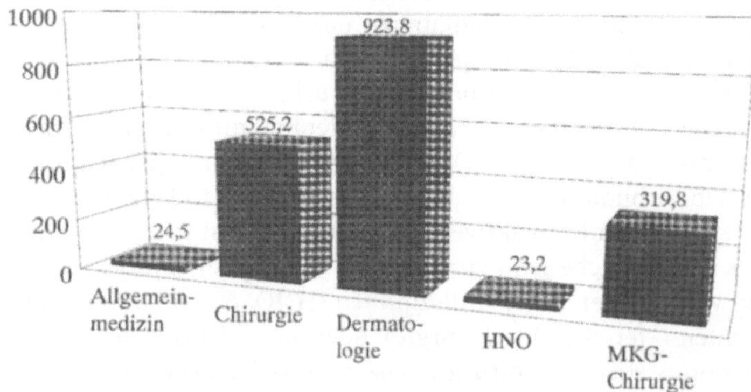

Abb. 2. Chirurgie der Körperoberfläche. Exzision und Rekonstruktion: Eingriffe pro Arzt [9]

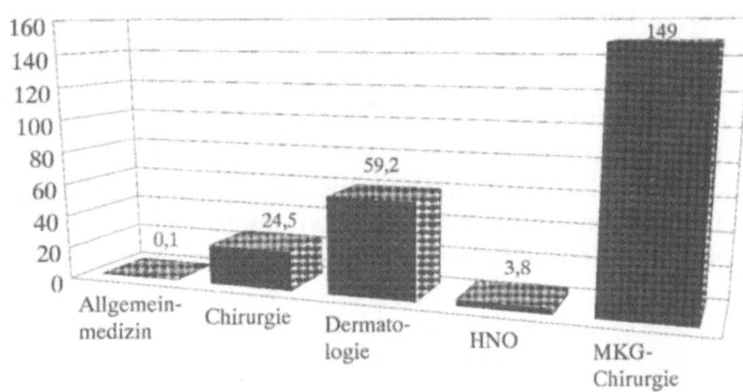

Abb. 3. Chirurgie der Körperoberfläche. Plastisch-rekonstruktive Leistungen: Eingriffe pro Arzt [9]

Hiermit ist die »Chirurgie der Körperoberfläche« beschrieben. Aus den Abbildungen 2 und 3 ist ersichtlich, daß hier die operative Dermatologie im ambulanten Bereich die meisten Eingriffe pro Arzt und Fachgebiet geleistet hat.
Weiterhin wird die Zunahme operativer Leistungen bei den verschiedenen malignen Neubildungen der Haut bei der stetig steigenden Inzidenz vorprogrammiert sein und durch die Altersentwicklung in der Bundesrepublik vermutlich noch unterstützt werden. Da sich auf der anderen Seite nach heutiger Sicht die Zahl der Vertragsärzte in der nächsten Zukunft nicht wesentlich erhöhen wird, werden die Hautärzte hier ein vielfältiges Betätigungsfeld bekommen. Hinsichtlich dieser Perspektive ist es wichtig, eine genaue Beschreibung der für die operative Dermatologie wichtigen Leistung vorzunehmen, um auch in Zukunft die chirurgische Versorgung hautkranker Patienten im Fachgebiet Dermatologie zu sichern.

Ambulante Operationen in der Dermatologie

In den Richtlinien der Bundesärztekammer zur Qualitätssicherung ist das ambulante Operieren allgemein definiert: »Die ambulante Operation ist dadurch gekennzeichnet, daß der Patient im allgemeinen die Nacht vor und nach dem Eingriff zu Hause verbringt. Ausgenommen sind sogenannte Kleineingriffe. Als Ziel ist sicherzustellen, daß durch den ambulanten Eingriff der Patient während der prä-, peri- und postoperativen Behandlung keinem höheren Risiko ausgesetzt sein darf als bei einer stationären Behandlung«. Neben den fachspezifischen Anforderungen, die sich sowohl auf die räumlichen, hygienischen, personellen und organisatorischen Voraussetzungen als auch auf die Prozeß- und Ergebnisqualität beziehen, wird die Aufstellung eines Kataloges gefordert, der die Eingriffe beschreibt, die im jeweiligen Fachgebiet ambulant operiert werden sollen.

Operationskatalog

Die Aufstellung eines verbindlichen Katalogs ambulanter Operationen ist nicht ohne Risiko, da hier mögliche medizinische Fortschritte, die Qualifikation des Operateurs sowie die Strukturqualität der jeweiligen operativen Einrichtung nicht berücksichtigt werden. So kann ein Operationskatalog nur den generellen Rahmen beschreiben, der die Eingriffe aufführt, die für die chirurgische Therapie im Fachgebiet notwendig sind. Diese sind für die operative Dermatologie in nachstehender Aufstellung angegeben. Mit diesen Eingriffen können alle Bereiche bearbeitet werden: operative Therapie benigner und maligner Hautveränderungen, operative Korrektur

Ambulante Operationen: Operationskatalog

- Entfernen von kleinen und größeren Tumoren
- Entfernen von kleinen und größeren subkutanen Tumoren
- Hautlappenplastiken und freie Hauttransplantationen
- Narbenexzisionen und Narbenkorrekturen
- Eingriffe am Nagelorgan
- Eingriffe bei hämorrhoidalem Symptomenkomplex
- Eingriffe bei chronisch-venöser Insuffizienz
- Kryotherapie, Lasertherapie
- Mikrographische Chirurgie
- Plastische Operation der Vorhaut und des Frenulums
- Rhinophym-Operation
- Operative Therapie der Hyperhidrosis axillaris

ästhetisch störender Hautläsionen, operative Phlebologie sowie operative Proktologie.

Daß die hier aufgeführten operativen Leistungen auch tatsächlich von den ambulant operierenden Dermatologen erbracht werden, geht aus den Zahlen der Kassenärztlichen Bundesvereinigung, der Bundesärztekammer bzw. aus dem Register des Zentralinstituts für die Kassenärztliche Versorgung hervor [1, 2, 4].

In Tabelle 3, die die Leistungen des ambulanten Operierens im Vergleich von 1988 und 1990 auflistet – bezogen auf die Arztgruppen, die ambulante Operationen durchführen – ist festzustellen, daß die Hautärzte ihre Leistungen um 70 % innerhalb von 2 Jahren erhöht haben. Diese Steigerung trifft auch für die Operationsleistungen – bezogen auf den einzelnen Arzt – zu, wobei festzustellen ist, daß lediglich die Augenärzte in eine vergleichbare Größenordnung gekommen sind (Tabelle 4).

Die von den Hautärzten im Jahre 1990 erbrachten 290 000 ambulanten Operationsleistungen umfassen mit fast 88 % 4 Positionen: Exzision einer großen Geschwulst (29,8 %); Exzision von tiefliegendem Gewebe (31,2 %); Verschiebeplastik bei kleinen Hautdefekten (31,1 %) und Verschiebeplastik bei großen Hautdefekten (7,9 %). Bezogen auf die vorher genannte Gesamtzahl der Ärzte (Tabelle 4) sind die Hautärzte mit 40 % an diesen 4 Ziffern beteiligt (Tabelle 5), was einem Umsatz von mehr als einem Drittel des Gesamtkostenvolumens entspricht.

Die Zahlen zeigen, daß die operative Dermatologie den vorgeschlagenen Operationskatalog tatsächlich auszufüllen vermag und daß die angebotenen Leistungen von den dermatologischen Patienten im Bereich der niedergelassenen Praxis angenommen werden. Weiterhin kann aus den Daten die Bedeutung der operativen Dermatologie für die Therapie von Hauterkrankungen abgelesen werden. Ohne die Möglichkeit, hier chirurgisch zu arbeiten, wäre eine zeitgemäße Versorgung der dermatologischen Patienten nicht mehr gewährleistet. Daher ist es dringend notwendig, »die umfassende Kompetenz des Dermatologen bezüglich des Hautorgans zu erhalten, die innerhalb des fachlichen Spektrums der Prävention, Erkennung, Behandlung und Rehabilitation von Hauterkrankungen die wachsende Bedeutung der operativen Dermatologie einschließt« [9].

Tabelle 3. Verteilung der ambulanten OP-Leistungen: Vergleich 1988 und 1990

Arztgruppe	Leistungen in Tausend 1988	1990	Änderung in %
Allgemeinärzte	130	130	0
Augenärzte	140	220	+ 57,1
Chirurgen	458	560	+ 22,3
Frauenärzte	146	170	+ 16,4
HNO-Ärzte	147	160	+ 8,8
Hautärzte	*171*	*290*	*+ 69,9*
MKG-Chirurgen	370	430	+ 16,2
Urologen	100	110	+ 10,0
Summe Ärzte	1662	2070	+ 24,5

Tabelle 4. Verteilung der ambulanten OP-Leistungen: Vergleich 1988 und 1990

Arztgruppe	Operationen pro Arzt 1988	1990	Änderung in %
Allgemeinärzte	4,5	4,3	– 4,0
Augenärzte	41,9	63,6	+ 52,0
Chirurgen	281,0	313,0	+ 11,5
Frauenärzte	24,2	26,8	+ 10,7
HNO-Ärzte	61,3	64,7	+ 5,5
Hautärzte	*90,5*	*147,2*	*+ 62,7*
MKG-Chirurgen	1480,0	1493,0	+ 0,9
Urologen	66,9	70,0	+ 4,6

Tabelle 5. Ambulante Operationen: Ärzte 1990

GO-Nr.	Operation	Gesamt	Hautärzte
2106	Exzision einer großen Geschwulst	250 100	30 %
2105	Exzision von tiefliegendem Gewebe	218 400	36 %
2151	Verschiebeplastik, kleiner Defekt	129 700	61 %
2156	Verschiebeplastik, großer Defekt	37 200	54 %
		635 400	40 %

Indikationen für ambulantes Operieren

Die Indikation für eine ambulante Operation wird sich aus der zusammenfassenden Beurteilung der individuellen Patientensituation, den Gegebenheiten der zu operierenden Läsionen und den Möglichkeiten des operierenden Arztes ergeben.

Das ambulante Operieren setzt einen kooperativen Patienten voraus, der in bezug auf sein Alter, seinen Allgemeinzustand und seine seelische Verfassung in der Lage ist, einen solchen Eingriff aktiv zu unterstützen. Dabei müssen, besonders bei älteren Patienten, internistische Begleiterkrankungen mitberücksichtigt werden sowie das häusliche Umfeld der postoperativen Betreuungsmöglichkeiten.

Die zu operierende Hautveränderung muß sich von der Größe und Ausdehnung her und nicht zuletzt von Seiten der Lokalisation für einen ambulanten Eingriff eignen, wobei es weiterhin von Bedeutung ist, ob es sich um eine gutartige oder bösartige Veränderung handelt, da bei letzterer neben der Läsionsgröße auch die einzuhaltenden Sicherheitsabstände für die Ausdehnung des operativen Eingriffes ausschlaggebend sind. Weiterhin müssen die Möglichkeiten der Anästhesie miteinbezogen werden, wobei generell davon auszugehen ist, daß in der niedergelassenen Praxis hauptsächlich solche Operationsverfahren ausgewählt werden, die in örtlicher Betäubung durchgeführt werden können. So werden hinsichtlich der Operationsmethoden durch die limitierte Menge des Lokalanästhetikums bereits technische Grenzen gesetzt.

Wesentlich beeinflußt werden ambulante Operationen von der operativen Erfahrung des Arztes, der die Entscheidung zu treffen hat, mit welcher Methode im jeweiligen Einzelfall der Patient am schnellsten, sichersten und ohne größere Komplikationen von seiner Hautveränderung befreit werden kann. Voraussetzung hierfür ist eine gut durchdachte Praxisorganisation, die neben der Erfahrung des Arztes den operativen Eingriff in einem zeitlichen Rahmen hält, der letztendlich für die Wirtschaftlichkeit des ambulanten Operierens mitentscheidend ist. Nicht zu vernachlässigen sind die juristischen Aspekte, die eine ausreichende präoperative Aufklärung über Art und Größe des Eingriffes beinhalten muß und weiterhin, anders als in der Klinik, dem ambulant operierenden Arzt die peri- und postoperative Verantwortung für den Eingriff alleine aufbürden. Nicht zuletzt muß der ambulant operierende Arzt dazu in der Lage sein, die Maßgaben zur Qualitätssicherung und Qualitätskontrolle zu erfüllen, die in Zukunft die Möglichkeiten zum ambulanten Operieren maßgeblich beeinflussen werden.

Qualitätssicherung ambulanter Operationen

Die Richtlinien des Bundesärztekammer zur Qualitätssicherung ambulanter Operationen unterscheiden allgemeine und spezielle Anforderungen, die entsprechend den Gegebenheiten in den jeweiligen Fachgebieten auszurichten sind. So werden hinsichtlich der Räumlichkeiten Mindestanforderungen an die bauliche, apparativ-technische und hygienische Ausstattung gestellt, die in der vorliegenden Form wohl nur in wenigen dermatologischen Praxen realisiert sind. So wird ein Operationsraum mit flüssigkeitsdicht verfugtem Fußboden, abwaschbarem Wandbelag bis 2 m Höhe verlangt, der abgetrennt ist vom Patienten- und Personalumkleidebereich, sowie die Vorrichtung zur Durchführung der Händedesinfektion. Die Lichtquellen sollten eine fachgerechte Ausleuchtung des Operationsraumes und des Operationsgebietes haben, und es sollte eine netzunabhängige Stromquelle vorhanden sein, die bei Stromausfall eine operationsentsprechende Lichtstärke als Notbeleuchtung gewährleistet. Bei der personellen Besetzung ist darauf zu achten, daß das Assistenzpersonal eine ausreichende operative Qualifikation aufweist, die auch prä-, peri- und postoperative Komplikationen im Zusammenhang mit der durchgeführten Operation zu beherrschen imstande ist.

Die Praxisstruktur muß die organisatorischen Voraussetzungen erbringen, um das ambulante Operieren reibungslos ablaufen zu lassen unter Berücksichtigung der allgemeinen Hygienebestimmungen, die bei größeren Eingriffen an den Krankenhausstandard heranreichen.

Die speziellen Anforderungen betreffen die lückenlose und nachvollziehbare Dokumentation sowie die Kontrolle der Ergebnisqualität, bei der sich die ambulant operierenden Ärzte an externen Qualitätssicherungsmaßnahmen durch die Ärztekammern zu beteiligen haben.

Es ist notwendig, diese allgemeinen Richtlinien noch durch die einzelnen wissenschaftlichen Fachgesellschaften entsprechend der jeweiligen operativen Tätigkeit zu modifizieren, da es einleuchtend ist, daß für arthroskopische Operationen andere Voraussetzungen gelten müssen, als dies bei der operativen Tätigkeit des Dermatologen der Fall ist.

Möglichkeiten des ambulanten Operierens

Neben der Durchführung ambulanter Operationen in der Praxis des niedergelassenen Arztes oder in fachübergreifend genutzten operativen Gemeinschaftseinrichtungen mit tagesklinischen Merkmalen sollen die Krankenhäuser nach den Regelungen des Gesundheitsstrukturgesetzes ihre operativen Einrichtungen für das ambulante Operieren öffnen. Hierzu wurde 1993 ein dreiseitiger Vertrag zwischen den

Krankenkassen, der Deutschen Krankenhausgesellschaft und der Kassenärztlichen Bundesvereinigung geschlossen [5, 8]. Obwohl vom Gesetz vorgesehen und als förderungswürdig erachtet, haben die Krankenhäuser nur in Ausnahmefällen mit dem ambulanten Operieren begonnen. Dies liegt zum größten Teil an der nicht kostendeckenden Honorierung der erbrachten Leistungen im ambulant-operativen Bereich gegenüber der Erstattung bei stationärer Behandlung.

In der Dermatologie haben sich zwei Modelle für die ambulante operative Tätigkeit im Krankenhaus ausgebildet: einmal in Form der Tagesklinik oder als reine Tageschirurgie. Der grundsätzliche Unterschied zwischen beiden Modalitäten liegt in der Honorierung. In der Tagesklinik ist die operative Tätigkeit eingebunden in einen Tagessatz, der auch für konservative Behandlung gilt (s. S. 351 ff. in diesem Band). Dagegen wird für die Tageschirurgie [6] über eine Fallpauschale die jeweilige operative Leistung abgerechnet. Diese tageschirurgisch durchgeführten ambulanten Operationen sind in Tabelle 6 dargestellt. Die Auflistung zeigt, daß im Regensburger Modell der Tageschirurgie alle im Vorschlag eines Operationskatalogs für ambulante operative Leistungen (s. S. 357) aufgelisteten Eingriffe durchgeführt werden. Die hier im Einzelfall leistungsbezogene Fallpauschale (etwa 1800 DM) erscheint deutlich wirtschaftlicher als der allgemeine Tagessatz für die Tagesklinik (256 DM).

Tabelle 6. Ambulante Operationen: Tageschirurgie [6]

Operation		Anzahl
Größere Mobilisations-Dehnungs- oder M-Plastiken		81
Operationen bei Kleinkindern in Allgemeinanästhesie		27
Lasereingriffe in Allgemeinanästhesie		49
- Erwachsene (Condylomata acuminata, Neurofibromatose etc.)	16	
- Kinder (Naevi flammei, Hämangiome etc.)	38	
Nahlappenplastiken		42
Dermabrasionen		15
Keilexzisionen an Ohr oder Lippen		13
Modifizierte Emmert-Plastiken		12
Rhinophymabtragungen		9
Hauttransplantationen		7
Diverses (Narbenkorrekturen, multiple Tumoren etc.)		16
		271

Schlußfolgerung

Es ist festzuhalten, daß in der Dermatologie schon immer ambulant operiert wurde. Hierbei wurden jedoch in der Regel sogenannte kleinere Operationen ausgeführt. Mittlere und große Operationen waren der Klinik vorbehalten. Der Begriff ambulantes Operieren geht jedoch über diese Einteilung hinaus und zielt auf einen Wandel hin. Der wesentliche Promotor für diese Entwicklung ist zum einen die Kostenentwicklung in unserem Gesundheitswesen, zum anderen sind es die erweiterten Möglichkeiten im operativen Bereich. Dieser Strukturwandel in unserem Gesundheitswesen hat wie alle Neuerungen seine Vor- und Nachteile. Die Vorteile liegen auf Seiten des Patienten und im wirtschaftlichen Bereich, die Nachteile in der Reduzierung von Ausbildungsmöglichkeiten für Weiterbildungsärzte in den Kliniken. Die Chance für die ambulanten Operationen wird in einem Mittelweg liegen. Diesen zu finden sind die ambulant-operativ tätigen Ärzte gemeinsam mit ihren Fachgesellschaften aufgerufen, damit nicht durch politische Entscheidungen Tatsachen geschaffen werden, die sich in der täglichen Praxis als unrichtig und nicht praktikabel erweisen.

Literatur

1. Brenner G (1994) Zur aktuellen Situation des ambulanten Operierens in der Arztpraxis. ambulant operieren 2: 68–74
2. Brenner G, Heuer J, Koch H, Pfeiffer A (1992) Wirtschaftliche und medizinische Aspekte des ambulanten Operierens. Deutscher Ärzte Verlag, Köln
3. Feldkamp G (1994) Nepper-Schlepper-Bauernfänger. ambulant operieren 2: 46
4. Fritz K (1993) Entwicklung des ambulanten Operierens in Deutschland. Ambulant operieren, Sonderheft: 23–27
5. Gerdelmann W (1993) Ambulantes Operieren im Krankenhaus, ambulant operieren, Sonderheft: 28–32
6. Hohenleutner U, Wlotzke U, Landthaler M (1993) Erfahrungen mit der tageschirurgischen und ambulanten Versorgung in der operativen Dermatologie. Vortrag 16. Jahrestagung der Vereinigung für operative und onkologische Dermatologie, Berlin
7. Kassenärztliche Bundesvereinigung (1994) Eckpunkte für die Weiterentwicklung des Gesundheitswesens in der BRD aus kassenärztlicher Sicht. Deutscher Ärzte-Verlag, Köln

8. Kassenärztliche Bundesvereinigung (1994) Vereinbarungen von Qualitätssicherungsmaßnahmen beim ambulanten Operieren. Dtsch Ärztebl 91: B-1594–B-1597
9. Petres J, Rompel R (1994) Stellenwert der operativen Dermatologie in Klinik und Praxis. Hautarzt 45: 133–139
10. Richtlinien der Bundesärztekammer zur Qualitätssicherung ambulanter Operationen (1994) Dtsch Ärztebl 91: B-1868–B-1870

Dia-Klinik

Vorbereitet von

Gerd Plewig, Peter Kind, Peter Kaudewitz,
Martin Schaller und Hans Christian Korting

Photographie

Peter Bilek und Ingrid Gumina

Inhaltsverzeichnis

Alopecia specifica diffusa bei sekundärer Syphilis

Vorgestellt von Ludger Baumann, Eva-Maria Schlüpen, Carl Georg Schirren und Michael Meurer

Anamnese: 35jährige Patientin. Seit 3 Wochen »büschelweise« Haarausfall. Intermittierende Knochen- und Muskelschmerzen. Beim Ehemann vor einem halben Jahr kleines Geschwür am Penis, keine Behandlung, Abheilung nach kurzer Zeit. Vorbehandlung des Haarausfall mit Minoxidil 2 % in 30 %iger alkoholischer Lösung. Darunter keine Besserung, sondern Reizung der Nackenhaut.

Befund: Diffuse Alopezie des Kapillitiums besonders im Scheitelbereich und okzipital. Noch vorhandene Haare leicht epilierbar, Follikelöffnungen erhalten. Keine Peladehaare oder kadaverisierte Haare. Kopfhaut unauffällig. Im Nacken ein zartes unscharf begrenztes Erythem. Am rechten Zungenrand eine 4 mm im Durchmesser große, zentral erodierte Plaque muqueuse. Symmetrisch am Unterbauch einzelne teils disseminiert stehende, teils konfluierende, rosafarbene, leicht schuppende Maculae. Rechts submandibulär derber Lymphknoten.

Dunkelfeldmikroskopie: Quetschpräparat, Plaque muqueuse rechter Zungenrand: Nachweis von Treponema pallidum mit typischen Knick- und Rotationsbewegungen.

Laborbefunde: Reaktiv sind TPHA, VDRL (Titer 1:32), IgG-FTA-ABS-Test, IgM-FTA-ABS-Test und 19S-IgM-FTA-ABS-Test. Weitere umfangreich erhobene Laborparameter sind unauffällig. HIV-1- und HIV-2-Test negativ.

Histopathologie: Kopfhaut, Scheitelbereich: Unauffällige Epidermis. Terminalfollikel im Katagenstadium mit einer verdickten fibrösen Bindegewebskapsel. Im Bereich der distalen Abschnitte der Follikel entzündliches Infiltrat aus Lymphozyten, Histiozyten und wenigen Plasmazellen mit Exozytose in das Follikelepithel. Gomori-Färbung negativ.

Weitere Befunde

Trichogramm: Frontal, parietal und okzipital telogen-dystrophisches Effluvium.

Polymerasekettenreaktion (PCR): Kryogewebe haarloser, sonst unauffälliger Kopfhaut, Scheitelbereich und Abstrich Plaque muqueuse, rechter Zungenrand: Nachweis von Treponema-pallidum-spezifischer DNS.

STD-Abstriche: Vaginal und urethral: Vaginal Ureaplasmen positiv, kein Nachweis von Gonokokken, Chlamydien, Trichomonaden, Gardnerella vaginalis oder Hefen.

Röntgenthorax: Aortenkonfiguration regelrecht.

Therapie und Verlauf: Clemizol-Penicillin G, 1 Mio. IE täglich, i.m. über 14 Tage. Im Anschluß Therapie des vaginalen Ureaplasma-Infektes mit Doxyzyklin, 200 mg/Tag, oral, über 15 Tage.

Kommentar: Etwa 11 % aller Patienten mit sekundärer Syphilis zeigen eine Alopecia specifica. Leitsymptom der Lues II ist die Alopezie nur bei 3 % der Patienten.

Bereits Ehrmann beschrieb 1912, daß eine Alopecia syphilitica nur infolge besonderer sekundärer Syphilide auftritt, auch wenn diese zum Untersuchungszeitpunkt klinisch an der sichtbaren Hautoberfläche nicht oder nicht mehr vorhanden sind. Er spricht vom Syphilid der Haarpapille.

Haarwurzeluntersuchungen an Patienten mit primärer und sekundärer Syphilis mit und ohne klinisch auffälliger Alopezie zeigen eine deutliche Verminderung der Anagenhaare. Dieses Phänomen wurde oft, wenn es sich nicht um eine typische Alopecia specifica areolata (Mottenfraß-Alopezie) handelte, als unspezifische Begleitreaktion gedeutet, wie sie bei generalisierten Infektionskrankheiten bekannt ist. Der Nachweis von Treponema pallidum mittels der PCR in haarloser, sonst unauffälliger Kopfhaut läßt den Schluß zu, daß auch bei der Alopecia specifica diffusa die entzündliche Reaktion auf Treponema pallidum Ursache für den Haarverlust ist.

Literatur

1. Ehrmann S (1912) Syphilide der Kopfhaut. In: Finger E, Jadassohn J, Ehrmann S, Groß S (Hrsg) Handbuch der Geschlechtskrankheiten. Buchhändler Hölder, Wien, Leipzig, S. 102–1054
2. Haustein UF, Pfeil B, Zschiesche A (1993) Analyse der von 1983–1991 an der Universitätshautklinik Leipzig beobachteten Syphilisfälle. Hautarzt 44: 23–29
3. Hira SK, Patel JS, Bhat SG, Chilikima K, Mooney N (1987) Clinical manifestations of secondary syphilis. Int J Dermatol 26: 103–107
4. Van der Willigen AH, Peereboom-Wynia JD, Van der Hoek JC et al. (1987): Hair root studies in patients suffering from primary and secondary syphilis. Acta Derm Venereol (Stockh) 67: 250–254

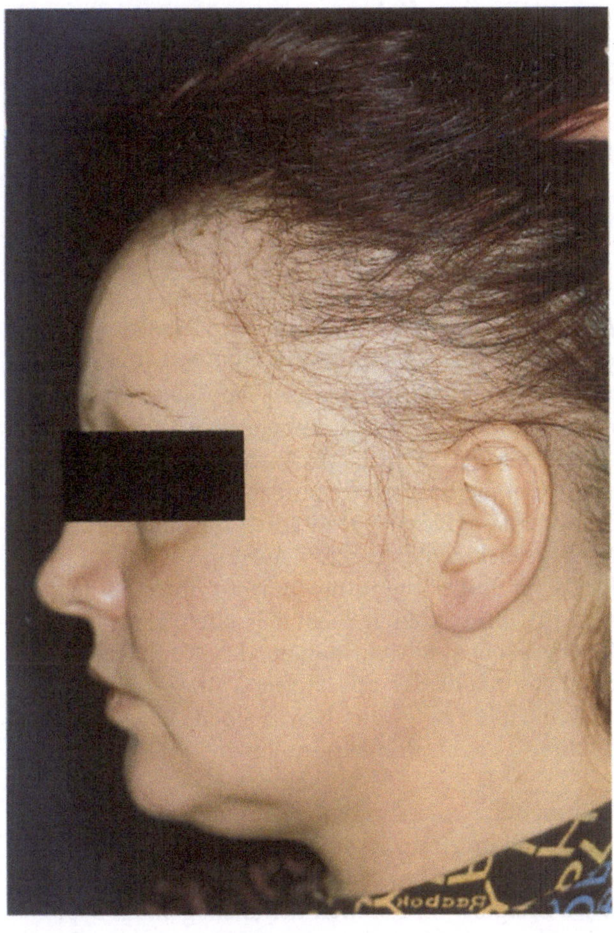

Alopecia specifica diffusa

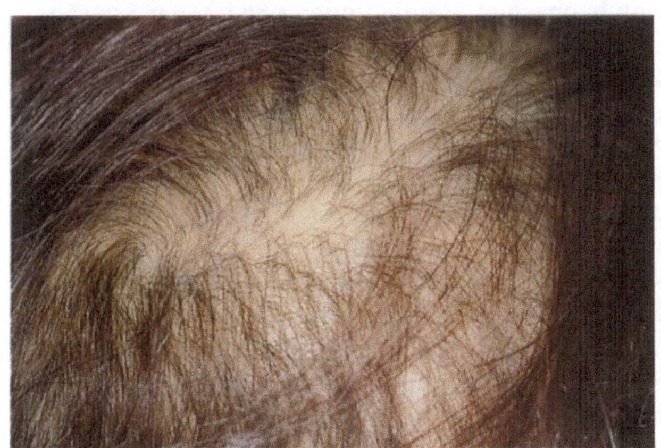

Diffuse Alopezie des Kapillitiums okzipital

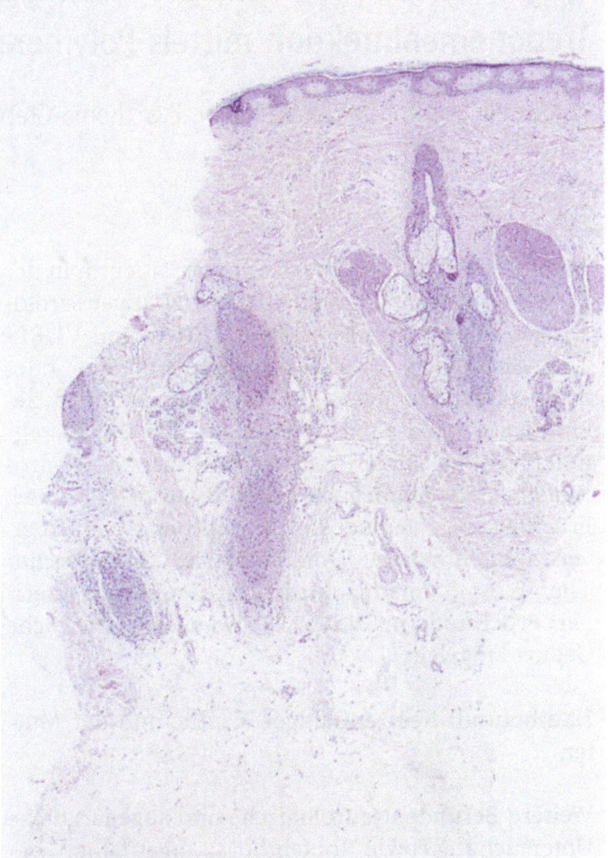

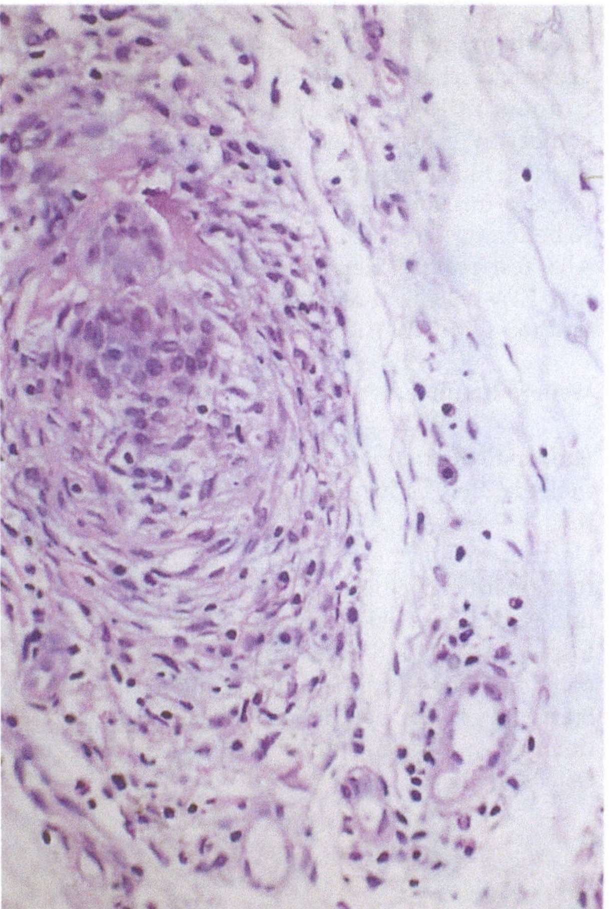

Rechts oben
Alopecia specifica diffusa: Dichte perifollikuläre Infiltrate, Terminalfollikel überwiegend im Katagenstadium

Rechts unten
Infiltration des Haarfollikels mit lymphohistiozytären Zellen, vereinzelt Plasmazellen im Infiltrat

Totgeburt bei Lues connata – Nachweis einer generalisierten Treponemeninfektion mittels Polymerasekettenreaktion (PCR)

Vorgestellt von Eva-Maria Schlüpen, Eva Thoma-Greber, Matthias Volkenandt und Michael Meurer

Anamnese: 21jährige amerikanische Patientin in der 24. Schwangerschaftswoche. Bei auswärtiger serologischer Untersuchung reaktiver TPHA- und VDRL-Test. Anamnestisch keine Hinweise auf Haut- oder Schleimhautveränderungen des Primär- oder Sekundärstadiums einer Syphilis. In der Ultraschalluntersuchung fetaler Aszites, beginnender Hydrozephalus, Hepatomegalie sowie Hydrops placentae. Fruchtwasseruntersuchung und intrauterine Nabelvenenblutentnahme. Trotz sofortiger antibiotischer Therapie mit Chemizolpenizillin G i. m. intrauteriner Fruchttod; in der 27. Schwangerschaftswoche Geburt eingeleitet.

Hautbefund: Kein auffälliger Hautbefund der Mutter.

Weitere Befunde: Neurologische und augenärztliche Untersuchung sowie Röntenthorax unauffällig.

Laborbefunde: Luesserologie der Mutter, 27. Schwangerschaftswoche: TPHA reaktiv, Titer 1:10 000; VDRL reaktiv, Titer 1:8; IgG-FTA-ABS-Test kompetitiv gehemmt; 19S-IgM-FTA-ABS-Test reaktiv. HIV-ELISA negativ. Sonstige erhobene Laborparameter im Normbereich. Luesserologie des Feten: Nabelschnurblut: IgG-FTA-ABS- und IgM-FTA-ABS-Test reaktiv. Herzblut: TPHA, IgG-FTA-ABS-, IgM-FTA-ABS-Test reaktiv. Aszites: TPHA, VDRL und 19S-IgM-FTA-ABS-Test reaktiv.

Weitere Befunde

Pathologisch-anatomischer Befund: (Institut für Pathologie der Ludwig-Maximilians-Universität. Direktor: Prof. Dr. U. Löhrs)
Unreifer männlicher Fetus mit allgemeiner Wachstumsretardierung besonders von Herz, Lunge, Niere und Nebenniere bei gleichzeitig bestehender Hepatosplenomegalie. Direkter Nachweis von Treponema pallidum in der Versilberungstechnik nach Warthin-Starry wegen der bereits fortgeschrittenen Mazeration und Autolyse nicht durchführbar. Zeichen einer Osteochondritis.

Molekulare Analyse fetaler Gewebeproben mittels Polymerasekettenreaktion (PCR): Es wurden jeweils 5–10 10 µg dicke Schnitte formalinfixierter und paraffineingebetteter fetaler Gewebeproben von Leber, Milz, Schilddrüse, Lunge, Knochen und von der Plazenta analysiert. Mittels geschachtelter (nested) PCR wurde ein 196 Basenpaare großes Fragment eines für Treponema pallidum spezifischen Gens amplifiziert. Nach gelelektrophoretischer Auftrennung der PCR-Produkte und Färbung mit Ethydiumbromid zeigte sich im ultravioletten Licht bei allen analysierten Gewebeproben mit Ausnahme des Knochens eine deutliche Bande der erwarteten Größe. Die Spezifitätskontrolle erfolgt durch Schneiden der PCR-Produkte mit einem Restriktionsenzym.

Kommentar: Aufgrund umfassender serologischer Untersuchungen im Rahmen der Schwangerschaftsvorsorge ist die Lues connata in Deutschland ein seltenes Ereignis. Im Rahmen der ansteigenden Syphilisinzidenz wird jedoch in den USA wieder häufiger diese schwerwiegende Schwangerschaftskomplikation beobachtet. Häufig finden sich bei der Schwangeren außer einer reaktiven Syphilissuchreaktion keinerlei klinische Erscheinungen oder allenfalls unspezifische Symptome. In solchen Fällen muß zwischen einer behandlungsbedürftigen auf das Kind übertragbaren Lues und einer Seronarbe unterschieden werden. Dies ist durch den Nachweis von Treponema-pallidum-spezifischen IgM-Antikörpern mit Hilfe des 19S-IgM-FTA-ABS-Tests möglich. Bei frischer Infektion der Mutter während der Schwangerschaft kommt es häufig im 7. bis 8. Schwangerschaftsmonat zum Fruchttod. Ob bei behandlungsbedürftiger Lues der Mutter der Fetus bereits infiziert ist, kann serologisch am fetalen Blut festgestellt werden. Treponema pallidum läßt sich am mazerierten und autolytischen Gewebe totgeborener Kinder durch konventionelle Techniken nicht zeigen, wie bei der vorgestellten Patienten. Hier kann die PCR, unabhängig von der Beschaffenheit des Gewebes, Treponema pallidum direkt in den befallenen Organen nachweisen und pathogenetisch den Zusammenhang zwischen Spirochäteninfektion

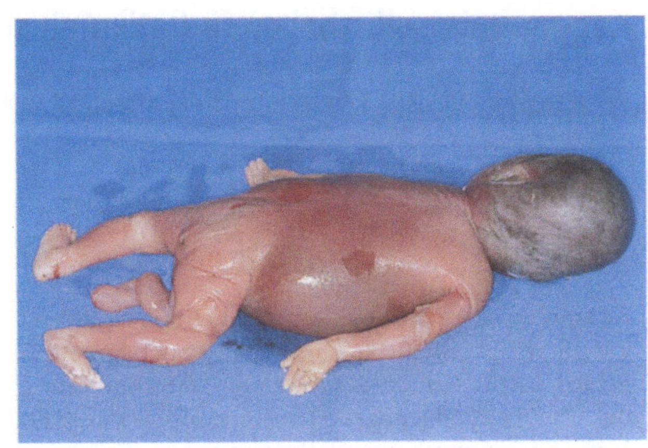

Totgeburt bei Lues connata

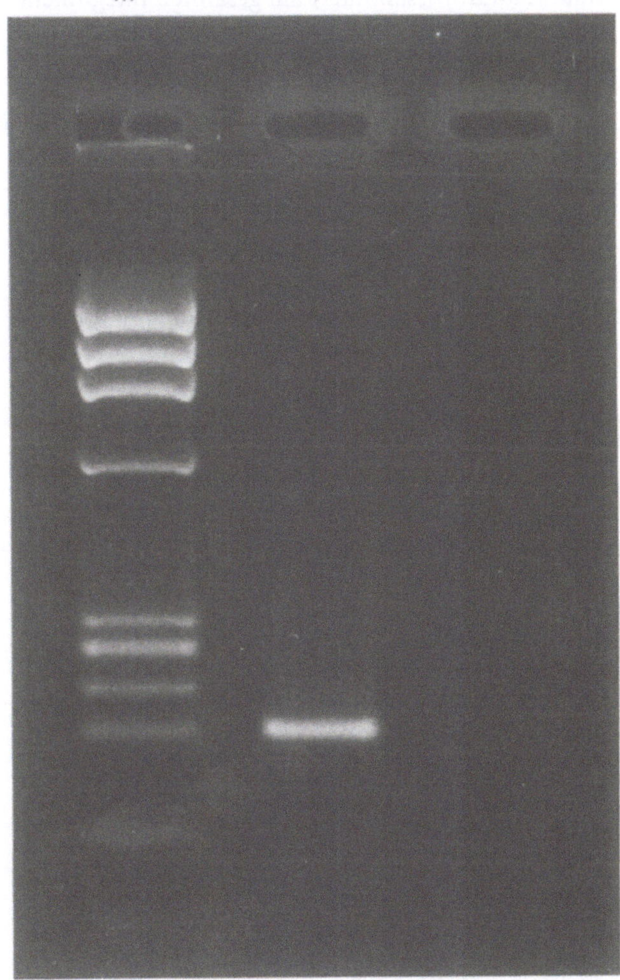

Gelelektrophoretische Darstellung eines durch PCR amplifizierten 196 Basenpaare großen Fragments eines für Treponema pallidium spezifischen Gens

und Fruchttod beweisen, auch wenn typische Veränderungen der Lues connata wie Feuersteinleber oder Pneumonia alba fehlen. Darüber hinaus eignet sich die PCR zur pränatalen Diagnostik. Treponema-pallidum-spezifische DNS im Nabelschnurblut oder Chorionzottenpunktat weist auf eine fetale Infektion hin, lange bevor Antikörper beim Feten nachweisbar werden.

Literatur

1. Epstein H, King CR (1985) Diagnosis of congenital syphilis by immunofluorescence following fetal death in utero. Am J Obstet Gynecol 152: 689–690
2. From the Centers for Disease Control (1991): Primary, secondary syphilis - US, 1981–1990, JAMA 265: 2940
3. Holzmann HP, Meurer M, Braun-Falco O (1987) Aussagekraft des 19S-IgM-FTA-ABS für die Diagnostik und Therapie der Syphilis. Hautarzt 38: 76–81
4. Hsu PL, Chamberlain NR, Orth K et al. (1989) Sequence analysis of the 47-kilodalton major integral membran immunogen of treponema pallidum. Infect Immunol 57: 196–203
5. Tillman J (1992) Syphilis. An old disease, a contemporary problem. J Obstet Gynecol 21: 209–213
6. Zenker PN, Berman SM (1991) Congenital syphilis: Trends and recommendations for evaluation and management. Pediatr Infect Dis J 10: 516–522

Kongenitale selbstheilende Retikulohistiozytose

Vorgestellt von Ursula Peterseim, Wilhelm Stolz, B. Löwe, P. Peller und Michael Meurer

Anamnese: Eine Woche alter weiblicher Säugling in gutem Allgemeinzustand, nach normaler Spontangeburt in die Kinderklinik verlegt. Zur Abklärung der Hautveränderungen konsiliarisch vorgestellt. Familienanamnese unauffällig.

Hautbefund: Disseminiert am gesamten Integument zahlreiche, scharf begrenzte, rotbraune, weiche, wenige Millimeter bis einige Zentimeter große Papeln und Knoten auf gerötetem Grund, zum Teil zentral ulzeriert und mit hämorrhagischer Kruste bedeckt. Schleimhäute nicht befallen. Durch Reiben lassen sich keine Urticae induzieren.

Histopathologie: Fokale Ulzeration der Epidermis mit Parakeratose und Kerntrümmern. In der Dermis dichtes Infiltrat aus histiozytären Zellen mit großem Zellkern und prominenten Nukleoli sowie eosinophilem Zytoplasma. Vereinzelt multinukleäre Riesenzellen. Immunhistochemisch sind die Zellen positiv für CD1a, CD68, Mac387, α-1-Antichymotrypsin und negativ für CD3, CD20, CD30, Lysozym und S100.

Elektronenmikroskopie: Im Infiltrat zahlreiche Zellen mit großem Zytoplasma und teils nierenförmigen Kernen. Birbeck-Granula in etwa 20 % der Zellen. Daneben myelinartige Einschlußkörperchen, vereinzelt auch kommaartige Einschlüsse im Zytoplasma.

Laborbefunde: Routinelaborparameter in der Norm außer einer Leukozytose von 39/nl bei Geburt (Norm bis 30/nl), bei Kontrolle deutlich rückläufig. Serologische Untersuchungen auf konnatale Infektionen durch Röteln, Listerien, Toxoplasmose und Cytomegalie negativ.

Weitere Befunde: Sonographie von Schädel, Abdomen und Hüften sowie Röntgen von Schädel und Thora ohne pathologischen Befund.

Verlauf: Die Hautveränderungen waren bereits in der ersten Lebenswoche ohne Therapie deutlich rückläufig. Nach vier Monaten waren bis auf drei Läsionen, die sich noch in Regression befanden, alle Herde narbenlos abgeheilt.

Kommentar: Die kongenitale selbstheilende Retikulohistiozytose wurde erstmals von Hashimoto und Pritzker 1973 beschrieben. Die wichtigsten diagnostischen Kriterien umfassen: Kongenitales oder perinatales Auftreten von meist multiplen, disseminiert verteilten, braun-roten, symptomlosen Papeln oder Knoten sowie Fehlen einer systemischen Beteiligung. Histopathologisch sind große dermale histiozytäre Zellen mit eosinophilem Zytoplasma charakteristisch. Immunhistologisch sind diese CD1a- und S-100-positiv. Elektronenmikroskopisch lassen sich Birbeck-Granula und myelinartige Einschlußkörperchen in etwa 10–20 % der Langerhans-Zellen nachweisen.
Die klinische Differentialdiagnose umfaßt Mastozytome, juvenile Xanthogranulome, benigne zephalische Histiozytosen, andere Formen der Langerhans-Zell-Histiozytosen und disseminierte Infektionen mit Beteiligung der Haut. Da keine Urticae induziert und histologisch keine Mastzellen nachgewiesen werden konnten, war die Diagnose Mastozytome ausgeschlossen. Juvenile Xanthogranulome ulzerieren nur selten und heilen deutlich langsamer ab. Sie zeigen elektronenmikroskopisch keine Langerhans-Granula. Auch typische Touton-Riesenzellen waren bei unserer Patientin nicht nachweisbar. Auch bei der benignen zephalischen Histiozytose, die üblicherweise erst 6–12 Monate nach Geburt auftritt, sind keine Langerhans-Granula nachzuweisen. Die Abgrenzung gegenüber anderen Langerhanszell-Histiozytosen kann schwierig sein, da histologisch, immunhistochemisch und ultrastrukturell ähnliche Befunde erhoben werden können. Wegweisend für die Diagnose der kongenitalen selbstheilenden Retikulohistiozytose ist der klinische Verlauf mit der raschen spontanen Regression der Hautveränderungen und das Fehlen einer systemischen Beteiligung.

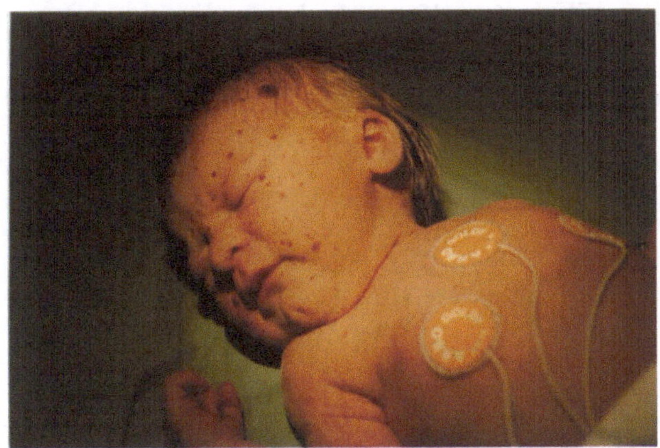

Neugeborenes mit kongenitaler selbstheilender Retikulohistiozytose

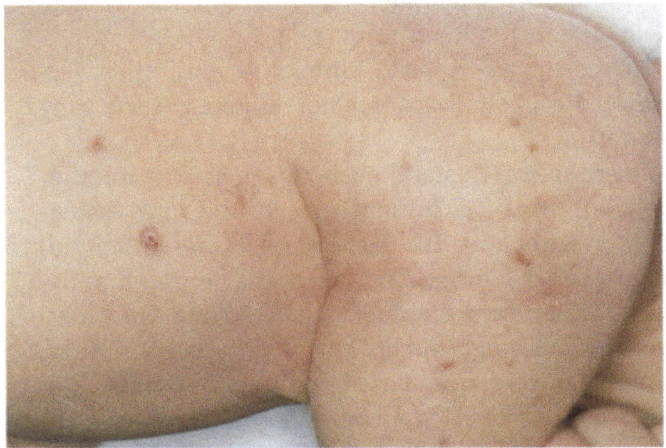

Disseminierte Papeln, bereits in Rückbildung beim eine Woche alten Säugling

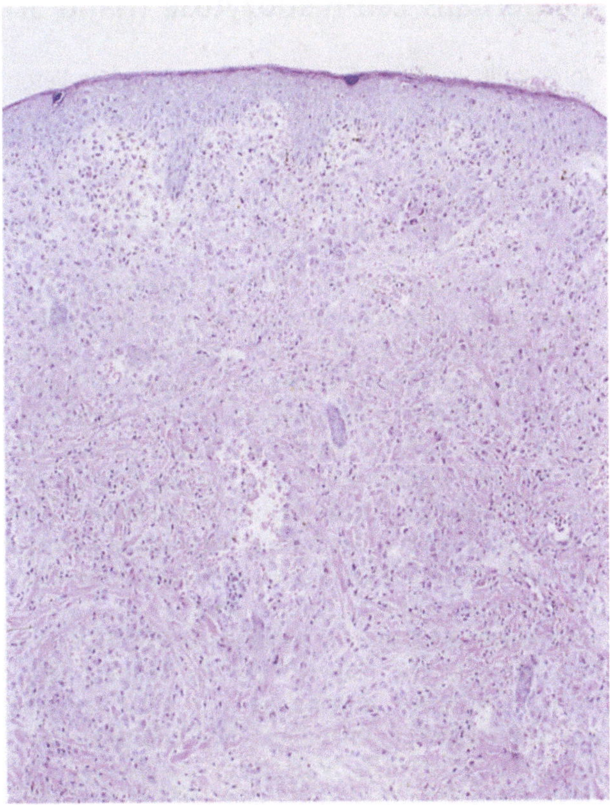

In der Übersicht diffuses Infiltrat, das bis an die Epidermis heranreicht, histiozytäre Zellen mit eosinophilem Zytoplasma, vereinzelt multinukleäre Riesenzellen

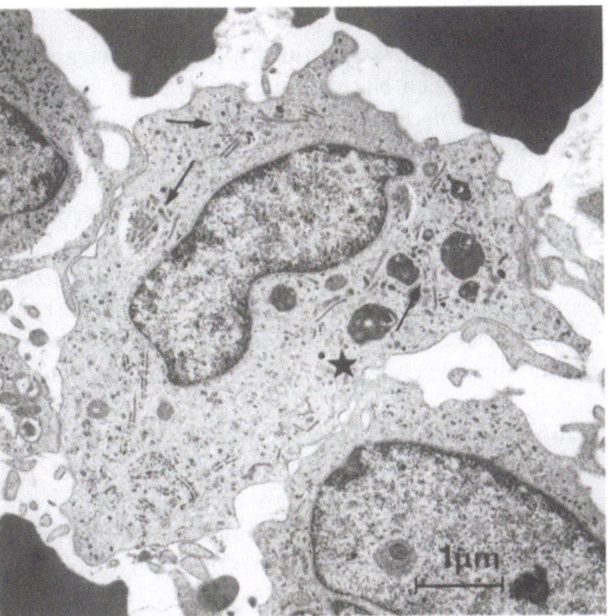

Elektronenmikroskopisch zahlreiche Zellen mit nierenförmigen Kernen, Birbeck-Granula (→), kommaartigen Einschlüssen (→) und myelinfigurenartigen Einschlußkörperchen (*)

Literatur

1. Berger TG, Lane AT, Headington JT et al. (1986) A solitary variant of congenital self-healing reticulohistiocytosis: Solitary Hashimoto-Pritzker disease. Pediatr Dermatol 3: 230–236
2. Gianotti F, Caputo R (1985) Histiocytic syndromes: A review. J Am Acad Dermatol 13: 383–404
3. Hashimoto K, Pritzker MS (1973) Electron microscopic study of reticulohistiocytoma. An unusual case of congenital, self-healing reticulohistiocytosis. Arch Dermatol 107: 263–270
4. Hashimoto K, Takahashi S, Lee RG, Krull EA (1984) Congenital self-healing reticulohistiocytosis. J Am Acad Dermatol 11: 447–454
5. Rufli T, Fricker HS (1979) Kongenitale, selbstheilende Retikulohistiozytose. Z Hautkr 54: 554–558
6. Wood GS, Haber RS (1993) Novel histiocytoses considered in the context of histiocyte subset differentiation. Arch Dermatol 129: 210–214

Langerhans-Zell-Histiozytose (Hand-Schüller-Christian-Krankheit)

Vorgestellt von René Chatelain, Franz Nachbar, Peter Kind und Hans Christian Korting

Anamnese: 24jährige Patientin, 1985 erstmals Auftreten von schmerzhaften Erosionen im Genitalbereich, später auch an der Mundschleimhaut. Zusätzlich kleine, krustenbedeckte, stark juckende Papeln an der Kopfhaut, später auch in der Leistengegend, in den Achselhöhlen, an der Brust und im Gesicht. Vermehrte Talgproduktion und eitriger Ausfluß aus den Gehörgängen (Otitis media). Ebenfalls seit 1985 zunehmend starkes Durstgefühl, vermehrte Flüssigkeitsaufnahme und erhöhte Urinausscheidung. 1992 zweimaliger Spontanpneumothorax.
1989 wurde die Diagnose Langerhans-Zell-Histiozytose mit Diabetes insipidus gestellt. Seither mehrmalige stationäre Aufenthalte mit verschiedenen Therapieversuchen ohne deutliche Heilungstendenz (Glukokortikosteroide, Vincristin, Azathioprin, Cyclosporin A, UVA, Röntgenweichstrahlen). 1993 Vorstellung in der Dermatologischen Universitätsklinik in Mailand bei Prof. Dr. R. Caputo und Therapie mit Vinblastin. Seit August 1993 Fortführung dieser Therapie in unserer Klinik.

Hautbefund: Am Kapillitium, über die Haargrenze reichend, in den Nasolabialfalten und am Kinn, in den seborrhoischen Arealen des Stammes und intertriginös rötliche, dichtstehende, stecknadelkopfgroße Papeln und konfluierende Plaques mit gelblicher Schuppung und hämorrhagisch-eitrigen Krusten. Genital und inguinal ebenfalls dichtstehende, zum Teil zu Plaques konfluierende Papeln mit vereinzelten Erosionen und Ulzerationen mit hämorrhagisch-eitrigen Krustenauflagerungen. An der Mundschleimhaut vereinzelt scharf begrenzte Erosionen.

Laborbefunde: BKS 30/76 mm n. W., Hb 8,3–10,6 g/dl, Leukozyten 2,8/nl (therapiebedingt), sonst im Normbereich, Thrombozyten 45/nl, Lymphozytentypisierung: absolute Lymphopenie, CD8-Anteil 51 % (gering erhöht), CD4/CD8-Ratio 0,6 (erniedrigt). Serumchemie im Normbereich.

Weitere Befunde

Bakteriologischer Befund: Aus Abstrichmaterial der Hautveränderungen wiederholt Nachweis von Staphylococcus aureus, Pseudomonas aeruginosa, Proteus mirabilis, Klebsiella pneumoniae.

Konsiliarische Befunde: Augenärztliches Konsil: Kein Anhalt für Raumforderung.
HNO-ärztliches Konsil: Mittelohr- und Innenohrschwerhörigkeit links, rechter äußerer Gehörgang vernarbt.
Röntenthorax (Zustand nach 2maligem Pneumothorax): Streifige Zeichnungsvermehrung und wabenartige Aufhellung rechtes Unterfeld, vereinbar mit beginnender Fibrosierung mit lokalisiertem Emphysem. Skelettszintigraphie (1991): Fokale Knochenstoffwechselsteigerungen lateral am rechten Auge, lateral Mastoid beidseits, Maxilla, Mandibula. Wegen der starken Anreicherung untypisch, jedoch verdächtig auf spezifische Knocheninfiltration vor allem am rechten Auge und rechten Mastoid beidseits.
Röntgen Schädel, kraniales Computertomogramm, Kernspintomogramm des Schädels: Ohne pathologische Befunde, insbesondere unauffällige Hypothalamus-Hypophysen-Region.
Knochenmarksbiopsie (1990): Plasmazelluläre Reaktion, kein sicherer Anhalt für Knochenmarksinfiltration.

Histopathologie: Fokale Erosion der Epidermis mit Auflagerungen aus Fibrin, Kerntrümmern und eosinophilen Granulozyten. An zwei Stellen subepidermal ausgeprägtes Ödem und atypische Zellen, mit reichlich Zytoplasma und großen, teilweise nierenförmigen Kernen. Vereinzelt eosinophile Granulozyten. Im oberen Korium Infiltrat vor allem aus Plasmazellen.
Immunhistologisch sind die atypischen Zellen positiv für CD1a und α-1-Antichymotrypsin.

Elektronenmikroskopie: Im mittleren und oberen Korium starke Proliferation von großen Zellen mit

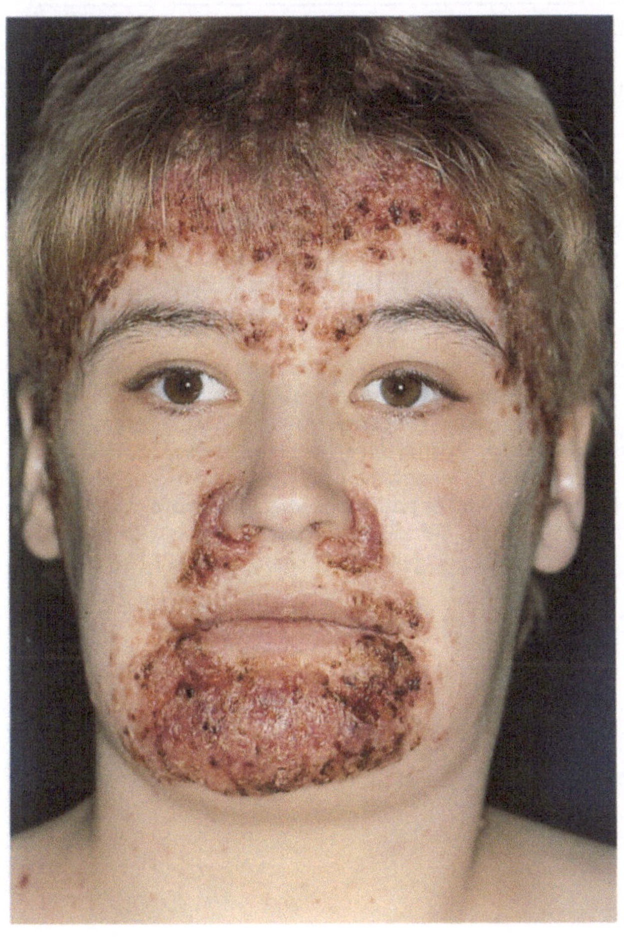

Langerhans-Zell-Histiozytose

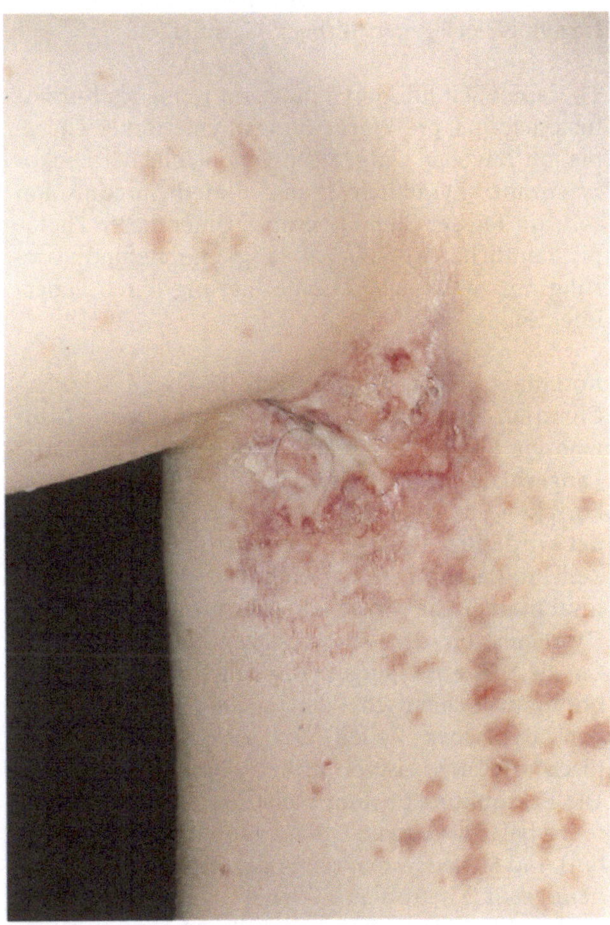

Langerhans-Zell-Histiozytose:
Konfluierende Papeln und Ulzeration axillär

hellem Zytoplasma, nierenförmigen Kernen, und intrazellulär gelegenen Birbeck-Granula.

Therapie: Seit Juli 1993 Vinblastin 10 mg als Kurzinfusion einmal pro Woche und antiemetischer Therapie mit Navoban 5 mg. Strenge Kontrolle der Leukozytenzahl. Zusätzlich 25 mg 6-Methylprednisolon i. m. am Tag der Chemotherapie. Unter dieser Therapie deutliche, wenn auch langsame Befundbesserung mit zeitweiser Verschlechterung durch Superinfektionen.

Kommentar: Die Histiozytosis X (Hand-Schüller-Christian-Syndrom) gehört zur Gruppe I der Histiozytosen. Die proliferierenden Zellen sind atypische Langerhans-Zellen, weswegen die Histiozytosis X korrekter als Langerhans-Zell-Histiozytose bezeichnet wird. Die Ätiologie der reaktiven Langerhans-Zell-Proliferation ist unbekannt. Diskutiert werden immunologische Ursachen wie zum Beispiel eine Dysregulation der Zytokinproduktion. Beweisend für die Diagnose Langerhans-Zell-Histiozytose sind immunhistochemisch der Nachweis von CD1a auf den atypischen Zellen und elektronenmikroskopisch der Nachweis von Birbeck-Granula.

Die Erkrankung beginnt meist in der Kindheit, seltener bei Erwachsenen. Haut (30–40 % der Patienten) und Skelettsystem (80 % der Patienten) sind am häufigsten betroffen. Weiter können Ohren, Schleimhäute oral und genital, Knochenmark (Panzytopenie), Lungen (Pneumothorax), Leber (Hepatomegalie, Aszites), Gastrointestinaltrakt (Diarrhoe) befallen sein. Charakteristisch ist ein Diabetes insipidus.

Differentialdiagnostisch muß bei geringer Ausprägung der Hautveränderungen an ein seborrhoisches Ekzem gedacht werden, bei stärkerer Ausprägung an juvenile Xanthogranulome oder disseminierte Xanthome.

Die Therapie richtet sich nach der Ausdehnung des Befalls. Isolierter Hautbefall kann mit Glukokortikosteroiden lokal und systemisch oder PUVA-Therapie behandelt werden. Lokal desinfizierende Maßnahmen sind angezeigt. Bei systemischer Langerhans-Zell-Histiozytose wird eine systemische Chemotherapie empfohlen (Vincristin, Vinblastin, Methotrexat, Cyclosporin A) eventuell kombiniert mit Glukokortikosteroiden. Die Prognose wird durch den Umfang des Organbefalls bestimmt und ist in höherem Manifestationsalter, wie bei unserer Patientin, günstiger. Der Verlauf kann akut oder chronisch progressiv aber auch stationär sein. Auch Spontanremission wurde beschrieben.

Literatur

1. Caputo R, Gianotti R, Monti M (1987) Nodular »pure« histiocytosis X in an adult. Arch Dermatol 123: 1274–1275
2. Chu AC, D'Angio GJ, Favara B et al. (1987) Histiocytosis syndromes in children. Lancet I: 208–209
3. Gianotti F, Caputo R (1985) Histiocytic syndromes; a review. J Am Acad Dermatol 13: 383–404
4. Groh V, Gardner H, Radasziewicz T et al. (1988) The phenotypic spectrum of histiocytosis XX cells. J Invest Dermatol 90: 441–447
5. McLelland J, Broadbent V, Yeomans E, Malone M, Pritchard J (1990) Langerhans cell histiocytosis: the case for conservative treatment. Arch Dis Child 65: 301–303
6. Rivera-Luna R, Martinez-Guerra G, Altamiro-Awarez E et al. (1988) Langerhans cells histiocytosis: clinical experience with 124 patients. Pediatr Dermatol 5: 145–150
7. Simmons PS, World LE, Ivebach LR (1981) Prognostic factors and management of histiocytosis X. J Pediatr 98: 1023

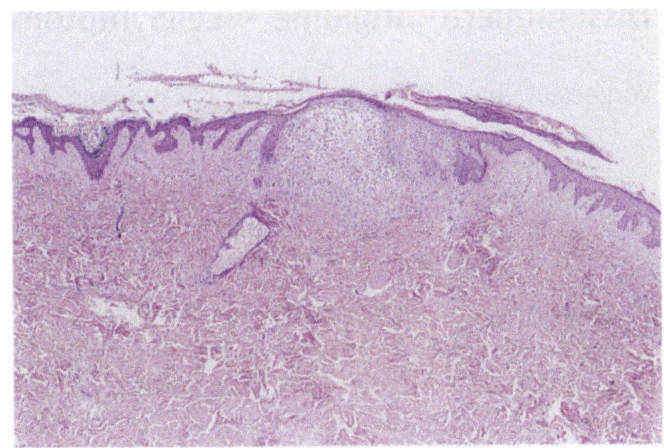

In der Übersicht scharf begrenztes epidermotrop gerichtetes histiozytäres Infiltrat

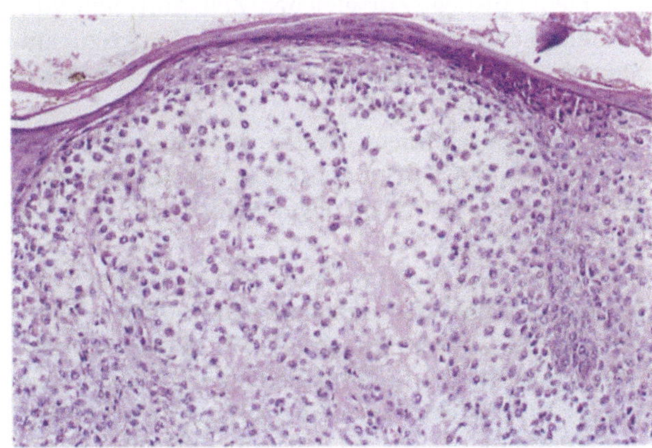

Epidermotrop gerichtetes Infiltrate aus nierenförmigen Zellen mit großem Zytoplasma

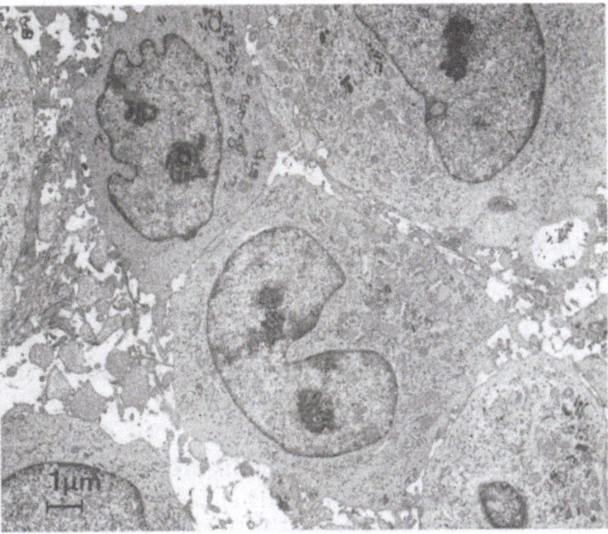

Elektronenmikroskopie: Dermal gelegenes Infiltrat aus zahlreichen großen Zellen mit hellem Zytoplasma und nierenförmigen Kernen; intrazytoplasmatisch Birbeck-Granula nachweisbar

Disseminierte Angiome – Leitsymptom des Morbus Fabry

Vorgestellt von Carl Georg Schirren, J. Nasemann, Martin Schaller, Martin Röcken und C. A. Schirren

Anamnese: A. K. 33jähriger Patient. Seit dem 8. Lebensjahr besonders nach körperlicher Anstrengung oder fieberhaften Infekten ziehende und dumpfe Schmerzen an Händen und Füßen. Trockene Haut, verminderte Schwitzfähigkeit und Hitzeintoleranz mit Fieberanstieg. Zur gleichen Zeit Auftreten von lividen Erythemen und rötlichen Punkten am Stamm. Seit etwa 15 Jahren »essentielle Hypertonie«, mit Atenolol 50 eingestellt.
L. K. 25jähriger Patient, Bruder von A. K. Seit dem 10. Lebensjahr ähnliche Anamnese wie beim Bruder. Seit 8 Jahren »essentielle Hypertonie« mit Atenolol 50 eingestellt.
I. K. 54jährige Patientin, Mutter von A. K. und L. K. Seit dem 9. Lebensjahr rezidivierendes Auftreten von Schmerzattacken an Händen und Füßen nach körperlicher Anstrengung oder fieberhaften Infekten. Ein Bruder der Patientin soll ähnliche Hauterscheinungen und Symptome wie A. K. und L. K. aufgewiesen haben; er verstarb mit 50 Jahren an einem Herz-Kreislauf-Versagen. Die Mutter der Patientin hatte ähnliche Symptome ohne weitere Hauterscheinungen.

Hautbefund: Patient A. K. und L. K.: Am Stamm mit Betonung der Periumbikal- und Lendenregion, in den Leisten sowie am Skrotum retikuläre, lividrote, diffuse Erytheme und einzelne wenige Millimeter große, dunkelrote, nicht ausdrückbare Maculae. Fokal diskrete Schuppung. An den Konjunktiven einzelne geschlängelte Teleangiektasien mit kleineren hernienartigen Aussackungen.
Bei Patient A. K. gleichartige Hauterscheinungen an den Palmae und an der Unterlippe mit Übergang auf die Mundschleimhaut.
Patientin I. K.: In der Periumbilikalregion sowie an den Oberschenkeln streckseitig einzelne wenige Millimeter große, dunkelrote nicht ausdrückbare Maculae. Konjunktiven unauffällig.

Histopathologie: Patient A. K., L. K. und I. K.: Unauffällige Epidermis. In der papillären Dermis Nachweis von vermehrten und dilatierten Kapillaren, die von einem spärlichen entzündlichen Infiltrat aus Lymphozyten und Histiozyten umgeben sind.

Laborbefunde: Patient A. K.: Eiweiß im Urin (30 mg/dl), Harnsäure 9,1 mg/dl. Alle übrigen Routinelaborparameter im Normbereich.
Patient L. K.: Bilirubin 1,4 mg/dl. Alle übrigen Routinelaborparameter einschließlich des Urinstatus im Normbereich.
Patientin I. K.: Bilirubin 1,2 mg/dl. Alle übrigen Routinelaborparameter einschließlich des Urinstatus im Normbereich.
Bei allen 3 Patienten Polarisation des Urins unauffällig.

Elektronenmikroskopie: Patient A. K., L. K., I. K.: Im Semidünnschnitt am osmiumfixierten Gewebe Nachweis von intrazytoplasmatischen Einschlußkörperchen in den Endothelzellen der Gefäße, in den glatten Muskelzellen der Gefäßwand und in den Nervenscheiden. Bei höherer Vergrößerung sind konzentrische lamelläre Einschlußkörperchen mit typischen 40–50 ì breiten Banden erkennbar.

Weitere Befunde

Enzymaktivität: Im Serum der Patienten wurde die α-Galaktosidase A bestimmt (Prof. Dr. M. Cantz, Institut für Pathochemie und Allgemeine Neurochemie der Universität Heidelberg) Referenzbereich: 64–149 %.
Patient A. K.: Enzymaktivität 9 % der Norm
Patient L. K.: Enzymaktivität 4 % der Norm
Patient I. K.: Enzymaktivität 18 % der Norm
Beurteilung: Patient A. K., L. K.: Vereinbar mit Morbus Fabry
Patientin I. K.: Vereinbar mit Heterozygotenstatus bei Morbus Fabry

Augenärztliche Untersuchung: Patient A. K.: Kaliberschwankungen der Bindehautgefäße mit Mikroaneurysmata. Mäßige Tortuositas vasorum am Fundus beidseits. Angedeutete streifenförmige Korneatrübung (Cornea verticillata). Speichenartige Trübung im hinteren Linsenabschnitt.
Patient L. K.: Kaliberschwankungen der Bindehautgefäße mit Mikroaneurysmata. Mäßige Tortuositas

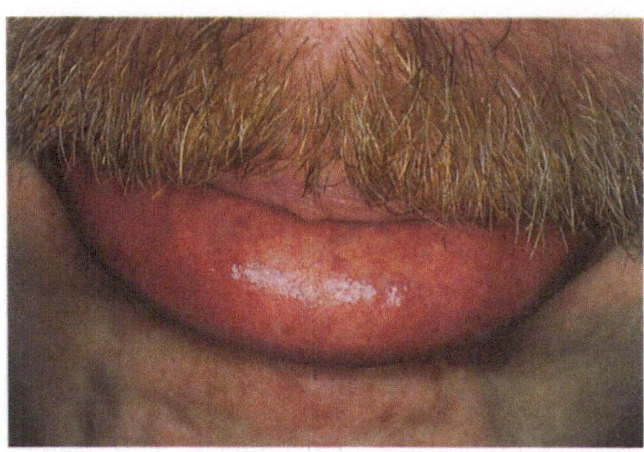

Morbus Fabry: Angiome an Unterlippe

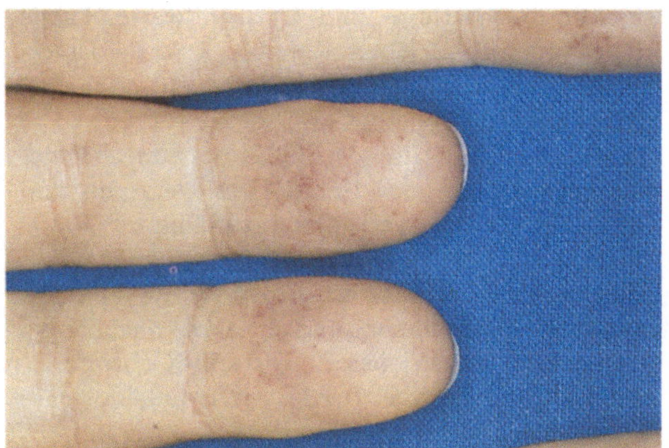

Morbus Fabry: Teleangiektasien und kleine Angiome an Fingerendgliedern

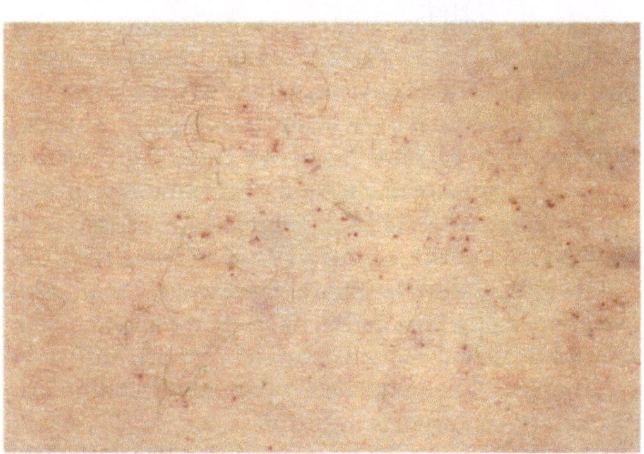

Morbus Fabry: Disseminierte Angiome und retikuläres Erythem an der Lendenregion

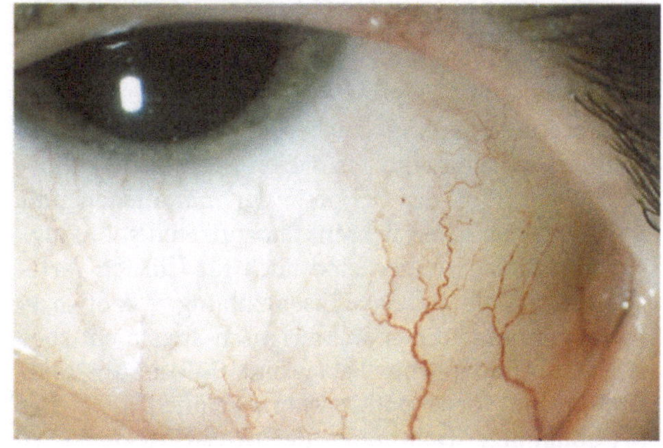

Morbus Fabry: Vermehrt geschlängelte und ampullenartig aufgetriebene Konjunktivalvenen

vasorum am Fundus beidseits. Angedeutete streifenförmige Korneatrübung (Cornea verticillata). Linsen unauffällig.
Patient I. K.: Bindehäute unauffällig. Tortuositas vasorum am Fundus links. Deutliche streifenförmige Korneatrübung (Cornea verticillata).
Beurteilung: Patienten A. K., L. K. und I. K.: Gut vereinbar mit Morbus Fabry.

Internistische Untersuchung: Patienten A. K., L. K. und I. K.: Leicht reduzierte Kreatininclearance ohne veränderte Kreatinin- und Harnstoffwerte. Labile Hypertonie von Patient A. K. und L. K. In der Untersuchung zur Nervenleitgeschwindigkeit kein Hinweis für Polyneuropathie.
Bei Patient A. K. Hinweis für Tendopathie bei der Röntgenaufnahme der Hände. Das Herzecho und das EKG bei allen 3 Patienten unauffällig.

Kommentar: Der Morbus Fabry wurde erstmals 1898 von W. Anderson und J. Fabry unabhängig voneinander beschrieben und ist ein X-chromosomal-rezessiv vererbter Defekt der α-Galaktosidase A, einem lysosomalen Enzym, das die Ceramidtri-, -di und monohexoside spaltet. Der genetische Defekt ist auf dem langen Arm des X-Chromosoms lokalisiert (Xq21.33→Xq22). Es sind bisher 6 unterschiedliche Punktmutationen beschrieben (eine partielle Duplikation, 5 partielle Deletionen). Fehlt das Enzym oder ist seine Aktivität erniedrigt, werden die oben genannten Substanzen besonders in den Endothelien der Gefäße (Niere, Haut) abgelagert. Ein β-Galaktosidase- oder ein kombinierter β-Galaktosidase- und Neuraminidasemangel, aber auch eine normale Enzymaktivität der α-Galaktosidase kann klinisch als Angiokeratoma corporis diffusum erscheinen. Der Enzymdefekt kommt auch ohne Angiokeratoma corporis diffusum vor.
Zum typischen dermatologischen Erscheinungsbild des Morbus Fabry gehören Angiome an Haut und Schleimhäuten. Weiterhin entwickeln sich An- und Hypohidrose durch den Befall des autonomen Nervensystems. Die Folge ist eine krisenhafte Körpertemperatursteigerung nach Belastung. Plötzliche Schmerzattacken sind ein weiteres typisches klinisches Symptom, das bei 90 % der männlichen und 10 % der weiblichen Erkrankten auftreten soll. Polysaccharidablagerungen sind auch für Cornea verticillata und die diffuse Linsentrübung verantwortlich, Symptome die charakteristisch aber nicht spezifisch für den Morbus Fabry sind. Chloroquin kann eine solche Korneopathie wahrscheinlich über eine pH-abhängige Hemmung der α-Galaktosidase A nachahmen. Zeichen der Nierenbeteiligung sind nephrogene Hypertonie, Proteinurie (Malteserkreuz in der Polarisation) und schließlich Urämie. Herzbeteiligung ist häufig und zeigt sich als Überleitungsstörung, Angina pectoris, Kardiomyopathie oder Mitralklappenprolaps. Das voll ausgeprägte Syndrom kommt fast nur bei Männern vor. Frauen zeigen meist nur Augen- und Nierenveränderungen. Die Prognose ist mit Vorsicht zu stellen, da sich meist Urämie oder schwerwiegende kardiovaskuläre Probleme im 3.–5. Lebensjahrzehnt entwickeln können.
Eine spezifische Therapie existiert nicht. Auch eine Enzymsubstitution mit α-Galaktosidase A ist nicht möglich. Bei sehr starken Schmerzattacken kann Phenytoin oder Carbamazepin versucht werden. Da ein erhöhtes Risiko für embolische beziehungsweise thrombotische Prozesse besteht, kann prophylaktisch Azetylsalizylsäure bei kardiovaskulären Symptomen eingesetzt werden.

Literatur

1. Anderson W (1898) A case of angiokeratoma. Br J Dermatol 10: 113–117
2. Bernstein HS, Bishop DE, Astrin KG (1989) Fabry's disease: six gene rearrangements and an exonic point mutation in the α-galaktosidase gene. J Clin Invest 83: 1390–1399
3. Fabry J (1898) Ein Beitrag zur Kenntnis der Purpura haemorrhagica nodularis (Purpura papulosa haemorrhagica Hebrae). Arch Dermatol Syph 43: 187–191
4. Ishibashi A, Tsuboi R, Shinmei M (1984) β-Galactosidase and neuraminidase deficiency associated with angiokeratoma corporis diffusum. Arch Dermatol 120: 1344–1346
5. Luderschmidt C, Wolff HH (1980) Heterozygoter Morbus Fabry. Hautarzt 31: 372–375
6. Sakuraba H, Yanagawa Y, Igarashi T (1986) Cardiovascular abnormalities in Fabry's disease. Clin Genet 62: 285–287
7. Wallace HJ (1973) Anderson-Fabry disease. Br J Dermatol 88: 1–21

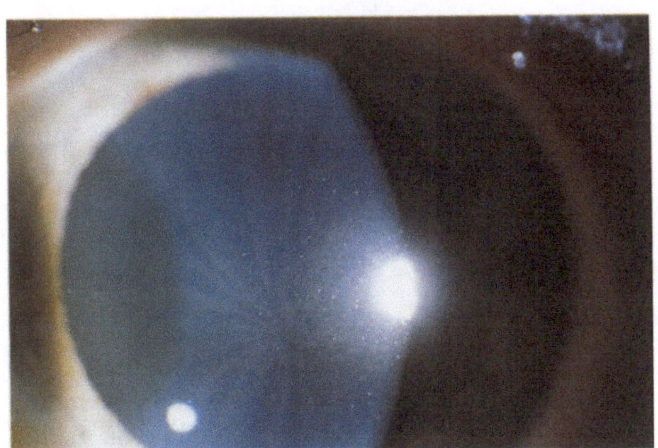

Cornea verticillata.
Spaltlampenuntersuchung

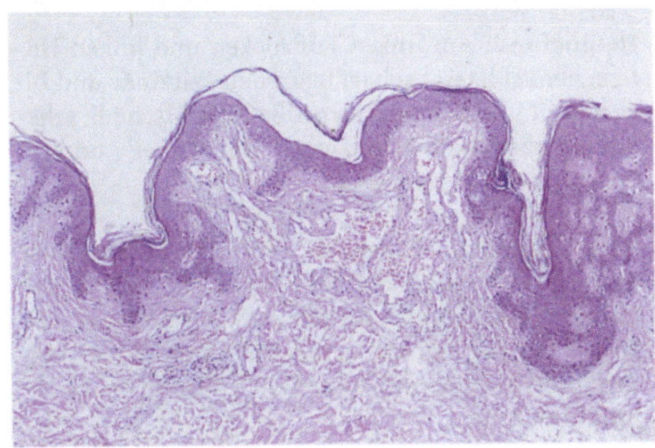

Histologie: In der oberen
Dermis Gefäßproliferation
mit Erythrozyten im Lumen

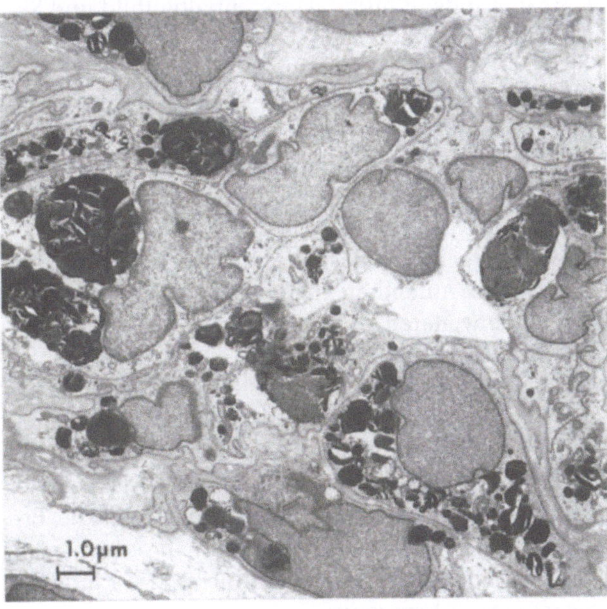

Elektronenmikroskopie:
In den Endothelzellen
Nachweis von intrazyto-
plasmatisch gelegenen
myelinfigurenartigen Ein-
schlußkörperchen

Porokeratosis Mibelli

Vorgestellt von Nicola Sizmann, Hella Schirren und Eva Thoma-Greber

Anamnese: 31jährige Patientin. Seit 20 Jahren symptomlose rötliche Flecken am linken Fußrücken und Unterschenkel. Keine weitere Ausdehnung. Familienanamnese unauffällig.

Hautbefund: Am linken Fußrücken und linken Unterschenkel lateral scharf begrenzte, zirzinär und bizarr konfigurierte 1–6 cm große atrophische Erytheme mit randständig erhabener Hornlamelle und pityriasiformer Schuppung.

Histopathologie: Fokal schlotförmige Parakeratose (kornoide Lamelle) der Epidermis mit Verlust des Stratum granulosum. Einzelne dyskeratotische Zellen. In der papillären Dermis unterhalb der kornoiden Lamelle lymphohistiozytäre Infiltrate bis an die Junktionszone.

Laborbefunde: Blutbild, Differentialblutbild und Serumchemie im Normbereich.

Therapie: Ein 3 cm durchmessendes Areal wurde mit 50 Impulsen mit CO_2-Laser (Leistung 8 W) behandelt. Ein gleichgroßes, angrenzendes Areal wurde kältechirurgisch mit 2 Zyklen von jeweils 10 s behandelt.
Therapieergebnis: Die Patientin hat sich seit dem stationären Aufenthalt nicht mehr vorgestellt; derzeit keine weiteren Angaben möglich.

Kommentar: Die Porokeratosis Mibelli ist eine seltene, umschriebene, chronisch persistierende Genodermatose mit Störung der epidermalen Differenzierung und parakeratotischer Verhornung. Sie wurde erstmals von Mibelli 1893 beschrieben. Die Erkrankung wird unregelmäßig dominant vererbt und kann in jedem Lebensalter auftreten. Das Kindesalter ist jedoch bevorzugt.
Von der Porokeratosis Mibelli sind andere Porokeratoseformen wie die Porokeratosis superficialis disseminata actinica, die Porokeratosis punctata palmaris et plantaris, die lineare Porokeratose und retikuläre Porokeratose zu unterscheiden.

Die Koexistenz verschiedener porokeratotischer Varianten ist möglich. Das gemeinsame Merkmal besteht in der Ausbildung parakeratotischer Hornleisten.
Die Entwicklung von Basaliomen, Morbus Bowen und spinozellulären Karzinomen auf lange bestehenden atrophischen Herden ist beschrieben. In Fibroblastenkulturen konnte eine Instabilität im Bereich des kurzen Armes des Chromosoms 3 gezeigt werden, die möglicherweise für die Entstehung von Malignomen auf Porokeratosen mitverantwortlich ist.
Die äußerliche Anwendung von Vitamin-A-Säure, 5-Fluorouracil, orale Gabe von Etretinat, Isotretinoin, Kryotherapie oder Kürettage waren nur mäßig erfolgreich. Bessere Ergebnisse erbrachte die oberflächliche Behandlung mit CO_2-Laser.

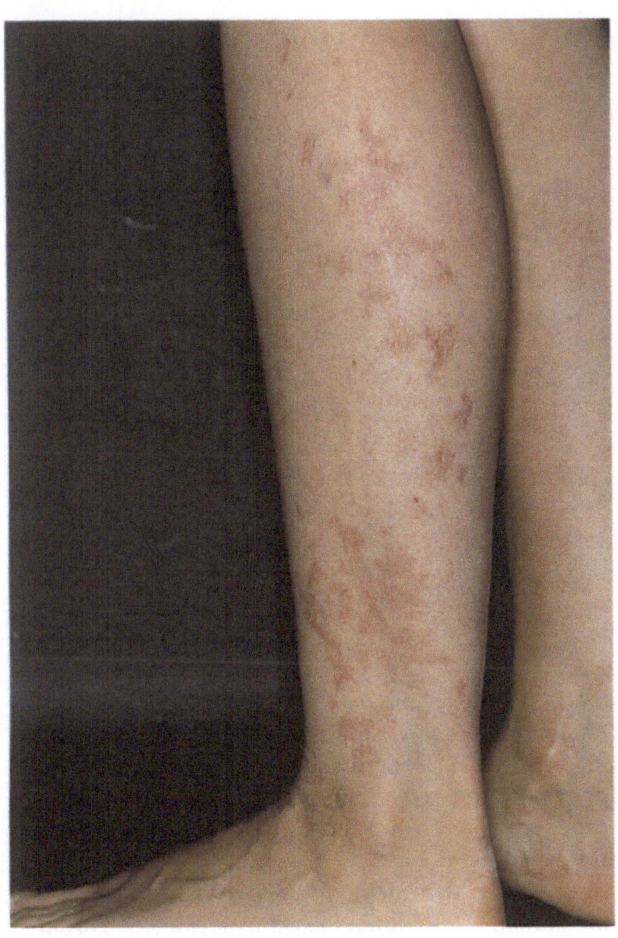

Porokeratosis: Mibelli am Unterschenkel

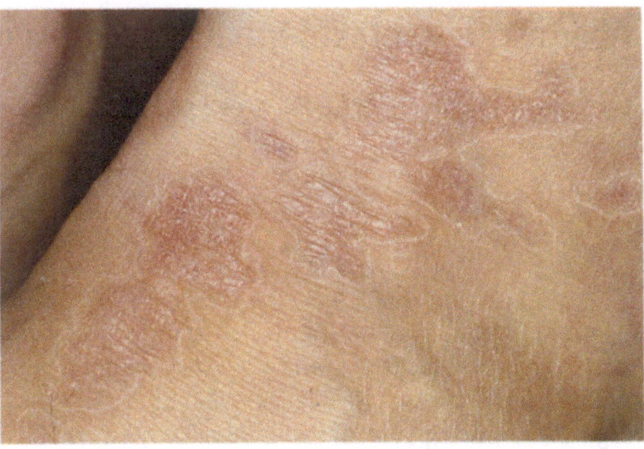

Porokeratosis Mibelli: Bizarr konfigurierte Erytheme mit randständiger kornoider Lamelle am Fußrücken

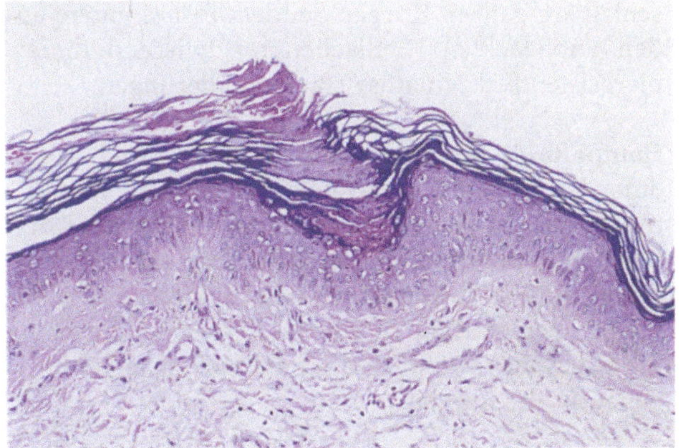

Porokeratosis Mibelli: Schlotförmige Parakeratose im Stratum corneum, diskretes Infiltrat in der oberen Dermis

Literatur

1. Apel HP, Kuhlwein A, Jänner M (1986) Porokeratosis linearis unilateralis (linear porokeratosis). Hautarzt 37: 284–286
2. Chernosky ME, Freeman RG (1967) Disseminated superficial actinic porokeratosis (DSAP). Arch Dermatol 96: 611–624
3. Dover JS, Phillips TJ, Burns DA, Krafchik BR (1986) Disseminated superficial actinic porokeratosis: Coexistence with other porokeratotic variants. Arch Dermatol 122: 887–889
4. Guss SB, Osborn RA, Lutzner MA (1971) Porokeratosis plantaris, palmaris, et disseminata: a third type of porokeratosis. Arch Dermatol 104: 366–373
5. Helfman RJ, Poulos EG (1985) Reticulated porokeratosis: a unique variant of porokeratosis. Arch Dermatol 121: 1542–1543
6. Leache A, Soto de Delas J, Vazquez Doval J, Lozano MD, Quintanilla E (1991) Squamous cell carcinoma arising from a lesion of disseminated superficial actinic porokeratosis. Clin Ep Dermatol 16: 460–462
7. Lestringant GG, Berge T (1989) Porokeratosis punctata palmaris et plantaris. Arch Dermatol 125: 816–819
8. Merkle T, Hohenleutner U, Braun-Falco O, Landthaler M (1992) Reticulate porokeratosis – successful treatment with CO_2-Laser vaporization. Clin Exp Dermatol 17: 178–181
9. Mibelli Y (1883) Contributo aalo estudio della ipercheratosi dei canali sudoferi (porokeratosis). G Ital Mal Ven Tell 28: 313–355
10. Rahbari H, Cordero AA, Mehregan AH (1974) Linear porokeratosis. Arch Dermatol 109: 526–528
11. Steger O, Schwab U, Braun-Falco O, Kind P, Plewig G (1985) Porokeratosis plantaris et disseminata. Hautarzt 36: 403–407

Allergische Kontaktdermatitis auf ätherische Öle bei Aromatherapie

Vorgestellt von Hans Christian Korting und Martin Schaller

Anamnese: 49jähriger Patient. Seit 1991 im Rahmen einer Aromatherapie Anwendung von etwa 40 verschiedenen ätherischen Ölen als Ganzkörperbäder, ölgetränkte Kompressen und in Duftlampen zur Behandlung verschiedener Befindlichkeitsstörungen. Erstmals im Mai 1993 drei Tage nach einem Vollbad mit Lavendelölextrakt stark juckender, roter Ausschlag am ganzen Körper. Seitdem insbesondere an den unbedeckten Hautstellen rezidivierend therapieresistente ekzematöse Hautveränderungen.

Hautbefund: Betroffen sind die nicht durch Kleidung bedeckten Hautareale, insbesondere Kapillitium, Hals, Nacken, Gesicht und beide Hände. Dort entzündliche gerötete, ödematöse oder nässend erodierte, am Kleidungsansatz scharf begrenzte Erytheme. An beiden Händen disseminierte dyshidrosiforme Bläschen sowie dorsal scharf begrenzte keratorhagadiforme Ekzeme.

Histopathologie: Kompakte Hornschicht mit epidermaler Hyperplasie, Spongiose und oberflächlich perivaskulärem lymphohistiozytärem Infiltrat.

Weitere Befunde: Im Epikutantest einfach positive Kreszendoreaktionen auf Eukalyptusöl (2 %), Lorbeeröl (2 %) Pomeranzenblütenöl (2 %) aus der Aromastoffreihe.
Mitgebrachte verwendete Öle: Einfach positive Krescendoreaktionen auf Lavendelöl, Rosenholzöl, Jasminöl (jeweils 1 %). Bei Kontrollepikutantestungen der 3 Öle an 10 Probanden keine positiven Reaktionen. Bei Nachtestung des Patienten gegenüber Linalool (2 %), dem einzig gemeinsamen Bestandteil dieser 3 Öle, 2fach positive Krescendoreaktion. Pricktest auf Aeroallergene und Nahrungsmittel: Kein Nachweis einer Soforttypreaktion.

Therapie und Verlauf: Während des stationären Aufenthaltes unter externer Glukokortikoidtherapie nur langsame Besserung der Hautveränderungen. Nach zusätzlicher interner Steroidmedikation mit initial 60 mg Methylprednisolon und schrittweiser Reduktion der Steroiddosis Abheilung.

Da in der Wohnung des Patienten durch den jahrelangen Gebrauch von Duftlampen leicht flüchtige ätherische Öle als Antigene aerogen präsent sind, ist eine Renovierung geplant. Während der ersten Renovierungsarbeiten (Ablösen der Tapeten) trat eine akute Verschlechterung des Hautzustandes auf.

Kommentar: Unter Aromatherapie versteht man die innere und äußere Anwendung von aus Pflanzenbestandteilen gewonnenen ätherischen Essenzen zur Behandlung von verschiedenen Befindlichkeitsstörungen. Unser Patient besitzt etwa 40 verschiedene ätherische Öle, von denen er 8 (Teebaumöl, Ylang-Ylangöl, Lavendelöl, Rosenholzöl, Sandelholzöl, Rosenöl, Jasminöl, Schafgarbenöl) in zeitlicher Koinzidenz zum Auftreten der Ekzeme als ölgetränkte Kompressen, Bäder und mittels Duftlampen als Aerosol verwendet hat. Bei Lavendelöl, Rosenholzöl, Jasminöl und dem gemeinsamen Inhaltsstoff Linalool fanden sich Kontaktsensibilisierungen. Durch die Duftlampen sind die ätherischen Öle inzwischen als Aerosole gründlich in der Wohnung des Patienten verteilt. Dadurch ist sein klinisches Erscheinungsbild das einer »air borne« Kontaktdermatitis.

Literatur

1. Fischer-Rizzi S (1991) Himmlische Düfte, 7. korr. Aufl. Hugendubel, München
2. Hausen BM, Notdurft H (1988) Teil 1. Kontaktallergene. In: Hausen BM (Hrsg) Allergiepflanzen – Pflanzenallergene: Handbuch und Atlas der allergieinduzierenden Wild- und Kulturpflanzen. Ecomed, Landsberg, S 1–322
3. Price S (1983) Practical aromatherapy. How to use essential oils to restore vitality. Thorsons, Wellingborough

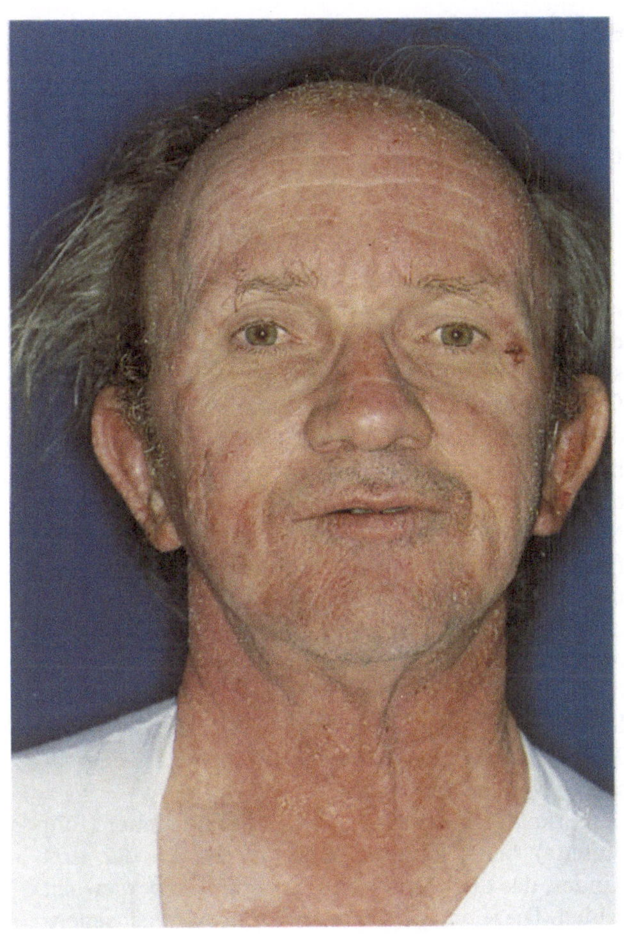

Allergische Kontaktdermatitis auf ätherische Öle

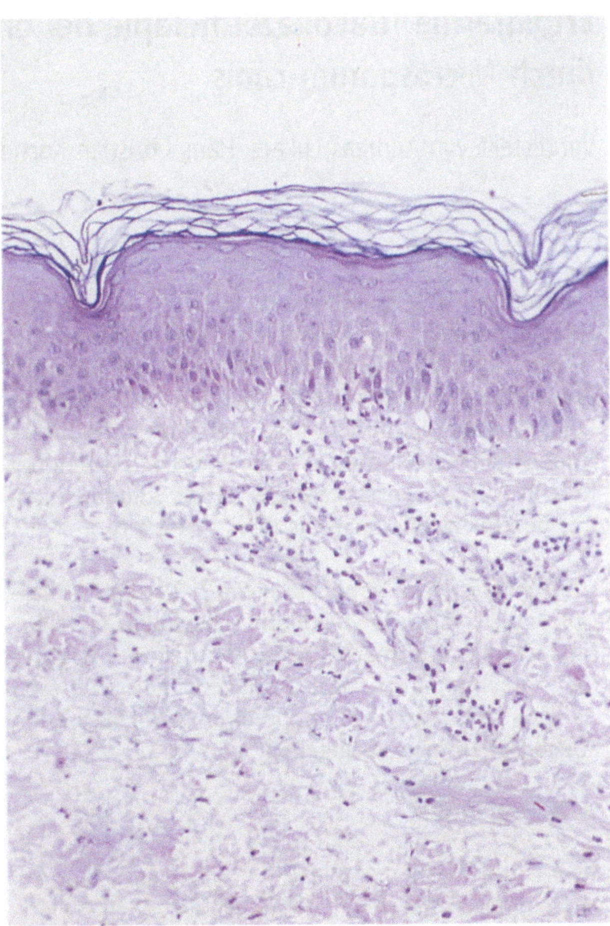

Allergische Kontaktdermatitis: Orthokeratotische Hornschicht, Spongiose, oberflächlich perivaskuläre lymphohistiozytäre Infiltrate

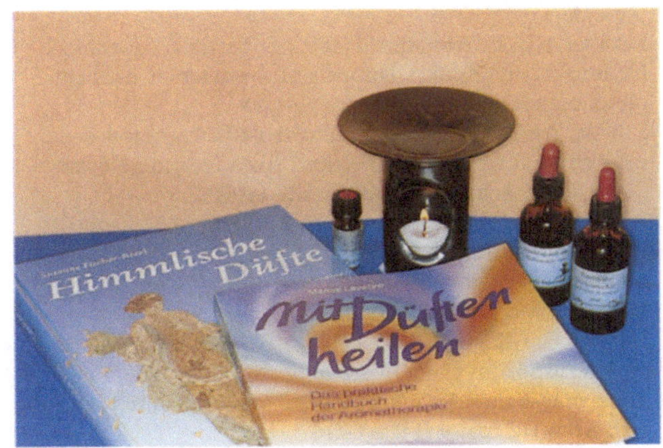

Utensilien zur Aromatherapie

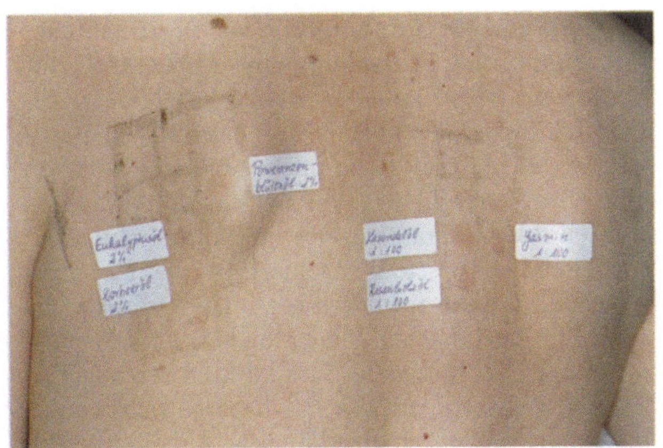

Epikutantest mit positiver Reaktion auf Allergene der Aromastoffreihe

Erfolgreiche Itrakonazoltherapie bei griseofulvinresistenter Tinea capitis durch Microsporum canis

Vorgestellt von Andreas Lukacs, Hans Christian Korting und Annegret Lindner

Anamnese: Drei Geschwister, 8jährig, 5jährig und 3jährig, Kinder von Landwirten. Seit Monaten infiltrierte, schuppende Erytheme am Kapillitium mit progredienter Alopezie. Nach naiver und kultureller Diagnosensicherung von Microsporum-canis-Infektionen (3/1992) Griseofulvintherapie) mit 10 mg/kg KG. Darunter persistierende Hautveränderungen mit positivem Pilznachweis über 5 Monate.

Hautbefund: Am Kapillitium der 3 Patienten multiple, zumeist rundliche, relativ scharf begrenzte, infiltrierte, bis fünfmarkstückgroße, diskrete Erytheme mit schuppigkrustigen Auflagerungen. In diesen Arealen sind die Haare knapp über dem Haarboden abgebrochen bzw. ausgefallen.

Weitere Befunde

Wood-Lich-Untersuchung: Im Bereich der Hautveränderungen charakteristische gelbgrünliche Fluoreszenz.

Mykologische Untersuchungen: Nativ: Neben Myzelien zeigen sich vereinzelt Sporen.
Kultur: Auf Kimmig-Agar schnellwachsende, große, runde, strahlenförmige, zentral weiße, randwärts gelbe Kolonien.
Mykologische Diagnose: Microsporum canis

Therapie und Verlauf: Aufgrund von Berichten über die erfolgreiche Behandlung mit Itrakonazol entschlossen wir uns nach 5monatiger erfolgloser Griseofulvintherapie bei weiterhin positivem Pilznachweis zu einer Behandlung mit einer Tagesdosis von 33 mg Itrakonazol. In 4- bis 6wöchigen Abständen wurden Pilzpräparate angefertigt. Kulturen angelegt sowie die Leberwerte kontrolliert. Die 3jährige 12 kg schwere Patientin war nach 2 Monaten klinisch erscheinungsfrei; nach 4 und 5 Monaten waren jeweils mykologisches Nativpräparat und Kulturen negativ.
Bei den Patienten mit einem Körpergewicht von 18 bzw. 24 kg zeigte sich eine klinische Abheilung nach 5 Monaten; nach 7- und 8monatiger Therapie waren die mykologischen Untersuchungen negativ.

Kommentar: Microsporum-canis-Infektionen werden am häufigsten von Katzen übertragen. Zumeist sind Kinder, Jungen häufiger als Mädchen, betroffen. Aufgrund der Infektionslokalisation, unter anderem im Haarfollikel, stellt diese Infektion auch heute noch ein therapeutisches Problem dar, da Externa den Ort der Infektion nur schwer erreichen. Neben einer systemischen Behandlung mit Griseofulvin kombiniert mit einer wegen mangelnder Penetrationsfähigkeit nicht unumstrittenen äußerlichen Antimykotikatherapie bieten die modernen Azolpräparate eine Behandlungsalternative. Bei Itrakonazol sind die bei Ketokonazol beschriebenen Leberschäden bisher nicht beobachtet worden. Trotzdem erfolgten bei unseren Patienten engmaschige Kontrollen.
Bemerkenswert ist die kürzere Therapiedauer (fünf Monate) beim jüngeren und leichtesten der drei Kinder, das die höchste Dosis pro kg Körpergewicht erhielt. Diese entspricht in etwa einer Erwachsenendosis von 200 mg pr Tag. Bei Einsetzen eines Dosisäquivalents von 100 mg täglich mit einer Behandlungsdauer von acht Monaten zu rechnen.

Literatur

1. Legendre R, Escola-Macre J (1990) Itraconazole in the treatment of tinea capitis. J Am Acad Dermatol 23: 559–560
2. Rezabek GH, Friedman AD (1992) Superficial fungal infections of the skin. Diagnosis and current treatment recommendations. Drugs 43: 674–682
3. Saul A, Bonifaz A (1990) Itraconazole in common dermatophyte infections of the skin: fixed treatment schedules. J Am Acad Dermatol 23: 554–558
4. Schröder G, Hein K, Herrmann A, Pampor M (1990): Dermatophytosen durch Microsporum canis und Microsporum audouinii in der Umgebung Greifswalds. Dermatol Monatsschr 176: 115–121
5. Stehlich G, Gilde K, Török I (1989): Tinea capitis caused by Microsporum canis in an adult. Mycoses 32: 97–98
6. Zoberman-Saltiel E (1989): Patchy alopecia in a young girl. Arch Dermatol 125: 113–116

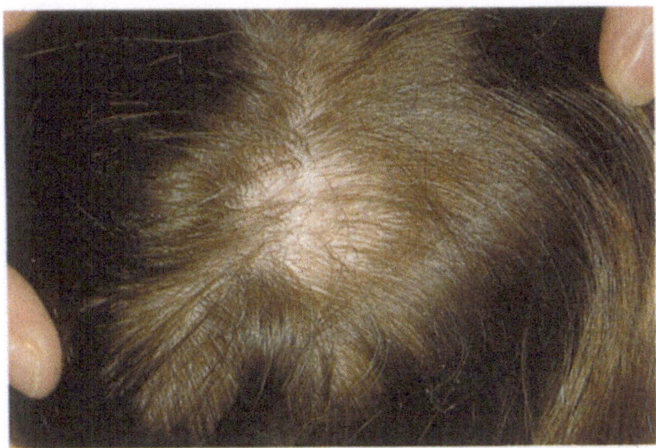

Tinea capitis: Diskretes Erythem mit pityriasiformer Schuppung (8jähriges Kind)

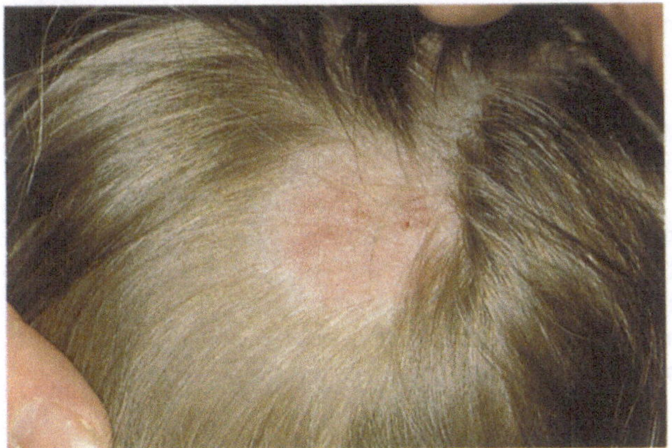

Tinea capitis: Scharf begrenztes Erythem mit umschriebener Alopezie (5jähriges Kind)

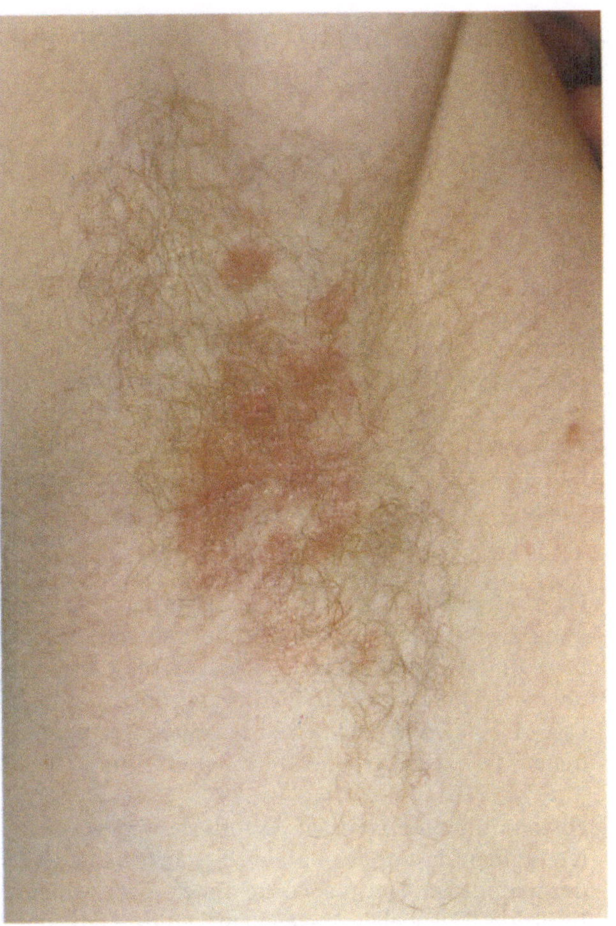

Microsporum-canis-Infektion der Achselhöhle beim Vater

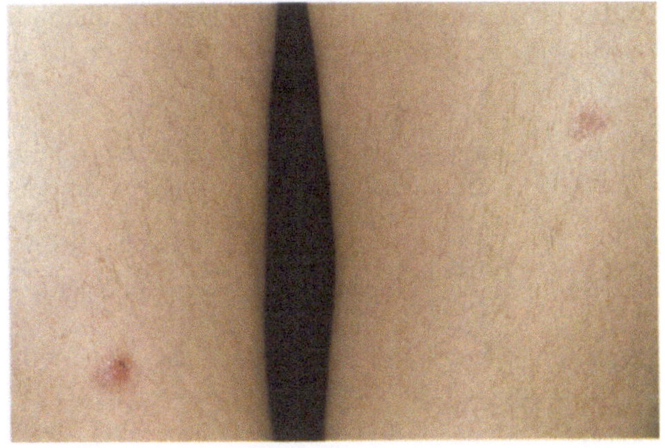

Microsporum-canis-Infektion am Oberschenkel (8jähriges Kind)

Schwere anaphylaktoide Reaktion auf Azetylsalizylsäure und Ibuprofen bei Mastozytose

Vorgestellt von Peter Thomas, Thomas Jansen und Bernhard Przybilla

Anamnese: 32jähriger Patient. Im 15. Lebensjahr Auftreten einer seither persistierenden Urticaria pigmentosa. Vor etwa 3 Jahren nach Einnahme eines nicht näher erinnerlichen Schmerzmittels im Mai 1992 nach Injektion von Metamizol jeweils innerhalb weniger Minuten Atemnot, Übelkeit und Erbrechen. Bis dahin kein Auftreten von Überempfindlichkeitsreaktionen.

Hautbefund: Am Stamm und in geringer Ausprägung an Hals, proximalen Abschnitten von Oberarmen und Oberschenkel teils locker disseminierte, teils auch konfluierende bis linsengroße bräunlichrote Maculae oder flach erhabene Knötchen auf normaler Haut. Urtikarieller Dermographismus.

Histopathologie: Geringe Akanthose und vermehrter Pigmentierung der basalen Epidermisanteile. In der papillären Dermis vornehmlich perivaskuläre Infiltrate und vielen Mastzellen, vereinzelten Lymphozyten und Eosinophilen.

Laborbefunde: BKS, Blutbild, Differentialblutbild, Serumchemie, Serumelektrophorese und Urinstatus unauffällig.

Weitere Befunde: In der Abdomensonographie deutliche Splenomegalie und geringe Hepatomegalie, Skelettszinitgraphie unauffällig.

Allergologische Befunde: Pricktestung Analgetikareihe: negativ.
Orale Provokation mit Analgetika (Gabe der Einzeldosis in eineinhalbstündigem Abstand):
Paracetamol: 5 mg, 50 mg, 250 mg, 500 mg reaktionslos vertragen.
Tramadol: 5 mg, 25 mg, 50 mg, reaktionslos vertragen.
Prophyphenazon: 5 mg, 50 mg, 250 mg, reaktionslos vertragen.
Azetylsalizylsäure: 5 mg, 50 mg, 250 mg, keine Reaktion. Nach Gabe von 500 mg innerhalb weniger Minuten flushartige Hautrötung, Übelkeit und krampfartige Abdominalbeschwerden, Atemnot.
Ibuprofen: 60 mg, keine Reaktion. Nach Gabe von 300 mg innerhalb weniger Minuten gleichartige Unverträglichkeitsreaktion.

Kommentar: Das klinische Spektrum der Mastozytosen reicht von gering ausgeprägten, isolierten Hautinfiltraten bis zur systemischen Mastozytose; maligne Formen der Mastozytose kommen in Ausnahmefällen vor. Die bei unserem Patienten gefundene Hepatosplenomegalie ist dabei gut vereinbar mit einer systemischen Beteiligung. Mastozytose-assoziierte Symptome wie flushartige Rötung von Gesicht und Oberkörper, generalisierter Pruritus, Kopfschmerzattacken, asthmoide Beschwerden und Kreislaufprobleme bis hin zu lebensbedrohenden Schockzuständen sind Auswirkungen der mastzellabhängigen Mediatorfreisetzung. Bei dem vorgestellten Patienten bestand eine Analgetikaunverträglichkeit mit anaphylaktoiden Reaktionen. Bei der oralen Provokation wurden als Auslöser Azetylsalizylsäure und Ibuprofen gefunden. Pathogenetisch wird eine anaphylaktoide Reaktion nach Azetylsalizylsäure im wesentlichen wie folgt erklärt: Zunächst induziert Azetylsalizylsäure direkt eine Degranulierung der Mastzellen. Zusätzlich wird die Zyklooxygenase gehemmt, wodurch die Produktion arachidonsäureabhängiger Entzündungsmediatoren verändert wird. Insbesondere bei Mastozytosepatienten besteht damit das Risiko schwerer Unverträglichkeitsreaktionen.

Literatur

1. Flier JS, Underhill LH (1993) New concepts about the mast cell. N Engl J Med 328: 257–265
2. Langer K, Wolff K (1990) Das klinische Spektrum der Mastozytosen. Hautarzt 41: 188–195
3. Milosevic D (1990) Intoleranz und Allergie gegen Analgetika. Allergologie 13: 205–209
4. Müller UR, Horat W, Wüthrich B, Conroy M, Reisman RE (1983) Anaphylaxis after hymenoptera stings in three patients with urticaria pigmentosa. J Allergy Clin Immunol 72: 685–689

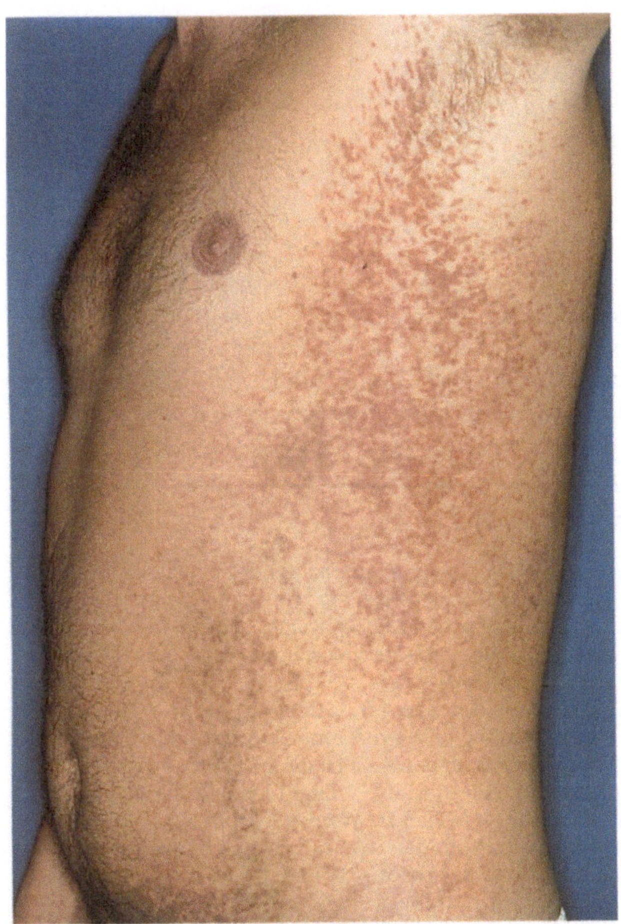

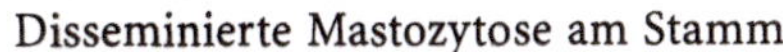

Disseminierte Mastozytose am Stamm

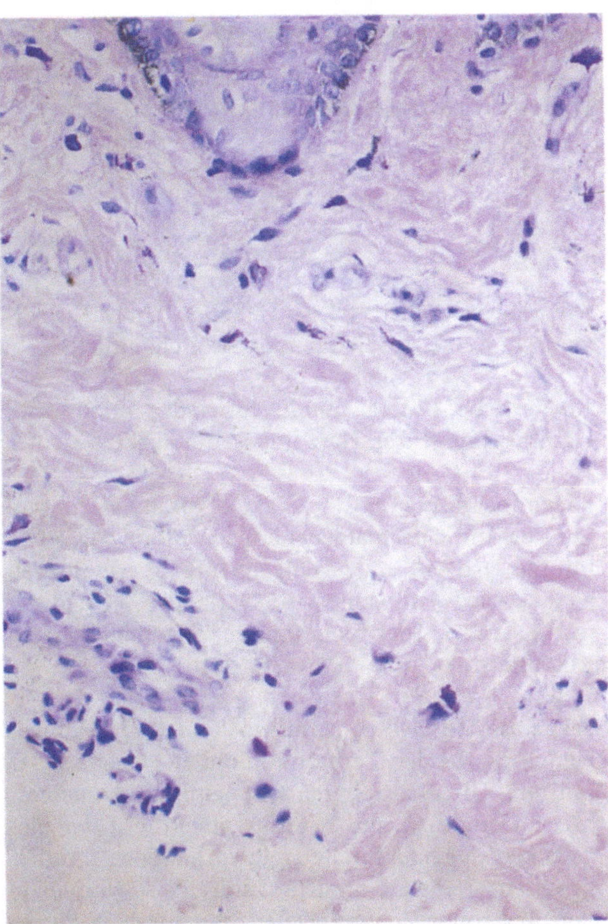

Disseminierte Mastozytose: In der Giemsa-Färbung vermehrt Mastzellen in der oberen Dermis

Immotile-Zilien-Syndrom

Vorgestellt von Hans Wolff und Martin Schaller

Anamnese: 37jähriger Patient. Seit 6 Jahren Kinderwunsch. Keine rezidivierenden Bronchialinfekte.

Körperliche Untersuchung: Normaler männlicher Habitus. Lunge frei, Herz linksseitig auskultierbar.

Spermiogammbefund: Ejakulatvolumen 2,3 ml (2,0–8,0 ml). Spermatozoenkonzentration $22{,}6 \times 10^6$/ml ($20–250 \times 10^6$/ml). Fehlgeformte Spermatozoen 93 % (> 30 %). Eosintest 66 % (> 40 %) (Medianwerte aus 6 Spermiogrammen, Normalwerte in Klammern).

Transmissionselektronenmikroskopie: Völliges Fehlen der beiden Zentraltubuli aller Flagella (9+O Muster). Die 9 peripheren Doppeltubuli, Dyneinarme, Radspeichen und sonstige Strukturen der Flagella zeigen keine durchgängig vorhandenen Auffälligkeiten. Nebenbefundlich zahlreiche Lymphozyten, Makrophagen und Zellen der Spermiogenesereihe.

Kommentar: Auffälligstes Merkmal des Immotile-Zilien-Syndroms ist die völlige Unbeweglichkeit der Spermatozoenflagella. Das genetisch determinierte Syndrom kann auch die Flagella des Respirationstraktes betreffen, was zu rezidivierenden Bronchialinfekten und Bronchiektasien führt. Bei etwa 50 % der Männer findet sich ein Situs inversus (Kartagener-Syndrom). Als Ursache wird das Fehlen ziliär gesteuerter Positionierung innerer Organe während der Embryonalentwicklung vermutet. Es resultiert eine zufällige Verteilung innerer Organe auf die rechte oder linke Körperhälfte. Elektronenmikroskopisch lassen sich beim Immotile-Zilien-Syndrom verschiedene Störungen der Flagella identifizieren: Periphere Doppeltubuli, Zentraltubuli, Dyneinarme, Radspeichen und andere Strukturen können betroffen sein. Ein Patient weist jedoch immer nur eine Art von Abnormität auf. Bei dem vorgestellten Patienten handelt es sich um das Fehlen der beiden Zentralbuli, was statt des normalen 9+2 ein 9+O Tubulusmuster ergab. Andere Auffälligkeiten wie rezidivierende Bronchialinfekte oder ein Kartagener-Syndrom wies er nicht auf. Therapeutisch käme als einzige Möglichkeit die intrazytoplasmatische Spermatozoen-Eizell-Mikroinjektion im Rahmen einer In-vitro-Fertilisation in Frage.

Literatur

1. Afzelius BA (1976) A human syndrome caused by immotile cilia. Science 193: 317–319
2. Bacetti B, Burrini AG, Mayer A, Pallini V, Renieri T (1979) »9+0« immotile spermatozoa in an infertile man. Andrologia 11: 437–443
3. Eliasson R, Mossberg B, Camner P, Afzelius BA (1977) The immotile cilia syndrome. A congenital ciliary abnormality as an etiologic factor in chronic airway infection and male sterility. N Engl J Med 297: 1–6
4. Sturgess JM, Chao J, Wong J, Aspin N, Turner JAP (1979) Cilia with defective radial spokes. A cause of human respiratory disease. N Engl J Med 300: 53–56

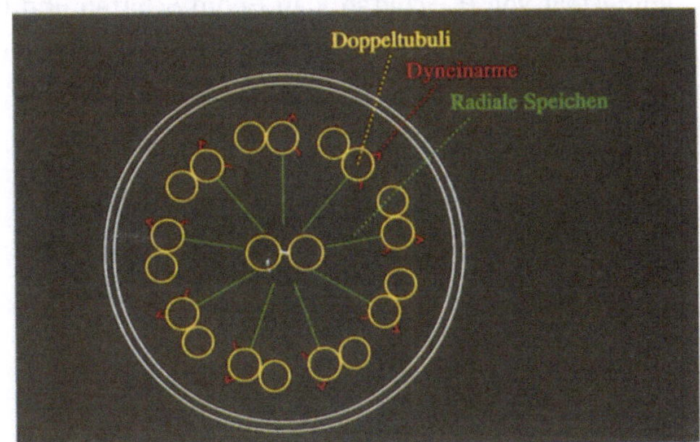

Schema des Spermatozoenflagellums im Querschnitt mit 2 zentralen und 9 peripheren Tubuli (9+2 Tubulusmuster)

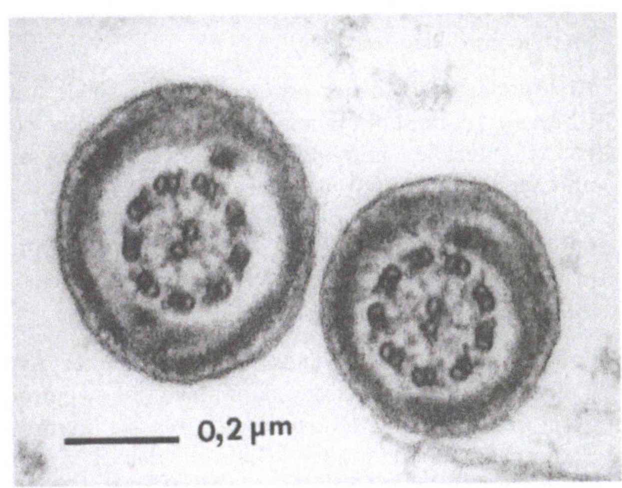

Elektronenmikroskopie: Flagellumquerschnitt eines fertilen Mannes mit 9+2 Muster

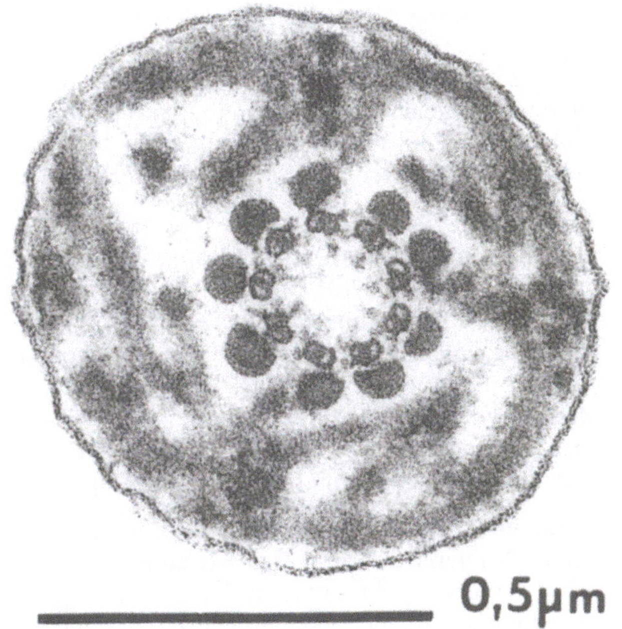

Elektronenmikroskopie: Flagellumquerschnitt des Patienten mit Immotile-Zilien-Syndrom. Fehlen der beiden Zentraltubuli (9+0 Muster)

Ulzerierende Knoten: Leitsymptom der Periarteriitis nodosa

Vorgestellt von H. Schirren, Carl Georg Schirren und Gerd Plewig

Anamnese: 40jähriger Patient. Gutes Allgemeinbefinden. Seit 6 Monaten infiltrierte Erytheme an den unteren Extremitäten mit schmerzhaften, teils ulzerierenden Knoten am linken Unterschenkel. Kein Fieber, keine Gelenkbeschwerden, keine gastrointestinale, kardiale oder neurologische Symptomatik.

Hautbefund: Am linken Unterschenkel medial über dem Knöchel ein 10 cm großes, unscharf begrenztes Erythem mit 3 bis zu 3 cm großen, scharf begrenzten, rundlichen und polyzyklischen Ulzera, mit hämorrhagischen Krusten bedeckt. Unterhalb des rechten Knies und am rechten Oberschenkel ventral 3 weitere unscharf begrenzte, 3 cm große, infiltrierte, livid-rote Plaques.

Histopathologie: In der unteren Dermis sowie am Übergang zum subkutanen Fettgewebe im Bereich von 3 Arteriolen entzündliches Infiltrat aus Lymphozyten, Histozyten und neutrophilen Granulozyten, das die gesamte Gefäßwand durchsetzt. Gefäßverschluß durch einen Thrombus. Kernstaub, Fibrin. In der Elastikafärbung Nachweis der Elastica interna der verschlossenen Gefäße.

Laborbefunde: BKS 45/88 mm/h n. W. Leukozyten 9,6/nl. Zirkulierende Immunkomplexe mit 5,3μg/ml grenzwertig positiv (Normbereich bis 5,0 μg/ml). Serumchemie unauffällig. Kreatininclearance im Normbereich. 24 h-Urin, ASL, AST, Kryoglobuline, Hepatitisserologie, ANA, C3, C4, cANCA und pANCA alle negativ oder unauffällig.

Weitere Befunde: Nierenangiogramm und Echokardiographie, neurologische Untersuchung ohne pathologischen Befund. Zelluläre Immunität im Intrakutantest gegenüber Alttuberkulin (300 000 E/ml): 2 mm großes Infiltrat nach 48 h.
Augenärztliche Untersuchung: ohne pathologischen Befund.

Therapie und Verlauf: Orale Therapie mit Methylprednisolon in mittlerer Dosierung (1 mg/kg KG). Unter dieser Behandlung bis auf Resthyperpigmentierungen vollständige Abheilung innerhalb von 12 Wochen. Unter einer Erhaltungstherapie von 4 mg Methylprednisolon jeden 2. Tag kam es 16 Wochen nach Behandlungsbeginn zum Rezidiv. Einleitung einer oralen Therapie mit Colchicin 2 mg/Tag.

Kommentar: Zur Differentialdiagnose der ulzerierenden Knoten an den unteren Extremitäten gehören Erythema induratum Bazin, pankreatogene Pannikulitis, Wegener Granulomatose, Kryoglobulinämie, aber auch die Periarteriitis nodosa. Ulzerierende Knoten können das Leitsymptom für die Periarteriitis nodosa sein.
Die Periarteriitis nodosa ist eine seltene, die mittleren und kleinen Gefäße erfassende Vaskulitis. Ihre Ätiologie ist ungeklärt. Eine autoimmunologische oder infektiöse Genese wird diskutiert. Umstritten ist die Unterscheidung zwischen einer systemischen und einer kutanen Form der Periarteriitis nodosa. Übergänge von einer primär kutanen Periarteriitis nodosa in eine systemische Form mit Beteiligung verschiedener Organsysteme wie Niere, Herz und Nervensystem sind bekannt und können auch serologisch durch den Nachweis von pANCA erkannt werden. Daher sollten auch bei Patienten mit nur an der Haut manifester Periarteriitis nodosa BKS, antineutrophile antizytoplasmatische Antikörper (ANCA) und Nierenfunktion engmaschig kontrolliert werden. Bei der systemischen Form finden sich Symptome wie Fieber, Arthralgien, Hypertonie und Proteinurie infolge einer Nephropathie. EKG-Veränderungen treten als Folge einer Perikarditis, Kardiomyopathie oder eines Myokardinfarktes auf. Neurologische Symptome wie Polyneuropathie sowie gastrointestinale Symptome als Folge einer gefäßbedingten Gangrän, auch mit Perforation, kommen ebenfalls vor.
Periarteriitis nodosa ohne systemische Manifestation bessert sich meist auf nichtsteroidale Antiphlogistika und Glukokortikosteroide, auch in Kombination mit Immunsuppressiva wie Azathioprin oder Chlorambucil. Bei systemischem Befall kommt eine Kombinationstherapie aus Glukokortikosteroiden und Cyclophosphamid in Frage.

Literatur

1. Ackermann AB (1973) Vasculitis. In: Ackermann AB (ed) Histologic diagnosis of inflammatory skin disease. Lea & Febiger, Philadelphia, London, pp 351–356
2. Chen KR (1989) Cutaneous polyarteriitis nodosa: a clinical and histopathological study of 20 cases. J Dermatol 16: 429–442
3. Goodless DR, Dhawan SS, Aleis J, Wiszniak K (1990) Cutaneous periarteriitis nodosa. Int J Dermatol 29: 611–615
4. Kallenberg CGM, Mulder AHL, Tervaert JWC (1992) Antineutrophil cytoplasmic antibodies: a still-growing class of autoantibodies in inflammatory disorders. Am J Med 93: 675–682
5. Minkowit G, Smoller BR, McNutt S (1991) Benign cutaneous polyarteriitis nodosa. Arch Dermatol 127: 1520–1523

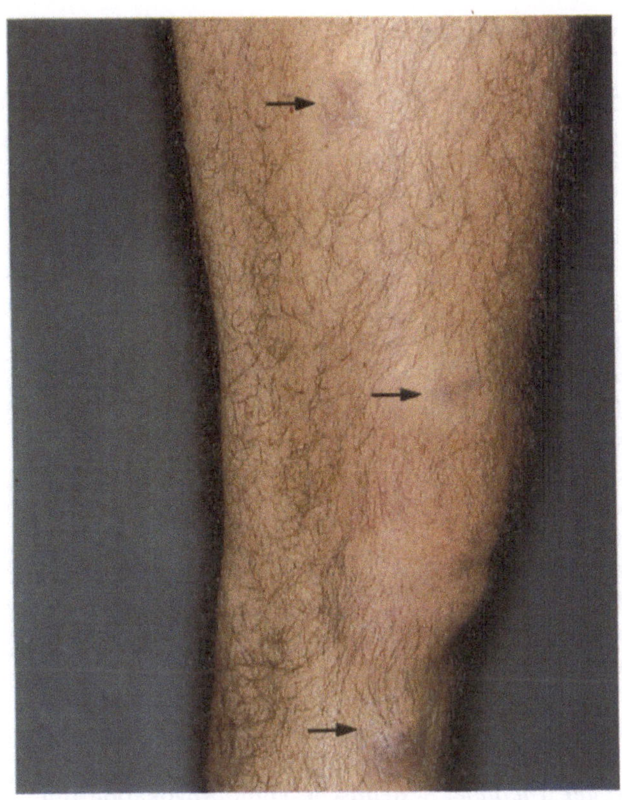

Periarteriitis nodosa: Livide Knoten an Ober- und Unterschenkel

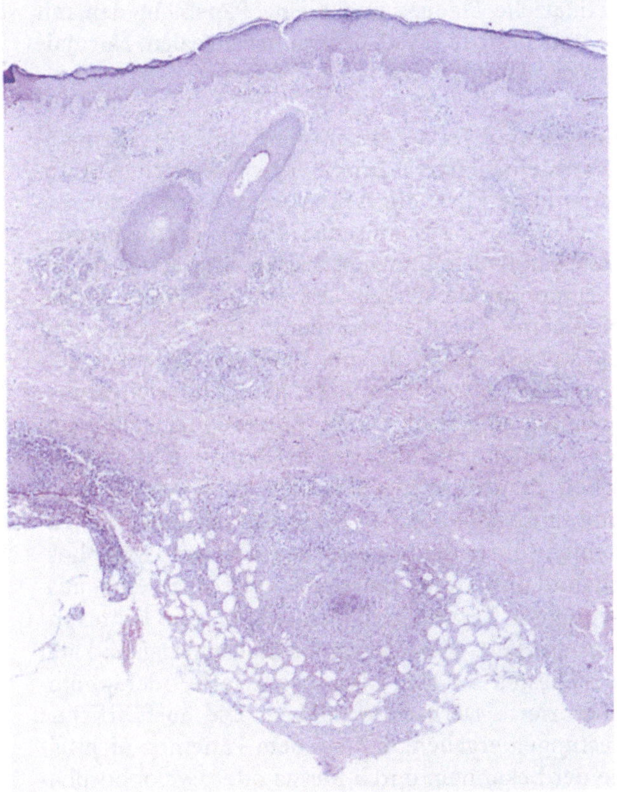

Periarteriitis nodosa: In der Übersicht diffuse Durchsetzung der unteren Dermis mit entzündlichen Infiltraten, Darstellung eines Gefäßes am Übergang zum Fettgewebe

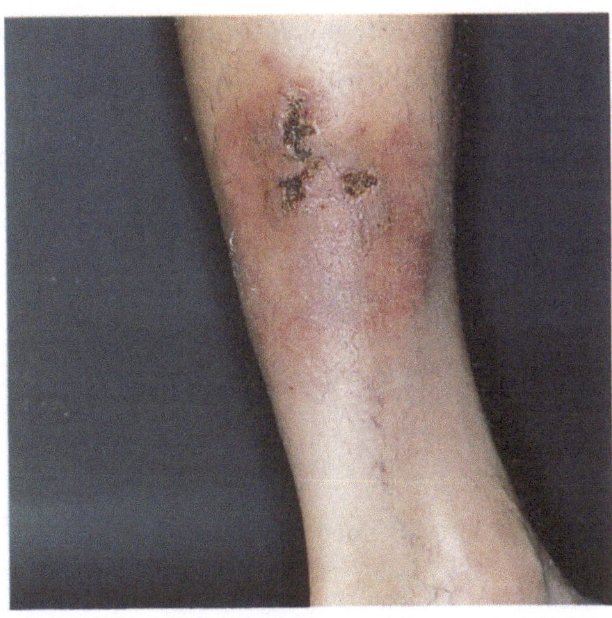

Periarteriitis nodosa: Infiltrierte Erytheme mit bizarren Ulzerationen am Unterschenkel

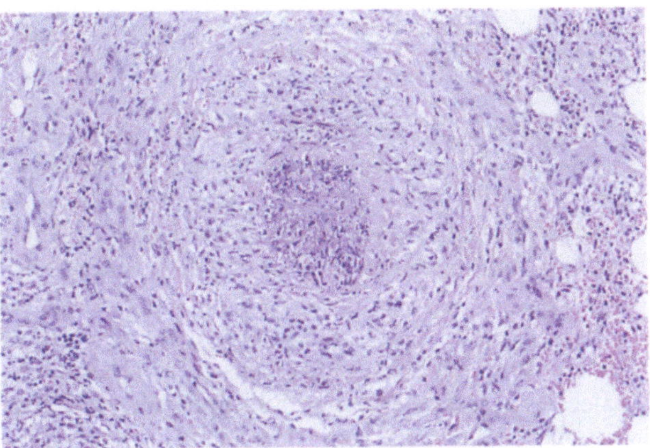

Entzündliche Filtrate in der Gefäßwand mit Zerstörung der gesamten Gefäßwand

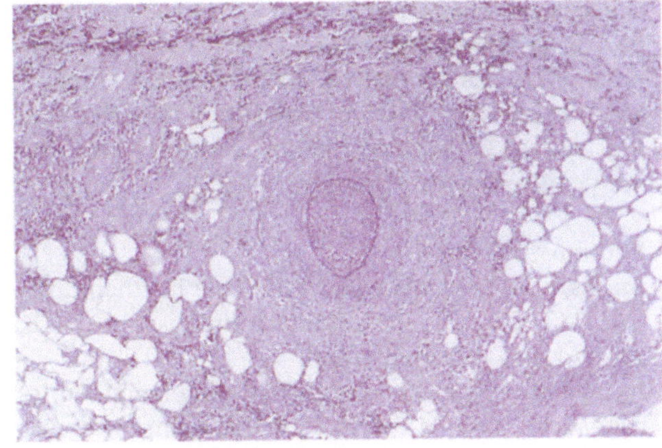

Elastika-Färbung: Nachweis der Elastica interna bei dem verschlossenen Gefäß

Photoprovozierter systemischer Lupus erythematodes durch immunsuppressive Therapie

Vorgestellt von Martin Kerscher, Peter Kind, Percy Lehmann und Martin Röcken

Anamnese: 32jähriger Patient. Seit 1989 systemischer Lupus erythematodes (SLE). Seit Mai 1993 aufgrund einer Mitbeteiligung der Niere intravenöse Stoßtherapie mit Cyclophosphamid und Mesna; darunter Auftreten von Rötung und Schwellung im Bereich des Gesichtes, des Halses und der Handrücken.

Hautbefund: Vorbefund: An Rücken, Oberarmen und Brust pfennigstückgroße, scharf begrenzte, infiltrierte, kokardenförmige Erytheme in symmetrischer Aussaat. Im Zentrum der Infiltrate festhaftende Schuppen. Am Rücken fleckförmige Hypo- und Hyperpigmentierungen und Teleangiektasien.
Beurteilung: Disseminiert diskoider Lupus erythematodes bei SLE.

Bei Aufnahme: Im Gesicht und am Hals unter Aussparung nicht sonnenexponierter Areale diffuses, tiefrotes, ödematös, eleviertes Erythem. An den Dorsalseiten der Hände diskoide livid-rote Erytheme, zum Teil mit einer pityriasisformen Schuppung bedeckt.

Histopathologie: Kompakte Hornschicht mit epidermaler Hyperplasie. An der Junktionszone diskrete vakuoläre Alteration sowie oberflächlich perivaskuläre Infiltrate mit Muzin in der Dermis.

Laborbefunde: Lymphopenie. Blutbild sowie übliche klinisch-chemische Parameter im Normbereich. BKS 13/35 mm/h n.W. CD4/CD8-Ratio im Normbereich. Kein Nachweis von zirkulierenden Immunkomplexen. Antinukleäre Antikörper über 1:10 240, Muster grob gefleckt. Antikörper gegen U1-RNP und Sm positiv, dsDNS-Antikörper positiv.

Phototestungen
Im therapiefreien Intervall: Minimale Erythemdosis (MED) UV-B 0,08 J/cm² (polychromatisches UV-B, 285-320 nm). Normalbefund.
Immediate pigment darkening (Sofortpigmentierungsdosis, IPD) UV-A 20 J/cm² (polychromatisches UV-A, 355–460 nm). Normalbefund.
Minimal tanning dose (Spätpigmentierungsdosis, MTD) UV-A 28 J/cm² (polychromatisches UV-A, 355–460 nm).
Photoprovokation mit 10, 30 und 50 J/cm² UV-A sowie 1/2 und 1 MED UV-B: Normalbefund.
Systemische Photoprovokation mit 10, 30 und 50 J/cm² UV-A sowie 0,04 und 0,08 J/cm² UV-B 60 min nach getrennter intravenöser Gabe von Cyclophosphamid oder Mesna: Normalbefund.
Photopatchtest: Kein Nachweis von Photoallergenen, keine positive Reaktion auf Cyclophosphamid und Mesna.
Photo-Prick-Test: Keine positive Reaktion auf Cyclophosphamid und Mesna.

Unter Therapie: Systemische Photoprovokation mit 10, 30 und 50 J/cm² UV-A sowie 0,04 und 0,08 J/cm² UV-B eine Stunde nach intravenöser Gabe von Cyclophosphamid und Mesna: Nach 24 h Erythem, urtikarielle Plaques und kleine Papeln in den mit 30 und 50 J/cm² UV-A bestrahlten Arealen. Normale Reaktion auf UV-B.

Kommentar: Da der systemische Lupus erythematodes als eine durch T-Lymphozyten vermittelte Autoimmunkrankheit angesehen wird, werden zur Behandlung des systemischen Lupus erythematodes insbesondere Immunsuppressiva eingesetzt, die auf T-Lymphozyten wirken. Als ein etabliertes Therapieschema gilt die intravenöse Bolustherapie mit Cyclophosphamid, die bei unserem Patienten aufgrund der Schwere der Erkrankung oder Nierenbeteiligung eingeleitet wurde. Zur Prophylaxe der unter Cyclophosphamid beschriebenen hämorrhagischen Zystitis wurde zeitgleich mit Cyclophosphamid intravenös Mesna verabreicht. Bei unserem Patienten führte die intravenöse Gabe von Cyclophosphamid und Mesna innerhalb von 24 h zu einer ausgeprägten Rötung und Schwellung der lichtexponierten Haut. Dieses klinische Erscheinungsbild läßt am ehesten an eine photoaggravierte oder photoprovozierte Dermatose denken. Die ausführlichen Testungen ergaben, daß bei dem Patienten nicht eine der bekannten durch Mesna oder Cyclophospha-

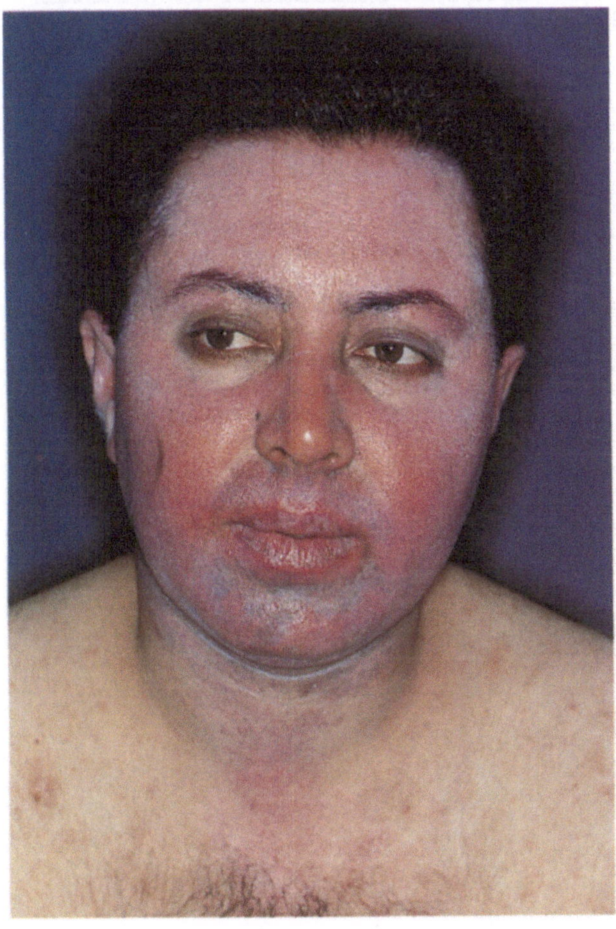

Photoprovozierter systemischer Lupus erythematodes

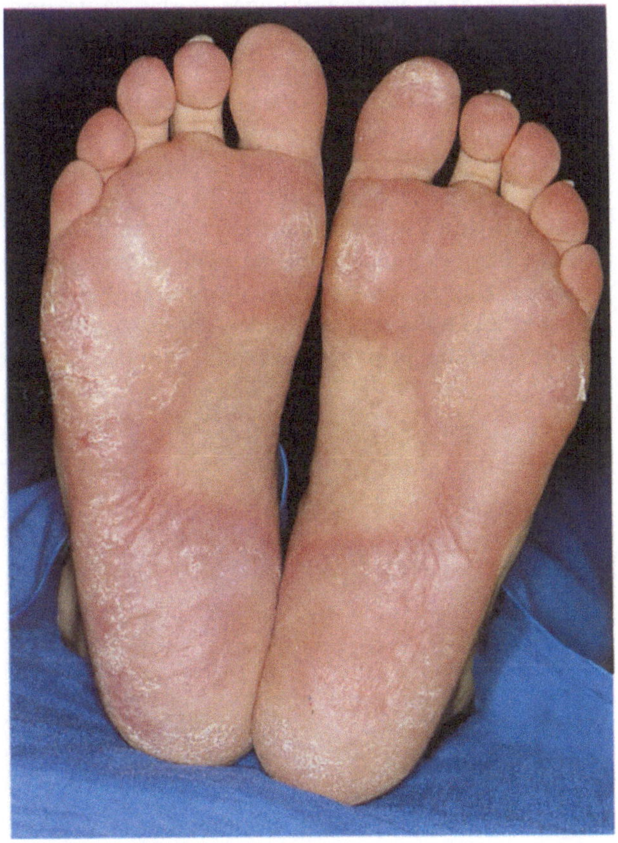

Lupus erythematodes an den Füßen

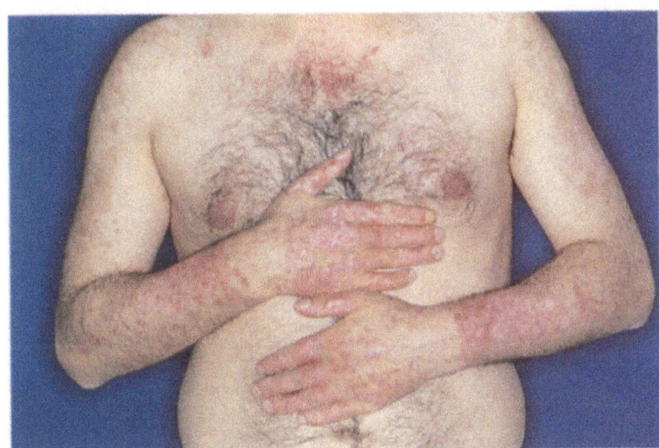

Diskoide, teils schuppende Erytheme an Armen, Händen und Brust; deutliche Photoprovokation

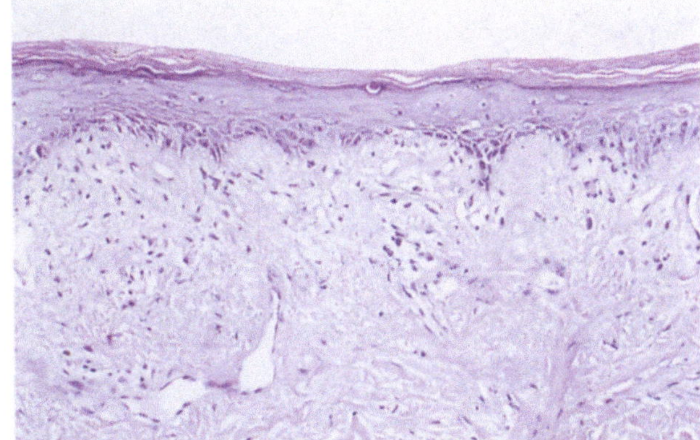

Kompakte Hornschicht, schmale Epidermis, diskretes Verschmieren der dermoepidermalen Grenze, in der oberen Dermis Ödem mit spärlichen entzündlichen lymphozytären Infiltraten

mid bedingten Nebenwirkungen vorlag. Aufgrund des Verlaufs der Photoprovokation und des histologischen Bildes wurde bei unserem Pa Lupus erythematodes, der durch die intravenöse Gabe von Cyclophosphamid und Mesna getriggert wurde, diagnostiziert. Ungewöhnlich war, daß es bereits 24 h nach einmaliger Bestrahlung mit 30 J/cm² UV-A zum Auftreten von Erythemen sowie Papeln und urtikariellen Plaques kam, die bis zu zwei Wochen persistierten. Dies ist unseres Wissens die erste Beschreibung eines Lupus erythematodes, der durch zytostatische Therapie provoziert wurde.

Literatur

1. Austin HA, Klippel JH, Balow JE et al. (1986) Therapy of lupus nephritis. Controlled trial of prednisone and cytotoxic drugs. N Engl J Med 314: 614–619
2. Lakin JB, Cahill RA (1976) Generalized urticaria to cyclophosphamide: Type I hypersensitivity to an immunosuppressive agent. J All Clin Immunol 68: 160
3. Lang E, Goos M (1985) Hypersensitivity to mesna. Lancet II: 329
4. Lehmann P, Hölzle E, von Kries R, Plewig G (1986) Lichtdiagnostische Verfahren bei Patienten mit Verdacht auf Photodermatosen. Zbl Hautkr 152: 667–682
5. Zonzits E, Aberer W, Tappeiner G (1992) Drug eruptions from mesna. Arch Dermatol 128: 80–82

Diskoider Lupus erythematodes bei einer Konduktorin der septischen Granulomatose

Vorgestellt von Ursula Peterseim, J. Liese, T. Petropoulou, B. Belohradsky und Percy Lehmann

Anamnese: 7 Monate alter Sohn der Patientin mit Cytochrom_{b558}-negativer septische Granulomatose. Erstmals vor 11 Jahren im Gesicht der Patientin nach Sonnenexposition Hautveränderungen; narbige Abheilung sowie Auftreten einzelner neuer Herde. Zusätzlich rezidivierende aphthöse Stomatitis. Keine Autoimmunerkrankungen oder angeborene Immundefekte in der Familie der Patientin.

Hautbefund: An beiden Wangen multiple, scharf begrenzte Erytheme mit zentraler, festhaftender, weißlicher Schuppung. Im gesamten Gesicht wurmstichartige bis zu fünfmarkstückgroße hypopigmentierte atrophische Narben.

Histopathologie: Epidermis verschmälert, Orthohyperkeratose mit follikulärer Keratose. Vakuolige Degeneration an der dermo-epidermalen Grenze mit einzelnen nekrotischen Keratinozyten. Im oberen und unteren Gefäßplexus entzündliches Infiltrat, stellenweise Muzinablagerung.

Immunhistopathologie: In lichtexponierter Läsion granuläre Ablagerung von IgG, IgM, C3- und C4-Komplement entlang der Basalmembranzone. In unbelichteter gesunder Haut schwach positive Ablagerung von IgM entlang der Basalmembran.

Laborbefunde: Blutbild, Serumchemie, Urinstatus und Kreatininclearance normal.

Weitere Befunde

Indirekte Immunfluoreszenz: Antinukleäre Antikörper 1:320 (schwach positiv, mit feingeflecktem Nukleoplasmamuster), Ro-Antikörper positiv, dsDNS-Antikörper negativ.

Lichttestung und Lichtprovokation: MED (minimale Erythemdosis UV-B) und IPD (immediate pigment darkening) sowie MTD (minimal tanning dose) im Normbereich. Photoprovokationstest (3×100 J/cm^2 UV-A und $3\times1{,}5$ MED UV-B) am oberen Rücken ohne pathologischen Befund.

Granulozytenfunktionsteste: Patientin: Nitroblautetrazolium (NBT)-Test und Flußzytometrie mit $\text{Dihydrorhodamin}_{123}$-induzierter intrazellulärer Burstaktivität zeigen 2 Granulozytenpopulationen, eine normale (39 %) und eine defekte Gruppe (61 %) mit fehlender Superoxidproduktion (Norm 99–100 %). Die Superoxidproduktion nach Stimulation mit Phorbolmyristatazetat (PMA) reduziert auf 13 mol/l (Norm $22{,}3\pm7{,}5$). Die Cytochromkonzentration 1,18 pmol/10^6 Zellen (Norm $10\pm4{,}5$ nmol/10^6 Zellen). Sohn: Respiratorische Burstaktivität und Cytochrom_{b558} in den Granulozyten nicht nachweisbar.

Therapie und Verlauf: Deutliche Besserung des Hautbefundes nach oraler Gabe von 250 mg Chloroquin/Tag und konsequentem Sonnenschutz.

Kommentar: Die septische Granulomatose ist eine meist X-chromosomal vererbte Immundefekterkrankung, bei der die intrazelluläre Superoidproduktion in den Granulozyten vermindert ist. Dadurch treten gehäuft bakterielle Infekte wie Pyodermien und abszedierende sowie granulomatöse Entzündungen innerer Organe auf. Die Konduktorinnen dieser X-chromosomalen Cytochrom_{b558}-negativen Form weisen meist keine erhöhte Infektanfälligkeit auf. Bei ihnen werden gehäuft Lupus-erythematodes-discoides-artige Hautveränderungen in lichtexponierter Haut und rezidivierende aphthöse Stomatitiden beobachtet. Im Gegensatz zu unserer Patientin sind das histologische Bild sowie direkte und indirekte Immunfluoreszenz nicht typisch für Lupus erythematodes.

Seltener zeigen Konduktorinnen eine Immunkomplexnephritis, ein Raynaud-Phänomen oder Arthritiden.

Die Pathogenese der Lupus-erythematodes-artigen Hautveränderungen bei Konduktorinnen ist ungeklärt. Vermutlich werden Bakterien nicht vollständig eliminiert, sondern bleiben lange antigen wirksam. Die gebildeten antibakteriellen Antikörper sollen mit Hautstrukturen kreuzreagieren und DLE-artige Veränderungen hervorrufen.

Bei Patientinnen mit diskoidem Lupus erythematodes, rezidivierenden Stomatitiden und einer Fami-

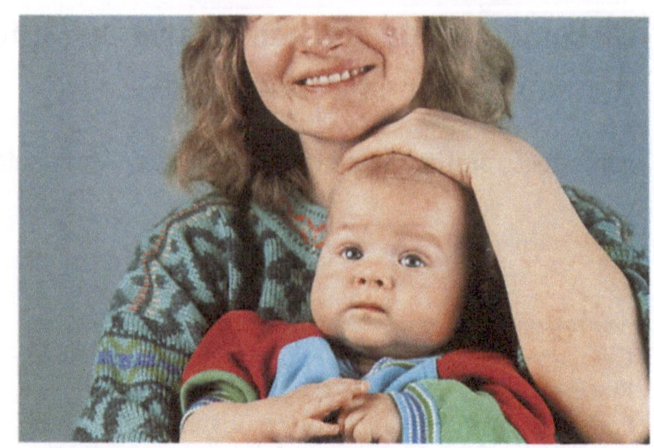

Patientin (Konduktorin der septischen Granulomatose) und 7 Monate alter Sohn

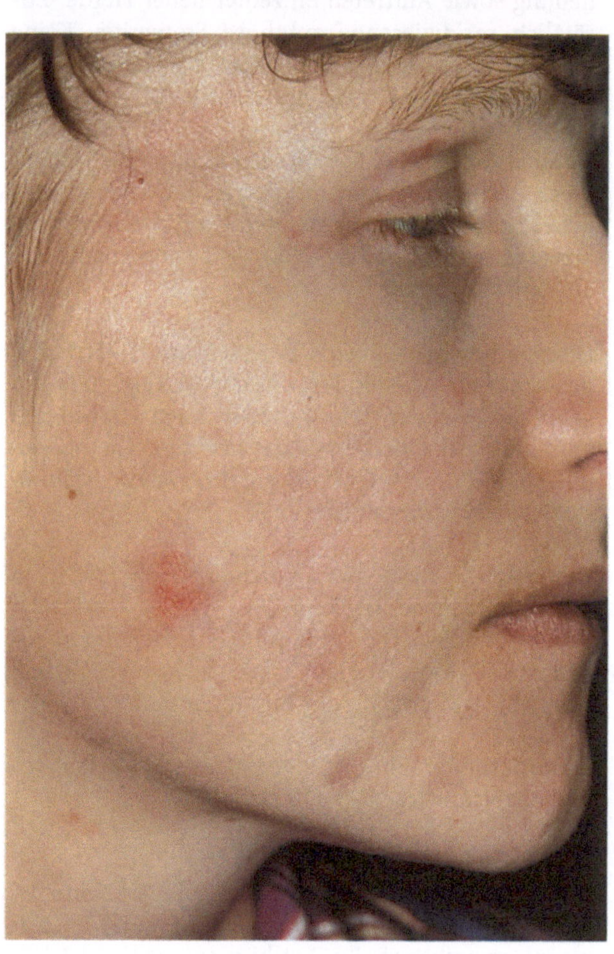

Atropische Narben und scharf begrenzte Erytheme an den Wangen

lienanamnese mit frühkindlichen Todesfällen oder rezidivierenden schweren Infektionen sollte ein Überträgerstatus für die septische Granulomatose ausgeschlossen werden. Trägerinnen sollten genetisch beraten werden (X-chromosomaler Erbgang).

Literatur

1. Dinauer MC (1992) Chronic granulomatous disease. Ann Rev Med 43: 117–124
2. Gahr M, Jendrossek V, Speer CP (1989) Pathophysiologie, Diagnostik und Therapie von Granulozytenfunktionsstörungen. Monatsschr Kinderheilkd 137: 380–389
3. Hafner J, Panizzon R, Bruckner-Tuderman L et al. (1993) Lupus erythematodes-diskoides-artige Dermatose bei einer Konduktorin der septische Granulomatose. Hautarzt 44: 452–456
4. Misery L, Souillet G, Faure M (1992) Discoid lupus erythematosus-like eruption in a female X-linked chronic granulomatous disease carrier. Eur J Dermatol 2: 78–80
5. Ochs HD, Igo RP (1973) The NBT slide test: A simple screening method for detecting chronic granulomatous disease and female carriers. J Pediatr 83: 77–82
6. Sillevis Smitt JH, Weening RS, Krieg SR, Bos JD (1990) Discoid lupus erythematosus-like lesions in carriers of X-linked chronic granulomatous disease. Brit J Dermatol 122: 643–650

Systemischer Lupus erythematodes mit papulöser Muzinose

Vorgestellt von Bernadette Eberlein-König, T. Leitz und Bernhard Przybilla

Anamnese: 48jähriger Patient. Anfang 1990 Auftreten von juckenden Rötungen an seitlichen Wangenpartien, Nasenrücken und Stirn. 1991 Ausbreitung auf beide Oberarme und den Rücken. Seit 1992 Gelenkbeschwerden, Müdigkeit und Appetitlosigkeit.

Hautbefund: An beiden Wangen flächenhafte Atrophie mit ausgeprägter Hyperpigmentierung in der Umgebung. An Oberarmen und Rücken disseminiert einzeln stehende oder konfluierende, livid-rötliche, linsengroße Papeln. Livide großflächige Plaques an beiden Unterarmen.

Laborbefunde: BKS 30/65 mm/h n.W. Thrombozyten 119/nl. Geringe Proteinurie (397 mg/24h). Alkalische Phosphatase 289 U/l, GOT 155 U/l, GPT 125 U/l, $\gamma\gamma$-GT 309 U/l. Übrige Routinelaborparameter im Normbereich.
IgG mit 1710 mg/100 ml und IgA mit 683 mg/100 ml erhöht. Antikörper gegen native dsDNS: 160 IU/ml. Antinukleäre Antikörper auf HEp-2-Zellen: Titer $>$ 10 240, feingefleckt. Antikörper gegen Ro(SSA), Scl-70, ENA: negativ. Anti-Kardiolipin-Antikörper: 7,4 MPL-U/ml (IgM) Normbereich $<$ 6 MPL-U/ml. β_2-Mikroglobulin mit 5,2 mg/l erhöht.

Histopathologie: Kompakte Hornschicht mit schmaler Epidermis und Verstreichen der dermoepidermalen Grenze. In der oberen und mittleren Dermis perivaskuläre lymphozytäre Infiltrate. Im oberen und insbesondere im mittleren Korium ausgedehnte Muzinablagerungen (Alzianblau- und Toluidinblau-reaktiv).
Direkte Immunfluoreszenz: Ablagerungen von IgG, IgM, C3 und C4 in der Basalmembranzone.

Weitere Befunde: Sonographie des Abdomens. Zeichen einer Fettleber, Hepatosplenomegalie.
Ösophagusszintigraphie: Geringgradige Entleerungsstörung für Festspeisen.
Echokardiogramm: Großer linker Ventrikel und Vorhof, kein Perikarderguß.
Lungenfunktion: Geringe Restriktion, mäßige Obstruktion.

Therapie: Von 6/1991–7/1992 250 mg/Tag Hydroxychloroquinsulfat; darunter Besserung des Hautzustandes. Die Therapie mußte wegen Augenveränderungen (Beeinträchtigung im Farbensehen) abgesetzt werden. Von 9/1992–10/1992 kurzfristig niedrigdosierte Behandlung mit Methylprednisolon p. o. ohne deutlichen Erfolg. Derzeit äußerliche Therapie mit Steroidexterna ohne wesentliche Besserung des Hautzustandes.

Kommentar: Eine papulöse Muzinose ist eine charakteristische aber seltene Hautmanifestation bei Patienten mit kutanem oder systemischem Lupus erythematodes. Dabei zeigen sich schmerzlos, hautfarbene Papeln insbesondere an Hals, Stamm und Armen, welche auf eine diffuse Muzinose in der Dermis zurückzuführen sind.
Klinisch fand sich bei unseren Patienten eine Muzinose in den Hautarealen, die keine typischen Hautveränderungen im Sinne eines Lupus erythematodes zeigten. Histologisch waren jedoch auch hier für Lupus erythematodes charakteristische Veränderungen nachzuweisen.
Die beschriebene Muzinose kann der klinischen Manifestation eines systemischen Lupus erythematodes vorausgehen. Daher ist die Kenntnis der möglichen Assoziation der papulösen Muzinose mit einem Lupus erythematodes von diagnostischer Bedeutung.

Literatur

1. Gold SC (1954) An unusual papular eruption associated with lupus erythematosus. Br J Dermatol 66: 429–433
2. Lowe I, Rapini RP, Golitz LE, Johnson TM (1992) Papulonodular dermal mucinosis in lupus erythematosus. J Am Acad Dermatol 27: 312–315
3. Rongioletti F, Parodi A, Rebora A (1990) Papular and nodular ucinosis as a sign of lupus erythematosus. Dermatologica 180: 221–223
4. Weidner E, Djawari D (1982) Mucinosis papulosa bei Lupus erythematodes integumentalis. Hautarzt 33: 286–288

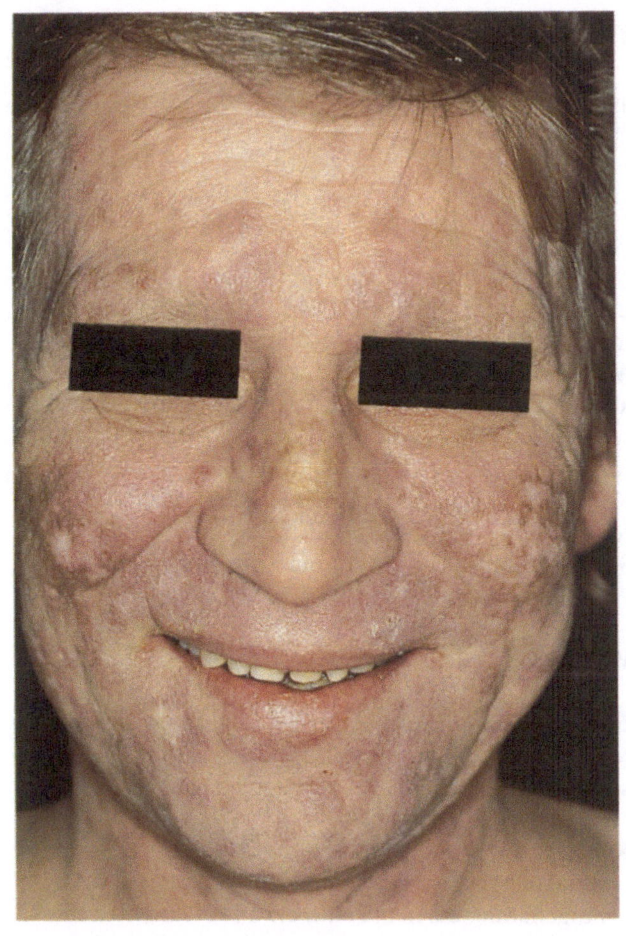

Systemischer Lupus erythematodes

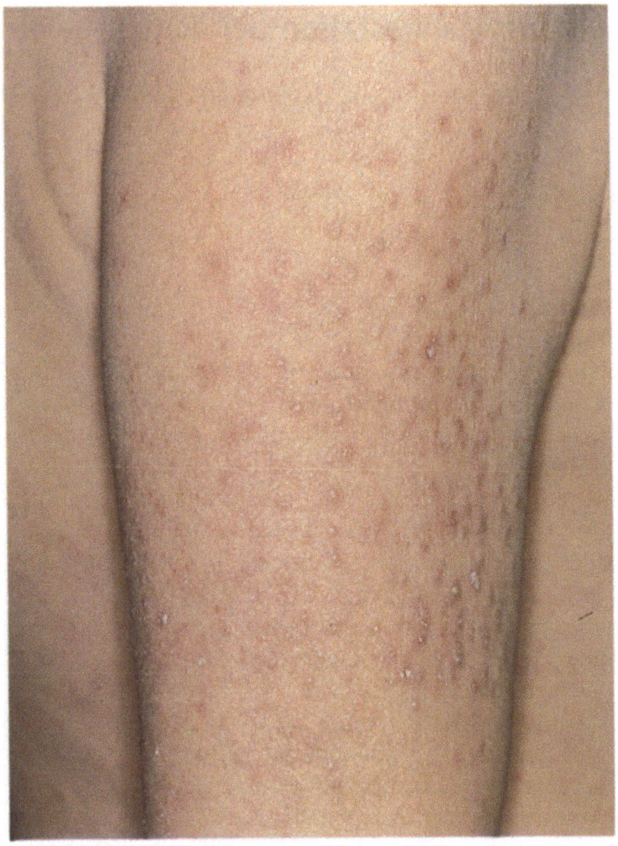

Papulöse Muzinose, Oberarm

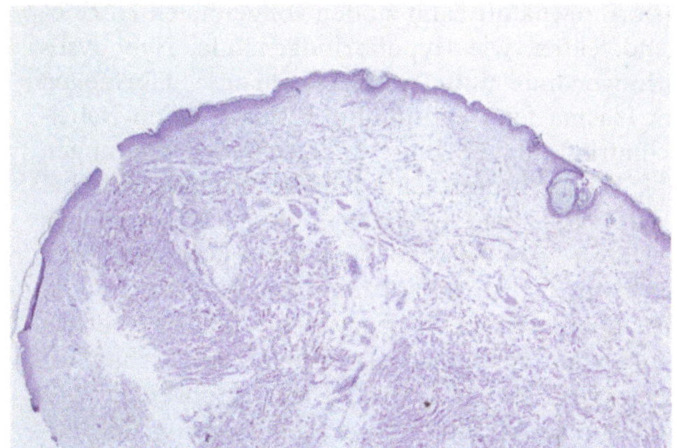

Systemischer Lupus erythematodes: Kuppelförmige Veränderung mit ödematöser Auflockerung des Gewebes

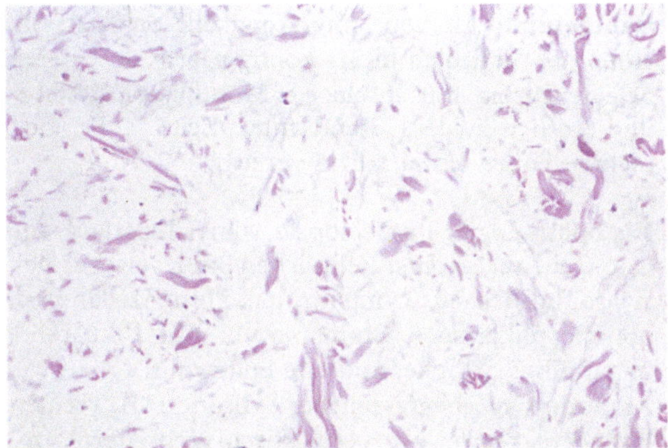

Systemischer Lupus erythematodes: Zwischen den Kollagenfasern diffuse Ablagerung von muzinösem Material

Kutane Manifestation bei kongenitaler Afibrinogenämie

Vorgestellt von R. Rupec, Hans Wolff, T. Ruzicka, Peter Kind und W. Schramm

Anamnese: 31jährige Patientin. Seit Geburt Blutungsneigung nach leichten Traumen. Menstruation leicht verstärkt. Im Alter von 4 Monaten tiefe Beinvenenthrombose links nach Plasmafaktorsubstitution. 1974 nach Fibrinogensubstitution Lungenembolie. Seit 1979 rezidivierende Ulzern an den Unterschenkeln beidseits; Abheilung durch Behandlung mit fibrinhaltigen Wundauflagen deutlich verbessert. Bei Fehlen von Fibrinogen oder Fibrinspaltprodukten 1980. Diagnose kongenitale Afibrinogenämie. Seit 1985 nach Fibrinogensubstitutionen allergische Urtikaria. 1992 erstmals bläulich-livide Verfärbungen an den Zehen des rechten Fußes, danach Mumifikation von D II, III und teilweise I. Im gleichen Jahr Parenchymblutung aus der Arteria cerebri media rechts mit Hemianopsie links. 1993 Amputation der Zehen D II und D III des rechten Fußes. Lebensbedrohliche Blutverluste bei chirurgischen Eingriffen und ebenso bedrohliche Thrombosen nach der dann notwendigen Fibrinogensubstitution.

Hautbefund: An den Unterschenkeln beidseits in Höhe der Malleolen bizarr konfigurierte, schmierig belegte Ulzera mit Inseln aus Granulationsgewebe und rötlich-lividem Randsaum. Zehe D III des rechten Fußes schwarz livid verfärbt.

Histopathologie: Probebiopsie vom Ulkusrand am Unterschenkel rechts: Zellreiches Bindegewebe; perivasal Infiltrat aus Lymphozyten, Plasmazellen und polymorphkernigen Granulozyten. Am Ulkusrand unauffällige orthokeratotische Epidermis.
Amputierter Zehenendglieder D II und D III rechter Fuß: Streckenweise hyperplastisch verbreiterte, orthokeratotisch verhornte Epidermis. Herdförmiger Gewebedefekt an D III mit chronisch granulierender und fibrosierender Entzündungsreaktion. Knochen frei von Entzündungszeichen, Markwandfibrose mit wenigen Rundzellen, geringe Osteosklerose.
(Befundung durch das Pathologische Institut der Ludwig-Maximilians-Universität München Direktor: Prof. Dr. U. Löhrs).

Laborbefunde: Quickwert, PTT, Thrombinzeit nicht meßbar, Fibrinogen nicht nachweisbar.
Antinukleäre Antikörper negativ. Kardiolipinantikörper mit 2,4 U/ml im Normbereich. Zytoplasmatische Antikörper: cANCA schwach positiv, pANCA-ELISA normal.
Kryoglobuline quantitativ mit 18 µg/ml normal, Proteine C und S im Normbereich.
Sonstige Routinelaborparameter im Normbereich.
HIV-Serologie negativ.

Weitere Befunde

Duplexfarbdoppler der Arterien und Venen der unteren Extremitäten: Dopplerverschlußdrucke beidseits regelrecht. Kein Hinweis auf Thrombose.

Kommentar: Rabe und Solomon berichteten 1920 erstmals über einen Patienten mit kongenitaler Afibrinogenämie. Bis heute sind etwa 100 Patienten mit kongenitaler Afibrinogenämie bekannt. Der Vererbungsmodus ist autosomal rezessiv. Die kongenitale Afibrinogenämie zählt zu den kongenitalen Fibrinogendefekten, wie Hypofibrinogenämie, Hypodysfibrinogenämie und Dysfibrinogenämie. Fibrinogen im Plasma fehlt vollständig. Klinisch fallen Nabelschnurblutungen, Ein- und Gewebeeinblutungen auf. Hämarthrosen, eine häufige Komplikation bei Faktor-VIII- und IX-Mangel, treten hingegen nur bei etwa 20 % der Patienten auf. Fibrinogen kann auch mit Fibrinogenkonzentraten substituiert werden. Diese werden virusinaktiviert, um die Übertragung von Infektionen weitgehend auszuschließen. Die Substitutionstherapie ist lebensnotwendig. Allergische Reaktionen und die Bildung von Fibrinogenantikörpern können jedoch nachfolgende Substitutionsbehandlungen erheblich erschweren. Nach Fibrinogensubstitution steigt die Thromboseneigung. Dadurch können Lungenembolien, tiefe Beinvenenthrombosen und andere Gefäßverschlüsse auftreten.
Ulzera bei Patienten mit Afibrinogenämie sind bisher nicht beschrieben worden. Bei unserer Patientin kommen als Ursache am ehesten Verschlüsse der

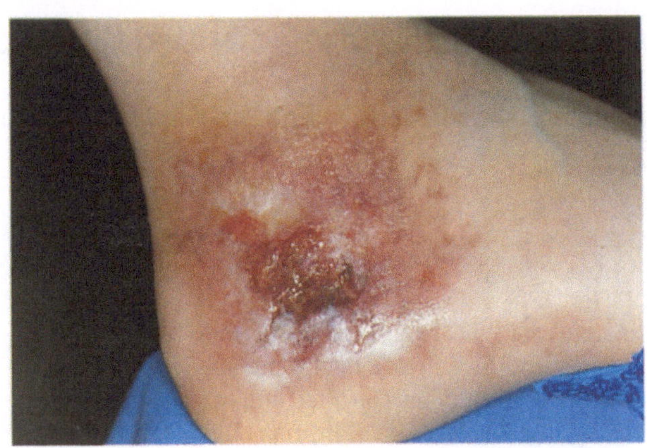

Kongenitale Afibrinogenämie:
Bizarr konfiguriertes Ulkus

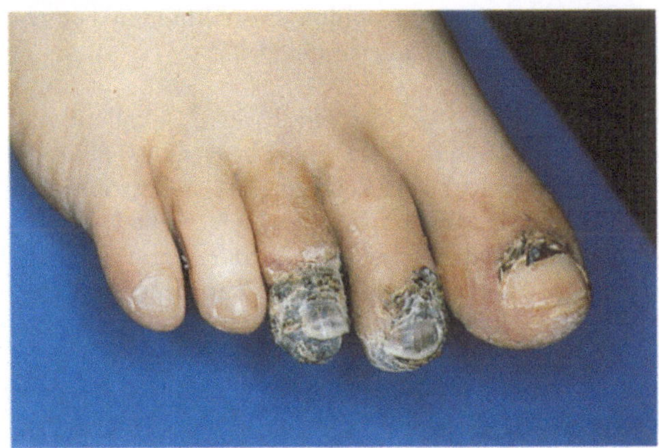

Mumifikation der Zehenendglieder II und III, teilweise I (Zustand vor Amputation)

kleinen Blutgefäße in Frage. Dopplersonographisch ergab sich kein Anhalt für Verschlüsse im Bereich der großen Arterien und Venen der Beine. Eine Vaskulitis war auszuschließen. Vermutlich sind die Ulzera nach thrombotischen Verschlüssen der kleinen Venen infolge der Fibrinogensubstitution entstanden. Solche Ulzera heilen noch schlechter ab als die rein vaskulärer Genese, da Fibrinogen für die Wundheilung essentiell ist, hier aber fehlt. Fibrinhaltige Wundauflagen beschleunigen deshalb die Heilung. Hautulzerationen bei unserer Patientin sind pathogenetisch deutlich von Ulzerationen vaskulärer Genese abzugrenzen. Bei vaskulären Ulzera gelangt Fibrin wegen der schlechten Perfusion nicht zum Gewebsdefekt; bei kongenitaler Afibrinogenämie fehlt dieser Faktor dagegen völlig.

Patienten mit kongenitaler Afibrinogenämie sind nach unserem Wissen im dermatologischen Schrifttum bislang nicht beschrieben.

Literatur

1. Cronin C, Fitzpatrick D, Temperly I (1988) Multiple pulmonary emboli in a patient with afibrinogenemia. Acta Haemat 79: 53–54
2. Hanano M, Takahashi H, Itoh M, Shibata A (1992) Coexistence of congenital afibrinogenemia and protein C deficiency in a patient. Am J Hematol 41: 57–60
3. McDonagh J, Carrell N (1990) Disorders of fibrinogen structure and function. In: Colman RW, Hirsh J, Marder VJ, Salzman EW (eds). Hemostasis and thrombosis. Lippincott, Philadelphia, pp 301–317
4. Mongomery R, Natelson SE (1977) Afibrinogenemia with cerebral hematoma. Am J Dis Child 131: 555–556
5. Rabe F, Salomon E (1920) Über Faserstoffmangel im Blute bei einem Falle von Hämophilie. D Arch Klin Med 132: 240–244
6. Wilhelmsen L, Svärdsudd K, Korsan-Bengtsen K et al. (1984) Fibrinogen as a risk for stroke and myocardial infarction. N Engl J Med 311: 501-505

Sekundäre Lipatrophie bei Dermatomyositis

Vorgestellt von R. Rupec, Nicola Sizmann und Peter Kind

Anamnese: 38jährige Patientin. 1990 erstmals juckende und brennende Erytheme an Gesicht, Stamm und Extremitäten. Darüber hinaus rasche Ermüdung der Arme beim Kämmen. Im März 1993 Verhärtungen und Schwellungen an den Armen, gefolgt von ausgeprägter Atrophie des subkutanen Fettgewebes an den Oberarmen beidseits.

Hautbefund: Im Gesicht, am Rücken, Dekolleté, Armen und Oberschenkeln scharf begrenzte, entzündlich infiltrierte, bizarr konfigurierte, heliotropfarbene Erytheme. An Armen und Oberschenkeln scharf begrenzte, plattenartig derb tastbare, zum Teil diskret eingesunkene livide Herde. Zunehmende Atrophie und Rückbildung des Erythems.

Histopathologie: Kompakte Orthokeratose mit schmaler Epidermis. An der dermoepidermalen Grenze vakuolige Degeneration der basalen Keratinozyten. In der oberen Dermis spärliches Infiltrat mit geringgradigen Epidermotropismus. Im subkutanen Fettgewebe gemischtes entzündliches Infiltrat aus Lymphozyten, Histiozyten und Plasmazellen. Keine Hinweise für eine Hyalinisierung oder Kalzifizierung. Vereinzelt lymphoide Follikel.
In der Muskelbiopsie, entnommen aus dem rechten Musculus tibialis anterior, sehr geringes perimysial und perivaskulär betontes entzündliches Infiltrat aus Lymphozyten, lymphoiden Zellen und Histiozyten mit geringem frischen begleitenden Parenchymuntergang in der Faszikelperipherie.

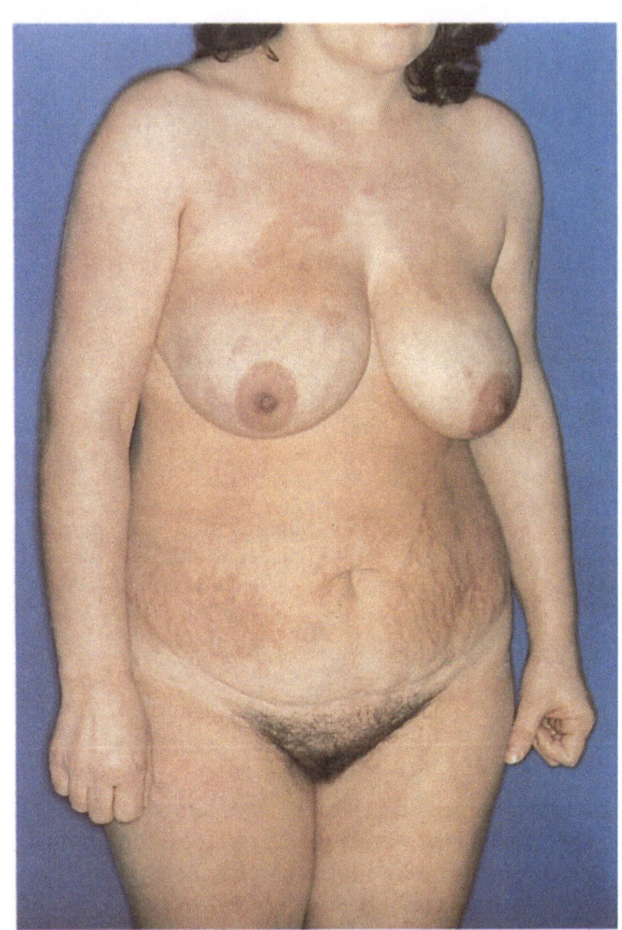

Lipoatrophie bei Dermatomyositis

Weitere Befunde

Elektronenmikroskopie: In den Endothelien zahlreicher Kapillaren tubulovesikuläre Einschlüsse. Diese sind typisch für Dermatomyositis.

Therapie und Verlauf: Unter einer Therapie mit Prednisolon und Azathioprin bildeten sich die flächigen Erytheme und die neurologische Symptomatik vollständig zurück. Eine Tumorsuche im März 1991 verlief negativ.

Kommentar: Dermatomyositis und klinisch wahrnehmbare Pannikulitis gleichzeitig auftreten, ebenso eine umschriebene sekundäre Lipoatrophie des Fettgewebes ohne sichtbare Zeichen einer Entzündung. Bei unserer Patientin war eine Dermatomyositis zusammen mit einer klinisch und feingeweblich gesicherten Pannikulitis zu beobachten. Eine Pannikulitis als initiales Symptom einer Dermatomyositis ist selten, ebenso der Übergang in eine Lipoatrophie. Histologisch fällt bei unserer Patientin die lokalisierte dichte Ansammlung von Plasmazellen auf.

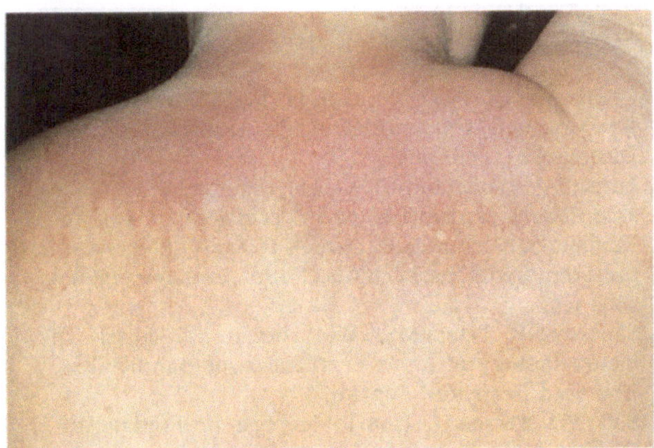

Heliotropfarbene Erytheme bei Dermatomyositis

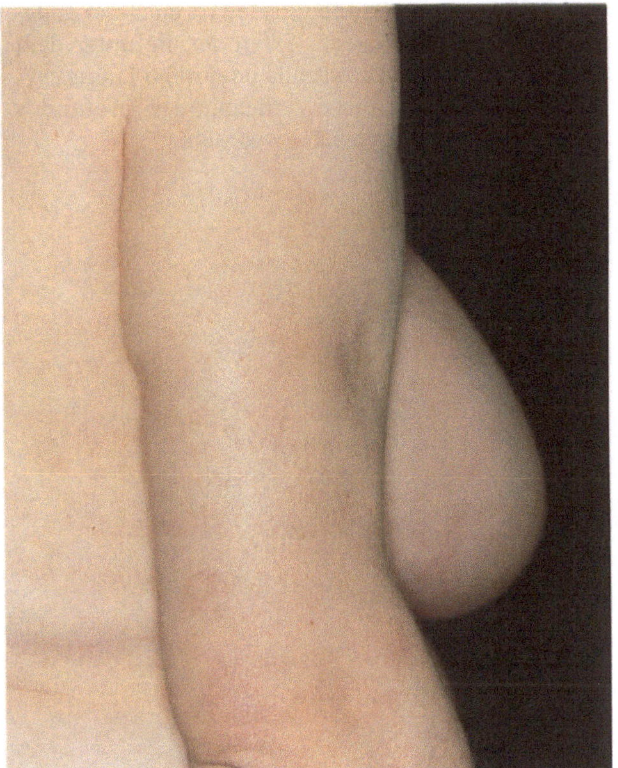

Lipoatrophie am Oberarm

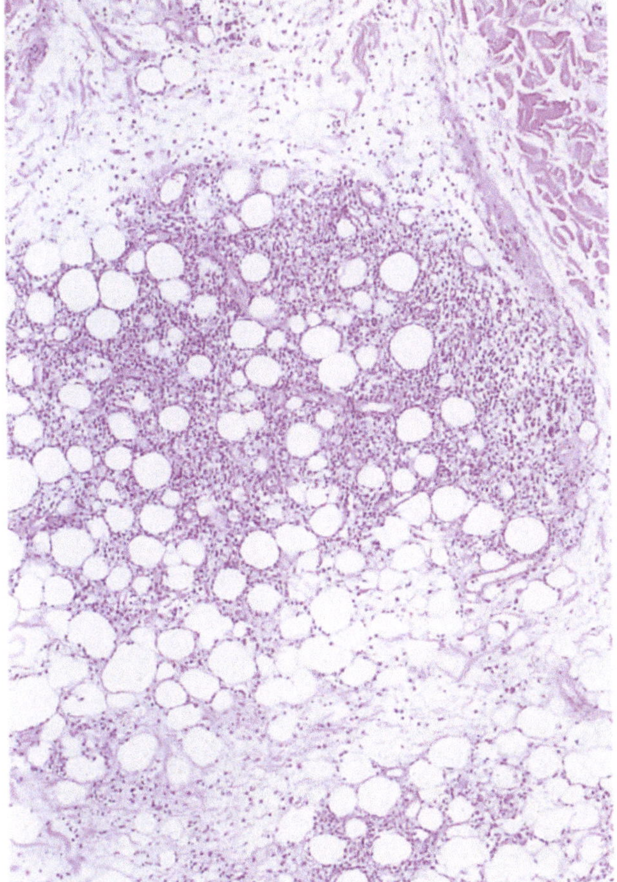

In der Vergrößerung sieht man die überwiegend lymphozytären Infiltrate zum Teil mit beginnender Nekrose des Fettgewebes

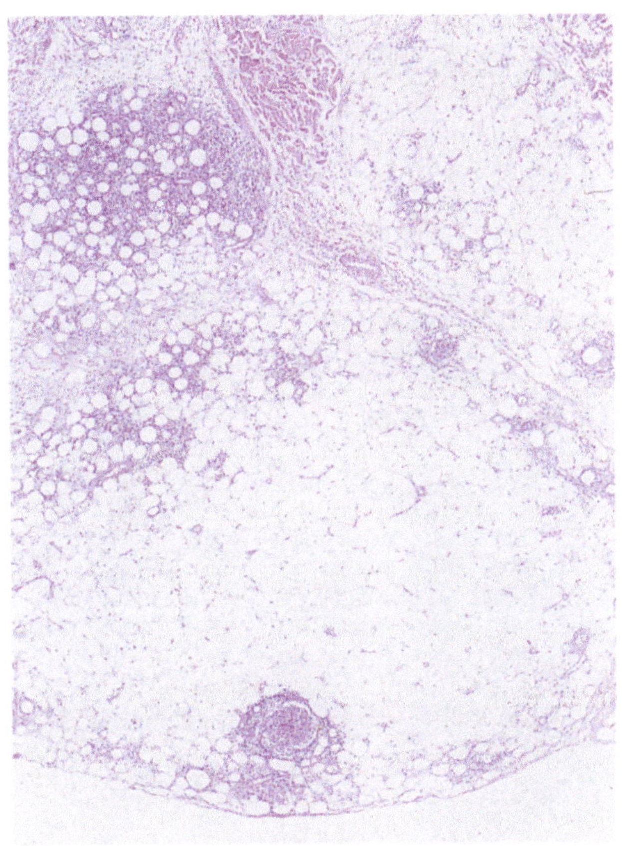

Lobuläre Pannikulitis mit diffusen lymphozytären Infiltraten

Das Auftreten von Pannikulitiden ist auch bei anderen Kollagenosen wie der Sklerodermie unter dem Bilde einer Morphea profunda oder beim Lupus erythematodes als Lupus erythematodes profundus (Kaposi-Irgang) beschrieben worden.

Literatur

1. Commens C, O'Neill P, Walker G (1990) Dermatomyositis associated with multifocal lipoatrophy. J Am Acad Dermatol 22: 966–969
2. Janis JF, Winkelmann RK (1968) Histopathology of the skin in dermatomyositis. Arch Dermatol 97: 640–650
3. Raimer SS, Salomon AR, Daniels JC (1985) Polymyositis presenting with panniculitis. J Am Acad Dermatol 13: 366–369
4. Sánchez NP, Peters MS, Winkelmann RK (1981) The histopathology of lupus erythematosus panniculitis. J Am Acad Dermatol 5: 673–680
5. Su WPD, Person JR (1981) Morphea profunda. Am J Dermatopathol 3: 251–260
6. Winkelmann WJ, Billick RC, Srolovitz H (1990) Dermatomyositis presenting as panniculitis. J Am Acad Dermatol 23: 127–128

Multiple filiforme Hyperkeratosen

Vorgestellt von Johannes Hollmann, Silke Michelsen, Martin Schaller und Peter Kind

Anamnese: 52jähriger Patient. Seit 6 Jahren fadenförmige Verhornungen zunächst in den Ellenbogen, seit etwa 3 Jahren auch am Oberkörper. Seither langsame, aber stetige Zunahme der Hautveränderungen, Familienanamnese leer.

Hautbefund: In den Ellenbogen, an den Oberarmen proximal sowie vereinzelt am Stamm disseminierte, nicht follikulär gebundene, bis zu 2 mm lange, weißliche bis hautfarbene, fadenförmige Hyperkeratosen auf klinisch normaler Haut.

Histopathologie: Fokale kompakte Hornschicht mit verruköser epidermaler Hyperplasie. Fokal angedeutet retikuläre Papillomatose mit umschriebener kompakter Orthohyperkeratose.
Direkte Immunfluoreszenz: negativ.

Elektronenmikroskopie: Subläsional multiple parakeratotische Zellen inmitten einer mächtigen Hyperkeratose. Innerhalb der Hornzellen multiple ovale Einschlüsse unterschiedlicher Osmolarität. Verminderung der Keratohyalingranula sowie auffällige vakuolige Degeneration im Stratum granulosum. Starke Alteration der Keratinosomen mit zentraler Vakuolenbildung und nur im Randbereich erhaltenen lamellären Fragmenten.

Lipidanalytik: Unauffälliges Muster der Stratum-corneum-Lipide nach Separation mit sequentieller Hochleistungsdünnschichtchromatographie.

Laborbefunde: γ-GT 32 U/l, Cholesterin 248 mg/dl, übrige Routinelaborparameter im Normbereich.

Weitere Befunde: Altersentsprechender Röntgenthoraxbefund. Sonographisch Verdacht auf Raumforderung im mittleren Nierendrittel links lateral (Computertomographie der Nieren wurde vom Patienten abgelehnt).

Therapie und Verlauf: Besserung unter einer symptomatischen Therapie mit Tretinoin 0,05 %. Eine geplante Behandlung mit Isotretinoin 5 mg/Tag lehnte der Patient ab.

Kommentar: Das Krankheitsbild der multiplen filiformen Hyperkeratosen, wurde erstmals 1967 von Goldstein unter der Bezeichnung »Multiple Minute Digitate Hyperkeratoses« beschrieben. Bei dieser seltenen Verhornungsstörung finden sich multiple, symptomlose, nicht follikulär gebundene, meist fadenförmige, mitunter auch breiter aufsitzende, keratotische Papeln vor allem an Brust, Rücken sowie Extremitäten unter Aussparung von Handinnenflächen und Fußsohlen. Eine Assoziation mit anderen kutanen oder viszeralen Veränderungen besteht offenbar nicht. Lediglich in einer einzelnen Beschreibung wurde von einer Besserung nach Entfernung eines Larynxkarzinoms berichtet. Histologisch zeigt sich eine nichtfollikuläre Orthohyperkeratose sowie eine mäßiggradige Akanthose. Elektronenmikroskopisch findet sich ein kompaktes verdicktes Stratum corneum mit einem unauffälligen Keratinmuster sowie mitunter zahlreichen Kreatinosomen im oberen Stratum granulosum. Ähnlich massive ultrastrukturelle Veränderungen wie bei unserem Patienten wurden bisher nicht beschrieben. Die multiplen filiformen Hyperkeratosen können sporadisch – wie bei dem vorliegenden Patienten – oder familiär auftreten, wobei der Vererbungsmodus offensichtlich autosomal dominant ist. Gewöhnlich manifestiert sich diese Form mit positiver Familienanamnese im 2. oder 3. Lebensjahrzehnt. Darüber hinaus können disseminierte filiforme Hyperkeratosen nach entzündlichen Hauterkrankungen, Licht- und Röntgenbestrahlung sowie Etretinattherapie auftreten. Die Behandlung ist rein symptomatisch und oftmals unbefriedigend. Neben dem mechanischen Entfernen durch Abbürsten können insbesondere Keratolytika oder eine systematische Therapie mit Retinoiden in niedriger Dosierung versucht werden, dagegen erwiesen sich Elektrokoagulation und Vereisung als unwirksam.

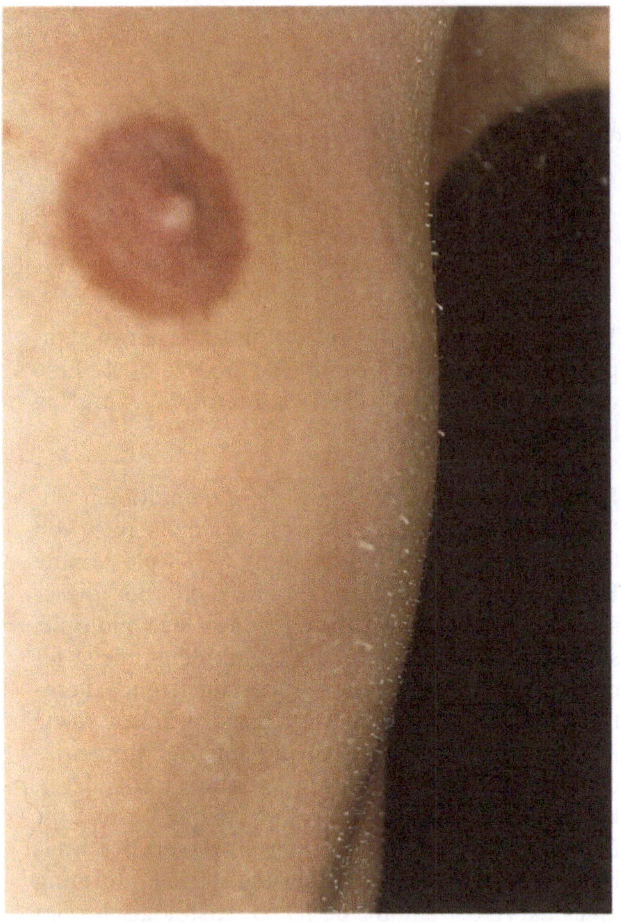

Filiforme Hyperkeratosen an Brustwand

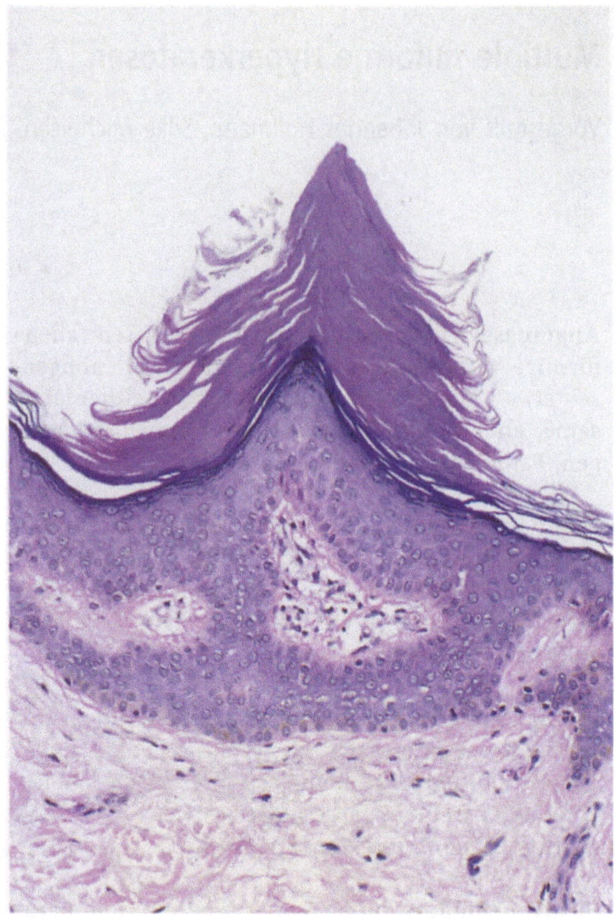

Filiforme Hyperkeratosen: Spitzkegelige kompakte Hornschicht, leichte Verbreitung des Epithels

Literatur

1. Balus I, Donati P, Amantea A, Breathnach AS (1988) Multiple minute digitate hyperkeratosis. J Am Acad Dermatol 18: 431–436
2. Benoldi D, Zucchi A, Allegra F (1993) Multiple minute digitate hyperkeratosis. Clin Exp Dermatol 18: 261-262
3. Cox NH, Ince P (1989) Transient post-inflammatory digitate keratoses. Clin Exp Dermatol 14: 170–172
4. Feldman R, Harms M (1993) Multiple filiforme Hyperkeratosen. Hautarzt 44: 658–661
5. Goldstein N (1967) Multiple minute digitale hyperkeratoses. Arch Dermatol 96: 692–693
6. Nedwich JA, Sullivan JJ (1987) Disseminated spiked hyperkeratosis. Int J Dermatol 26: 358–361

Poland-Syndrom bei einem Patienten mit α-Thalassämie

Vorgestellt von Annegret Lindner, Martin Röcken und Peter Kind

Anamnese: Jetzt 20jähriger Vollwaise aus Indien, der seit seiner Adoption im 6. Lebensmonat in Europa lebt. Seit Geburt bestehende Asymmetrie des Thora. 1976 Poliomyelitis mit vorübergehender vollständiger Lähmung beider Beine. Im Gefolge linksseitig Paresen der Oberschenkel- und Gefäßmuskulatur, Kontrakturen sowie Wachstumsstörungen mit Beinverkürzung. 1981 operative Lösung der Kontrakturen des linken Beines. 1983 Feststellung einer mikrozytären Anämie bedingt durch eine α-Thalassämie. Die erhöhte Infektanfälligkeit wird darauf zurückgeführt.

Befund: Die rechte Mamille fehlt. Der vordere Thora erscheint rechts eingesunken, dort ist das subkutane Fettgewebe vermindert. Der Musculus pectoralis major. Pars sternocostalis, und Musculus pectoralis minor rechts fehlen, was bei Adduktion erhobenen Arme im Seitenvergleich noch deutlicher erkennbar wird. Die rechte vordere Axillarfalte ist weniger stark ausgeprägt als die linke, umfaßt jedoch die hypertrophe Pars clavicularis des Musculus pectoralis major. Der knöcherne Thorax erscheint normal.
Hauttyp V. Minimale Behaarung des oberen Rumpfes, seitengleiche Axillarbehaarung und Schweißabsonderung, im übrigen normaler männlicher Behaarungstyp. Bis auf eine striäre Hyperpigmentierung der Nagelplatte am Mittelfinger rechts klinisch keine Auffälligkeiten der Arme und Hände. Proportionierter Kleinwuchs.

Allgemeinbefund: Rezidivierend Myalgien im Bereich des Nackens. Gelegentlich Kopfschmerzen, Tinnitus und Schwindelgefühl, insbesondere bei körperlicher Belastung. Einschränkung der Beweglichkeit durch die Poliomyelitisfolgen am linken Bein, zur Zeit klinisch jedoch kein Hinweis auf ein fortschreitendes Post-Polio-Syndrom. Trotz der Vorerkrankung erscheint der Patient insgesamt leistungsfähig.

Laborbefunde: Ery 6,08/pl (normal 4,3–6,0), Hb 12,7 g/dl (normal) 14–18), HK 0,405 l/l (normal 0,40–0,49), MCV 66,6 fl (normal 80–100), MHC 20,9 pg (normal 28–32), MCHC 31,5 g/dl (normal 31–35); HbA2 (quant.) 2,8 % des Hb (normal 1,5–3,5), HbF (quant.) 2,60 % des Hb (normal < 1,50), in der Hb-Elektrophorese keine abnorm wandernden Fraktionen, α-Globulin/β-Globulin 0,55 (normal 1,00); Retikulozyten 9 % (normal 5–20), Ferritin 79 μg/l (normal 30–300), Eisen 63 μg/dl (normal 53–267), Transferrin 306 mg/dl (normal 200–400). Diese Befunde entsprechen einer mikrozytären α-Thalassämie ohne Hinweis auf Eisenmangel. Es handelt sich um einen Mangel normaler α-Globulin-Ketten.
GPT 37 U/l (normal < 25), CK 120 U/l (normal 10–80).

Weitere Befunde
Chromosomensatz: Normal 46 XY.
Röntgen: Thorax und Hände in zwei Ebenen unauffällig.
Sonographie: Abdomen und Duplexsonographie der Hirn- und Axillargefäße unauffällig.
MRT Hals und Thorax: Fehlen des sternokostalen Kopfes des Musculus pectoralis major sowie Fehlen des Musculus pectoralis minor.
Seitengleiche regelrechte Anlage aller übrigen Rumpf- und Schultermuskeln, sowie des Thoraxskeletts.

Kommentar: Als Erstbeschreiber gilt der Anatomiestudent Alfred Poland, der am St. Guy's Hospital in London 1841 an der Leiche eines erhängten Mörders auffällig einseitige Defekte der Brustwand und der Hand beschrieb. Doch haben Lallemand (1826) und Froriep (1939) gleichartige kongenitale Brustwanddefekte bereits vor ihm dokumentiert. Leitsymptom des nach ihm benannten Syndroms ist die Aplasie oder Hypoplasie der Pektoralismuskulatur, insbesondere des sternokostalen Kopfes es Musculus pectoralis major. Begleitend kann eine ipsilaterale Aplasie oder Hypoplasie weiterer Muskeln, knöcherner Strukturen, der Weichteile sowie der Hautanhangsgebilde bestehen. Zu nennen sind als häufigste die Defekte im Bereich der Musculi pectoralis minor, obliquus externus abdominis, latissimus dorsi; Fehl-

bildungen der Rippen, der Unterarm- und Handknochen (Syndaktylie und Bradydaktylie durch Hypoplasie der Mittelphalangen der Finger bei 90 % der Patienten). An der Haut besteht häufig eine Hypo-/Aplasie der Mamille und der Adnexe von Brust und Axilla (Haare, Schweiß- und Milchdrüsen) sowie des subkutanen Fettgewebes. Assoziation mit kongenitalen Fehlbildungen anderer Organe und verschiedenen Syndromen, zum Beispiel dem Möbius-Syndrom (Agenesis oder Aplasie der Motoneuronen der Kranialnerven) sind ebenfalls bekannt.
Am wichtigsten ist aber die Assoziation mit der Entstehung von Tumoren und insbesondere von Leukämien und Lymphomen.
Die Häufigkeit des Syndroms wird mit etwa 1/30 000 Lebendgeburten angegeben. Männer sind (im Verhältnis 3:1, gültig für einseitige Handveränderungen) häufiger betroffen als Frauen. Bei 75 % der Patienten ist der Defekt rechts lokalisiert. Bislang gibt es keine definitive Erklärung für das Poland-Syndrom. In der 6. Schwangerschaftswoche entwickelt sich die Armknospe, gleichzeitig differenziert das Gefäßsystem sich zu den großen Hirn- und Armgefäßen. Zu diesem Zeitpunkt könnte durch thromboembolische Geschehnisse ein definierter Muskeldefekt zustandekommen. Das Poland-Syndrom kann als sporadisch auftretende Mutation angesehen werden. In Familien, in denen das Poland-Syndrom gehäuft beschrieben wurde, vermutet man eine autosomal dominante Vererbung mit variabler Penetranz.
α-Thalassämien sind relativ häufige genetische Erkrankungen, die in einer reduzierten Synthese fetalen und adulten Hämoglobins resultieren. Gewöhnlich wird diese durch Deletion, Punktmutation eines oder mehrerer α-Globin-Gene oder Deletion der Locus-Kontroll-Region (LCR) dieser Gene verursacht. 2 α-Globin-Gene finden sich auf den kurzen Armen jedes Chromosoms 16, jeder Gesunde hat somit 4 α-Globin-Gene (Genotyp aa/aa). Der Phänotyp jedes Individuums hängt von der Anzahl der »verlorenen« Gene sowie dem Typ der Deletion ab. Bei Deletion von 1 oder zwei Genen fehlen häufig klinische Symptome vollständig. Bei Deletion von 3 oder 4 Genen (Hämoglobin H = HbH-Krankheit, Genotyp a-/--) kommt es zur mäßiggradigen mikrozytären hämolytischen Anämie. Feten mit Genotyp --/-- entwickeln eine schwere intrauterine Anämie, die bei oder kurz nach der Geburt zum Tode führt (Bart's Hydrops fetalis). In Südostasien sind etwa 26 % der perinatalen Todesfälle hierdurch bedingt und auch für die Mutter besteht ein erhöhtes Risiko bei der Geburt eines solchen Kindes.

Bei unserem Patienten wird erstmals in der Literatur die Koinzidenz der beiden genetisch bedingten Erkrankungen Poland-Syndrom und α-Thalassämie beschrieben. Für den Patienten ist die frühzeitige Diagnosestellung in mehrfacher Hinsicht sehr wichtig: für die Prophylaxe bzw. frühzeitige Auffindung und Behandlung insbesondere hämatologischer Neoplasien, für die Abklärung möglicher weiterer kongenitaler Fehlbildungen und damit für eine möglichst fundierte genetische Beratung.

Literatur

1. Bowden DK, Vickers MA, Higgs DR (1992) A PCR-based strategy to detect the common severe determinants of alpha-thalassaemia. Brit J Haematol 81: 104–108
2. Darian VB, Argenta LC, Pasyk K (1989) Familial Poland's syndrome. Annals Plast Surg 23: 531–537
3. Holmstöm H, Suurküla M, Lossing C (1986) Absent latissismus dorsi muscle and anhydrotic axilla in Poland's syndrome. Scand J Plast reconst Surg 20: 313–318
4. Shaham D, Ramu N, Bar-Ziv J (1992) Leiomyosarcoma in Poland's syndrome. Acta Radiol 33: 444–446
5. Skogerboe KJ, West SF et al. (1992) Screening for alpha-thalassemia. Correlation of hemoglobin H bodies with DNA-determined genotype. Arch Pathol Lab Med 116: 1012–1018
6. Tesch M (1993) Das Post-Polio-Syndrom. Nervenarzt 64: 244–249

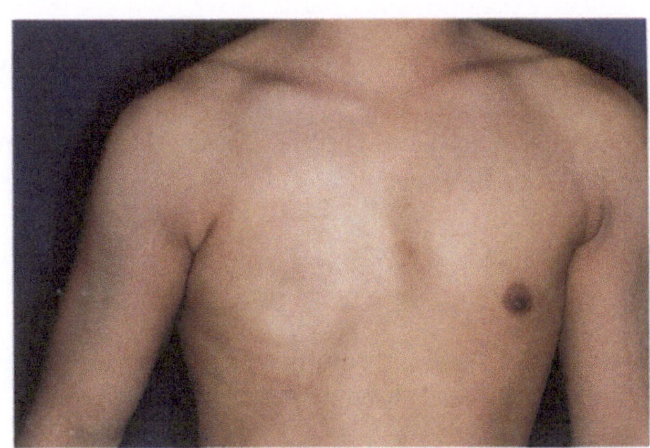

Poland-Syndrom: Mamille und Teile der Brustmuskulatur fehlen

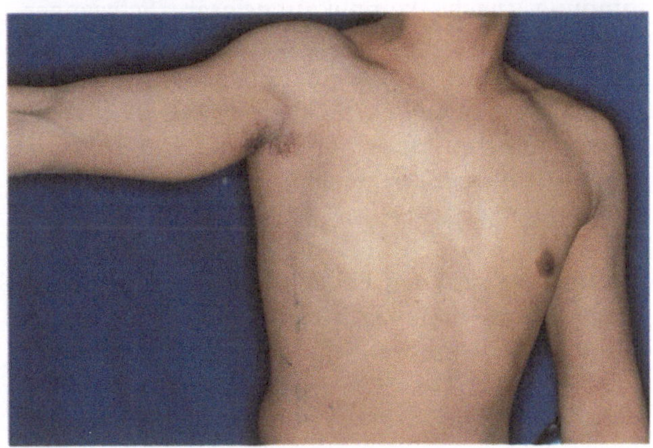

Poland-Syndrom: In Abduktionsstellung wird das Fehlen der Musculi pectorales noch deutlicher

Impetigenisierte junktionale Epidermolysis bullosa Typ Herlitz

Vorgestellt von Martin Röcken, R. Wienecke, Carl Georg Schirren, Michael Meurer, A. Merkenschlager und L. Bruckner-Tudermann

Anamnese: Klinisch gesunde Eltern. Zuvor eine Fehlgeburt im 3. Schwangerschaftsmonat und eine Totgeburt. 7 Jahre alte gesunde Halbschwester. Grünliches Fruchtwasser bei termingerechter Entbindung nach komplikationsloser Schwangerschaft.
Bei der Geburt des bei der Erstkonsultation eine Woche alten männlichen Säuglings bereits einzelne Blasen und Erosionen am Hinterkopf und an den Endphalangen. Blasenbildung zunehmend am gesamten Integument.

Hautbefund: An den Endgliedern aller Finger Erosionen, zum Teil mit Krusten belegt. Und die Nasenöffnung und perioral scharf begrenzte Erosionen mit gelblichen Krusten. Am übrigen Integument vereinzelt, in der Sakralregion konfluierende große pralle Blasen sowie kreisförmige Erosionen. Am harten Gaumen weißlich belegte Erosionen.

Allgemeinbefund: Säugling in stark reduziertem Allgemeinzustand.

Histopathologie: Subepidermale Spaltbildung mit kompakt geschichteter Parakeratose. Einzelne nekrotische Keratinozyten. Am Blasenboden Fibrinnachweis. In der papillären Dermis zahlreiche dilatierte Gefäße und perivaskuläre entzündliche Infiltrate vorwiegend aus Lymphozyten. Sonstige Dermis altersentsprechend.
Schnellschnitthistologie von einer Blasendecke: Subepidermale Blasen, einzelne nekrotische Keratinozyten. Kein Hinweis für bakterielles oder medikamentöses Lyell-Syndrom.

Weitere Befunde:

Mikrobiologische Untersuchungen: Abstriche vom Rachen und vom Nasenvorhof: Staphylococcus aureus, Enterokokken, Escherichia coli.
Abstriche von Erosionen: Enterokokken, Escherichia coli.
Blasenpunktat: Steril.

Antigen-Mapping: Typ-IV- und Typ-VII-Kollagen am Blasenboden. BM-1 schwach positiv, GB3 negativ. Die Antikörper BM-1 und GB3 an Bestandteilen der Hemidesmosomen.

Therapie und Verlauf: Eröffnung der Blasen, desinfizierende Externa (Pyoktanin 0,1 %), Adaptic-Folie und Bäder mit Kaliumpermanganat. Systemische antibiotische Therapie, zunächst mit Erythromycin über 3 Tage, dann mit Cefuroxim; Substitution des Flüssigkeitsverlustes.
Die Impetigo heilte innerhalb von 3 Tagen nach Beginn der systemischen Therapie mit Cefuroxim ab, die Neigung zur Blasenbildung persistierte jedoch. Wundheilung ohne Narben und Milien.

Kommentar: Bei Aufnahme bot das Kind das Bild einer Epidermolysis bullosa. Differentialdiagnostisch mußte wegen des reduzierten Allgemeinzustandes und der staphylogenen Impetigo des Nasen-Rachen-Raumes auch an ein bakterielles Lyell-Syndrom gedacht werden. Letzteres konnte durch die Schnellschnitthistologie einer Blasendecke ausgeschlossen werden.
Die junktionalen Epidermolysen stellen eine heterogene Gruppe von Krankheiten dar, die autosomal rezessiv vererbt werden. Sie können in lokalisierte und systematisierte Formen unterteilt werden. Bei den Erkrankungen ist die Hemidesmosomenbildung gestört, da ein in der Basalmembran gelegenes Glykoprotein fehlt oder strukturell verändert ist. Dieses Protein, BM-600 oder auch Nicein genannt, wird hochspezifisch durch den Antikörper GB3 erkannt, dessen Bindung immunhistologisch oder elektronenmikroskopisch nachgewiesen werden kann. Fehlt das BM-600 Protein, löst sich die Epidermis im Bereich der Lamina lucida leicht von der Basalmembran ab. Die unterschiedlichen Schweregrade der junktionalen Epidermolysis bullosa korrelieren mit der relativen Verminderung von BM-600. Bei Patienten mit einer junktionalen Epidermolysis bullosa Typ Herlitz ist das Protein, ebenso wie bei unserem Patienten, nicht nachweisbar.

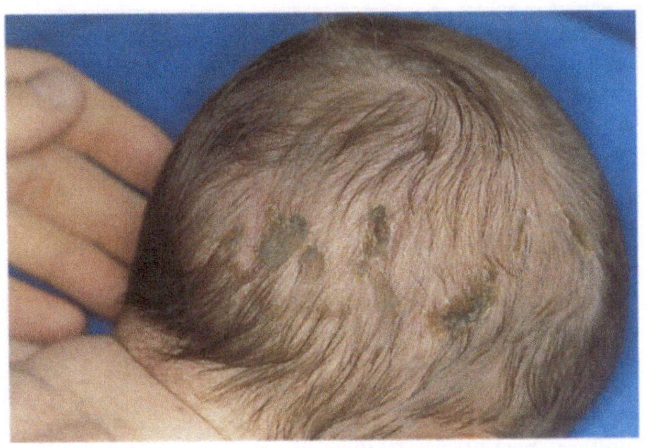

Epidermolysis bullosa Typ Herlitz: Krustöse Blasenreste am Hinterkopf

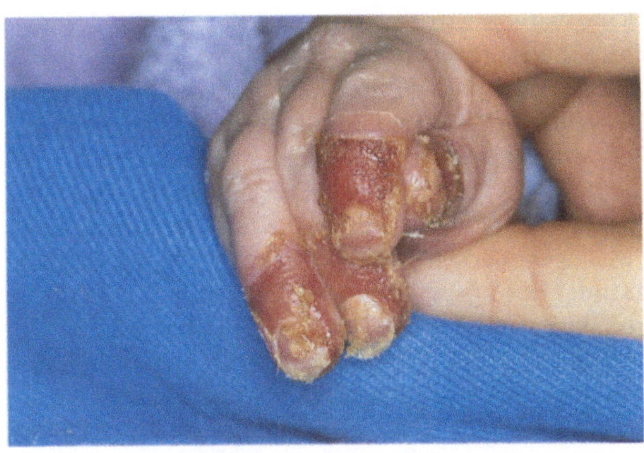

Impetiginisierte Erosionen an Fingerendgliedern

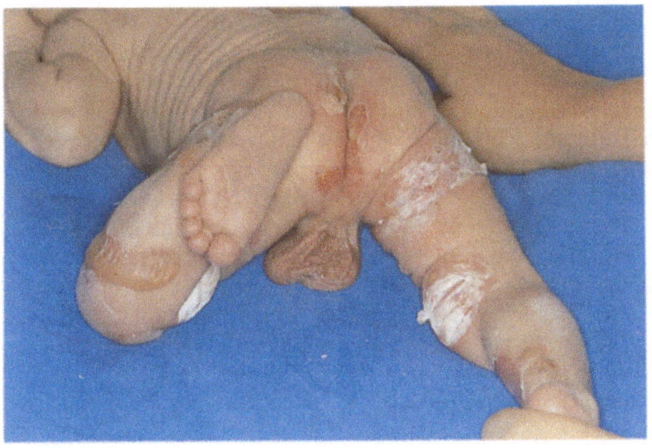

Schlaffe Blasen und Erosionen an den Beinen und gluteal

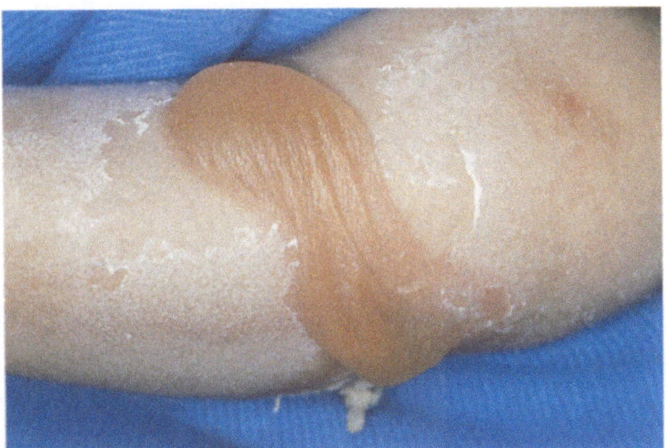

Charakteristische großflächige schlaffe Blase

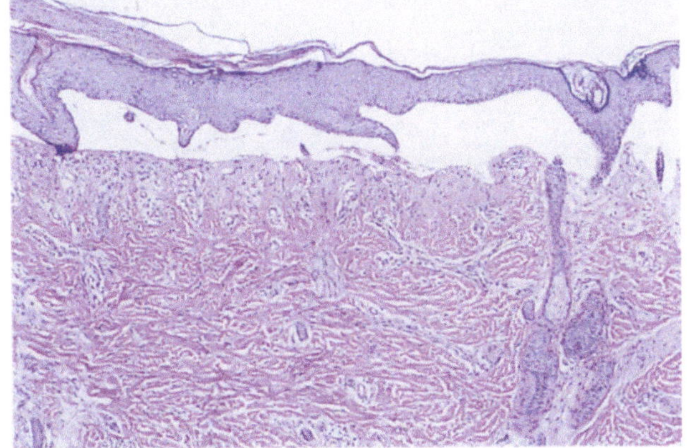

Epidermolysis bullosa Typ Herlitz: Subepidermale Blasenbildung ohne entzündliche Infiltrate

Kinder mit dieser Form der junktionalen Epidermolysis bullosa verstarben meist sehr früh, deshalb wurde sie 1935 von Herlitz Epidermolysis bullosa hereditaria letalis benannt. Die Todesursache der so betroffenen Kinder ist unklar.
Neuerdings wird bezweifelt, ob die junktionale Epidermolysis bullosa Typ Herlitz letal verlaufen muß. Es liegen Berichte vor, daß einige der erkrankten Kinder des Erwachsenenalter erreichen. Die heutige Infektionsprophylaxe und Infektionsbekämpfung erlauben es die Prognose der junktionalen Epidermolysis bullosa Typ Herlitz zu verbessern.

Literatur

1. Bruckner-Tudermann L (1993) Die Dermoepidermale Junktionszone. Hautarzt 44: 1–4
2. Eady ADJ (1990) The classification of epidermolysis bullosa. In: Priestley GC, Tidman MJ, Weiss JB, Eady RAJ (eds). Epidermolysis bullosa: A comprehensive review of classification, management and laboratory studies. Debra, Crowthorne, pp 1–9
3. Herlitz O (1935) Kongenitaler nicht syphilistischer Pemphigus: Eine Übersicht nebst Beschreibung einer neuen Krankheitsform (Epidermolysis bullosa hereditaria letalis). Acta Pediatr 17: 315–371
4. Pearson RW, Potter B, Strauss F (1974) Epidermolysis bullosa hereditaria letalis: clinical and histological manifestation and course of the disease. Arch Dermatol 109: 349–355
5. Schnyder UW (1976) Hereditäre Epidermolysen: Klassifikation, Erbprognose und Therapie. In: Braun-Falco O, Marghescu S (Hrsg) Fortschritte der praktischen Dermatologie und Venerologie, Bd. 8. Springer, Berlin, S. 1–8
6. Tidman MJ (1993) The epidermal basement membrane. In: Priestley GC (ed) Molecular aspects of dermatology. John Wiley & Sons, Chichester, pp 75–88
7. Verrando P, Pisani A, Partouche O, Ortonne JP (1990) BM-600, A putative new basement membrane component involved in lethal junctional epidermolysis bullosa. In: Priestley GC, Tidman MJ, Weiss J, Eady RAJ (eds) Epidermolysis bullosa: A comprehensive review of classification, management and laboratory studies. Debra, Crowthorne, pp 137–140

Kongenitale Onychodysplasie (Iso-Kikuchi-Syndrom)

Vorgestellt von Carl Georg Schirren, Ludger Baumann, Tilo Biedermann und Christian Sander

Anamnese: Patientin 1: Seit Geburt im März 1992 bei dem 6 Monate alten Mädchen an den Zehen fehlende oder nur unvollständig angelegte Nägel. Gleichzeitig verkürzte Endglieder der Zehen II beidseits und III links. Nach Angaben der Mutter Blutung im ersten Schwangerschaftsdrittel. Weitere Schwangerschaft und Geburt regelhaft.
Patientin 2: Seit Geburt bei der 35jährigen Frau nicht vollständig ausgebildete Nagelplatten beider Zeigefinger. Familienanamnese leer. Äußerliche Anwendung von antimykotischen Cremes ohne Effekt.

Hautbefund: Patientin 1: Linker Fuß: Der Zehennagel I vermehrt gewölbt. Fehlen des Zehennagels II (Anonychie), Hypoplasie des Zehennagels III und in geringerem Ausmaß auch von IV (Mikroonychie). Verkürzte Zehenendglieder von II und III. Zusätzliche Syndaktylie von II und III.
Rechter Fuß: Ähnlicher symmetrischer Befund wie bei linkem Fuß. Hier aber normale Anlage des Zehs IV und geringere Mikroonychie des Zehs III.
Patientin 2: Fehlender medialer Anteil der Nagelplatten beider Zeigefinger, vermehrte Krümmung der Nagelplatte (Hemionychogryposis). Lunula beider Nägel schräg nach lateral verschoben.

Weitere Befunde: Patientin 1: Altersentsprechender Entwicklungsstand mit normalem Gebiß, Haarkleid, Schwitzfähigkeit und Patellaentwicklung. Kontrolluntersuchung nach 6 Monaten gleicher Befund. Eine jüngere Schwester nach normaler Schwangerschaft und Geburt gesund und ohne Auffälligkeiten an Finger und Zehen.
Patientin 2: Knöcherne Fehlbildung der Endphalangen röntgenologisch ausgeschlossen. Im Nativpräparat und in der Kultur kein Nachweis von Pilzelementen. Im übrigen keine weiteren Auffälligkeiten.

Kommentar: Die kongenitale Onychodysplasie wurde von Baran und Straud als ein auf das Nagelorgan und die knöcherne Struktur der Finger beschränktes Syndrom abgegrenzt. Iso und Kikuchi et al. beschrieben dieses Syndrom erstmals, jedoch als nur an den Zeigefingern vorkommend (congenital onychodysplasia of the index fingers). Weitere Publikationen weisen darauf hin, daß häufig auch die benachbarten Finger verändert sind. Über Beteiligung der Zehennägel wurde jedoch nur in 2 Beobachtungen berichtet, der isolierte Befall wie bei unserer Patientin 1 bisher noch nicht. Wir möchten daher die Kriterien Barans für die kongenitale Onychodysplasie wie folgt modifizieren:

- Kongenitales Vorkommen
- Ein- oder beidseitiger Befall des Fingernagels II oder des Zehennagels II sowie zusätzliche Nägel
- Variabilität der Nageldysplasie
- Assoziierte Veränderungen der knöchernen Endphalanx
- Mögliches familiäres Auftreten

Nagelveränderungen umfassen Mikroonychie, Polyonychie, Anonychie, Hemionychogryposis (meist radial gelegene, halbseitige Gryposis des Nagels) und Nagelschiefstand. Assoziierte Symptome sind kutane Syndaktylie der Finger oder Zehen, verkürzte Endphalangen und Y-figurierte Auftreibung der Endphalanx.
Differentialdiagnostisch müssen die kongenitale Großzehennageldystropie, die Nageldystrophien im Rahmen von Syndromen (anhidrotische ektodermale Dysplasie, Dyskeratosis congenita etc.) sowie die erworbenen Nageldystrophien abgegrenzt werden. Eine Therapiemöglichkeit fehlt. Die Eltern sollten über die Harmlosigkeit der Erkrankung beraten werden.
Die Ätiologie der Erkrankung ist unbekannt. Dennoch wird ein ischämischer Minimalschaden im 2. und 3. Schwangerschaftsmonat als wahrscheinlichste Hypothese neben Medikamenten und einer autosomal dominanten Vererbung mit variabler Penetranz angesehen.

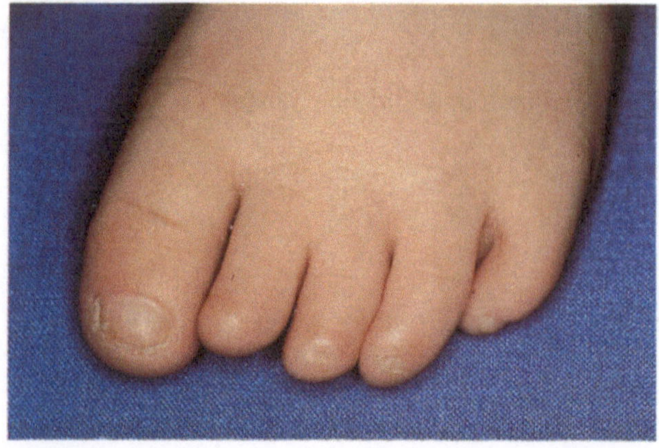

Kongenitale Onychodysplasie: Anonychie und Mikroonychie mit Verkürzung der Endglieder D I-IV (Patientin I)

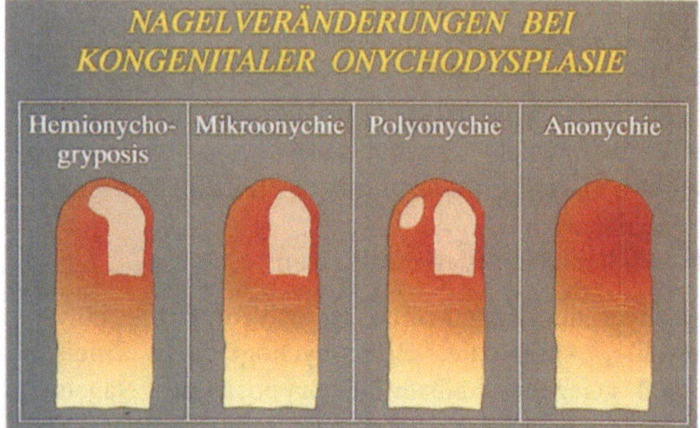

Hemionychogryposis der Zeigefingernägel (Patientin II)

Literatur

1. Baran R, Straud JD (1984) Congenital onychodysplasia of the index fingers. Iso and Kikuchi syndrome. Arch Dermatol 120: 243–244
2. Haneke E, Kienlein-Klischka B (1984) Kongenitale Onychodysplasie: Iso-Kikuchi-Syndrom. Hautarzt 35: 408–411
3. Iso R (1969) Congenital nail defects of the index fingers and reconstructive surgery. Orthop Surg (Tokyo) 20: 1383–1384
4. Kikuchi I (1991) Congenital onychodysplasia or the index fingers: a case involving the thumbnails. Semin Dermatol 10: 7–11
5. Kikuchi I, Abe S, Amano F (1976) Congenital onychodysplasia of the index fingers. Arch Dermatol 110: 743–746
6. Kitayama Y, Tsukada S (1983) Congenital onychodysplasia. Report of 11 cases. Arch Dermatol 119: 8–12

Diffuse Talgdrüsenhyperplasie

Vorgestellt von Annegret Lindner, Thomas Jansen, Carl Georg Schirren und Peter Kind

Anamnese: 43jährige Patientin. Seit einem Jahr zunehmendes Auftreten dichtstehender kleiner, nicht juckender Knötchen im Gesicht, am Hals sowie am oberen Stamm. Erfolglose mehrmonatige äußerliche Behandlung mit Vitamin-A-Säure. Ähnliche Hautveränderungen bei einer Tochter.

Hautbefund: Im Gesicht unter Betonung der Schläfen und Wangen teilweise dichtstehende, 1–2 mm große, weißgelbliche, teilweise zentral leicht eingesunkene, follikulär gebundene Papeln von weicher Konsistenz, daneben offene und geschlossene Komedonen. An Hals und Dekolleté gleichartige Hautveränderungen, die mit den leicht geröteten interfollikulären Arealen das Bild einer Erythrosis interfollicularis colli bieten. Seborrhö im Bereich der betroffenen Hautareale. Keine Papulopusteln. Übriges Integument frei.

Histopathologie: Talgdrüsenfollikel mit vergrößerten und zahlenmäßig vermehrten Talgdrüsenazini und unregelmäßiger Differenzierung der Sebozyten. Dilatierte Infundibula mit korbgeflechtartigen Ortho-Parakeratose und zahlreichen Bakterien.

Laborbefunde: Sämtliche Routinelaborparameter im Normbereich. Unauffälliger Hormonstatus.

Therapie und Verlauf: Orale Therapie mit 25 mg Roaccutan (entsprechend 0,5 mg/kg Körpergewicht Isotretinoin, 13-cis-Retinsäure) pro Tag für 2 Monate. Darunter Rückbildung der Hautveränderungen.

Kommentar: Die hier beschriebenen dichtstehenden, benignen, kleinknotigen Talgdrüsenhyperplasien im Kopf-, Hals- und oberen Thoraxbereich (diffuse oder präsenile Talgdrüsenhyperplasie) unterscheidet sich von der häufigeren zirkumskripten (senilen) Talgdrüsenhyperplasie. Betroffen sind junge Erwachsene beiderlei Geschlechts. Familiäre Häufung kommt vor. Im Gegensatz zur zirkumskripten Form besteht meist eine ausgeprägte Seborrhö; Papulopusteln und jedoch nicht sichtbar. Das Prädilektionsareal der zirkumskripten Talgdrüsenhyperplasie ist das Gesicht und nicht der Hals und die obere Brust- und Rückenpartie. Ähnliche Hautveränderungen wurden nach innerlicher Behandlung mit Kortikosteroiden und Isoniazid beobachtet. Die Pathogenese der diffusen Talgdrüsenhyperplasie ist unklar. Diskutiert wird ein vermehrtes Ansprechen der Androgenrezeptoren der Sebozyten auf zirkulierende Androgene. Bei den bisher untersuchten Patienten ließen sich allerdings keine auffälligen Hormonveränderungen nachweisen. Therapie der Wahl ist die orale Gabe von Isotretinoin. Die Dosierung beträgt 0,5–1,0 mg/kg Körpergewicht pro Tag für etwa 2 Monate. Im allgemeinen ist eine Erhaltungsdosis von 2,5 mg/Tag oder 10–20 mg einmal pro Woche erforderlich, um Rezidive zu vermeiden.

Literatur

1. Burton CS, Sawchuk WS (1985) Premature sebaceous gland hyperplasia: successful treatment with isotretinoin. J Am Acad Dermatol 12: 182–184
2. De Villez RL, Roberts LC (1982) Premature sebaceous gland hyperplasia. J Am Acad Dermatol 6: 933–935
3. Dupre A, Bonafé JL, Lamon R (1980) Functional familial sebaceous hyperplasia of the face. Reverse of the Cunliffe acne-free naevus? Its inclusion among naevoid sebaceous receptor diseases. Clin Ep Dermatol 5: 203–207
4. Kaufmann R, Vranes M, Landes E (1987) Diffuse (präsenile) Talgdrüsenhyperplasie, eine neue Entität? Hautarzt 38: 31–35
5. Korting GW (1964) Kleinknotige disseminierte Talgdrüsenhypertrophie durch INH. Z Hautkr 37: 158–162
6. Plewig G, Kligman AM (1994) Akne und Rosazea. Springer, Berlin, S 506–508
7. Undeutsch W (1962) Kleinknotige Talgdrüsenhypertrophie nach Cortisonbehandlung eines Addisonkranken. Z Hautkr 33: 340–345

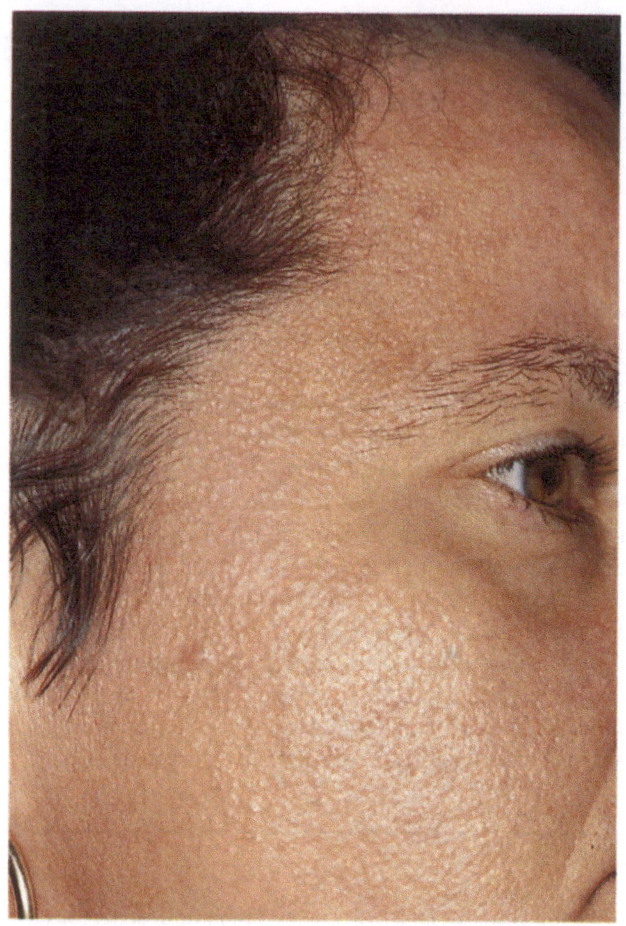

Diffuse Talgdrüsenhyperplasie, zahlreiche wachsartige Knötchen

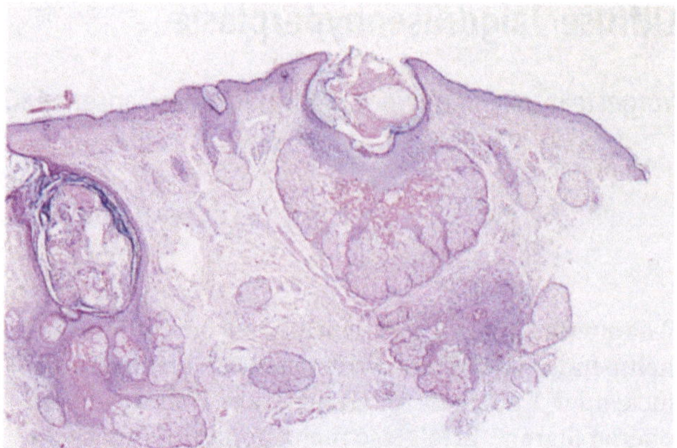

Diffuse Vermehrung der Talgdrüsenfollikel bei regelrechter Differenzierung

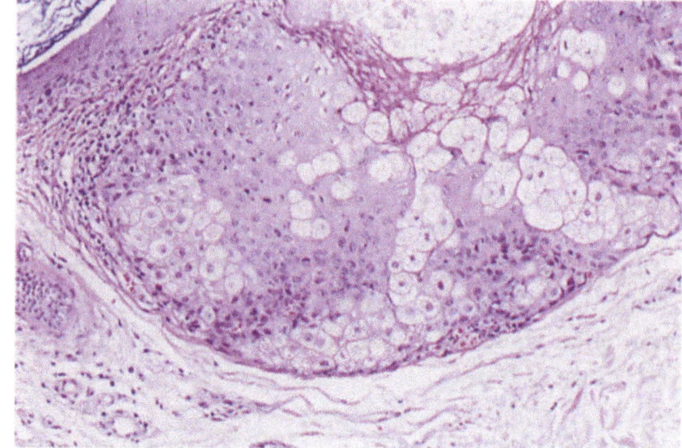

In der Vergrößerung Darstellung der Talgdrüsenstruktur

Rosacea fulminans

Vorgestellt von Thomas Jansen

Anamnese: 32jährige Patientin. Leichte Acne vulgaris in der Jugend. Keine Einnahme von Halogenen. 4 Wochen vor der stationären Aufnahme plötzliches Auftreten von schmerzhaften Papulopusteln und Knoten an der linken Wange, von hier Ausbreitung auf rechte Wange, Nase, Kinn und Stirn. Starke Seborrhö unmittelbar vor Auftreten der Hautveränderungen.

Hautbefund: An Stirn, Wangen, Nase und Kinn multiple Papulopusteln sowie entzündliche Zysten und Knoten auf diffusem lividem Erythem. Keine Komedonen im Bereich der befallenen Hautareale. Übriges Integument frei.
Erbsgroßer nicht druckschmerzhafter Lymphknoten rechts präaurikulär palpabel. Keine Beeinträchtigung des Allgemeinbefindens.

Histopathologie: Perivaskulär und periadnexiell angeordnetes, bis inn die Subkutis reichendes Infiltrat aus Lymphozyten, Histiozyten, Neutrophilen, Epitheloidzellen und einigen Riesenzellen. Septale und lobuläre Pannikulitis ohne Leukozytoklasie. Zahlreiche dilatierte Kapillaren in der oberen und mittleren Dermis.

Laborbefunde: BKS 21/55 mm n.W. Leukozyten 15,5/nl. Übrige Routinelaborparameter sowie Hormonstatus im Normbereich. Mikrobiologische Untersuchung von Pustelinhalt: Nativ und kulturell aerob und anaerob steril.

Therapie und Verlauf: Systemische Therapie mit 60 mg Prednisolon pro Tag für 2 Wochen und 30 mg Isotretinoin (13-cis-Retinsäure) pro Tag über 4 Monate bei einem Körpergewicht von 60 kg. Kontrazeption und Desogestrel und Ethinylestradiol. Lokal feuchte Kompressen und Clobetasol-17-propionat für 10 Tage. Unter dieser Therapie vollständige Rückbildung der Hautveränderungen. Keine Narbenbildung, kein Rezidiv.

Kommentar: Dieses ungewöhnliche Krankheitsbild wurde von O'Leary und Kierland 1940 erstmals beschrieben und wegen der Ähnlichkeit mit einer schwarzen Pyodermie und der Beschränkung auf das Gesicht als Pyoderma faciale bezeichnet. Die Erkrankung befällt ausschließlich Frauen, bei denen während der Pubertät im allgemeinen keine stärkere Akne bestand. Der Eruption geht häufig eine ausgeprägte Seborrhö voraus. Die diffus gerötete Haut ist mit zahlreichen fluktuierenden, oft abszedierenden und konfluierenden Papulopusteln und Knoten übersät. Komedonen sind nicht vorhanden. Eigene Untersuchungen an 25 Patientinnen zeigen, daß die Rosacea fulminans weder eine Pyodermie noch eine Sonderform der Acne conglobata ist. Vielmehr stellt sie die schwerste Form einer Rosazea bei Frauen dar. Sie beginnt plötzlich, daher die Bezeichnung Rosacea fulminans, in Analogie zur schwersten Form der Akne, der Acne fulminans. Differentialdiagnostisch kommen Acne conglobata, Acne fulminans, gramnegative Follikulitis, periorale Dermatitis, Bromoderm und Jododerm sowie hormonproduzierende Tumoren (Androluteom-Syndrom der Schwangerschaft) in Betracht. Isotretinoin (13-cis-Retinsäure) systemisch, Antiandrogene systemisch sowie Kortikosteroide systemisch und topisch lassen die Hautveränderungen innerhalb von 2–4 Monaten meist narbenlos abheilen. Rezidive kommen nicht vor.

Literatur

1. Jansen T, Plewig G (1993) An historical note on pyoderma faciale. Br J Dermatol 129: 594–596
2. Jansen T, Plewig G (1993) Häufig verkannt: Rosacea fulminans. Dtsch Ärztebl 90: A_1-2393–2397
3. Jansen T, Plewig G (1994) Rosacea fulminans: Therapie mit Kortikosteroiden und Isotretinoin. Akt Dermatol 20: 212–216
4. Jansen T, Plewig G, Kligman AM (1994) Diagnosis and treatment of rosacea fulminans. Dermatology 188: 251–254
5. Massa MC, Su WPD (1982) Pyoderma faciale: a clinical study of twenty-nine patients. J Am Acad Dermatol 6: 84–91
6. O'Leary PA, Kierland RR (1940) Pyoderma faciale. Arch Dermatol Syph 41: 451–462
7. Plewig G, Kligman AM (1994) Akne und Rosazea. Springer, Berlin, pp 437 und 441–442
8. Plewig G, Jansen T, Kligman AM (1992) Pyoderma faciale: a review and report of 20 additional cases: is it rosacea? Arch Dermatol 128: 1611–1617

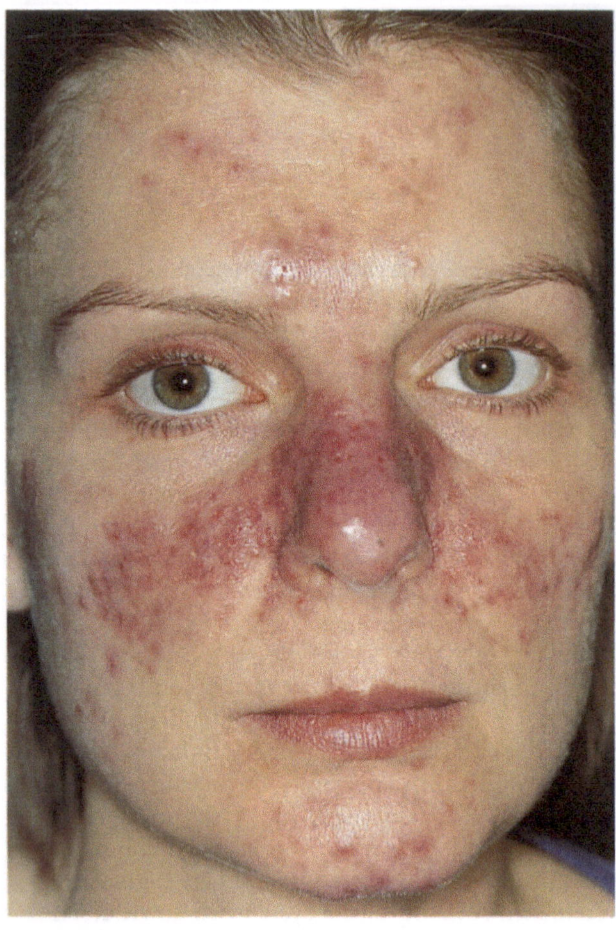

Rosacea fulminans

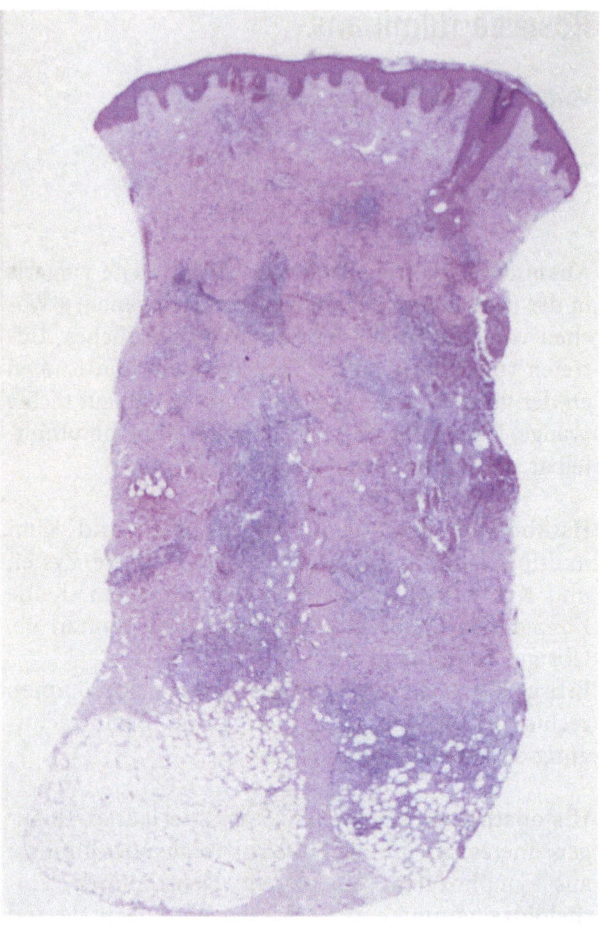

Rosacea fulminans. In der histologischen Übersicht diffuse lymphohistiozytäre Infiltrate mit Neutrophilen und Riesenzellen sowie begleitender Pannikulitis

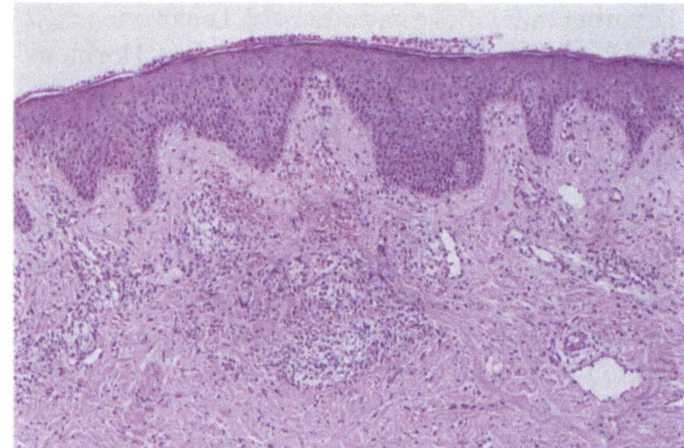

Epidermale Hyperplasie mit leichter Spongiose und entzündlichen Infiltraten in der oberen Dermis

Gramnegative Follikulitis der Haut und gramnegative Besiedlung der ableitenden Samenwege

Vorgestellt von S. Woitalla, Thomas Jansen, Uwe Neubert und Gerd Plewig

Anamnese: 39jähriger Patient. Seit etwa 20 Jahren Acne papulopustulosa. 10 Jahre Behandlung oral mit Oxytetrazyklin, Minozyklin, Doxyzyklin, Sulfalen und Cefadroxil sowie äußerlich mit Oxytetrazyklin, Hydrokortison und Polymyxin-B-Sulfat und Erythromyzin. Eigenbluttherapie. Im Dezember 1992 symptomlose Prostatitis. Unauffälliger urologischer Befund.

Hautbefund: Perioral und fächerförmig von der Nase ausgebreitet sowie an Kapillitium, Stirn, Kinn, Hals, Nacken, Brust und Rücken zahlreiche, disseminierte, follikulär gebundene Papeln und Papulopusteln auf seborrhoischer Haut.

Laborbefunde: Routinelaborparameter bis auf geringfügig erhöhtes Kreatinin von 1,5 mg/dl in der Norm, ebenso Immunglobuline, IgG-Subklassen, Komplementfaktoren C3 und C4, α-1-Antitrypsin, Granulozytenfunktionstest, CD4/CD8-Ratio und Multitest Merieux. Zirkulierende Immunkomplexe, Antistreptolysin- und Antistaphylolysintiter negativ.

Bakteriologischer Befund: Pustelabstriche vom Nacken: Kultureller Nachweis von Citrobacter freundii, Enterokokken und koagulasenegativen Staphylokokken, Pustelabstriche von Kinn und Brust: Kultureller Nachweis von koagulasenegativen Staphylokokken, Pustelabstriche von Kapillitium und Rücken: Kultureller Nachweis von Staphylococcus aureus und koagulasenegativen Staphylokokken. Kulturen aus bakteriologischen Abstrichen vom Vestibulum nasi, aus Ejakulat und aus Urin: Nachweis von Citrobacter freundii.

Histopathologie: Follikulitis und Perifollikulitis mit lymphohistiozytärem Infiltrat und neutrophilen Granulozyten. In der Gram-Färbung Nachweis zahlreicher gramnegativer Bakterien.

Therapie und Verlauf: Innerliche Therapie mit zunächst 100 mg, dann 60 mg Isotretinoin für 4 Monate, zusätzlich 320 mg Trimethoprim und 1600 mg Sulfamethoxazol intravenös für 5 Tage. Äußerlich Mupirocin Salbe intranasal, desinfizierende Maßnahmen mit Ethanol, 2-Propanol- und Chlorhexidindiglukonat sowie Gentamicinsulfat und Betamethason-17-valerat im Bereich der betroffenen Hautpartien. Unter dieser Behandlung vollständige Abheilung der Hautveränderungen. 9 Wochen nach Absetzen der Medikamente erneutes Rezidiv mit kulturellem Nachweis von Citrobacter freundii (Ejakulat), Enterokokken (Gesicht) und Staphylococcus aureus (Vestibulum nasi).

Kommentar: Die gramnegative Follikulitis, erstmals 1968 von Fulton et al. beschrieben, stellt eine Komplikation der antibiotischen Langzeitbehandlung, meist bei Akne und Rosazea, dar. Betroffen sind meist Männer mit ausgeprägter Seborrhö. Anfangs spricht die Erkrankung auf die antibiotische Behandlung an. Im weiteren Verlauf erweisen sich Antibiotika jedoch nicht nur als unwirksam, sondern verschlimmern sogar das Krankheitsbild. Die antimikrobielle Therapie führt zu einer Störung der bakteriellen Ökologie mit Verdrängung der normalen grampositiven Bakterienflora durch gramnegative Keime. Erregerreservoire sind neben den Follikeln auch die Nasen- und Rachenschleimhäute. Der häufigere Typ 1 der gramnegativen Follikulitis (Erreger: Enterobacter, Citrobacter, Klebsiella, Escherichia coli und andere Keime) ist durch zahlreiche perinasal oder perioral sich fächerförmig ausbreitende blaßgelbe, follikulär gebundene Pusteln gekennzeichnet. Typ II (Erreger: Proteus mirabilis) zeigt dagegen tiefsitzende abszedierende Knoten. Mehrfachinfektionen mit 2 oder 3 gramnegativen Keime kommen vor. Die Diagnose wird durch den mehrmaligen Nachweis gramnegativer Keime von Haut-, Schleimhaut- und Pustelabstrichen gesichert.
Ejakulatuntersuchungen deuten auf eine gleichzeitige Infektion der Haut und ableitenden Samenwege hin, Befunde, auf die bisher nicht geachtet wurde. Möglicherweise handelt es sich bei der gramnegativen Follikulitis um ein eigenständiges Krankheitsbild, da sie auch ohne gleichzeitig bestehende Akne oder Rosazea vorkommt. Bei vielen der von uns untersuchten Patienten waren Immunabweichungen nachweisbar.

Vor der Retinoidära war die Therapie der gramnegativen Follikulitis außerordentlich schwierig und unbefriedigend, da trotz hochdosierter antibiogrammgerechter Antibiotikabehandlung immer wieder Rezidive auftraten. Der therapeutische Durchbruch gelang erst durch die orale Gabe von Isotretinoin (13-cis-Retinsäure), das die Seborrhö beseitigt und die gramnegativen Keime von der Gesichtshaut eliminiert. Die Infektion der ableitenden Samenwege kann nicht mit Isotretinoin erreicht werden, daher sollte oral oder parenteral nach Erreger- und Resistenzbestimmung antibiotisch behandelt werden.
Bei gleichzeitigem Vorkommen von gramnegativer Follikulitis der Haut und gramnegativer Besiedlung der ableitenden Samenwege ist die Behandlung weiterhin problematisch. Zur Zeit betreuen wir neun Patienten mit dieser kombinierten gramnegativen Besiedlung.

Literatur

1. Fulton JE, McGinley K, Leyden J, Marples R (1968) Gramnegative folliculitis in acne vulgaris. Arch Dermatol 98: 349–353
2. James WD, Leyden JJ (1983) Gramnegative folliculitis – recognition and treatment. J Am Acad Dermatol 9: 165–166
3. Jansen T, Neubert U, Plewig G (1994) Gramnegative Follikulitis: Eine diagnostische und therapeutische Herausforderung. Münch Med Wochenschr 136: 93–96
4. Leyden JJ, Marples RR, Mills OH, Kligman AM (1973) Gramnegative folliculitis – a complication of antibiotic therapy in acne vulgaris. Br J Dermatol 88: 533–538
5. Neubert U (1983) Immunabweichungen bei sogenannter Gramnegativer Follikulitis. Hautarzt 34 (Suppl. 34): 294–295
6. Neubert U, Plewig G, Ruhfus A (1986) Treatment of gramnegative folliculitis with isotretinoin. Arch Dermatol Res 278: 307–313
7. Plewig G, Braun-Falco O (1974) Gramnegative Follikulitis. Hautarzt 25: 541–546
8. Plewig G, Kligman AM (1994) Akne und Rosazea. Springer, Berlin, S 488–495
9. Plewig G, Nikolowski J, Wolff HH (1982) Action of isotretinoin in acne, rosacea and gramnegative folliculitis. J Am Acad Dermatol 6: 766–785

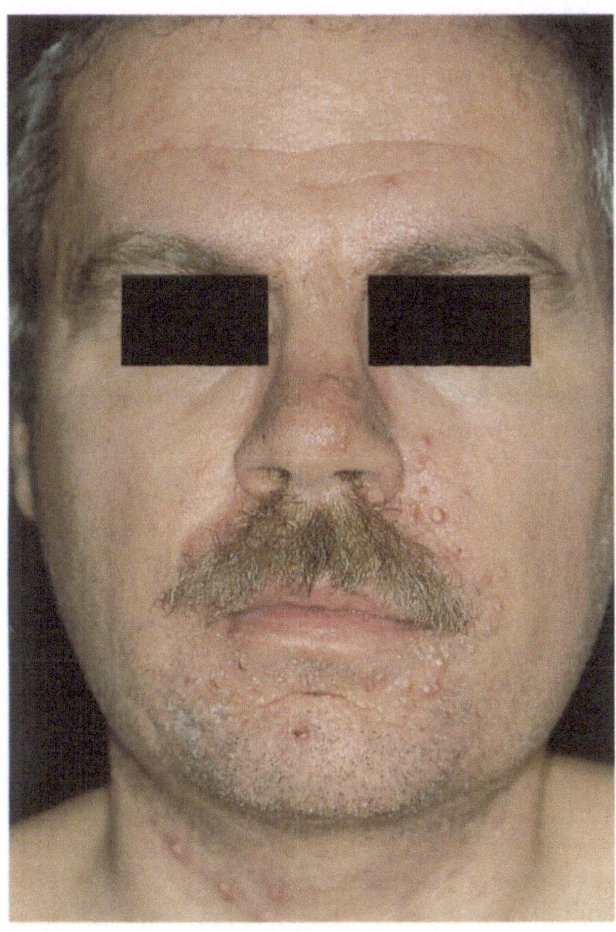

Gramnegative Follikulitis zentrofazial und am Hals

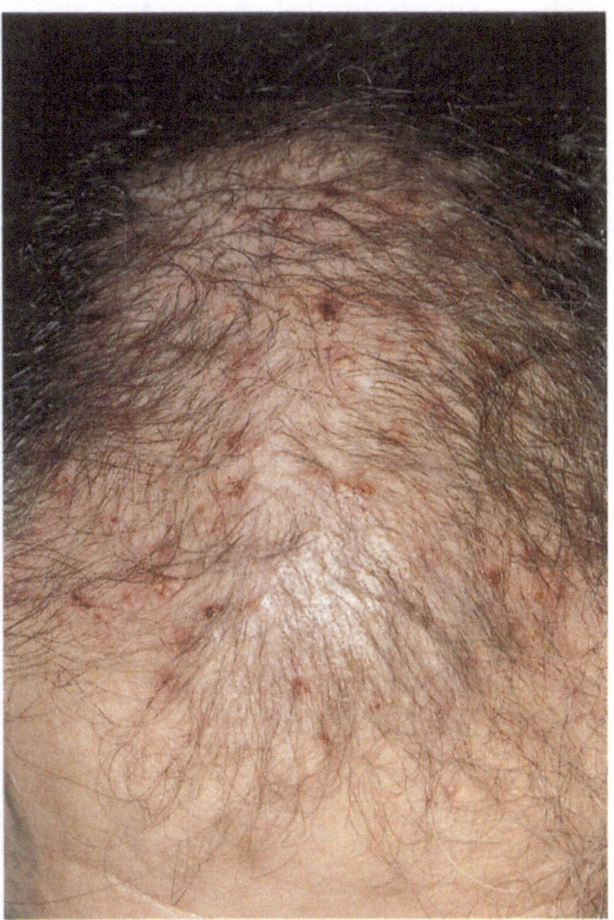

Gramnegative Follikulitis am Kapillitium

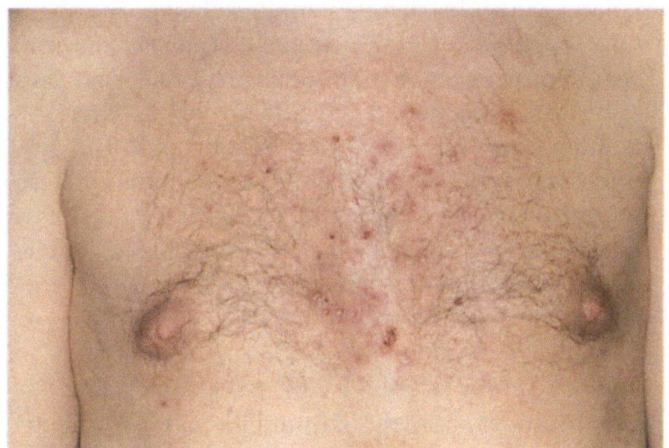

Gramnegative Follikulitis an der Brust

Salmonellenfollikulitis bei α-1-Antitrypsin-Mangel

Vorgestellt von Uwe Neubert

Anamnese: 26jähriger Patient. In der Kindheit häufig grippale Infekte und Pneumonien. Seit etwa 10 Jahren Komedonen, Knötchen und Pusteln an Gesicht und Oberkörper. Vor 7 Jahren fieberhafte Gastroenteritis nach Genuß von Wurst. Vor 1½ Jahren vorübergehend Abheilung der Akneeffloreszenzen während einer Tetrazyklinbehandlung. In den letzten Monaten trotz Dosissteigerung zunehmend tiefliegende Knoten und Pusteln.

Hautbefund: Ausgeprägte Seborrhö der Gesichtshaut. An der Kinnhaut zahlreiche Pusteln und entzündliche Knoten auf entzündlich gerötetem Grund, vereinzelt geschlossene Komedonen.

Histopathologie: Kompakte Hornschicht mit Parakeratose, epidermale Hyperplasie. In der Dermis abszedierende Entzündung mit diffusen Infiltraten aus Lymphozyten, Histiozyten, Neutrophilen und Plasmazellen.

Mikrobiologie: Kultureller Nachweis von Salmonella panama aus Abstrichen von Pusteln an Kinnhaut und Gesichtshaut sowie aus dem Nasenrachenraum. Isolierung derselben Salmonellenspezies aus dem Stuhl des Patienten. Im Verlauf der Behandlung konnten aus Abstrichen von Gesichtshaut und Nasenrachenraum neben Salmonella panama weitere Enterobacteriaceen der Gattung Escherichia, Citrobacter, Klebsiella, Enterobacter und Proteus, außerdem Staphylococcus aureus und Staphylococcus epidermidis isoliert werden.

Laborbefunde: Gruber-Widal-Reaktion: Keine Serumantikörper gegen Salmonella panama nachweisbar. Serumkonzentrationen von Immunglobulin M und α-1-Antitrypsin (α_1-AT) mit 13–35 mg bzw. 20–30 mg/100 ml deutlich erniedrigt (homozygoter α_1-AT-Mangel, Phänotyp PiZZ). Immunglobulin E 75–172 U/ml (Norm: < 100/ml). Granulozytenfunktionen unauffällig. Prozentsatz der reifen T-Lymphozyten (CD3-Zellen) im peripheren Blut mit 50 % (Normalwert 70 ± 10 %) erniedrigt. CD4/CD8-Ratio 2,5. Multitest Merieux: Spätreaktionen auf 5 von 7 Recall-Antigenen (Normalbefund).

Weitere Befunde: Die Lungenfunktionsprüfungen erbrachten unauffällige Befunde.

Therapie und Verlauf: Um die persistierende Salmonelleninfektion zu beseitigen, wurden nacheinander verschiedene Antibiotika (Ampicillin, Cotrimoazol, Thiamphenikol, Cefotaxim), ergänzt durch Gaben von Lactobiose und Immunglobulin M eingesetzt. Weiterhin wurden eine aktive Immunisierung (Kombination von Typhoral mit Bifiteral) und eine Immunmodulation (mit Thymopoietin) versucht. Während die Pustulationen im Verlauf einer 3jährigen Beobachtungszeit abklangen, gelang es auch durch eine 4wöchige Behandlung mit dem Gyrasehemmer Ofloxacin (2×400 mg p.o. täglich) nicht, die chronische Salmonellose zu beseitigen. Bei einer Kontrolluntersuchung 9 Jahre nach Erstvorstellung konnte aus Stuhl nach wie vor Salmonella panama, von der erscheinungsfreien Haut ein gramnegatives Enterobakterium (Hafnia alvei) angezüchtet werden.

Kommentar: Der Patient zeigt bei Behandlungsbeginn das typische Erscheinungsbild einer gramnegativen Follikulitis. Überraschend war allerdings die Anzüchtung von Salmonellen aus Abstrichen von Pusteln, Gesichtshaut und Schleimhäuten, nachfolgend auch aus Stuhlproben des Patienten. Bei der Suche nach disponierenden Faktoren für die selten beobachtete Entwicklung einer chronischen Infektion durch Enteritis-Salmonellen fiel besonders der genetisch determinierte homozygote α-1-Antitrypsinmangel vom Phänotyp TpZZ auf. Auf eine mögliche Bedeutung dieses genetischen Defektes als disponierender Faktor für die Entwicklung einer gramnegativen Follikulitis deutete das Auftreten perioraler Pustelschübe mit Nachweis gramnegativer Keime (E.coli Acinetobacter calcoaceticus) bei 2 Schwestern des Patienten im Alter von 23 und 19 Jahren hin. Hier lag ein heterozygoter α-1-Antitrypsinmangel (Phänotyp M_1Z) vor. Bei α_1-AT-Mangel ist die Inaktivierung von Granulozytenproteasen wie Ela-

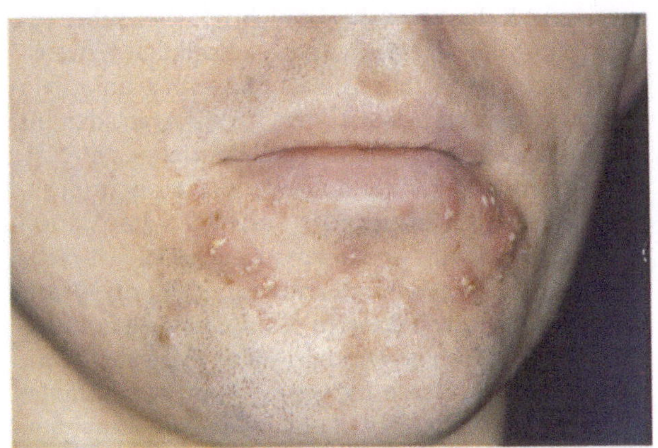

Gramnegative Follikulitis durch Salmonella panama, 26jähriger Patient

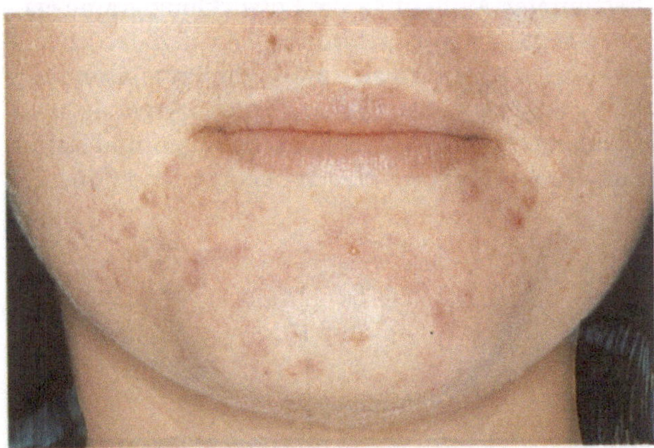

Gramnegative Follikulitis durch E. coli, 23jährige Schwester des Patienten

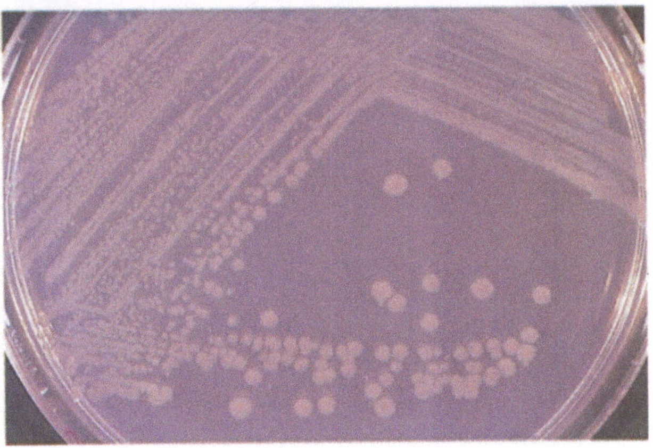

Salmonella panama. Kultur auf Endoagar

stase und Kollagenase beeinträchtigt. Dies führt zur Steigerung von Entzündungsprozessen und Gewebszerstörung. Granulozytenelastase vermag außerdem den Komplementfaktor C3 zu inaktivieren, der für die Opsonierung und Lyse von Bakterien wichtig ist. Ein weiterer, die bakteriämische Aussaat gramnegativer Keime begünstigender Faktor ist der Mangel an Immunglobulin M. Dieser schließt eine schwache oder fehlende IgM-Immunantwort gegen die O-Antigene von Enterobakterien ein. Es ist bekannt, daß Patienten mit selektivem IgM-Mangel zu septikämischen Schüben durch pyogene gramnegative Bakterien neigen. Schließlich kann, wie auch die Anamnese unseres Patienten zeigt, die Langzeitverordnung bestimmter Antibiotika die Entwicklung gramnegativer Hautinfektionen fördern. Von den Tetrazyklinen ist bekannt, daß sie sowohl die Proteinsynthese und Funktion menschlicher Lymphozyten als auch Chemotaxis von Neutrophilen hemmen und damit bakterielle Superinfektionen begünstigen können.

Literatur

1. Eberle F, Adler G, Roth SL (1980) Pyoderma fistulans sinifica und kongenitaler alpha-1-Antitrypsinmangel. Hautarzt 31: 100–104
2. Esterly NB, Koransky JS, Furey NL et al. (1984) Neutrophil chemotaxis in patients with acne receiving oral tetracycline therapy. Arch Dermatol 120: 1308–1313
3. Forsgren A, Banck G (1978) Influence of antibiotics on lymphocytic function in vitro. Infection 6: 91–97
4. Hobbs JR (1975) IgM deficiency. In: Bergsma D, Good RA, Finstad J (eds) Immunodeficiency in man and animals. Sinauer Press, Sunderland
5. Jansen T, Neubert U, Plewig G (1994) Gramnegative Follikulitis: Eine diagnostische und therapeutische Herausforderung. Münch Med Wochenschr 136: 93–96
6. Neubert U (1983) Immunabweichungen bei sogenannter gramnegativer Follikulitis. Hautarzt 34, Suppl 34: 294–295
7. Plewig G, Braun-Falco O (1974) Gramnegative Follikulitis. Hautarzt 25: 541–546
8. Plewig G, Kligman AM (1994) Akne und Rosazea, Springer, Berlin, S 488–495

Morbus Reiter bei HIV-Infektion

Vorgestellt von Eva Thoma-Greber, S. Rees und Martin Röcken

Anamnese: 23jähriger homosexueller Patient. HIV-Infektion seit 8 Jahren bekannt, jetzt im Stadium Aids-related complex. Körpergewicht 46 kg bei 172 cm Größe. Seit 2 Jahren zunehmende schmerzhafte Bewegungseinschränkung des Nackens, schmerzhafte Schwellungen der großen Gelenke und einzelner Fingermittel- und -endgelenke. Zustand nach Urethritis, seit einem Jahr zusätzliche Hautveränderungen.

Hautbefund: An Handinnenflächen und Fußsohlen scharf begrenzte Plaques mit groblamellärer Schuppung und einzelnstehenden Pusteln. Am gesamten Integument zum Teil fleckige bis landkartenartige konfluierende Erytheme mit zum Teil silbriger Schuppung. Onychodystrophie aller Hand- und Fußnägel. An Glans penis pfennigstückgroßes mazeriertes Erythem.

Laborbefunde: Hb 6,6 g/dl, Rheumafaktor negativ, HLA-B27 positiv, C-reaktives Protein 10,9 mg/dl, antinukleäre Antikörper negativ, CD4-Helfer-Lymphozyten 170 µl (16 %).

Weitere Befunde
Urethralabstrich: Staphylococcus aureus

Augenärztlicher Befund: Konjunktivitis bei Sicca-Syndrom beidseits.

Röntgen Halswirbelsäule: Halswirbelsäule atlantodentale Dislokation. Diskrete Zeichen der Arthritis im Bereich der linken Hand und der Füße beidseits.

Therapie und Verlauf: Unter Acitretin 50 mg/Tag Diclophenac 100 mg/Tag und anfänglich Prednisolon 40 mg/Tag (in ausschleichender Dosierung) rasche, fast vollständige Abheilung der Hautveränderungen und Besserung der Schmerzsymptomatik. Behandlung der Urethritis mit Doxyzyklin 200 mg/Tag für 8 Tage. Sanierung der atlantodentalen Dislokation in der neurochirurgischen Abteilung, Klinikum Großhadern, Therapie der HIV-Infektion bzw. Prophylaxe opportunistischer Infektionen mit Dideoxycytidin 0,75, 3×1/Tag, Pentamidininhalationen 1×300 mg pro Monat und antimykotischer Therapie mit Fluconazol 2×100 mg pro Woche.

Kommentar: Morbus Reiter wurde als eine der ersten Erkrankungen des rheumatischen Formenkreises in Assoziation mit einer HIV-Infektion beschrieben. Die Prävalenzraten betragen je nach Autor 0,5–11 %. Morbus Reiter ist von der Psoriasis arthropatica häufig schwer abgrenzbar; auch kann eine Psoriasis vulgaris bei HIV-Infizierten einen sehr exsudativen Verlauf nehmen. Die Pathogenese ist noch ungeklärt. So könnte das Retrovirus direkt zur Manifestation des Morbus Reiter beitragen. Ebenso werden genetische Faktoren (HLA-B27-Antigen) und zusätzliche sexuell übertragbare »arthritogenetic-organisms« wie Shigellen und Campylobacter diskutiert. Indirekt könnte die viral induzierte Immunmodulation bei HIV-Infizierten autoimmunologische Phänomene auslösen und so die Manifestation einer Psoriasis oder eines Morbus Reiter triggern. Diese Hypothese würde erklären, daß sich ein HIV-assoziierter Morbus Reiter in den späten Stadien der Infektion bei bereits ausgeprägter Immundefizienz manifestiert. Deswegen wird das Auftreten eines Morbus Reiter innerhalb einer HIV-Infektion als prognostisch ungünstig beurteilt. Klassische Therapieformen, wie die längerfristige Anwendung von Steroiden und Methotrexat sind daher problematisch. Auch wurde hierunter eine Weiterentwicklung der Erkrankung zum Vollbild AIDS beobachtet. Manche Autoren empfehlen bei Patienten aus Hochrisikogruppen mit Morbus Reiter sogar den Ausschluß einer HIV-Infektion vor Beginn einer derartigen Therapie.
Bei unserem Patienten war die Therapie mit Acitretin in Kombination mit einer kurzfristigen Gabe von Prednisolon und nichtsteroidalen Antiphlogistika erfolgreich und ohne Nebenwirkungen auf das Immunsystem.

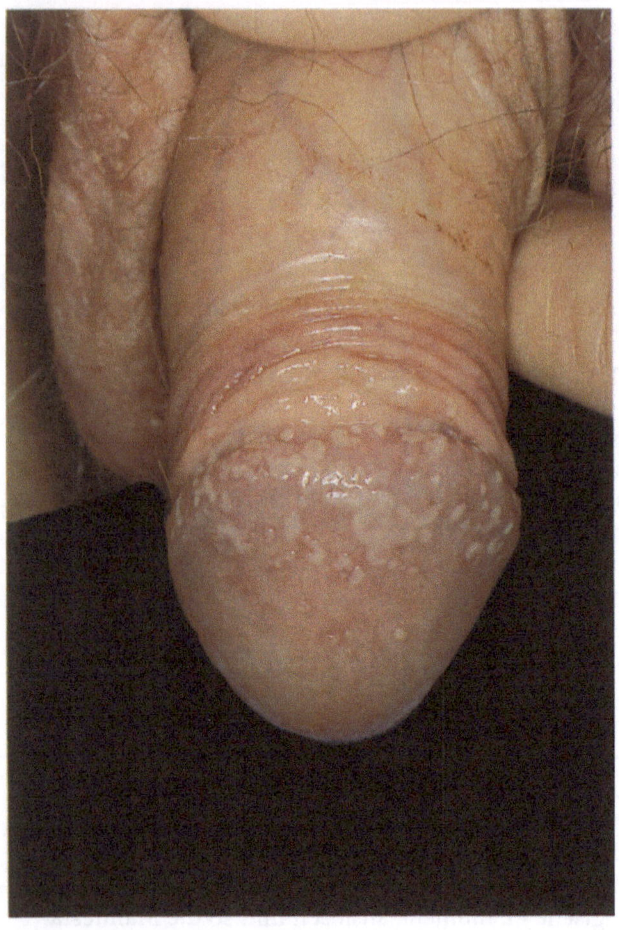

Morbus Reiter: Weißlich mazerierte zirzinäre Balanitis (Candida nativ und kulturell negativ)

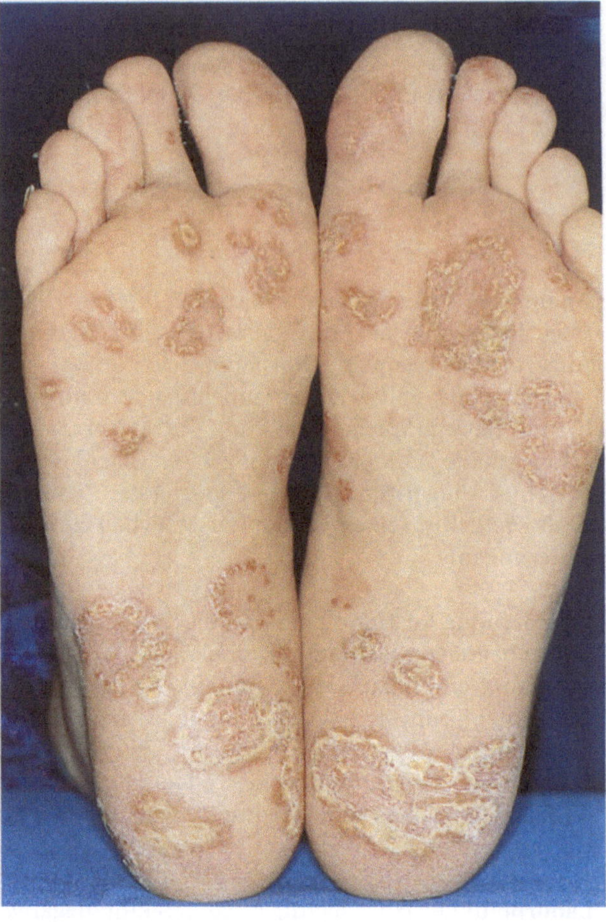

Psoriasiform schuppende Erytheme plantar

Literatur

1. Belz J, Breueman DL, Nordlung JJ, Solinger A (1989) Successful treatment of a patient with Reiter's syndrome and acquired immunmodeficiency syndrome using etretinate. J Am Acad Dermatol 20: 898–903
2. Clark MR, Solinger AM, Hochberg MC (1992) Human immunodeficiency virus infection is not associated with Reiter's syndrome. Rheum Dis Clin N Am 18: 267–276
3. Duvic M, Johnson RM, Rapini RP et al. (1987) Acquired immunodeficiency syndrome - associated psoriasis an Reiter's syndrome. Arch Dermatol 123: 1622–1632
4. Espinoza LR, Jara LJ, Espinoza CG et al. (1992) There is an association between human immunodeficiency virus infection and spondylarthropathics. Rheum Dis Clin N Am 18: 257–266
5. Lin RY (1968) Reiter's syndrome and human immunodeficiency virus infection. Dermatologica 176: 39–42
6. Rosenberg ZS, Norman A, Solomon G (1989) Arthritis associated with HIV infection: radiographic manifestations. Radiol 173: 171–176

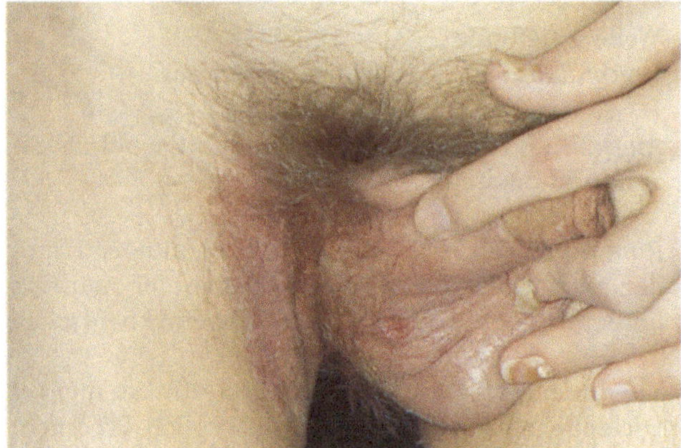

Scharf begrenzte Erytheme inguinal, Onychodystrophie an den Fingernägeln

7. Williams HC, Du Vivier AWP (1991) Etretinate and AIDS-related Reiter's disease. Brit J Dermatol 124: 389–392
8. Winchester R, Bernstein DJ, Fischer HD, Enlow R, Solomon G (1987) The cooccurrence of Reiter's syndrome and acquired immunodeficiency. Ann Intern Med 106: 19–26

Tuberculosis miliaris ulcerosa mucosae et cutis: Erregernachweis durch Polymerasekettenreaktion

Vorgestellt von Franz Nachbar, Michael Meurer und Klaus Degitz

Anamnese: 53jähriger Patient. In der Kindheit schwere Lungen- und Skelettuberkulose, nach kurzfristiger Medikamentengabe abgeheilt. Vor 7 Monaten wegen Ikterus und Knochenschmerzen unter der Verdachtsdiagnose eines metastasierenden Malignoms stationäre internistische Aufnahme. Nach Durchuntersuchung einschließlich Leberbiopsie Diagnose primäre biläre Zirrhose.

Hautbefund: Am Kapillitium, perioral, an den Wangen und am Stamm in unregelmäßiger Verteilung isoliert stehende, bis mehrere Zentimeter große sukkulente, zum Teil nässende Papeln mit festhaftenden hämorrhagischen Schuppenkrusten. Massive Schwellung von Ober- und Unterlippe. Im Mundhöhlenvorhof und am harten Gaumen ausgedehnte, bizarr begrenzte Erosionen und Ulzerationen mit gelblich-fibrinösen Auflagerungen und hyperämischem Randsaum. Knotige Auftreibung an der Gingiva des Unterkiefers und einzelne, wie ausgestanzt wirkende Ulzera an den Zahnwurzeln.

Weitere Befunde: Körperliche Untersuchung: Kachektischer Mann mit augenfälliger Gibbusbildung. Submandibulär und präaurikulär beidseits mehrere bis kirschkerngroße harte, verschiebliche Lymphknoten.

Laborbefunde: BKS 40/62 mm n.W. Leukozyten 15,0/nl mit relativer Eosionophilie (12 %) und Lymphopenie (11 %), GOT/GPT je 29 U/l, alkalische Phosphatase 1900 U/l, γ-GT 445 U/l, LDH 470 U/l, IgG auf 2300 und IgA auf 816 mg/dl erhöht, antinukleäre und antimitochondriale Antikörper sowie Antikörper gegen glatte Muskulatur negativ, Lymphozytenphänotypisierung normal, HIV-Serologie negativ.

Histopathologie: Schleimhautulkus von der Oberlippe: Im Stroma entzündliches Infiltrat aus Lymphozyten, Histiozyten, mehrkernigen Riesenzellen vom Fremdkörper- und Langerhans-Typ sowie zahlreichen neutrophilen Granulozyten. Subepidermal Ausformung kleiner Granulome mit starkem Ödem. PAS- und Ziehl-Neelsen-Färbung negativ.

Polymerasekettenreaktion (PCR): Es wurde eine in Ethanol fixierte Probe aus einem ulzerierten Schleimhautbereich beurteilt. Nach DNS-Extraktion wurde ein 383 Basenpaare langes Segment des mykobakteriellen groEL-Genes mittels PCR amplifiziert und elektrophoretisch aufgetrennt. In der Southern-blot-Analyse (Abbildung 4) erfolgte ein sequenzspezifischer Nachweis mit einer für die Mycobacterium-tuberculosis-Gruppe spezifischen radioaktiven DNS-Sonde. Reihe 1: Positivkontrolle (Mycobacterium tuberculosis Kulturisolat). Reihe 2: Negativkontrolle (PCR-Reaktion ohne Zugabe von Test-DNS). Reihe 3–4: Negativkontrollen mit DNS aus normaler Haut. Reihe 5: Positive Probe von einem Patienten mit Hauttuberkulose.

Mikrobiologische Untersuchungen: Bakteriologische sowie mykologische Untersuchungen aus Haut- und Schleimhautläsionen negativ. Herpes-simplex-Viren und Fusospirochäten in den Schleimhautläsionen negativ. In der mikroskopischen Untersuchung von Sputum, Magensaft und Urin kein Nachweis säurefester Stäbchen. Nach sieben Wochen kultureller Nachweis von Mycobacterium tuberculosis aus Magensaft und Sputum.

Weitere Untersuchungen: Röntgenthorax: Verplumpung des rechten Hilus.
Computertomographie Thorax und Hals: Verdacht auf miliare Aussaat einer Tuberkulose in beiden Lungenoberfeldern, tuberkuloseverdächtige Lymphknotenvergrößerungen zervikal und prätracheal.
Skelettszintigraphie: Verdacht auf degenerative Veränderungen im Bereich der oberen BWS.
Multitest Merieux wegen Verlegung des Patienten zur Therapie nicht mehr durchgeführt.

Therapie und Verlauf: Unmittelbar nach Diagnosestellung durch PCR Einleitung einer tuberkulostatischen Kombinationstherapie mit Streptomyzin 15 mg/kg KG, Pyrazinamid 35 mg/kg KG und Ethambutol 25 mg/kg KG. Innerhalb von drei Wochen Abheilen aller Haut- und Schleimhautläsionen. Rückgang der pathologischen Leberwerte und rasche

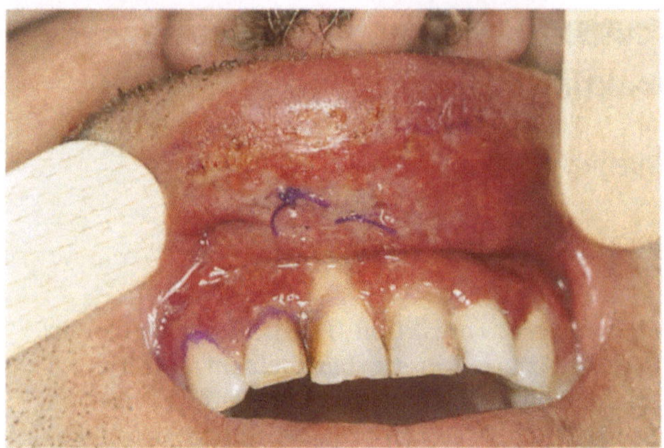

Tuberculosis miliaris ulcerosa mucosae et cutis: Manifestation an Gingiva und Oberlippenschleimhaut

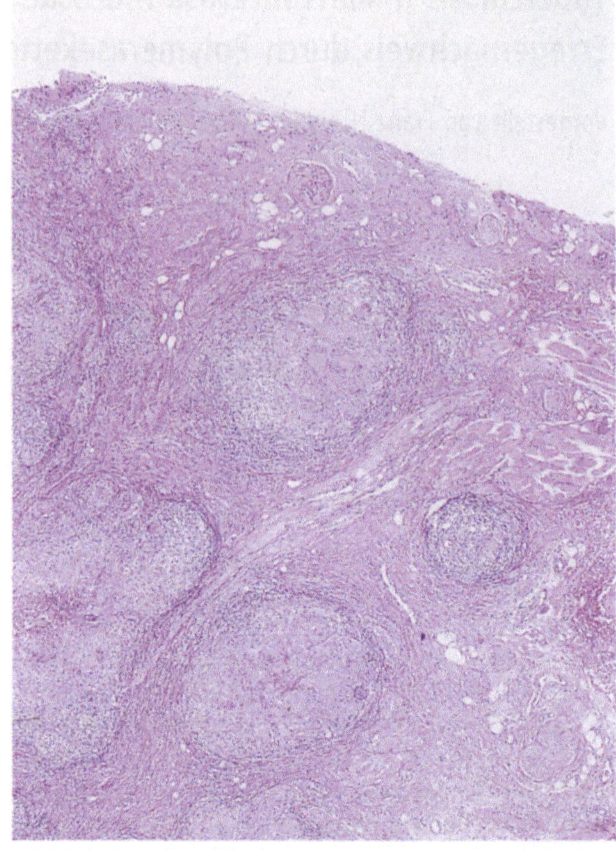

Tuberculosis miliaris ulcerosa mucosae et cutis: Histiozytäres Infiltrat mit mehrkernigen Riesenzellen sowie Neutrophilen

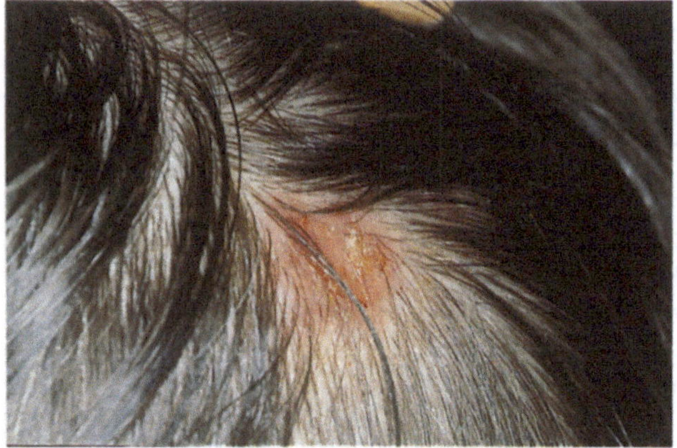

Tuberculosis miliaris ulcerosa mucosae et cutis: Befall der Kopfhaut

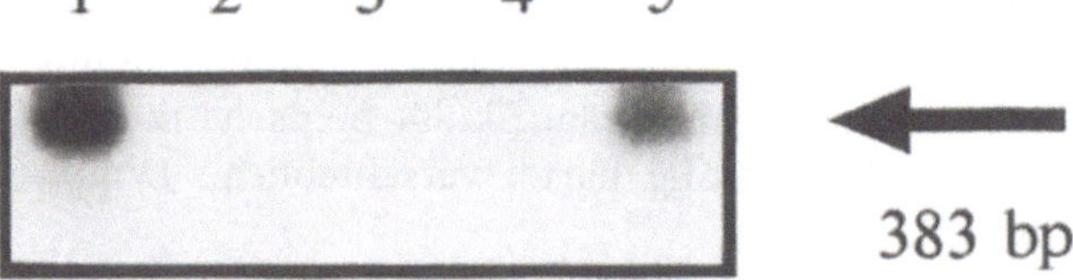

Besserung des Allgemeinbefindens. Weiterführung der Therapie.

Kommentar: Die Tuberculosis miliaris ulcerosa mucosae et cutis gehört wie der tuberkulöse Primärkomplex und die Tuberculosis cutis miliaris disseminata zu den Tuberkuloseformen mit anerger Abwehrlage. Bei der Tuberculosis miliaris ulcerosa mucosae et cutis geht der miliaren Aussaat in der Regel eine reaktivierte Lungentuberkulose voraus. Es kommt über die Trachea im Sinne einer Abseuchungstuberkulose zum Befall von Rachen- und Mundschleimhaut sowie perioralen Läsionen. Eine hämatogene Aussaat von Tuberkelbakterien in die Haut und innere Organe kann, wie beim vorgestellten Patienten (Haut, Leber) hinzutreten. Die Verdachtsdiagnose konnte bei unserem Patienten als erstes mittels der aus Mundschleimhaut durchgeführten PCR bestätigt werden.

Wir haben ein PCR-Verfahren etabliert, das bei Lupus vulgaris den Nachweis mykobakterieller DNS aus frischen, aber auch aus formalinfixierten und in Paraffin eingebetteten Hautproben mit einer der Kultur vergleichbaren Sensitivität ermöglicht. Mittels PCR konnten wir auch in 2 Tuberkulidformen (Erythema induratum Bazin, papulonekrotisches Tuberkulid) DNS der Mycobacterium-tuberculosis-Gruppe nachweisen, in denen ein kultureller Nachweis von Mykobakterien bisher nicht gelang.

Im Gegensatz zur Kultur liefert das PCR-Verfahren bereits innerhalb weniger Tage Ergebnisse und erlaubt so, rasch eine spezifische Therapie einzuleiten und hochinfektiöse Patienten zu isolieren. Der kulturelle Nachweis von Mykobakterien wird jedoch auch weiterhin erforderlich bleiben, da angesichts multipler Tuberkulostatikaresistenzen die Kultur zur Resistenzbestimmung unerläßlich ist.

Literatur

1. Bloom BR, Murray CH (1992) Tuberculosis: commentary on a reemergent killer. Science 257: 1055–1064
2. Degitz K, Volkenandt M (1993) Polymerase-chain reaction. Hautarzt 44: 681–689
3. Degitz K, Steidl M, Neubert U, Plewig G. Volkenandt M (1993) Detection of mycobacterial DNA in paraffin-embedded specimens of lupus vulgaris by polymerase-chain reaction. Arch Dermatol Res 285: 168–170
4. Degitz K, Steidl M, Thomas P, Plewig G, Volkenandt M (1993) Aetiology of tuberculids. Lancet 341: II239–340
5. Grange JM (1990) Tuberculosis. In: Smith GR, Easmn CSF (eds): Topley's and Wilson's principles of bacteriology, virology and immunity, 8th edn, Vol 3. Edward Arnold, London, pp 93–121
6. Hance AJ, Granchamp B, Lévy-Frébault V et al. (1989) Detection and identification of mycobacteria by amplification of mycobacterial DNA. Mol Microbiol 3: 843–849

Akrozyanose durch Inhalation von Amylnitrit

Vorgestellt von Eva Thoma-Greber, Lois Hoegl und Martin Röcken

Anamnese: 28jähriger homosexueller Patient. HIV-Infektion seit 3 Jahren bekannt, jetzt Stadium AIDS-related complex. Seit einer Woche zunehmend symptomlose Hautveränderungen an den Akren. Derzeitige Medikation Didanosin 2×200 mg/Tag sowie Pentamidin 300 mg einmal pro Monat zur Inhalationsprophylaxe einer Pneumocystis-carinii-Pneumonie.
Wegen Potenzstörungen in den letzten 10 Tagen regelmäßig »Poppers« (Amylnitrit) Inhalation, daraufhin Herzklopfen, Gesichtsrötung und Kopfschmerzen.

Hautbefund: Ausgeprägtes Akrozyanose an Händen, Füßen, Ellenbogen bis hin zu schwarz-livider Verfärbung der Nasenspitze und Ohrmuscheln.

Laborbefunde: CD4-Helfer-Lymphozyten 90 µl, Hb 13,2 g/dl, Leukos 3,6/nl, Thrombozyten 144/nl, p24-Antigen 141 pg/ml, IgG 2590 mg/100 ml. Kryoglobuline, antinukleäre Antikörper und Kälteagglutinine negativ, Kardiolipinantikörper IgE 40 GPL-U/ml, Met-Hb 0,3 % (Norm bis 2 %).

Therapie und Verlauf: Vorstellung in der toxikologischen Abteilung des Klinikums rechts der Isar. Technische Universität München. Behandlung mittels Glyzeroltrinitrat darunter narbenlose Abheilung des Befundes innerhalb von 2 Wochen. Auf orale Antidottherapie mit Toluidinblau bzw. Methylenblau konnte verzichtet werden.

Kommentar: Amylnitrit ($C_5H_{11}ONO$) gehört wie Nitroglyzerin und Isosorbiddinitrat zu den wichtigsten therapeutischen Estern der salpetrigen Säure und der Salpetersäure. Die Grundwirkung der Nitrate und organischen Nitrite ist die Relaxation der glatten Muskulatur. Zur Therapie der Angina pectoris wurde Amylnitrit, eine flüchtige Flüssigkeit, eingeatmet. Bei Inhalation zur sexuellen Stimulierung bewirkt Amylnitrit neben psychischen Sensationen eine Steigerung der Erektionsfähigkeit sowie eine kurzdauernde Relaxation der Dünn- und Dickdarmmuskulatur einschließlich der Spinkteren. Bereits in therapeutischer Dosis kann nach Inhalation von Amylnitrit ein Flush im Kopf-Hals-Brust-Bereich auftreten. Wegen der ausgeprägten Wirkung auf die Meningialgefäße können eine vorübergehende intrakranielle Drucksteigerung und starke Kopfschmerzen auftreten. Bei massiver Überdosierung muß mit kritischem Blutdruckabfall, Bradykardie, Erbrechen, Bewußtlosigkeit bis zum Atem- und Kreislaufstillstand gerechnet werden. Manchmal kann nach dem Flush eine Zyanose der Akren auftreten, die durch reaktive Vasokonstriktion entsteht. Obgleich organisches Nitrit und Amylnitrit Methämoglobinbildner sind, kann ein signifikanter und klinisch relevanter Anstieg des Methämoglobingehaltes nur nach toxischen Dosen beobachtet werden. Als Antidot eignen sich hierbei Methylenblau und Toluidinblau.

Literatur

1. Ammon HPT (1986) Arzneimittelneben- und Wechselwirkungen, 2. Aufl. Wissenschaftliche Verlagsgesellschaft, Stuttgart, S 457–467
2. Fisher AA (1984) »Poppers« of »snappers« dermatitis in homosexual men. Cutis 34: 118–122
3. Fisher AA, Brancaccio RR, Jelikek JE (1981) Facial dermatitis tue to inhalation of butyl nitrite. Cutis 27: 146–153
4. Forth W, Henschler D, Rummel W (1993) Pharmakologie und Toxikologie. 6. neu bearbeitete Aufl. Bd. I. Wissenschaftsverlag, S. 394–402
5. Jorgensen KA, Lawesson SO (1982) Amylnitrite and Kaposi's sarcoma in homosexual men. N Engl J Med 307: 893–894
6. Wirth W, Gloxhuber C (1994) Toxikologie, 5. neu bearbeitete Aufl. Thieme, Stuttgart S 99–100

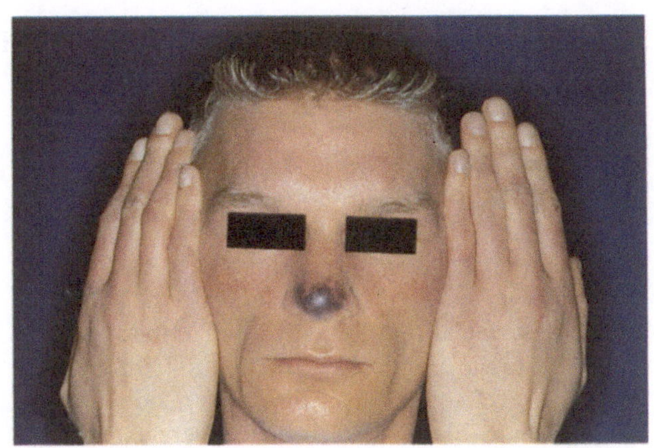

Akrozyanose der Nasenspitze und der Finger

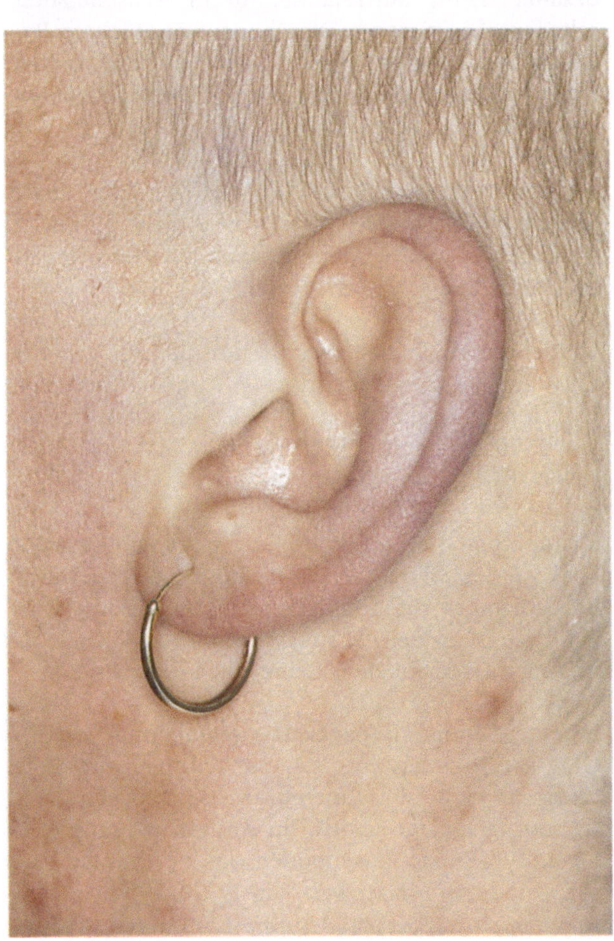

Zyanose an der Ohrmuschel

Lineare IgA-Dermatose der Mundschleimhaut mit sekundärem Sjögren-Syndrom

Vorgestellt von Birgit Wörle, Gerald Messer und Michael Meurer

Anamnese: 69jährige Patientin. Vor etwa 15 Monaten beginnend aphthoide Entzündung im Bereich der Gingiva. Seit 2 Monaten rezidivierende, schmerzhafte Blasen im Zahnfleischbereich. Im Kindesalter häufig auftretende, im Erwachsenenalter seltener rezidivierende Diarrhöen. Seit 15 Jahren Polyarthrose im Bereich der proximalen und distalen Interphalangealgelenke beider Hände. Keratoconjunctivitis sicca seit 3 Jahren.

Schleimhautbefunde: An der Gingiva relativ scharf begrenzte, ödematöse, düster-rote Areale mit bis zu linsengroßes, prallgespannten Blasen und Erosionen mit randständigen Blasenresten.

Laborbefunde: In der Eiweißelektrophorese erhöhte Albumin- sowie erniedrigte β- und γ-Globulin-Fraktionen. Grenzwertig erhöhtes Blutzuckertagesprofil. HLA-Phänotypisierung: HLA-A1, -B8, -B49, -Bw4, -Bw6, -Cw7, -DR3 und -DRw11.

Histopathologie: Im Randbereich subepidermaler Spalt; in der oberen Dermis fleckförmiges, teils auch bandförmiges entzündliches Infiltrat aus überwiegend Lymphozyten, Histiozyten und wenigen eosinophilen Granulozyten. Keine Kolloidkörperchen.

Direkte Immunfluoreszenzuntersuchung (DIF): Gingiva: Nachweis von IgA und Komplementfaktor C3 linear an der Basalmembranzone zweifach positiv, von IgG linear positiv. Im Antigenmapping Kollagen-Typ-IV am Blasenboden (junktiolytische Blase). Duodenum: Nachweis von IgA und Fibrinogen im Bereich der Krypten submukös. Gesunde Haut (gluteal): negativ.

Indirekte Immunfluoreszenz (ILF): Pemphigus-, Pemphigoid- (IgG und IgA), Duhring-Antikörper (IgA-Endomysium-AK), antinukleäre und antimitochondriale Autoantikörper, Antikörper gegen (Ro(SSA), La(SSB) sowie Antikörper gegen Parietalzellen negativ.

Weitere Befunde

Gastroskopie: Angedeutet Abflachung der Kerkring-Falten. Inn der histopathologischen Begutachtung weitgehend unauffällige Dünndarmschleimhaut ohne Anhalt für Zottenatrophie. Im D-Xylose-Test mit 9,2 %/5 h erniedrigte Resorption.

Augenärztliche Untersuchung: Keratoconjunctivitis sicca; Schirmer-Test, Prüfung der Tränenfilmaufrißzeit sowie Bengal-Rosa-Test pathologisch.

HNO-ärztliche Untersuchung: Xerostomie sowie trockene Nasenschleimhäute.

Therapie und Verlauf: Unter Dapson über 14 Tage, initial 50 mg, später 150 mg/Tag, weitere Blasen an den Alveolarkämmen. Erst nach Umsetzen der Therapie auf Methylprednisolon (40 mg/Tag) über 9 Tage und ausschleichender Dosierung Abklingen der Blasen und Entzündungserscheinungen in der Mundschleimhaut.

Kommentar: Bei der Patientin waren Blasen und entzündliche, schmerzhafte Erosionen der Mundschleimhaut einzige Manifestation einer linearen IgA-Dermatose, die immunhistologisch diagnostiziert wurde. Das Antigenmapping wies auf eine junktiolytische Spaltbildung in der Lamina lucida der Basalmembranzone hin. Dieser dem bullösen Pemphigoid klinisch nahestehende Lamina-lucida-Typ der linearen IgA-Dermatose ist seltener als der dermale Typ mit glutensensitiver Enteropathie assoziiert. Allerdings bestanden bei dieser Patientin in der Kindheit häufig Diarrhöen; bei der Durchuntersuchung zeigte sich ein pathologischer D-Xylose-Resorptionstest. Bemerkenswert bei der vorgestellten Patientin mit linearer IgA-Dermatose ist die Überlappung mit einem Sjögren-Syndrom. Beide immunologisch bedingten Erkrankungen haben immungenetisch eine hohe Assoziation mit HLA-DR3 und dem bei mehreren Autoimmunerkrankungen gefundenen Haplotyp HLA-A1, -B8, -DR3, -DQ2. Für die Therapie dieser seltenen, ausschließlich auf die Mundschleimhaut beschränkten Form der linearen

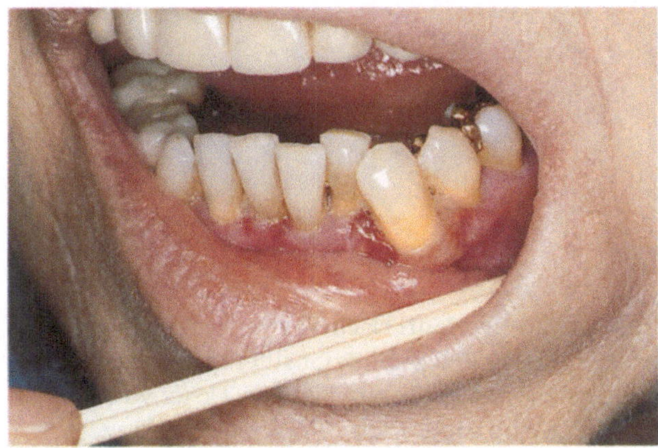

IgA-lineare Dermatose der Mundschleimhaut

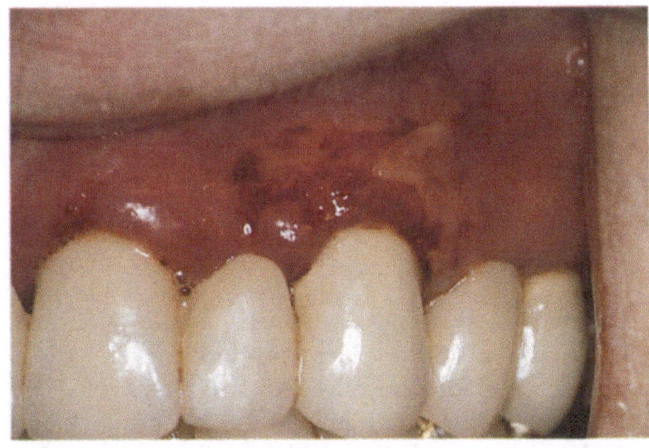

Aphthoide hämorrhagische Erosionen an der Gingiva

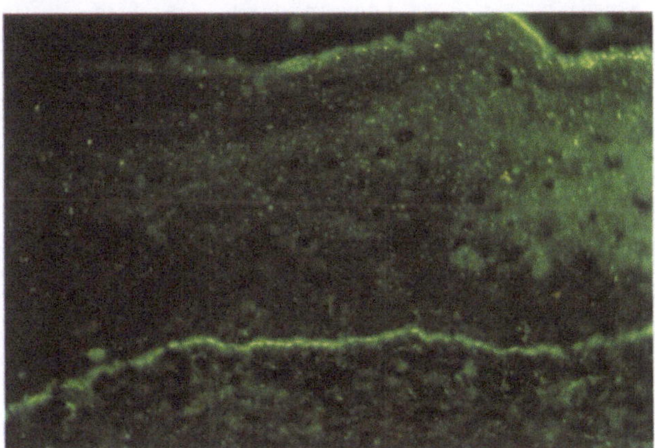

Lineare Ablagerungen von IgA in der direkten Immunfluoreszenz an der Gingiva

IgA-Dermatose kommen sowohl Dapson als auch Kortikosteroide in Frage. Ein Abklingen der Blasen zeigte sich bei unserer Patientin erst unter der Behandlung mit Glukokortikosteroiden in mittlerer Dosierung (40 mg/Tag Anfangsdosis).

Literatur

1. Chorzelski TP, Jablonska S, Beutner EH (1979) Adult form of linear IgA bullous dermatosis. In: Beutner EH, Chorzelski TP, Bean SF (eds): Immunopathology of the skin. 2nd (edn) J Wiley & Sons, New York, pp 316–320
2. Kárpáti S, Stolz W, Meurer M, Krieg T, Braun-Falco O (1992) Ultrastructural immunogold studies in two cases of linear IgA dermatosis. Are there two distinct types of this disease? Br J Dermatol 127: 112–118
3. Meurer M, Schmoeckel C, Braun-Falco O (1984) Dermatitis herpetiformis Duhring mit linearen Ablagerungen von IgA (lineare IgA-Dermatose). Hautarzt 35: 230–239
4. Moutsopoulos HM, Mann DL, Johnson AH, Chused TM (1979) Genetic differences between primary and secondary sicca syndrome. N Engl J Med 301: 761–763

Aktinische Prurigo

Vorgestellt von Martina Kerscher und Percy Lehmann

Anamnese: 55jährige Patientin. Hauttyp II. Seit Kindheit verstärkte Lichtempfindlichkeit. 4–5 h nach kurzer Sonnenexposition Auftreten von Erythem, Schwellung und äußerst quälendem Juckreiz. Nach etwa 24–48 h Entwicklung von geröteten Papeln und schließlich prurigoartigen Knoten. Im Winter erscheinungsfrei. Bisherige Therapieversuche mit Antihistaminika ohne Erfolg.

Hautbefund: An lichtexponierten Arealen im Gesicht, am Dekolleté, an Schultern, Streckseiten der Arme, an Beinen sowie in der Mitte des Rückens zum Teil exkoriierte Papeln und pruriginöse Knoten sowie insbesondere im Gesicht urtikarielle Plaques.

Histopathologie: Genuine Läsion: Kompakte Hornschicht, Akanthose und Spongiose der Epidermis. In der oberen Dermis perivaskuläre lymphohistiozytäre Infiltrate.
Photoprovozierte Läsion: Orthohyperkeratose und fokale Akanthose der Epidermis. Perivaskuläre lymphohistiozytäre Infiltrate.

Laborbefunde: Blutbild sowie übliche klinisch-chemische Parameter im Normbereich. Rheumafaktoren und antinukleäre Antikörper negativ. Gesamt-IgE $<$ 100 kU/l.

Weitere Befunde

Phototestungen: Minimale Erythemdosis MED UV-B 0,112 J/cm² (Normalbefund; polychromatisches UV-B, Fluoreszenzstrahler Philips TL 20W/12, UV 800).
Sofortpigmentierung (immediate pigment darkening) IPD UV-A 28 J/cm²; Minimale Pigmentierungsdosis (minimal tanning dose) MTD UV-A 40 J/cm² (Normalbefund; polychromatisches UV-A, Metallhalogenidstrahler UVASUN 3000).
Provokationstestung mit 3×20, 40 und 60 J/cm² UV-A und 3×25, 50 und 100 mJ/cm² UV-B: Erythematöse Frühreaktion, papulöse Dermatitis 2 Tage nach Bestrahlung mit UV-A.
Photopatchtest negativ.

Therapie und Verlauf: Nach Therapieversuch mit einer UV-A/UV-B Kombinationstherapie nach 3 Bestrahlungen mit einer kumulativen Dosis von 0,5 J/cm² UV-A und 0,050 J/cm² UV-B massive Exazerbation. Daraufhin systemische Photochemotherapie (4mal wöchentlich) mit 0,6 mg/kg KG 8-Methoxypsoralen und zusätzliche Gabe von Methylprednisolon 60 mg/Tag über 10 Tage, dann schrittweise Reduzierung auf 4 mg/Tag. Nach 46 Behandlungstagen Absetzen des Steroids bei einer kumulativen UV-A Dosis von 29,3 J/cm². Derzeit Erhaltungstherapie 3mal wöchentlich mit 1 J/cm² UV-A bei stabilem Hautzustand der Patientin.

Kommentar: Die aktinische Prurigo ist eine idiopathische, chronisch verlaufende Photodermatose, die erstmals 1879 von dem englischen Chirurgen Hutchinson unter dem Begriff summer prurigo beschrieben wurde. Sie kann Teilsymptome der atopischen Dermatitis, polymorphen Lichtdermatose, Hydroa vacciniformia und der persistierenden Lichtreaktion aufweisen. Die wichtigsten Charakteristika sind eine meist seit der Kindheit bestehende starke Lichtempfindlichkeit, eine urtikarielle Frühreaktion wenige Stunden nach Sonnenexposition sowie persistierende ekzematoide und pruriginöse Hautveränderungen in lichtexponierten Arealen mit Streureaktion an bedeckten Körperstellen. Die Patienten leiden unter oft quälendem Juckreiz. Bei starker Ausprägung dieser Symptome sind Patienten mit aktinischer Prurigo schwerstens beeinträchtigt. Der Verlauf ist chronisch mit anhaltenden Exazerbationen, anfangs saisonal, später perennial. Differentialdiagnostisch müssen vor allem lichtaggravierte atopische Dermatitis, persistierende Lichtreaktion sowie polymorphe Lichtdermatose abgegrenzt werden. Die Behandlung der aktinischen Prurigo ist symptomatisch und außerordentlich schwierig. Abgesehen von Thalidomid, externen sowie internen Glukokortikoiden und Azathioprin kann auch durch orale Photochemotherapie (PUVA) eine Besserung der Krankheitserscheinungen erzielt werden.

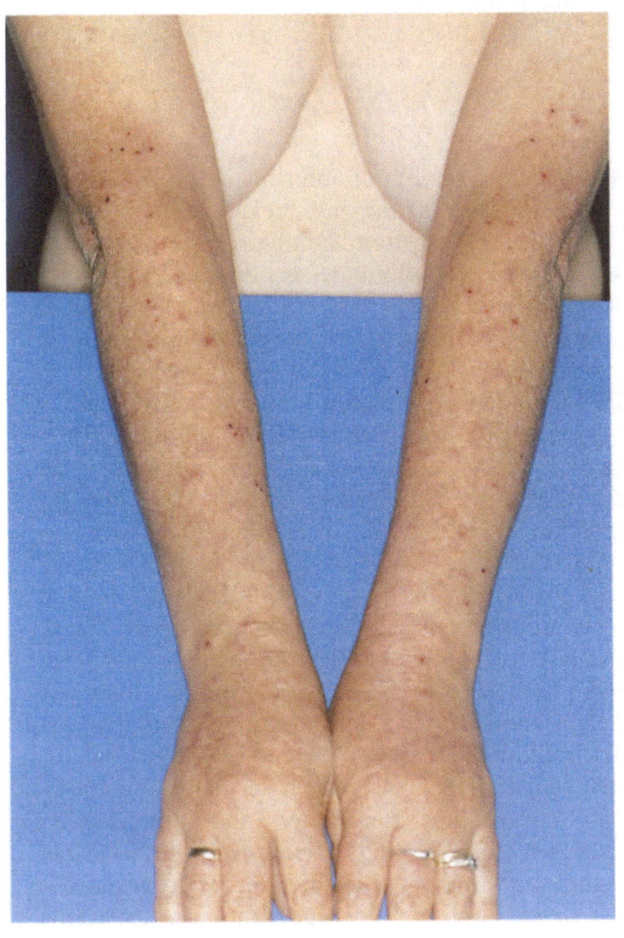

Aktinische Prurigo

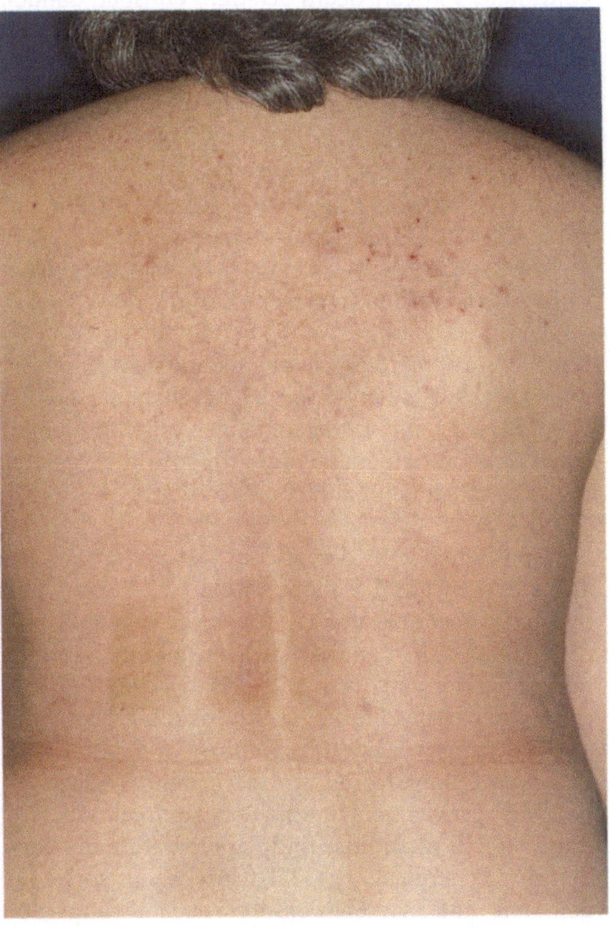

Papeln am Rücken, Schulterbereich. Erythematöse Reaktion (3 Testareale)

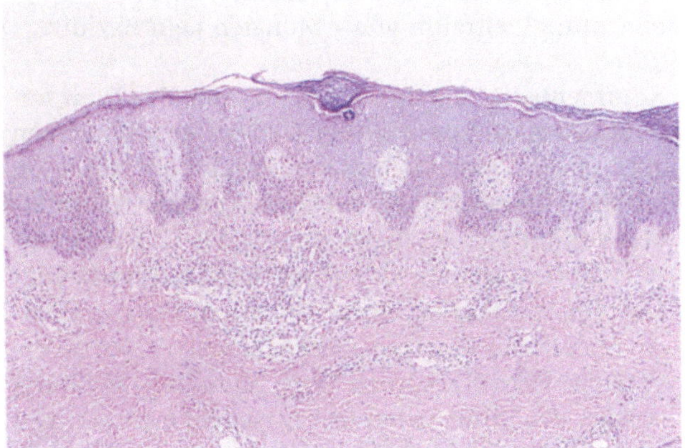

Genuine Läsion: Orthokeratose, Akanthose mit ausgeprägter Spongiose und perivaskulären lymphohistiozytären Infiltraten

Literatur

1. Calnan CD, Meara RH (1979) Actinic prurigo (Hutchinson's summer prurigo). Clin Exp Dermatol 2: 265–372
2. Farr PM, Diffey BL (1989) Treatment of actinic prurigo with PUVA: mechanism of action. Br J Dermatol 120: 411–418
3. Hölzle E, Plewig G, Lehmann P (1987) Photodermatoses - diagnostic procedures and their interpretion. Photodermatol 4: 109–114
4. Hölzle E, Rowold J, Plewig G (1992) Aktinische Prurigo. Hautarzt 43: 278–282
5. Lane PR, Hogan DJ, Martel MJ, Reeder B, Irvine J (1992) Actinic prurigo: Clinical features and prognosis. J Am Acad Dermatol 26: 683–692
6. Scheen RS, Conolly SM, Dicken CH (1981) Actinic prurigo. J Am Acad Dermatol 5: 183–190

Das Trichoblastom: Ein häufig verkannter Sekundärtumor im Naevus sebaceus

Vorgestellt von Carl Georg Schirren, Christian Sander, Peter Kaudewitz und Peter Kind

Anamnese: 57jähriger Patient. Seit früher Kindheit besteht der haarlose, gelbliche Bezirk am Hinterkopf, der an Größe nicht zugenommen hat. Seit mehreren Jahren entwickeln sich 2 langsam größer werdende Knötchen in diesem Bezirk.

Hautbefund: Im Bereich des okzipitalen Kapillitiums eine 2,9×1,2 cm großer, leicht erhabener, gelblicher Plaque mit unregelmäßiger papillomatöser Oberfläche mit einem 0,6 cm großen rötlich-gelben und 0,2 cm großen bläulichen Knötchen.

Histopathologie: In der oberen Dermis scharf begrenztes exo- und endophytisches Knötchen aus monomorphen, basaloiden Tumorzellen mit Palisadenstellung im Randbereich. Ausbildung solider und retiformer Zellverbände. Dazwischen hyalinisiertes zellreiches Bindegewebe. Fokal pigmenthaltige Tumorzellen sowie Melanophagen. Spaltbildung zwischen Tumorstroma und dermalem Bindegewebe. Nur geringe entzündliche Stromreaktion. Im Randbereich Akanthose und Papillomatose der Epidermis, hyperplastische Talgdrüsenazini sowie in der Tiefe dilatierte Schweißdrüsenausführungsgänge.

Therapie und Verlauf: Exzision des Naevus sebaceus im Gesunden und primärer Wundverschluß. Im Beobachtungszeitraum von 3 Monaten kein Rezidiv.

Kommentar: Gutartige Adnextumoren der Haut mit follikulärer Differenzierung sind selten und zeigen eine große morphologische Vielfalt. Headington schlägt eine Einteilung der Tumoren des Haarfollikels vor, die sich an der Anatomie des Haares orientiert. Darin werden bei Tumoren des Haarkeimes ein rein epithelialer, ein gemischt epithelial-mesenchymaler und ein rein mesenchymaler Typ unterschiede. Hinzu kommen noch induktive Veränderungen des Stromas bei den mesenchymenthaltigen Tumoren, wie sie bei der Haarpapille beobachtet werden.

Ackerman et al. schlagen eine Vereinfachung der Klassifikation von Headington vor. Ihrer Meinung nach sind die wichtigsten Kriterien für die histologische Diagnose eines Tumors des Haarkeimes:

- Ein gutartiger Tumor aufgrund seiner Silhouette: scharfe Begrenzung mit gleichmäßiger Kontur, vertikales Wachstum, Symmetrie
- Tumorzellen: follikuläre germinative Zellen
- Wachstumsformen: großknotig, kleinknotig, siebartig, razemiform (geweihartig), retiform (netzartig)

Dieser so definierte Tumor erhielt den schon länger bekannten Namen Trichoblastom, um auf die vermutete Herkunft (Tricho-, Terminalfollikel) und auf die begrenzte Differenzierung (-blastom) der Tumorzellen hinzuweisen. Die Häufigkeit und das Manifestationsalter des Trichoblastoms sind nicht sicher zu beurteilen, da dieser Tumor selten ist und leicht mit einem Basaliom verwechselt werden kann. Dennoch scheint er häufiger zu sein als angenommen. Nahezu jedes Alter ist betroffen. Die häufigste Lokalisation ist der Kopf; besonders häufig ist das Trichoblastom in einem Naevus sebaceus. Der Tumor selbst zeichnet sich durch dermale oder subkutane Lokalisation, Hautfarbe, endo- und exophytisches Wachstum ohne Ulzeration, Größe zwischen 1 und 2 cm und seine leichte Herauslösbarkeit aus der Dermis während der Operation aus. Als seltene Variation wurde auch eine pigmentierte Form beschrieben. Histologisch zeigt sich ein nur gelegentlich von der Epidermis ausgehender, aber vielfach durch eine Fibrosezone von dieser abgesetzter, symmetrischer, vertikal ausgerichteter, scharf begrenzter, solider Tumor. Dieser besteht aus monomorphen basaloiden Zellverbänden mit Palisadenstellung der peripher gelegenen Kerne sowie aus einem verdichteten, teils hyalinisierten, zellreichen Stroma mit Ausbildung einzelner bis zahlreicher primitiver Haarkeime und dermaler Haarpapillen. Eine artifizielle Spaltbildung läßt sich zwischen dem Bindegewebe des Tumors und dem Bindegewebe der umgebenden Dermis beobachten und nicht wie beim Basaliom zwischen Tumorzellen und Tumorstroma. Muzin zwischen den Tumorzellen ist nicht selten. Dagegen sind Ulzeration, deutliche zelluläre Pleomorphie und größere Nekrosezonen, wie es typischerweise bei dem Basaliom auftritt, nicht nachweisbar. Eine seltene Variante stellt der pigmentierte Typ des Trichoblastoms dar.

Das Trichoepitheliom ist nach Ackerman et al. als oberflächliche Variante des Trichoblastoms anzusehen. Da Trichoepitheliome neben Basaliomen beob-

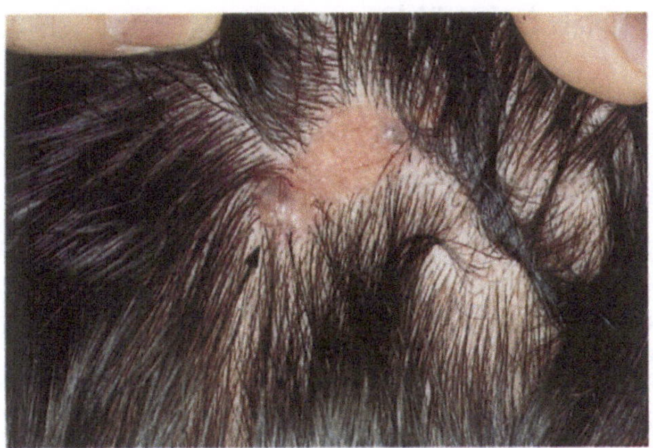

Naevus sebaceus mit Trichoblastom (→)

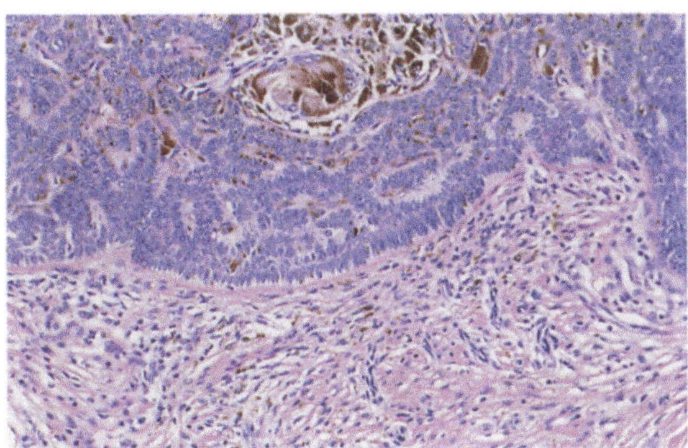

Detail von Abb. links unten, retiforme Zellverbände mit Palisadenstellung und zellreiches, hyalinisiertes Bindegewebe, das an die Bindegewebescheide des Terminalfollikels erinnert

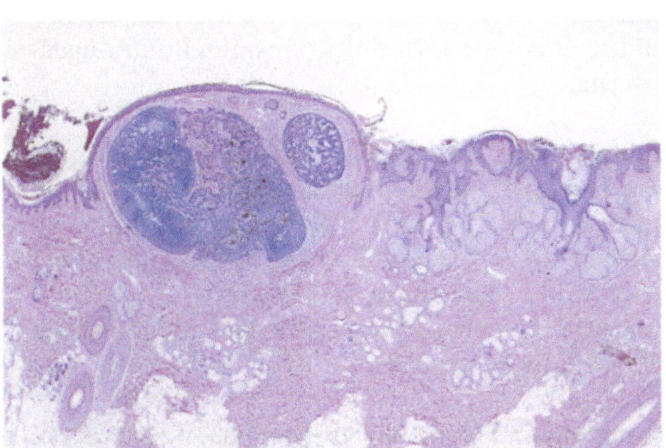

Scharf begrenztes Knötchen aus basaloiden Zellen mit einem zellreichen, hyalinisierten Stroma. Spaltbildung zwischen Tumorstroma und umgebender Dermis. Zusätzlich Nachweis eines Naevus sebaceus im rechten Bildteil

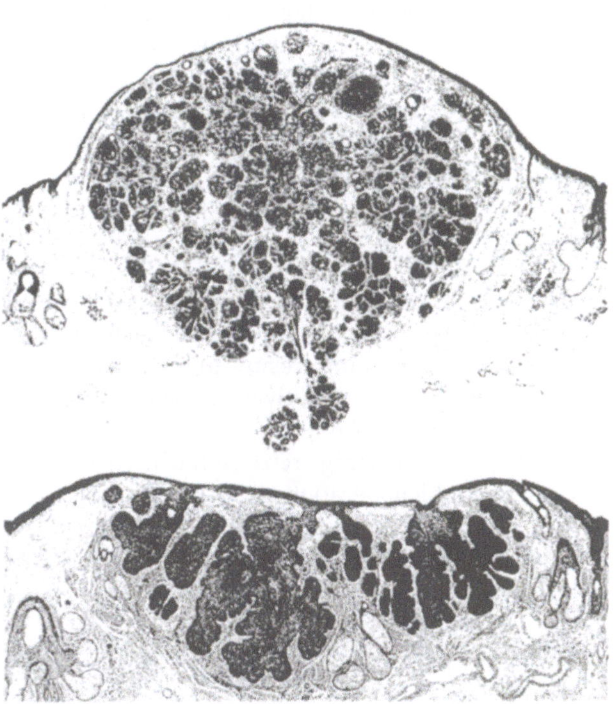

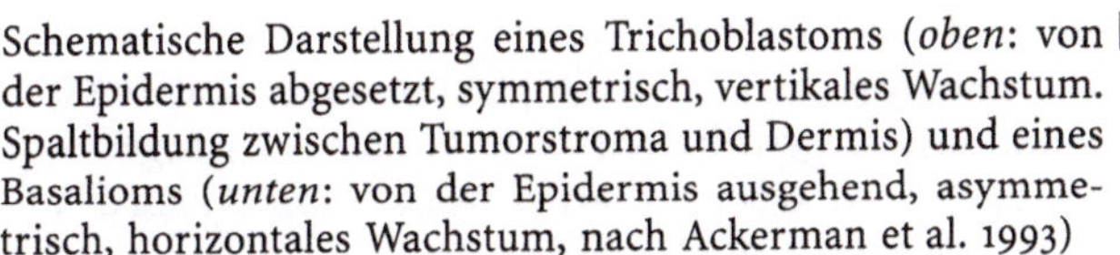

Schematische Darstellung eines Trichoblastoms (*oben*: von der Epidermis abgesetzt, symmetrisch, vertikales Wachstum. Spaltbildung zwischen Tumorstroma und Dermis) und eines Basalioms (*unten*: von der Epidermis ausgehend, asymmetrisch, horizontales Wachstum, nach Ackerman et al. 1993)

achtet werden, stellt sich die Frage, ob es sich um eine Transformation des Trichoepithelioms oder nur um eine zufällige Kollision zweier unterschiedlicher Tumoren handelt. Daher ist die Dignität des Trichoblastoms nicht sicher zu beurteilen und eine vollständige Exzision angeraten.

Die Diagnose Trichoblastom durch Dermatohistopathologen macht den tätigen Dermatologen Schwierigkeiten, da dieser Begriff hier nur sehr mangelhaft eingeführt ist. Diese Kasuistik möchte diese Lücke schließen und unter den häufigen Sekundärtumoren im Naevus sebaceus neben dem Syringocystadenoma papilliferum und dem Basaliom auf das Trichoblastom verweisen.

Literatur

1. Ackerman AB, De Viragh PA, Chongchitnant N (1993) Trichoblastoma. In: Ackerman AB, De Viragh PA, Chongchitnant N (eds) Neoplasms with follicular differentiation. Lea & Febiger, Philadelphia, pp 359–422
2. Aloi F, Tomasini C, Pippione M (1992) Pigmented trichoblastoma. Am J Dermatophol 14: 345–349
3. Grouls V, Kupfer R (1984) Trichoblastisches Fibrom. Z Hautkr 59: 426–430
4. Headington JT (1976) Tumors of the hair follicle. Am J Pathol 85: 480–505
5. Johnson SC, Bennett RG (1993) Occurrence of basal cell carcinoma among multiple trichoepitheliomas. J Am Acad Dermatol 28: 322–326

Pseudoerythroprosopalgie bei Pyozele der Stirnbeinhöhle

Vorgestellt von Hans-Peter Hörmann, Martin Schaller und Hans Christian Korting

Anamnese: 73jährige Patientin. Seit Tagen bestehende pochende Kopfschmerzen mit Druckgefühl hinter dem rechten Auge sowie Doppelbilder. Tränenträufeln und allgemeines Krankheitsgefühl. Seit 4 Jahren Auftreten gleichartiger Beschwerden zusammen mit Rötung und Schwellung beider Augenlider in unregelmäßigen Abständen von 2–6 Monaten. Nach jeweils etwa 10 Tagen folgenlose Abheilung. Keine Besserung nach äußerlicher Steroidbehandlung im Anfall. Augenärztliche Untersuchungen während beschwerdefreier Intervalle ohne pathologischen Befund. Erstmals Symptome 6 Monate nach Siebbeinoperation; bereits 1983 im Sinus frontalis und 1985 im Sinus ethoidalis chirurgische Abtragung von Polypen.

Hautbefund: An den Augenlidern und periorbital mit Betonung der rechten Seite umschriebene, teigig ödematöse Schwellung, relativ unscharf begrenztes Erythem sowie konjunktivale Begleitreaktion mit Epiphora. Am Augeninnenwinkel beidseits jeweils eine feine strichförmige reizlose Narbe (frühere Nasennebenhöhlenoperationen).

Laborbefunde: BKS 40/73 mm n.W., Leukozytose 12,3/nl, regelrechtes Differentialblutbild.

Weitere Befunde

Augenärztliches Konsil: Augeninnendruck beidseits im Normbereich. Exophthalmus und eingeschränkte Bulbusbeweglichkeit rechts mit Chemosis und Hyperämie der Konjunktiven. Sonographie der Orbitae: Im Bereich der nasalen vorderen Wand der Orbita rechts Reflexbild, vereinbar mit entzündlichem Gewebe, entsprechend einer Mukozele. Bei 2 Uhr Hinweis auf Knochendefekt der rechten Orbita.

Koronare Orbitacomputertomographie nativ und nach intravenöser Kontrastmittelgabe: An der medialen Orbitawand rechts Knochendestruktion und Weichteilvermehrung (2×3 cm) mit Anschluß an Nasenhaupthöhle, Sinus frontalis und Sinus ethmoidalis mit abszeßtypischer Kontrastmittelanreicherung. Verdrängung des rechten Bulbus nach lateral und frontal.

Epikutantestung: Kein Nachweis von Kontaktsensibilisierungen bei Testung mit Standardserie, Konservierungsmittel in Kosmetika und medizinischen Externa, Salbengrundlagen, Arzneistoffe, Riech- und Aromastoffe I, Desinfektionsmittel und Augenexterna.

Therapie und Verlauf: Nach Abschluß der Diagnostik Therapie mit Streptokinase 60 000 IE, Streptodornase 15 000 bis 60 000 IE täglich. Daraufhin innerhalb von 4 Tagen vollständige Rückbildung der Ödeme und Abblassung der Rötung.
Zur weiteren Behandlung wurde die Patientin in der HNO-Klinik vorgestellt.

Kommentar: Für rezidivierende periorbitale Erysipele sprechen die Leukozytose, die beschleunigte BKS und das Krankheitsgefühl. Kopfschmerzen können bei Erysipel ebenfalls auftreten; pochender Schmerzcharakter, nicht erhöhte Körpertemperatur und relativ geringe periorbitale Rötung bei fehlender Lymphangitis und Lymphadenitis sprechen eher gegen diese Diagnose. Ein Quincke-Ödem, das in Kombination mit Gefäßkopfschmerzen auftreten kann, besteht gewöhnlich nicht länger als 3 Tage.
Ein gerötetes, schmerzhaftes Auge kann Ausdruck eines akuten Glaukomanfalls sein.
Für eine Kontaktdermatitis erscheint das Erythem zu wenig scharf begrenzt. Darüber hinaus fehlen zu erwartender Juckreiz oder mögliche Streureaktionen. Eine Anwendung von örtlich aufgetragener Externa wurde von der Patientin glaubhaft verneint.
Nach Anamnese und klinischem Befund wurde die Arbeitsdiagnose einer Pyozele als Ursache der Erythroprosopalgie gestellt. Dieses Wort leitet sich aus dem Griechischen ab, erythros – rot, prosopon – Gesicht, algos – Schmerz und bezeichnet rezidivierende, schwere, halbseitige Kopfschmerzattacken verbunden mit einer Rötung von Auge und Gesicht, Tränenfluß und Schwitzen. Bei unserer Patientin sind Orbita und Nasenhaupthöhle, Sinus frontalis

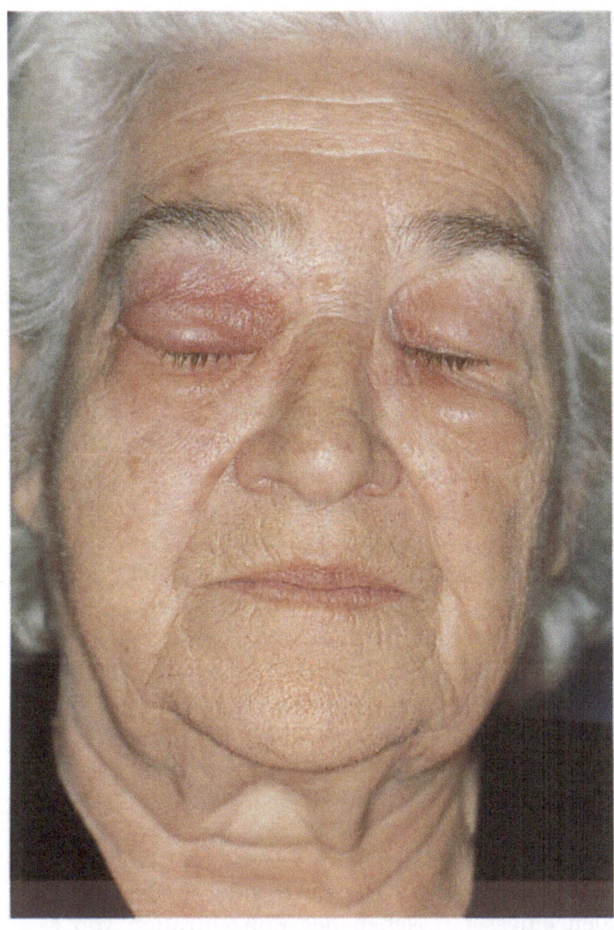

Pseudoerythroprosopalgie

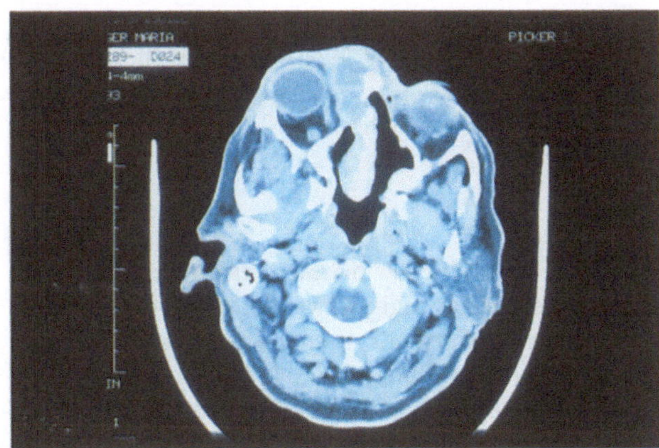

Orbitacomputertomographie: Verdrängung des rechten Bulbus und abszeßtypische Kontrastmittelanreicherung

und Sinus ethmoidalis direkt verbunden, so daß die Ausbreitung einer Entzündung begünstigt wird.
Läßt sich eine rezidivierende entzündliche Schwellung der Periorbitalregion nicht sicher durch eine der oben angeführten Differentialdiagnosen erklären, sollten bildgebende Verfahren angewendet werden. Unter dem Bild einer Erythroprosopalgie kann sich eine Pyelozele oder Mukozele, ausgehend von den Nasennebenhöhlen, verbergen. Narben früherer Sinusektomien geben einen wichtigen Hinweis auf diese Erkrankung. Sie kann unerkannt zu einer Beeinträchtigung der Sehfähigkeit führen.

Literatur

1. Braun-Falco O, Plewig G, Wolff HH, Winkelmann RK (1991) Dermatology. Springer, Berlin, pp 173–175; 309–310; 331–332
2. Hosemann W, Leuser A, Wigand ME (1992) Intranasal endoscopycontrolled surgery of the frontal sinus in mucopyocele and empyema. Laryngo Rhino Othol 71: 181–186
3. Kaufmann R (1988) Zur Kenntnis der Erythroprosopalgie. Akt Dermatol 14: 99–100
4. Lobkowicz F, von der Helm D (1989) Erythroprosopalgie. In: Braun-Falco O, Ring J (Hrsg) Fortschritte der praktischen Dermatologie und Venerologie, Bd 12. Springer, Berlin, S 582–583
5. Moriyama H, Heseka H, Tachibana T, Honda Y (1992) Mucoceles of ethmoid and sphenoid sinus with visual disturbance. Arch Otolaryngol Head Neck Surg 118: 142–146
6. Moriyama H, Nakajima T, Honda Y (1992) Studies on mucoceles of the ethmoid and sphenoid sinuses; analysis of 47 cases. J Laryngol Otol 106: 23–27
7. Radda TM (1983) Erythroprosopalgie oder Cluster Headache. Klin Mbl Augenheilk 182: 565–567
8. Vaughan D, Asbury T (1983) Ophthalmologie. Springer, Berlin, S. 177–195

Pagetoide Retikulose: Therapie mit PUVA-Bädern

Vorgestellt von Martina Kerscher, Christian Sandner, Martin Röcken, Percey Lehmann und Peter Kaudewitz

Anamnese: 50jähriger männlicher Patient. Seit etwa 5 Monaten geringfügig juckende, gerötete scheibenförmige infiltrierte Erytheme am rechten Fuß mit geringer Progredienz. Vor 5 Jahren gleichartige Hautveränderung am linken Fuß, damals Therapie mit schnellen Elektronen.

Hautbefund: An der Innenseite des Vorfußes sowie an der Ferse rechts jeweils scharf begrenzte, infiltrierte Erytheme mit geringer pityriasiformer Schuppung. Am unteren Pol des tarsalen Infiltrates bandförmige angeordnete verruziforme Hyperkeratosen.

Laborbefunde: Blutbild, Differentialblutbild sowie Serumchemie unauffällig.

Weitere Befunde: Röntgenthorax sowie Oberbauchsonographie ohne pathologischen Befund. Lymphknotenstatus unauffällig.

Histopathologie: Kompakte Hornschicht mit Parakeratose, Hyperplasie der Epidermis mit irregulärer Papillomatose. Pagetoide Durchsetzung der Epidermis mit mittelgroßen atypischen Zellen, teils mit großen Kernen und lockerem Chromatin. Vereinzelt auch chromatindichte Kerne mit atypischer Konfiguration. Subepidermal nur stellenweise bandförmiges Infiltrat gleichartiger Zellen.

Immunhistologie: Atypische intraepidermal und subepidermal gelegene Zellen, positiv für CD3 und CD45 RO, negativ für CD20.

Therapie: Lokale Photochemotherapie mit Psoralenbädern. Nach Bestimmung der minimalen Phototoxizitätsdosis (MPD 2 J/cm^2) Einleitung der PUVA-Bad-Therapie mit 8-Methoxypsoralenbädern (8-MOP) und nachfolgender UV-A Bestrahlung in der Hand- und Fußbox (Waldmann UV 150). Initiale UV-A Dosis 0,5 J/cm^2, langsame Steigerung auf 3,5 J/cm^2. Vollständige Abheilung der Hautveränderung nach 25 Behandlungstagen und einer kumulativer Dosis von 37 J/cm^2 UV-A. Erhaltungstherapie einmal wöchentlich mit 3,5 J/cm^2.

Kommentar: Die lokalisierte pagetoide Retikulose (Woringer, Kolopp, 1939) wird als umschriebenes epidermotropes T-Zell-Lymphom betrachtet. Als Therapie werden die Exzision von Einzelherden, eine Röntgenbestrahlung oder eine Bestrahlung mit schnellen Elektronen empfohlen. Andere Formen von T-Zell-Lymphomen werden seit Jahren durch die orale Photochemotherapie mit 8-MOP (PUVA) erfolgreich behandelt. Aufgrund günstiger Erfahrungen bei Mycosis fungoides haben wir auch bei der pagetoiden Retikulose einen Therapieversuch mit PUVA-Bad-Therapie unternommen.
Bei der PUVA-Bad-Therapie werden in der Haut hohe Konzentrationen von 8-MOP erzielt, ohne daß hierbei meßbare 8-MOP Spiegel im Serum auftreten. Diese Therapie eignet sich besonders zur Behandlung lokalisierter Dermatosen; sie bietet sich an bei unzureichender Resorption oder Übelkeit, Schwindel und Erbrechen nach Psoralengabe.
Bei der PUVA-Bad-Therapie wird kristallines 8-MOP (Gerot, Wien, Österreich) oder Trimethylpsoralen eingesetzt. Neben der Konzentration von 8-MOP im Badewasser von 1 mg/l ist auch die Badewassertemperatur, die mindestens 37°C betragen sollte, für die erwünschte phototoxische Wirkung wesentlich. Unmittelbar nach einer Badezeit von 20 min wird mit UV-A bestrahlt. Dabei sollte die anfängliche UV-A-Dosis nicht über 30 % der MPD liegen. Die UV-A-Dosis sollte während der Therapie wegen der höheren Psoralenspiegel in der Haut nur sehr vorsichtig gesteigert werden.

Literatur

1. Gilchrest BA, Parrish JA, Tanenbaum L (1976) Oral methoxsalen photochemotherapy of mycosis fungoides. Cancer 38: 683–689
2. Hönigsmann H, Brenner W, Rauschmeier W (1984) Photochemotherapy of cutaneous T-cell lymphoma. A follow-up study. J Am Acad Dermatol 10: 238–245
3. Jansen CT (1989) Water temperature effect in bath-PUVA treatment. J Am Acad Dermatol 19: 142–143
4. Kerscher M, Plewig G, Lehmann P (1994) PUVA-Bad-Therapie mit 8-Methoxypsoralen zur Behandlung von palmoplantaren Dermatosen. H + G Zeitschr Hautkr 69: 110–112

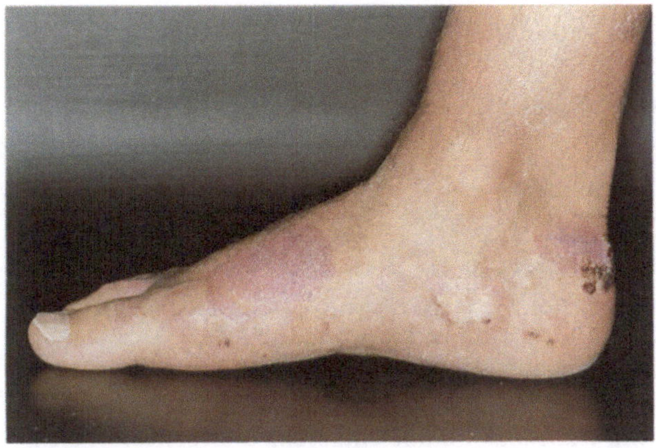

Pagetoide Retikulose vor Behandlung

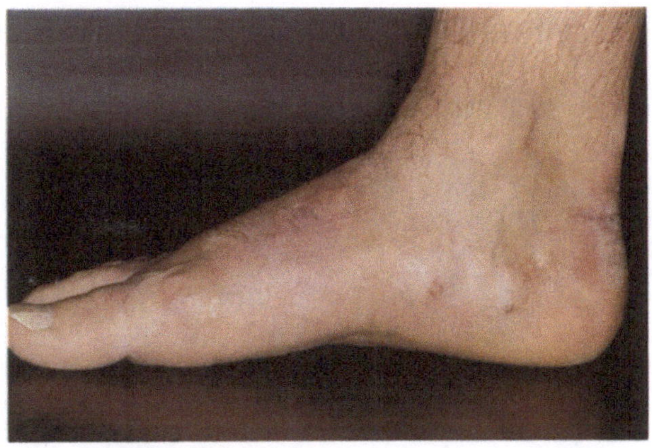

Abheilung nach PUVA-Bädern

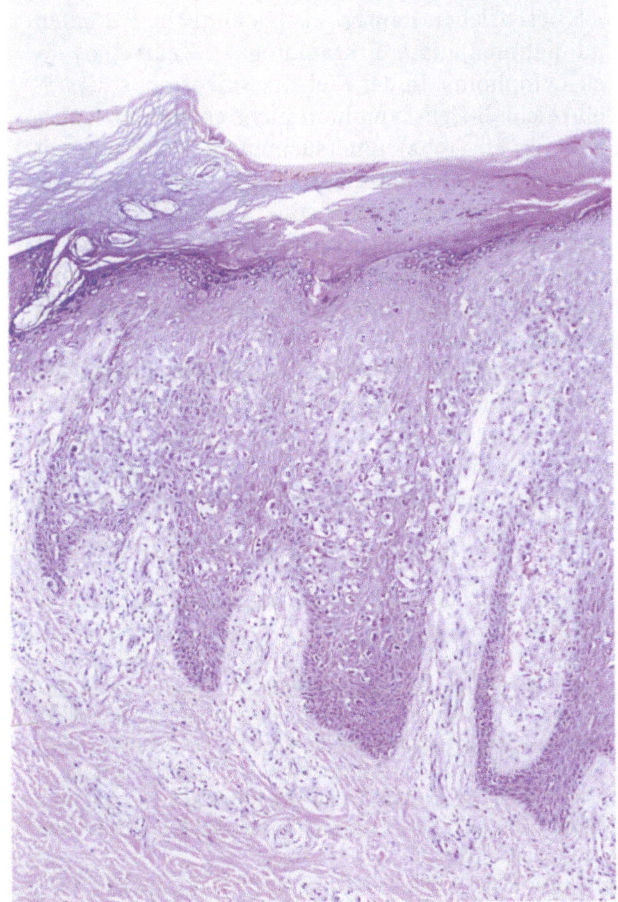

Pagetoide Retikulose. Dicke kompakte Hornschicht, ausgeprägte epidermale Hyperplasie, intraepidermale große atypische lymphoide Zellen. In der oberen Dermis nur vereinzelt Tumorzellen

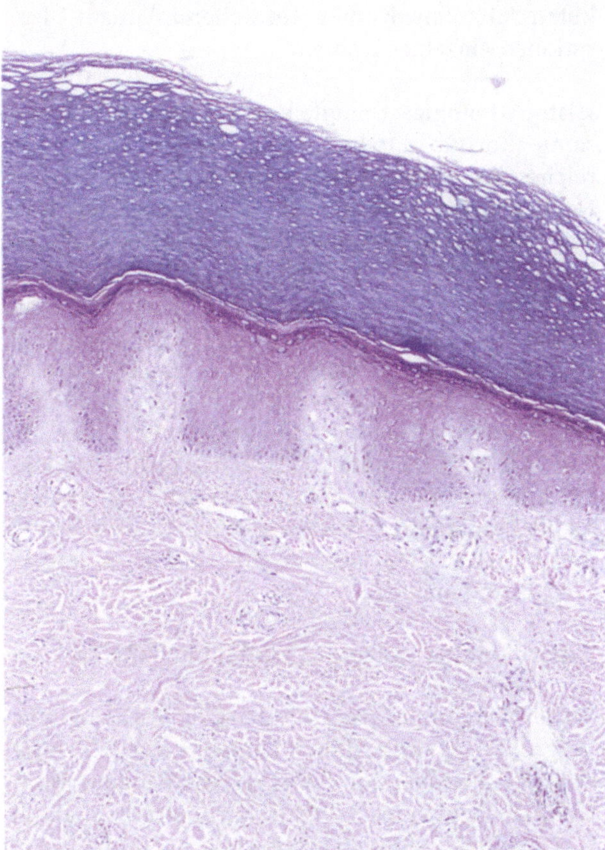

Nach Therapie: Kompakte Hyperkeratose, weitgehend normales Epithel ohne atypische Zellen

T-Zell-reiches B-Zell-Lymphom der Haut

Vorgestellt von Christian Sander, Hella Schirren, Carl Georg Schirren, Peter Kind und Peter Kaudewitz

Anamnese: 70jährige Patientin. Seit einem halben Jahr livide Knoten im Gesicht, am linken Arm und an der Schulter. Nachtschweiß, jedoch kein Fieber. Aufgrund der auswärts gestellten Diagnose Pseudolymphom keine Therapie.

Hautbefund: Im Gesicht am linken Arm, der linken Schulter und der Mamma bis walnußgroße livide kutan-subkutane Knoten. Im weiteren Verlauf Ulzerationen einzelner Knoten.

Histopathologie: Unauffällige Epidermis. Das gesamte Korium durchsetzendes, bis ins Fettgewebe reichendes, dichtes lymphoidzelliges Infiltrat mit Nekroseinseln. Zwischen morphologisch unauffälligen Lymphozyten einzeln oder in kleinen Gruppen liegende, irregulär konfigurierte atypische Zellen mit großen Kernen, prominentem Nukleolus und reichlich Zytoplasma.
Immunhistologisch Nachweis des B-Zell-Markers L26 (CD20) und monotypischer λ-Immunglobulin-Leichtketten auf den großen atypischen Zellen, T-Zell-Marker CD3 und UCHL-1 (CD45 RO) und κ-Leichtketten negativ. Morphologisch unauffällige kleine Lymphozyten positiv für T-Zell-Marker CD3 und UCHL-1 (CD45 RO), negativ für L26, κ- und λ-Leichtkettenantigene.

Laborbefunde: Differentialblutbild unauffällig.

Weitere Befunde: Ganzkörper-CT: Pathologische Vergrößerung der axillären Lymphknoten. Myelotomie: Kein Anhalt für Befall durch malignes Non-Hodgkin-Lymphom. Lymphknotenbiospie: Stadium II_E (Ann Arbor-Klassifikation).

Therapie und Verlauf: Chemotherapie nach dem CHOP-Schema (Cyclophosphamid, Hydroxydaunomycin, Oncovin, Prednison). Zur Zeit 8 Monate nach Therapiebeginn, vollständige Remission.

Kommentar: 1984 publizierten Jaffe et al. 6 Patienten mit einem schwer klassifizierbaren nodalen Non-Hodgkin-Lymphom. Immunhistochemisch wies das Infiltrat eine verhältnismäßig große Anzahl von T-Zellen auf, dazwischen aber einzelne besonders große atypische B-Zellen. Diese trugen monotypische Immunglobulinleichtketten und erwiesen sich dadurch als monoklonale B-Zell-Proliferation. Jaffe et al. prägten hierfür den Begriff »diffuse B cell lymphoma with T cell predominance«.
1988 beschrieben Ramsay et al. 5 ähnliche Patienten und nannten diese Erkrankung »T-Zellreiches B-Zell-Lymphom«. In der Kiel-Klassifikation ist das T-Zell-reiche B-Zell-Lymphom nicht enthalten.
Macon et al. (1992) untersuchten 19 Patienten mit nodalen Lymphomen diesen Typs und fanden eine Zehnjahresüberlebensrate von 73 %. Eine Hautmanifestation des T-Zell-reichen B-Zell-Lymphoms ist in der Literatur bisher nicht beschrieben. Über die Prognose kann deshalb noch keine genaue Aussage gemacht werden.
Bei ausgedehntem Befall ist eine Chemotherapie erforderlich. Bei singulären Hautherden und fehlender extrakutaner Manifestation ist in Analogie zu anderen primär kutanen B-Zell-Lymphomen eine chirurgische Exzision bzw. eine lokale Radiotherapie zu erwägen.

Literatur

1. Carbone PP, Kaplan HS, Musshoff K, Smithers DW, Tubiana M (1971) Report of the committee on Hodgkin's disease staging classification. Cancer Res 31: 1860–1861
2. Jaffe ES, Longo DL, Cossmann J et al. (1984) Diffuse B cell lymphomas with T cell predominance in patients with follicular lymphoma or »pseudo T cell lymphoma«. Lab Invest 50: 27 A-38 A
3. Macon WR, Williams ME, Greer JP et al. (1992) T-cell-rich B-cell lymphomas. A clinicopathologic study of 19 cases. Am J Surg Pathol 16: 351–363
4. Ramsay AD, Smith WJ, Isaacson PG (1988) T-cell-rich B-cell lymphoma. Arch J Surg Pathol 12: 433–443

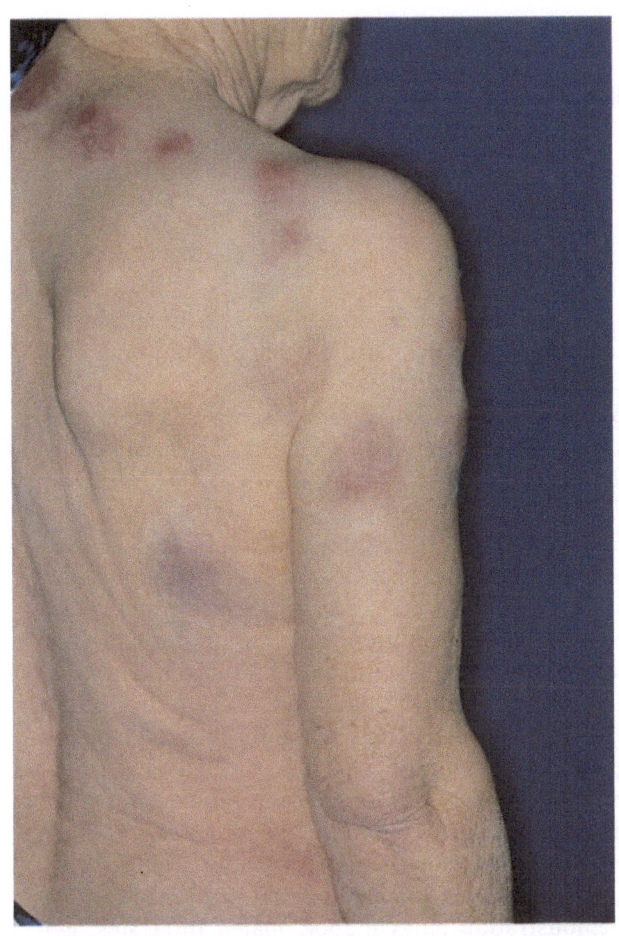

T-Zell-reiches B-Zell-Lymphom: Multiple knotige Infiltrate

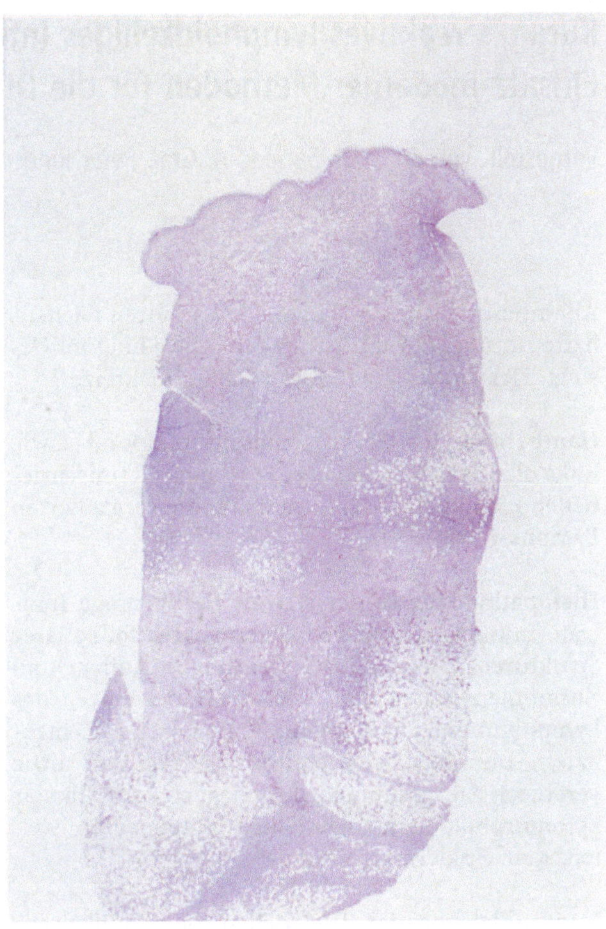

T-Zell-reiches B-Zell-Lymphom: In der Übersicht diffuses Infiltrat mit Durchsetzung der gesamten Dermis sowie der Fettgewebslobuli bis zur Subkutis

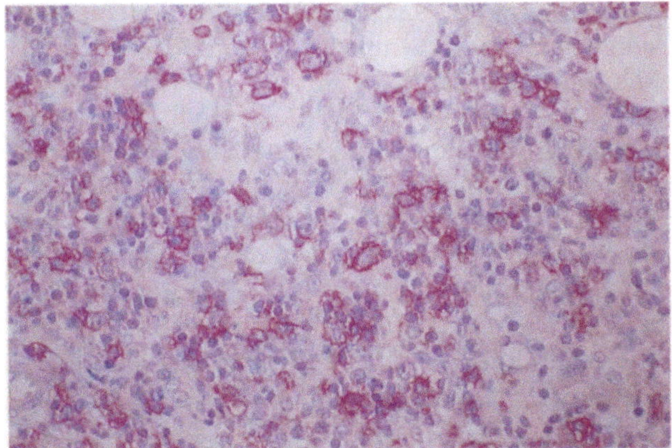

Immunhistologie: Nachweis des B-Zell-assoziierten Antigens CD20 auf den großen atypischen Zellen

Kutanes reaktives lymphoidzelliges Infiltrat (Pseudolymphom) – Einsatz moderner Methoden für die Diagnose

Vorgestellt von Christian Sander, A. Graf, Peter Kind und Peter Kaudewitz

Anamnese: 71jähriger Patient. Seit 5 Jahren flächenhafte Rötung und umschriebene Schwellung im Gesicht. Der Patient klagt über leichten Juckreiz.

Hautbefund: Im Gesicht beidseits temporal sowie links okzipital flächenhaftes Erythem mit umschriebenen kleinknotigen Infiltraten. Keine vergrößerten Lymphknoten.

Histopathologie: In der Dermis fleckförmige Infiltrate mit Ausbildung gut abgrenzbarer follikulärer Strukturen. Diese Follikel gleichen in Aufbau und Zusammensetzung den reaktiven Keimzentren des Lymphknotens. Im Zentrum Zentroblasten, Zentrozyten, Immunoblasten, mitotische Figuren sowie vereinzelt Sternhimmelmakrophagen. Perifollikulär zytomorphologisch unauffällige lymphozytäre Zellen. Kein Epidermotropismus.

Immunhistochemie: Die Zellen des Follikelzentrums exprimierten den B-Zell-Marker L26 (CD20). Am Rand der Follikel sowie vermehrt auch im Zentrum UCHL-1 (CD45RO) und CD3-positive kleine T-Lymphozyten. Antikörper gegen das bcl-2-Onkogenprodukt, keine Reaktion der Zellen des Follikels, lediglich kleine T-Lymphozyten am Rand und im Keimzentrum positiv.

Molekularbiologie: Eine einheitliche Umlagerung des schweren Immunglobulins (J_H) war mit Hilfe der Polymerasekettenreaktion nicht nachweisbar. Die Amplifikationsprodukte entsprachen einem polyklonalen Infiltrat.

Therapie: Rein äußerliche Behandlung mit einer schwachen Steroidcreme.

Kommentar: Ein reaktives follikuläres B-Zell-Infiltrat (Pseudolymphom) ist oft schwer von einem zentroblastisch-zentrozytischen Lymphom zu unterscheiden. Histopathologisch gibt die Zusammensetzung der Follikel wichtige Hinweise für die Diagnose. Zahlreiche Zentroblasten, Zentrozyten, Immunoblasten sowie Sternhimmelmakrophagen sprechen für einen reaktiven Prozeß. Immunhistochemie und Molekularbiologie tragen weiter zur Diagnosesicherung bei.

Bei zentroblastisch-zentrozytischen Lymphomen sind die Follikel immunhistochemisch meist positiv für das Produkt des Onkogens bcl-2. Ein reaktives Follikel ist daher normalerweise negativ.

Eine Ursache für die Expression von bcl-2 bei einem zentroblastischzentrozytischen Lymphom ist die Translokation t(14;18). Hierbei gerät das bcl-2-Gen von Chromosom 18 unter den Einfluß des schweren Immunglobulingens (H_H) auf Chromosom 14. Da bei einem zentroblastisch-zentrozytischen Lymphom eine Überexpression des schweren Immunglobulingens vorliegt, kommt es folglich auch zu einer Überexpression des bcl-2-Gens, dessen Produkt mit einer Immunfärbung nachgewiesen werden kann.

Weiter wichtig für die Unterscheidung eines malignen Lymphoms von einem reaktiven Prozeß ist die Demonstration eines monoklonalen Infiltrates. Bei einem zentroblastisch-zentrozytischen Lymphom stammen praktisch alle malignen B-Zellen von der gleichen Zelle ab und haben infolgedessen die gleiche Konfiguration des schweren Immunglobulingens. Mit Hilfe der Polymerasekettenreaktion läßt sich dies als eine scharfe Bande darstellen. Bei einem reaktiven (polyklonalen) Infiltrat haben die B-Zellen unterschiedliche Genkonfigurationen, so daß sich keine scharfe Bande sondern nur ein Schmier im Gel darstellen läßt.

Als Ursache eines reaktiven lymphoidzelligen Infiltrates (Pseudolymphom) kommen bestimmte Medikamente wie beispielsweise Phenobarbital, Phenothiazine, Phenytoin, Carbamazepin sowie ACE-Inhibitoren in Frage. Auch eine Borrelieninfektion kann zu einem reaktiven lymphoiden Infiltrat (Borrelienlymphozytom) führen. Keine dieser Möglichkeiten konnte beim oben beschriebenen Patienten nachgewiesen werden.

Patienten mit einem reaktiven lymphozelligen Infiltrat (Pseudolymphom) sollten überwacht und persistierende Läsionen regelmäßig biopsiert werden, da der Übergang in ein malignes Lymphom beschrieben ist.

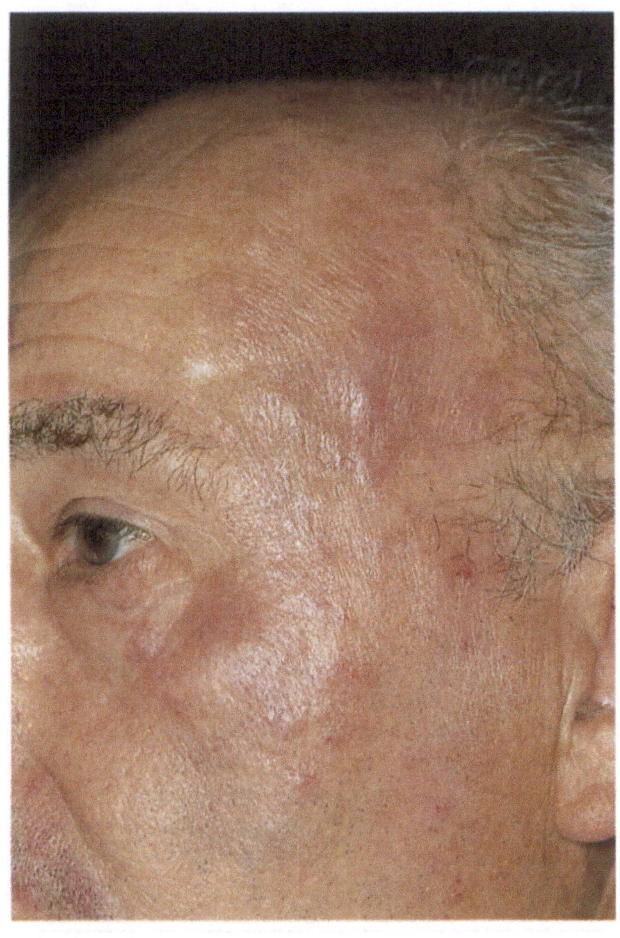

Kutanes Pseudolymphom

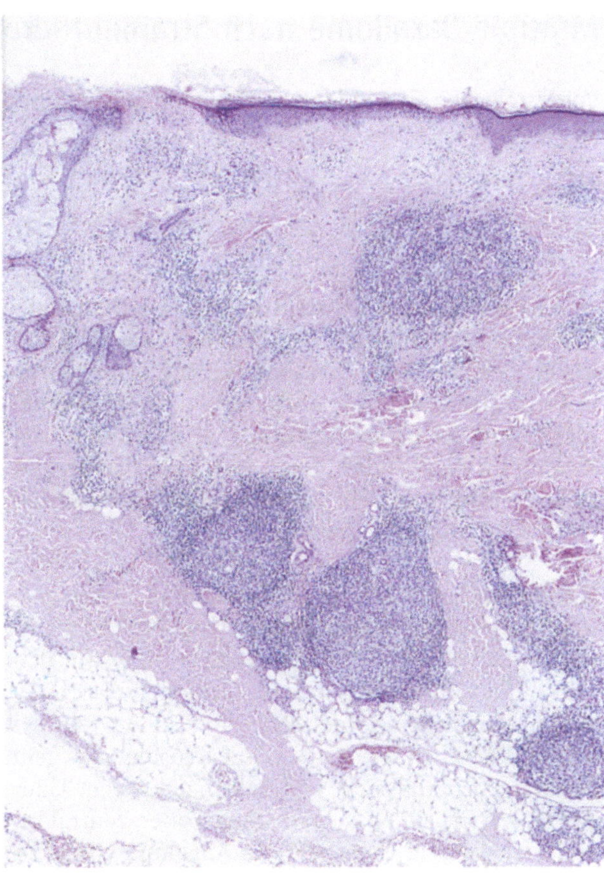

Pseudolymphom: In der oberen und mittleren Dermis mononukleäres Infiltrat mit follikulären Strukturen

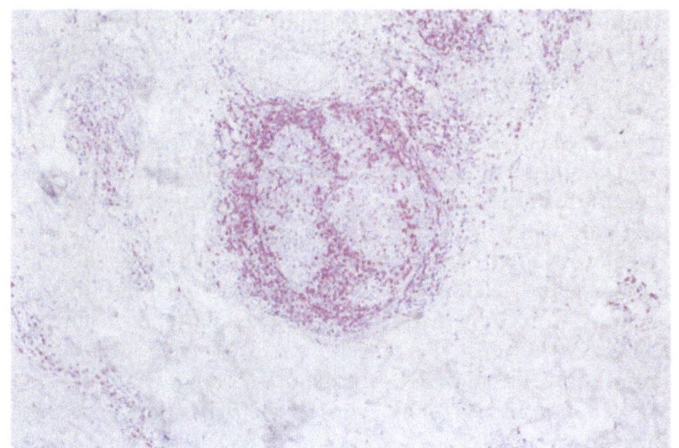

Nachweis des bcl-2-Onkogenproduktes. Keine Reaktion der Zellen des Follikels

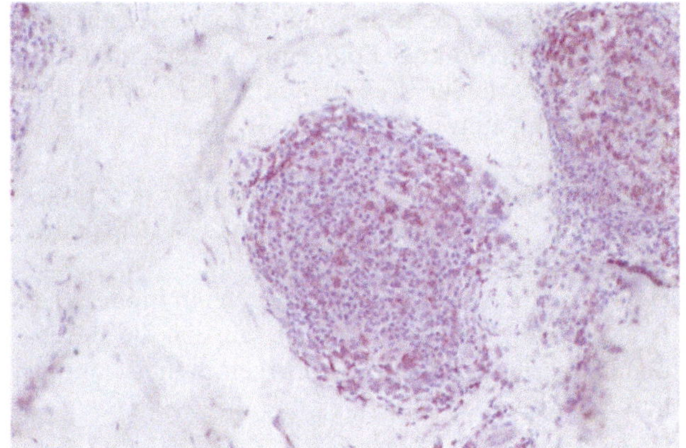

Immunhistologie: Darstellung follikularer B-Zellen durch den Antikörper L26 (CD20)

Literatur

1. Medeiros JL, Bagg A, Cossman J (1992) Application of molecular genetics to the diagnosis of hematopoietic neoplasms. In: Knowles DM (ed) Neoplastic hematopathology. Williams and Wilkins, Baltimore, pp 263–298
2. Rijlaarsdam U, Willemze R (1991) Cutaneous pseudo T-cell lymphomas. Semin Diagn Pathol 8: 102–108
3. Sander CA, Schirren CG, Graf A, Kaudewitz P, Kind P (1994, in press) Current in press methods in the diagnosis of cutaneous lymphomas
4. Wood GS, Ngan BY, Tung R et al. (1989) Clonal rearrangements of immunglobuline genes and progression to B-cell lymphoma in cutaneous lymphoid hyperplasia. Am J Pathol 135: 13–19

Multiple Basaliome nach Strahlentherapie eines Naevus flammeus

Vorgestellt von Gerald Messer, R. Rupec, Nicola Sizmann und Martin Röcken

Anamnese: 61jährige Patientin. Vor 57 Jahren fraktionierte Bestrahlung eines Naevus flammeus der linken Gesichtshälfte über eine Periode von 9 Jahren mit einer unbekannten Dosis. Vor 22 Jahren erstmals Exzision eines Basalioms und Bildung von Knoten im Bereich der linken Oberlippe, Nasenspitze und Schläfe. Im Februar 1993 subtotale Resektion eines Pankreaskopfkarzinoms.

Hautbefund: Im Bereich der gesamten linken Gesichtshälfte ausgedehnte Hyper- und Hypopigmentierungen. Narben und Teleangiektasien. In den Narbenflächen krustig belegte Ulzera, Infraorbital, an der Oberlippe und der Nase, teils solide, teils zystische Knötchen und Knoten mit Krusten, glasigem perlartigem Randsaum und Teleangiektasien. Über der Oberlippe ein etwa markstückgroßer, zentral ulzerierter Knoten. Unterhalb des Augeninnenwinkels eine 2,5×1,3 cm große unregelmäßig schwarz-braun pigmentierte Makula. Keine tastbar vergrößerten Lymphknoten.

Histopathologie: Acht Biopsien mit jeweils gleichartigem Befund: Von der Epidermis ausgehende Proliferation basaloider Zellverbände mit artifizieller Spaltbildung zum umgebenden Stroma.

Therapie und Verlauf: Probeexzisionen aus insgesamt 8 Läsionen ergaben für die linke Gesichtshälfte ausschließlich die Diagnose Basaliom.
Da die Prognose der Patientin durch ein inoperables Pankreaskarzinom bestimmt ist, wurden die störenden Tumoren exzidiert, die übrigen palliativ ambulant kryotherapiert.

Kommentar: Nachdem die therapeutische Wirkung von ionisierenden Strahlen entdeckt war, wurden diese zu Beginn unseres Jahrhunderts zur Therapie zahlreicher Erkrankungen eingesetzt. Zitat aus Scheffler (1915): »Besonders geeignet ist die Therapie, die freilich bisher fast ausschließlich an Kliniken und Spezialanstalten durchgeführt wird, für Tumoren, namentlich oberflächliche Karzinome und vor allem auch Naevi, speziell teleangiektatische Formen; dabei sehr gute kosmetische Resultate«.
Obgleich die mutagene Wirkung von ionisierenden Strahlen auf die Haut bereits 1902 beschrieben wurde, ist die Röntgentherapie erst in den 60er Jahren überwiegend auf maligne Tumoren beschränkt worden. Für die Entstehung von Basaliomen sind neben kumulativer UV-Exposition als dem epidemiologisch wichtigsten Kombinationstherapien und Behandlung mit ionisierenden Strahlen von Bedeutung. Nach größeren Studien besteht ab einer Dosis von 10 Gy ein deutlicher erhöhtes Risiko, Tumoren sind bereits 0–4 Jahre nach Bestrahlung beschrieben. Die Latenzzeit beträgt im Mittel 30–35 Jahre. Nach Strahlenexposition treten aggressivere und größere Basaliome multipel auf. Bei unserer Patientin traten im gesamten Bestrahlungsfeld teils individuell nicht mehr abgrenzbare Basaliome auf.

Literatur

1. Braun-Falco O, Schultze U, Meinhof W, Goldschmidt H (1975) Contact radiotherapy of cutaneous hemangiomas: therapeutic effects and radiation sequelae in 818 patients. Arch Dermatol Res 253: 237–247
2. Fragu P, Lemarchand-Venencie E, Benhamou S et al. (1991) Long-term effects in skin and thyroid after radiotherapy for skin angiomas: a French retrospective cohort study. Eur J Cancer 27: 1215–1222
3. Frieben E (1902) Demonstration eines Cancroids des rechten Handrückens, das sich nach langdauernder Einwirkung von Röntgenstrahlen entwickelt hatte. Fortschr Röntgenstr 6: 106–111
4. Randle HW, Roenigk RK, Brodland DG (1993) Giant basal cell carcinoma (T3) who is at risk? Cancer 72: 1624–1630
5. Scheffler J (1915) Die Therapie der Haut- und venerischen Krankheiten mit besonderer Berücksichtigung der Behandlungstechnik. Urban und Schwarzenberg, Berlin

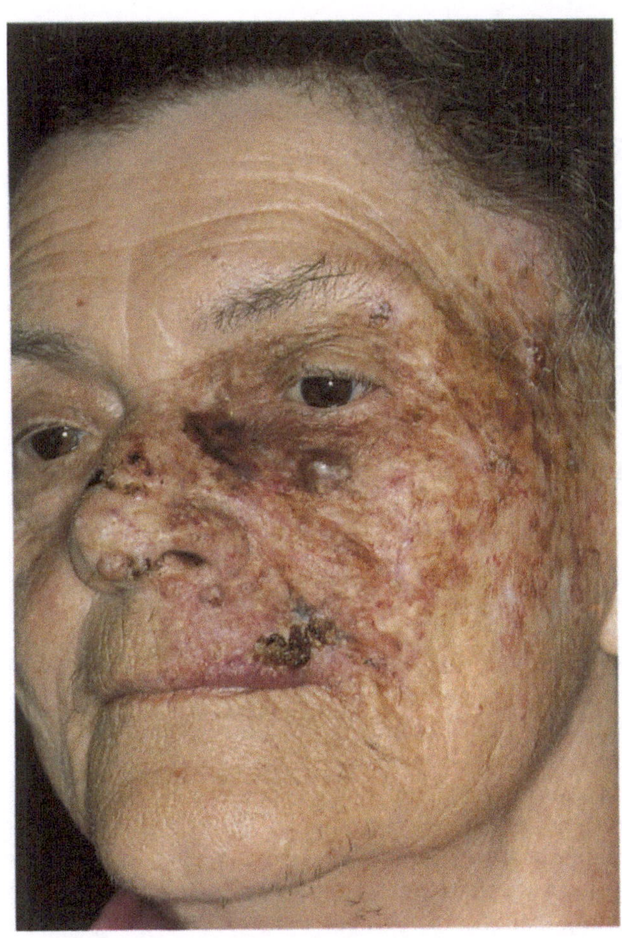

Multiple Basaliome auf Röntgenoderm

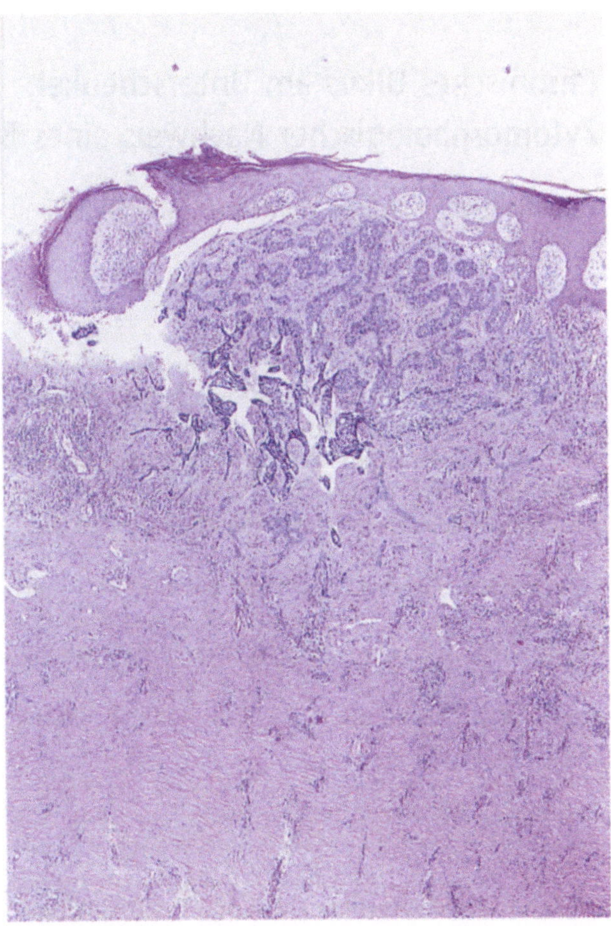

In der oberen Dermis Tumor aus basaloiden Zellen; Tumorzellen zwischen den kollagenen Fasern

Chronisches Ulkus am Unterschenkel: Zytomorphologischer Nachweis eines Basalioms

Vorgestellt von Matthias Volkenandt, M. Betke, Birgit Wörle und Carl Georg Schirren

Anamnese: 73jährige Patientin. Varizen beidseits seit über 30 Jahren und postthrombotisches Syndrom nach tiefer Beinvenenthrombose rechts. Seit über 20 Jahren Ulkus am rechten Unterschenkel. Keine Besserung unter äußerlicher Therapie, vielmehr kontinuierliche Größenzunahme des Ulkus.

Hautbefund: Am distalen Drittel des rechten Unterschenkels medial 10 ×9 cm, großes, scharf, aber unregelmäßig begrenztes flaches Ulkus mit gelblich krustigen Belägen im mittleren Anteil und wallartigem Rand. Umgebung des Ulkus deutlich gerötet und infiltriert.

Zytologie: Abkratzpräparat vom Ulkusrand: Vor dem Hintergrund aus teilweise nekrotisch wirkenden Keratinozyten und Entzündungszellen mehrerer kohärente Zellverbände von puzzleartig ineinander verschachtelten, weitgehend gleichartigen Zellen mit nur gering ausgeprägtem perinukleärem Zytoplasmasaum. Die Kerne sind oval bis spindelförmig, oft angulär gekantet mit grob granulärem bis schollig verdichtetem, gleichmäßig verteiltem Kernchromatin. Befund typisch für ein Basaliom.

Histopathologie: Von der teilweise nekrotisch wirkenden Epidermis ausgehender Tumor aus basaloiden Zellen, in teils soliden, teils schmalen Tumorzellverbänden. Palisadenstellung der peripher gelegenen Kerne. Nur mäßige Zellpleomorphie, einzelne Mitosen und Pyknosen. Artifizielle Spaltbildung zum umgebenden Stroma. Diagnose: Solid-skelerodermiformes Basaliom.

Weitere Befunde

Phlebologische Untersuchung: Stammvarikosis der Vena saphena magna beidseits (Stadium II–III). In der Duplex-Sonographie Nachweis einer Klappeninsuffizienz in der Vena femoralis rechts. Gut rekanalisiertes postthrombotisches Syndrom rechts. Sekundäres Lymphödem rechts.

Epikutantestungen: Nachweis einer Kontaktsensibilisierung gegen Benzalkoniumchlorid.

Therapie: Exzision des Ulkus mit 1 cm Sicherheitsabstand. Nach Granulation des Wundgrundes Dekkung des Defektes durch Meshgraft-Transplantat vom Oberschenkel. Komplikationsloser postoperativer Verlauf.

Kommentar: Äußerliche Therapien bei Ulcera cruris führen vielfach nur sehr langsam zu einer Besserung. Dies gilt besonders für Patienten mit prädisponierenden Grunderkrankungen, wie dem postthrombotischen Syndrom, das bei unserer Patientin vorlag. Gerade bei chronischen Ulzera sollte differentialdiagnostisch auch an ein ulzeriertes Basaliom gedacht werden. Eine zytomorphologische Untersuchung kann hierbei einfach und rasch zur Diagnose führen. Material kann leicht und schmerzlos abgekratzt werden. Nach einer Schnellfärbung kann der Objektträger bereits nach wenigen Minuten begutachtet werden. Operative Entfernung des Tumors und plastische Deckung des Defektes führt auch bei ausgedehnten und seit Jahrzehnten bestehenden Befunden zu einer dauerhaften Heilung.

Literatur

1. Aloi F, Tomasini C, Margiotta A, Pippione M (1994) Chronic venous stasis: not a predisposing factor for basal cell carcinoma on the leg. A histopathological study. Dermatology 188: 91–93
2. Barr RJ (1984) Cutaneous cytology. J Am Acad Dermatol 10: 163–180
3. Gizycki-Nienhaus B, Kaudewitz P (1992) Zytologische Aspekte zur Differentialdiagnose des Basalioms. Hautarzt 43: 629–633
4. Gizycki-Nienhaus B, Volkenandt M, Konz B (1992) Cytodiagnosis of malignant melanoma in a clinically atypical lesion. Acta Dermatovenerologica. APA 1: 109–113
5. Gizycki-Nienhaus B, Volkenandt M, Konz B (1994) Zytomorphologische Diagnostik. Akt Dermatol 20: 198–203

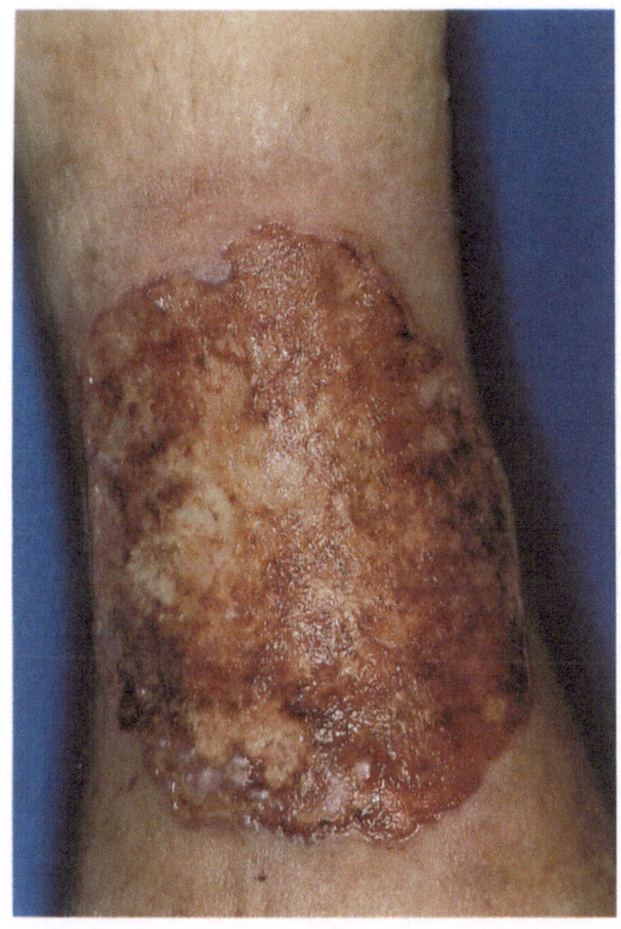

Flächenhaftes, ulzeriertes Basaliom (Ulcus rodens) am Unterschenkel

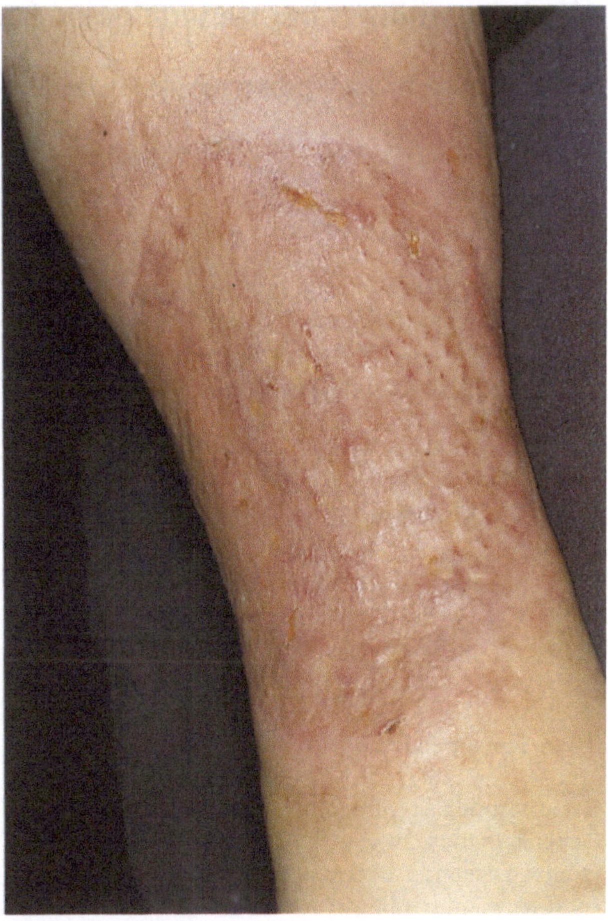

Zustand 8 Wochen nach Exzision und Versorgung mit Meshgraft-Transplantat

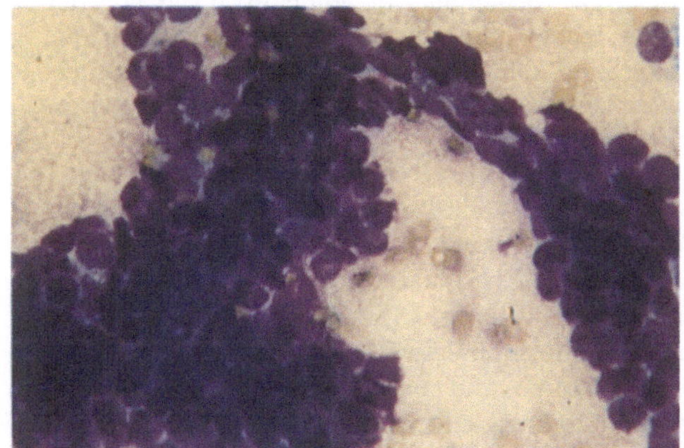

Zytologisches Präparat mit kohärenten zytoplasmaarmen Basaliomzellen

Hautulzerationen bei rheumatoider Arthritis

Vorgestellt von Martin Walchner, Gerald Messer, Michael Meurer und Gerd Plewig

Anamnese: 60jährige Patientin. Seit 30 Jahren rheumatoide Arthritis (RA) Stadium IV mit Cheilitis sicca. Nach bakterieller Sepsis Ulkus am rechten Unterschenkel. Stationäre Aufnahme zur intensiven systemischen und lokalen Therapie.
Nach Entlassung erneute stationäre Aufnahme einen Monat später wegen neu aufgetretener Hautulzerationen ohne adäquates Trauma an beiden Unterschenkeln sowie der Großzehe rechts mit beginnendem Erysipel. Als Komplikation unter stationärer Behandlung Hemiparese rechts bei Hirninfarkt hochparietal links. Linksherzhypertrophie, arterielle Hypertension, Lungenemphysem, steroidinduzierter Diabetes mellitus, orale Kandidose, Osteoporose, Tinea pedum.

Hautbefund: An der Außenseite des rechten Unterschenkels 8×5 cm und 3×2,5 cm große, wie ausgestanzt wirkende Ulzera. Die Sehnen des M. soleus und M. plantaris liegen frei.
Am rechten Unterschenkel 4×3 cm großes, bizarr konfiguriertes Ulkus, sowie am linken Unterschenkel jeweils 2 pfenniggroße, wie ausgestanzt wirkende, schmierig belegte Ulzerationen, die Tibia liegt frei. An der rechten Großzehe 3×0,5 cm große, strichförmig verlaufende flache Ulzeration.

Laborbefunde: Blutbild: Hämoglobin 123 g/l, Erythrozyten 4,16/pl, Leukozyten 11,8/nl, Lymphozyten 11 %.
Serumchemie: Kreatinin 1,7 mg/dl Harnsäure 7,7 mg/dl, Blutzucker 145 mg/dl.
Proteinfaktoren: Rheumafaktor positiv, C-reaktives Protein 5,4 mg/dl, β2-Mikroglobulin 7,1 mg/l, Gesamteiweiß 7,8 g/dl, Globuline 22,2 % IgG, IgA, IgM im Normbereich, Komplement C3 79 mg/dl C4 16 mg/dl, zirkulierende Immunkomplex negativ, antinukleäre Antikörper negativ. Antikörper gegen Histone 32 U/ml, Antikörper gegen Ro(SSA) positiv, BKS 60/112 mm n. W.

Weiterer Befund: Röntgen Unterschenkel rechts: Osteopenie, kein Hinweis auf Osteomyelitis.
Mikrobiologischer Befund (Abstrich vom Ulkus): Nachweis von Staphylococcus aureus, Pseudomonas aeruginosa.
Phlebologie (Unterschenkel): Arthrogenes Stauungssyndrom, kein Hinweis auf chronisch-venöse Insuffizienz.
Echokardiographie: Aortensklerose.
Kraniales Computertomogramm: Unscharf begrenztes hyperdenses Areal hochparietal links vereinbar mit frischem Infarkt. Alter Infarkt okzipitobasal.

Therapie und Verlauf: Bei fehlender Aktivität der rheumatoiden Arthritis langsame Reduktion von Prednisolon auf 8 mg/Tag. Dazu Ibuprofen 200 mg/Tag und Ofloxacin 400 mg/Tag. Als Lokalbehandlung enzymatisch-reinigende Präparate, vorsichtiges Debridement, desinfizierende Bäder und physikalische Therapie. Darunter langsame Befundbesserung. Nach ausreichender Wundgrundkonditionierung Defektdeckung mit Spalthaut, die nur teilweise einheilte. Gleichartige Vorbehandlung neuer Hautulzerationen einen Monat nach Entlassung. Dekkung des Ulkus durch Muskellappenschwenkplastik des M. gastrocnemius mit Vollhauttransfer von der Leiste rechts unter systemischer Heparinisierung. Langsame Abheilung der Ulzerationen an Unterschenkel links und Großzehe unter konservativer topischer Therapie.

Kommentar: Hautulzerationen bei rheumatoider Arthritis sind durch eine lokale oder systemische Immunkomplexvaskulitis bedingt. Sie können zusätzlich als Folge einer Therapie mit Antiphlogistika oder Immunsuppressiva auftreten. Auch mechanische Faktoren und arterielle oder venöse Insuffizienzen sind ursächlich beteiligt.
Treten Hautulzerationen ohne adäquates Trauma auf, deutet dies auf eine Progression der Grunderkrankung, oft mit Befall der inneren Organe und erhöhter Mortalität. Die Prognose ist ungünstig, sollten sich zirkulierende Immunkomplexe, Hypokomplementämie und erhöhte Entzündungsparameter (BKS, C-reaktives Protein) nachweisen lassen. Die Therapie sollte zunächst die rheumatoide Arthritis

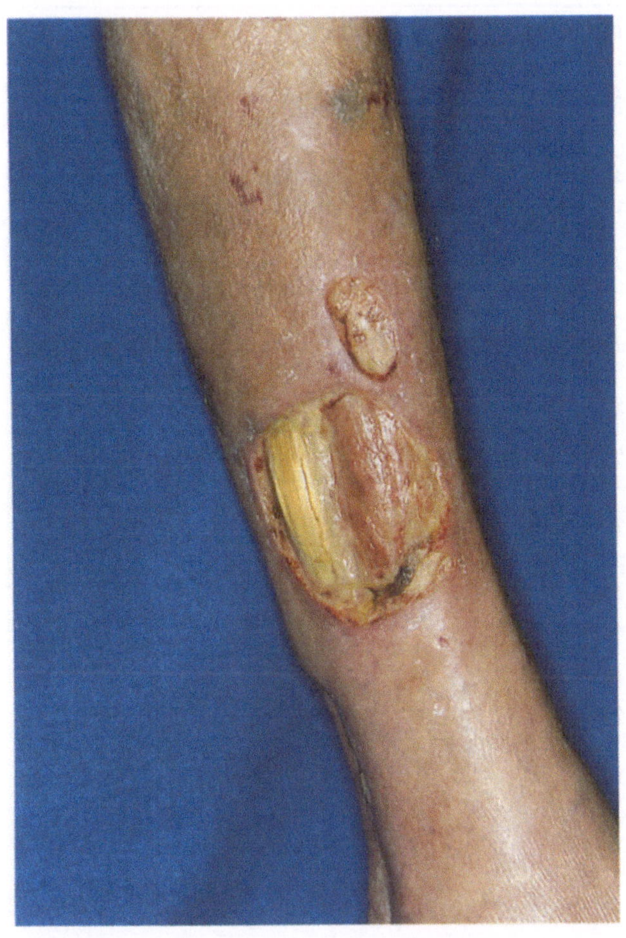

Tiefreichende Ulzeration bei rheumatoider Arthritis

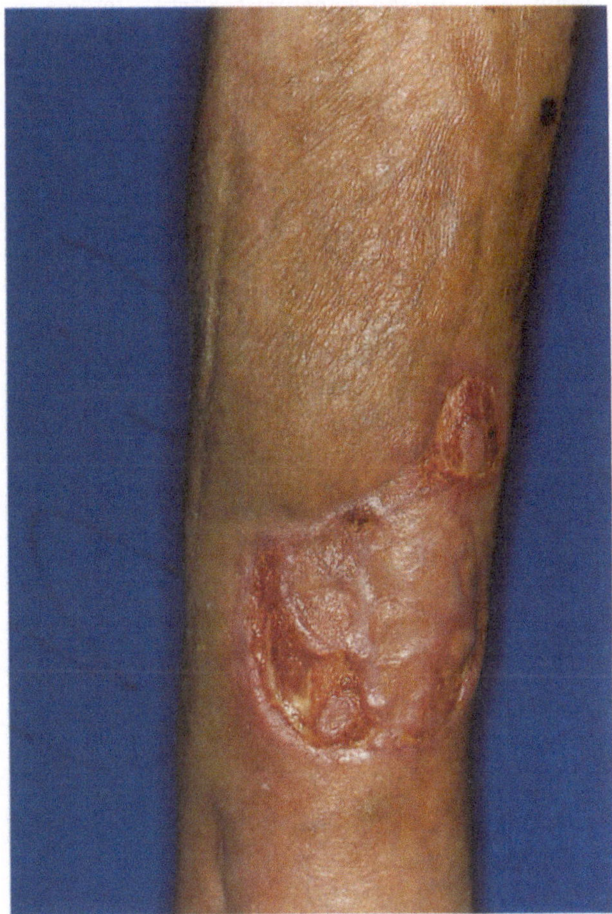

Zustand nach Vollhauttransfer und Muskellappenschwenkplastik

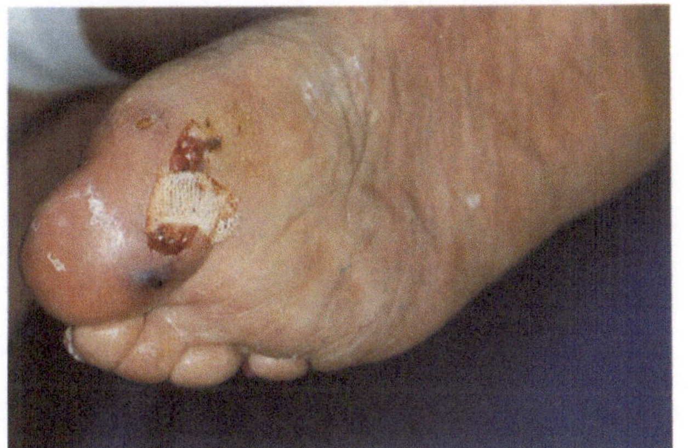

Ulzeration an der Großzehe mit liegender Lasche

stabilisieren. Hierzu eignen sich Kortikosteroide in hohen Dosen und Immunsuppressiva (Methotrexat, Cyclophosphamid, Azathioprin und Penicillamin). Auch für Dapson wurden gute therapeutische Ergebnisse beschrieben. Unter Plasmapherese sollen die Ulzerationen beschleunigt abheilen, der Verlauf der rheumatoiden Arthritis bleibt jedoch unbeeinflußt. In experimentellen Therapieprotokollen werden Prostazyklin intravenös zur Analgesie und Prostaglandin E1 bei hohem Immunkomplexgehalt im Serum eingesetzt. Auch eine Immuntherapie mit monoklonalen Antikörpern gegen entzündungsrelevante T-Zellen wird erprobt.
Bei entsprechend vorbereitetem Wundgrund lassen sich Ulzera bei rheumatoider Arthritis chirurgisch am besten durch vaskularisierte Muskelschwenklappen decken.

Literatur

1. Bernard P, Arnaud M, Treves R (1988) Dapsone and rheumatoid vasculitic leg ulcerations. J Am Acad Dermatol 18: 140–141
2. Fehr K, Michle W, Schattenkirchner M, Tillmann K (1989) Rheumatologie in Praxis und Klinik. Thieme, Berlin
3. Kay S, Nancarrow J (1984) Spontaneous healing and relief of pain in a patient with intractable vasculitic ulceration of the lower limb following an intravenous infusion of prostacyclin: a case report. Br J Plast Surg 37: 175–178
4. Pun YL, Barraclough DR, Muirden KD (1990) Leg ulcers in rheumatoid arthritis. Med J Aust 153: 585–587
5. Riethmüller G, Rieber EP, Kiefersauer S et al. (1992) From antilymphocyte serum to therapeutic monoclonal antibodies: first experience with a chimeric CD4 antibody, in the treatment of autoimmune disease. Immunol Rev 129: 81–104
6. Winkelstein A, Starz TW, Agarwal A (1984) Efficacy of combined therapy with plasmapheresis and immunosuppressants in rheumatoid arthritis. J Rheumatol 112: 162–166
7. Yoshikawa T, Suzuki H, Kato H, Yano S (1990) Effects of prostaglandin E1 on collagen diseases with high levels of circulating immune complexes. J Rheumatol 17: 1513–1514

Schimmelpenning-Feuerstein-Mims-Syndrom

Vorgestellt von Susanne Bell-Brand und Michael Meurer

Anamnese: 11 Tage alter, männlicher Säugling, erstes Kind der nicht verwandten Eltern. Seit Geburt lineare Hautveränderungen am Kapillitium und im Gesicht mit Übergang auf den Hals. Linkes Auge ektropioniert. Bisher keine neurologischen Auffälligkeiten. Unauffälliger Schwangerschaftsverlauf. Familienkrankheiten nicht bekannt.

Hautbefund: Am Kapillitium linksseitig, lineare, flächenhafte, gelblich bis hautfarbene, leicht glänzende, papillomatöse Erhabenheit, die sich bis auf die linke Wange, das Kinn, den Hals und den Brustansatz erstrecken. Die Medianlinie wird nicht überschritten. Am Kopf, über der linken Schläfe und über dem rechten Oberlid bis etwa 1 cm große bläulich-livide Knoten. An der Oberlippe links ein etwa kirschkerngroßer papillomatöser Knoten. Linkes Auge ektropioniert und Augapfel vollständig bedeckt.

Weitere Befunde

Augenärztliches Konsil: Linkes Auge: Lidektropion mit epibulbärem Dermoid; nasal liegt ein Fettgewebsknoten, wodurch der Augapfel nach unten und die Pupille nach temporal verlagert ist. Sonographisch besteht ein Mikrophthalmus und es finden sich retrobulbär kalkdichte Strukturen.
Rechtes Auge: Epibulbäres Dermoid temporal oben. Die Hornhaut und die tiefen Augenabschnitte sind normal.

Neurologisches Konsil: Im Computertomogramm zeigt sich eine Asymmetrie der Hemisphären mit Hypoplasie der linken Seite, sowie eine Erweiterung der Liquorräume. Im EEG findet sich eine latente Anfallsbereitschaft.

Kommentar: Das Schimmelpenning-Feuerstein-Mims-Syndrom (Synonym: Naevus sebaceus linearis-Syndrom, skin-eye-brain syndrome) zählt zum Formenkreis der Phakomatosen und wurde 1957 von Schimmelpenning und davon unabhängig 1962 von Feuerstein und Mims beschrieben. Das Syndrom ist durch das kongenitale Auftreten eines linearen Naevus sebaceus vorwiegend an Kopf, Gesicht und Hals, seltener am Rumpf gekennzeichnet, wobei die Hautveränderungen nicht über die Mittellinie des Körpers hinausgehen und den Blaschko-Linien folgen. Damit assoziiert finden sich weitere Gefäß- und Pigmentnävi- sowie Veränderungen an den Augen, dem ZNS und dem Skelettsystem. Zu den häufigsten Augenveränderungen gehören Choreoideakolobome und konjunktivale Lipoepidermoide, wie bei unserem Patienten. Eine Epilepsie tritt in frühem Lebensjahr auf. Als weiteres Zeichen einer ZNS-Beteiligung finden sich röntgenologisch Schädelassymmetrie, im CT eine Hemimegaloenzaphalie, Kammererweiterung, sowie Kalkablagerungen. Es kann zu Paresen, Wachstumsstörungen und Oligophrenie kommen. Weiterhin sind multiple Skelett-, Zahn- und Herzanomalien beschrieben worden.
Die Genese dieses in stark unterschiedlicher Ausprägung auftretenden Syndroms ist unbekannt. Eine familiäre Häufung ist nicht beschrieben. Eine mögliche Ursache, die zur Zeit diskutiert wird, ist das sporadische Auftreten eines autosomal dominanten letalen Gens, das durch die Bildung von Mosaikstrukturen überlebt. Dieses Gen kann nicht weitervererbt werden, da es zum Tod des Embryos führt. Die betroffenen Zellen mit dem mutierten Gen können nur im Zellverband mit gesunden Zellen überleben und führen zu den mehr oder weniger ausgedehnten mosaikartigen (Verlauf der Blaschko-Linien) Veränderungen, die nie das gesamte Integument betreffen. Weitere Syndrome, deren Gesetze auf eine solche Mutation zurückgeführt wird, ist das McCune-Albright-Syndrom und das Proteus-Syndrom.
Die Therapie ist symptomatisch mit Korrektur der Augenveränderungen soweit möglich und Exzision und Dermabrasion der Hautveränderungen. Wegen möglicher Entartung ist der Naevus sebaceus sorgfältig zu kontrollieren.
Bei dem vorgestellten Patienten ist im Alter von drei Monaten eine Kernspintomographie in Vollnarkose mit gleichzeitiger Korrektur des linken Auges sowie eine Probeexzision und Dermabrasion des Naevus ebaceus geplant.

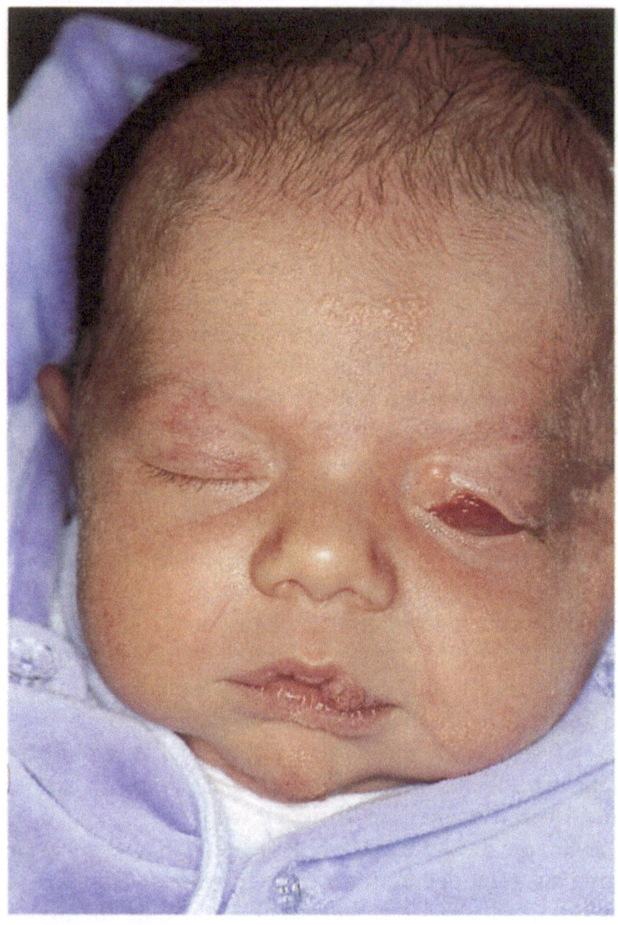

Schimmelpenning-Feuerstein-Mims-Syndrom: Lidektropion bei epibulbärem Dermoid

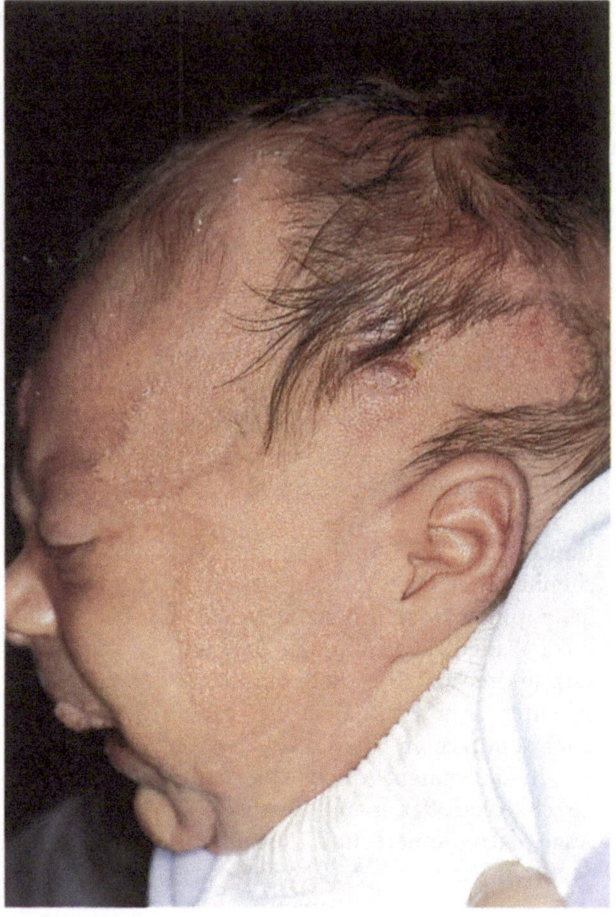

Weit ausgedehnter Naevus sebaceus an Kapillitium und Wange

Literatur

1. Albrecht-Nebe H, Stojanow K, Audring H, Tolzin M (1988) Kasuistischer Beitrag zum Schimmelpenning-Feuerstein-Mims-Syndrom. Dermatol Monatsschr 174: 257–266
2. Feuerstein RC, Mims LC (1962) Linear nevus sebaceus with convulsions and mental retardation. Amer J Dis Child 104: 675–679
3. Happle R (1987) Lethal genes surviving by mosaicism: A possible explanation for sporadic birth defects involving the skin. J Am Acad Dermatol 16: 899–906
4. Schimmelpenning GW (1957) Klinischer Beitrag zur Symptomatologie der Phakomatosen. Fortschr Roentgenstr 87: 716–720
5. Török E, Kiss P, Horvath K, Somlai B (1988) Jadassohn-Schimmelpenning-Feuerstein-Mims-Syndrom (Naevus-sebaceus-linearis-Syndrom). Akt Dermatol 14: 373–376

Stammvarikose der Vena saphena parva mit hoher Mündung

Vorgestellt von Beata Trautner

Anamnese: 59jähriger Patient. Seit Jahren Krampfadern. Seit Wochen wiederholt Ekzeme am rechten Bein.

Hautbefund: An der rechten Wade dorsal etwa von der Kniekehle nach distal lateral derber Gefäßstrang palpabel. Nach medial ziehend stark geschlängelte Seitenastvarizen. Umfang im Wadenbereich rechts 2,5 cm > links, im Fesselbereich 0,5 cm rechts > links. Fußpulse regelrecht.

Weitere Befunde

Internistische Untersuchung: Lungenemphysem.

Phlebologische Untersuchung: Venendoppleruntersuchung: Normales Strömungsverhalten über der Vena femoralis und der Vena poplitea. Über der Vena saphena parva Reflux bei Valsalva – Preßversuch von der Kniekehlenregion bis zum distalen Unterschenkel verfolgbar, ebenso über den Seitenastvarizen. Unauffälliger Befund über der Vena saphena magna.
Phlebographie: Stammvarikosis der Vena saphena parva Stadium II mit hoher Mündung in die Vena poplitea (etwa 17 cm proximal des Kniekehlenspalts). Aneurysmatische Konfiguration des Gefäßes 8 cm distal der Mündung. Unauffälliges Leitvenensystem.

Therapie: Krossektomie mit partiellem Stripping der Vena saphena parva und Seitenastextirpation in Intubationsnarkose.

Kommentar: Bei dem Patienten konnte eine wichtige anatomische Variante der Mündungsregion der Vena saphena parva nachgewiesen werden. Die Vena saphena parva kann in unterschiedlicher Höhe in die Vena poplitea münden. Für eine optimale Operationsplanung muß die individuelle topographische Anatomie der Krossenregion der Vena saphena parva ermittelt werden. Dies erfolgte mit Hilfe der aszendierende Preßphlebographie. Phleboskopisch kann auf der Haut die Mündungsstelle markiert werden. Dadurch kann die Haut exakt über dem zu erwartenden Saphena-parva-Mündungstrichter indiziert werden. Unnötig große Schnitte oder Gewebstraumatisierungen durch einen zu weit distal gewählten operativen Zugang werden dadurch vermieden. Ebenso kann die Krossenregion der Vena saphena parva durch eine sorgfältige duplexsonographische Untersuchung lokalisiert werden. Die Doppler-Diagnostik allein kann mitunter zu falsch positiven Befunden führen.

Literatur

1. Hach W (1985) Die Phlebographie der Bein- und Beckenvenen. Schnetztor, Konstanz
2. May R, Nissl R (1973) Die Phlebographie der unteren Extremität. Thieme, Stuttgart

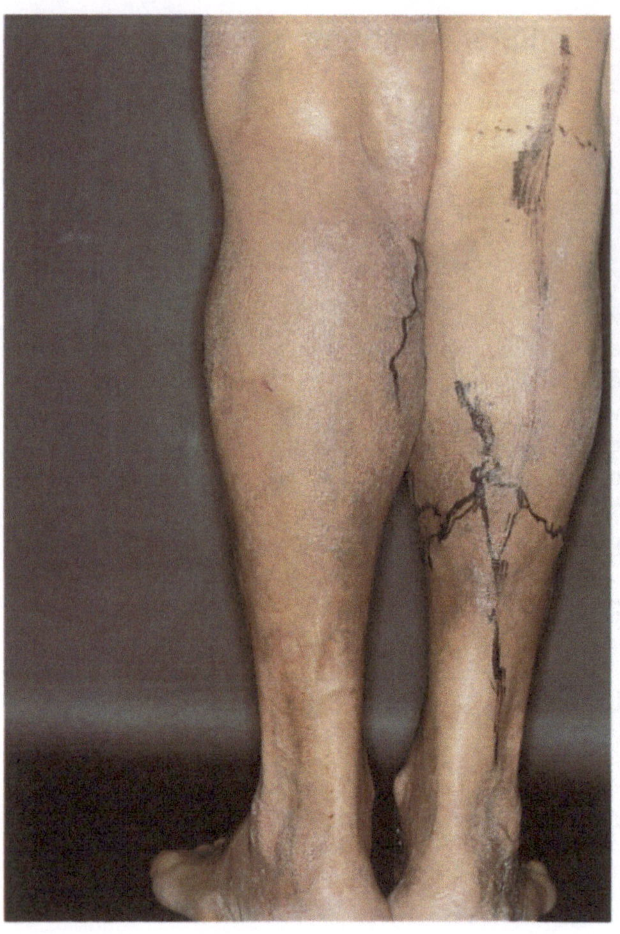

Stammvarikose Vena saphena parva mit Seitenastvarikose rechtes Bein

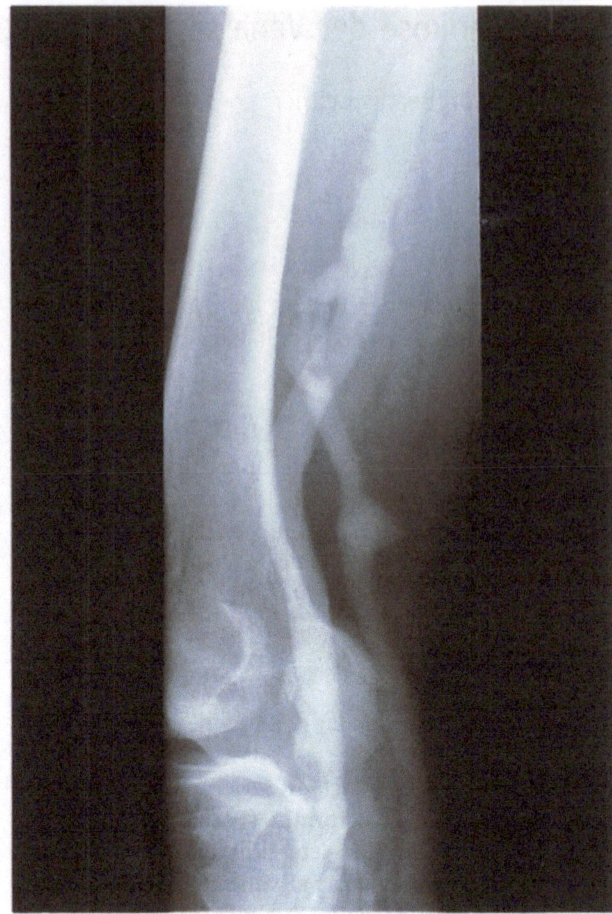

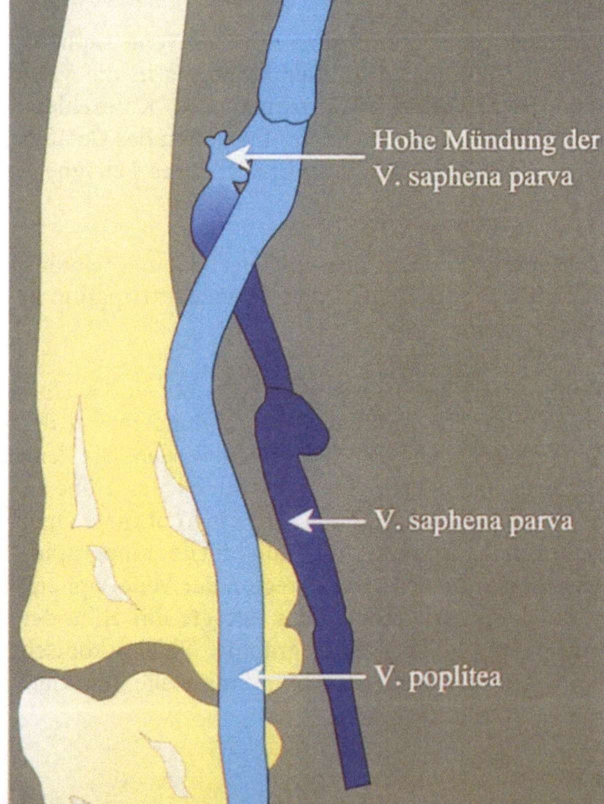

Rechts oben
Preßphlebographie: Stammvarikose der Vena saphena parva mit hoher Minderung

Rechts unten
Schematische Darstellung des phlebographischen Befundes

Embolia cutis medicamentosa nach intraarterieller Injektion von Ozon

Vorgestellt von Birger Konz und Franz Nachbar

Anamnese: 48jährige Patientin. Seit Jahren bekannte ausgeprägte essentielle arterielle Hypertonie mit Blutdruckspitzen über 220/120 mm Hg. Wegen Ablehnung herkömmlicher Medikamente »alternative« Behandlungsmethoden bevorzugt. Beim Heilpraktiker Injektion von rund 20 ml Ozon in die linke Arteria femoralis. Unmittelbar nach Injektion einschießende, rasch wieder rückläufige Schmerzen im linken Oberschenkel. Nach 2 Tagen umschriebene Rötung, Schwellung und Verhärtung im Bereich der hüftnahen linken Oberschenkelaußenseite. Im Laufe einer Woche bizarre Gelb- und Dunkelblauverfärbung und bretthahrte Induration von Haut und Subkutus, starke Schmerzhaftigkeit.

Hautbefund: An der proximalen linken Oberschenkelaußenseite (Versorgungsgebiet des R. descendens der A. circumflexa femoris lateralis, die aus der A. profunda femoris in unmittelbarer Nachbarschaft der A. femoralis entspringt) findet sich ein etwa 25×15 cm großer, relativ scharf begrenzter, bizarr konfigurierter, bunt gefleckter Hautbezirk mit gelblich-weißlichen Einsprengungen, livid-hämorrhagischen, blitzfigurenartigen Arealen und einzelnen bis pfenniggroßen Erosionen. Haut und Subkutis im Bereich der lateralen Oberschenkelstreckseite bretthart induriert. Über der linken A. femoralis punktförmige, von einer hämorrhagischen Kruste bedeckte Einstichstelle. Kaudal hiervon ausgedehnte, nahezu die gesamte Oberschenkelinnenseite betreffende, teils livide, teils grünlich-gelbe, unscharf und unregelmäßig begrenzte Macula ohne topographischen Bezug zum infarzierten Areal.

Laborbefunde: Routinelaborparameter einschließlich Cholesterin, Triglyzeriden, LDL- und HDL-Cholesterin im Normbereich.
Bei Aufnahme RR 250/140 mm Hg, im weiteren Verlauf zwischen 160/95 und 200/110 mm Hg schwankend.

Weitere Befunde: Ultraschall von Haut und Muskulatur des linken Oberschenkels: Geringer Hinweis auf Myositis im Bereich des M. rectus femoris (Versorgungsgebiet der A. circumflexa femoris lateralis).
Dopplersonographische Untersuchung der Beinarterien: Kein Hinweis auf arterielle Verschlußkrankheit. Angiographie wegen Akuität der Hauterscheinungen nicht durchgeführt.
Augenhintergrund: Deutliche Kaliberschwankungen der engen Fundusarterien mit unregelmäßigen Reflexen. Fundus hypertonicus II°.

Therapie und Verlauf: Stationäre Aufnahme 2 Wochen nach Injektion. Systemische antibiotische Therapie mit Ofloxacin für 3 Tage, wegen Unverträglichkeit Umstellung auf Erythromycin 2×500 mg für 7 Tage. Antiphlogistische Therapie mit Ibuprofen 3×200 mg. Äußerlich Glukokortikosteroid-Creme und Prostaglandinhemmer. Hierunter nur geringe oberflächliche Erodierung, nach vier Wochen Demarkierung mehrerer bis zehnpfennigstückgroßer trockener oberflächlicher Nekrosen. Hypertonieeinstellung mit Verapamil 120 mg hierunter normale RR-Werte bis 160/100 mm Hg.

Kommentar: Die Embolia cutis medicamentosa wurde in den 20er Jahren dieses Jahrhunderts erstmals von Freudenthal, Juliusberg, Nicolau und Moncorps als eigenständiges Krankheitsbild beschrieben. Sie tritt als aseptische Gewebenekrose nach versehentlicher intraarterieller Injektion primär intramuskulär zu applizierender Präparate auf. Heute spielen ätiopathogenetisch vor allem gluteal injizierte Depot-Penizilline, nichtsteroidale Antiphlogistika (Diclofenac), Pyrazolderivate und – seltener – andere Substanzgruppen wie Barbiturate, Neuroleptika und Interferone eine Rolle. Prädilektionsort ist entsprechend der Injektionsstelle häufig die Glutealregion. Typischerweise tritt unmittelbar nach Injektion ein heftiger, wahrscheinlich durch Gefäßspasmen bedingter Spontanschmerz auf. Innerhalb weniger Tage demarkieren sich große, weit über das Injektionsgebiet hinausgehende Infarktbezirke. Die Prognose ist ernst, oftmals muß die ausgedehnte Nekrose chirurgisch abgetragen werden.

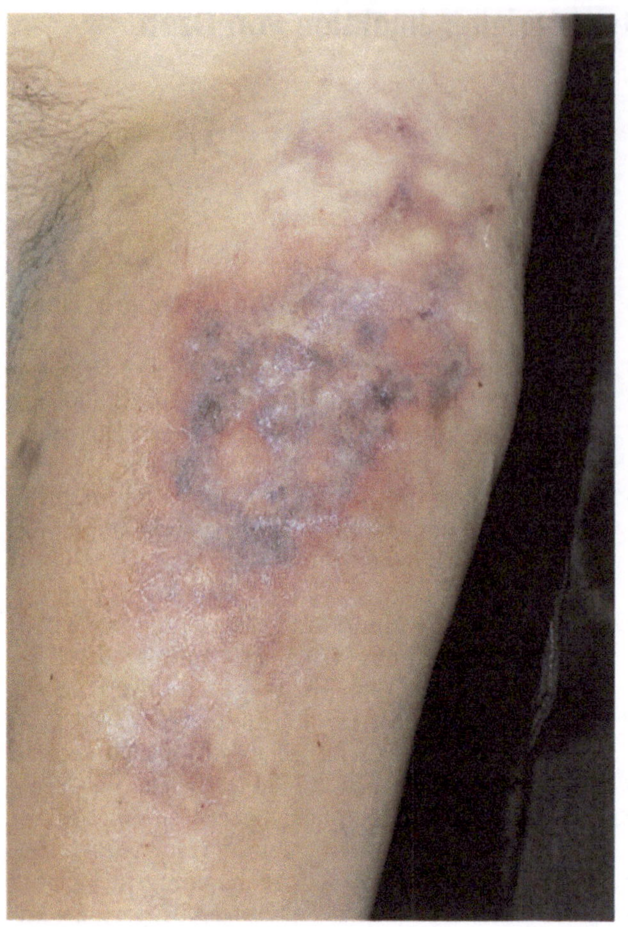

Embolia cutis medicamentosa mit beginnender Infarzierung und Nekrose

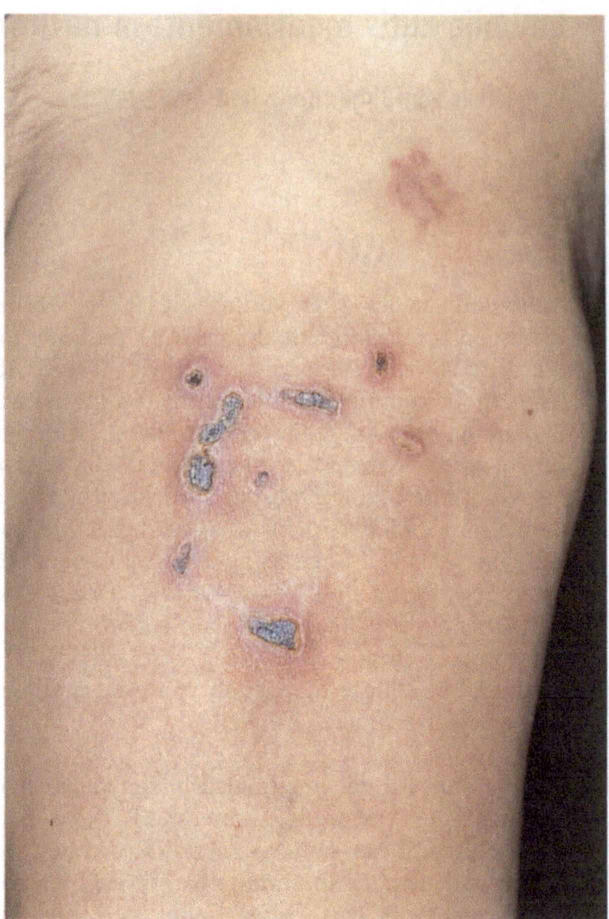

Zustand nach 4 Wochen, zahlreiche bizarre Nekrosen

Das Krankheitsbild unserer Patientin weicht in einigen Punkten von der klassischen Embolica cutis ab: Die Lokalisation (Oberschenkelaußenseite) ist untypisch, die intraarterielle Injektion der Wirksubstanz (Ozon) war nicht zufällig oder versehentlich, sondern im Rahmen einer »alternativen« Hypertoniebehandlung beabsichtigt, und die Hautveränderungen heilten mit geringerer Nekrosen- und Narbenbildung ab, als dies aufgrund des ausgeprägten Ausgangsbefundes zu erwarten war. Nach unserem Kenntnisstand ist eine derartige, wahrscheinlich als Luftembolie zu wertende Nebenwirkung bei intraarterieller Ozontherapie bisher nicht beschrieben worden. Differentialdiagnostisch zu erwägen ist eine Embolie durch abgelöste Arterienwandbestandteile (Cholesterinembolie). Dafür gab es bei unserer Patientin weder klinisch-technisch noch laborchemisch einen Hinweis.

Die vorgestellte Patientin zeigt, welche drastischen Nebenwirkungen alternative Heilmethoden haben können. Werden sie trotz fehlendem Wirknachweis angewendet, so müssen Indikation und Risikoabwägung den gleichen kritischen Maßstäben unterliegen wie bei einer konventionellen medikamentösen Therapie.

Literatur

1. Freudenthal W (1924) Lokales embolisches Bismogenol-Exanthem. Arch Dermatol Syph 147: 155–160
2. Ionescu G, Pitea P, Blaj A (1985) Ozone therapy, a new method of treating chronic obliterating arteriopathies. Rev Chir Oncol Radiol ORL Oftalmol Stomatol Chir 34: 207–213
3. Juliusberg F (1928) Nebenwirkungen der Wismuthbehandlung. In: Jadassohn J (Hrsg) Handbuch der Haut- und Geschlechtskrankheiten, Bd. XVIII. Springer, Berlin, S 479–482
4. Kienitz T, Braun-Falco O (1976) Umschriebene Hautnekrosen nach intramuskulärer Injektion. Münch Med Wochenschr 118: 1515–1518
5. Littmann K, Albrecht KH, Richter HJ, Eigler FW (1984) Embolia cutis. Dtsch Med Wochenschr 109: 800–805
6. Moncorps C (1932) Beitrag zur Kenntnis der Embolia cutis medicamentosa nach intramuskulären Bismogenolinjektionen. Derm Wochenschr 95: 976–979
7. Müller-Vahl H, Schliack H (1985) Schäden durch intramuskuläre Injektion. Dtsch Ärztebl (A) 50: 2626–2633
8. Nicolau S (1925) Dermite livédoide et grangréneuse de la consécutive au injections intra-musculaires dans la syphilis. Ann Mal Vénér 20: 321–329
9. Razinskas G, Lechner W (1985) Embolia cutis medicamentosa nach intramuskulärer Injektion pyrazolonhaltiger Präparate. Z Hautkr 60: 1639–1645
10. Steigleder GK (1950) Beitrag zur Kenntnis der Embolia cutis medicamentosa nach intramuskulärer Bismogenolinjektionen. Dermatol Wochenschr 95: 976–979

Sachverzeichnis